Chirurgie für Pflegeberufe

W0088982

Chirurgie für Pflegeberufe

18., völlig neubearbeitete Auflage

Burkhard Paetz
Brigitte Benzinger-König
Begründet von Fritz Fuchs
Geleitwort von Ch. Herfarth

Unter Mitarbeit von
Franz Fleischer
Tilman Kälble
Christian-Friedrich Vahl

343 farbige Abbildungen
72 Tabellen

1994
Georg Thieme Verlag
Stuttgart · New York

Dr. med. *Burkhard Paetz*
Chirurgische Universitätsklinik Heidelberg
Im Neuenheimer Feld 110, 69120 Heidelberg

Brigitte Benzinger-König
Lehrerin für Pflegeberufe
Zeppelinstr. 8, 71263 Weil der Stadt

Zeichnungen von *Joachim Hormann*, Stuttgart

Die Deutsche Bibliothek –
CIP-Einheitsaufnahme

Paetz, Burkhard:
Chirurgie für Pflegeberufe : Burkhard Paetz ;
Brigitte Benzinger-König. Begr. von
Fritz Fuchs. Mit einem Geleitw. von
Ch. Herfarth. - 18., völlig neubearb. Aufl. -
Stuttgart ; New York : Thieme, 1994

Bis 17. Aufl. u. d. T.: Paetz, Burkhard:
Chirurgie für Krankenpflegeberufe

NE: Benzinger-König; Fuchs, Fritz (Begr.)

1. Auflage 1950	10. Auflage 1968
2. Auflage 1951	11. Auflage 1972
3. Auflage 1952	12. Auflage 1974
4. Auflage 1953	13. Auflage 1978
5. Auflage 1954	14. Auflage 1982
6. Auflage 1956	15. Auflage 1983
7. Auflage 1959	16. Auflage 1987
8. Auflage 1962	17. Auflage 1990
9. Auflage 1965	

Die 1. bis 11. Auflage erschien unter dem
Titel „Die Helferin des Chirurgen", die
12. Auflage unter dem Titel „Chirurgie für
Krankenschwestern und Krankenpfleger".
Die 12. bis 15. Auflage lief unter der Autoren-
schaft Fuchs/Böttger.

© 1950, 1994 Georg Thieme Verlag,
Rüdigerstraße 14, D-70469 Stuttgart
Printed in Germany

Satz: Büro Mihr, 72070 Tübingen
    System: VP 4.1.1
Druck und Verarbeitung: Universitätsdruckerei
    H. Stürtz AG, 97080 Würzburg

ISBN 3-13-332918-9   2 3 4 5 6

Wichtiger Hinweis: Wie jede Wissenschaft ist die Medizin ständigen Entwicklungen unterworfen. Forschung und klinische Erfahrung erweitern unsere Erkenntnisse, insbesondere was Behandlung und medikamentöse Therapie anbelangt. Soweit in diesem Werk eine Dosierung oder eine Applikation erwähnt wird, darf der Leser zwar darauf vertrauen, daß Autoren, Herausgeber und Verlag große Sorgfalt darauf verwandt haben, daß diese Angabe dem Wissensstand bei Fertigstellung des Werkes entspricht.

Für Angaben über Dosierungsanweisungen und Applikationsformen kann vom Verlag jedoch keine Gewähr übernommen werden. Jeder Benutzer ist angehalten, durch sorgfältige Prüfung der Beipackzettel der verwendeten Präparate und gegebenenfalls nach Konsultation eines Spezialisten, festzustellen, ob die dort gegebene Empfehlung für Dosierungen oder die Beachtung von Kontraindikationen gegenüber der Angabe in diesem Buch abweicht. Eine solche Prüfung ist besonders wichtig bei selten verwendeten Präparaten oder solchen, die neu auf den Markt gebracht worden sind. Jede Dosierung oder Applikation erfolgt auf eigene Gefahr des Benutzers. Autoren und Verlag appellieren an jeden Benutzer, ihm etwa auffallende Ungenauigkeiten dem Verlag mitzuteilen.

Geleitwort

Eine arbeitsreiche und verantwortungsvolle, aber auch sehr lohnende Aufgabe hat mein Mitarbeiter Dr. *Burkhard Paetz* übernommen: Er brachte ein über mehr als 40 Jahre und 17 konsekutive Auflagen bewährtes und erfolgreiches Lehrbuch für Berufe der Krankenpflege auf den modernen Stand und prägte es gleichzeitig aus der eigenen persönlichen klinischen Erfahrung heraus neu. Diese Bemühungen des Autors sind voll und ganz gelungen. Alle Gebiete der modernen chirurgischen Disziplinen sind berücksichtigt. Auch neue Schwerpunkte wie die Gefäßchirurgie, onkologische Chirurgie oder Transplantationschirurgie finden ihre ausreichende Beachtung. So ist ein neues, aktuelles, klar und übersichtlich konzipiertes Lehrbuch der Krankenpflege entstanden, dem man für die kommenden Jahre den verdienten Erfolg wünschen kann.

Prof. Dr. *Ch. Herfarth*
Direktor der Chirurgischen
Universitätsklinik Heidelberg

Vorwort zur 18. Auflage

Der große Erfolg der vorausgegangenen Auflagen ist ein Stimulus, das Werk ständig zu verbessern und auf dem neuesten Stand zu halten. Die vorliegende komplette Neubearbeitung umfaßt neben der Aktualisierung aller chirurgischen Themen eine erhebliche Erweiterung und Neugestaltung der Abbildungen und Tabellen. Das gesamte Buch ist im Vierfarbdruck hergestellt, womit auch die Wiedergabe klinisch relevanter Farbfotos möglich wurde.

Unter Berücksichtigung der aktuellen Ausbildungs- und Prüfungsverordnung für Berufe in der Krankenpflege werden alle Disziplinen der operativen Medizin behandelt, soweit sie in den Lehrplänen unter den Fachbereich Chirurgie fallen: Allgemeine Chirurgie, Unfallchirurgie und Gefäßchirurgie, Herz- und Thoraxchirurgie, Urologie, Transplantationschirurgie, Neurotraumatologie, Anästhesie und Intensivmedizin. Diese Vollständigkeit wurde im Interesse der Lernenden beibehalten, obwohl einige dieser Fächer heute eigenständig sind.

Die enge Kooperation mit Frau *Brigitte Benzinger-König*, Lehrerin für Pflegeberufe, gewährleistet, daß die pflegerischen Aspekte ganz im Vordergrund stehen. Die Besonderheiten der Pflege in der Chirurgie werden eigenständig dargestellt und durch grüne Farbmarkierungen hervorgehoben.

Um eine Vorstellung von der Häufigkeit der Krankheitsbilder zu vermitteln, sind entsprechende Hinweise aus den Erfahrungen einer großen chirurgischen Klinik eingefügt. Dabei bedeuten:

sehr häufig – sieht man etwa einmal pro Tag
häufig   – sieht man etwa einmal pro Woche
selten   – sieht man etwa einmal pro Monat
sehr selten – sieht man etwa einmal pro Jahr.

Herrn *Joachim Hormann* danke ich für die Anfertigung der ausgezeichneten Abbildungen. Besonderen Dank schulde ich meinen Heidelberger Kollegen Herrn Dr. *Franz Fleischer* (Anästhesie), Herrn Priv.-Doz. Dr. *Tilman Kälble* (Urologie) und Herrn Priv.-Doz. Dr. *Christian-Friedrich Vahl* (Herzchirurgie), die mir bei der Abfassung der entsprechenden Kapitel fachkompetente Hilfe leisteten. Meinem Chef, Herrn Prof. Dr. *Christian Herfarth*, danke ich für das Geleitwort und den Impuls, für die Krankenpflegeausbildung im Fach Chirurgie Verantwortung zu übernehmen. Auch dem Georg Thieme Verlag, insbesondere Frau *Margarete Hieber* und Herrn Dr. *Alexander Bob*, sei Dank gesagt für die angenehme Zusammenarbeit bei der Gestaltung der Neuauflage.

Heidelberg, im August 1994   *Burkhard Paetz*

Inhaltsverzeichnis

1. Wunde

Definition und Einteilung

▶ Ist die Haut oder Schleimhaut an einer Stelle durchtrennt oder auch nur oberflächlich beschädigt, so wird dies als Wunde bezeichnet.

Die Wunden werden nach Art der einwirkenden Gewalt eingeteilt. Dieses Konzept ist sinnvoll, weil die Entstehungsursache für die Wundbehandlung und den Heilungsverlauf von entscheidender Bedeutung ist.

Die meisten Wunden sind *mechanisch* verursacht. Weitere Ursachen sind *thermische* und *chemische* Einwirkungen. Letztere werden wegen ihrer Besonderheiten in Kapitel 4 besprochen.

Mechanisch bedingte Wunden (Abb. 1.1)   sehr häufig

(Zur Therapie s. S. 12)

Schürfwunde. Oberflächliche Verletzung, wobei nicht alle Schichten der Haut durchtrennt sind. Lediglich die oberste Hautschicht (Epithelschicht) ist „abgeschürft", wodurch die kleinen Gefäße der Lederhaut eröffnet werden. Deshalb sieht man im Bereich einer Schürfwunde punktförmige Blutungen. Die Infektionsgefahr ist gering.

■ Tetanus-Impfschutz ist auch bei Schürfwunden erforderlich.

Schnittwunde. Die Wundränder sind glatt, keine größere Weichteiltraumatisierung durch Quetschung, deshalb gute Heilungstendenz. Da Schnittwunden tief in die Weichteile hineinreichen können, muß immer an die Mitverletzung von Muskeln, Sehnen, Nerven oder Blutgefäßen gedacht werden.

Ein Sonderfall der Schnittwunde ist die unter aseptischen Bedingungen entstandene *Operationswunde.* Sie hat die geringste Infektionsgefahr und beste Heilungstendenz.

Stichwunde. Die äußere Verletzung ist oft klein, sie kann aber sehr weit in die Tiefe reichen. Immer muß mit der Möglichkeit gerechnet werden, daß unter der Haut Gefäße, Nerven oder Organe verletzt sind. Da Eitererreger in tiefe Weichteilschichten gelangt sein können, ist die Infektionsgefahr groß und die Heilungstendenz schlecht, deshalb keine primäre Wundadaption durch Naht!

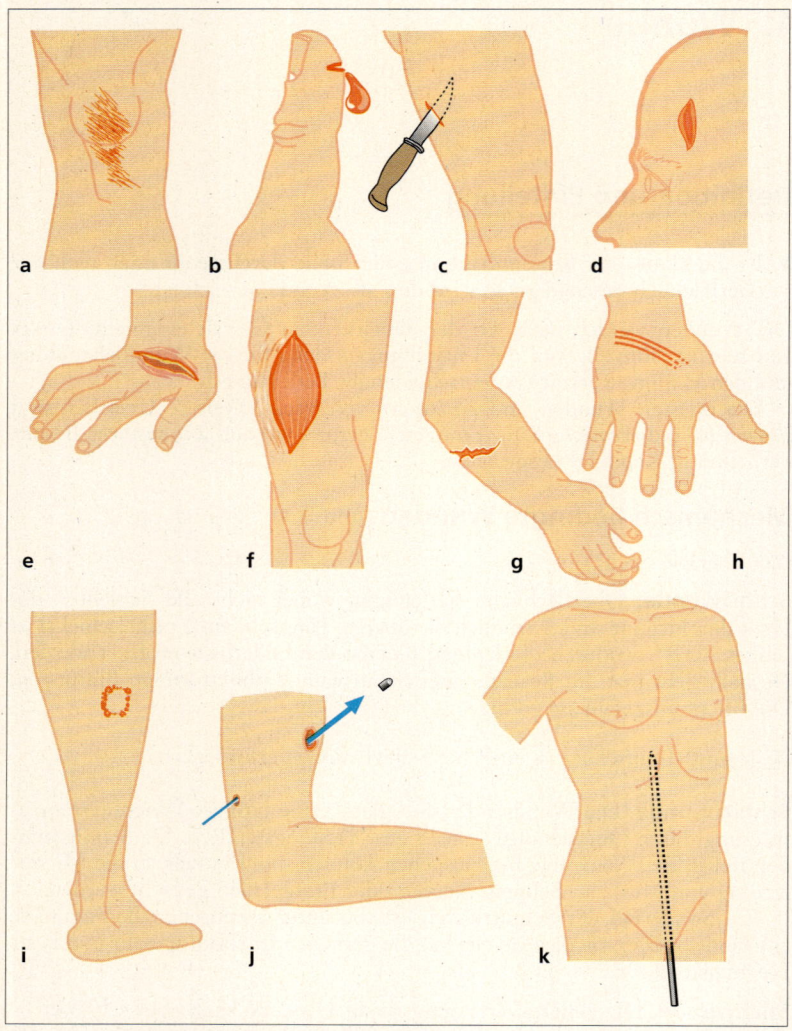

Abb. 1.1 Mechanisch bedingte Wunden
a Schürfwunde, **b** Schnittwunde, **c** Stichwunde, **d** Platzwunde, **e** Quetschwunde,
f Ablederungswunde (= Décollement), **g** Rißwunde, **h** Kratzwunde, **i** Bißwunde,
j Schußwunde, **k** Pfählungsverletzung

Platzwunde. Eine der häufigsten Wunden überhaupt (Kopfplatzwunde!). Durch starke Prellung des Gewebes platzt die Haut im Zentrum der Gewalteinwirkung auf. Die Platzwunde ist oberflächlich, die Hauträder jedoch häufig zerfetzt und durch die Kontusion traumatisiert. Die Infektionsgefahr ist deshalb größer als bei glatt begrenzten Schnittwunden. Um die Heilungstendenz zu verbessern, müssen die zerfetzten und gequetschten Hauträder vor der operativen Naht exzidiert werden.

Quetschwunde. Sie entsteht, ähnlich wie die Platzwunde, durch stumpfe Gewalteinwirkung. Unterhalb der zerfetzten Hauträder finden sich häufig ausgedehnte Weichteilgewebszerstörungen mit tiefen Wundtaschen. Das zerklüftete und minderdurchblutete Gewebe bietet günstige Bedingungen für die Vermehrung bestimmter Bakterien, die bei Sauerstoffmangel besonders gut wachsen (Anaerobier). Hierzu gehören die Erreger des Gasbrandes und des Tetanus. Quetschwunden sind stark infektionsgefährdet.

Ablederungswunde. Sie entsteht durch tangential einwirkende Gewalt (Scherkraft), wobei größere Hautpartien von den tieferliegenden Weichteilschichten (Muskelfaszien) abgetrennt werden. Man spricht auch von Décollement. Wegen der großen Wundfläche entstehen häufig starke Blutverluste.

Rißwunde. Die Haut und das darunterliegende Weichteilgewebe reißt auf durch Gewalteinwirkung spitzer oder scharfer Gegenstände (Nagel, Säge, Krallen). Die Wundränder sind zerfetzt, bei tiefen Rißwunden starke Blutungsneigung.

Kratzwunde. Kratzwunden entsprechen oberflächlich Rißwunden und werden gewöhnlich von Tieren zugefügt. Wegen der Verschmutzung besteht erhebliche Infektionsgefahr. Ein primärer Wundverschluß ist deshalb nicht erlaubt.

Bißwunde. Sie entsteht vorwiegend durch Bisse von Tieren. Tierspeichel (und auch Menschenspeichel) ist immer bakterienhaltig, deshalb sind alle Bißwunden als infiziert anzusehen. Neben der bei allen Wunden bestehenden Tetanusgefahr ist bei manchen Tierbissen (besonders von Füchsen und Nagetieren) an die Möglichkeit einer Infektion mit dem Tollwutvirus zu denken. Bißwunden werden nicht genäht, sondern offengelassen und eventuell ausgeschnitten.

Schußwunde. Wird die Haut von einem Geschoß lediglich tangential gestreift, so spricht man von einem *Streifschuß*; tritt die Kugel in den Körper ein und bleibt mangels genügender kinetischer Energie im Gewebe stecken, spricht man von einem *Steckschuß*. Hier gibt es lediglich eine Einschußöffnung, jedoch keine Ausschußstelle. Beim *Durchschuß* hat das Geschoß den ganzen Körper durchschlagen.

Die Ausschußöffnung ist erheblich größer und zerfetzter als der Einschuß. Häufig sind innere Organe lebensbedrohlich mitverletzt. Durch Aufprall auf

Knochen kann das Geschoß von seiner Richtung abgelenkt werden. Splittert der Knochen, spricht man von einem *Schußbruch*. Alle Schußwunden sind stark infektionsgefährdet.

Pfählungsverletzung. Sie entsteht durch Eindringen von pfahlartigen Gegenständen in den Körper. Äußerlich ähneln Pfählungsverletzungen dem Bild der Stichwunde. Der Eintritt des zur Verletzung führenden Gegenstandes kann jedoch auch durch natürliche Körperöffnungen (Mund, After, Scheide) erfolgen. Die Gefahr innerer Weichteilverletzungen mit Perforation von Hohlorganen ist groß und erfordert die sofortige operative Behandlung.

Wundheilung

Der Heilungsverlauf einer Wunde hängt wesentlich von der Art der Entstehung, insbesondere von der Keimbesiedlung ab. Eine keimarme, glatte, frische und saubere Wunde heilt schnell und ohne Infektionszeichen mit einer kleinen Narbe ab. Bei stärkerer Keimbesiedlung (Infektion) bildet sich durch die Abwehrvorgänge des Körpergewebes und Bakterienvermehrung Sekret und Eiter, wodurch Heilung und Narbenbildung verzögert werden. Dementsprechend unterscheidet man die *primäre* von der *sekundären* Wundheilung (Abb. 1.**2** u. 1.**3**).

Primäre Wundheilung

Auch Heilung *per primam (intentionem)* genannt, abgekürzt *p.p.-Heilung*. Voraussetzung ist, daß die Wundränder direkt aneinander adaptiert sind.

Die Haut muß also primär geschlossen werden. Dies geschieht entweder spontan oder durch ärztliche Unterstützung mittels Naht, Klammern oder Pflaster. Die Wundränder verwachsen direkt miteinander unter Bildung einer schmalen Narbe, die anfangs hellrot und weich ist. Durch vermehrte Bildung von Bindegewebsfasern wird die Narbe allmählich weiß und nimmt an Festigkeit zu.

Die primäre Wundheilung wird üblicherweise bei aseptisch entstandenen Operationswunden erreicht. Alle anderen Wunden sind hingegen mehr oder weniger stark bakteriell besiedelt und deshalb für eine primäre Wundheilung grundsätzlich nicht geeignet. In Ausnahmefällen wird jedoch auch bei Gelegenheitswunden (Schnitt- und Platzwunden) die primäre Wundheilung angestrebt, sofern die Verletzung sauber und frisch (weniger als 6 Stunden alt) ist. In diesem Fall sollten die traumatisierten Wundränder (etwa 2 mm) ausgeschnitten werden, bevor die Haut primär durch Naht verschlossen wird.

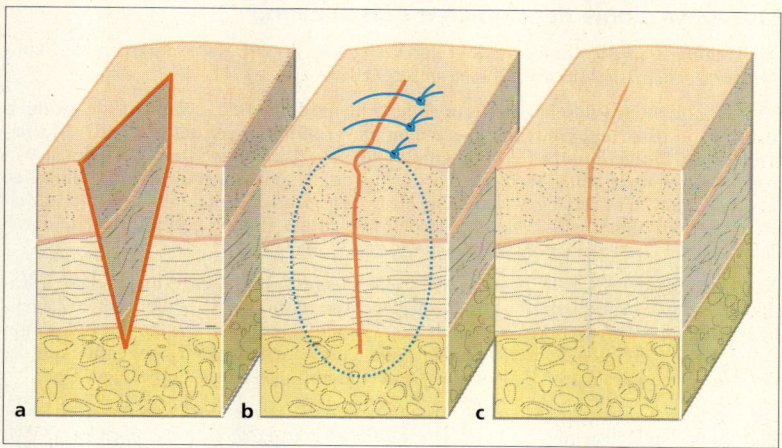

Abb. 1.**2** **Primäre Wundheilung**
a Saubere frische Wunde
b Primärer Wundverschluß
c Primärheilung mit schmaler Narbe

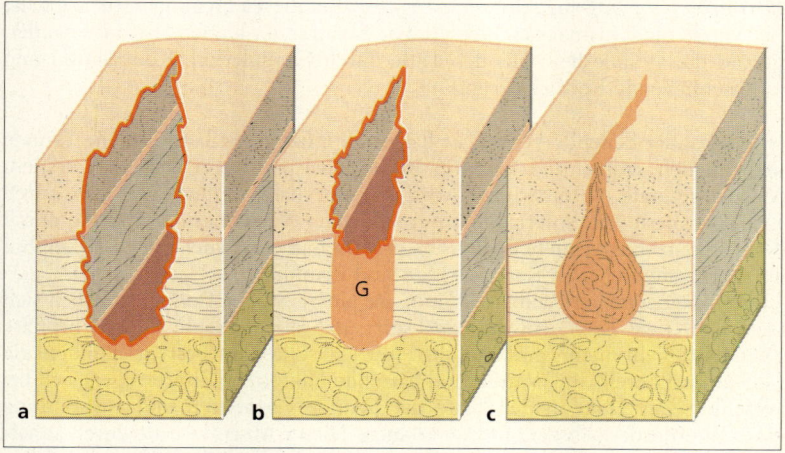

Abb. 1.**3** **Sekundäre Wundheilung**
a Verschmutzte und infektionsgefährdete Wunden bleiben offen
b Sekundärheilung durch Granulationsgewebe (G)
c Sekundärheilung mit breiter Narbe

Pathophysiologie der primären Wundheilung

Der Heilungsvorgang vom Zeitpunkt der Verletzung bis zur Narbenbildung wird üblicherweise schematisch in drei Phasen untergliedert:

Exsudationsphase: Im Bereich der Wunde sind kleine Blut- und Lymphgefäße eröffnet. Austretendes Blut und Gewebewasser füllen die Wundlücke auf, bis durch die Mechanismen der Blutgerinnung (Thrombenbildung) und Vasokonstriktion der Blutaustritt stoppt. Die Wunde verklebt durch Fibrin. Aus den Kapillaren treten weiße Blutzellen (Granulozyten) und Bindegewebszellen (Histiozyten und Fibroblasten) aus. Diese Zellen vernichten abgestorbene Gewebspartien und in die Wunde gelangte Keime durch Phagozytose. Die Exsudationsphase dauert etwa 4 Tage.

Proliferationsphase: Aus dem Wundrand sprießen kleinste Blutgefäße (Haargefäße = Kapillaren) in das Wundbett ein. Die Bindegewebszellen bilden Vorstufen des Kollagens (stabilisierende Eiweißfasern) wodurch die Wunde schrumpft und an Festigkeit gewinnt. Neben diversen Spurenelementen und Hormonen ist zur Kollagenbildung das Vitamin C von besonderer Bedeutung. Die Proliferationsphase dauert einige Tage.

Regenerationsphase: In diesem letzten Abschnitt findet eine weitere Vernetzung und Stabilisierung der Kollagenfasern statt. Die Reißfestigkeit der Narbe hat nach ca. 2 Wochen eine ausreichende Festigkeit erlangt, um die Hautfäden entfernen zu können (vgl. Tab. 1.4). Bis eine Narbe ihre maximale Belastbarkeit erreicht, vergehen ca. 3 Monate.

Sekundäre Wundheilung

> Im medizinisch-lateinischen Sprachgebrauch Heilung *per secundam (intentionem)* genannt, abgekürzt *p.s.-Heilung.* Bei dieser Heilungsform wird die Wunde nicht primär geschlossen. Die Hautränder klaffen also auseinander, und die Wunde heilt aus der Tiefe durch Granulation, Kontraktion und anschließende Epithelisierung.

Jede sekundär heilende Wunde ist bakteriell infiziert. Selbst wenn die Wunde ursprünglich sauber und keimfrei ist, wie beispielsweise eine mit sterilem Messer gesetzte Schnittwunde, wird sie innerhalb weniger Stunden durch Bakterien besiedelt, sofern nicht ein sofortiger Verschluß der Wunde durch Naht erfolgt. Bakterien befinden sich praktisch überall, auch in der gemeinhin als sauber angesehenen Raumluft. Sie sind ubiquitär.

Bleibt eine anfangs saubere Wunde für einige Stunden offen, so haben sich bereits so viele Keime in ihr festgesetzt, daß ein Verschluß durch primäre Hautnaht nicht mehr durchgeführt werden sollte. Es besteht nämlich die Gefahr, daß bereits im Wundgrund haftende Bakterien (Eitererreger) sich bei verschlossener Haut in der Tiefe der Wunde vermehren und zur Bildung eines Eiterherdes (Abszeß) führen können. Dieser Abszeß würde durch anhaltende Keimvermehrung an Größe zunehmen und schließlich nach außen durchbrechen, den primären Hautverschluß also wieder eröffnen.

Um einer Abszeßbildung in der Tiefe der Wunde (mit erheblichen Gefahren für den Organismus wie Fieber und Sepsis) vorzubeugen, wird eine Wunde immer dann nicht primär verschlossen, wenn eine nennenswerte Keimbesiedlung des Gewebes anzunehmen ist. Solche wahrscheinlich infizierten Wunden werden also „offen" gelassen und heilen durch Granulation aus der Tiefe. Eiter und Wundsekret können so ungehindert nach außen abfließen. Diese Form der „offenen" Wundbehandlung führt „sekundär" zur Heilung durch Narbenbildung. Der Heilungsprozeß dauert allerdings länger als bei der primären Wundheilung. Die Narben werden breiter und kosmetisch weniger befriedigend.

Pathophysiologie der sekundären Wundheilung

Die Wundränder werden nicht primär aneinandergelegt, sondern klaffen auseinander. Die Wunde bleibt „offen". In der Wundhöhle befinden sich abgestorbene Gewebereste und Bakterien (Eiter) sowie aus dem Gewebe ausgeschwitztes Fibrin, weiße Blutkörperchen und Bindegewebszellen. All dies zusammen nennt man *Wundsekret*. Aus den Wundrändern sprossen kleinste Blutgefäße aus. Diese bekommen jedoch keinen Kontakt mit der gegenüberliegenden Seite, weil die Wundränder nicht adaptiert sind. Es bilden sich kleine Gefäßschlingen, die sich mit neu gebildetem Bindegewebe in Richtung Wundhöhle vorschieben. Diese rötlich erscheinenden Knöspchen prägen das Bild des *Granulationsgewebes*. Die gute Vaskularisation erklärt die Verletzlichkeit und Blutungsneigung bereits bei leichter Berührung. Das Granulationsgewebe schiebt sich von den Wundrändern weiter vor, bis die Wundhöhle ausgefüllt und das Niveau der Hautoberfläche annähernd erreicht ist. Eine zusätzliche Verkleinerung der Wunde erfolgt durch Kontraktion der Wundränder. Unter dem *Wundschorf*, der eine Kruste aus geronnenem Blut und abgestorbenen Gewebsteilen darstellt, erfolgt zum Abschluß der Wundheilung die Epithelisierung. Hierbei wachsen Deckzellen der Haut von den Wundrändern zur Wundmitte, bis die Wunde geschlossen ist. Nach Abschluß einer sekundär geheilten Wunde findet sich meistens eine breite Narbe.

Beeinflussung der Wundheilung

Eine Vielzahl körpereigener und äußerer Faktoren hat Einfluß auf die Wundheilung. Die wichtigsten sind in Tab. 1.1 zusammengefaßt.

Wundheilungsstörungen

Die Heilung einer primär durch Naht verschlossenen Wunde kann im postoperativen Verlauf mehrere Komplikationen entwickeln. Die klinisch wichtigsten sind das Hämatom, die Infektion und die Wunddehiszenz.

Hämatom. Ein Bluterguß entsteht durch Nachblutung aus kleineren Gefäßen im Wundbereich. Häufigster Sitz ist das Unterhautfettgewebe (Subkutanbereich). Die Wunde schwillt an und ist schmerzhaft. Meistens kommt die Blutung spontan zum Stillstand, das Hämatom wird dann im Laufe einiger Wochen resorbiert. Die Blaufärbung der darüberliegenden Haut ist durch eingelagerte Abbauprodukte des Hämoglobins bedingt. Größere Hämatome müssen operativ entfernt werden (*Hämatomausräumung*).

Tabelle 1.**1** Beeinflussung der Wundheilung

	Heilungsfördernde Faktoren	Heilungshemmende Faktoren
Lokale Faktoren		
Keimbesiedlung	keimfreie Wunde	bakterieller Infekt
Verschmutzung	schmutzfreie Wunde	– Fremdkörper – Nekrosen – Wundtaschen – Hämatom
Durchblutung	gute Durchblutung – Wärme – spannungsfreie Wundränder	Zirkulationsstörung durch – Druck (starke äußere Kompression) – Spannung der Wundränder – Wundödem oder Hämatom – Vorschädigung des Gewebes (Bestrahlung, Voroperationen)
Ruhigstellung	Ruhigstellung der Wunde durch Schiene oder Verband	– Bewegung im Wundgebiet – zu frühe Belastung
Operationstechnik	atraumatisches, gewebeschonendes Arbeiten	traumatisierende Operationstechnik
Allgemeine Faktoren		
Alter	jugendliches Alter	höheres Alter
Allgemeinzustand	guter Allgemein- und Ernährungszustand	schwere Allgemeinerkrankungen und Stoffwechselstörungen – maligne Tumoren – Unterernährung – Eiweißmangel – Tuberkulose – Anämie – Diabetes mellitus (!)
Vitamine und Spurenelemente	Vitamin C Zink u. a.	Vitaminmangel Malabsorptions- und Maldigestionssyndrome
Medikamente	(kein Präparat mit heilungsfördernder Wirkung bekannt)	Cortison, Zytostatika (Chemotherapie) u. a.

Symptome		
Tumor	=	Schwellung
Rubor	=	Rötung
Calor	=	(lokale) Überwärmung
Dolor	=	Schmerz
Functio laesa	=	(lokale) Funktionseinschränkung

Tabelle 1.**2 Die fünf Kardinalsymptome einer Entzündung**

Infektion. Ein Wundinfekt entsteht durch Vermehrung von Eiterbakterien, die praktisch in jeder Gelegenheitswunde anzutreffen sind.

Wurde die Hautwunde primär verschlossen, kann der entstehende Eiter nicht abfließen. Durch „Verhalt" (Retention) der Bakterien bildet sich ein Abszeß oder eine Phlegmone. Der Infekt wird etwa 5–10 Tage nach dem Wundverschluß klinisch manifest. Schon im Altertum waren die fünf typischen Zeichen einer lokalen Infektion bekannt (Tab. 1.**2**).

Zusätzlich kann Fieber auftreten. Die Behandlung besteht in der Eröffnung und Drainage der Wunde, damit der Eiter abfließen kann. Die Wunde heilt dann sekundär durch Granulation aus der Tiefe.

Wunddehiszenz. Wenn die Wunde nach primärem Nahtverschluß „aufplatzt", spricht man von einer Dehiszenz. Diese Störung kann schon nach wenigen Tagen, bei noch liegenden Fäden, auftreten. Meistens standen die Wundränder dann schon primär unter zu großer Spannung. Gelegentlich geht eine Wunde noch 2–3 Wochen nach der Operation auf. Die Ursache einer derart späten Wunddehiszenz ist oft ein bis dahin nicht erkannter Lokalinfekt, der eine feste Vernarbung verhindert. Spätdehiszenzen finden sich gehäuft bei genereller Abwehrschwäche oder schwerer Beeinträchtigung des Allgemeinzustandes (Diabetes mellitus, Eiweißmangel, zytostatische Vorbehandlung u. a.). Wenn sich der Bauchdeckenverschluß nach einer Laparotomie über alle Schichten eröffnet, so daß der Darm sichtbar wird, spricht man von einem *Platzbauch* (Abb. 12.**4**, S. 272). Dieser erfordert den nochmaligen operativen Verschluß mit Bleiplatten (Abb. 1.**15**). Oberflächliche Hautdehiszenzen bedürfen keiner speziellen Behandlung.

Narbe

Die Narbe ist das Endergebnis der Wundheilung. Sie besteht überwiegend aus Bindegewebe, unterscheidet sich dadurch also von dem ursprünglich verletzten Gewebe in qualitativer und funktioneller Hinsicht. Die Narbe stellt somit einen Defekt dar. Es fehlen beispielsweise bei der Narbenbildung im Bereich der äußeren Haut die sog. Hautanhangsgebilde wie Haare und Schweißdrüsen. Auch Verletzungen innerer Organe werden durch funktionsuntüchtiges Bindegewebe, also eine Narbe ersetzt (Gehirn, Lunge, Niere, Darm).

Nur wenige Organe können den verletzungsbedingten Defekt durch hochwertiges Gewebe ohne funktionelle Einbuße ersetzen. Diese Fähigkeit haben Knochen, die Leber und die meisten Schleimhäute.

Aussehen. Die Hautnarbe ist anfänglich gut durchblutet. Deshalb sieht eine frische Narbe rötlich aus. Im Laufe von Wochen bis Monaten nimmt der Bindegewebsanteil weiter zu, und die Narbe blaßt allmählich ab. Der Endzustand ist erst nach ca. 6 Monaten erreicht.

Schrumpfungsneigung. Das Bindegewebe der Narbe neigt zu Schrumpfung und Verringerung seiner Elastizität. Dieser Umstand hat besonders bei ausgedehnten Wunden in Gelenknähe (Brandwunden) große Bedeutung, weil es hierdurch zu Bewegungseinschränkungen oder sogar Bewegungsverlust kommen kann (Gelenkkontrakturen).

Zur Verhinderung dessen kann durch Bewegungsübungen und Einreiben mit fetthaltigen Salben versucht werden, die noch junge Narbe geschmeidig zu halten und stärkerer Schrumpfung vorzubeugen. In schweren Fällen mit erheblicher Beeinträchtigung der Bewegungsfunktion bleiben nur operative Korrekturmöglichkeiten (Ausschneiden der Narbe und Deckung des Defektes durch Hauttransplantation).

Keloid. Störungen der Wundheilung können zu einer überschießenden Bindegewebsbildung führen. Die Narbe erscheint dann wulstartig verdickt, oft leicht gerötet (*Narbenkeloid*, Abb. 1.4). Anlagebedingte Faktoren (Prädisposition) sind ursächlich von größerer Bedeutung als lokale Störungen der Wundheilung. Wenn bei einem Patienten früher erlittene Wunden zur Keloidbildung geführt haben, werden neuerliche Wunden wahrscheinlich ebenfalls ein Keloid bilden. Deshalb hat die Exzision eines Narbenkeloids oft nicht das gewünschte kosmetische Ergebnis. Rezidive sind häufig.

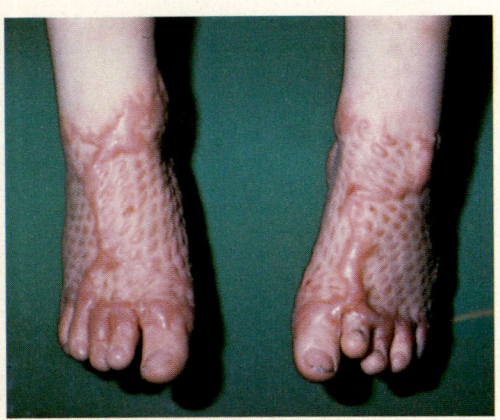

Abb. 1.**4 Narbenkeloid.**
Befund 1 Jahr nach drittgradiger Verbrennung mit Hauttransplantation (Meshgraft)

Heilungsdauer

Die Heilungsdauer einer Wunde ist von vielen inneren und äußeren Faktoren abhängig (Tab. 1.**1**). Grundsätzlich gilt, daß gut durchblutete Gewebe wie Schleimhäute und parenchymatöse innere Organe (Leber, Niere) schneller heilen als schlecht durchblutetes (bradytrophes) Gewebe wie Sehne oder Knorpel. Ferner heilt bei Kindern alles schneller als bei Greisen. Tab. 1.**3** gibt eine Übersicht über die Heilungsdauer einiger Gewebe.

Tabelle 1.**3** **Heilungsdauer verschiedener Gewebe**

Schleimhaut	3 Tage
Haut (vgl. Tab. 1.**4**)	5–21 Tage
Parenchymatöse Organe (z. B. Leber, Niere)	5– 7 Tage
Darmanastomosen	5– 9 Tage
Sehnen und Bänder	6 Wochen
Knorpel	6 Wochen
Knochen (vgl. Abb. 37.**7**, S. 601)	3 Wochen bis 3 Monate
Faszie	3 Monate

Im Bereich der äußeren Haut werden die Fäden entfernt, wenn die Narbe so weit gefestigt ist, daß dem eingebrachten Nahtmaterial keine wesentliche Haltefunktion mehr zukommt (Tab. 1.**4**). Ohne Schaden können Hautfäden auch länger belassen werden.

Tabelle 1.**4** **Zeitpunkt der Fädenentfernung bei Hautwunden**

Gesicht (Kinder)	4– 5 Tage
Gesicht (Erwachsene)	5– 7 Tage
Hals (z. B. Strumaoperation)	5– 6 Tage
Bauchschnitte (Magen, Galle, Kolon)	10–12 Tage
Bauchschnitte nach Relaparotomie oder zytostatischer Vorbehandlung	21 Tage
Wunden an Extremitäten	14 Tage
Wunden an Extremitäten (in Gelenknähe)	21 Tage und länger
Wunden unter Spannung (nach Hautexzision)	21 Tage und länger

Wundbehandlung

Allgemeine Richtlinien

Erstversorgung. So früh wie möglich sollte jede Wunde mit einem sterilen Verband bedeckt werden, um eine weitere Verschmutzung und Bakterienbesiedlung von außen zu verhindern. Sie darf niemals mit bloßen Fingern berührt werden (No-touch-Prinzip).

> Der primär angelegte Verband wird bis zur endgültigen ärztlichen Versorgung belassen. Auch im Falle einer blutigen Durchnässung des Verbandmaterials sollte der Erstverband nicht entfernt, sondern durch zusätzliche Umwickelung, unter Verwendung von saugfähigem Verbandmaterial (z. B. Kompressen), sauber gehalten werden.

Bei starker arterieller *Blutung* führt ein steriler Druckverband fast immer zur Blutstillung, insbesondere wenn der verletzte Körperteil (Gliedmaße) zusätzlich hochgelagert wird. Nur in Ausnahmefällen ist eine zirkuläre Kompression erforderlich (Abb. 1.**5**).

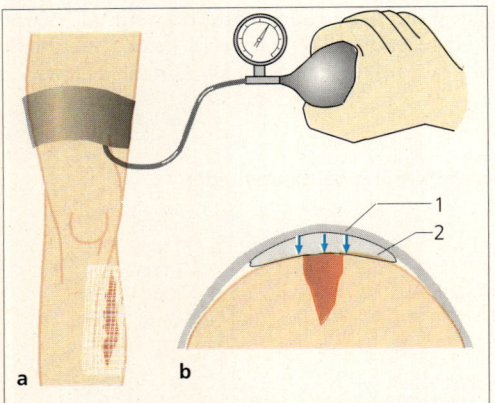

Abb. 1.**5 Provisorische Blutstillung**

a Das unkontrollierte Abbinden einer Extremität mit Schlauchbinden (Tourniquet-Verband) ist zu vermeiden, weil es Nerven- und Gefäßverletzungen hervorrufen kann. Mit der Blutdruckmanschette kann hingegen kein zusätzlicher Schaden angerichtet werden. Der Kompressionsdruck muß etwas oberhalb des systolischen Blutdruckes eingestellt werden (auf ca. 180 mmHg)

b Steht keine Blutdruckmanschette zur Verfügung, darf im Notfall ein nicht zu fester (!) zirkulärer Druckverband (1) mit einem Handtuch, Hemd o. ä. angelegt werden, wobei zur Druckausübung auf die Wunde eine Unterlage (2), z. B. ein Stapel Papiertaschentücher, zwischengelegt werden muß

Begleitverletzungen. Vor der Versorgung kleinerer, meist nicht lebensbedrohlicher Wunden müssen schwere *innere Verletzungen* durch ärztliche Untersuchung ausgeschlossen werden (Thoraxtrauma, Bauchtrauma). Die sofortige Messung und Dokumentation von Puls und Blutdruck durch das Pflegepersonal gibt für weitere Verlaufskontrollen wichtige Hinweise. Bei schweren Verletzungen ist die Schockbekämpfung wichtiger als die Wundversorgung!

Bei Wunden an Extremitäten ist immer an die Möglichkeit eines *Knochenbruches* in dem verletzten Gebiet zu denken. Definitionsgemäß handelt es sich dann um eine offene Fraktur. Wegen der schwerwiegenden Gefahr des knöchernen Infektes (Osteomyelitis) ist der sofortige sterile Verband hier besonders wichtig, um eine weitere bakterielle Verschmutzung der Wunde von außen zu verhindern.

Auch bei oberflächlich erscheinenden Wunden (Stichwunden, Schnittwunden!) muß mit der Verletzung tieferliegender Strukturen gerechnet werden. An den Extremitäten gilt dies insbesondere für größere *Blutgefäße, Sehnen* und *Nerven.* Vor jeder operativen Wundversorgung, d. h. vor Setzen der örtlichen Betäubung, muß der Arzt deshalb diese Verletzungen durch klinische Untersuchung ausschließen und den Befund schriftlich dokumentieren (peripherer Puls, aktive Beweglichkeit, Sensibilität).

Impfschutz. Bei *jeder* Gelegenheitswunde muß auf einen ausreichenden Tetanus-Impfschutz geachtet werden. (Näheres s. Kapitel 3, S. 63, „Tetanus".)

Antibiotika. Antibiotika fördern die Wundheilung nicht. Sind bei einer sauberen und frischen Wunde die Voraussetzungen für einen primären Wundverschluß gegeben (s. unten), so ist die prophylaktische Gabe eines Antibiotikums kontraindiziert. Der unkritische Einsatz von Antibiotika ist wegen Nebenwirkungen (Resistenzentwicklung, Zerstörung der physiologischen Darmflora) und Kosten zu vermeiden.

Bei bereits entzündeten Wunden mit der Gefahr der Infektionsausbreitung über den Lymph- und Blutweg kann hingegen eine Antibiotikatherapie sinnvoll sein. Bei diesen Wunden darf aber ein primärer Hautverschluß nicht erfolgen, weil das infizierte Wundsekret (Eiter) die Möglichkeit des Abfließens nach außen haben muß, damit kein Abszeß entsteht. Auch bei diesen offenzulassenden Wunden ist die chirurgische Behandlung (Ausschneiden, Nekrosenabtragung) und Ruhigstellung (Schiene) wichtiger als die Antibiotikagabe.

Offene Wundbehandlung oder primärer Wundverschluß?

Ein primärer Wundverschluß durch Naht sollte eigentlich nur bei Operationswunden erfolgen, die unter aseptischen Bedingungen entstanden sind. Hier sind die Voraussetzungen für eine primäre Wundheilung gegeben.

Tabelle 1.5 **Offene Wundbehandlung oder primärer Wundverschluß**

Offene Wundbehandlung (→ sekundäre Wundheilung)	Primärer Wundverschluß (→ primäre Wundheilung)
verschmutzte Wunden – Fremdkörper – Wundtaschen – Hiebwunden – Stichwunden – Bißwunden – Schußwunden	saubere Wunden – aseptische Operationswunden – oberflächliche Schnitt- und Platzwunden (falls nicht verschmutzt)
infizierte Wunden – Entzündungszeichen – virulente Keime	sterile Wunden – fehlende Entzündungszeichen (z. B. aseptische OP-Wunden)
alte Wunden (über 6 Stunden alt)	frische Wunden (unter 6 Stunden alt)

Alle anderen Wunden sind mehr oder weniger stark mit Bakterien besiedelt. Wegen der Infektionsgefahr dürfen Gelegenheitswunden deshalb grundsätzlich nicht primär verschlossen werden (Tab. 1.5). Sie bleiben offen und heilen sekundär durch Granulation (Ausnahmen s. unten).

Offene Wundbehandlung. Die offene Wundbehandlung ist für den Patienten das sicherste Therapieverfahren. Die Wunde wird lediglich gesäubert, bei starker Verschmutzung oder Nekrosen am Wundrand ausgeschnitten, sodann desinfiziert und mit sterilem Material verbunden. Bei großer Infektionsgefahr sollte eine Ruhigstellung der Region durch Schienenverband erfolgen. Die offene Wundbehandlung mindert das Risiko lebensbedrohlicher Allgemeininfektionen wie Tetanus und Gasbrand. Nachteilig ist die oft häßliche und langdauernde Vernarbung, die aus Gründen der Sicherheit jedoch häufig in Kauf genommen werden muß.

Primärer Wundverschluß. Die primäre Adaptation der Hautränder bei Gelegenheitswunden ist nur in Ausnahmefällen erlaubt. Der Vorteil einer schnelleren Heilung mit kosmetisch besserem Ergebnis muß gegenüber dem erhöhten Infektionsrisiko abgewogen werden.

Merke: Im Zweifelsfall bleiben Wunden immer offen (keine Naht!).

Der primäre Wundverschluß kommt nur in Frage, wenn die Wunde (weitgehend) frei von Bakterien (Eitererregern) ist und die Möglichkeit engmaschiger Nachuntersuchungen zur rechtzeitigen Erkennung einer Infektion gegeben ist. Je länger die Wunde unversorgt (d. h. offen) ist, desto größer ist die Zahl der in ihr befindlichen Keime.

> **Merke:** Wunden, die älter als 6 Stunden sind, werden *nicht* primär verschlossen, sondern offengelassen!

Gleiches gilt für Wunden, bei denen aufgrund des Verletzungsmechanismus von einer Keimverschleppung in tiefe Weichteilregionen ausgegangen werden muß (Hieb-, Stich-, Biß-, Schußwunden). Der primäre Wundverschluß ist ebenfalls verboten bei Wunden, die mit menschlichem oder tierischem Eiter oder sonstigen hochpathogenen Keimen in Berührung gekommen sind.

Technik der operativen Wundversorgung

In einer chirurgischen Ambulanz gehört die operative Versorgung kleiner Hautwunden durch Naht in Lokalanästhesie zu den häufigsten Tätigkeiten. Ziel ist eine primäre Wundheilung mit kosmetisch zufriedenstellender Narbe. Der technische Ablauf wird kurz beschrieben.

Säuberung und Rasur. Die Wunde und Umgebung wird mit sterilen kochsalzgetränkten Tupfern von Schmutz, Fremdkörpern und Blut gereinigt. Bei stärkerer Behaarung (insbesondere Kopfhaut) wird die Wundumgebung auf etwa 1 cm rasiert (Ausnahme: Augenbrauen werden aus kosmetischen Gründen nie abrasiert).

Desinfektion. Zur Keimabtötung folgt das mehrmalige Betupfen mit einem Desinfektionsmittel (Braunol, Kodan, o.a.).

Anästhesie. Für die meisten kleineren Gelegenheitswunden reicht eine örtliche Betäubung (Lokalanästhesie = LA) in Form der Infiltrationsanästhesie. Das Betäubungsmittel wird rautenförmig von beiden Seiten in das umgebende Weichteilgewebe infiltriert (Abb. 1.6 a).

Wundausschneidung. Mit sterilen Instrumenten (Pinzette, Skalpell) wird vom Arzt zerfetztes und verschmutztes Gewebe entfernt und der Wundrand geglättet (Abb. 1.6 b). Die hierzu gebrauchten Instrumente werden wegen der möglichen Keimberührung für die weitere Wundversorgung nicht mehr benützt.

Wundverschluß. Nach Wechseln der Instrumente folgt der Verschluß durch Nähte oder Klammern.

Verband. Der sterile Verband (Pflaster, Kompresse, die durch Binde fixiert wird) soll die Wunde in den ersten Tagen vor Verschmutzung und bakterieller Kontamination von außen schützen.

Anforderungen an die Sterilität. Selbstverständlich werden für die operative Wundversorgung nur sterile Instrumente und Fäden verwendet. Für Arzt und instrumentierende Pflegepersonen ist das Tragen steriler Handschuhe obligat. Auch bei kleineren Wundversorgungen sollten zusätzlich Mundschutz, Kopfhaube und steriler Kittel getragen werden. Tetanus-Impfschutz nicht vergessen!

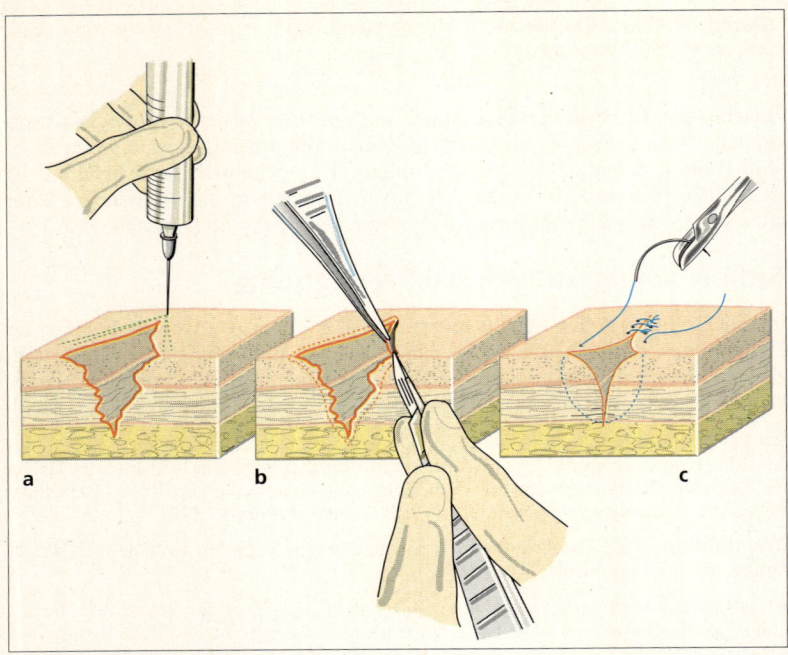

Abb. 1.6 Operative Wundversorgung
a Lokale Infiltrationsanästhesie
b „Anfrischen" der Wunde durch Ausschneiden von zerfetztem und verschmutztem
Gewebe
c Primärer Wundverschluß durch Naht

Spezielle Therapie bei Hautwunden

(Brandwunden s. Kapitel 4)

> Wegen der möglichen Infektionsgefahr durch HIV- und Hepatitiserreger
> ist der direkte Kontakt mit offenen Wunden zu vermeiden! Zum Selbst-
> schutz unbedingt sterile Handschuhe anziehen.

Schürfwunde. Bei der oberflächlichen Schädigung ist keine operative Wundversorgung notwendig. Desinfektion und steriler Verband sind ausreichend.
Bei großen flächenhaften Schürfwunden verklebt die Wunde mit dem aufge-
brachten Verbandmaterial, was beim Wechseln des Verbandes Schmerzen be-

reitet und kleine Blutungen durch Ablösen des Schorfes verursacht. Wird zwischen Schürfwunde und Verband eine Lage Wasser- und Wundsekret abstoßender Gaze (Branolind, Adaptic) aufgebracht oder eine mit Metalline beschichtete Kompresse verwendet, so kann das Verkleben verhindert werden.

Schnittwunde und Platzwunde. Falls die Wunde frisch und sauber ist, erfolgt die primäre operative Wundversorgung durch Naht.

Quetschwunde. Entsprechend des Entstehungsmechanismus finden sich meist ausgedehnte Weichteilschäden an der Haut und tieferen Weichteilschichten. Weil hierbei die kleinen ernährenden Blutgefäße mitverletzt sind, neigen Quetschwunden zu durchblutungsbedingten Wundheilstörungen. Minderdurchblutete Hautbezirke drohen abzusterben. Abgestorbene Gewebsanteile (= Nekrosen) fördern wiederum die Ausbildung einer Infektion. Deshalb müssen Quetschwunden operativ versorgt werden. Alle nekrosegefährdeten Bezirke sind zu entfernen (großzügige Wundausschneidung). Der dann saubere und gut durchblutete Hautdefekt bleibt offen und wird steril verbunden.

Stichwunde. Wegen der Keimverschleppung in tiefe Weichteilschichten darf die äußere Haut nicht zugenäht werden. Wichtig ist die klinische Untersuchung, um die Verletzung tiefer gelegener Strukturen (Gefäße, Sehnen, Nerven) auszuschließen. *Kleinere* Stichwunden außerhalb des Körperstammes werden desinfiziert und bleiben offen. *Größere* Stichverletzungen sollten operativ revidiert werden (Ausschneiden des Stichkanals und Kontrolle auf Fremdkörper und Begleitverletzungen über die gesamte Stichlänge).

Bei Stichverletzungen im Bereich des *Bauches* ist eine Verletzung innerer Organe nie sicher auszuschließen. Deshalb wird von vielen Chirurgen grundsätzlich die Laparotomie (operative Eröffnung der Bauchhöhle) durchgeführt. Bei Stichverletzungen im Bereich des *Thorax* muß immer eine Röntgenaufnahme zum Ausschluß eines Pneumo- oder Hämatothorax erfolgen!

Schußverletzung. Wegen der Nekrosen und der Keimverschleppung in die Tiefe keine primäre Hautnaht! Die Wunde wird nur desinfiziert und oberflächlich revidiert (Ausschneidung nekrotischer und zerfetzter Wundanteile). Wenn tiefergelegene Organe mitverletzt sind, richtet sich die Behandlung nach den entsprechenden Organverletzungen. Röntgenaufnahmen in zwei Ebenen sind immer erforderlich. Dadurch können verbliebene Projektilanteile erkannt und lokalisiert (*Steckschuß*) sowie röntgenologisch faßbare Organverletzungen (Schußbruch, Pneumothorax, Hämatothorax) diagnostiziert werden. Wenn kein Infekt auftritt und der Fremdkörper keine Beschwerden bereitet, kann das Projektil ohne Schaden im Körper belassen werden.

Bißwunde. Bißwunden von Tieren oder Menschen sind immer mit besonders bösartigen (virulenten) Krankheitskeimen infiziert. Deshalb wird die Wunde offen behandelt, d.h. Desinfektion und Wundausschneidung. Kein Nahtverschluß!

Lediglich im Gesicht erfolgt aus kosmetischen Gründen eine lockere Adaptierung der Wundränder durch sog. Situationsnähte. Wegen des hohen Infektionsrisikos ist die Indikation zur Antibiotikagabe großzügig zu stellen. Extremitäten werden durch Schienenverband ruhiggestellt. Bezüglich Tollwutgefahr s. Kapitel 3, S. 63.

Schlangenbiß. Ein Schlangenbiß wird lokal ebenso behandelt wie eine andere Bißwunde. Aussaugen oder Ausbrennen ist veraltet. Bei ganz frischem Biß einer Giftschlange ist die großzügige Exzision (Ausschneidung) sinnvoll, solange ein Teil des Giftes noch im unmittelbaren Wundbereich lokalisiert ist. Erfolgte der Biß an einer Extremität, so sollte als Erstmaßnahme eine Staubinde körpernah (proximal) angebracht werden, wodurch der Gifteinstrom in den Kreislauf durch Unterbindung des venösen Blutflusses verzögert wird.

Die Staubinde (am geeignetsten eine Blutdruckmanschette) soll die Venen komprimieren, die Arterien jedoch nicht. Der ausgeübte Druck muß also zwischen venösem Druck (ca. 25 mm Hg und systolischem arteriellen Druck (ca. 120 mm Hg) liegen. Die erhaltene arterielle Blutzufuhr ist klinisch zu kontrollieren (Extremität warm, Pulse tastbar).
Muß hingegen bei einer Verletzung mit lebensbedrohlicher arterieller Blutung eine Staubinde angelegt werden, so soll diese auch die arterielle Blutzufuhr unterbinden (vgl. Abb. 1.5, S. 12). Der Druck muß also über dem systolischen arteriellen Blutdruck liegen (Extremität kalt, keine Pulse tastbar).

Baldmöglichst ist eine passive Immunisierung durchzuführen. Diese industriell hergestellten „Gegengifte" enthalten Antikörper, die aus Pferdeblut gewonnen werden. Für die in bestimmten geographischen Regionen vorkommenden Giftschlangen gibt es spezielle industriell hergestellte Präparate. So enthält das Immunserum „Europa" Antidots gegen das Gift der Kreuzotter, Sandotter, Aspisviper, Levanteviper und Bergotter. Nähere Auskünfte sind bei Vergiftungszentralen einzuholen.

Insektenstich. Eine Lokalbehandlung ist oft nicht notwendig. Ein eventuell verbliebener Stachel sollte entfernt und die Wunde desinfiziert werden. Bei stärkerer Schwellung mit Juckreiz werden lokal antihistaminhaltige Salben aufgetragen und kühlende Verbände angelegt. Bei Stichen im Rachenraum mit der Gefahr der Atemwegseinengung durch die Schwellung werden systemisch (möglichst intravenös) Kortison, Kalzium und Antihistaminika verabreicht.

Zeckenbiß. Die komplette Extraktion des blutsaugenden Parasiten aus der Haut gelingt am besten mit einer feinen sterilen Pinzette. Vorher und nachher Wunddesinfektion. Die frühere Empfehlung, die Zecke vor der Entfernung mit Nagellack, UHU o.ä. zu bestreichen, ist verlassen worden, weil es dadurch zu einer vermehrten Abgabe von Krankheitserregern kommen kann.

Zecken können durch ihren Biß Viren übertragen, die beim Menschen die *Frühsommer-Meningoenzephalitis (FSME)* verursachen. Die Erkrankung betrifft das zentrale Nervensystem und äußert sich in Lähmungen (ähnlich Poliomyelitis), die meistens reversibel sind. In Endemiegebieten sollte deshalb nach Zeckenbiß eine Impfung erfolgen.

Durch Zeckenbiß kann ebenfalls die *Borreliose* übertragen werden, eine bakterielle Infektion mit zunehmender Rötung um die Eintrittspforte herum. Behandlung bei Beginn klinischer Zeichen mit Antibiotika.

Nahtmaterial

Für den Hautverschluß finden *Fäden* oder *Metallklammern* mit gleich gutem Ergebnis Anwendung. Beide Materialien werden nach Abschluß der Wundheilung entfernt (Tab. 1.4). Kleine Schnitte können auch mit *Klammerpflaster* (z.B. Steristrip) adaptiert werden (Abb. 1.7).

Nähapparate. Diese industriellen Hilfsmittel (auch Klammernahtinstrumente oder [engl.] Stapler genannt) sind zunehmend gebräuchlich. Sie pressen Metallklammern (Clips) in das Gewebe, welche die Wundränder zusammenhalten. An der äußeren Haut werden die in einem Magazin befindlichen Clips einzeln gesetzt (Abb. 1.8a) und nach Abschluß der Wundheilung entfernt. Im Körperinneren können die kleinen Metallclips ohne Nachteile verbleiben. Sie werden nicht aufgelöst und sind zeitlebens im Röntgenbild als weiße Strukturen erkennbar. Spezielle Geräte erlauben es, einen Darmabschnitt (oder auch Bronchus) mit einem einzelnen Hebeldruck zu verschließen (Abb. 1.8b). Die in einem einschiebbaren Magazin angeordneten Metallclips werden dabei als Doppelreihe gleichmäßig über die gesamte Strecke verteilt. Danach kann das Organ neben der Klammerreihe durchtrennt werden, ohne daß der unsterile Inhalt ausläuft. Andere Instrumente plazieren die Metallclips kreisförmig (Abb. 1.8c), so daß sich mit einem Hebeldruck eine ganze Anastomose fertigstellen läßt.

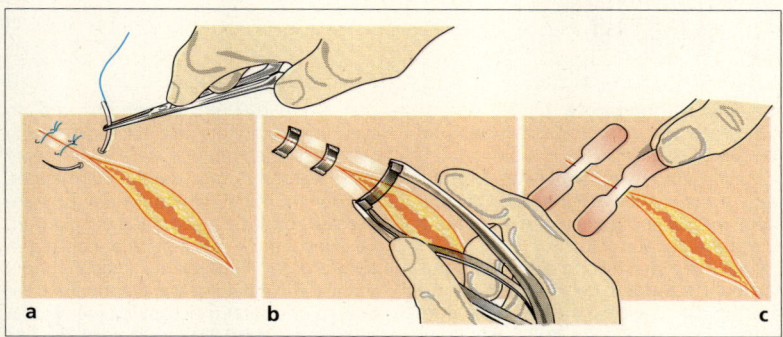

Abb. 1.**7 Verschluß von Hautwunden**
a Naht mit Nadel und Faden
b Metallklammern können von Hand oder mit einem Stapler (Abb. 1.**8a**) plaziert werden
c Klammerpflaster nur bei kleinen Wunden

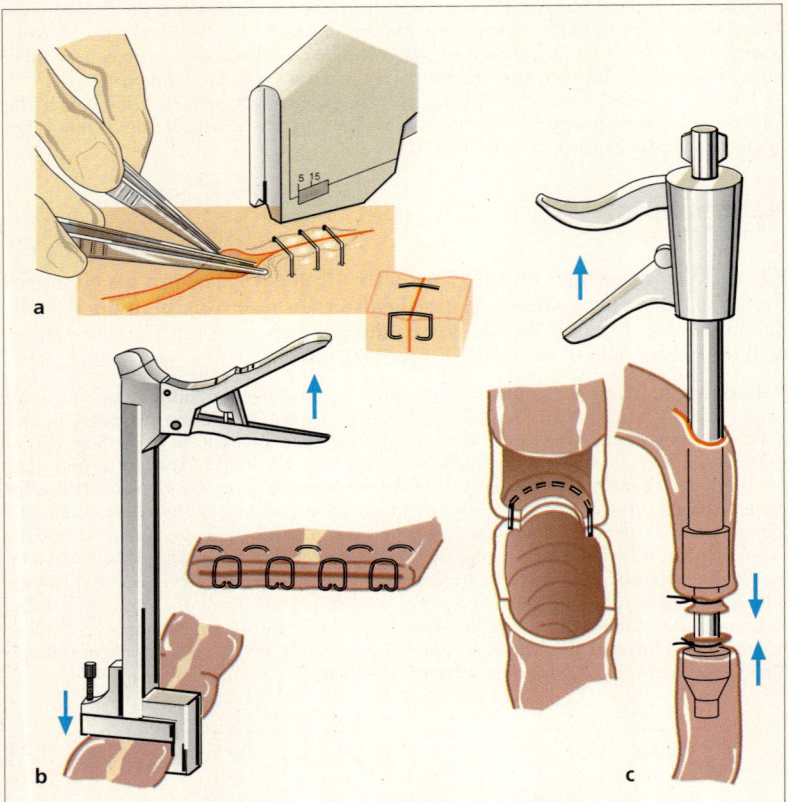

Abb. 1.8 Nähapparate

a Stapler zum Verschluß von Hautwunden mit Metallclips

b Stapler zum Verschluß eines Darmlumens. Durch einen Hebeldruck wird der Darm mit einer zweireihigen Clipanordnung luftdicht verschlossen

c Stapler zur Herstellung einer Darmanastomose. Besonders gebräuchlich für die Anastomose nach anteriorer Rektumresektion. Das Gerät wird durch den Anus oder eine gesonderte Inzision in den einen Darmabschnitt eingeführt und so weit vorgeschoben, daß auch die zweite Darmschlinge über den Gerätekopf gezogen werden kann. Beide Darmenden werden nun mit einem Faden provisorisch auf die Achse des Gerätes geknotet. Bei Hebeldruck bewegt sich der unten abgebildete Gerätekopf nach oben, schneidet die beiden Darmränder inkl. Faden ab und setzt gleichzeitig eine zirkuläre Klammerreihe. Das Inset zeigt die fertige Anastomose vom Darminneren

Tabelle 1.**6** **Nahtmaterialien.** Resorptionszeiten im Körper

Material	Resorptionszeit
Nicht resorbierbar:	
Kunststoffe	keine Resorption
(z. B. Polyamid, Polyäthylen)	
Stahl (Draht, Klammern)	keine Resorption
Zwirn, Seide (nicht mehr gebräuchlich)	keine Resorption
Resorbierbar:	
Catgut	ca. 7 Tage
Chromcat	ca. 10 Tage
synthetisches Material	
– z. B. Vicryl, Dexon, PGS	3–6 Wochen
– z. B. PDS, Maxon	ca. 3 Monate

Fäden

Der Faden ist das wichtigste Nahtmaterial. Er dient zum Wundverschluß jeder Art bei inneren und äußeren Organen sowie zur Unterbindung (Ligatur) oder Umstechung von Blutgefäßen.

Chirurgisches Fadenmaterial sollte mehrere Eigenschaften haben, z. B. hohe Reiß- und Knotenfestigkeit sowie gute Gewebsverträglichkeit. Jedes Material hat seine Vor- und Nachteile. Die Auswahl des zu verwendenden Fadenmaterials erfolgt deshalb vom Chirurgen je nach den im Vordergrund stehenden wichtigsten Anforderungen. Das Fadenmaterial läßt sich unter dem Gesichtspunkt der Resorbierbarkeit in zwei Gruppen einteilen (Tab. 1.**6**).

Nicht resorbierbare Fäden. Sie werden vom Körper nicht angegriffen und sind nach Jahren unverändert nachweisbar. Nicht auflösbare Fäden finden dort Anwendung, wo ein Halt durch die Naht über lange Zeit erforderlich ist (Sehnen, Gefäße) oder im Bereich der Haut, wo die Fäden nach etwa 10 Tagen gezogen werden können.

Heute bestehen die nicht resorbierbaren Fäden alle aus *Kunststoff.* Zwirn und Seide sind nicht mehr gebräuchlich. *Drahtnähte* verwendet man, wenn eine besonders große und lang anhaltende Reißfestigkeit nötig ist (einige Osteosyntheseverfahren am Knochen, manche Sehnennähte sowie Bleiplattenverschluß der Bauchdecken bei Platzbauchgefahr). Die nicht resorbierbaren Nahtmaterialien können ohne Schaden im Körper belassen werden.

Resorbierbare Fäden. Die Auflösung durch enzymatischen Abbau im menschlichen Körper erfolgt je nach Material innerhalb von Tagen bis Wochen. Zu den resorbierbaren Fäden gehört *Catgut* (engl.: Katzendarm), welches aus Säugetierdärmen (Kollagen) hergestellt wird. Catgut ist nach etwa einer Woche aufgelöst, kann also nur bei sehr schnell heilenden Geweben eingesetzt werden (Schleimhäute, parenchymatöse Organe). Die *synthetisch* hergestellten resorbierbaren Fäden (z. B. Vicryl, Dexon) halten ca. 6 Wochen. Da die meisten Gewebe nach dieser Zeit ausreichend verheilt sind, werden diese synthetischen Fäden bei Nähten im Körperinneren vorwiegend verwendet.

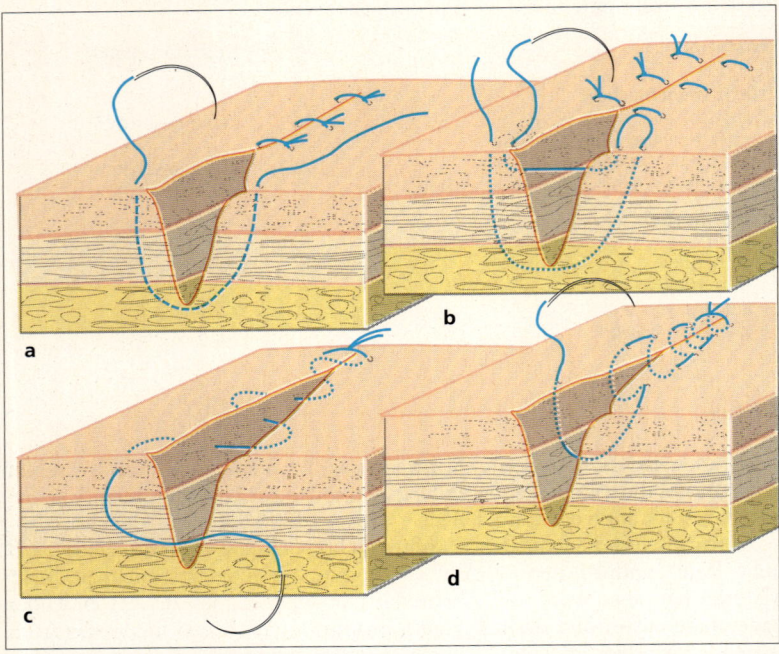

Abb. 1.9 Gebräuchliche Hautnähte
a Einzelknopfnaht, **b** Rückstichnaht, **c** Intrakutannaht, **d** Matratzennaht

Fadenstärke

Zwei Bezeichnungsweisen sind zur Angabe der Fadendicke gebräuchlich.

Die *neuere* Einteilung bezieht sich auf das metrische System und gibt den Fadendurchmesser in Zehntelmillimetern an. Die Fadenstärke „Metric 2" entspricht also einem Außendurchmesser von 0,2 mm.

Die *ältere* Stärkenbezeichnung ist historisch begründet und steht in keinem Zusammenhang mit dem metrischen System. Die Zahlen entsprechen willkürlichen Größen, die ebenso gut durch Buchstaben ersetzt werden könnten. Der wahre Durchmesser läßt sich aus dieser Bezeichnung nicht erkennen. Dennoch ist diese Stärkenangabe weit verbreitet. Vom sehr dünnen bis zum sehr dicken Faden wird die Stärke folgendermaßen angegeben: … 10-0, 9-0, 8-0 … 3-0, 2-0, 0, 1, 2, 3, …

2-0 ist also dicker als 3-0, 3 ist dicker als 2.

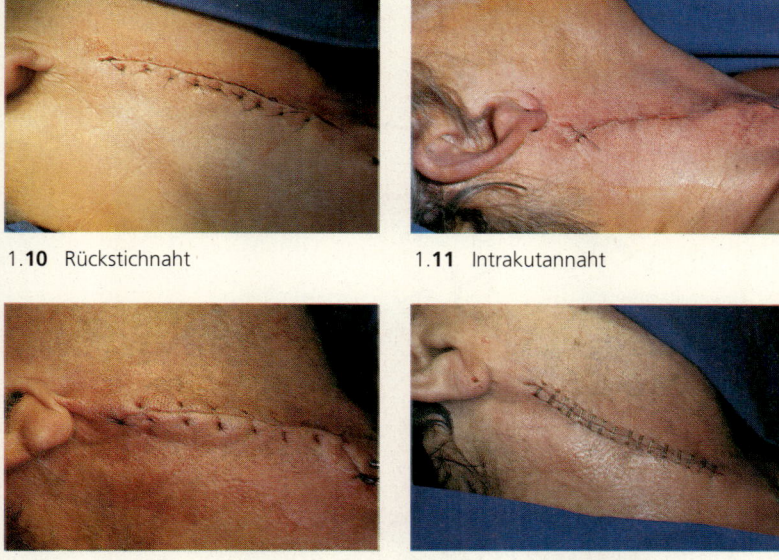

1.**10** Rückstichnaht

1.**11** Intrakutannaht

1.**12** Matratzennaht

1.**13** Geklammerte Hautwunde

Abb. 1.**10**–1.**13** **Möglichkeiten zum Hautverschluß.** Foto jeweils unmittelbar postoperativ nach Halsschlagaderoperation rechts (Karotis-TEA)

Chirurgische Nahttechnik

Bei (oberflächlichen) Gelegenheitswunden ist oft der Verschluß der Hautschicht durch Naht ausreichend. Bei (tieferen) Operationswunden werden die durchtrennten Gewebsschichten einzeln verschlossen. So erfolgt am Bauch von innen nach außen erst die Naht des Bauchfells (*Peritoneums*), dann die Naht der Muskeln bzw. *Faszien,* danach die Adaptation des Unterhautfettgewebes (*Subkutangewebe*) und zuletzt die Naht der äußeren *Haut.* Von außen sieht man nur die Hautfäden.

Zur Durchführung einer Naht wird die Nadel mit Faden im Nadelhalter gefaßt. Mit der anderen Hand hält der Operateur das zu nähende Gewebe in einer Pinzette. Abb. 1.**9** informiert über einige gebräuchliche Hautnähte. Klinische Bilder finden sich in den Abb. 1.**10** bis 1.**13**.

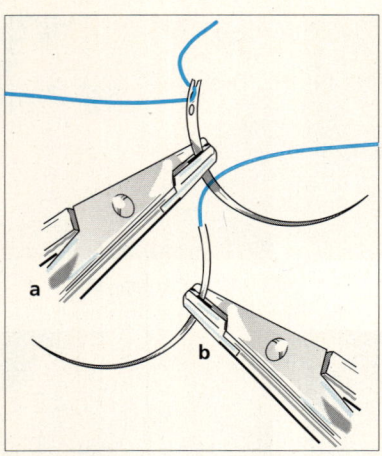

Abb. 1.**14 Chirurgische Nadeln**
a Normale Nadel mit manuell eingespanntem Faden
b Atraumatische Nadel-Faden-Einheit

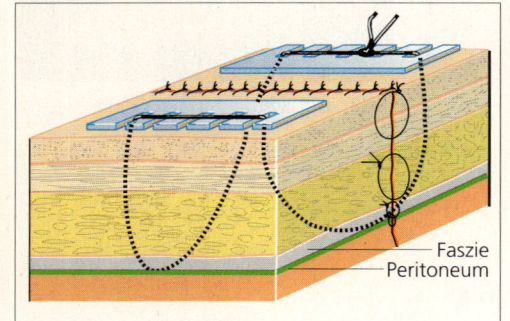

Faszie
Peritoneum

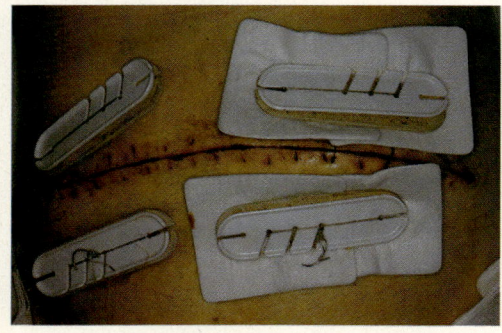

Abb. 1.**15 Bleiplatten-naht.** Zur Unterstützung der normalen Nähte, die bei einer Laparotomie alle Schichten einzeln verschließen, wird ein Draht quer zur Wunde durch das Gewebe gezogen. Dieser muß die stabile Faszienschicht in der Tiefe fassen. Auf der Haut wird der Draht über druckverteilende Kunststoffplatten geknotet. Die Schlitze in der Platte erlauben eine postoperative Änderung der Drahtführung zur Anpassung an den Schwellungszustand des Gewebes
a Schema
b Klinisches Bild nach medianer Laparotomie

Atraumatische Naht (Abb. 1.14). *Die normale Nadel* weist am Ende im Bereich des Öhrs eine Verdickung auf, wo der Faden eingefädelt wird. Beim Durchstechen des Gewebes kann diese Aufweitung am Nadelende zu kleinen Gewebsverletzungen durch Aufdehnung des Stichkanales führen. Es resultiert also eine gewisse Traumatisierung des Gewebes.

Bei der *atraumatischen Naht* ist das Nadelende nicht verdickt. Der Faden ist vom Hersteller bereits in die Nadel eingeschweißt, braucht also nicht mehr eingefädelt werden. Weil die gewebstraumatisierende Verdickung am Nadelende fehlt, wird diese Nadel-Faden-Einheit „atraumatische Naht" genannt.

Bleiplattennaht (Abb. 1.15). Sie dient zum Verschluß der Bauchdecken, wenn mit größerer Gewebespannung durch intraabdominellen Druck (Ileus) zu rechnen ist oder zum Verschluß einer aufgegangenen Bauchdeckennaht (Platzbauch). Die Naht erfolgt mit einem Draht. Um ein Einschneiden des Drahtes durch die Haut zu verhindern, ist die Haut im Auflagebereich des Drahtes durch eine „Bleiplatte" geschützt. Obwohl statt der ehemaligen Bleiplatten heute fast ausschließlich Platten aus Kunststoff Verwendung finden, nennt man diesen Wundverschluß immer noch „Bleiplattennaht".

Operative Blutstillung

Die grundsätzlichen chirurgischen Möglichkeiten zur Blutstillung in einem Wund- oder Operationsgebiet sind kurz dargestellt.

Ligatur (Abb. 1.16 a). Der blutende Gefäßstummel wird mit einer Klemme gefaßt und etwas angehoben. Unter der Klemme wird das Blutgefäß mit einem Faden unterbunden (ligiert).

Umstechung (Durchstechung) (Abb. 1.16 b). Kann der Gefäßstummel nicht sicher mit einer Klemme gefaßt und ligiert werden, so wird die unmittelbare Umgebung der Blutaustrittstelle durchstochen und durch das anschließende Verknoten so weit gerafft, daß die Blutung steht.

Gefäßclip (Abb. 1.16 c). Statt durch Ligatur mit einem Faden kann ein Gefäßlumen auch durch Clipping verschlossen werden. Mit speziellen Haltern wird der Clip in die richtige Position gebracht und über dem Gefäß zusammengedrückt.

Elektrokoagulation. Das blutende Gefäß wird mit einer Pinzette gefaßt und unter Strom gesetzt. Dadurch kommt es zu einer lokalen Überhitzung („Verkochung") des Gewebes mit der Folge der Eiweißdenaturierung und Verklebung des Gefäßlumens. Heute wird praktisch kein operativer Eingriff mehr ohne die Möglichkeit der elektrischen Blutstillung durchgeführt.

Laserkoagulation. Über eine spezielle Sonde wird das Gewebe durch Laserstrahlung koaguliert. Die lokalisierte Überhitzung führt zur Verklebung der Gefäßlumina mit der Folge einer Blutstillung. Das Verfahren eignet sich zur Blutstillung bei zerreißlichen parenchymatösen Organen (Leber, Milz), bei denen herkömmliche chirurgische Blutstillungsmethoden wie Ligatur und Durchstechung oft keinen ausreichenden Halt finden.

Infrarotkoagulation. Durch lokale Applikation von Infrarotlicht auf blutende Organflächen (Leber, Milz) ist eine Blutstillung durch Verklebung der kleinen Gefäße erreichbar.

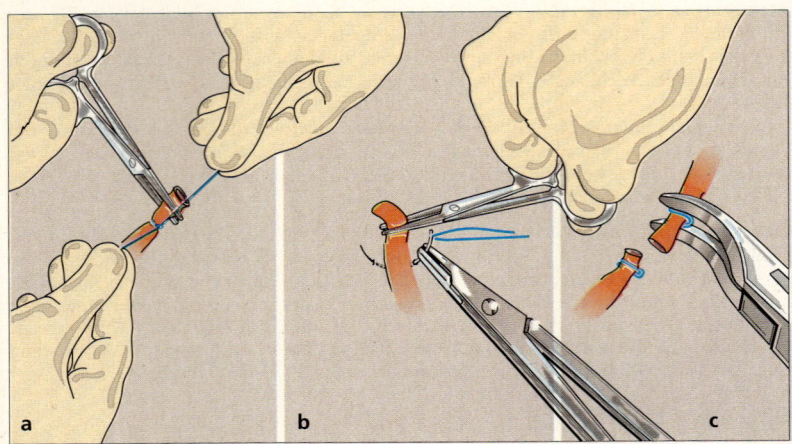

Abb. 1.16   Möglichkeiten zur operativen Blutstillung
a Ligatur (= Unterbindung), **b** Umstechung (= Durchstechung), **c** Gefäßclip

Fibrinkleber. An inneren Organen (Leber, Milz, Niere) können Wunden und Anastomosen auch mit industriell hergestelltem Fibrin verschlossen oder – ergänzend zu einer Naht – abgedichtet werden.

Tamponade. Können diffuse Blutungen aus kleinsten Gefäßen nicht mit anderen Methoden gestillt werden, so kann der Chirurg das Operationsgebiet austamponieren. Das Prinzip der Blutstillung besteht hier in der Kompression der kleinen Gefäße.
Resorbierbares Material dient beispielsweise zur Abdeckung kleinerer, nach Nahtversorgung noch blutender Defekte an der Leber. Es braucht nicht entfernt zu werden, verbleibt also in der Bauchhöhle.
Nicht resorbierbares Material kann bei großflächigen, diffus blutenden Wunden in die Bauchhöhle eingelegt werden, wenn andere Maßnahmen der Blutstillung nicht gelingen. Eine spezielle Form der Tamponade ist das *Leber-Packing*, wobei das traumatisch zerfetzte Organ unter Kompression in Bauchtücher eingewickelt wird. Das nicht resorbierbare Textilmaterial muß natürlich nach einigen Tagen durch eine erneute Laparotomie entfernt werden.

Fadenziehen/Klammerentfernen

Hautfäden werden gezogen, wenn die Wunde ausreichend fest verheilt ist. Das ist normalerweise nach etwa 10 Tagen der Fall (Tab. 1.4). Gleiches gilt für die Hautklammern. Die technische Durchführung zeigen Abb. 1.17 und 1.18.

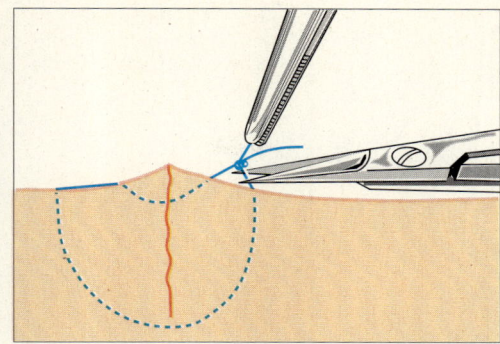

Abb. 1.17 Fadenziehen.
Nach Desinfektion wird der Faden mit einer anatomischen Pinzette angehoben und direkt oberhalb der Haut durchtrennt. So vermeidet man das Durchziehen eines unsterilen Fadenanteiles durch den Stichkanal (Keimverschleppung in den Stichkanal!)

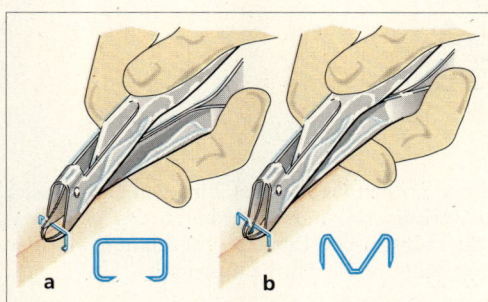

Abb. 1.18 Hautklammerentfernung
a Der speziell dafür entwickelte Hautklammerentferner wird mit seiner unteren Gabel zwischen Haut und Klammer geschoben
b Durch Zusammendrücken der Griffe wird die Metallklammer aufgebogen, so daß sie sich aus der Haut herausheben läßt

Chirurgische Instrumente

Auf eine detaillierte Darstellung der in der Chirurgie verwendeten Instrumente wird bewußt verzichtet. Bei der Vielzahl der gebräuchlichen Instrumentarien und ihrer ständigen technischen Fortentwicklung müßte selbst eine umfassende Abhandlung unvollständig bleiben. Spezielle Kenntnisse werden nur vom Pflegepersonal im Operationsbetrieb verlangt. Das für den normalen Stationsablauf benötigte Wissen über chirurgische Instrumente erwirbt man schnell durch praktische Tätigkeit.

Pinzetten werden auch außerhalb des Operationsbereiches häufig benötigt; deshalb ist die Kenntnis der verschiedenen Typen auch für das Pflegepersonal von Bedeutung (Abb. 1.19).

Die *anatomische* Pinzette hat breite geriffelte Branchen, mit denen sich auch ein dünner Faden gut fassen läßt. Zum Fädenziehen wählt man folglich eine anatomische Pinzette. Auch die Branchen der Kunststoffpinzetten in den Einmalsets zum Fädenziehen sind wie bei einer anatomischen Pinzette geformt.

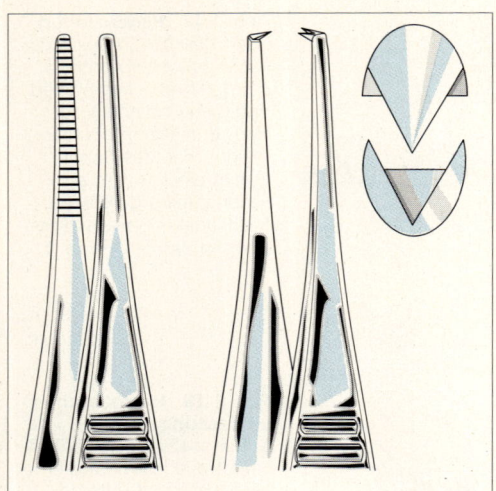

Abb. 1.**19 Pinzetten.**
Links anatomische Pinzette,
rechts chirurgische Pinzette

Die *chirurgische* Pinzette mit ihren Zacken dient dem Chirurgen zum Fassen eines Wundrandes. Die Zacke verhindert ein Herausgleiten des Gewebes. Zum Fassen eines Fadens ist die chirurgische Pinzette ungeeignet, weil der Faden nicht eingeklemmt werden kann und leicht herausrutscht.

Schnittführungen

Bestimmte Schnittführungen im Bereich der Haut haben sich bewährt, um mit möglichst geringer Traumatisierung und befriedigendem kosmetischem Ergebnis eine ausreichende Übersicht im Operationsgebiet zu erlangen. Grundsätzlich soll ein Hautschnitt möglichst in Richtung der Hautspaltlinien verlaufen. Die wichtigsten standardisierten Schnittführungen im Bereich des Körperstammes zeigt Abb. 1.**20**.

1. Kocher-Kragenschnitt (Schweizer Chirurg, 1841–1917): Querschnitt oberhalb der Jugulargrube, besonders für Schilddrüsenoperationen.

2. Sternotomie: Zugang zum Brustkorb unter Längsspaltung des Brustbeines (Herzoperationen).

3. Laterale Thorakotomie: Seitliche Eröffnung des Brustkorbes zwischen den Rippen (Lungenoperationen).

4. Bardenheuer-Schnitt (Kölner Chirurg, 1839–1913): Zugang zur Brustdrüse bei Frauen, wobei die Narbe von der (zu erhaltenden) Brust weitgehend verdeckt wird (muß

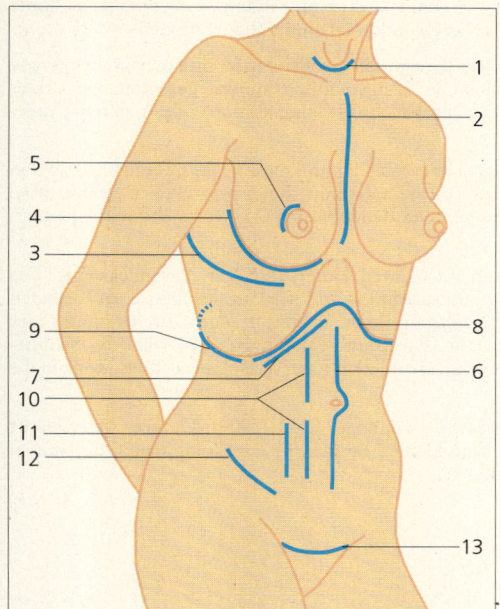

Abb. 1.20 Schnittführungen am Körperstamm. Die Ziffern entsprechen denen im Text

hingegen die gesamte Brustdrüse entfernt werden, so erfolgt eine ovaläre Umschneidung der Mamma, s. auch Abb. 17.**4**, S. 328).

5. Periareolärer Schnitt: Der Schnitt verläuft konzentrisch zum Warzenhof (Areola). Die Narbe ist später kaum sichtbar. Der Schnitt wird fälschlich oft „perimamillär" genannt („Mamillenrandschnitt"). Anwendung zur Probeentnahme (Biopsie) oder Tumorexzision aus der Brustdrüse.

6. Mediane Laparotomie: Senkrechte Eröffnung der Bauchhöhle in der Mittellinie (Linea alba). Der Schnitt liegt zwischen beiden geraden Bauchmuskeln, durchtrennt also keine Muskulatur und kaum Hautnerven. Die Inzision reicht bei der *oberen* Laparotomie vom Schwertfortsatz bis zum Nabel (z. B. Magenoperation), bei der *unteren* Laparotomie vom Nabel bis zur Symphyse (z. B. Dickdarmoperation), kann bei größeren Eingriffen auch über die gesamte Länge ausgedehnt werden.

7. Rippenbogenrandschnitt: Schräger Schnitt unterhalb des Rippenbogens zur Eröffnung der Bauchhöhle, meist rechtsseitig (Gallenoperation), jedoch auch links gebräuchlich (Milzentfernung).

8. Oberbauchquerschnitt: Für große Oberbauchoperationen (z. B. Bauchspeicheldrüsen- und Leberoperationen).

9. Flankenschnitt: Seitlicher Zugang zum Retroperitonealraum, wobei die Bauchhöhle (Peritoneum) nicht eröffnet wird (Nieren- und Nebennierenoperationen).

10. Transrektalschnitt: Zugang zur Bauchhöhle, wobei der (rechte oder linke) gerade Bauchmuskel (M. rectus abdominis) in Längsrichtung stumpf gespalten wird. Der Schnitt wird bevorzugt im rechten Oberbauch (Gallenoperation) oder rechten Unterbauch (Blinddarm) angelegt.

11. Pararektalschnitt: Die äußere Schnittführung und die Zugangsmöglichkeit zu den Bauchorganen ist ähnlich wie beim Transrektalschnitt. Beim pararektalen Schnitt wird jedoch seitlich neben (= para) dem geraden Bauchmuskel (M. rectus abdominis) eingegangen.

12. Wechselschnitt: Schrägschnitt im rechten Unterbauch zur Appendektomie. Die Hautinzision verläuft in Richtung der Spaltlinien und wird aus kosmetischen Gründen häufig möglichst tief nach unten gelegt („Bikini-Schnitt"). Zur Durchtrennung der darunterliegenden Weichteilschichten (Bauchmuskeln mit Faszien) wird die Schnittrichtung von Schicht zu Schicht entsprechend dem Faserverlauf gewechselt, deshalb die Bezeichnung „Wechselschnitt".

13. Pfannenstiel-Schnitt (deutscher Gynäkologe, 1862–1909): Unterer Querschnitt über dem Schambein als Zugang zum kleinen Becken für gynäkologische Operationen und den Kaiserschnitt (Sectio caesarea).

2. Drainagen, Sonden, Katheter

Für den richtigen Umgang mit den verschiedenen Schlauchsystemen in der Chirurgie ist die Kenntnis ihrer Lage und Funktion Voraussetzung.

Innere Drainagen. Von den nach außen abgeleiteten Schlauchsystemen sind die *inneren Drainagen* zu unterscheiden. Sie verbinden zwei Organe miteinander oder schienen ein verengtes Gangsystem im Körperinneren, z. B. einen durch Tumor verengten Gallengang (Abb. 2.**4 b**, S. 41). Hierzu gehören auch die *Stents* (S. 43). Die Positionierung erfolgt mit Hilfe der Endoskopie und/oder Röntgendurchleuchtung. Die inneren Drainagen (auch „verlorene Drainagen" genannt) sind von außen nicht sichtbar. Auch der operativ eingebrachte Spitz-Holter-Shunt (Abb. 13.**4**, S. 286) ist ein Beispiel für eine innere Drainage.

Nachfolgend werden schwerpunktmäßig die nach *außen* abgeleiteten Drainagen, Sonden und Katheter unter dem Gesichtspunkt ihrer Lokalisation im Körper besprochen (Tab. 2.**1**).

Tabelle 2.**1** **Drainagen, Sonden, Katheter.** Häufigste Lokalisation im Körper

Hohlorgane	Körperhöhlen
Intestinaltrakt – Magensonde – Duodenalsonde – perkutane endoskopische Gastrostomie (PEG) – Witzel-Fistel – Sengstaken-Sonde – Linton-Sonde – Jejunalsonde – Miller-Abbott-Sonde – Darmrohr **Gallenwege** – nasobiliäre Sonde – T-Drainage – perkutane transhepatische Drainage (PTD) **Harnableitendes System** – transurethraler Blasenkatheter – suprapubischer Blasenkatheter – Ureterenkatheter – Nephrostoma	**Pleurahöhle** – Bülau-Drainage **Bauchhöhle** – Blutungsdrainagen (Typ Robinson-Drainage = Schwerkraftdrainage) – Insuffizienzdrainagen – Signaldrainage (Indikatordrainage) – Abszeßdrainagen – spezielle Katheter **Weichteilgewebe** – Spül-Saug-Drainage – Infektdrainagen ohne Sog (Laschendrainage)

Sonden im Intestinaltrakt

Da sie in unsterilem Milieu liegen, sind bei ihrer Handhabung (außer den üblichen hygienischen Anforderungen) keine besonderen Sterilitätsmaßnahmen erforderlich. Eine abschließende Übersicht gibt Tab. 2.3 (S. 40).

Magensonden   sehr häufig

Prinzip und Applikation

Die Sonde soll den Magensaft (und eventuell aufsteigenden Dünndarminhalt) nach außen ableiten. Sie wird durch die Nase via Speiseröhre – möglichst nicht durch den Mund – langsam vorgeschoben. Die Kontrolle der korrekten Position erfolgt durch Auskultation über dem Magen (Stethoskop) unter Einblasen von Luft oder durch eine Röntgenaufnahme. Zur Ableitung dient ein Auffangbeutel, der an das äußere Ende angestöpselt wird; die entleerte Menge ist aufzuschreiben. Eine Saugvorrichtung wird nicht angebracht (Schleimhautschädigung!). Allenfalls wird die kontinuierliche Ableitung durch Anhebern unterstützt.

Indikation

Ileus, Darmatonie, obere gastrointestinale Blutung, Magenoperation, Sondenernährung, Magenspülung, diagnostische Zwecke.

Atonie. Unter Atonie versteht man fehlende Muskelspannung bzw. das Fehlen peristaltischer Muskelkontraktionen im Magen-Darm-Kanal. Ursächliche Krankheitsbilder sind beispielsweise der Ileus oder die Peritonitis. In den ersten Stunden nach einer Bauchoperation ist eine gewisse Atonie normal. Durch die Atonie von Magen und Darm kommt es zum Aufstau von Magensaft und Dünndarmsekreten mit der Gefahr des Erbrechens (Überlauferbrechen) und der Aspiration (Verschlucken in die Luftröhre). Die Magensonde soll diesen Gefahren durch Ableitung des Mageninhaltes nach außen vorbeugen.

Blutung. Bei Blutung aus dem oberen Magen-Darm-Kanal (obere gastrointestinale Blutung) ist eine Magensonde indiziert. Sie leitet das Blut (zumindest teilweise) nach außen ab und ermöglicht dadurch (mit Einschränkung) eine Beurteilung der Blutungsstärke. Baldmöglichst muß eine Endoskopie (Gastroduodenoskopie) zur Abklärung der Blutung erfolgen. (Zur Therapie s. Gastrointestinale Blutung, Kapitel 34.)

Magenoperation (s. auch Kapitel 22). Nach Operationen am Magen wird ebenfalls eine Magensonde gelegt. Dies geschieht meistens intraoperativ. Bei Magenoperationen hat die Sonde eine diagnostische und eine prophylaktische

Aufgabe. Die diagnostische Funktion ist das Erkennen einer Nachblutung aus der Schleimhautnaht (Anastomose). Größere hellrote Blutverluste aus der Magensonde nach Magenoperationen sprechen für eine Anastomosenblutung und erfordern meist die Relaparotomie. Die Nachblutungsgefahr ist in den ersten postoperativen Stunden am größten.

Die zweite Funktion der Magensonde nach Magenoperationen ist die Verhütung einer Magenüberfüllung mit Luft, Magensaft oder Dünndarmsekret durch Ableitung nach außen. Eine Magenwandaufdehnung würde die operativ gesetzte Naht bzw. Anastomose gefährden.

Ernährung. Bei intakter Peristaltik kann auch über eine Magensonde Kost verabreicht werden, wenn eine normale Ernährung wegen Beeinträchtigung der Schluckfunktion nicht möglich ist. Wegen der Gefahr einer Magenüberfüllung mit Aspiration wird die enterale Sondenernährung jedoch besser über eine tiefergelegene Senode (im Duodenum oder Jejunum) verabreicht.

Spülung. Unmittelbar nach oraler Giftaufnahme (z. B. Alkoholintoxikation, Tabletten) kann über einen besonders dicken Magenschlauch versucht werden, den Mageninhalt und damit einen Teil des oral aufgenommenen Giftes herauszuspülen bzw. herauszuhebern.

Diagnostik. Soll die Magensaftproduktion (Säure) hinsichtlich Quantität und Qualität untersucht werden, so kann über eine Magensonde Sekret zur Labordiagnostik abgezogen werden.

Liegedauer

Wann eine Magensonde gezogen werden kann, hängt von ihrer Aufgabe (Indikation) und Fördermenge ab.

Atonie. Ist die Atonie beseitigt, die Peristaltik also in Gang gekommen (Auskultation) und fördert die Sonde nur noch geringe Mengen (ca. 200 ml/Tag), so kann sie entfernt werden.

Blutung. Hat die Sonde über mehrere Stunden kein Blut gefördert und ist die Spülflüssigkeit klar, so ist die Blutung offenbar zum Stillstand gekommen, und die Sonde kann gezogen werden.

Magenoperation. Nach Magenresektionen (Billroth I und II) wird die Sonde für ca. 3–5 Tage belassen (Zeitraum eventueller Nachblutungen, Nahtentlastung). Nach totaler Magenentfernung (Gastrektomie) bleibt die Magensonde ca. 7–9 Tage liegen, bis die Anastomosendichtigkeit durch Gastrografin-Schluck (Röntgen) gesichert ist.

Fördermenge

Inhalt und Menge des geförderten Sekretes aus einer Magensonde sind bei der Duodenalsonde besprochen (Tab. 2.2).

Tabelle 2.**2** **Verdauungssekrete im oberen Intestinaltrakt**

	Magensaft	**Galle**	**Pankreassaft**
Menge/Tag	~ 1500 ml	~ 700 ml	~ 1500 ml
Aussehen	farblos-klar	goldgelb (aus Leber) braungrün (aus Gallenblase)	farblos-klar (wie Speichel)
pH-Wert	sauer (pH ~ 2)	neutral (pH ~ 7,2)	alkalisch (pH ~ 8)
wesentliche Bestandteile	HCl Pepsin	Bilirubin Gallensäuren Cholesterin	Bikarbonat Enzyme (Amylase, Lipase)
Folgen bei vollständigem Verlust	metabolische Alkalose	weißer (= acholischer) Stuhlgang	metabolische Azidose, silbergrauer fettreicher Stuhl

Duodenalsonde häufig

Die Duodenalsonde ist entsprechend ihrer Lage im Zwölffingerdarm etwas länger als eine Magensonde. Wirkungsprinzip, Applikation und Indikation entsprechen weitgehend denen der Magensonde.

Fördermenge

Die in den oberen Verdauungstrakt sezernierten Flüssigkeitsmengen betragen mehrere Liter täglich (Tab. 2.2).

Entleert sich farblos-klare Flüssigkeit, so handelt es sich um Magensaft (Position der Sonde im Magen). Eine gelbgrüne Färbung ist durch Galle bedingt. Da ein galliger Reflux (vom Duodenum in den Magen) in gewissem Ausmaß physiologisch ist, kann auch eine Magensonde entsprechend gefärbtes Sekret fördern. Eine intensive gelbgrüne Färbung spricht jedoch dafür, daß die Sonde im Duodenum endet.

Die in Tab. 2.2 differenzierten Sekrete werden normalerweise von der Dünndarmschleimhaut wieder resorbiert und gehen dem Körper somit nicht verloren. Bei fehlender Kontraktilität des Dünndarmes können sich die Sekrete jedoch aufstauen und werden mehr oder weniger über die Sonde abgeleitet. Größere Verluste aus der Sonde müssen quantitativ und qualitativ (intravenös) ersetzt werden (ärztliche Verordnung, Infusionsplan), weil sonst metabolische Entgleisungen und Elektrolytverschiebungen drohen. Deshalb ist eine tägliche Laborkontrolle der Elektrolyte und Blutgase bei größeren Verlusten erforderlich.

Perkutane endoskopische Gastrostomie (PEG) häufig

Die Gastrostomie ist eine äußere Magenfistel. Bei Patienten, die nicht schlukken können, kann durch die Bauchdecke (perkutan) ein dünner Katheter zur Ernährungstherapie in den Magen eingebracht werden. Eine Operation ist nicht erforderlich, lediglich eine Magenspiegelung (Abb. 2.1).

Indikationen sind z. B.: Schluckunfähigkeit bei Schädel-Hirn-Trauma oder Apoplex, stenosierendes Karzinom des Rachens oder Ösophagus. Mit der PEG ist eine enterale Langzeiternährung über viele Monate möglich. Der Patient kann die industriell gefertigte Sonderkost auch zu Hause allein applizieren.

Witzel-Fistel sehr selten

Bei der Witzel-Fistel (deutscher Chirurg, 1856–1915) wird der Katheter operativ in den Magen eingelegt (Laparotomie und Mageneröffnung). Die Maßnahme kommt zur Ernährung bei inoperablen Tumoren des Rachens oder der Speiseröhre in Frage, wenn eine PEG wegen der hochgradigen Tumorstenose nicht möglich ist. Der Katheter bleibt zeitlebens als palliative Maßnahme liegen.

Sengstaken-Sonde selten

Die Sengstaken-Blakemore-Sonde (zwei amerikanische Ärzte, 1950) wird bei der Ösophagusvarizenblutung nach endoskopischer Abklärung eingesetzt. Die Applikation erfolgt über Nase und Rachen bis in den Magen.

Prinzip

Die Wirkungsweise erläutert Abb. 2.2. Die Sonde ist dreilumig aufgebaut und hat zwei getrennt aufblasbare Ballons, wovon der eine im Magen und der andere im unteren Ösophagus plaziert werden. Der Magenballon hat lediglich „Haltefunktion". Nach Einschieben der Sonde (mit nicht aufgeblasenen Ballons) verhindert der gefüllte Magenballon das Herausrutschen der Sonde.

Der Ösophagusballon bildet den therapeutisch wirkenden Bestandteil der Sonde. Der aufgeblasene Gummiballon tamponiert durch Druck die blutenden Varizen in der unteren Speiseröhre. Damit der Ballon nicht in den Magen hinabgleitet, wird außen an die Sonde über ein Seil eine Zugkraft von etwa 300 g angebracht.

Das 3. Lumen ist am Ende mit seitlichen Perforationen versehen und endet im Magen. Es hat die Funktion einer herkömmlichen Magensonde (Ableitung).

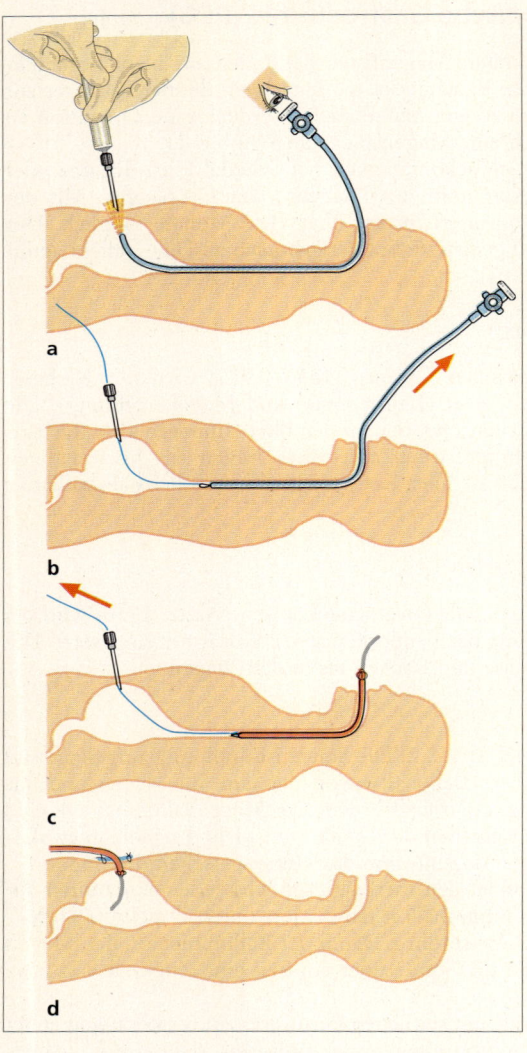

Abb. 2.**1 Perkutane endoskopische Gastrostomie (PEG).** Fadendurchzugsmethode

a Das Gastroskop wird in den Magen eingeführt. Die Lichtquelle an der Spitze des Gerätes ist durch die Bauchhaut sichtbar, was die Punktion des Magens von außen in Lokalanästhesie erleichtert

b Durch die Punktionskanüle wird ein Faden in den Magen geschoben. Dieser Faden wird mit dem Gastroskop gefaßt und durch die Speiseröhre aus dem Mund herausgezogen

c An den Faden knüpft man den PEG-Katheter. Der Ernährungskatheter wird transoral durch Zug am äußeren Fadenende in den Magen gezogen

d Fixierung des PEG-Katheters an der Bauchwand mit einem inneren und äußeren Gegenlager (Plastikscheiben)

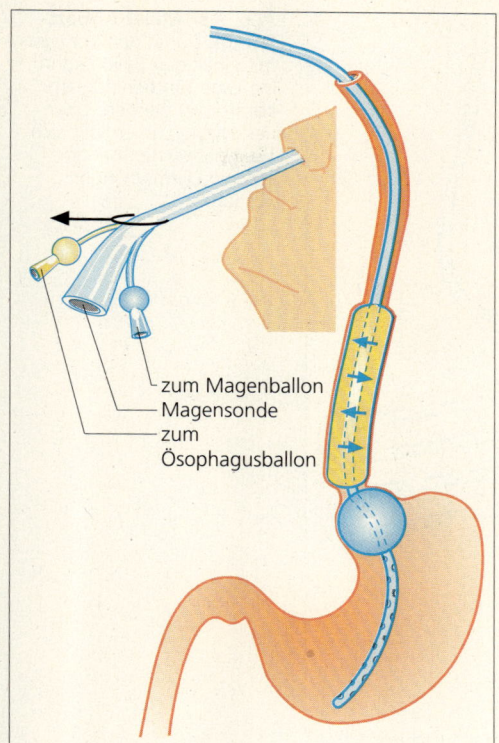

zum Magenballon
Magensonde
zum
Ösophagusballon

Abb. 2.**2 Sengstaken-Sonde.** Wichtigster Bestandteil ist der aufblasbare Ballon in der unteren Speiseröhre, der zur Kompression blutender Ösophagusvarizen dient. Der Magenballon verhindert ein Herausrutschen. Um den Füllungsdruck von außen kontrollieren zu können, sind an beiden zuführenden Leitungen kleine Kontrollballone (Piloten) eingearbeitet

Liegedauer

In geblocktem Zustand (aufgeblasene Ballons) darf die Sonde nur ca. 12 Stunden belassen werden, weil sonst Druckschäden der Speiseröhrenwand entstehen können. Die Ballons werden nach dieser Zeit entblockt (geleert). Sicherheitshalber wird die Sonde danach noch für einige Stunden belassen, damit sie im Falle einer erneuten Blutung sofort geblockt werden kann und nicht erst wieder neu gelegt werden muß.

Prinzipiell ähnlich wie die Sengstaken-Sonde ist die *Linton-Nachlas-Sonde* (benannt nach zwei amerikanischen Chirurgen, 1955). Sie kommt wegen ihrer andersartigen Ballonform besonders bei Blutungen aus Varizen des Magenfundus zum Einsatz.

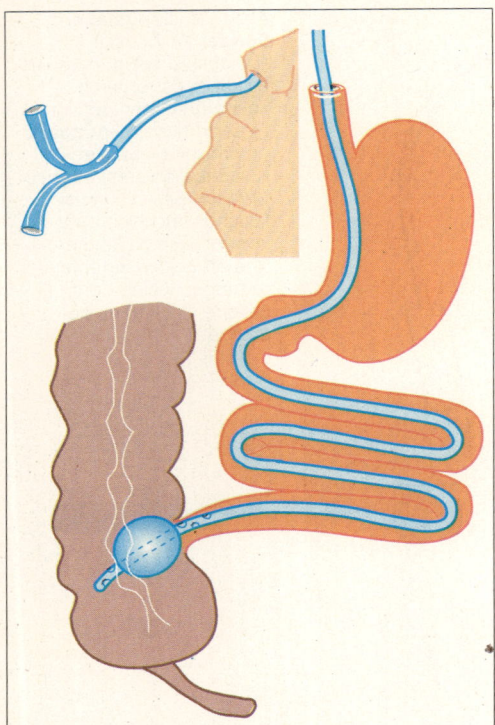

Abb. 2.**3 Miller-Abbott-Sonde.** Durch den kontrastmittelhaltigen Ballon kann die Lage röntgenologisch kontrolliert werden. Über das zweite Lumen läßt sich Dünndarminhalt bei gestauten Darmschlingen absaugen

Jejunalsonde häufig

Diese Sonde wird ebenfalls durch die Nase via Speiseröhre und Magen eingebracht. Die korrekte Lage im Dünndarm muß durch Röntgenkontrolle gesichert werden. Jejunalsonden dienen bevorzugt der enteralen Ernährung mit industriell vorgefertigter Sondenkost (sog. Astronautenkost). Gegenüber Magen- und Duodenalsonden haben sie bezüglich der Ernährungsfunktion den Vorteil, daß die Kost direkt in den Dünndarm eingebracht wird und ein Rückstau in den Magen mit der Gefahr des Erbrechens und der Aspiration nicht gegeben ist.

Miller-Abbott-Sonde   sehr selten

Diese spezielle Dünndarmsonde ist doppellumig und 3 m lang. Sie wird entweder durch die Nase und den oberen Magen-Darm-Trakt bis zum Ende des Dünndarmes (Ileozäkalklappe = Bauhin-Klappe) vorgeschoben oder bei einer Bauchoperation intraoperativ durch eine kleine Inzision in den Dünndarm eingebracht (Abb. 2.3).

Die Sonde kommt bei Ileus zum Einsatz und hat zwei Funktionen: 1. können die im Dünndarm liegenbleibenden Sekrete (Dünndarminhalt) abgesaugt werden, 2. wirkt die korrekt (d. h. tief genug) liegende Sonde durch ihre Starre wie eine innere Schienung für den Dünndarm, hält die Dünndarmschlingen dadurch in ihrer Lage, und kann damit Darmabknickungen bei rezidivierendem Adhäsionsileus oder „Verwachsungsbauch" verhindern. Entsprechend ihrer Lokalisierung fördert die Sonde fäkulenten flüssigbraunen Dünndarminhalt.

Darmrohr   sehr häufig

Ein nicht zu dünnes, gut eingefettetes Kunststoffrohr wird durch den After in den Enddarm eingelegt, um die Stuhl- und Luftentleerung zu begünstigen. Anwendung besonders bei lufthaltiger Blähung des Dickdarmes (Meteorismus) nach Dickdarmoperationen, um die Dickdarmnaht druckzuentlasten. Das Darmrohr wird etwa zweimal täglich für maximal eine halbe Stunde eingebracht und dann wieder entfernt. Bei längerer Liegedauer besteht die Gefahr der Darmwandschädigung (eventuell Perforation!) durch das relativ starre Kunststoffrohr.

> **Merke:** Nach Dickdarmoperationen wird ein Darmrohr nur nach ärztlicher Anordnung eingelegt! Bei tiefen Rektumanastomosen (Nähte dicht oberhalb des Afters) kann die Anastomose durch ein zu tief eingelegtes Darmrohr geschädigt werden (Nahtinsuffizienz!).

Drainagen in Gallenwegen

> Galle ist eine sterile Flüssigkeit! Bei der Handhabung von Galledrainagen (Beutelwechsel!) gelten deshalb strengste Anforderungen an die Sterilität, um eine Keimverschleppung mit der Folge einer Cholangitis zu vermeiden.

Eintrittspforte in den Körper und Lage der Gallendrainagen verdeutlicht Abb. 2.4. Eine abschließende Übersicht gibt die Tab. 2.4 (S. 42).

Nasobiliäre Drainage   sehr selten

Die Bezeichnung besagt, daß die Sonde von der Nase zum biliären System (Gallenwege) verläuft. Die dünne Sonde wird mit Hilfe eines Endoskops (Gastroduodenoskop) über die Vater-Papille in den Gallengang eingelegt. Nach außen wird sie durch die Nase

Tabelle 2.3 Sonden im Intestinaltrakt

Bezeichnung	Eintrittsstelle im Körper	Lage der Sonde im	Liegedauer	Qualität	Ableitungssekret Menge / Tag	Aussehen	Verwendung als Ernährungssonde
Magensonde	Nase (Mund)	Magen	Std./Tage	Magensaft	bis 2 000 ml	klar	(+)
Duodenalsonde	Nase (Mund)	Duodenum	Std./Tage	Magensaft Galle Pankreassaft	bis 3 000 ml	gelb-grün-braun	+
PEG	Bauchdecke	Magen	Tage/Monate	(Magensaft)	gering	klar	+++
Witzel-Fistel	Bauchdecke	Magen	lebenslang	(Magensaft)	gering	klar	+++
Sengstaken-Sonde	Nase (Mund)	Ösophagus Magen	12–24 Std. (danach entblocken!)	(Magensaft) Blut	je nach Blutung	blutig-rot ("Kaffeesatz")	–
Jejunalsonde	Nase (Mund), Bauchdecke	Jejunum	Std./Tage	Dünndarm-inhalt	bis 2 000 ml	braun, fäkal	+++
Miller-Abbott-Sonde	Nase (Mund), Bauchdecke	Ileum	Std./Tage	Dünndarm-inhalt	bis 2 000 ml und mehr (Ileus)	braun fäkal	–
Darmrohr	After	Rektum	30 Min. (maximal)	Dickdarm-inhalt (Kot, Luft)	gering	braun, fäkal	–

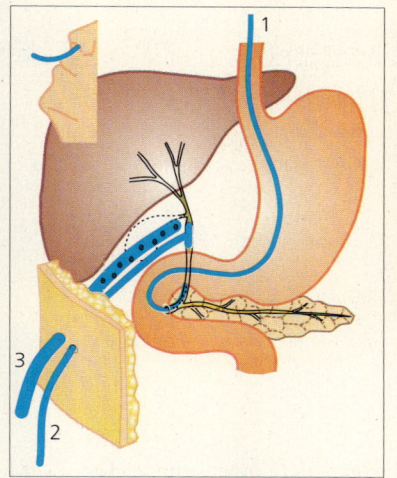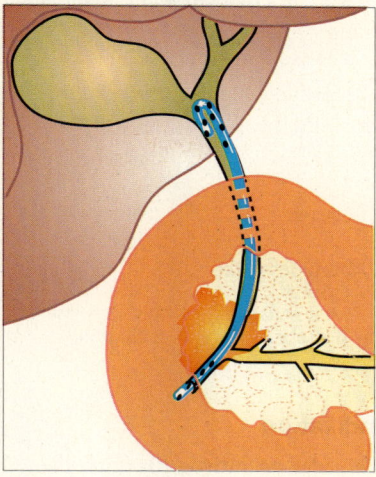

Abb. 2.4 Drainagen in den Gallenwegen
a *Äußere Drainagen.* 1 = nasobiliäre Sonde 2 = T-Drainage 3 = Zieldrainage (liegt außerhalb der Gallenwege im Bereich der ehemaligen Gallenblase nach Cholezystektomie, vgl. Abb. 26.**4**, S. 477)

b *Innere Gallengangsdrainage.* Offenhalten des Ductus choledochus durch ein endoskopisch eingebrachtes Kunststoffröhrchen, z. B. bei inoperabler Tumorstenose

ausgeleitet. Bei hochgradiger Einengung des Gallenganges (Verschlußikterus bei inoperablen bösartigen Tumoren) dient sie der Galleableitung nach außen. Die Sonde bleibt für den Lebensrest liegen (meist nur wenige Monate).

Heute bevorzugt man bei tumorbedingtem Verschlußikterus die *innere Drainage*, weil dieses Verfahren dem Patienten den lästigen Schlauch an der Nase erspart. Der nur wenige Zentimeter lange innere Drain liegt im Ductus choledochus und reicht bis in das Duodenum (Abb. 2.**4**b).

T-Drainage häufig

Prinzip und Applikation

Das Gummirohr ist T-förmig gestaltet und liegt im Gallengang (Ductus choledochus). Die Ausleitung erfolgt nach außen durch die Bauchdecke in einen sterilen Auffangbeutel (Abb. 2.**4**a). Die T-Drainage wird bei der Operation (Laparotomie) in den Gallengang eingelegt. Sinn der Drainage ist die vorübergehende Galleableitung bei papillennaher Abflußbehinderung durch postoperative Schleimhautschwellung.

Tabelle 2.4 **Drainagen in Gallenwegen**

	nasobiliäre Sonde	T-Drainage	PTD
Applikation	Endoskopie	Laparotomie	Punktion in LA
Eintrittstelle	Nase	Bauchdecke	Bauchdecke
Lokalisation	Gallengang	Gallengang	intrahepatischer Gallengang
Liegezeit	lebenslang (meistens)	~ 7 Tage (und länger)	Stunden bis Tage
Ableitungssekret – Qualität – Menge/Tag – Aussehen	Galle bis 1500 ml gelbgrün	Galle bis 1000 ml gelbgrün	Galle bis 1000 ml gelbgrün

Indikation

Bei jeder operativen Eröffnung des Gallenganges (Choledochusrevision) wird eine T-Drainage eingelegt. Die Choledochusrevision erfolgt fast immer wegen Steinen im Gallengang (Choledocholithiasis).

Fördermenge

Die Leber produziert am Tag etwa 1000 ml Galle. Bei vollständigem Verschluß der Papille wird diese Menge quantitativ über die T-Drainage abfließen. Mit Abklingen der ödematösen Papillenschwellung fließt die Galle zunehmend über den physiologischen Weg in das Duodenum ab, was durch Hochhängen des Ableitesystems unterstützt werden kann. Die Fördermenge über die T-Drainage verringert sich dementsprechend.

Liegedauer

Die T-Drainage wird so lange belassen, bis sie nicht mehr fördert (weniger als ca. 100 ml am Tag). Bei normalem Verlauf ist dies nach etwa einer Woche der Fall. Es erfolgt dann eine Röntgenkontrolle (Einspritzen von Kontrastmittel in die T-Drainage), um eventuell verbliebene Steine im Gallengang zu erkennen und den ungestörten Kontrastmittelabfluß in das Duodenum zu objektivieren und dokumentieren. Bei unauffälligem Röntgenbefund wird die T-Drainage am Folgetag gezogen (etwa 6–9 Tage postoperativ). Das „Loch" im Gallengang verklebt innerhalb einiger Tage spontan (bezüglich T-Drainage s. auch Kapitel 26, S. 480).

> **Merke:** Bei jeder Choledochusrevision wird eine T-Drainage in den Gallengang eingelegt. Immer legt der Chirurg jedoch eine 2. Drainage. Diese ist keine Drainage der Gallenwege, sondern eine Bauchhöhlendrainage (Zieldrainage) (Abb. 2.**4a** und Abb. 26.**4**)!

Aufgabe der *Zieldrainage* ist, postoperative Flüssigkeitsansammlungen im Wundgebiet nach außen abzuleiten. Dazu gehört seröses Wundsekret, geringe Blutbeimengungen sowie etwas Galleflüssigkeit, die nach jeder Cholezystektomie aus der Wundfläche an der Leber austreten können. Mengen bis 300 ml in den ersten Tagen sind noch normal. Das Sekret ist bernsteinfarben (serös), eventuell leicht blutig oder gallig tingiert. Die Zieldrainage wird üblicherweise 1–2 Tage nach der T-Drainage entfernt.

> **Merke:** Bei konventioneller Cholezystektomie wird meistens eine Zieldrainage eingelegt. Bei operativer Choledochusrevision wird immer eine Zieldrainage und zusätzlich eine T-Drainage eingelegt.

Perkutane transhepatische Drainage (PTD) sehr selten

Das Verfahren findet beim Verschlußikterus Anwendung. Eine dünne Kunststoffdrainage wird durch die Bauchdecke (perkutan) im rechten Oberbauch und durch das Lebergewebe (transhepatisch) in einen in der Leber gelegenen (intrahepatischen) gestauten Gallengang eingebracht. Die gestaute Galle (Verschlußikterus) kann so nach außen in einen sterilen Auffangbehälter abfließen. Das Einbringen der Drainage erfolgt in lokaler Betäubung unter Röntgendurchleuchtung. Zur längerfristigen Offenhaltung des durch Tumor stenosierten Gallenganges kann über diesen perkutanen transhepatischen Weg auch ein Metallzylinder (Stent) in den Ductus choledochus eingelegt werden.

Katheter im harnableitenden System (Abb. 2.**5**)

> Urin ist steril! Alle Manipulationen an Urinkathetern haben deshalb unter sterilen Kautelen zu erfolgen!

Transurethraler Blasenkatheter sehr häufig

Es handelt sich um den „normalen" Urinkatheter, der durch die Harnröhre in die Harnblase vorgeschoben wird. Indikationen und technische Durchführung sind hinlänglich bekannt.

Suprapubischer Blasenkatheter sehr häufig

Dieser Katheter (z. B. Cystofix) erfüllt denselben Zweck wie der transurethrale Blasenkatheter. Er wird durch einen Metallführungszylinder in örtlicher Betäubung oberhalb der Symphyse (suprapubisch) in die gefüllte Harnblase

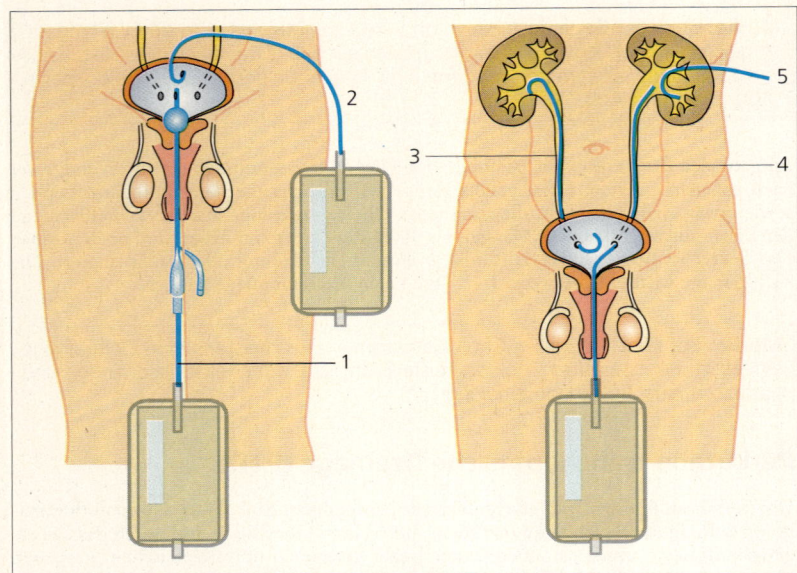

Abb. 2.5 Katheter im harnableitenden System
1 = transurethraler Blasenkatheter
2 = suprapubischer Blasenkatheter (z. B. Cystofix)
3 = „versenkter" Ureterenkatheter (Splint) zur inneren Schienung
4 = ausgeleiteter Ureterenkatheter
5 = Nephrostoma

eingestochen. Das dünne Kunststoffrohr wird dann mit einer Naht an der Haut fixiert.

Ist eine Urinableitung voraussichtlich über mehrere Tag (oder länger) notwendig, so sollte ein suprapubischer Blasenkatheter gelegt werden. Dieser verursacht bei längerer Liegezeit weniger Komplikationen als der transurethrale Katheter in der Harnröhre (Harnröhrenentzündung, Harnröhrenstriktur).

Ureterenkatheter   häufig

Der dünne Kunststoffkatheter wird endoskopisch durch die Harnröhre bis ins Nierenbecken vorgeschoben. Er dient zur Prophylaxe oder Therapie einer Stauungsniere und findet als begleitende Maßnahme bei der Steinbehandlung (z. B. ESWL, s. Kapitel 31) Anwendung.

Ein Ureterenkatheter endet meistens als *innere Schienung = Splint* (von außen nicht sichtbar) in der Harnblase, kann aber auch durch die Harnröhre ausgeleitet werden (Abb. 2.5). Um einem Herausrutschen aus dem Nierenbecken vorzubeugen, ist das Ende wie ein Schweineschwanz (Pigtail-Katheter) oder in Form des Buchstabens „J" gebogen.

Nephrostoma = äußere Nierenfistel   häufig

Der Kunststoffkatheter wird nach Punktion in Lokalanästhesie unter sonographischer oder röntgenologischer Kontrolle durch die äußere Haut in das (gestaute) Nierenbecken eingebracht. Der Schlauch wird an der Haut durch Naht fixiert. Indikationen sind Harnabflußstörungen im Bereich der Ureteren (Steine oder Tumoren).

Drainagen in der Pleurahöhle

Die gebräuchlichste Thoraxdrainage ist die Bülau-Drainage (Abb. 2.6 und 2.7). Sie ist nach einem Hamburger Internisten (1835–1900) benannt. Die Drainage ist unter sterilen Kautelen zu handhaben, weil die Pleurahöhle physiologischerweise keimfrei ist.

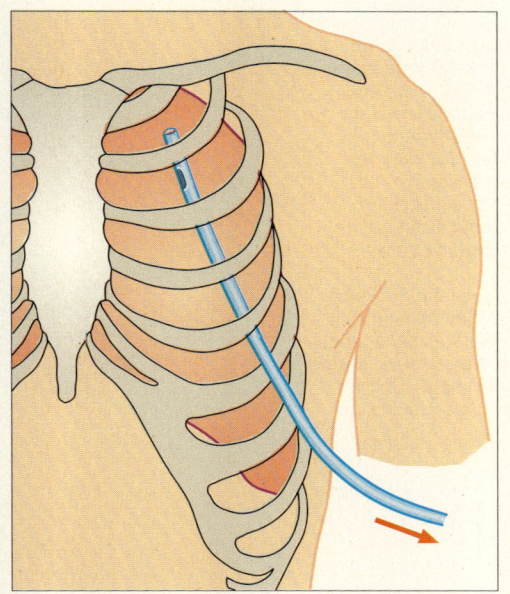

Abb. 2.**6 Bülau-Drainage.** Die Thoraxdrainage liegt im Pleuraspalt und wird an eine Saugvorrichtung angeschlossen

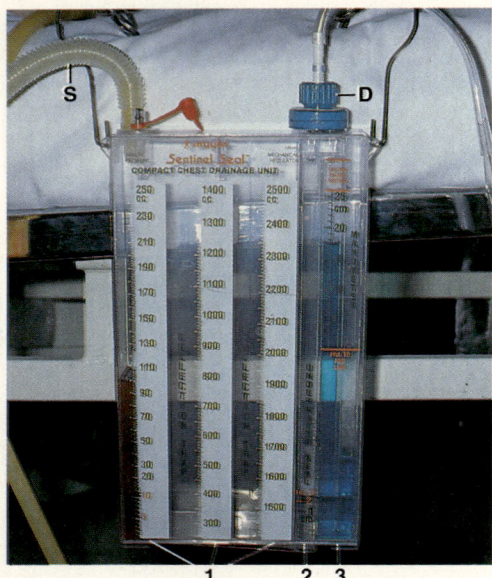

Abb. 2.**7** **Bülau-Drainage.**
Industrieller Ableitungsbehälter mit drei Kammern

1 = *Auffangbehälter.* Von der Thoraxdrainage im
Patienten wird das Sekret über den Verbindungs-
schlauch (S) in den Behälter abgeleitet. Drei Unter-
kammern mit fortlaufender Skala ermöglichen das
Ablesen von kleinen und großen Sekretmengen.
2 = *Wasserschloß.* Trennt die Unterdruckkammer
vom Reservoir. Aufsteigende Wasserblasen
(Sprudeln) in dieser Kammer zeigen ein Leck im
Drainagesystem an (Lungenparenchymfistel oder
Undichtigkeit in der Schlauchverbindung zum
Patienten).
3 = *Manometerkammer.* Sie ist mit einem Schlauch
an den Vakuum-Wandanschluß angeschlossen. Mit
dem blauen Drehknopf (D) wird die Sogstärke eingestellt. Je höher die blau gefärbte Wassersäule, desto
größer ist der Sog an der Bülau-Drainage. Übliche
Einstellung bei minus 15–20 cm Wassersäule.

Bülau-Drainage   sehr häufig

Prinzip

Die Thoraxdrainage ist eine *Saugdrainage* mit kontrolliertem Sog und geschlossenem System. Der Drain hat an seinem Ende im Pleuraraum mehrere seitliche Löcher (Perforationen), über die Flüssigkeit oder Luft aus der Brusthöhle abgesaugt wird. An das äußere Drainagenende wird über entsprechend konstruierte Auffangsysteme (Einmalbehälter aus Kunststoff) ein Sog von etwa 15–20 cm Wassersäule angeschlossen. Die Sogstärke ist stufenlos einstellbar.

Erläuterung. Im Pleuraraum herrscht normalerweise ein Unterdruck (Sog) von etwa -3 bis -6 cm Wassersäule (atemabhängig). Dieser negative intrapleurale Druck entsteht durch Zug der elastischen Fasern des Lungengewebes. Die Lunge trachtet also danach, wie ein Gummi zusammenzuschnurren, wird daran jedoch durch den negativen Unterdruck im Pleuraraum gehindert. Wird die Pleurahöhle eröffnet, so kann ein Druckausgleich stattfinden. Es wird also von außen Luft in die Pleurahöhle angesaugt, wodurch die Lunge kollabiert. Die Folge ist ein Pneumothorax. Die zusammengeschrumpfte Lunge wird nur noch minimal durchblutet und minimal belüftet, wodurch sie für den Gasaustausch nahezu funktionslos ist. Weil das Einbringen einer Thoraxdrainage eine Eröffnung des Pleuraraumes darstellt, hat dies einen Pneumothorax zur Folge, wenn der negative Unterdruck im Pleuraraum nicht durch eine angeschlossene Saugvorrichtung wiederhergestellt wird.

> **Merke:** Eine Thoraxdrainage muß wegen Pneumothoraxgefahr immer an Sog angeschlossen sein (ca. 18 cm Wassersäule)!

Ist es bei einem Patienten mit Bülau-Drainage erforderlich, die Verbindung zum Vakuumanschluß aus irgendwelchen Gründen kurzfristig zu unterbrechen (weil der Patient beispielsweise in ein anderes Zimmer verlegt werden soll oder zu einer Röntgenuntersuchung abgerufen wird), so muß vor Diskonnektion des Systems das zum Patienten führende Schlauchende mit einer (besser zwei) Klemmen luftdicht abgeklemmt werden (Abb. 19.**11**, S. 388)! Anderenfalls würde nach Eröffnung des Drainagesystems durch den Unterdruck im Brustkorb Raumluft angesaugt werden, was zum erneuten Lungenkollaps (Pneumothorax) führt. Die Zeit einer eventuell notwendigen Abklemmung soll möglichst kurz bemessen werden (bis ca. 1 Stunde). Danach ist die Saugvorrichtung unverzüglich wieder mit dem Vakuumverschluß zu verbinden.

Einige derzeit gebräuchliche Bülau-Drainage-Systeme (Einmalbehälter aus Kunststoff) halten ihre Saugwirkung auch nach Abkoppelung vom Vakuum-Wandanschluß durch einen Ventilmechanismus über längere Zeit (Stunden) aufrecht. Dadurch ist insbesondere die Mobilisierung des Patienten erleichtert, weil er zum Aufstehen und Umhergehen den vom Wandanschluß gelösten Kunststoffbehälter mit sich umhertragen kann. Tritt allerdings ein Leck in der Schlauchverbindung zwischen Patient und Vakuumbehälter auf (am Abfall der Wassersäule erkennbar), so droht auch hier ein Pneumothorax! In einem solchen Fall muß der Drainagenschlauch proximal des Lecks, also möglichst nahe am Patienten, abgeklemmt werden (Abb. 19.**11**, S. 388). Danach ist der Arzt zu verständigen, damit das Leck beseitigt wird.

Für *Beatmungspatienten* gelten andere Überlegungen. Hier ist die Gefahr eines Pneumothorax durch Lungenkollaps bei einem Leck im System oder absichtlicher Diskonnektion gering, weil die Lunge durch den Respirator ausgedehnt wird. Im Fall einer Bronchusfistel kann sich hingegen bei beatmeten Patienten ein Spannungspneumothorax entwickeln, wenn die vom Respirator in die Pleurahöhle gepreßte Luft nicht abgeleitet wird. Deshalb soll die Bülau-Drainage bei beatmeten Patienten nie abgeklemmt werden. Muß das System kurzfristig vom Vakuumanschluß gelöst werden (z. B. Transport in den OP), so ist das körpernahe Ende des Schlauches lediglich mit sterilen Kompressen (luftdurchlässig) abzukleben (bezüglich des Umgangs mit der Bülau-Drainage s. auch Kapitel 19, S. 387 f).

Applikation

Die Bülau-Drainage wird in *Lokalanästhesie* über einen etwa 3 cm langen Hautschnitt eingeführt oder mit Hilfe eines Metallspießes (Trokar) durch die Brustkorbwand in den Pleuraraum eingebracht. Die Eintrittsstelle liegt zwischen zwei Rippen, meist im 5.–7. Interkostalraum. Die Drainage durchquert die äußere Haut, das Unterhautfettgewebe, die Zwischenrippenmuskulatur (Interkostalmuskeln) und das seitliche Brustfell. Das innere Drainagenende liegt zwischen beiden Brustfellblättern, also zwischen Pleura visceralis und Pleura parietalis im Pleuraspalt. Die Hautinzision wird möglichst luftdicht zugenäht und steril verbunden. Die Drainage wird mit einer Naht an der Haut fixiert. Um die korrekte Lage der Bülau-Drainage im Röntgenbild kontrollieren zu können, ist vom Hersteller ein röntgendichter Streifen eingearbeitet.

Indikation

Alle Ansammlungen von Flüssigkeit oder Luft in der Pleurahöhle sind pathologisch. Normalerweise ist der Pleuraraum „leer", d. h. die Pleurablätter liegen direkt aufeinander („Pleuraspalt"). Kleinere Luft- oder Flüssigkeitsansammlungen werden vom Körper resorbiert, sofern die auslösende Ursache beseitigt ist. Größere Ansammlungen in der Pleurahöhle beeinträchtigen die Entfaltungsmöglichkeit der Lunge (Reduktion der Vitalkapazität) und damit den Gasaustausch. Sie müssen durch eine Thoraxdrainage nach außen abgeleitet werden, damit die Lunge sich wieder voll entfaltet.

Nach Art der krankhaften Ansammlung im Pleuraspalt unterscheiden wir folgende Indikationen für eine Thoraxdrainage:
- ❖ Luft im Pleuraraum: *Pneumothorax,*
- ❖ Blut im Pleuraraum: *Hämatothorax,*

❖ seröse Flüssigkeit im Pleuraraum: *Pleuraerguß,*
❖ Eiter im Pleuraraum: *Pleuraempyem.*

Fördermengen

Qualität und Quantität hängen von dem zugrundeliegenden Krankheitsbild ab.

Beim *Pneumothorax* fördert die Drainage anfänglich Luft, nach Ausdehnung der Lunge nichts mehr. Geringe seröse (gelb-klare) Sekretverluste von ca. 100–200 ml täglich sind normal und durch den „Fremdkörperreiz" der Drainage bedingt.

Wird über die Drainage fortdauernd Luft angesaugt, so liegt ein Leck vor. Durch Undichtigkeit im System kann ein *äußeres* Leck entstanden sein (Verbindungsstücke, Eintrittsstelle in die Brustwand). Ist dieses ausgeschlossen, so handelt es sich um ein *inneres* Leck (im Patienten). Das innere Leck entspricht einer *Bronchusfistel.* Es besteht dann eine Verbindung zwischen Bronchialsystem und Pleuraraum, ein Teil der Atemluft wird also über die Drainage kontinuierlich abgesaugt. Eine solche Bronchusfistel kann traumatisch oder spontan entstehen. Meist vergeht sie innerhalb einiger Tage, ansonsten ist ein operativer Verschluß notwendig.

Beim *Hämatothorax* (nach Brustkorbverletzung) können sich nach Legen der Drainage primär erhebliche Blutmengen entleeren (1–2 l!). Diese sind dem Kreislauf entzogen (innere Blutung) und müssen durch Transfusion ersetzt werden (Schockgefahr!). Fördert die Drainage danach kein Blut mehr und stabilisieren sich die Kreislaufparameter des Patienten, so hat sich die Blutungsstelle wahrscheinlich spontan verschlossen. Anhaltend größere Blutverluste über die Bülau-Drainage (über 1000 ml/Tag) sprechen für eine fortdauernde arterielle Blutung im Brustkorb (Lungenparenchym, Interkostalarterien, A. mammaria interna, Aorta) und stellen eine Indikation zur Thorakotomie mit operativer Brustkorberöffnung und Blutstillung dar.

Beim *Pleuraerguß* ist die nach Legen der Drainage entleerte Menge abhängig von der Größe des Ergusses (bis zu 2 l). In den Folgetagen fördert die Drainage meist nur geringe Mengen.

Beim *Pleuraempyem* kann die anfänglich abgeleitete Eitermenge ebenfalls 1–2 l betragen. In der Folgezeit reduziert sich die abgeleitete Menge in Abhängigkeit vom Krankheitsverlauf.

Liegedauer

Beim reinen *Pneumothorax* (ohne gleichzeitigen Hämatothorax) kann die Drainage nach 3–5 Tagen gezogen werden, falls die Lunge ausgedehnt ist. Dann ist das Pleuraleck üblicherweise verklebt. Vorher und nachher erfolgt eine Röntgenkontrolle des Thorax, um die komplette Entfaltung der Lunge zu objektivieren.

In vielen chirurgischen Abteilungen wird die Drainage beim Pneumothorax vor dem Entfernen für einige Stunden abgeklemmt, um sicher zu sein, daß die Lunge auch ohne

Sog ausgedehnt bleibt, daß praktisch keine Luft in den Pleuraraum „nachläuft". Nach dem Abklemmen, also vor Ziehen der Drainage, muß dann nochmals eine Röntgenkontrolle erfolgen.

Beim *Hämatothorax, Pleuraerguß* oder *Pleuraempyem* bleibt die Bülau-Drainage liegen, bis sie keine nennenswerte Mengen mehr fördert (unter ca. 100 ml/Tag). Danach hat die Drainage dann keine Funktion mehr und stellt nur noch eine Gefahrenquelle für den Körper dar (aufsteigende Infektion!).

Drainagen in der Bauchhöhle

Mehrere Vorrichtungen sind gebräuchlich (Abb. 2.**8**):

Geschlossene Ableitung. Über Kunststoffschläuche (Silikon und andere) mit seitlichen Perforationen am inneren Ende wird das Sekret aufgenommen. Nach außen erfolgt die Ableitung über eine geschlossene Schlauchverbindung ohne Sog nach dem Schwerkraftprinzip in ein flexibles Beutelreservoir (Typ *Robinson-Drainage,* ähnlich *Sterislit-Drainage*) oder ein festes Vorratsgefäß. Die Drainage wird an der Haut mit einer Naht fixiert und nicht mit einer Sicherheitsnadel durchstochen (Aufhebung des geschlossenen Systems mit Kontaminationsgefahr).

Offene und halboffene Ableitung. Bei der offenen Wunddrainage endet das Ableitungsrohr über dem Hautniveau (Typ *Laschendrainage*). Das Sekret fließt also in das Verbandmaterial, was für den Patienten lästig ist und eine Kontaminationsgefahr bedeutet. Nach diesem Prinzip arbeitet die kaum noch eingesetzte *Penrose-Drainage,* die aus einem kunststoffummantelten Mulldocht besteht, der das Sekret wie ein Lampendocht durch kapilläre Saugwirkung ableitet (Abb. 2.**8 b**).

Prinzipiell ähnlich wirkt die *Easy-Flow-Drainage.* Sie besteht aus einem weichen, innen geriffelten Kunststoffdrain. Das Sekret fließt in den Verband (offenes System) oder in einen aufgeklebten Stomabeutel (halboffenes System, Abb. 2.**8 c**). Von Vorteil ist, daß die feinen Längsrillen im Inneren ein Verstopfen verhindern. Das Material ist allerdings so weich, daß eine Fixierung an der Haut mit einer Ligatur das Lumen komprimieren würde. Deshalb wird die Easy-Flow-Drainage mit einer Sicherheitsnadel vor dem Verrutschen geschützt (was bei geschlossenen Drainagesystemen verboten ist!).

Merke: Drainagen in der Bauchhöhle dürfen nie an einen Sog angeschlossen werden (Gefahr der Darmwandschädigung)! Die Bauchhöhle ist normalerweise steril. Deshalb ist beim Umgang mit Bauchdrainagen (Beutelwechsel) steril vorzugehen (Gefahr der Peritonitis)!

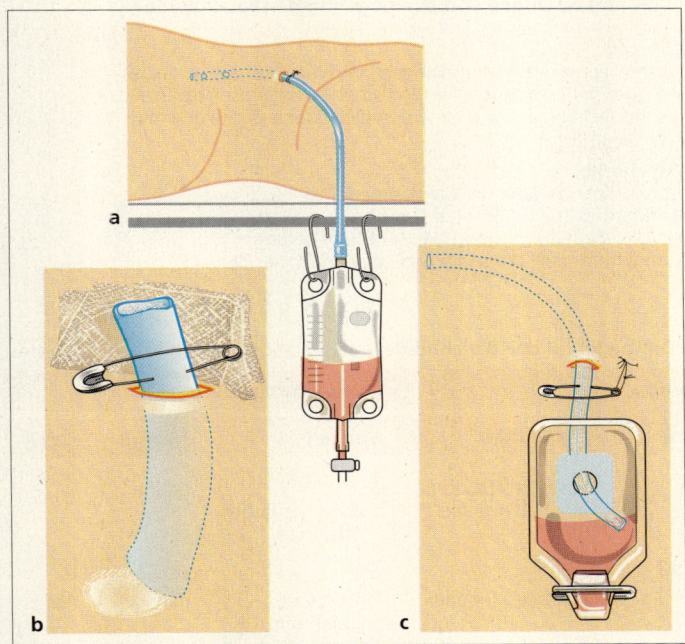

Abb. 2.8 Drainagen in der Bauchhöhle
a Geschlossene Ableitung über Schlauchverbindung in einen Auffangbeutel (z. B. *Robinson-Drainage*)
b Offene Ableitung in den Verbandmull (z. B. *Penrose-Drainage*)
c Halboffene Ableitung in einen Auffangbeutel, der über den Austritts-
bereich der Drainage geklebt wird (z. B. *Easy-Flow-Drainage*)

Das Einlegen einer Drainage in die Bauchhöhle hat grundsätzliche Vor- und
Nachteile (Tab. 2.5). Allgemein ist die Anwendung von Bauchhöhlendrainagen bei nicht septischen Eingriffen heute rückläufig. Die gebräuchlichsten
Drainagelokalisationen zeigt Abb. 2.9. Zur Interpretation des abgeleiteten Sekretes vgl. Tab. 2.6.

Prinzip und Applikation

Bauchhöhlendrainagen werden am Ende der Operation durch kleine Inzisionen in der vorderen Bauchwand ausgeleitet. Ihre Lokalisation und Liegedauer
im Bauchinneren richtet sich nach Art der Operation. Dies ist vom Operateur
oder Stationsarzt zu erfragen. Von außen sind Lage und Sinn einer Drainage
oft nicht zu erkennen.

Tabelle 2.5 Vor- und Nachteile von Drainagen in der Bauchhöhle

Mögliche Vorteile
– Ableitung von Flüssigkeitsansammlungen wie Blut, Eiter, Galle, Sekret
– Verhütung einer generalisierten Peritonitis bei Anastomoseninsuffizienz
– frühzeitige Entdeckung chirurgischer Komplikationen (Signaldrainage oder Indikatordrainage)

Mögliche Nachteile
– Aufsteigende Infektion über die Drainage oder den Drainagekanal
– Druckschädigung von anliegendem Gewebe
– Schmerzen und Beeinträchtigung bei der Mobilisierung
– Verwachsungen um den Drainagekanal mit Gefahr des Ileus

Tabelle 2.6 Drainagen in der Bauchhöhle. Interpretation des abgeleiteten Sekretes

Interpretation	Ableitungssekret			
	Qualität	Aussehen	Menge	steril
normal	seröses Exsudat, blutig tingiert	klar, bernsteinfarben oder rosé	gering	ja
Nachblutung	Blut	rot	viel	ja
Infekt	eitriges Exsudat	flockig-trüb, graubraun	gering	nein
Nahtinsuffizienz oder Darmfistel	Stuhl	trüb-braun, fäkulent (Geruch!)	gering oder viel	nein

Indikation

Nach der im Vordergrund stehenden Aufgabe unterscheiden wir in der Bauchhöhle:

❖ Blutungsdrainage (häufigste Indikationen),
❖ Insuffizienzdrainage (Aufgabenerfüllung fraglich),
❖ Signaldrainage (= Indikatordrainage),
❖ Abszeßdrainage,
❖ Spüldrainage (selten)
❖ und einige spezielle Katheter.

Der Gebrauch von Bauchhöhlendrainagen, insbesondere der Insuffizienzdrainage, ist rückläufig. Die meisten aseptischen Bauchoperationen werden heute ohne Drainage verschlossen.

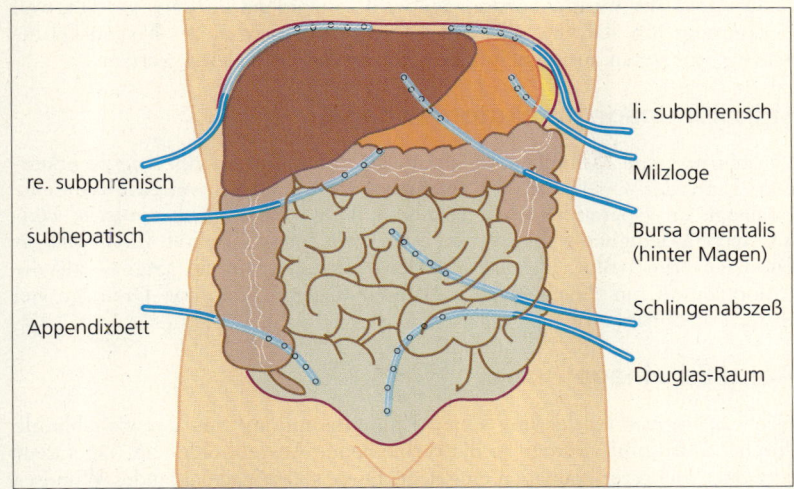

re. subphrenisch

subhepatisch

Appendixbett

li. subphrenisch

Milzloge

Bursa omentalis
(hinter Magen)

Schlingenabszeß

Douglas-Raum

Abb. 2.**9 Drainagen in der Bauchhöhle.** Häufige Lokalisationen

Blutungsdrainage   sehr häufig

Sie endet als Zieldrainage im Operationsgebiet und soll Blutungen aus dem Operationsfeld nach außen ableiten. Geringe Blutverluste (bis 100 oder 200 ml am ersten Tag) sind nicht besorgniserregend. Größere Blutverluste (Massenblutungen) sprechen für eine Nachblutung und erfordern die Relaparotomie (Operateur verständigen!).

Die Nachblutungsgefahr ist in den ersten Stunden nach der Operation am größten und besteht nach 1–2 Tagen praktisch nicht mehr. Eine Blutungsdrainage sollte also nach etwa 48 Stunden (auf ärztliche Anordnung) gezogen werden, sofern sie nicht mehr fördert.

Der Inhalt einer Blutungsdrainage ist grundsätzlich als steril anzusehen!

Insuffizienzdrainage   selten

Das Ende dieser Drainage wird unmittelbar neben eine Darmnaht (Anastomose) gelegt. Dies geschieht unter der Vorstellung, daß im Falle einer Nahtinsuffizienz (Aufgehen der Naht, Nahtbruch) der dann in die Bauchhöhle austretende (unsterile) Darminhalt wenigstens teilweise über die Drainage abgeleitet wird. Nahtinsuffizienzen am Darm treten üblicherweise nach etwa 6–9 Tagen auf. So lange sollte eine „Insuffizienzdrainage" also belassen werden.

Der Sinn der Insuffizienzdrainage wird zunehmend in Frage gestellt, weil sich gezeigt hat, daß die Sekrete aus Nahtinsuffizienzen des Magen-Darm-Kanales nur selten ausreichend über die Drainage abgeleitet werden.

Signaldrainage (Indikatordrainage) häufig

Um chirurgische Komplikationen von außen möglichst frühzeitig zu erkennen, kann der Operateur bei gefährdeten lokalen Nahtverhältnissen eine Drainage im Operationsgebiet plazieren. Diese fördert bei *normalem* Heilungsverlauf lediglich wenig seröses oder leicht blutiges Sekret. Ein *auffälliger* Drainageverlust (Blut, Darminhalt) weist hingegen wie ein „Signal" auf die Komplikation hin (Nachblutung, Nahtinsuffizienz), die ohne Drainage viel später erkennbar wäre.

Abszeßdrainage häufig

Nach operativer Entleerung einer Eiteransammlung aus der Bauchhöhle durch Laparotomie werden in die verbleibende Abszeßhöhle vom Operateur eine oder mehrere Drainagen eingelegt. Diese sollen nachlaufendes Wundsekret und Eiter nach außen ableiten.

Besonders in infiziertem Gebiet (was ein Abszeß definitionsgemäß ist) ist der freie Abfluß nach außen wichtig! Die Drainagen sollen deshalb möglichst dick sein, damit sie durchgängig bleiben und nicht verstopfen. Bei unzureichender Drainage nach außen kommt es zum „Verhalt", also zu einer erneuten Eiteransammlung (Abszeß). Der Reinigungsprozeß in der Abszeßhöhle kann durch Spülungen über die Drainage (auf ärztliche Anordnung) mit Kochsalz oder anderen Elektrolytlösungen gefördert werden. Abszeßdrainagen werden so lange belassen, bis sie nicht mehr fördern (meist einige Tage). In Anbetracht einer allmählichen Schrumpfung der Abszeßhöhle (durch Granulation) kann es sinnvoll sein, die Drainage über einige Tage schrittweise zu kürzen, d. h. täglich um einige Zentimeter zurückzuziehen.

Unter sonographischer oder CT-gesteuerter Kontrolle können dünne Katheter auch durch Punktion (ohne Operation) in Abszeßhöhlen zur Ableitung oder Spülung eingebracht werden (*interventionelle Drainage*).

Spüldrainage selten

Bei größeren Eiter- oder Nekrosenmengen in der Bauchhöhle ist das Einlegen einer Ableitungsdrainage nach chirurgischer Ausräumung gelegentlich nicht ausreichend. Wie schon bei der Abszeßdrainage erwähnt, kann versucht werden, eine zusätzliche Reinigung durch kontinuierliche Spülung mit einer sterilen Elektrolytlösung zu erreichen. Einer der eingelegten Schläuche dient dann als Zuleitungsrohr der Spülflüssigkeit (bis zu 5–10 l/Tag). Der Abfluß erfolgt über eine oder mehrere ebenfalls in die Bauchhöhle plazierte Drainagen (ohne Sog!). Eine solche Abdominalspülung kann sinnvoll sein bei Abszeßhöhlen (Auswaschen des Eiters) oder bei der nekrotisierenden Pankreatitis (Ausspülen der Nekrosen im Retroperitonealraum).

Die einlaufende Spülmenge soll quantitativ ablaufen! Um eine größere Ansammlung in der Bauchhöhle bei verstopftem Abflußschlauch rechtzeitig zu erkennen, ist eine stündliche Bilanzierung erforderlich.

Spezielle Katheter in der freien Bauchhöhle

Peritonealdialyse. Statt Hämodialyse kann eine Ausschwemmung nierenpflichtiger Substanzen auch über das Bauchfell erfolgen (CAPD = kontinuierliche ambulante Peritonealdialyse). Ein dünner Kunststoffkatheter (z. B. *Tenckhoff-Katheter*) wird unterhalb des Nabels (sterile Kautelen!) in die Bauchhöhle eingebracht. Über diesen Katheter erfolgt die Spülung der Bauchhöhle mit speziellen Flüssigkeiten, wobei die nierenpflichtigen Substanzen durch Diffusion von der Spülflüssigkeit aufgenommen werden. Der Peritonealkatheter kann als Verweilkatheter über Monate belassen werden (Gefahr: Peritonitis!).

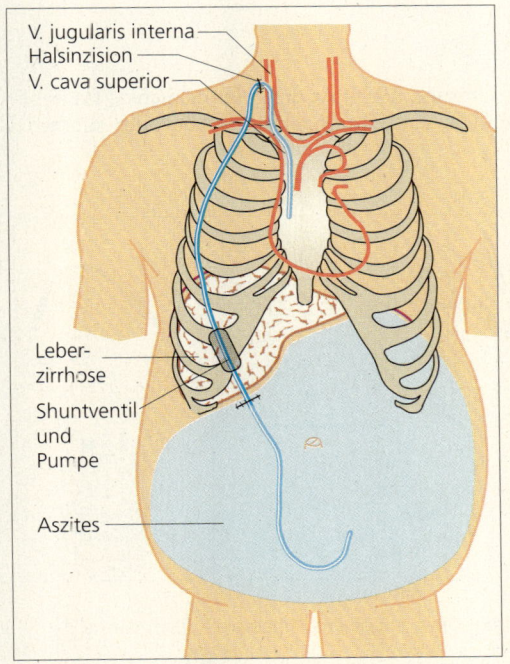

V. jugularis interna
Halsinzision
V. cava superior

Leberzirrhose

Shuntventil und Pumpe

Aszites

Abb. 2.**10** **Aszitesdrainage.** Der peritoneovenöse Shunt leitet den Aszites aus der Bauchhöhle (Peritoneum) in die V. cava superior. Der subkutan verlegte Katheter hat ein Ventil, welches unter der Haut tastbar ist und bei Zunahme des Bauchumfanges ein manuelles Abpumpen des Aszites durch Kompression ermöglicht. Das Betätigen der Pumpe kann vom Patienten selbst vorgenommen werden

Aszitesdrainage. An dieser Stelle seien auch die inneren Drainagen zur Ableitung des Aszites erwähnt, obwohl sie als innere Drainagen von außen nicht sichtbar sind. Bei medikamentös nicht beherrschbarem Aszites (Leberzirrhose) wird durch Laparotomie ein Kunststoffkatheter in die Bauchhöhle eingelegt, der dann im Unterhautfettgewebe zur Jugularvene geleitet wird, um den Aszites in die obere Hohlvene abzuleiten und damit in den Kreislauf zurückzuführen. Gebräuchliche Techniken sind der *Le-Veen-Shunt* und der *Denver-Shunt* (Abb. 2.**10**).

Drainagen im Weichteilgewebe

Weichteildrainagen sind Ableitungsdrainagen. Die wichtigste ist die *Redon-Drainage*. Diese Saugdrainage wird häufig am Ende einer Operation in das Unterhautfettgewebe eingelegt. Sie liegt in sterilem Gewebe und ist entsprechend zu handhaben (Saugflaschenwechsel). Die *Spül-Saug-Drainage* dient speziell in der Traumatologie zur Behandlung von Infekten. Infizierte Weichteilwunden können ferner mit einer Gummilasche oder durch Kunststoffdrains (ohne Sog, ohne Spülung) nach außen drainiert werden (*Infektdrainagen*).

Redon-Drainage   sehr häufig

Die Redon-Drainage (franz. Chirurg, 1954) ist die gebräuchlichste Gewebedrainage. Sie wird vorwiegend in das Unterhautfettgewebe oder subfaszial plaziert (Abb. 2.**11**).

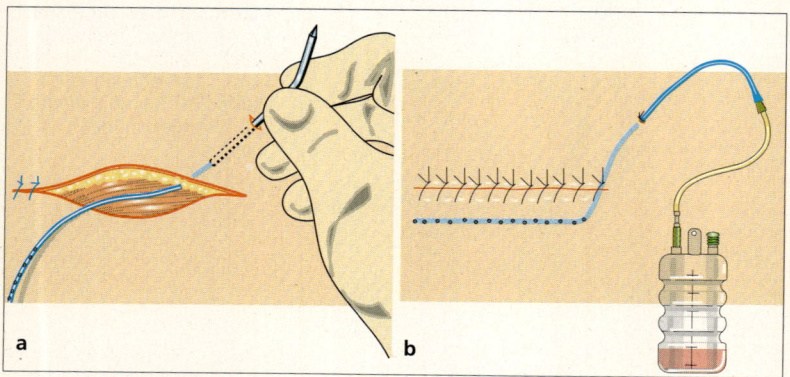

Abb. 2.**11** **Redon-Drainage**
a Bei noch offener Wunde wird der Drain mit einem Metallspieß durch die Haut gezogen
b Nach Verschluß der Wunde wird eine Vakuumflasche angeschlossen

Prinzip

Es handelt sich um eine geschlossene Saugdrainage mit unkontrolliertem Sog (also nicht einstellbar). Der dünne Kunststoffschlauch hat seitlich mehrere Perforationen, so daß Sekret aus dem gesamten Wundbereich abgesaugt werden kann. Außen ist der Schlauch mit einer Vakuumflasche verbunden (Einmalartikel). Das Schlauchsystem ist in verschiedenen Stärken erhältlich. Für die Handchirurgie gibt es kleine „Mini-Redons". Durch den kontinuierlichen Sog werden die Wundflächen fest aneinandergepreßt und Hohlraumbildungen vermieden. Wundsekret oder Blutaustritt (Hämatombildung!) wird so verhindert. Ihrer Funktion nach entspricht die Redon-Drainage einer Blutungsdrainage mit Sog.

Applikation

Der Kunststoffdrain wird mit einem speziellen, angespitzten Metalldorn (Redon-Spieß) neben der Wunde von innen nach außen durch die Haut gespießt. Der Spieß wird dann entfernt und der Drain an die Saugflasche angeschlossen. Ist die Saugflasche mit Sekret aufgefüllt, wird sie unter Erhaltung des Vakuums (also bei abgeklemmtem Schlauch) durch eine neue Vakuumflasche ersetzt. Redon-Drainagen werden mit einem Faden an der Haut angenäht.

Indikation

Der Einsatz der Redon-Drainage dient besonders der Verhütung von oberflächlichen Hämatomen. Jeder Bluterguß erhöht die Gefahr einer Infektion und kann durch Spannung der darüberliegenden Haut die Wundheilung beeinträchtigen.

Die häufigsten Indikationen zum Legen einer Redon-Drainage sind:

- ❖ Operationen an Extremitäten, besonders Osteosynthesen und Bandnähte (Drainage liegt subkutan oder in einem Gelenk).
- ❖ Größere Wundversorgungen (Drainage liegt subkutan oder intramuskulär).
- ❖ Gefäßoperationen (Drainage liegt subkutan bzw. in Anastomosennähe).
- ❖ Ablatio mammae (Brustdrüsenamputation) (Drainage liegt subkutan).
- ❖ Retroperitoneale Eingriffe (Operationen an Niere, Nebenniere, Bauchaorta) (Drainage liegt im retroperitonealen Weichteilgewebe).
- ❖ Rektumoperationen (Drainage liegt vor dem Kreuzbein = präsakral).

Liegedauer

Ihrer Aufgabe nach sind Redon-Drainagen fast immer Blutungsdrainagen. Ihre Funktion ist damit nach 1–2 Tagen erloschen. Wegen der Gefahr einer aufsteigenden Infektion bei längerer Verweildauer werden Redon-Drainagen deshalb nach etwa 48 Stunden gezogen (es sei denn, sie fördern noch erhebliche Flüssigkeitsmengen).

Spül-Saug-Drainagen   selten

Diese Drainageform (Abb. 2.**12**) kommt nur im Extremitätenbereich bei knöchernen Infekten zur Anwendung.

Prinzip

Infiziertes Gewebe soll durch diese Vorrichtung gespült werden (mechanische Reinigung). Über einen Schlauch (identisch mit einem Redon-Schlauch) wird eine sterile Elektrolytlösung in das Wundgebiet einlaufen gelassen. Der Schlauch hat am Ende seitliche Perforationen, damit die Spüllösung die gesamte Wundhöhle erreicht. Über einen ebenso gestalteten Schlauch wird die Spüllösung aus dem Gewebe abgesaugt und in eine Vakuumflasche geleitet

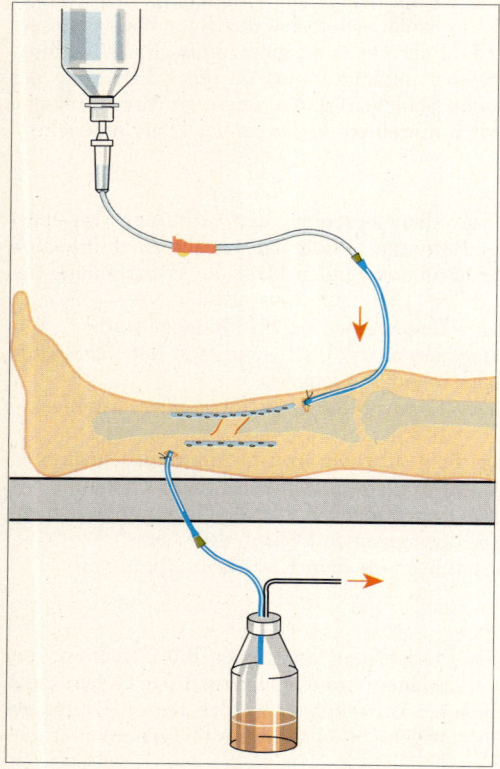

Abb. 2.**12 Spül-Saug-Drainage.** Bei postoperativer Osteomyelitis wird der Infektbereich gespült. Über eine Saugvorrichtung wird die Flüssigkeit aus dem Gewebe entfernt

(Glasflasche mit Verbindung zum Vakuum-Wandanschluß oder Einmalflasche). Der Zusatz eines Antibiotikums zur Spülflüssigkeit bringt keine Vorteile und ist deshalb kaum noch üblich.

Applikation

Zuführender und abführender Schlauch werden am Ende der Operation (Ausräumung von Eiter, nekrotischem Weichteilgewebe und Knochensequestern) wie der Redon-Drain mit einem Spieß durch die Haut gestochen. An den zuführenden Schlauch wird die Spüllösung (Infusionsflasche) angeschlossen, an den abführenden der Sog (Vakuumflasche).

Indikation

Knöcherne Infekte (Osteomyelitis mit umgebender Weichteilinfektion). Fast immer handelt es sich um Entzündungen nach operativer Knochenstabilisierung durch Metall (Osteosynthesen).

Liegedauer

Das Spülsystem sollte möglichst belassen werden, bis der Infekt ausgeheilt ist, was mehrere Tage dauert. Sollte das System verstopfen, hat es seine Funktion verloren und birgt die Gefahr einer neuerlichen Infektion von außen.

Einlaufende und auslaufende Spülmenge sollte gleich sein und ist zu bilanzieren. Bei Verstopfung des abführenden Schenkels kommt es zur Flüssigkeitsansammlung im Gewebe. In einem solchen Fall ist die Zufuhr zu stoppen und der Arzt zu verständigen. Beide Schläuche werden dann entweder gezogen oder finden für 1–2 Tage als Saugdrainagen (an eine Redon-Flasche angeschlossen) Verwendung.

Infekt-Drainagen ohne Sog   sehr häufig

Weichteilinfekte (Abszeß, Panaritium) werden nach operativer Spaltung drainiert, um einen anhaltenden Abfluß des infizierten Sekretes nach außen zu gewährleisten. Als Drainagen eignen sich:
- ❖ Gummi- oder Kunststoffröhrchen mit mehreren seitlichen Öffnungen,
- ❖ streifenförmige Gummi- oder Latexstücke (sog. „Laschen").

Nur in infiziertem Gewebe sollte die offene Ableitung noch Verwendung finden. Die einige Zentimeter über dem Hautniveau abgeschnittenen Drainagen werden von einem sterilen Mullplattenverband bedeckt. Dieser ist bei Durchnässung zu wechseln. Das Laschenende wird mit einer durchgesteckten Sicherheitsnadel vor dem Hineingleiten in die Wunde bewahrt. Zweck dieser Wunddrainagen und Laschen liegt im Offenhalten der infizierten Wunde. Mit zunehmender Säuberung und Granulation der Wunde kann der Drain schrittweise gekürzt oder durch einen dünneren ersetzt werden, bis er gänzlich entfernt wird.

Grundsätze zu Drainagen, Sonden, Kathetern

Funktion. Die meisten Drainagen werden als präventive (prophylaktische) Maßnahme eingelegt (z. B. Blutungsdrainage in der Bauchhöhle, Redon-Drainage).

Andere Drainagen haben eine therapeutische (kurative) Zielsetzung (z. B. Ableitungsdrainage bei Abszessen oder inneren Fisteln, Bülau-Drainage bei Pneumothorax oder Pleuraempyem).

Sog. Die meisten Ableitungsdrainagen werden ohne Sog angeschlossen. Insbesondere bei Drainagen in der Bauchhöhle wird niemals ein Sog verwendet, weil die Schlauchöffnungen bei Saugung rasch durch sich anlegende Darmschlingen verschließen würden und der Darm durch den Sog geschädigt werden kann (Perforation, Darmfistel).

Mit Sog werden folgende Drainagen angeschlossen:
* Bülau-Drainage (kontrollierter Sog),
* Redon-Drainage (unkontrollierter Sog),
* Spül-Saug-Drainage (kontrollierter Sog).

Gefahren. Kein künstlich in den Körper eingebrachtes Schlauchsystem sollte länger als unbedingt notwendig belassen werden. Es drohen zwei Komplikationsmöglichkeiten:

Arrosionsblutung. Das starre Ende des Schlauches kann das umgebende Weichteilgewebe (Bauchorgane, Schleimhäute) bei längerer Liegedauer mechanisch schädigen (= arrodieren). Werden dabei Blutgefäße verletzt, kann es zu lebensbedrohlichen Blutungen kommen.

Aufsteigende Infektion. Alle Drainagen- und Kathetersysteme, die durch die äußere Haut in den Körper eingebracht werden, stellen eine Verletzung des schützenden Hautmantels und damit eine Eintrittspforte für Bakterien dar. Die Keime können durch das Schlauchlumen in den Körper gelangen oder an der Außenwand des Schlauches aufsteigen. Je länger ein Schlauch im Körper liegt, desto größer ist die Infektionsgefahr. Bei den meisten Drainagesystemen beginnt die aszendierende Infektion schon nach 2 Tagen.

Geschlossenes oder offenes System. Grundsätzlich sollten alle Drainageschläuche gegenüber der Außenwelt „*geschlossen*" mit einem Auffanggefäß verbunden sein, wie es bei Thoraxdrainagen, bei der Redon-Drainage und der Robinson-Drainage der Fall ist. So wird die Möglichkeit einer bakteriellen Infektion verringert und das Durchfeuchten des Verbandes und der Wundumgebung mit Blut, Galle, Darminhalt oder sonstigen Sekreten verhindert.

Eine *offene* Ableitung (ohne Beutel) sollte nur in Ausnahmefällen bei infizierten Wunden erfolgen, wo die Aufgabe der Drainage vor allem in der Verhütung eines vorzeitigen Verschlusses der Hautränder besteht (sog. Sperr-Drain).

Anspülen. In sich geschlossene (sterile) Schlauchsysteme sollten möglichst nicht angespült werden, weil jede Eröffnung des Systems eine potentielle Infektionsgefahr darstellt. Besser ist es, das Sekret im nicht eröffneten Schlauchsystem regelmäßig Richtung Auffanggefäß mit einer Schlauchrollerpumpe „auszumelken". Muß wegen Verstopfung des Systems (auf ärztliche Anordnung) dennoch ein Anspülen erfolgen, so ist diese Maßnahme unter sterilen Kautelen vorzunehmen (sterile physiologische Kochsalzlösung, sterile Handschuhe, Desinfektion der diskonnektierten Schlauchenden als Mindestanforderung).

Sicherungsmaßnahmen. Schlauchsysteme sollten an der Hautoberfläche fixiert werden. Dies geschieht bevorzugt durch *Annähen* oder auch durch *Ankleben* mit Pflasterstreifen. Nur in Ausnahmefällen sollte die Drainage mit einer *Sicherheitsnadel* fixiert werden, die dicht oberhalb des Hautniveaus durch den Schlauch gestochen wird.

Die Fixation mit einer Sicherheitsnadel hat folgende Nachteile:
- ❖ Bei Saugdrainagen wird die Sogwirkung durch den Stich (Perforation) beeinträchtigt, bzw. aufgehoben.
- ❖ Bei sterilen geschlossenen Systemen wird eine Öffnung mit der Möglichkeit des Bakterieneintritts geschaffen.
- ❖ Ein Herausgleiten des Schlauches wird durch die Sicherheitsnadel nicht verhindert.

Somit kommt die Sicherheitsnadel lediglich zur Fixierung von Gummilaschen und Kunststoffschläuchen in Frage, die offen in Verbandmull abgeleitet werden (Infektdrainage). Hier soll die Nadel das Hineinrutschen der Drainage in die Wunde verhindern.

Kaliber. Die gängige Stärkenangabe von Drainagen, Sonden und Kathetern erfolgt in der Einheit *Charrière* (französischer Instrumentenbauer, 1803–1876), Abkürzung „Ch" oder „Charr.". Diese Zahl entspricht dem äußeren Umfang der Drainage in mm ($2\pi r$). Der Durchmesser beträgt also etwa $\frac{1}{3}$ des in Charrière angegebenen Umfangs. 1 Charrière = 1 French.
Beispiel: Charrière 18 = 6 mm Außendurchmesser (18:3).

Pflegeschwerpunkte bei Drainagen, Sonden, Kathetern

Überwachung. Jegliche Drainage muß bezüglich ihrer Funktion überwacht werden. Die daraus zu folgernden Beobachtungen hängen von der jeweiligen Aufgabe des Drainagesystems ab.

Grundsätzlich gilt, daß abgeleitetes Sekret kontrolliert werden muß auf *Menge, Aussehen* (Farbe, Beimengungen) und *Geruch.* Dazu wird das Ableitesystem in seinem gesamten Verlauf, d. h. von der Austrittsstelle bis einschließlich zum Auffangbehältnis überwacht. Um den aktuellen Drainagestand rasch erfassen zu können, ist es ratsam, diesen bei postoperativer Übernahme des Patienten zu markieren sowie mit Datum und Uhrzeit zu versehen. Die Beobachtungen sind im Sinne einer Verlaufskontrolle fortlaufend zu dokumentieren.

Handelt es sich um eine Drainage mit kontrolliertem Sog wie z. B. die Bülau-Drainage, so muß regelmäßig die *Sogstärke* durch Ablesen des Manometers oder durch Beachtung von Soggeräuschen bei Verwendung eines Wasserschlosses überprüft werden.

Schmerzen, die auf Drainagen zurückzuführen sind, müssen ernstgenommen werden. Die Ursache ist abzuklären (z. B. Schmerzen durch Sekretverhaltung bei Verstopfung, Drainagedislokation).

Lagerung. Die Patienten sind so zu lagern, daß der freie Abfluß und die Durchgängigkeit des Ableitungssystems gewährleistet sind, d. h. Drainagen durch Lagerung nicht abgeknickt werden. Die Ableitung ist dabei so zu führen, daß kein Zug ausgeübt wird (Schmerzen) und das System nicht abknickt oder durchhängt (Sekretansammlung in der Schlaufe).

Um einen Reflux von Drainagesekretionen zu vermeiden, sollten Auffangbehälter wie Sekretflaschen oder -beutel immer unterhalb des Patientenniveaus angebracht sein (eine Ausnahme stellt das Hochhängen der T-Drainage vor ihrer Entfernung dar).

Aus hygienischen Gründen sollte Bodenkontakt der Sekretsammelbehälter vermieden werden. Die Befestigung am Patientenbett mittels Aufhängevorrichtungen ist zu empfehlen.

Verbandwechsel. Drainageein- bzw. -austrittsstellen sind regelmäßig zu verbinden und auf Entzündungszeichen zu kontrollieren. Die Häufigkeit des Verbandwechsels hängt von der Art und Lokalisation der Drainage ab.

Offene Infektdrainagen müssen täglich, eventuell sogar mehrmals, verbunden werden, wenn das Sekret in den Verband abgeleitet wird. Sie werden bis zu ihrer Entfernung regelmäßig zurückgezogen und gekürzt. Dabei muß die Sicherheitsnadel, die die Drainage vor dem Hineinrutschen bewahrt, erneuert werden. Sie wird oberhalb des Hautniveaus durch die Drainage gestochen.

Ist die Drainage mit einem Ableitesystem verbunden, genügt ein Verbandwechsel in zweitägigem Intervall, sofern sie nicht vorher entfernt wird. Zwischenzeitlich ist der Verband auf Durchfeuchtung zu beobachten. Zur Fixierung der Drainage an der Haut kommen das Annähen oder auch das Ankleben mittels Pflasterstreifen in Frage. Letztere werden nicht routinemäßig, sondern erst bei Verunreinigung gewechselt.

Wechsel von Ableitesystemen. Jegliche Diskonnektion der Ableitesysteme beinhaltet die Gefahr des Keimeintrittes und somit der Infektion. Deshalb sollten Drainagen-, Sonden- und Kathetersysteme möglichst selten unterbrochen, sondern stets geschlossen (= geschlossenes System) gehalten werden.

Auffangbehälter sind nur dann auszuwechseln, wenn das maximale Fassungsvermögen erreicht ist, wie z. B. bei der Redon-Drainage, wenn der höchste Füllungszustand angezeigt wird oder das Vakuum erschöpft ist.

3. Chirurgische Infektionen

Terminologie

Infektionserreger

Man unterscheidet die folgenden wichtigsten Krankheitserreger: Bakterien, Viren, Protozoen, Pilze, Würmer. Bei der Entstehung chirurgischer Infektionen haben Bakterien die größte Bedeutung.

Bakterien. Bakterien (griech.: Stäbchen) sind einzellige Lebewesen von einfacher Baustruktur, die sich durch Querteilung vermehren. Ihre Größe beträgt etwa $1/1000$ mm.

Manche stäbchenförmigen Bakterien (auch Bazillen genannt) sind in der Lage, Sporen zu bilden. *Sporen* sind äußerst widerstandsfähige Dauerformen des Bakteriums, die das Überleben unter ungünstigen Bedingungen sicherstellen sollen (die Sporenform der Bakterien ist nicht zu verwechseln mit den Sporen der Pilze, Moose und Farne, die der Vermehrung dienen). Zu den Krankheiten, die durch sporenbildende Bakterien verursacht werden, gehört z. B. der Wundstarrkrampf (Tetanus), der Milzbrand und die Botulismusinfektion.

> **Merke:** Die wichtigsten eiterbildenden Bakterien (*Eitererreger*) sind die Kokken (Staphylokokken, Streptokokken, Pneumokokken, Meningokokken, Gonokokken), der Pyozyaneus (= Pseudomonas), Klebsiellen und Escherichia coli.

Die meisten Bakterien benötigen (wie der Mensch) für ihren Stoffwechsel Sauerstoff. Man nennt diese Bakterien deshalb *Aerobier.* Manche Bakterien können auch ohne Sauerstoff leben, einige sogar nur ohne Sauerstoff. Sie heißen deshalb *Anaerobier.* Zu den anaeroben Bakterien gehört z. B. der Erreger des Gasbrandes. Für ihn wirkt Sauerstoff wie Gift.

Viren. Viren sind keine Zellen, sondern Riesenmoleküle. Ihr Durchmesser beträgt etwa $1/10000$ mm, womit sie wesentlich kleiner als eine Körperzelle und unter dem Lichtmikroskop nicht sichtbar sind. Die Lebensfähigkeit und Vermehrungsfähigkeit eines Virus ist an die Anwesenheit von Zellen (des befallenen Wirtsorganismus) gebunden. Dort parasitiert das Virus intrazellulär. Für sich allein können Viren nicht überleben. Auch für den Chirurgen wichtige Virusinfektionen sind z. B. Hepatitis, AIDS, Tollwut.

> **Merke:** Sämtliche Antibiotika sind gegen Viren wirkungslos! Antibiotika wirken nur gegen Bakterien.

Protozoen. Protozoa (griech.: Urtierchen) sind kleinste Lebewesen. Sie bestehen aus nur einer Zelle (wie Bakterien), sind jedoch höher entwickelt als diese (eigener Zellkern, Reizleitung, geschlechtliche Vermehrung u. a.). Die durchschnittliche Größe der Protozoen beträgt etwa $1/100$ mm, also 10 × größer als Bakterien. Viele Protozoen sind Parasiten, die beim Menschen z. B. folgende Erkrankungen hervorrufen: Malaria, Toxoplasmose, Amöbenkrankheit, Schlafkrankheit.

Pilze. Die Pilze (Fungi) gehören zu den niederen Pflanzen. Nur wenige Formen können beim Menschen Krankheiten (Mykosen) hervorrufen, besonders im Bereich der Haut und der Schleimhäute (Soor). Infektionen durch Pilze haben in der Chirurgie geringe Bedeutung.

Würmer. Würmer (Vermes) sind Tiere niederer Gattung. Ihre Größe schwankt zwischen wenigen Millimetern und einigen Metern. Manche Würmer können als Parasiten im menschlichen Organismus leben, so z. B. Bandwürmer, Spulwürmer (Askariden), Madenwürmer (Oxyuren), Haarwürmer (Filarien) und Leberegel. In der Chirurgie hat nur der Hundebandwurm (Echinokokkus) nennenswerte Bedeutung.

Sterilisation und Desinfektion

▶ Unter *Sterilisation* („Entkeimung") versteht man die Abtötung aller lebenden Substanz, also Bakterien einschließlich der Bakteriensporen, Viren und sonstiger Krankheitserreger.

▶ *Desinfektion* („Entseuchung") bedeutet Abtötung aller pathogenen Keime, wobei einige widerstandsfähige Bakteriensporen (Tetanus, Gasbrand, Milzbrand) überleben können.

> **Merke:** *Steril* heißt absolut keimfrei, als frei von jeglichen lebensfähigen Keimen oder deren Sporen!
> *Desinfiziert* heißt frei von infektiösen Keimen. Desinfiziertes Material ist also nicht steril, weil es apathogene Keime oder Sporen enthalten kann!

Sterilisationsverfahren. Im Krankenhaus erfolgt die Sterilisation von OP-Instrumenten durch die *Dampfhochdrucksterilisation* im Autoklaven (oft kurz „Steri" genannt), wo die Instrumente über 20 Minuten einer Temperatur von 120 °C ausgesetzt werden (bzw. 6 Minuten bei 134 °C). Nicht hitzebeständige Gegenstände werden durch *Gassterilisation* (mit Formaldehyd oder Ethylenoxid) sterilisiert.

■ Mit kochendem Wasser (100 °C) ist eine Sterilisation nicht möglich!

Desinfektionsverfahren. Die Desinfektion von *Instrumenten* erfolgt vorwiegend durch chemische Lösungen. Zur *Hautdesinfektion* vor Injektionen oder Blutabnahmen ist die Sprühdesinfektion gebräuchlich, wobei die vorgeschriebene Einwirkungszeit von 30–60 Sekunden zu beachten ist.

Zur korrekt durchgeführten *chirurgischen Händedesinfektion* ist eine Waschzeit von 5 Minuten in geeigneter Lösung erforderlich. Damit läßt sich eine Keimreduzierung um etwa 99% erreichen, jedoch niemals eine Sterilisation (völlige Keimfreiheit).

Merke: Die Hände des Personals sind die Hauptüberträger von Bakterien im Krankenhaus!

Infektiologie

Physiologische Flora und Infektion

Der menschliche Körper ist an einigen Stellen physiologischerweise mit Mikroorganismen besiedelt. Dies gilt besonders für Haut und Schleimhäute. Im Darm ist die Anwesenheit mancher Bakterien sogar lebensnotwendig, weil sie wesentlich an der Aufspaltung der Nahrungsmittel mitwirken. Diese physiologische Keimbesiedelung stellt keine Infektion dar.

Eine Infektion entsteht, wenn virulente, pathogene Krankheitserreger in normal keimfreie Körperregionen eindringen, sich dort vermehren, den menschlichen Organismus schädigen und Abwehrreaktionen hervorrufen.

Der Begriff *Infektion* bedeutet also das Eindringen von krankheitserregenden Mikroorganismen (Bakterien, Viren, Pilze, Würmer u.a.) in den menschlichen Körper, wo sie sich vermehren und Krankheitssymptome hervorrufen, also zum Infekt führen.

Physiologischerweise *keimbesiedelt* sind einige Hohlorgane, die Verbindung zur Außenwelt haben (z.B. Mund-Rachen-Raum und Magen-Darm-Trakt).

Andere Hohlorgane hingegen sind *steril*, obwohl sie in offener Verbindung mit keimtragenden Hohlräumen stehen. Dazu gehören Mittelohr (Verbindung zum Rachen), Gallenwege und Pankreasgang (Verbindung zum Zwölffingerdarm), Harnleiter und Harnblase (Verbindung zur äußeren Harnröhrenöffnung) sowie Eileiter und Gebärmutter (Verbindung zur Scheide).

Die Keimbesiedelung dieser physiologischerweise sterilen Hohlorgane wird durch *Schutzschranken* des Körpers (Schleimbarriere, Sphinktermuskulatur) normalerweise verhindert (Tab. 3.1). Sind diese Barrieren für Bakterien durchlässig, entsteht eine aufsteigende bakterielle Entzündung (aszendierende Infektion).

Tabelle 3.**1**   **Physiologische Keimbesiedlung im menschlichen Körper**

Physiologisch keimbesiedelt	Physiologisch steril	Lokalisation der Keimbarriere	Krankheit bei aszendierender Infektion
Mund-Rachen-Raum	Mittelohr	Tuba Eustachii	Otitis media
(obere) Trachea	Lungenalveolen	(kleine) Bronchien	Pneumonie
Magen-Darm-Kanal	Gallenwege Pankreasgang	Sphincter Oddi (Vater-Papille)	Cholangitis Pankreatitis
äußere Harn-röhrenmündung	Harnleiter, Harnblase	Harnröhre	Harnwegsinfekt
Vagina	Adnexen, Uterus	Muttermund	Adnexitis, Endometritis

Hospitalismus

Dieser Begriff (von Hospital = Krankenhaus) bezeichnet infektionsbedingte körperliche und seelische Schäden, die ein Kranker in der Klinik erleidet. Dementsprechend unterscheidet man den infektiösen Hospitalismus vom psychischen Hospitalismus.

Infektiöser Hospitalismus. Die Infektion eines Patienten mit krankenhauseigenen Bakterien nennt man infektiösen Hospitalismus oder auch *nosokomiale Infektion* (nosokomial = griech.: im Krankenhaus erworben).

Durch die antibiotikabedingte Selektion gibt es in einer Klinik mehr resistente und virulente Keime als in der normalen Umwelt. Zudem sind die Abwehrkräfte eines kranken Menschen durch die Grundkrankheit geschwächt. Dementsprechend groß ist die Möglichkeit, daß ein Patient durch krankenhauseigene Keime infiziert wird. Besonders gefährdet sind schwerkranke Patienten auf Intensivstationen. Über längere Zeit künstlich beatmete Kranke erwerben fast immer eine Lungenentzündung mit Hospitalismuskeimen.

Psychischer Hospitalismus. Dieser Begriff umfaßt alle psychischen und geistigen Störungen, die bei einem längeren Krankenhausaufenthalt auftreten können. Betroffen sind überwiegend Kleinkinder und polytraumatisierte Patienten („Krankenhaus-Koller").

Bakteriämie und Sepsis

Bakterielle Entzündungen können als Lokalinfektion auf einen umschriebenen Körperabschnitt begrenzt sein (z. B. infizierte Hautwunde). Immer besteht jedoch die Möglichkeit, daß Bakterien über kleine Blutgefäße in den Kreislauf gelangen. Dieser Zustand wird als *Bakteriämie* (Bakterien im Blut) bezeichnet.

Einzelne Keime sind nach Unfällen oder bei Operationen häufig kurzfristig (transitorisch) im Blut nachweisbar. Sie werden aber meist rasch durch körpereigene Abwehrmechanismen zerstört und verursachen keine Krankheitssymptome. Die kurzdauernden (transitorischen) Bakteriämien haben meist keine bleibenden Folgen und dementsprechend keinen Krankheitswert.

Unter *Sepsis* hingegen versteht man die andauernde Überschwemmung des Kreislaufes mit Bakterien und deren Giftstoffen (Toxinen), wobei im Körper schwere Krankheitssymptome ausgelöst werden.

Gelangt eine größere Zahl von Bakterien in die Blutbahn, so werden die Abwehrkräfte des Körpers überfordert. Die Bakterien gelangen mit dem Blutstrom in die Körperorgane (*hämatogene Streuung*), bleiben dort haften (bevorzugt in den Kapillarnetzen von Gehirn und Leber sowie an Herzklappen) und vermehren sich. Dadurch entstehen *septische Herde*, aus denen immer wieder Keime in die Blutbahn gelangen und zu typischen Krankheitssymptomen führen (*septische Streuung*).

Klinische Zeichen der Sepsis sind:
❖ hohes Fieber (septische Temperaturzacken, Abb. 3.**1**),
❖ Schüttelfrost (bei Temperaturanstieg),
❖ Tachykardie (hoher Puls),
❖ eventuell Kreislaufversagen (septischer Schock),
❖ Verwirrtheit,
❖ schweres Krankheitsgefühl.

Die Verwendung des Begriffes „septisch" drückt im klinischen Sprachgebrauch eine Besiedlung mit pathogenen bakteriellen Eitererregern aus. Eine *septische Wunde* ist also mit Eitererregern kontaminiert. Chirurgische Eingriffe in bakteriell infiziertem Gebiet (z. B. Abszeßspaltung, Osteomyelitisausräumungen) nennt man *septische Operationen*, den Operationssaal, in dem diese Eingriffe vorgenommen werden, *septischen OP.*

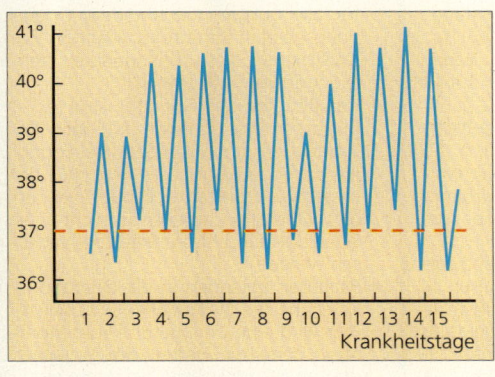

Abb. 3.**1 Fieberkurve bei Sepsis.** Typisch ist der intermittierende Temperaturverlauf mit normalen Temperaturen am Morgen und steilem Fieberanstieg im Tagesverlauf

Asepsis und Antisepsis

Unter *Asepsis* versteht man das Fehlen von infektiösen Krankheitskeimen. Der Begriff bezieht sich auf Gegenstände, die mit dem Patienten in Berührung kommen: OP-Instrumente, Verbandsstoff, Hände der Chirurgen und des Pflegepersonals.

Unter *Antisepsis* versteht man die Behandlung von Wunden und Gegenständen, um vorhandene Krankheitserreger infektionsunfähig zu machen. Hierzu gehören die verschiedenen Methoden der Keimbekämpfung wie Desinfektion und Sterilisation.

Grundsätze zum aseptischen Arbeiten in chirurgischen Abteilungen

Hiermit ist eine Arbeitsweise gemeint, bei der jegliche Keimübertragung in eine Wunde oder von einem Patienten auf den anderen möglichst vermieden wird. Folgende Regeln müssen deshalb auf operativen Abteilungen berücksichtigt werden:

❖ Eine hygienische Händedesinfektion ist vor und nach pflegerischen Verrichtungen beim Patienten vorzunehmen.

❖ Patienten mit infizierten Wunden (*septische* Patienten) sind von denen mit nicht infizierten Wunden (*aseptische* Patienten) räumlich streng zu trennen.

❖ Die pflegerische Versorgung von aseptischen Patienten erfolgt immer vor der von septischen Patienten (z. B. beim Betten).

❖ Infizierte Gebiete oder Gegenstände sollten niemals mit ungeschützten Händen berührt werden. Das Tragen steriler und unsteriler Handschuhe ist dazu unumgänglich.

❖ Patienten sind über eigene aseptische Verhaltensweisen zu unterrichten. So sollten z. B. Patienten informiert werden, daß sie während des Verbandwechsels selbst nicht die Wunde berühren dürfen.

❖ Ebenso sind Besucher über entsprechende aseptische Verhaltensweisen zu orientieren. Dazu zählt z. B. die Instruktion zum Anlegen von Schutzkleidung vor Betreten des Zimmers bei Intensivpflegepatienten oder bei Kranken mit offener Wundbehandlung wie bei Verbrennungskrankheit. Besucher sollten auch darüber informiert werden, daß das Mitbringen von Topfpflanzen zu unterlassen ist, da diese eine potentielle Keimquelle darstellen.

❖ Die Entsorgung von septischen Materialien wie Instrumente und Verbände usw. hat nach speziellen Verfahren abzulaufen. Daher werden Instrumente nach Gebrauch unverzüglich in Desinfektionslösung gelegt. Einmalmaterial wird in speziell für septischen Abfall vorgesehene und besonders gekennzeichnete Säcke (z. B. durch auffallende Farbe) gegeben.

❖ Die chirurgische Händedesinfektion ist für alle obligat, die mit dem Operationsgebiet in Berührung kommen. Zusätzlich muß dieser Personenkreis sterile Schutzkleidung tragen.

❖ Das Betreten des Operationstraktes ist nur durch eine Schleuse und nach Anlegen einer speziellen Schutzkleidung, die nur innerhalb dieses Bereiches getragen wird, gestattet. Umgekehrt darf die Operationsabteilung nicht mit Schutzkleidung dieses Bereiches verlassen werden.

❖ Patienten gelangen in die Operationsabteilung durch die Patientenschleuse. Hier wird eine Umlagerung vorgenommen, denn die Betten der Patienten sind als Keimträger zu betrachten.

❖ Nach Operationsende kommen die Frischoperierten in ein frisch desinfiziertes Bett zu liegen.

❖ Operationsgebiete sind durch eine mehrmalige Hautdesinfektion keimarm zu machen.

❖ Aseptische, bedingt aseptische sowie septische Eingriffe sind in streng voneinander getrennten Räumlichkeiten vorzunehmen. Das Operationspersonal hat mit seiner Arbeitsweise dieser räumlichen Trennung Rechnung zu tragen.

Umgang mit HIV-positiven Patienten

HIV   = Human Immunodeficiency Virus
AIDS = Aquired Immunodeficiency Syndrome

Die Infektion von Krankenhauspersonal mit AIDS erfolgt fast nur durch *direkten* Kontakt mit HIV-positivem *Blut.* Voraussetzung ist, daß eine gewisse Mindestmenge an Viren in das Blut des Verletzten (Personal) gelangt.

Das HIV ist viel *weniger infektiös* als beispielsweise das Hepatitis-B- oder Hepatitis-C-Virus. Nur in weniger als 1 % aller Nadelstichverletzungen mit HIV-positivem Blut kommt es zur Infektion des Personals, d. h. zur Erkrankung mit AIDS. Für die Hepatitisviren liegt die Infektionsrate bei Nadelstichverletzung bei 25 %.

Folgende Materialien enthalten HIV in *großen* Mengen: *Blut, Sperma, Vaginalsekret.*

Folgende Materialien enthalten HIV in *geringen* Mengen: *Speichel, Erbrochenes, Schweiß, Tränenflüssigkeit, Urin, Stuhl, Muttermilch.* Eine Infektion mit diesen Sekreten ist bisher nicht bewiesen und kommt bei den üblichen Kontakten offenbar nicht vor.

Eine Infektion durch die *intakte* Haut ist *nicht* möglich. Voraussetzung ist also, daß kleinste Verletzungen (auch nicht sichtbare kleinste Läsionen) vorliegen oder die schützende Epidermis durchdrungen wird (Nadelstich). Durch direkten Hautkontakt, Nahrungsmittel oder Atemluft wird HIV nicht übertragen. Schleimhäute und die Bindehaut des Auges stellen hingegen keine zuverlässige Barriere gegen das Eindringen der Viren dar.

Eine routinemäßige Untersuchung aller chirurgischen Patienten auf HIV ist aus Sicht des Personals zwar wünschenswert, rechtlich jedoch *nicht statthaft.*

Bei *Verletzungen des Personals* mit Blutkontakt: sofortige Blutuntersuchung auf Anti-HIV. Kontrollen über mehrere Monate (Inkubationszeit), auch aus versicherungsrechtlichen Gründen erforderlich. Nachgewiesene Infektion (AIDS, ebenso Hepatitis) gilt als Arbeitsunfall.

Grundsätze zum Umgang mit HIV-positiven Patienten in der Chirurgie

❖ Zusätzliches Tragen von *Schutzkitteln* bei Arbeiten, bei denen mit Kontamination der Kleidung mit Blut, Körperflüssigkeiten oder Ausscheidungen zu rechnen ist (also auch bei der Entsorgung von Urin und Fäkalien).

❖ Bei bekannt HIV-positiven Patienten müssen alle Mitarbeiter, die mit diesen Patienten zu tun haben, vorher *informiert* werden. Das gilt nicht nur für Stationspersonal, sondern auch für Mitarbeiter anderer Bereiche, wenn der Patient beispielsweise zu einer Röntgenuntersuchung oder Operation gebracht wird.

❖ Eine Isolierung HIV-positiver Patienten ist *nicht* erforderlich. Sondermaßnahmen erübrigen sich auch für Waschbecken, Duschen, Toiletten. Zur Geschirreinigung ist die übliche Maschinenreinigung mit gleichzeitiger Desinfektion ausreichend. Bettendesinfektion wie üblich. Schlußdesinfektion des Patientenzimmers empfehlenswert, aber nicht notwendig.

❖ Bei *Blutentnahmen* und allen Tätigkeiten, bei denen ein Kontakt mit Blut, Blutbestandteilen, Körperflüssigkeiten oder Ausscheidungen denkbar ist, müssen Einweghandschuhe getragen werden.

❖ *Kanülen* werden nach Gebrauch *ohne* Schutzkappe in speziellen stich- und bruchfesten Behältern entsorgt. Auf keinen Fall in Plastik- oder Papiersäcke werfen (Verletzungsgefahr für das Transportpersonal)!

> **Merke:** Nach Blutentnahme oder Injektion die Kanüle niemals in die Schutzhülle zurückstecken (häufigste Ursache für Stichverletzungen beim Krankenhauspersonal)! Die Kanüle muß ohne Schutzköcher in den Behälter geworfen werden!

❖ Bei allen Tätigkeiten, bei denen mit der Bildung von Aerosolen oder dem Verspritzen von Körperflüssigkeiten oder Ausscheidungen zu rechnen ist, müssen Gesichtsmaske (Mund und Nase bedeckt) sowie Schutzbrille getragen werden (besonders wichtig beim *trachealen Absaugen*).

❖ Im Falle einer Hautverschmutzung sofort mit Wasser abspülen und dann mit Alkoholpräparat desinfizieren.

❖ Verschmutzte (insbesondere blutbefleckte) Wäsche sofort ausziehen und desinfizierend waschen.

❖ Keine mechanische Reinigung von Instrumenten vor einer ohnehin erforderlichen Desinfektion. *Ideale Reihenfolge:* Desinfektion, Reinigung, Sterilisation.

❖ Alle *Laborproben* werden wie potentiell infektiöses Material behandelt. Bei bekannt HIV-positiven Patienten sind alle Röhrchen mit dem Vermerk „HIV-positiv" zu *kennzeichnen.* Der gleiche Hinweis kommt auf alle Anforderungsscheine.

❖ Bei *Reanimationen* keine direkte Mund-zu-Mund-Beatmung. Im Krankenhaus muß immer ein vollständiges Beatmungsset erreichbar sein. Im Rahmen der ersten Hilfe am Unfallort immer Beatmungsmaske verwenden.

❖ Im *Operationsbetrieb* sind spezielle Schutzmaßnahmen erforderlich (2 Paar Handschuhe, flüssigkeitsdichte Kleidung, Schutzbrille).

Aktive und passive Immunisierung

Die folgenden Ausführungen beschränken sich in stark vereinfachender Form auf die wesentlichen Grundlagen, die zum Verständnis der „Impfungen" bei chirurgischen Infektionen, insbesondere bei Tetanus, erforderlich sind.

Zwei Begriffe müssen vorab definiert werden:

▶ **Antigene** sind Stoffe, die im menschlichen Organismus die Bildung von Antikörpern hervorrufen. Als antigen wirken z. B. Infektionserreger und deren Toxine. Modifizierte Antigene (ohne krankmachende Wirkung) werden bei der aktiven Schutzimpfung injiziert.

▶ **Antikörper** sind Schutzstoffe (Immunkörper), die im Organismus nach Kontakt mit Antigenen entstehen. Es handelt sich um Eiweißkörper (Gammaglobuline), die mit den entsprechenden Antigenen spezifisch reagieren (wie ein Schlüssel, der nur in ein bestimmtes Schloß paßt). Künstlich angereicherte Antikörper werden bei der passiven Schutzimpfung injiziert.

Antikörper gehen mit den entsprechenden Antigenen eine spezifische biochemische Bindung ein, wodurch die Wirkung des krankmachenden Antigens verlorengeht. Diese *Antigen-Antikörper-Reaktion* ist Grundlage immunologischer Wirkung. Das Antigen wird nach Kontakt mit dem entsprechenden spezifischen Antikörper „maskiert" und praktisch ungefährlich.

Aktive Immunisierung (aktive Impfung)

▷ Es werden *Antigene*, also Bestandteile des Infektionserregers oder seines Toxins, injiziert. Dadurch wird das körpereigene Immunsystem aktiviert. Die Antikörperbildung erfolgt im Impfling als immunologische Antwort auf den Antigenreiz innerhalb von Tagen bis Wochen.

Merkhilfe für die aktive Immunisierung: Der Körper muß aktiv werden und die Antikörper selbst bilden.

Bei der industriellen Herstellung des aktiven Impfstoffes wird der Erreger (oder sein Toxin) durch spezielle chemisch-technische Verfahren derart verändert, daß die immunologische (antigene) Wirkung erhalten bleibt, die krankmachende (pathogene) Eigenschaft jedoch verlorengeht. Bei der aktiven Impfung sind die Erreger also abgetötet oder derart vorbehandelt, daß sie für den Menschen unschädlich sind und nicht zum Krankheitsausbruch (Infektion) führen.

Vorteil der aktiven Immunisierung. Der Impfschutz hält länger an, weil das gesamte körpereigene Abwehrsystem stimuliert wird.

Die Wirkungsdauer einer aktiven Immunisierung kann durch Auffrischimpfungen verstärkt und verlängert werden (sog. Booster-Effekt). Diese Auffrischimpfungen sind bei allen aktiven Impfungen zum Erzielen eines ausreichenden Impfschutzes (hoher Antikörperspiegel) erforderlich. So sind bei der aktiven Tetanus-Grundimmunisierung im 1. Jahr drei Impfungen notwendig, eine weitere dann alle 5–10 Jahre (s. Kapitel Tetanus).

Nachteil der aktiven Immunisierung. Die Antikörper müssen im Impfling erst produziert werden, stehen also nicht sofort zur Abwehr der Krankheitserreger zur Verfügung. Verlangt der Infektionsmodus einen sofortigen Impfschutz, ist die aktive Immunisierung allein nicht ausreichend.

Passive Immunisierung (passive Impfung)

▷ Bei der passiven Impfung werden spezifische *Antikörper* (Hyperimmunglobuline) gegen bestimmte Infektionserreger in den menschlichen Körper eingebracht (d. h. intramuskulär oder intravenös gespritzt). Die injizierten Antikörper sind sofort wirksam.

Merkhilfe für die passive Immunisierung: Der Körper bleibt passiv und bildet die Antikörper nicht selber.

Industriell hergestellte hochkonzentrierte Antikörper werden aus dem Blut von Menschen oder Tieren gewonnen, die mit dem Krankheitserreger (Antigen) bereits Kontakt hatten und dadurch Antikörper gebildet haben.

Vorteil der passiven Immunisierung. Die Antikörper stehen dem erkrankten menschlichen Organismus nach Impfung sofort zur Verfügung und müssen nicht erst durch den Antigenreiz produziert werden.

Nachteil der passiven Immunisierung. Die Wirkung hält nur einige Wochen an, weil die Antikörper (wie alle Eiweiße) vom menschlichen Organismus allmählich abgebaut werden. Ferner können auch Antikörper im menschlichen Organismus eine antigene Wirkung entfalten und schwere immunologische Zwischenfälle wie den anaphylaktischen Schock hervorrufen. Das gilt insbesondere für Antikörper, die aus tierischem Blut gewonnen wurden (artfremdes Eiweiß). Es sollten deshalb möglichst nur menschliche Antikörper (*humanes Hyperimmunglobulin*) zur passiven Impfung verwendet werden, die für die meisten Erkrankungen heute zur Verfügung stehen.

> **Merke:** Die gleichzeitige aktive und passive Impfung nennt man *Simultanimmunisierung*.

Lokale Infektionen

Die im folgenden beschriebenen Krankheitsbilder sind keine spezifischen Infektionskrankheiten, die durch einen bestimmten Erreger verursacht werden. Es handelt sich vielmehr um verschiedene Manifestationsformen einer eitrigen Entzündung, wobei als Erreger sämtliche eiterbildenden Bakterien in Frage kommen (am häufigsten Staphylokokken und Streptokokken).

Alle lokalen Infektionen machen sich durch die klassischen Entzündungszeichen (Tab. 1.2, S. 9) bemerkbar, die im Einzelfall natürlich mehr oder weniger stark ausgeprägt sein können.

Abszeß   sehr häufig

▶ Eiterherd, der durch einen membranartigen entzündlichen Wall aus Granulationsgewebe abgegrenzt ist. Der Abszeßherd ist (im Gegensatz zum Empyem) in einer vor der Infektion nicht vorhanden gewesenen Höhle lokalisiert.

Klinik

Ein Abszeß kann in jedem Körpergewebe entstehen. Die Eitererreger dringen von außen durch die verletzte Haut in den Körper ein (Abszesse im Wundbereich) oder gelangen auf dem Blutweg in innere Organe (hämatogene oder

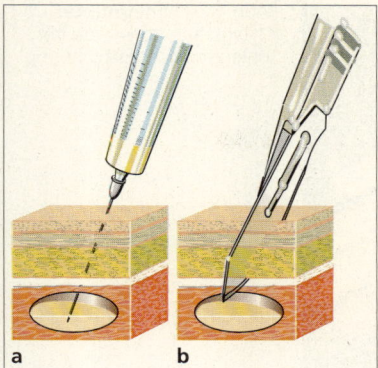

Abb. 3.**2** **Abszeß**
a Punktion, **b** Spaltung

metastatische Abszesse). Die lokalen Symptome eines Abszesses sind Rötung, Schwellung, Schmerz, Überwärmung.

Bei größeren Abszessen finden sich Fieber, Abgeschlagenheit, Leukozytose und BSG-Erhöhung.

Manifestationen in der Bauchhöhle (z. B. subphrenisch oder subhepatisch) sowie in Lunge, Leber und Gehirn sind häufig.

Der *Schweißdrüsenabszeß* geht von einer mit Eitererregern infizierten Schweißdrüse aus, meist in der Achselhöhle.

Therapie

Ziel ist die Beseitigung des Eiters (Abb. 3.**2**). Kleine Abszesse können punktiert und über einen eingebrachten Katheter drainiert werden. Bei größeren Abszessen erfolgt die operative Spaltung durch Inzision mit Einlegen einer Drainage.

Bei ausreichender chirurgischer Behandlung ist eine systemische Antibiotikagabe (i. v., i. m. oder oral) nicht notwendig.

Empyem   häufig

▶ Eiteransammlung in einem präformierten Hohlraum (z. B. Gelenk, Gallenblase, Pleurahöhle). Im Gegensatz zum Abszeß ist der Eiter beim Empyem also in einem natürlichen Hohlraum des Körpers lokalisiert.

Klinik

Die Symptome entsprechen denen des Abszesses (s. dort).

Therapie

Im Vordergrund steht die operative Eröffnung und Drainage nach außen.

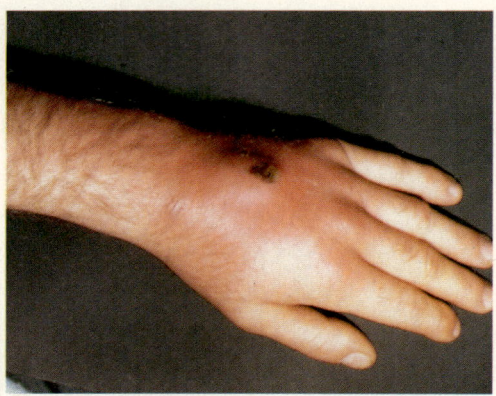

Abb. 3.**3** **Phlegmone.**
7 Tage alte Rißwunde mit
phlegmonöser Entzündung

Phlegmone   häufig

 Die Phlegmone ist im Gegensatz zum Abszeß und Empyem nicht von
einer Membran oder Körperhöhle zum Gesunden abgegrenzt. Es handelt
sich um eine durch Eitererreger hervorgerufene Entzündung, die sich in
Gewebsspalten diffus und flächenhaft ausbreitet. Wegen der mangelnden
Abgrenzung zum gesunden Gewebe neigt die Phlegmone zum raschen
Fortschreiten in alle Richtungen. Eintrittspforte der Eiterbakterien sind
oft kleine Verletzungen an Fingern oder Hand.

Klinik

Typisch sind unscharf begrenzte, schmerzhafte Schwellungen mit Rötung und
Funktionseinschränkung des erkrankten Gebietes (Abb. 3.**3**). Krankheitserreger ist meistens der Streptokokkus.

Therapie

Neben der operativen Eröffnung mit Ablassen des Eiters und Drainage muß
die Neigung zur raschen Ausbreitung bei der Phlegmone verhindert werden.
An den Extremitäten ist deshalb eine Ruhigstellung durch Schiene erforderlich. Gleichzeitig erfolgen feuchte Umschläge. Weil die Phlegmone zur Ausbreitung neigt, sind zusätzlich systemisch Antibiotika zu verabreichen (oral,
i. v., i. m.).

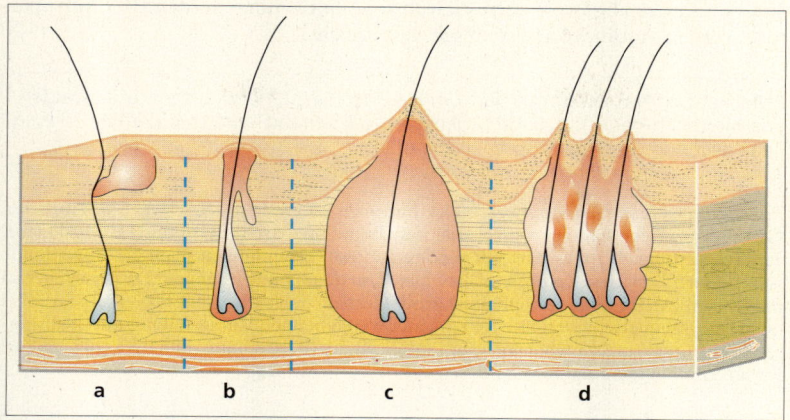

Abb. 3.**4 Eitrige Infektionen der Haut. a** Akne, **b** Follikulitis, **c** Furunkel,
d Karbunkel

Furunkel   sehr häufig

▶ Der Furunkel ist eine von einer Haarbalgdrüse ausgehende eitrige Entzündung. Bei mehreren Furunkeln oder generalisiertem Befall spricht man von
Furunkulose (Abb. 3.**4**).

Klinik

Die Furunkel äußern sich als schmerzhafte, entzündlich gerötete Knoten mit
zentralem Eiterpfropf und Ödembildung in der Umgebung (sog. „Mitesser").
Furunkel können an jeder Stelle der behaarten Haut auftreten; bevorzugt sind
Kopf, Hals, Rücken und Oberschenkel. Häufigster Erreger ist der Staphylo-
kokkus. Bei Ausbreitung der eitrigen Entzündung in die Umgebung kann ein
Karbunkel, Abszeß oder eine Phlegmone entstehen.

■ Die Furunkulose tritt gehäuft bei Diabetes mellitus auf!

Die Furunkulose darf nicht mit der meist harmlosen Pubertätsakne verwechselt werden,
die auf dem Boden einer hormonellen Seborrhö (vermehrte Talgsekretion) entsteht.
Allerdings gibt es fließende Übergänge.

Therapie

Im Anfangsstadium werden Furunkel immer konservativ behandelt: Ichthyol-
salbe (sog. „Zugsalbe"), feuchte Verbände, Rotlicht. Bei größeren Eiteransammlungen kann die operative Eröffnung (Inzision) mit Ausräumung des

Eiters und der abgestorbenen Gewebsteile notwendig werden. Bei Furunkulose werden Antibiotika systemisch verabreicht.

Merke: Der Nekrosepfropf darf unter keinen Umständen ausgedrückt werden, da hierdurch der schützende Leukozytenwall zerstört wird und der Eiter sich in das gesunde Gewebe ausbreiten kann!

Besonderheiten beim Gesichtsfurunkel: Der Furunkel im Gesicht neigt wegen des lockeren Gewebes und der ständigen mechanischen Irritation durch die mimische Muskulatur zur Ausbreitung. Da vom Gesicht direkte venöse Verbindungen über die Augenhöhle zum Gehirn bestehen, ist die Gefahr einer hämatogenen Streuung der Eitererreger in das Gehirn (Meningitis, Enzephalitis) groß. Deshalb dürfen besonders Gesichtsfurunkel niemals ausgequetscht werden! Neben einer weitgehenden Ruhigstellung durch absolutes Kau- und Sprechverbot ist eine antibiotische Behandlung indiziert, bei großen Furunkeln die operative Inzision.

Karbunkel häufig

▷ Unter Karbunkel (wörtlich: fressendes Geschwür) versteht man eine diffuse, flächenhafte, hart infiltrierte, eitrige Gewebsentzündung. Sie geht meist von einem Furunkel aus, wenn dieser durch Ausbreitung auf benachbarte Haarbälge übergreift (Abb. 3.4 und 3.5).

Klinik

Das gesamte Entzündungsgebiet ist hart infiltriert, gerötet und bei Bewegung äußerst schmerzhaft. Ausgangspunkt ist häufig ein durch Ausdrücken und Quetschen mißhandelter Furunkel. Diabetes mellitus disponiert zu Karbunkeln!

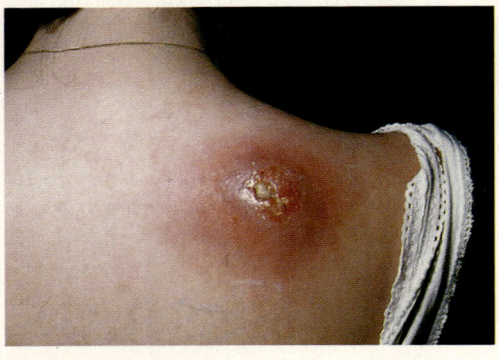

Abb. 3.**5 Karbunkel.**
Lokalisation über dem rechten Schulterblatt. Spontane Perforation

Therapie

Im Anfangsstadium konservative Behandlung durch Salbenverbände, heiße Packungen oder Rotlichtbestrahlung. Bei Diabetes mellitus ist eine korrekte Blutzuckereinstellung von besonderer Bedeutung, insbesondere zur Verhütung eines Rezidivs. Bei fortschreitendem Befund müssen die konfluierenden Eiterherde operativ inzidiert oder ausgeschnitten werden. Die zurückbleibende Höhle wird mit Gazestreifen austamponiert und drainiert. Wie bei allen bakteriellen putriden (eitrigen) Infekten bleibt die Wundhöhle offen und heilt durch Granulation (sekundäre Wundheilung).

Bei größeren Wundhöhlen erfolgt eine Austamponierung mit einem Gazestreifen zur Blutstillung, der alle 1–2 Tage gewechselt wird.

Panaritium   sehr häufig

▷ Unter Panaritium versteht man eine eitrige Entzündung im Bereich eines Fingers. Je nach Befall der betroffenen Strukturen unterscheidet man verschiedene Formen:

❖ *Panaritium cutaneum:* Eiterblase im Bereich der Haut eines Fingers.
❖ *Panaritium subcutaneum:* Im Unterhautfettgewebe; bei eitriger Entzündung des Nagelwalles spricht man von Nagelbettpanaritium oder *Paronychie.* Das subkutane Panaritium ist die häufigste Form (Abb. 3.**6**).
❖ *Panaritium tendinosum:* Sehnenscheidenpanaritium; die eitrige Entzündung dehnt sich im Bereich der Sehnenscheiden aus. Eine spezielle Form der eitrigen Sehnenscheidenentzündungen ist die *V-Phlegmone* (Abb. 3.**7**).
❖ *Panaritium ossale:* Knochenpanaritium. Der Eiter hat die Knochen des Fingers ergriffen, es handelt sich also um eine Phalangenosteomyelitis.
❖ *Panaritium articulare:* Gelenkpanaritium; der Eiter hat die Fingergelenke erreicht, hat also zu einem Gelenkempyem geführt.

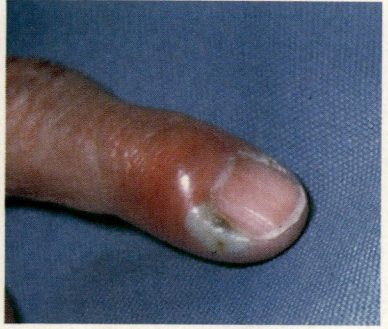

Abb. 3.**6 Panaritium.** Eitriger Fingerinfekt. Typischer Befund, ausgehend vom Nagelfalz

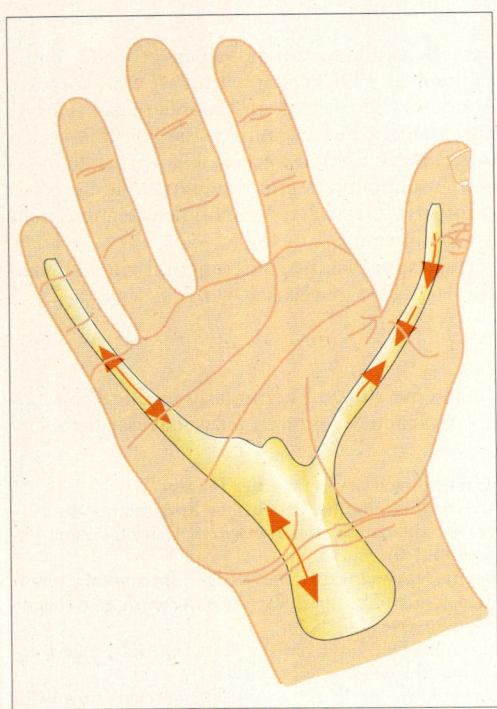

Abb. 3.**7** **V-Phlegmone.**
Weil die beugeseitigen
Sehnenscheiden von
Daumen und Kleinfinger in
Verbindung stehen, kann
sich ein Infekt auf diesem
Wege von Finger 1 zu
Finger 5 und umgekehrt
ausbreiten, was man wegen
des Aspektes als V-Phleg-
mone bezeichnet

Klinik

Das Panaritium äußert sich durch lokale Schwellung, Rötung und pochenden (pulssynchronen) Schmerz. Die Eitererreger treten von außen durch kleine Hautverletzungen, häufig nach Maniküre, in das Gewebe ein (Vorsicht bei Diabetikern!). Die besondere Gefahr des Panaritiums besteht darin, daß der Eiter sich zwischen den zahlreichen Strukturen in Finger und Hand leicht nach proximal ausbreiten kann. Erreicht der eitrige Infekt den Mittelhandbereich, so spricht man von *Hohlhandphlegmone*. Ist der Infekt so weit fortgeschritten, sind dauerhafte, schwerste Funktionsstörungen der Hand die Folge.

Therapie

Um die gefährliche Ausbreitung der eitrigen Infektion in Richtung Hand zu verhindern, ist eine frühzeitige operative Eröffnung (Inzision) mit Entleerung des Eiters und Einlegen einer kleinen Gummilasche zur Drainage erforder-

lich. Der Eingriff kann in Leitungsanästhesie nach Oberst (oder Plexusanästhesie) durchgeführt werden. Anschließend erfolgt die Ruhigstellung durch
einen Schienenverband in Funktionsstellung (Finger im halben Faustschluß,
Handgelenk etwas handrückenwärts gebeugt). Wegen der Neigung zur phleg-
monenhaften Ausdehnung der eitrigen Entzündung ist die Gabe eines Antibiotikums sinnvoll. Wie bei allen Verletzungen ist der Tetanusimpfschutz zu
überprüfen und gegebenenfalls zu vervollständigen.

Lymphangitis   sehr häufig

▶ Unter *Lymphangitis* versteht man eine Entzündung der Lymphbahnen. Bei
Vorliegen einer Lymphangitis hat sich der Infekt von einem ursächlichen
Eiterherd (z. B. Panaritium oder Phlegmone) bereits auf die regionalen
Lymphbahnen ausgedehnt. Die Lymphangitis ist somit Zeichen der Ausbreitung des Infektes vom (peripheren) Primärherd nach proximal in Richtung Körperstamm. Sind auch die zugehörigen Lymphknoten erkrankt
(schmerzhaft geschwollen), so spricht man von *Lymphadenitis* (Lymphkno-
tenentzündung).

Klinik

Die Lymphangitis ist erkenntlich an dünnen, verzweigten, rot erscheinenden
Streifen, die man in der Haut entlang der Lymphbahnen sehen kann
(Abb. 3.**8**). Die Lymphstränge sind druckschmerzhaft. Meist besteht hohes
Fieber, Leukozytose und BSG-Beschleunigung. Die Lymphangitis ist Zeichen
einer fortgeleiteten Entzündung, wobei die Eitererreger in die Lymphbahnen
eingedrungen sind und nach proximal in Richtung Körperzentrum vordrin-
gen. Die zwischengeschalteten „regionalen" Lymphknoten stellen Abfangsta-
tionen des Körpers dar. Sind auch sie befallen, so schwellen sie schmerzhaft
an (Lymphadenitis).

Da alle Lymphbahnen in das Blutgefäßsystem münden (in die linke V.
brachiocephalica), kommt es bei weiterem Fortschreiten der bakteriellen Entzündung zum Einschwemmen der Keime in die Blutbahn (Bakteriämie bzw.
Sepsis, in Laienkreisen: „Blutvergiftung"). Die Lymphangitis ist also immer
ein gefährliches Zeichen einer bereits weit fortgeschrittenen bakteriellen Entzündung.

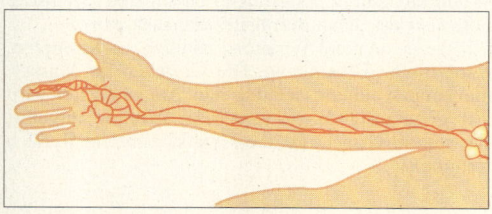

Abb. 3.**8 Lymphangitis.**
Entzündete Lymphbahnen
sind als rote Streifen in der
Haut erkennbar. Ausgangs-
punkt ist hier ein Fingerinfekt (Panaritium)

Therapie

Am Anfang steht die Behandlung der Ursache. Meist ist ein kleiner subkutaner Abszeß bzw. ein Panaritium Quelle der aufsteigenden lymphatischen Infektion. Nach lokaler Behandlung dieses Eiterherdes (meistens Inzision) erfolgt zur Verhinderung einer weiteren lymphatischen Ausbreitung die Ruhigstellung der Extremität (am Arm Oberarmschiene; bei Befall des Beines Bettruhe mit Hochlagerung auf einer Schiene) neben der lokalen Anwendung feuchter Verbände (Alkohol, Rivanol). Die Lymphangitis ist wegen der Gefahr eines Keimübertritts in die Blutbahn eine Indikation zur systemischen (intravenösen) Verabreichung eines Antibiotikums.

Thrombophlebitis   häufig

▶ Oberflächliche Venenentzündung im Unterhautfettgewebe. Am Arm häufig als Folge einer intravenösen Infusion. Am Bein auch spontan bei Varizen auftretend. Zur Therapie und Abgrenzung gegenüber der tiefen Venenthrombose s. Kapitel 35.

Spezifische Infektionen

Jedes der folgenden Krankheitsbilder ist durch einen für diese Infektion spezifischen Erreger verursacht. Die Zusammenstellung beschränkt sich auf die in der Chirurgie wichtigsten Infektionskrankheiten.

Tetanus   sehr selten

▶ Die Tetanuserkrankung (Wundstarrkrampf) ist eine bakteriell bedingte Infektion, wobei die Krankheit nicht durch das Bakterium (Clostridium tetani), sondern durch das von ihm abgesonderte Gift (Toxin) entsteht. Der Tetanus entspricht einer Vergiftung durch Toxine des Tetanusbazillus. Die Toxine führen über einen Befall des Nervensystems zu einer krampfhaften Lähmung der quergestreiften (willkürlichen) Muskulatur. Die Erkrankung führt trotz optimaler Behandlung in etwa 50 % zum Tode.

Beachte den Unterschied zwischen Tetanus und Tetanie!
Tetanus (griech.: Spannung) = Wundstarrkrampf. Es handelt sich um eine spezifische Infektionskrankheit, die durch das Gift des Tetanuserregers verursacht wird.
Tetanie (griech.: Krampfkrankheit) bezeichnet ein Symptom, nämlich das Krampfen. Es handelt sich nicht um eine spezifische Erkrankung. Die Ursachen für Muskelkrämpfe eines Patienten (Tetanie) können äußerst vielfältig sein. Am häufigsten wird die Tetanie durch psychische Erregungszustände mit verstärkter Atmung ausgelöst (Hyperventilationstetanie). Eine weitere Ursache ist die Hypokalzämie (z. B. nach totaler Nebenschilddrüsenentfernung).

Ätiologie

Das *Clostridium tetani* gehört zu den obligaten Anaerobiern, es benötigt also ein sauerstoffarmes Milieu. Das Bakterium bildet Sporen. Sporen sind (auch gegenüber Desinfektionsmaßnahmen) äußerst widerstandsfähige Dauerformen, die in praktisch jeder natürlichen Umgebung jahrzehntelang überleben können. Daraus erklärt sich, daß der Tetanuserreger überall (ubiquitär) vorkommt.

Bevorzugter Lebensraum des Erregers ist der Säugetierdarm. Von hier gelangt das Bakterium mit dem Kot und dem Naturdünger in oberflächliche Erdschichten. Besonders reich mit Tetanusbazillen kontaminiert sind also Gartenerde, Wiesenböden, Straßenstaub und moderndes Holz. Um eine Infektion auszulösen, muß das Bakterium in menschliches Gewebe eintreten, was praktisch nur durch Hautverletzungen (Wunden) erfolgt.

Merke: Eintrittspforte des Tetanuserregers ist die Wunde („Wund"-Starrkrampf)!

Weil das Clostridium tetani unter anaeroben Bedingungen besonders gut gedeiht, sind schmutzige, zerfetzte Wunden mit Nekrosen und Hohlraumbildungen (Sauerstoffabschluß) besonders gefährlich. Das gilt insbesondere für Brandwunden und Schußverletzungen und für alle Wunden, die mit Erde in Berührung gekommen sind (Rasenmäher- und Holzsplitterverletzungen).

Merke: Jede Wunde ist potentiell mit Tetanuserregern besiedelt!

Die Krankheitssymptome des Tetanus werden nicht durch Bakterien direkt ausgelöst, sondern durch einen hochwirksamen Giftstoff (Toxin), den die Erreger nach außen ins Gewebe absondern. Die Toxine überschwemmen den menschlichen Organismus und führen zum Krankheitsausbruch.

Zwischen Verletzung (Eintritt des Erregers in den Körper) und ersten klinischen Krankheitszeichen vergehen beim Tetanus 2–14 Tage (gelegentlich bis zu 6 Monaten). Diese Zeitspanne nennt man *Inkubationszeit* (wie bei allen Infektionskrankheiten).

Die Ausbreitung der Giftstoffe im menschlichen Organismus erfolgt bevorzugt im Nervengewebe. Die Erreger selbst bleiben im Wundbereich lokalisiert. Die Toxine wandern innerhalb der Nervenstränge von peripher (Wunde) nach proximal (Rückenmark und Medulla oblongata). Dort enthemmen sie die Impulsüberleitung an den Nervenüberleitstellen (Synapsen). Die Folge ist eine Dauererregung („Starrkrampf") der Skelett- und Atemmuskulatur, also der gesamten willkürlich innervierten Muskeln.

> **Merke:** Der Wundstarrkrampf wird nicht durch die Tetanusbakterien ausgelöst, sondern durch das von ihnen abgesonderte Toxin!

Klinik

Die anfallsartig auftretenden Muskelkrämpfe beginnen typischerweise im Gesichtsbereich, um sich dann von oben nach unten auszudehnen. Je früher nach der Verletzung erste Symptome auftreten (kurze Inkubationszeit), desto schwerer verläuft die Erkrankung.

Am Anfang stehen zuckende Bewegungen der Kaumuskeln, die bei voll ausgebildeter Verkrampfung eine Mundöffnung unmöglich machen. Dieses Symptom nennt man Kiefersperre oder *Trismus* (griech.: Zähneknirschen). Es folgt eine Verspannung der gesamten Gesichtsmuskulatur, die dem Kranken ein charakteristisches maskenhaftes, grinsendes Aussehen verleiht. Die geläufige Bezeichnung dafür ist *Risus sardonicus* (griech./latein.: Risus = Lächeln, sardonicus = grimmig).

Innerhalb weniger Stunden greift der Starrkrampf auf die Rumpfmuskulatur über, insbesondere auf die Streckmuskeln des Rückens. Dadurch entsteht im Krampfanfall eine flitzbogenartige Überstreckung des Körpers, wobei der Kranke bisweilen nur mit Kopf und Nacken sowie Fersen aufliegt, während sich der Rücken deckenwärts durchgebeugt vom Bett abhebt. Dieses seltene Symptom nennt man *Opisthotonus* (griech./latein.: Opistho = rückwärts; tonus = Spannung).

Zuletzt wird die Atemmuskulatur mit dem Zwerchfell von den Krämpfen erfaßt. Die Folge ist Tod durch Ersticken. Der generalisierte Muskelkrampf beim Tetanus stellt eine maximale Körperanstrengung dar und geht mit entsprechend hohem Energieverbrauch und Fieber um 41°C einher. Die Anfälle können durch geringste äußere Sinnesreize (Berührung, Luftzug, Lichtanschalten, Ansprechen) ausgelöst werden und sich im Höhepunkt der Erkrankung innerhalb von Minuten wiederholen. Das Großhirn wird vom Tetanustoxin nicht geschädigt, der Kranke ist während des gesamten Verlaufs also bei vollem Bewußtsein!

> **Merke:** Der Tod beim Tetanus erfolgt durch Ersticken (Lähmung der Atemmuskulatur) bei vollem Bewußtsein!

Der Tetanus ist in Zivilisationsländern heute dank der vorsorglich durchgeführten Impfungen sehr selten. Von den Erkrankten stirbt aber jeder zweite trotz optimaler intensivmedizinischer Behandlung (Letalität 50%)!

Tetanus ist nicht infektiös (ansteckend). Nach dem Bundesseuchengesetz müssen Erkrankungen und Tod durch Tetanus an das zuständige Gesundheitsamt gemeldet werden.

Therapie

Die Behandlung eines Tetanuskranken muß auf einer Intensivstation erfolgen. Neben unspezifischen Maßnahmen wie hochkalorische parenterale Ernährung, Pneumonieprophylaxe, Volumen- und Elektrolytbilanzierung, Blutgaskontrollen u. a. umfaßt die Therapie des Tetanus entsprechend der geschilderten klinischen Symptomatik folgende Schwerpunkte:

Chirurgische Wundbehandlung. Die Wunde stellt den Sitz der Tetanusbazillen dar. Eine großzügige Ausschneidung und Eröffnung reduziert die Zahl der Erreger und schafft durch Sauerstoffzutritt ungünstigere Überlebens- und Vermehrungsbedingungen. Die Wunde bleibt offen.

Immunisierung. Das für die Krankheitssymptome verantwortliche Tetanustoxin (Antigen) wird durch sofortige Gabe des spezifischen Antikörpers (Tetanus-Antiserum, passive Impfung) unschädlich gemacht. Durch die Antikörpergabe wird jedoch nur das frei im Blut kreisende Toxin neutralisiert. Bereits im Nervengewebe haftendes Gift wird durch die passive Impfung nicht mehr erreicht! Die Immunisierung richtet sich außerdem nur gegen das Gift (Antigen-Antikörper-Reaktion), nicht gegen die Tetanusbazillen!

Antibiotika. Eine hochdosierte intravenöse Antibiotikatherapie gegen den Tetanuserreger und Folgeinfektionen (Pneumonie) ist immer indiziert.

Muskelrelaxierung. Die Muskelrelaxierung und Sedierung dient der Krampfverhütung, der Senkung des Energieverbrauchs und der Verbesserung der Atemfunktion. Zur Anwendung kommen curareartige Muskelrelaxantien, Barbiturate, Tranquilizer u. a.

Beatmung. In schweren Fällen muß wegen der Erstickungsgefahr durch Krampf der Atemmuskeln immer eine künstliche Beatmung (Respirator) durchgeführt werden. Weil diese meist länger andauert, wird frühzeitig eine Tracheotomie (Luftröhrenschnitt) durchgeführt.

Isolierung. Der Wundstarrkrampf ist nicht ansteckend. Dennoch soll eine Isolierung durch Unterbringung in einem ruhigen, abgedunkelten Einzelzimmer erfolgen, denn die Krampfanfälle können durch geringste Sinnesreizungen ausgelöst werden.

Prophylaxe

Wegen der Gefährlichkeit der Erkrankung (50 % Letalität) sind vorbeugende Maßnahmen von größter Bedeutung. Verschmutzte und nekrotische Wunden dürfen zur Vermeidung eines anaeroben Milieus nie primär verschlossen werden! Neben der korrekten chirurgischen Wundbehandlung ist die Tetanusimpfung von herausragender Bedeutung.

Alle Tetanusimpfstoffe werden intramuskulär injiziert.
Die Applikation in den M. deltoideus (Schulterbereich) wird offiziell empfohlen und ist geeigneter als die intragluteale Injektion (Gesäß).
Bei Simultanimpfung: eine Injektion links, eine Injektion rechts.

Bei der *prophylaktischen Impfung* sind zwei Situationen zu unterscheiden:

▷ Tetanusimmunisierung beim *Gesunden:* Die Impfung des unverletzten Menschen erfolgt zu einem Wahlzeitpunkt, um einen Impfschutz für eventuelle spätere Verletzungen zu erlangen.

▷ Tetanusimmunisierung beim *Verletzten:* Die Impfung des frisch verletzten Patienten erfolgt baldmöglichst nach dem Unfall, um einen sofortigen Impfschutz gegen die möglicherweise schon erlangte Tetanusinfektion sicherzustellen.

Tetanusimmunisierung beim Gesunden

Liegt keine Verletzung vor, muß der volle Impfschutz nicht sofort verfügbar sein. Die Impfung erfolgt deshalb als *aktive* Immunisierung (vgl. S. 71), wobei das manipulierte Tetanustoxin als Antigen appliziert wird (Präparate: Tetanol, T-Immun). Bei der industriellen Herstellung des Impfstoffs behält das Toxin seine Antigeneigenschaft, verliert jedoch die krankmachende Wirkung. Im Impfling werden die Antikörper gegen den Impfstoff innerhalb einiger Wochen aktiv gebildet. Um die Antikörperproduktion zu stimulieren, werden mehrere aktive Impfungen hintereinander verabreicht (Boostereffekt).

Die *Grundimmunisierung* gegen Tetanus beim Gesunden besteht aus drei aktiven Impfungen innerhalb eines Jahres. Der Impfstoff enthält keine Antikörper, sondern manipuliertes Tetanustoxin, welches seine krankmachende (pathogene) Eigenschaft verloren, die antigene Wirkung jedoch bewahrt hat. Die Antikörperbildung erfolgt durch das Immunsystem des Geimpften.

Der zeitliche Abstand zwischen den drei Impfterminen der Grundimmunisierung geht aus Tab. 3.**2** hervor.

Für den Patienten ist es am einfachsten zu merken, wenn er weiß, daß die 2. Impfung nach etwa *4 Wochen* und die 3. Impfung nach etwa *4 Monaten* erfolgen muß.

Nach Grundimmunisierung hält der Impfschutz 5–10 Jahre an. Dann läßt die Wirkung nach, weil die Antikörper im Laufe der Zeit vom Körper abgebaut werden, wenn kein erneuter immunologischer Stimulus zur Neubildung erfolgt. Deshalb sollte alle 5–10 Jahre eine Wiederholungsimpfung vorgenommen werden. So wird die Antikörperproduktion aufrechterhalten und ein

Tabelle 3.**2** **Tetanusimmunisierung beim Gesunden.** Es werden lediglich aktive Impfungen als prophylaktische Maßnahme verabreicht, wobei die ersten 3 Injektionen innerhalb eines Jahres erfolgen müssen (Grundimmunisierung)

Zahl der aktiven Impfungen	zeitlicher Abstand zur vorhergehenden Impfung	
1	Wahlzeitpunkt	
2	4– 8 Wochen	**Grundimmunisierung**
3	4–12 Monate	
4	5–10 Jahre	
5	5–10 Jahre	Auffrischimpfungen
6	5–10 Jahre	
7 usw.	5–10 Jahre	

immerwährender Impfschutz erreicht. Die alle 5–10 Jahre zu wiederholende aktive Immunisierung nennt man *Auffrischimpfung.*

Ziel der Präventivmaßnahmen gegen Tetanus ist die frühzeitige aktive Immunisierung der Gesamtbevölkerung. Die erste Tetanusimpfung erfolgt im 2. Lebensjahr, nach den offiziellen Empfehlungen mit einem Kombinationsimpfstoff gleichzeitig gegen Diphtherie und Keuchhusten.

Tetanusimmunisierung beim Verletzten

Weil *jede* Wunde Ursprung einer Tetanusinfektion sein kann, muß bei *jeder* Hautverletzung ein sofortiger ausreichender Impfschutz (hoher Antikörperspiegel) sichergestellt werden. Dazu erfolgt die *passive* Immunisierung mit Antikörpern (Hyperimmunglobulin) gegen das Tetanustoxin (Präparate: Tetagam, Tetanobulin).

Nach vollständiger Grundimmunisierung (3 Impfungen innerhalb eines Jahres) und regelmäßig durchgeführten Auffrischimpfungen ist von einem ausreichenden Impfschutz auszugehen. Unter diesen Voraussetzungen ist also keine weitere Immunisierung im Verletzungsfall erforderlich. Ob die Impfungen wirklich vollständig erfolgt sind, sollte allerdings vom Arzt anhand des Impfpasses kontrolliert werden. Leider wird dieser vom Patienten häufig nicht zur Behandlung mitgebracht. Ist der vollständige Impfschutz nicht durch den Impfpaß zweifelsfrei bewiesen, so muß von einer unzureichenden Immunisierung des Verletzten ausgegangen werden.

Die Schutzwirkung der durch passive Impfung zugeführten Antikörper hält (in abnehmender Intensität) nur einige Wochen an. Es ist deshalb üblich, beim nicht immunisierten Frischverletzten (kein ausreichender Impfschutz) zusätzlich zur obligaten Gabe des Antitoxins gleichzeitig die 1. Injektion der aktiven Grundimmunisierung vorzunehmen. Durch die Antigenzufuhr wird die körpereigene Antikörperbildung stimuliert. Diese gleichzeitige passive und aktive Immunisierung nennt man *Simultanimpfung.*

Im Zweifelsfall (Impfschutz nicht durch Impfpaß eindeutig geklärt) wird immer die *Simultanimpfung* (also gleichzeitige passive und aktive Immunisierung) durchgeführt (Tab. 3.3).

Sollte es dadurch (aus Unkenntnis) zu mehrfachen aktiven oder passiven Impfungen innerhalb kurzer Zeit kommen, so ist dies ohne klinische Relevanz, weil Nebenwirkungen durch Überdosierung praktisch keine Bedeutung haben. Das Risiko der Tetanuserkrankung überwiegt das Risiko einer eventuellen Mehrfachdosierung bei weitem! *Kontraindikationen* gegen die Tetanusimmunisierung gibt es nicht, allenfalls nachgewiesene schwere Nebenreaktionen auf frühere Tetanusimpfungen. Insbesondere sind allergische Dispositionen (umfangreicher Allergiepaß) und Schwangerschaft kein Grund, im Verletzungsfall auf die Tetanusimpfung zu verzichten!

Tabelle 3.**3** **Tetanusimmunisierung beim Verletzten.** Wenn nicht sicher ein ausreichender Impfschutz besteht, erfolgt im Verletzungsfall die gleichzeitige passive und aktive Impfung (Simultanimpfung). Der aktive Impfschutz muß in Form der Grundimmunisierung mit zwei weiteren Spritzen innerhalb eines Jahres vervollständigt werden

Immunologische Ausgangslage	Verletzungstag Grundimmunisierung		4.–8. Wo.	4.–12. Mon.	alle 5–10 Jahre Auffrischungen
	simultan passiv	aktiv	aktiv	aktiv	aktiv
ohne Impfschutz	⊕	⊕	⊕	⊕	⊕
Impfschutz nicht sicher bekannt	⊕	⊕	⊕	⊕	⊕
ungenügender Impfschutz (nur 1 oder 2 aktive Impfungen vorausgegangen)	⊕	⊕	⊕	⊕	⊕
Ausreichender Impfschutz (3 aktive Impfungen innerhalb eines Jahres vorausgegangen, die letzte vor maximal 5 Jahren)					⊕
Ursprünglich ausreichender Impfschutz, aber länger als 5 Jahre zurück	⊕	⊕			⊕
stark tetanusgefährdete Wunde* (unabhängig von der immunologischen Ausgangslage)	⊕	⊕	⊕	⊕	⊕

* mit Fremdkörpern verschmutzte Wunden, offene Gewebezertrümmerungen und Nekrosen, schwere Verbrennungen, septische Aborte

Gasbrand   sehr selten

▶ Gasbrand ist eine bakterielle Infektionskrankheit. Stoffwechselvorgänge des Erregers verursachen eine charakteristische Gasbildung im Gewebe („Gasödem"). Das anaerobe Bakterium sondert ein hochgiftiges Toxin ab, wodurch die Krankheit bei rasch fortschreitender Gewebszerstörung („Brand") und schweren Allgemeinsymptomen häufig zum Tode führt.

Ätiologie

Erreger sind verschiedene Bakterien, die zu den *Clostridien* gehören. Am häufigsten findet man Clostridium perfringens. Wie der Tetanuserreger sind die Clostridien zur Sporenbildung fähig und gehören zu den obligaten Anaerobiern. Die Clostridien bzw. ihre Sporen kommen ubiquitär (überall) vor und leben vorwiegend im Erdreich, Straßenstaub und Darm von Mensch und Tier. Jede mit Erde, Staub oder Fäkalien verunreinigte Wunde ist also potentiell gasbrandgefährdet.

Man findet jedoch häufig Clostridien in Wunden, ohne daß sich das klinische Bild einer Gasbrandinfektion entwickelt. Die Wundkontamination führt nur zum Vollbild der Erkrankung, wenn für den anaeroben Erreger günstige Verhältnisse vorliegen. Diese sind gegeben bei stark zertrümmerten Wunden mit ausgedehnten Quetschungen, Nekrosen und ischämischen Bezirken (sauerstoffarmes Milieu). Typischer Verletzungsmechanismus ist die Schußverletzung. In Friedenszeiten ist die Erkrankung eher selten.

Der Erreger bildet diverse *Toxine*, die zu einer nekrotischen Einschmelzung des Gewebes führen. Durch Stoffwechselvorgänge des Bakteriums entstehen Gase, die eine rasche Ausbreitung des Erregers und seiner Giftstoffe in den aufgeblähten Gewebsspalten (Gasödem) begünstigen. Gelangen genügend Toxine in den Kreislauf, werden fast alle Organe schwer geschädigt. Der Tod tritt unter den Zeichen des Herz-Kreislauf-Versagens ein.

Die Inkubationszeit beträgt meist 2–4 Tage, kann jedoch auch zwischen Stunden und Wochen schwanken.

Klinik

Erste Symptome sind starke Schmerzen im Wundbereich. Es folgt eine massive Schwellung (Ödem). Durch hämolytischen Zerfall färbt sich die betroffene Muskulatur dunkel bis schwarz (Abb. 3.**9**). Die Gasbildung kann verschieden stark ausgeprägt sein und ist palpatorisch („Knistern") und röntgenologisch (Lufteinschlüsse im Gewebe, „Fiederung") erkennbar. Innerhalb weniger Stunden kann sich der anfänglich lokal begrenzte Infekt „brandartig" nach proximal ausdehnen und auf den Rumpf übergreifen, womit die Prognose infaust (hoffnungslos) wird.

Allgemeinerscheinungen, verursacht durch die Toxine, sind Schwäche, Erbrechen, Durchfall, Schock. Bei lange erhaltenem Bewußtsein schreitet der

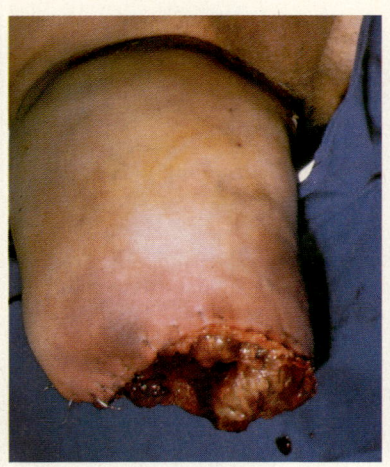

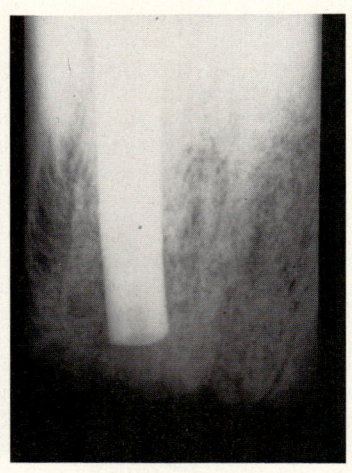

Abb. 3.9   Gasbrand

a *Klinischer Befund.* Eine Woche nach Oberschenkelamputation rechts, die Wunde ist eröffnet (Fäden vorzeitig entfernt)

b *Röntgenbefund.* Gleicher Patient. Typische Lufteinschlüsse (Gasbildung) in der Muskulatur des Oberschenkelstumpfes (sog. „Muskelfiederung")

Verfall meist rapide voran. Die Letalität beträgt ca. 50 %. Der Tod tritt nach Stunden bis Tagen ein. Gasbrand ist nicht ansteckend.

Therapie

Neben der bei Schwerstkranken üblichen symptomatischen Behandlung (Schockbekämpfung, Transfusionen, Elektrolytausgleich usw.) umfaßt die spezifische Therapie folgende Schwerpunkte:

Chirurgische Wundbehandlung. Im Vordergrund steht die frühzeitige breite *Eröffnung* der Wunde mit *Exzision* aller betroffenen nekrotischen Gewebsanteile. Dadurch werden die für den Erreger günstigen anaeroben Lebensbedingungen vermieden. Oft kann der Patient nur durch rasche offene Amputation der erkrankten Extremität gerettet werden.

Sauerstoff-Überdruckkammer. Das Behandlungsprinzip besteht darin, den Krankheitserreger durch Sauerstoff zu schädigen, weil dieser nur in sauerstoffarmer Umgebung gedeiht (obligater Anaerobier). Der an Gasbrand erkrankte Patient wird in eine spezielle Kammer gebracht, wo Sauerstoff unter Überdruck auf ihn und die Wunde einwirkt (*hyperbare Sauerstoffbehandlung*). Die technischen Voraussetzungen für diese Therapiemöglichkeit sind nur an wenigen Zentren gegeben. Neuerdings wird der Wert der hyperbaren Sauerstoffbehandlung in Frage gestellt.

Antibiotika. Eine hochdosierte antibiotische Behandlung erfolgt entsprechend der Austestung (Antibiogramm). Die meisten Clostridien sind gegen Penicillin G empfindlich.

Immunisierung. Im Gegensatz zum Tetanus hat die Immunisierung beim Gasbrand fast keine Bedeutung. Zwar ist ein Antitoxin erhältlich (Immunserum vom Pferd), doch hat die passive Immunisierung keine sichere Wirkung. Einen aktiven Impfstoff gibt es bisher nicht.

Milzbrand   sehr selten

▶ Milzbrand (Anthrax) ist in erster Linie eine Tierkrankheit (Zoonose), kann jedoch auch auf den Menschen übertragen werden. Erreger ist ein sporenbildendes Bakterium, der Bacillus anthracis. Er gelangt über Haut, Lunge oder Darm in den Menschen, wo er entsprechende Krankheitssymptome hervorruft.

Ätiologie

Der Milzbrandbazillus wird durch Umgang mit infizierten Tieren (Pferde, Schafe, Rinder, Ziegen, Schweine u. a.) auf den Menschen übertragen. Entsprechend ihrer Exposition sind Tierärzte, Fleischer, Landwirte und mit der Woll- und Fellverarbeitung beschäftigte Personen besonders gefährdet. Die Erkrankung ist bei uns sehr selten.

Die Infektion des Menschen erfolgt meist durch direkten Kontakt, wobei der Erreger über kleine Epitheldefekte in die Haut eindringt (*Hautmilzbrand 95 %*). Wird sporenhaltiger Staub eingeatmet, kann die Lunge zur Eintrittspforte werden (*Lungenmilzbrand*). Nach Genuß infizierten Fleisches ist primär der Intestinaltrakt befallen (*Darmmilzbrand*).

Klinik

Die häufigste Manifestation beim Menschen ist der Hautmilzbrand (95 %). An der Eintrittstelle entsteht eine juckende Papel, die sich vergrößert und später zentral ulzeriert (*Milzbrandpustel* oder *Pustula maligna*). Die zentrale Nekrose breitet sich aus und bildet eine schwarze Platte (daher die Bezeichnung „Anthrax; griech.: kohlenschwarz). Bei weiterem Fortschreiten entstehen Lymphangitis mit Lymphadenitis sowie Generalisierung mit Befall innerer Organe, besonders der Milz („Milzbrand"). Die Letalität bei Hautmilzbrand beträgt ca. 5 %.

Dringen die Erreger über Lunge oder Darm in den menschlichen Organismus ein, wird die Generalisierung durch Keimüberschwemmung innerer Organe (hämatogene Streuung) viel schneller erreicht. Es sterben dementsprechend ca. 50–80% der Erkrankten. Meldepflicht besteht bei Verdacht, Erkrankung und Tod.

Therapie

Solange die Infektion lokal beschränkt ist (Hautmilzbrand), erfolgt Ruhigstellung durch schützenden Salbenverband und Schiene. Manipulationen an der Pustel (Drücken, Quetschen, chirurgische Maßnahmen) haben wegen der Gefahr einer hämatogenen Keimaussaat zu unterbleiben.

Weil der Milzbrandbazillus auf Penicillin G empfindlich ist, wird dieses in hoher Dosierung intravenös verabreicht. Bei sicher nachgewiesener Erkrankung steht ferner ein tierisches Antiserum (passive Impfung) zur Verfügung.

Tollwut   sehr selten

▶ Die Tollwut (auch *Rabies* oder *Lyssa*) ist eine Tierkrankheit und wird durch Tierspeichel (Biß!) auf den Menschen übertragen. Erreger ist ein Virus. Dieses ruft im Gehirn schwerste Verhaltens- und Wesensänderungen hervor, die der Krankheit ihren Namen gegeben haben (Rabies, lat.: Tollheit, Wahnsinn; Lyssa, griech.: Wut).

> **Merke:** Ohne sofortige Immunisierung führt Tollwut immer zum Tode!

Ätiologie

> Das Virus wird in der BRD hauptsächlich durch den Fuchs verbreitet. Die Übertragung auf den Menschen erfolgt durch *Biß* eines infizierten Haus- oder Weidetieres. Weil die Viren über die Speicheldrüsen sezerniert werden, ist der Speichel befallener Tiere hochinfektiös.

Die Viren lagern sich in den peripheren Nervenenden im Wundbereich an, um sich dann entlang der Nervenstränge langsam nach proximal in Richtung Zentralnervensystem auszubreiten. Dementsprechend ist die Inkubationszeit (Zeitpunkt zwischen Biß = Infektion und ersten Krankheitssymptomen) kurz, wenn der Biß in Kopfnähe erfolgt, hingegen länger bei einer weiter peripher gelegenen Eintrittspforte. Die Inkubationszeit bei Tollwut kann sich in der extremen Spanne zwischen 6 Tagen und einem Jahr (!) bewegen, so daß die Bißwunde oft längst vergessen ist, wenn die Krankheit ausbricht.

Klinik

Die Infektion läßt sich beim Menschen erst am Ende der Inkubationszeit (also bei manifester Erkrankung) nachweisen: Abklatschpräparat von Hornhaut, Serum- und Liquoruntersuchung. Die Symptome nach Biß- oder Kratzverletzungen beginnen beim infizierten Menschen nach Tagen bis Monaten:

- ❖ Unruhe und psychische Alteration (*Prodromalstadium*).
- ❖ Schmerzen und Empfindungsstörungen im Bereich der ehemaligen Wunde.
- ❖ Reflexsteigerung mit Muskelkrämpfen besonders im Rachenbereich (*Irritationsstadium* oder *Exzitationsstadium*). Dadurch kann das Schlucken unmöglich werden. Es tritt starker Speichelfluß auf, besonders beim Anblick von Wasser (Hydrophobie).
- ❖ Zunehmende Tobsuchtsanfälle („rasende Wut").
- ❖ Ausgedehnte Lähmungen kennzeichnen das nahende Ende der Erkrankung (*paralytisches Stadium*).

Ohne Intensivbehandlung tritt der Tod nach etwa 5–10 Tagen ein (Herzversagen), mit Intensivbehandlung um den 20. Tag. Die Letalität liegt bei ungeimpften Personen also bei 100%! Das Bewußtsein kann lange erhalten bleiben.

Krankheitszeichen beim Tier und Diagnosesicherung:
Um die Gefahr einer Tollwutinfektion realistisch einzuschätzen, ist es wichtig, die Krankheitserscheinungen beim Tier zu kennen. Diese begünstigen eine rasche Verbreitung der Krankheit: Die Tiere ändern plötzlich ihr Wesen, werden bösartig, angriffslustig, streunen umher und beißen um sich. Wildtiere verlieren die Scheu vor Menschen, laufen in Dörfer und Gehöfte, werden aggressiv („rasende Wut") und beißen auf alles, was ihnen in den Weg kommt. Der hochinfektiöse Speichel läuft ihnen massenhaft aus dem Maul heraus. Rasch aufsteigende Lähmungen führen in wenigen Tagen zum Tod. Ein Teil der Fälle verläuft ohne Wutanfälle („stille Wut").

Therapie

Bei Biß durch ein tollwutverdächtiges Tier muß die Wunde sofort ausgespült werden (Keimreduktion). Danach sofortiger Arztbesuch und gegebenenfalls Immunisierung.

> **Merke:** Bißwunde sofort mit Desinfektionsmittel oder Seife auswaschen!

Zur Verfügung steht ein aktiver Impfstoff (manipuliertes apathogenes Virus) und ein passiver Impfstoff (humanes Immunglobulin, von geimpften Menschen gewonnen). Der Ausbruch der Tollwuterkrankung kann nur verhindert werden, wenn das Virus noch nicht ins Nervengewebe eingedrungen ist. Folgendes Vorgehen wird empfohlen.

❖ **Biß durch Wildtier oder unbekannten Hund (= Tollwutverdacht).** Aktive und passive Immunisierung (*Simultanimpfung*) baldmöglichst nach dem Biß (spätestens nach 48 Stunden) unter Beachtung der Dosierungsanleitung des Herstellers (6 Injektionen innerhalb von 90 Tagen). Zusätzlich chirurgische *Wundexzision* zur Entfernung der Krankheitserreger und lokale Infiltration der Wundumgebung mit Immunglobulin.
Das verdächtige *Tier* muß mindestens 10 Tage unter tierärztlicher Aufsicht auf Krankheitszeichen beobachtet werden. Bei Anhalt für Tollwut wird das Tier getötet und pathologisch-anatomisch untersucht.

❖ **Biß durch bekannten und kontrollierbaren Hund.** Häusliche Beobachtung des Hundes für 5 Tage. Keine Impfung, wenn das Tier über 5 Tage unauffällig ist. Bei Krankheitssymptomen des Tieres sofortige Immunisierung des Menschen und Tötung des Tieres mit pathologisch-anatomischer Untersuchung.

❖ **Tollwutgefährdeter Personenkreis.** Bei beruflich exponierten Personen (Tierärzte, Jäger, Personal von Tollwutlaboratorien) prophylaktische Impfung.

Erysipel   häufig

▶ Das Erysipel (griech.: Röte) ist eine bakterielle Entzündung, die sich unter der Haut als flächenhafte Rötung ausbreitet. Deutsche Bezeichnungen: *Rose* oder *Wundrose*. Die Erreger sind bestimmte hämolysierende Streptokokken, die durch kleine Hautverletzungen in den Menschen eindringen (Abb. 3.**10**).

Ätiologie

Zur Gruppe der Streptokokken gehören viele Formen, von denen einige apathogen sind, andere hingegen verschiedene Krankheitsbilder hervorrufen können (Tonsillitis, Scharlach, rheumatisches Fieber, Glomerulonephritis, Endokarditis, Wundbettfieber u.a.). Erreger des Erysipels sind *hämolysierende Streptokokken.* Sie geben gewebsauflösende Enzyme ins Gewebe ab (z.B. Streptokinase), wodurch sich ihr rasches Ausbreiten in den Gewebsspalten erklärt.
   Der ubiquitäre Erreger gelangt durch direkten Kontakt (beliebige Gegenstände, Hände usw.) über oft kleinste Epitheldefekte (Fußpilz!) ins Unterhautfettgewebe, um sich dort in den Lymphspalten auszubreiten.

Klinik

Die meist lokale Infektion wird vorwiegend im Gesicht und am Unterschenkel beobachtet. Um die Eintrittspforte herum bildet sich eine scharf gegen die Umgebung abgegrenzte flächenhafte Rötung. Diese breitet sich kreisförmig im Sinne einer Phlegmone aus. Die Beteiligung der Lymphgefäße ist häufig an den nach proximal ziehenden roten Streifen (Lymphangitis) zu erkennen. Allgemeinsymptome sind hohes Fieber, BSG-Erhöhung, Leukozytose. Im Gegensatz zu sonstigen Streptokokkeninfektionen erfolgt meist keine Eiterbildung. Immunität wird nicht erworben.

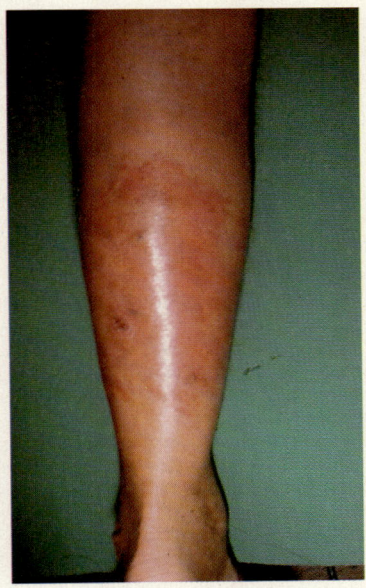

Abb. 3.**10** **Erysipel.** Scharf begrenzte Rötung nach Schürfwunde an der Wade

Therapie

Neben Ruhigstellung, Hochlagern und Salbenverbänden wird Penicillin G i. v. verabreicht. Die ursächliche Wunde (Fußpilz, Unterschenkelgeschwür) wird, der Grundkrankheit entsprechend, behandelt. Die Prognose ist gut.

Tuberkulose   (in der Chirurgie) selten

▶ Die Tuberkulose (Tbc) ist eine weltweit verbreitete bakterielle Infektionskrankheit bei Mensch und Tier. Erreger ist das Tuberkulosebakterium, ein säurefestes Stäbchen, welchen 1882 von Robert Koch in Berlin entdeckt wurde. Fast alle Organe des menschlichen Körpers können befallen sein, am häufigsten die Lunge. Im Gewebe verursachen die Bakterien und ihre Toxine typische (unter dem Mikroskop erkennbare) Knötchen, die sog. *Tuberkel* (daher der Name).

Die Krankheit und die Problematik der BCG-Impfung gehören in den Bereich der inneren Medizin. An dieser Stelle werden deshalb nur einige in der Chirurgie wichtige Aspekte dargestellt.

Ätiologie

Das äußerst widerstandsfähige Bakterium wird üblicherweise vom infizierten Menschen („offene Tbc") mit der *Atemluft* durch Inhalation auf andere Menschen übertragen. Eintrittspforte ist also vorwiegend das Lungenparenchym.

Klinik

Oft macht die Infektion mit Tuberkelbakterien lebenslang keine erkennbaren Krankheitserscheinungen. Kommt es doch zum Krankheitsausbruch, so stehen uncharakteristische Allgemeinsymptome wie Abgeschlagenheit, Schwäche, BSG-Erhöhung am Anfang. Es folgen, je nach Ausdehnung der Infektion, organtypische Beschwerden. Die wichtigsten Organmanifestationen sind:

* **Lungenparenchym:** Häufigster Sitz des Primärherdes, führt zur *Lungentuberkulose*.
* **Brustfell** (Pleura): Die tuberkulöse Beteiligung der Pleura geht mit Ergußbildung einher und wird besonders bei Jugendlichen beobachtet (*Pleuritis exsudativa*). Jeder Pleuraerguß bei jüngeren Menschen ist dringend verdächtig auf Tuberkulose!
* **Mediastinale Lymphknoten:** Durch hämatogene oder lymphogene Ausbreitung vom Primärherd im Lungenparenchym können die Lymphknoten des Mediastinums anschwellen. Besonders bei Kindern ist diese Manifestation der Tuberkulose als *„Hilusdrüsenschwellung"* in Laienkreisen geläufig.
* **Halslymphknoten:** Zu einer tuberkulösen nekrotisierenden (verkäsenden) Anschwellung der Halslymphknoten kommt es durch hämatogene oder lymphogene Streuung, selten auch durch orale Aufnahme des Erregers mit infizierter Milch.
* **Skelettsystem:** Das Skelett wird durch hämatogene Streuung befallen, bevorzugt sind die langen Röhrenknochen und die Wirbelkörper. Man spricht von *Knochentuberkulose*.
* **Wirbelkörper:** Wird die Wirbelsäule von den Tuberkelbakterien auf dem Blutweg befallen, so finden sich die tuberkulösen Veränderungen meist im Bereich des BWS/LWS-Überganges. Die tuberkulöse Erkrankung der Wirbelkörper heißt *Spondylitis tuberculosa*. Durch die entzündungsbedingte Zerstörung der Wirbelkörper verschmälern sich diese keilförmig, so daß eine Buckelbildung (*Gibbus*) entsteht. Bricht der tuberkulöse Infekt vom Wirbelkörper nach vorne in den Retroperitonealraum ein, kann ein *Senkungsabszeß* (s. unten) entstehen.
* **Gelenke:** Auf hämatogenem Wege oder nach Durchbruch einer Knochentuberkulose in das Gelenk entsteht die *Gelenktuberkulose*. Sie führt zu schwerwiegenden Funktionseinschränkungen.
* **Niere und Nebenhoden:** Auf dem Blutweg kann die Niere, und aus dem Bereich der Genitalorgane bevorzugt der Nebenhoden, tuberkulös zerstört werden. Diese Manifestation nennt man *Urogenitaltuberkulose*.
* **Darm:** Durch (seltene) orale Aufnahme des Tuberkelbakteriums oder durch hämatogene Aussaat kann der gesamte Magen-Darm-Kanal durch tuberkulös bedingte Darmwandanschwellung und Ulzerationen erkranken. Bevorzugt ist das terminale Ileum (*Ileozäkaltuberkulose*).
* **Generalisierter Berfall:** Bei reduzierter Abwehrlage des Erkrankten kann es durch hämatogene Massenaussaat zu einem tuberkulösen Befall sämtlicher Organe kommen. Man findet dann überall hirsekorngroße Tuberkuloseknötchen, weshalb diese schwere Form als *Miliartuberkulose* bezeichnet wird (Milium, lat.: Hirsekorn).

Therapie

Größte Bedeutung bei jeder Tuberkuloseerkrankung hat die medikamentöse *tuberkulostatische Behandlung*. Sie erfolgt über mehrere Monate, wobei zur Erhöhung der Wirksamkeit und Verringerung der Nebenwirkungen verschiedene Medikamente gleichzeitig verabreicht werden (Dreier- oder Viererkombination). Einzelheiten sind Büchern der inneren Medizin zu entnehmen.

Chirurgische Maßnahmen. Die chirurgische Intervention ist durch die guten Erfolge der tuberkulostatischen Behandlung seltener geworden, insbesondere sind ausgedehnte *Lungenresektionen* kaum noch notwendig. Eine Indikation zum chirurgischen Vorgehen stellt der verkäsende (nekrotisierende) *Halslymphknoten* dar, der die Haut gelegentlich nach außen durchbricht (Fistelbildung). Es erfolgt die Exstirpation. Wenn bei tuberkulös befallenen *Gelenken* konservative Maßnahmen keinen Erfolg zeigen, ist gelegentlich die operative Versteifung des Gelenkes (Arthrodese) erforderlich, um die Gehfähigkeit wiederherzustellen. Bei *Wirbeltuberkulose* wird der Kranke bei gleichzeitiger tuberkulostatischer Behandlung im Gipsbett bis zur Ausheilung gelagert. Wenn der Infekt von der Wirbelsäule nach vorn in den Retroperitonealraum durchbricht, kann er sich entlang der Psoasmuskeln als *Senkungsabszeß* in Richtung Becken ausbreiten (er „sinkt" nach unten), bis er in der Leistenregion als Vorwölbung erscheint. Die operative Ausräumung und Drainage ist neben tuberkulostatischer Behandlung indiziert. Bei einseitiger *Nierentuberkulose* muß gelegentlich das befallene Organ entfernt werden (Nephrektomie).

Aktinomykose   sehr selten

▶ Die Aktinomykose (= *Strahlenpilzkrankheit*) ist eine chronisch verlaufende, mit Einschmelzung und Fistelbildung sowie tumorähnlicher Ausbreitung einhergehende Infektionskrankheit. Mehrere Erreger sind an der Entstehung des Krankheitsbildes beteiligt (*Mischinfektion*), die wichtigsten sind die Strahlenpilze (Aktinomyzeten). Entgegen der historischen Bezeichnung gehört der Strahlenpilz zu den Bakterien.

Ätiologie

Aktinomyzeten leben in Mundhöhle und Darm gesunder Tiere und Menschen. Zur Erkrankung kommt es nur bei vorgeschädigtem Gewebe (Zahnerkrankungen, Verletzungen und Entzündungen der Mundhöhle, entzündliche Vorgänge am Darm oder in der Bauchhöhle), wenn die Voraussetzung zu einem Einbruch der Aktinomyzeten in Begleitung anderer Bakterien (Mischinfektion) ins Gewebe gegeben sind. Die Erkrankung ist nicht ansteckend.

Klinik

Häufigste Lokalisation der Aktinomykose sind *Hals und Gesicht* (60 %), wobei der Erreger vom Mund-Rachen-Raum in die umgebenden Weichteile eindringt. Es resultiert eine derbe, tumorähnliche Schwellung, die sich unter Einschmelzung (Eiter- und Nekrosenbildung) ausbreitet und häufig mit äußeren Hautfisteln einhergeht.

Nach Aspiration von infiziertem Material kann die seltenere *Lungenaktinomykose* entstehen (20 %). Die Ausbreitung im *Abdomen* (20 %) tritt nach schon vorbestehenden entzündlichen Prozessen im Bauchraum (z. B. perforierte Appendizitis) mit Schmerzen, Gewichtsverlust, Fieber, Anämie, BSG-Erhöhung, Leukozytose und eventueller Fistelbildung in Erscheinung.

Therapie

Penicillin G über mehrere Wochen ist das Mittel der Wahl. Bei abszeßähnlicher Ausbreitung erfolgt zusätzlich die operative Ausräumung und Drainage, bei Fisteln eventuell die Ausschneidung (Exzision).

Echinokokkose   selten

▶ Die Echinokokkose ist eine Erkrankung des Menschen, hervorgerufen durch die Finnen des *Hundebandwurmes*. Die tumor- oder zystenartig wachsenden Finnenblasen sind vorwiegend in Leber, Milz, Gehirn und Niere lokalisiert. Eine endgültige Heilung ist oft nicht zu erzielen.

Bandwürmer sind Parasiten. Zur Erhaltung der Art ist im Entwicklungszyklus der Bandwürmer ein Wirtswechsel notwendig:

Der ca. 5 mm lange Hundebandwurm (Echinokokkus) lebt normalerweise im Darm von Hunden (Hauptwirt). Dort bildet er seine Eier, die mit dem Kot ausgeschieden werden. Im normalen biologischen Ablauf werden die Eier von Schweinen, Rindern und Schafen mit der Nahrung aufgenommen. In diesen Tieren (Zwischenwirte) gelangen die Eier durch die Darmwand in die Blutbahn und setzen sich in der Muskulatur als Finnen (Larvenstadium des Bandwurmes) fest. Das finnenhaltige Fleisch des Zwischenwirtes wird vom Hauptwirt Hund (aber auch Fuchs, Wolf, Katze u. a.) gefressen. Im Darm des Hauptwirtes entstehen aus den Finnen wieder Hundebandwürmer, womit sich der biologische Entwicklungskreis schließt.

Gelangen die Eier des Echinokokkus aus dem Hundedarm mit verschmutzter Nahrung in den Verdauungskanal des Menschen, so wird dieser zum Zwischenwirt. Häufig erfolgt die Übertragung durch an Hundeschnauzen haftenden Eiern. Die vom Menschen oral aufgenommenen Eier dringen in die Blutbahn ein und können sich in verschiedenen Organen als Finnen festsetzen. Die zystisch oder tumorös wachsenden Finnen (Larvenstadium) des Hundebandwurmes verursachen beim Menschen die Erkrankung *Echinokokkose*.

Klinik

Die Krankheitssymptome entstehen bei großen Finnen vorwiegend durch mechanischen Druck in den befallenen Organen mit entsprechender funktioneller Beeinträchtigung. Schmerzen und Druckgefühl stehen im Vordergrund, bei Leberbefall zusätzlich Ikterus. Bei Echinokokkose des Gehirns findet man neurologische Ausfälle wie bei einem Hirntumor.

Therapie

Wenn möglich, wird die Echinokokkuszyste operativ total entfernt. Falls die Exstirpation nicht vollständig möglich ist, kann eine zusätzliche oder alternative medikamentöse Behandlung mit Mebendazol (Vermox) durchgeführt werden.

4. Thermische und chemische Verletzungen

Verbrennung   sehr häufig

▶ Unter Verbrennung versteht man eine Gewebsschädigung durch Hitzeeinwirkung. Diese kann durch direkten Kontakt (heißer Gegenstand, Flamme) oder durch Hitzestrahlung erfolgen. Bei einer Gewebstemperatur von etwa 60 °C wird das Eiweiß der Körperzellen irreversibel zerstört (Proteindenaturierung).

Neben der thermischen Hautschädigung (*Brandwunde*) können bei ausgedehnten Verbrennungen durch Eiweißzerfallsprodukte (Verbrennungstoxine) schwerste Allgemeinschäden hervorgerufen werden (*Verbrennungskrankheit*).

Prognostische Faktoren

Für Heilung und Überlebenschance eines Brandverletzten sind neben Allgemeinzustand und Vorerkrankungen drei Faktoren von entscheidender Bedeutung:

* Flächenausdehnung der Brandwunden,
* Tiefenausdehnung der Brandwunden,
* Alter des Brandverletzten.

Flächenausdehnung. Je größer der Anteil verbrannter Hautbezirke ist, desto schlechter sind die Überlebensaussichten. Sind über 10 % der Körperoberfläche verbrannt, so besteht Schockgefahr und Notwendigkeit der stationären Aufnahme (beim Kind schon ab 5 %). Verbrennungen über 50 % Flächenausdehnung werden nur selten überlebt.

Die *Neunerregel* (Abb. 4.**1**) ist zur Schätzung der geschädigten Hautoberfläche hilfreich. Sie gilt jedoch nur für Erwachsene! Bei Kindern (insbesondere Säuglingen) sind die Oberflächenverhältnisse anders, so ist z. B. der Kopf relativ größer als beim Erwachsenen.

Zur Abschätzung kleinerer Verbrennungswunden kann man sich, unabhängig vom Alter des Verletzten, an der Handtellergröße orientieren.

Merke: Der Handteller des Verletzten entspricht etwa 1 % seiner Körperoberfläche.

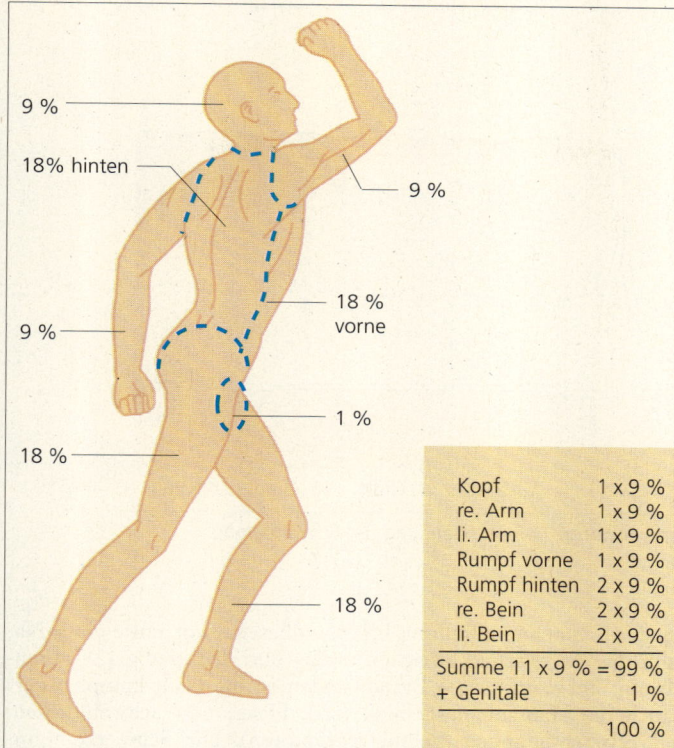

9 %

18% hinten

9 %

9 %

18 %

18 % vorne

1 %

18 %

Kopf	1 x 9 %
re. Arm	1 x 9 %
li. Arm	1 x 9 %
Rumpf vorne	1 x 9 %
Rumpf hinten	2 x 9 %
re. Bein	2 x 9 %
li. Bein	2 x 9 %
Summe 11 x 9 % = 99 %	
+ Genitale	1 %
	100 %

Abb. 4.**1 Neunerregel.** Die Aufteilung der Körperoberfläche in 11 Bezirke à 9 % erleichtert die Schätzung der Flächenausdehnung bei thermischen Schäden

Tiefenausdehnung. Je tiefer die Hitzeschädigung in das Gewebe eingedrungen ist, desto schwerwiegender sind die Folgen für den Verletzten.

Die Einteilung thermischer Verletzungen nach ihrer Tiefenausdehnung erfolgt üblicherweise in *drei Schweregrade* (Abb. 4.2 und Tab. 4.1). Die Zuordnung erfolgt nach dem makroskopischen Bild:
1. Grad: Rötung,
2. Grad: Blasenbildung,
3. Grad: Nekrose.

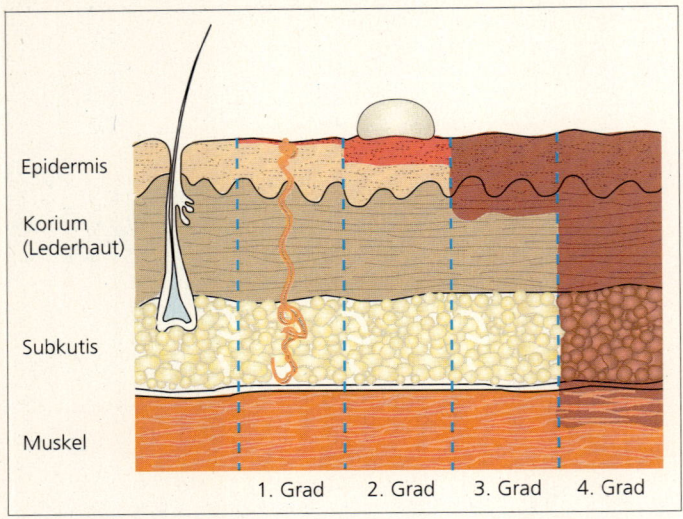

Abb. 4.**2** **Verbrennung.** Tiefenausdehnung der Schweregrade

Die Prüfung der Schmerzempfindung im Wundbereich mit Hilfe einer Nadelspitze kann die Abgrenzung zwischen zweit- und drittgradiger Verbrennung erleichtern. Bei *drittgradigen* Brandwunden ist die Haut komplett zerstört, also auch die Hautanhangsgebilde (z.B. Haare und Schweißdrüsen) sowie feine Nervenendigungen (Schmerzrezeptoren). Die Schmerzempfindung ist also aufgehoben. Bei *zweitgradigen* Verbrennungen sind Hautanhangsgebilde und Schmerzrezeptoren in ausreichender Zahl erhalten, so daß bei Berührung der Wunde Schmerzen angegeben werden.

Die drei Schweregrade treten häufig kombiniert auf und gehen fließend ineinander über. Schwere drittgradige Verbrennungen (Verkohlung der Haut und Unterhaut einschließlich Faszien und Muskeln) werden gelegentlich als viertgradige Verbrennungen bezeichnet.

Alter des Brandverletzten. Die besten Überlebenschancen haben Erwachsene mittleren Alters (20–40 Jahre). Besonders gefährdet sind Kinder unter 3 Jahren und ältere Menschen über 60 Jahre.

Als *Faustregel* gilt für Erwachsene: Ergibt die Summe aus verbrannter Fläche (%) und Alter des Verletzten (Jahre) einen Wert unter 50, so ist die Prognose günstig. Bei einer Summe von 50 bis 100 ist die Prognose zweifelhaft, über 100 schlecht.
Beispiel: 30%ige Verbrennung, Alter 40 Jahre.
Summe (30 + 40) = 70. Prognose zweifelhaft.

Klinik

Ist die Verbrennung auf ein kleines Areal beschränkt, so ist der Allgemeinzustand nicht wesentlich beeinträchtigt. Die Brandwunde stellt dann lediglich lokale Wundheilprobleme. Ab einer Wundausdehnung von ca. 10% (bei Kindern 5%) können bereits schwerwiegende Schädigungen des Gesamtorganismus auftreten, die man als *Verbrennungskrankheit* bezeichnet.

Verbrennungskrankheit

Das klinische Bild läßt sich in drei zeitlich nacheinander ablaufende Phasen (Tab. 4.2) untergliedern, wobei diese fließend ineinander übergehen und im Einzelfall mehr oder weniger typisch ausgeprägt sein können.

1. Phase (Schockphase oder Exsudationsphase, 1.–3. Tag)

In den ersten Stunden nach dem Hitzetrauma verliert der Patient erhebliche Mengen an Flüssigkeit, Elektrolyten und Eiweiß. Dieser Verlust erfolgt teils über die ausgedehnten Wundflächen nach außen (Wundsekretion, Verdunstung), teils über die geschädig-

Tabelle 4.**1** **Verbrennungswunden.** Charakteristika und Therapie der 3 Schweregrade

	1. Grad	2. Grad	3. Grad
Aussehen	**Rötung**	**Blasen**	**Nekrose** (braunschwarzer Schorf)
Hautanhangsgebilde	erhalten	teilweise erhalten	zerstört
Schmerzempfindlichkeit (Nadelstichprobe)	sehr schmerzhaft	schmerzhaft	kein Schmerz (Analgesie)
Therapie	– kalt spülen – Verband	– kalt spülen – Blasen abtragen – Verband	– kalt spülen (danach alternativ oder kombiniert): – Verband – Trockenbehandlung – operative Nekrolyse
Heilungsdauer	1 Woche (Spontanheilung)	~ 2 Wochen	über 2 Wochen (Spezialbehandlung)
Narbenbildung	keine	gering	ausgedehnt (Schrumpfung oder Keloid)

Tabelle 4.**2 Verbrennungskrankheit.** Klinisches Bild

Schockphase (1. Phase)	Intoxikationsphase (2. Phase)	Reparationsphase (3. Phase)
– Hypovolämie	– Hypervolämie	– Wundinfekte
– Ödembildung (Hirnödem!)	– Ödemrückstrom (Herzbelastung!)	– Begleitinfekte (Pneumonie, Sepsis)
– Schock (Volumenmangel!)	– Toxineinschwemmung (evtl. toxischer Schock!)	– Narbenkomplikationen (Strangulation, Kontrakturen, Keloidbildung)
– Oligurie (Schockniere!)	– Polyurie (evtl. toxisches Nierenversagen)	
– Mikrozirkulationsstörung und Azidose	– toxische Schädigung fast aller Organsysteme	
– Streßbelastung (Katecholamine)	– Streßbelastung	
	– massiver Kalorienverbrauch (Katabolie)	

ten Blutgefäße nach innen (Ödementwicklung, besonders in Unterhautgewebe und parenchymatösen Organen). Folge ist eine Reduktion des Kreislaufvolumens (*Hypovolämie*) mit der Gefahr eines *lebensbedrohlichen Schocks*. Der Flüssigkeitsverlust am 1. Tag nach dem Hitzetrauma kann bei ausgedehnten Brandwunden bis zu 10 l betragen!

Die Niere ist in dieser Frühphase der Verbrennungskrankheit durch Kreislaufdepression und Verbrennungstoxine besonders gefährdet. Eine Abnahme der Urinproduktion unter 400 ml täglich (Oligurie) ist Zeichen des drohenden Nierenversagens (*Schockniere*).

Der Flüssigkeits- und Eiweißverlust (besonders von Albuminen) in das interstitielle Gewebe führt zur *Ödembildung*. Besonders empfindlich auf die Schwellung reagiert das Gehirn, weil es sich in der knöchernen Schädelkapsel nicht ausdehnen kann. Symptome sind Kopfschmerz, Brechreiz und Bewußtseinseintrübung. Das Blut wird visköser (Bluteindickung, Anstieg des Hämatokrits), weil Wasser und Elektrolyte über die toxisch geschädigten Kapillarwände in das Gewebe abfließen. Hieraus resultieren *Störungen der Mikrozirkulation* mit Thrombenbildung und Beeinträchtigung des Gasaustausches. Die Folge ist eine *Gewebsazidose* (CO_2-Überschuß).

Als Zeichen der *hormonellen Gegenregulation* bei beginnender Schocksymptomatik findet sich ein maximaler Anstieg der Nebennierenmarkhormone (sog. Streßhormone) im Blut (Katecholamine, z. B. Adrenalin und Noradrenalin). Diese stimulieren Herz, Kreislauf und diverse Stoffwechselvorgänge. Der Organismus verbraucht unter einer solchen maximalen Streßsituation, wie sie die Verbrennungskrankheit darstellt, täglich bis zu 5000 kcal.

2. Phase (Intoxikationsphase, ab ca. 3. Tag bis zu 2 Wochen)

Durch die Hitzeschädigung des Gewebes entstehen verschiedene Giftstoffe, sog. *Verbrennungstoxine* (Eiweißzerfallsprodukte). Diese werden in die Blutbahn eingeschwemmt und können fast alle Organsysteme schädigen. Vorwiegend betroffen sind Niere (Urämie), Leber (Stoffwechselzusammenbruch) und die roten Blutzellen (Hämolyse, Anämie).

Stabilisiert sich der Organismus in dieser Phase, so werden die Gewebsödeme in den intravasalen Raum rückresorbiert. Im Gegensatz zu der anfänglichen Schockphase mit Hypovolämie findet sich dann eine vermehrte Kreislauffüllung (*Hypervolämie*). Bei intakter Nierenfunktion steigt die Urinproduktion jetzt auf mehrere Liter pro Tag an (polyurische Phase der Verbrennungskrankheit). Bei anhaltend hohem Energieverbrauch mit Eiweißverlust über die Wunden besteht eine *katabole Stoffwechsellage* (Energiedefizit) mit negativer Stickstoffbilanz.

3. Phase (Reparationsphase, Phase der Wundkomplikationen, ab 2.–3. Woche)

Bei Erleben dieser Phase sind die akuten Gefahren für den Kreislauf beherrscht. Das klinische Bild wird bestimmt durch *Sekundärinfektionen* der großflächigen Brandwunden sowie *Begleitinfektionen* anderer Organe, insbesondere der Lunge (Pneumonie). Häufig entwickelt sich eine Sepsis.

Als Folge des mehrwöchigen Dauerstresses für den Organismus sind Magengeschwüre („*Streßulkus*") mit ihren schwerwiegenden Komplikationen (Blutung, Perforation) nicht selten. Durch toxinbedingte Schädigung kann sich auch noch in dieser Phase ein Nierenversagen entwickeln.

Nach Überstehen der akuten vitalen Bedrohungen im Rahmen der Verbrennungskrankheit stellen ausgedehnte *Narbenbildungen* oft große funktionelle und psychische Probleme dar.

Narben nach Brandwunden neigen zu starker Schrumpfung. Mögliche Folge sind Gelenkkontrakturen und Druckschäden an Blutgefäßen und Nerven. Wegen der oft ausgedehnten Keloidbildung sind Verbrennungsnarben kosmetisch besonders entstellend.

Therapie kleinflächiger Verbrennungswunden

Die Wunde wird von Kleidung, Schmutz und Verbrennungsrückständen mit Wasser und einem einfachen Detergens oder einer milden Seife gereinigt. Dann folgt als erste Maßnahme eine *Kaltwasserspülung* des Wundbereiches über ca. 15 Minuten. Hierzu kann Leitungswasser verwendet werden, wobei die verletzte Extremität in eine Schale gehalten wird. Ausgedehntere Wundflächen werden mit nassen Tüchern oder Kompressen bedeckt. Die Kaltwasserbehandlung wirkt schmerzlindernd und stoppt den sog. „Nachbrand" in der Wunde.

Niemals Puder, Öle oder ungeeignete Salben auf die Brandwunde auftragen!

Nach Kaltwasserspülung ist bei *erstgradigen* Verbrennungen ein Salbenverband für einige Tage ausreichend. Geeignete Salben sind z. B. Aristamid, Flammazine, Bepanthen, PVP-Jod (Betaisodonna, Braunol). Statt der Salbe oder mit ihr kombiniert können auch spezielle entzündungshemmende und granulationsfördernde Gazen zwischen Haut und Verbandmaterial aufgelegt werden (z. B. Branolind).

Bei *zweitgradigen* Verbrennungen werden die Brandblasen eröffnet und abgetragen. Lose Hautfetzen werden entfernt (sterile Schere, Handschuhe, Mundschutz). Danach wird ein Verband wie bei erstgradigen Brandwunden angelegt. Dieser ist bis zur Abheilung (ca. 14 Tage) täglich zu wechseln. Zweitgradige Verbrennungen hinterlassen keine oder nur geringe Narbenbildung.

Kleine *drittgradige* Verbrennungen werden bei ambulanter Behandlung gleichermaßen versorgt (Kaltwasserspülung, Verband mit spezieller Salbe oder Gaze). Wegen der oft ausgedehnten Narbenbildung mit Hautschrumpfung sind später gelegentlich operative Korrekturen notwendig. Bei umschriebener Nekrose kann auch frühzeitig eine Exzision des verkohlten Bezirkes erfolgen.

Die Behandlung aller Brandwunden wird ergänzt durch eine Tetanusimmunisierung und die Verabreichung eines Analgetikums bei Schmerzen.

> **Merke:** Alle Brandwunden (auch 1. Grades) verlangen ausreichenden Tetanusimpfschutz!

Therapie großflächiger Verbrennungswunden

Bei Verbrennungspatienten gliedert sich die Behandlung in *lokale Maßnahmen* zur Versorgung der Brandwunden und *Allgemeinmaßnahmen*, die der Verhütung oder Bekämpfung der Verbrennungskrankheit bei ausgedehnteren Wundflächen dienen. Nehmen die Brandwunden mehr als 10 % der Körperoberfläche ein, so ist eine stationäre Behandlung erforderlich (Tab. 4.3).

Tabelle 4.**3 Verbrennungswunden.** Notwendigkeit stationärer Behandlung in Abhängigkeit von der Flächenausdehnung

	Ambulant möglich	Stationär erforderlich	Spezialklinik wünschenswert
Erwachsene	< 10 %	10 – 20 %	> 20 %
Kinder	< 5 %	5 – 10 %	> 10 %

Zentrale Vermittlungsstelle für Schwerbrandverletzte
Tel. 0 40/2 48 28-837 oder -838; (24-Std.-Dienst)

Die *geschlossene* Wundbehandlung (Verband mit Salbe oder Gaze) ist nur bei kleinen Verbrennungswunden angezeigt. Bei großflächigen Verbrennungen wird heute weltweit das Konzept der *offenen* Wundbehandlung in Kombination mit der *Frühexzision* befürwortet.

Offene Wundbehandlung (*Gerbungsbehandlung* oder „*Freiluftbehandlung*"). Der betroffene Körperabschnitt ist hochgelagert und ohne Verband der Luft ausgesetzt. Dadurch wird die Bildung feuchter Kammern vermieden. Bakterielle Wundentzündungen, Schmierinfektionen und Hautmazerationen werden seltener beobachtet als bei der Behandlung mit Verbänden.

Nach Entnahme eines bakteriellen Abstriches wird die *Wundfläche mit PVP-Jod benetzt.* Anfangs muß die Lösung alle 4–6 Stunden aufgetragen werden. Das PVP-Jod wirkt desinfizierend und trocknet die verbrannten Hautschichten im Sinne einer „Gerbung" aus. Nach 2–3 Wochen werden die oberflächlichen, von PVP-Jod durchdrungenen Hautschichten abgezogen (Débridement). Bei tiefen Nekrosen ist dazu eine Kurznarkose erforderlich. Die Hände müssen von der Gerbungsbehandlung ausgespart werden, weil die Fingerbeweglichkeit durch den Gerbungsschorf behindert würde.

Frühexzision. Bei drittgradig verbrannten („verkohlten") Bezirken ist die Frühexzision innerhalb von 3 Tagen die Methode der Wahl. Die Produktion von Verbrennungstoxinen wird so gemindert und die Überlebenschance gesteigert. Bei größeren Defekten ist eine plastische Deckung mit Hauttransplantat erforderlich. Man bevorzugt körpereigene Meshgraft-Lappen (Kapitel 7, S. 162). Eine vorübergehende Deckung ist auch mit Schweinehaut oder Leichenhaut möglich. Das Fremdmaterial wird in diesen Fällen später durch körpereigene Hauttransplantate ausgetauscht.

Da der Patient bei der Gerbungsbehandlung weitgehend entkleidet ist, sollte die Raumtemperatur möglichst 32 °C betragen (Luftfeuchtigkeit 72 %). Wegen der Infektionsgefahr durch die großen Wundflächen ist eine Isolierung in einem Einzelzimmer anzustreben. Dieses darf nur mit Schutzkleidung betreten werden (Kittel, Kopfhaube, Mundschutz).

Großflächige Verbrennungen können mit steriler Alufulie (Metalline) locker abgedeckt werden. Die auf eine Mullschicht aufgedampfte Aluminiumschicht verhindert das Verkleben mit der Wundoberfläche und beugt einer stärkeren Auskühlung durch Wärmeabstrahlung vor. Für Wundsekrete ist die Aluschicht durchlässig, so daß diese in die äußere Mullschicht abfließen können. Erhält der Patient zusätzlich eine Bettdecke, so ist diese auf eine Reifenbahre (Bettbogen oder „Bahnhof") zu lagern, damit der Bezug nicht direkt auf den Wunden aufliegt.

Therapie der Verbrennungskrankheit

Ausgedehnte Brandwunden (ab ca. 10–20%) können schwerwiegende, eventuell lebensbedrohliche Allgemeinsymptome hervorrufen. Neben den geschilderten Lokalmaßnahmen ist deshalb eine zusätzliche Behandlung erforderlich. Diese erfolgt auf der Intensivstation bzw. in einer Spezialklinik. Neben den für alle Intensivpatienten üblichen Überwachungs- und Behandlungsrichtlinien hat die Therapie der Verbrennungskrankheit folgende Schwerpunkte:

Volumenersatz. Kurz nach dem Verbrennungsunfall stellt der Kreislaufschock (Volumenmangel) die Hauptgefahr dar. Der Flüssigkeitsbedarf wird durch Infusion abgedeckt, wobei in den ersten 24 Stunden *nur Elektrolytlösungen* (z.B. Ringer-Lösung) verabreicht werden. Kolloidlösungen und eiweißhaltige Präparate (wie Humanalbumin) sind am 1. Tag *nicht* geeignet, weil sie bei der immer vorhandenen Permeabilitätsstörung der Kapillaren die Ödembildung verstärken.

Das benötigte Volumen ist am 1. Tag am größten und kann entsprechend den Verlusten durch Sekretion und Verdunstung bei ausgedehnten Wundflächen bis zu 10 l in den ersten 24 Stunden erreichen. Zur Abschätzung der benötigten Infusionsmenge stehen dem Arzt verschiedene Formeln zur Verfügung. Diese berücksichtigen das Körpergewicht und die Flächenausdehnung der Brandwunden. Von der für die ersten 24 Stunden errechneten Menge wird die Hälfte innerhalb der ersten 8 Stunden verabreicht. Der Infusionsplan orientiert sich dabei u.a. an Puls, Blutdruck, Urinausscheidung, zentralvenösem Druck und dem Körpergewicht (Bettwaage!).

Die gelegentlich noch empfohlene notfallmäßige *orale* Flüssigkeitszufuhr in den ersten Stunden nach einer schweren Verbrennung mit *Haldane-Lösung* ist für die Verhältnisse in der BRD *nicht mehr angemessen*. Es muß jedoch schon am Unfallort mit einer ausreichenden *intravenösen* Volumensubstitution begonnen werden (Schockprophylaxe!).

Merke: Schwerverletzte Patienten bleiben grundsätzlich nüchtern!

Kalorienzufuhr. Während der Schockphase ist die Volumenzufuhr vorrangig; hochkalorische Lösungen haben hier keinen Stellenwert. Die Energiebilanzierung beginnt also erst ab dem 2.–3. Tag, wenn der Kreislaufschock beherrscht ist.

Die Verbrennungskrankheit stellt eine maximale Stoffwechselbelastung dar. Der Kranke benötigt täglich bis zu 5000 kcal (ca. 20 000 kJ). Die Kalorienzufuhr soll möglichst *enteral* über eine endoskopisch gelegte Jejunum-Ernährungssonde erfolgen. Trotz der erheblichen Eiweißverluste über die Wundflächen erholt sich der Eiweißspiegel bei ausreichender Energiezufuhr innerhalb von ca. 10 Tagen.

Analgetika. Bei Schmerzen sollten Analgetika großzügig verabreicht werden (Morphinderivate), beim schockgefährdeten Patienten grundsätzlich intravenös.

Antibiotika. Bei ausgedehnten tiefen Verbrennungen sollte sofort nach Klinikeintritt ein bakteriologischer Abstrich von der Brandwunde sowie dem Rachen des Patienten entnommen werden. Eine primäre (prophylaktische) antibiotische Behandlung erfolgt im allgemeinen nicht. Entwickeln sich Infektionszeichen (Wundinfekt, Pneumonie), so werden die Antibiotika entsprechend dem dann vorliegenden bakteriologischen Testergebnis (dauert 48 Stunden) gezielt verabreicht.

Therapie des Inhalationstraumas. Die Schädigung der Atmungsorgane durch Hitze und Gifte (= Inhalationstrauma) stellt heute die Haupttodesursache nach schweren Verbrennungen dar. Zur Erfassung des Ausmaßes sind eine initiale Bronchoskopie und die Bestimmung der Blutgase (Astrup) angezeigt. Die Behandlung erfolgt symptomatisch-physikalisch (Bronchialtoilette, Physiotherapie) und mit Kortikoid-Aerosol. In schweren Fällen künstliche Beatmung mit Überdruck (PEEP).

Physiotherapie. Wie bei allen schwerkranken Patienten ist eine ausreichende Atemgymnastik von größter Bedeutung. Dadurch kann die bei bettlägerigen Patienten immer drohende Pneumonie oft verhindert werden. Soweit die Wundverhältnisse es zulassen, sollten alle Gelenke täglich durchbewegt werden, um Kontrakturen und thromboembolischen Komplikationen vorzubeugen. Darf eine Extremität (wegen der Wunden) nicht bewegt werden, so können isometrische Übungen einer Muskelabmagerung (Atrophie) entgegenwirken.

Psychische Betreuung. Bei Intensivpatienten stellt die psychische Führung durch Arzt und Pflegepersonal weitaus größere Probleme als auf sog. „Normalstationen". Der von Apparaten umgebene Patient braucht Bezugspersonen, denen er sich mitteilen kann und die ihm die verschiedenen Behandlungsmaßnahmen erläutern.

Pflegeschwerpunkte bei Verbrennungskrankheit

Umfang und Intensität der pflegerischen Maßnahmen bei Patienten mit Brandverletzung ergeben sich aus Tiefen- und Flächenausdehnung der verbrannten Körperbezirke sowie dem individuellen Verlauf der Phasen der Verbrennungskrankheit. Der schwerbrandverletzte Patient stellt hohe Anforderungen an das pflegerische Können, da die Auswirkungen des Verbrennungstraumas Intensivpflegemaßnahmen erforderlich machen.

Unterbringung von Schwerbrandverletzten. Die verlorengegangene Schutzfunktion der Haut ermöglicht es Infektionskeimen, ungehindert in den Organismus einzudringen, was durch die herabgesetzte Infektionsabwehr begünstigt wird. Eine daraus folgende Lokal- und Allgemeininfektion kann somit zu einer lebensbedrohlichen Komplikation werden. Konsequenz ist deshalb die *Isolation des Patienten zur Infektionsprophylaxe,* wobei alle Grundsätze der Umkehrisolation angewendet werden müssen.

Da viele Kliniken über keine Räumlichkeiten wie Spezialeinheiten für Schwerbrandverletzte verfügen, muß im Bedarfsfall ein Zimmer entsprechend eingerichtet werden.

Hierzu wird ein *Einzelzimmer* frisch desinfiziert. Alle notwendigen Arbeitsmittel sind ebenso desinfiziert (soweit möglich sterilisiert) im Zimmer aufzubewahren, wobei die Standardausrüstung nicht mehr als den Tagesbedarf umfassen sollte. Persönliche Gegenstände des Patienten sind erlaubt. Sie sind jedoch auf ein Minimum zu reduzieren und sollen möglichst desinfiziert oder sterilisiert sein. Dies gilt insbesondere für Gegenstände, die mit dem Patienten direkt in Kontakt kommen.

Der Raum darf nur mit *sterilem Kittel* sowie Kopfhaube, Mundschutz und Überschuhen betreten werden. Bei allen Tätigkeiten am Verletzten sind sterile Handschuhe anzulegen. Diese Regelungen gelten für alle Personen, auch für Besucher.

Bei offener Wundbehandlung ist auf eine *Raumtemperatur von ca. 32°C* zu achten, die durch Aufstellen zusätzlicher Heizkörper, oder über entsprechende Einstellung von Heiztemperatur bzw. über die Klimaanlage erreicht wird. Die erhöhte Zimmertemperatur verhindert ein Auskühlen des Kranken. Der zusätzliche Energieverlust durch Wärmeabgabe an die Umgebung, der ebenfalls auf den Verlust der Schutzmechanismen der Haut zurückzuführen ist, wird somit in Grenzen gehalten.

Aus demselben Grund ist eine *Luftfeuchtigkeit von etwa 72%* angezeigt. Sofern eine Steuerung über die Klimaanlage nicht möglich ist, ist das Betreiben von Verneblern (tägliche Desinfektion) oder das Aufstellen von Verdunstungsgefäßen notwendig.

Der Flüssigkeitsbedarf des unter diesen Bedingungen arbeitenden Personals (erhöhte Raumtemperatur und -luftfeuchtigkeit, Schutzkleidung) ist gesteigert, welchem durch die Bereitstellung von Getränken Rechnung getragen werden muß.

Der *Infektionskontrolle* dienen Abstriche, die in regelmäßigen Abständen vorzunehmen sind. Hierzu zählen Rachenabstriche beim Personal und Umgebungssowie Wundabstriche vom Patienten.

Beobachtungsmaßnahmen. Während der Früh- und Spätphase stehen engmaschige Kontrollen von Kreislaufparametern wie *Puls, Blutdruck* und *zentralem Venendruck* (ZVD) im Vordergrund. Ebenso ist eine exakte Flüssigkeitsbilanzierung sowie die Kontrolle von Laborwerten in häufigeren Abständen erforderlich.

Lagerung. Die offene Wundbehandlung stellt besondere Anforderungen an die Ausrüstung des Patientenbettes.

Sterile Schaumstoffauflagen, die mindestens 1mal täglich erneuert werden, dienen der Druckentlastung zur Dekubitusprophylaxe. Sie werden auch zum Aufsaugen von Wundexsudat eingesetzt. Metallineauflagen verhindern ein Verkleben der verbrannten Körperstellen mit der Bettwäsche.

Ein Lagerungswechsel ist während der Frühphase in 4stündlichem Turnus angebracht. Prinzipiell sind dabei folgende Regeln zu berücksichtigen:

❖ Hochlagerung der Extremitäten zwecks Ödemminderung und zur Verbesserung des venösen Rückstromes (*Thromboseprophylaxe*).

❖ Weichlagerung besonders druckgefährdeter Körperbezirke (*Dekubitusprophylaxe*).

❖ Lagerung von Gelenken in physiologischer Mittelstellung (*Kontrakturenprophylaxe*), da durch beträchtliche Schmerzen und Gewebetrauma Extremitäten in unphysiologischer Position gehalten werden.

❖ Fixierung der Arme auf Spezialschienen mit Schalengriff.

Wundbehandlung. Oberstes Ziel der Wundbehandlung ist, die Wundflächen keimarm zu halten und einer hypertrophen Narbenbildung vorzubeugen. Je nach Behandlungszentrum gibt es unterschiedliche Wundbehandlungsschemata, die konsequent durchgeführt werden müssen.

Geschlossene Wundbehandlung. Hier wird in 1- bis 2tägigen Abständen ein Verbandswechsel ausgeführt. Nekrosen der verbrannten Hautflächen werden abgetragen, die Wundgebiete mit antiseptischen Mitteln behandelt. Verklebungen der Wunden mit den Verbandstoffen werden durch die Verwendung von Salbenkompressen in Kombination mit antiseptischen Salben weitgehend vermieden. Bei übermäßiger Absonderung von Wundexsudat muß beim Anlegen des neuen Verbandes zusätzlich an saugfähiges Material, wie beispielsweise Polsterwatte, gedacht werden.

Beim geschlossenen Behandlungsverfahren hat es sich als günstig erwiesen, wenn nach erfolgter Wundbehandlung an den Extremitäten dem Patienten an den Armen ein Goretex-Handschuh bzw. an den Beinen ein -Füßling übergezogen wird.

Offene Wundbehandlung. Bei dieser Behandlungsform hat es sich bewährt, etwa bis zum 4. Tag in kurzen Abständen (ca. 4- bis 6stündlich) die Verbrennungsbezirke mit einer antiseptischen Salbe (z. B. Polyvidon-Jod-Präparate, Flammazine usw.) zu behandeln. Vor Einsetzen der ersten Wundbehandlung ist ein Wundabstrich durchzuführen. Die Körperhaare müssen eventuell entfernt werden. Ab dem 4. posttraumatischen Tag können die Behandlungsintervalle ausgedehnt werden.

Für die Wundreinigung wirken sich Duschbäder günstig aus, die frühestens ab dem 10. posttraumatischen Tag vorgenommen werden. Vollbäder sind zu unterlassen (Analflora des Patienten!).

Generell gilt zu bedenken, daß alle Maßnahmen zur Wundbehandlung für den Patienten sehr schmerzhaft sein kön-nen. Deshalb ist vor der Wundbehandlung ein Analgetikum zu applizieren.

Hauttransplantationen. Werden Hauttransplantationen durchgeführt, so müssen die Transplantate in den ersten 24 Stunden regelmäßig feucht gehalten werden (z. B. mit physiologischer Kochsalzlösung). Die Körperbezirke, die mit Transplantaten abgedeckt wurden, bedürfen zur ungehinderten Heilung einer Ruhigstellung, welche bei der Lagerung und Mobilisation des Patienten berücksichtigt werden muß.

Bei geschlossener Wundbehandlung nach Hauttransplantation werden Verbände so lange wie möglich belassen, damit das Anwachsen der Transplantate durch lokale Manipulationen nicht gefährdet wird. Bei übermäßiger Wundsezernierung wird in den ersten Tagen nach der Transplantation lediglich das Polstermaterial unter aseptischen Bedingungen ausgewechselt.

Prophylaxen. Auf die Maßnahmen zur *Dekubitusprophylaxe* wurde bereits bei der Lagerung hingewiesen.

Kontrakturenprophylaxe. Besondere Bedeutung kommt der Kontrakturenprophylaxe zu. Kontrakturen entstehen beim Patienten mit Verbrennungstrauma durch Narbenschrumpfung, die die Bewegungsfähigkeit in den Gelenken behindert. Schmerzen bedingen eine zusätzliche Bewegungsarmut.

Die Physiotherapie mit aktiven und passiven Bewegungsübungen spielt hier eine übergeordnete Rolle. Sie wird durch geeignete Lagerungsmethoden seitens des Pflegepersonals unterstützt.

Narbenhypertrophieprophylaxe. Es sollte frühzeitig damit begonnen werden, durch Kompressionsverbände der hypertrophen Narbenbildung (Keloid) entgegenzuwirken. So übt beispielsweise die Jobst-Bandage (Individualanfertigung) einen kontinuierlichen Druck auf die Hautareale aus, so daß die übermäßige Narbenbildung ausbleibt. Diese prophylaktische Maßnahme kann erst dann erfolgen, wenn eine offene Wundbehandlung nicht mehr indiziert ist.

Sobald das Stadium der Wundbehandlung abgeschlossen ist, wird die Haut mit fetthaltigen Pflegesubstanzen geschmeidig gehalten.

Psychische Begleitung. Patienten mit ausgedehnten, schweren Verbrennungen erleiden nicht nur ein physisches Trauma. Sie sind auch psychisch, durch Unfallhergang, intensives Schmerzerlebnis, diverse Ängste (z. B. vor Entstellung), langwierigen Krankenhausaufenthalt und soziale Isolation traumatisiert. Dies führt zu unterschiedlichen Konsequenzen, die durch entsprechendes Verhalten des Personals bedacht werden sollen.

Nach Möglichkeit sollen die Pflegepersonen nicht allzu häufig gewechselt werden, sondern für den Patienten über längere Zeit Bezugspersonen bleiben.

Angehörige müssen auf die erste Begegnung mit dem Schwerstverbrannten behutsam vorbereitet werden.

Erfrierung   selten

▷ Die Gewebsschädigung durch Kälte kann sich auf umschriebene Körperbezirke beschränken (*örtliche Erfrierung*) oder den gesamten Organismus betreffen (*allgemeine Unterkühlung*).

Prognostische Faktoren

Für die Überlebenswahrscheinlichkeit ist das Ausmaß der Abkühlung (Körperkerntemperatur) entscheidend. Bei 27 °C sind alle sichtbaren Lebenszeichen erloschen (Scheintod). Abkühlungen bis auf 20 °C wurden unter günstigen Voraussetzungen überlebt.

Wasser hat eine 23mal größere Wärmeleitfähigkeit als Luft. Der Körper kühlt im Wasser also wesentlich schneller aus. Nach 1stündigem Aufenthalt in 0 °C kaltem Wasser beträgt die Überlebenswahrscheinlichkeit bei optimaler Behandlung ca. 50 %. In der Luft wird die Auskühlung durch feuchte Kleidung und Wind beschleunigt.

Der Heilungsverlauf örtlicher Erfrierungsschäden wird (wie bei Brandwunden) weitgehend von der Tiefenausdehnung bestimmt. Man unterscheidet *drei Schweregrade*, wobei die Einteilung entsprechend den Verbrennungswunden vorgenommen wurde. Das endgültige Ausmaß eines lokalen Kälteschadens kann erst nach 4–6 Tagen festgestellt werden!

Erfrierung 1. Grades. *Rötung:* Es handelt sich um eine oberflächliche Schädigung, die sich immer folgenlos zurückbildet. Anfangs ist die Haut blaß und geschwollen. Später färbt sie sich blaurot. Die Bereiche sind nach anfänglicher Gefühlsminderung äußerst schmerzhaft.

Erfrierung 2. Grades. *Blasenbildung:* Auch hier ist nur die Haut geschädigt. Durch Plasmaaustritt bilden sich Hautblasen, schmerzhafte Frostbeulen und Ulzerationen. Die Schmerzsensibilität im Wundbereich ist erhalten.

Erfrierung 3. Grades. *Nekrose:* Die gesamte Haut und darunterliegende Weichteilschichten sind durch die lange Minderdurchblutung (O_2-Mangel)

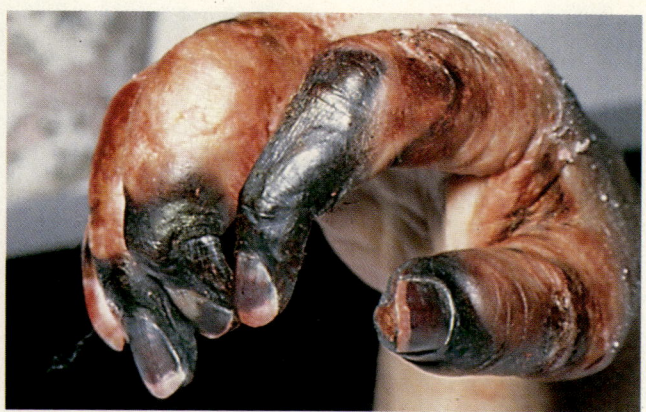

Abb. 4.**3** **Erfrierung 3. Grades.** Teilamputation der Finger erforderlich

irreversibel geschädigt. Das Gewebe stirbt ab und färbt sich schwarzblau (Abb. 4.3). Die nekrotischen Bereiche sind nicht schmerzempfindlich.

Klinik

Örtliche Erfrierungen treten besonders an den *Akren* (Körperspitzen) auf. Diese sind der Kälte bei relativ großer Oberfläche besonders schutzlos ausgesetzt. Typische Lokalisationen sind also: Zehen, Finger, Nasenspitze, Ohrläppchen.

Bei Kälteeinwirkung versucht der Organismus sich vor Auskühlung zu schützen. Die Reduktion der Wärmeabgabe an die Umgebung wird erreicht durch *Verminderung der Blutzufuhr* (Vasokonstriktion = Engstellung der Arterien) in den der Kälte besonders ausgesetzten Körperabschnitten (Haut, Extremitäten). Diese erscheinen dadurch blaß. Die herabgesetzte Durchblutung bedingt eine Sauerstoff-Mangelversorgung mit eingeschränktem Gewebsstoffwechsel. Die Sensibilität in den betroffenen Bereichen ist herabgesetzt (pelziges Gefühl, Kribbeln). Bei rechtzeitiger Aufwärmung kann sich das Gewebe (bei erstgradiger Schädigung) ohne bleibende Folgen erholen. Die Engstellung der Blutgefäße kehrt sich um in eine maximale Weitstellung, wodurch die Körperregion warm und rot wird (*reaktive Hyperämie*). Hält die Kälteeinwirkung länger an, so resultieren bleibende lokale Gewebsschäden.

Droht eine Auskühlung des Gesamtorganismus, so reagiert der Körper mit *vermehrter Wärmeproduktion* (Stoffwechselsteigerung, Muskelzittern). Kann die Körperkerntemperatur durch diese (reflektorischen) Gegenmaßnahmen nicht gehalten werden, kühlt der Organismus ab. Klinische Zeichen sind Schläfrigkeit, Apathie, Nachlassen der Schmerzempfindung und Langsamwerden des Herzschlags (Bradykardie). Die O_2-Versorgung der Gewebe nimmt kontinuierlich ab. Folge ist eine Minimalisierung des gesamten Stoffwechsels, der Körper lebt auf „Sparflamme". Das Bewußtsein schwindet bei etwa 29 °C Körpertemperatur.

Sind alle sichtbaren Lebenszeichen erloschen (bei ca. 27 °C Körperkerntemperatur), so spricht man vom „Scheintod". Die Herzfrequenz ist hierbei extrem verlangsamt, Blutdruck und Atmung sind kaum noch meßbar. Dieser Zustand ähnelt dem „Winterschlaf" mancher Tiere. Bei weiterer Abkühlung tritt Kammerflimmern ein, danach Herzstillstand (Asystolie).

Die Reduktion der Stoffwechselvorgänge bei erniedrigter Körpertemperatur kann man sich bei großen Operationen durch künstliche Abkühlung zunutze machen (*Hypothermie*). Weil der O$_2$-Bedarf in Hypothermie verringert ist, können die Organe länger ohne Blutversorgung auskommen als bei normaler Temperatur. Dieser Umstand hat besonders in der Herzchirurgie Bedeutung, wenn die Aorta vorübergehend abgeklemmt werden muß. Bei 37 °C sterben viele Organe ohne O$_2$-Zufuhr (komplette Ischämie) schon nach kurzer Zeit ab, das Gehirn schon nach 3–5 Minuten. Bei Hypothermie verlängern sich die Überlebenszeiten der Organe auf ein Mehrfaches.

Therapie

Vorrangig ist die *langsame* Erwärmung des Körper*kerns!*

Erläuterung: Eine zu rasche Aufwärmung des Gesamtorganismus würde zur Vasodilatation (Gefäßerweiterung) mit der Folge eines Blutdruckabfalls (Wiedererwärmungskollaps, Schock) und eventuell Kammerflimmern führen. Gleichermaßen gefährlich ist die isolierte Erwärmung einer kältegeschädigten Extremität, weil die lokale Temperaturerhöhung den Sauerstoffbedarf des betroffenen Gewebes erhöhen würde. Dieser kann bei noch anhaltender gedrosselter Blutzufuhr (Vasokonstriktion) aber nicht ausreichend gedeckt werden. Das Sauerstoffdefizit des kältegeschädigten Gewebes verstärkt sich also bei zu schneller isolierter Aufwärmung! Eine (periphere) lokale Wärmezufuhr darf also erst erfolgen, wenn die Vasokonstriktion (Ischämie) beseitigt ist.

> **Merke:** Die Aufwärmung eines Patienten mit Erfrierungen erfolgt immer von zentral (Körperkern) nach peripher (Extremitäten)!

Die Aufwärmung hat wegen der Gefahr möglicher Kreislaufkomplikationen unter ärztlicher Kontrolle zu erfolgen. Der Unterkühlte wird mit dem Körperstamm in einer Badewanne in warmes Wasser (30 °C) gelegt. Arme und Beine sind (anfangs) außerhalb des Wassers hochzulagern. So wird vornehmlich der Körperkern aufgewärmt. Die Wassertemperatur kann schrittweise auf ca. 40 °C erhöht werden. Die Aufwärmung der Extremitäten erfolgt bei stabilisierten Kreislaufverhältnissen durch allmähliche Weitstellung der Arterien (Aufhebung der Vasokonstriktion) mit dem Blutstrom von innen. In leichten Fällen werden heiße Getränke verabreicht. Bei schweren Erfrierungen können hypertherme Infusionen (38 °C) eingesetzt werden, eventuell auch eine Herz-Lungen-Maschine zur zentralen Erwärmung bei assistierter Zirkulation.

Zusätzliche Behandlungsmöglichkeiten bestehen in der Gabe durchblutungsfördernder Medikamente (z.B. Complamin, Ronicol, Rheomacrodex, Hydergin) oder einer lokalen Vasodilatation durch Sympathikusblockade

(Leitungsanästhesie). Schwere Unterkühlungen erfordern eine Sauerstoffzufuhr über eine Nasensonde oder durch künstliche Beatmung.

Die *Lokalbehandlung* von Erfrierungsschäden erfolgt durch Salbenverband (z.B. Pernionin, Acrotherm) oder Trockenbehandlung. Hautblasen werden bei Erfrierungen (wegen der eingeschränkten Durchblutung) nicht eröffnet! Drittgradige Erfrierungen an den Extremitäten (häufig an Zehen oder Fingern) erfordern nach Abgrenzung zwischen nekrotischem und ernährtem Gewebe (Demarkation) die Amputation.

▌ Bei allen Erfrierungswunden ist Tetanusimmunisierung erforderlich!

Elektrounfall   selten

▶ Stromverletzungen entstehen durch direkten Kontakt mit elektrischen Leitungen. Der Strom breitet sich immer über den Weg des geringsten (elektrischen) Widerstandes aus. Bei entsprechender Berührung kann er ganz oder teilweise über den menschlichen Körper geleitet werden.

Das Ausmaß einer Stromverletzung wird durch verschiedene Parameter bestimmt:

Isolierung bzw. Leitfähigkeit der Körperoberfläche (schweißnasse Haut hat geringen elektrischen Widerstand; Schuhe schützen!), *Ein- und Austritt* (Kontaktstellen) am Körper, *Stromstärke* (Ampère), *Stromspannung* (Volt), *Stromfrequenz* (Wechselstrom, Gleichstrom), *Einwirkungszeit*.

Klinik

Die wesentlichen Schäden durch elektrischen Strom sind:
* *Hitzeschädigung* der vom Strom durchflossenen Gewebe,
* *Muskelverkrampfungen* (und deren Folgen),
* *Herzrhythmusstörungen*,
* *zentralnervöse* Schäden.

Am Eintritts- und Austrittspunkt des Stromes (Kontaktstellen) entsteht eine besonders große Wärmeentwicklung. Hier können oberflächliche oder auch tiefreichende Hitzeschäden entstehen. Sie werden als *Strommarken* bezeichnet. Diese entsprechen Verbrennungswunden und werden gleichermaßen in drei Schweregrade eingeteilt (s. dort).

Im Körperinneren breitet sich der Strom vorwiegend über die Muskulatur aus, weil diese einen geringen elektrischen Widerstand bietet. Neben Überhitzungsschäden („Verkochung" der Muskulatur) können plötzliche maximale Muskelanspannungen ausgelöst werden. Diese sind manchmal so stark, daß Knochenbrüche oder Gelenkluxationen resultieren, wenn nicht der Muskel oder seine Sehne abreißt.

Am Herzmuskel kann der Strom Kammerflimmern oder sofortigen Herzstillstand (Asystolie) bewirken. Bereits Stromspannungen ab 70 Volt können dadurch tödlich sein (Haushaltsnetz 220 Volt). Auch noch Tage nach dem Elektrounfall können sich schwerwiegende Herzrhythmusstörungen ausbilden.

> **Merke:** Jeder Stromunfall kann durch Beeinträchtigung der Herztätigkeit Lebensgefahr bedeuten!

Therapie

Die Behandlung eines Elektrounfalls besteht aus folgenden Maßnahmen:
- Strom unterbrechen (abschalten).
- Bergung des Verletzten nur bei abgeschaltetem Strom oder ausreichender eigener Isolierung (Selbstschutz).
- Bei Bewußtlosigkeit (Herz-Kreislauf-Stillstand) sofortige Reanimation (Herzmassage und Beatmung).
- EKG-Ableitung über mehrere Tage (Monitor-Kontrolle), bei Herzrhythmusstörungen entsprechende medikamentöse Behandlung oder Defibrilation.
- Lokalbehandlung der Strommarken entsprechend den für Brandwunden geschilderten Richtlinien (Tetanusschutz nicht vergessen).

Verätzung   selten

Verätzungen entstehen durch direkten Kontakt mit Säuren oder Laugen (Basen). Betroffen ist meist die äußere Haut oder, bei oraler Einnahme, die Schleimhaut des oberen Intestinaltraktes. Säuren verursachen durch Eiweißdenaturierung eine *Koagulationsnekrose*; Laugen bei zusätzlicher Ödembildung eine *Kolliquationsnekrose* (Aufquellungsnekrose). Laugenverletzungen dringen deshalb tiefer in das Gewebe ein und sind schwerwiegender als Säureverätzungen.

Klinik

Ätzverletzungen der *Haut* ähneln Brandwunden und werden wie diese in drei Schweregrade eingeteilt. Im leichtesten Fall findet man lediglich eine schmerzhafte Hautrötung mit lokaler Schwellung (Verätzung 1. Grades). Schwere Verätzungen äußern sich in Blasenbildung (2. Grad) oder als Nekrosen (3. Grad, sog. „Ätzschorf").

Bei akzidenteller oder suizidaler *oraler Aufnahme* wird die Schleimhaut des oberen Gastrointestinaltraktes geschädigt. Hier kann es nach Stunden oder Tagen zur Perforation (meist des Magens) kommen. In diesem Fall resultiert eine lebensbedrohliche Peritonitis.

Spätfolgen durch narbige Schrumpfung sind hochgradige Stenosen, meist im Bereich des Ösophagus.

Gelangt die ätzende Flüssigkeit bis in den Dünndarm, können größere Mengen resorbiert werden. Schwerwiegende metabolische Störungen (Verschiebung des Blut-pH) und akutes Nierenversagen sind mögliche Folgen.

Therapie

Wichtigste Maßnahme bei einer *Hautverätzung* ist die sofortige ausgiebige *Spülung mit Wasser.* Danach wird die Verletzung wie eine Brandwunde weiterbehandelt.

Ist das *Auge* betroffen, so wird vom inneren Augenwinkel (Augenlider anheben) mit physiologischer Kochsalzlösung oder Wasser reichlich gespült. Danach ist der Patient einem Augenarzt vorzustellen.

Nach *oraler Aufnahme* kann man eine neutralisierende Flüssigkeit zu trinken geben (bei Säure Milch oder Natriumbikarbonat; bei Laugen Essig oder Zitronensäure). Der Wert dieser Maßnahme ist jedoch umstritten, weil der eigentliche Ätzvorgang schon nach wenigen Minuten weitgehend abgeschlossen ist, so daß die Neutralisierungsversuche zu spät kommen.

Bei Schocksymptomatik erfolgt sofortige Infusionsbehandlung und Intensivüberwachung (Blutbild, Blutgase, Urinausscheidung).

Die Frühendoskopie zur Ermittlung der Schadenausdehnung nach oraler Aufnahme wird derzeit weitgehend befürwortet. Ausgedehnte Schleimhautverätzungen erfordern bei drohender oder bereits erfolgter Perforation operative Maßnahmen (z. B. Ösophagus- oder Magenresektion). Narbige Stenosen (Spätfolge) werden bougiert oder bei unzureichendem Erfolg reseziert.

5. Verbandlehre

Grundlagen

Funktion und Ziel von Verbänden

Verbände werden aus vielerlei Gründen angelegt. Die Auswahl von Verbandtechnik und -material ist abhängig von zugrundeliegender Indikation, gewünschter Funktion und beabsichtigtem Ziel. Es gibt unterschiedliche Einteilungsformen von Verbänden. Zwei Möglichkeiten sollen vorgestellt werden, die funktions- und die mehr zielbetonte Form.

Mit einem Verband wird eine bestimmte Funktion bezweckt. Die drei Hauptfunktionen sind Schutz, Stütze und Kompression. Bei Wunden erfüllt ein Verband primär die *Schutzfunktion*, d. h. daß Wundinfektionserreger von der Wunde ferngehalten werden sollen.

Bei unkomplizierten (= geschlossenen) Frakturen vermag ein Gipsverband *Stützfunktion* zu gewährleisten. Gleichzeitig wird die verletzte Gliedmaße ruhiggestellt, so daß eine Frakturheilung möglich wird.

Blutungen aufgrund leichter Gefäßverletzung können unter anderem durch *Kompression* zum Stillstand gebracht werden. Ein Verband hat in diesem Fall unterstützende Funktion.

Normalerweise will man mit einem Verband nur eine Funktion erreichen, jedoch sind Mischfunktionen ebenso möglich.

Tab. 5.1 faßt die drei Hauptfunktionen von Verbänden und ihre Ziele sowie Anwendungsbeispiele zusammen.

Eine weitere Einteilungsmöglichkeit ist die Unterscheidung in therapeutische und prophylaktische Verbände.

Wird ein Verband als *therapeutische* Maßnahme eingesetzt, soll er einen strörungsfreien Heilungsverlauf gewährleisten. Somit müssen alle den Heilungsprozeß störenden Faktoren, wie beispielsweise Einschnürungen und zu starke Kompression, bereits bei der Anlage ausgeschaltet werden. Stellt der Verband hingegen eine *prophylaktische* Maßnahme dar, so zielt er darauf ab, zu erwartenden Komplikationen vorzubeugen. Als Beispiel sei hier der Kompressionsverband zur Thromboseprophylaxe genannt.

Eine typische Mischform der bereits erwähnten Verbände stellt der sog. *funktionelle Verband* (Tape-Verband) dar. Er ist in der Traumatologie nach Verletzungen des Bänderapparates üblich. Indem Pflasterstreifen in ganz bestimmten Richtungen angebracht werden, wird die Funktionseinheit vom

Tabelle 5.**1** **Hauptfunktionen von Verbänden**

Funktion / Art	Ziel	Verbandstoff (Beispiele)	Indikation (Beispiele)
*Schutz-*Verband	– Schutz vor Infektion – Schutz der Wundumgebung vor Erregerausbreitung – Schutz vor Austrocknung – Befestigung von Wundauflagen	– Kompressen und Pflaster – Wundschnellverband	– Operationswunden – septische Wunden – Hauterkrankungen
*Stütz-*Verband	– Ruhigstellung – Verbesserung der Statik	– Gipsbinden und -schienen – Pflasterbinden – Zinkleimbinden	– Frakturen – Distorsionen
*Kompressions-*Verband	– Verbesserung der Durchblutung – Vermeidung von Ödemen und Ergüssen – Blutstillung	– Idealbinden – Schaumgummibinden – Pflasterbinden	– Thromboseprophylaxe – Blutungen

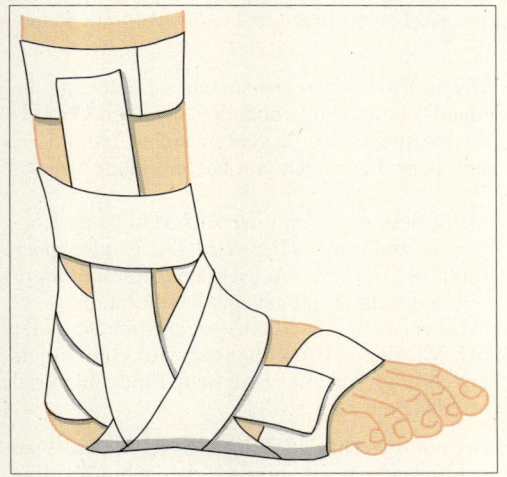

Abb. 5.**1 Funktioneller Verband (Tape-Verband)**

Gelenk- und Bänderapparat sowohl unterstützt als auch entlastet. Bewegungen sind dadurch möglich, eine extreme Beanspruchung wird jedoch vermieden (Abb. 5.**1**).

Grundtechniken

Die Ausführung von Verbänden ist heute insgesamt einfacher geworden, da die Industrie gebrauchsfertiges Einmalmaterial für die unterschiedlichen Anwendungsbereiche in vielfacher Form anbietet.

So wurde unter anderem der herkömmliche Bindenverband teilweise durch die Netz- und Schlauchverbände abgelöst, da diese einfacher und schneller zu handhaben sind. Ihr Einsatz ist jedoch nur begrenzt möglich und erfolgt überwiegend bei Schutzverbänden. Dagegen erfordern Stütz- und Kompressionsverbände immer noch die Kenntnis von Wickeltechniken für den Umgang mit Binden. Darum soll im nachfolgenden auf die Grundformen von Bindenverbänden eingegangen werden. Die Besonderheiten von Gips- und Schienenverbänden werden im Kap. Frakturen angesprochen.

Man unterscheidet bei den Bindenverbänden verschiedene Grundtouren: den *Kreisgang*, den *Schraubengang* (Spiral- oder Serpentinentour) und den *Achtergang* (Schildkröten- und Kornährenverband). Je nach Form des zu verbindenden Körperteiles können diese Bindengänge miteinander kombiniert werden.

Kreisgang. Mit einer Kreistour wird jeder Verband begonnen. Er dient zur Befestigung des Bindenanfanges. Dazu wird die Binde zunächst etwas schräg an das zu verbindende Körperteil angelegt und mit einer Kreistour fixiert. Der entstandene Zipfel wird darüber geschlagen und mit einem weiteren Kreisgang festgewickelt (Abb. 5.**2**).

Schraubengang. Bei dieser Wickelform werden jeweils schraubenförmig die einzelnen Bindentouren übereinander gewickelt, wobei die einzelnen Wickeltouren ca. um die Hälfte die vorausgehenden bedecken sollen (Abb. 5.**3**). Diese Methode findet vorwiegend beim Verbinden von Extremitäten Anwendung.

Der Schraubengang reicht nicht mehr aus, wenn der zu verbindende Körperteil verstärkt in seinem Umfang zunimmt. Hier wird die *Umschlagtour* eingesetzt. Dazu hält man die Binde am mittleren Achsenpunkt fest und kippt den Bindenkopf nach unten, so daß die Binde umgekehrt weitergeführt werden kann. Der Folgeumschlag wird versetzt, jedoch ebenso, entsprechend der mittleren Längsachse, ausgeführt. Mit dieser Umschlagtour wird eine Tütenbildung verhindert, die bei Verwendung von unelastischem Bindenmaterial beim Schraubengang sehr leicht entstehen kann.

Achtergang. Mit dieser Grundtour besteht die Möglichkeit, Gelenke zu überwinden. Charakteristische Wickelform ist hierbei die achterförmige

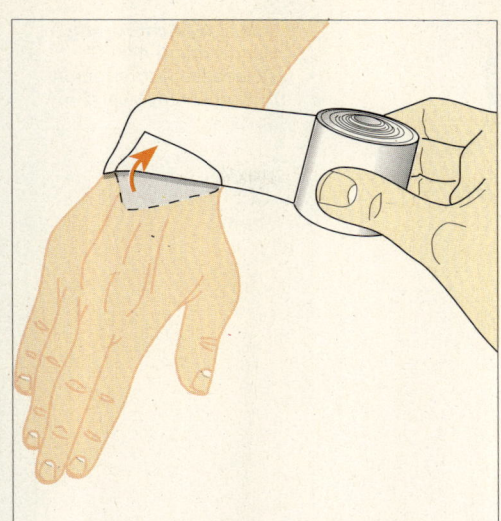

Abb. 5.**2   Kreisgang zur Befestigung des Binden- anfanges**

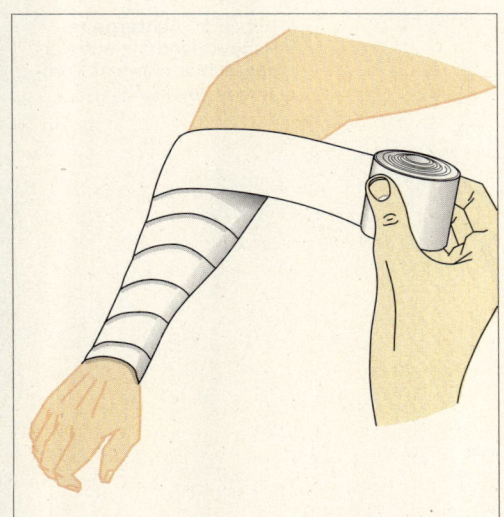

Abb. 5.**3   Schraubengang**

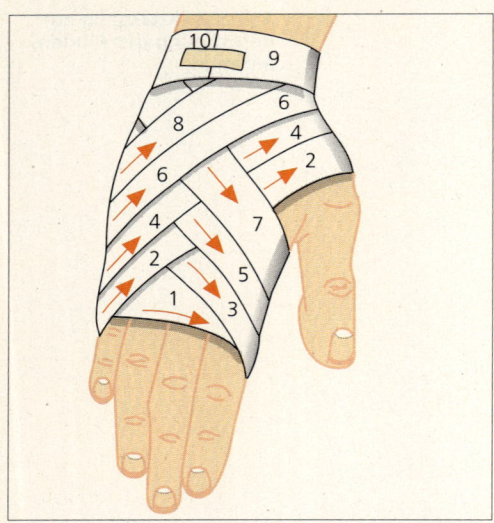

Abb. 5.**4 Achtergang.**
Handverband mit aufsteigenden Achtertouren
(= Kornährenverband =
Spica)

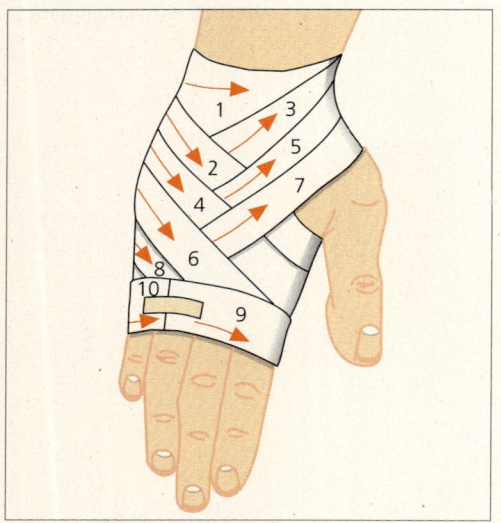

Abb. 5.**5 Achtergang.**
Handverband mit absteigenden Achtertouren (= Kornährenverband = Spica)

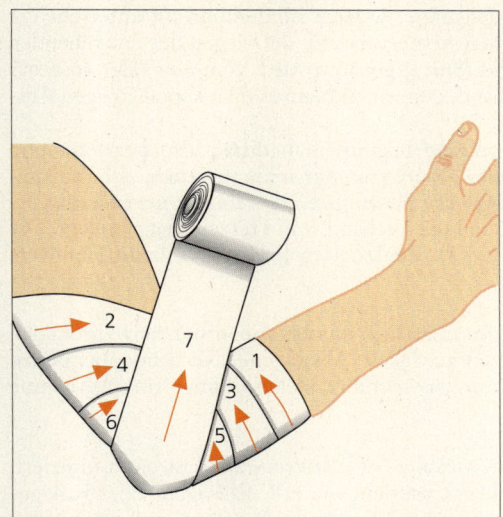

Abb. 5.**6 Achtergang.**
Schildkrötenverband mit
einwärts gewickelten
Achtertouren

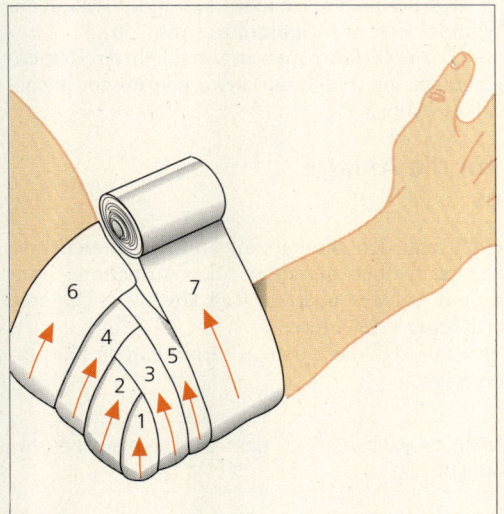

Abb. 5.**7 Achtergang.**
Schildkrötenverband mit
auswärts gewickelten
Achtertouren

Kreuzung der einzelnen Bindengänge. Je nach Bindenführung unterscheidet man den auf- oder absteigenden Achterverband, der wegen der entstehenden Form auch Kornährenverband (Spica) genannt wird, vom ein- oder auswärts gewickelten Schildkrötenverband, der seinen Namen dem kappenartigen Aussehen verdankt.

Beim *aufsteigenden Achterverband* beginnt man distal, also herzfern, und wickelt dann die nachfolgenden Touren immer mehr herznah, d. h. aufsteigend (Abb. 5.**4**). Bei der *absteigenden Form* liegen die Touren gegensinnig. Es wird also proximal begonnen und der Verband vom Herzen weg angelegt. Die Bindengänge steigen ab (Abb. 5.**5**). Beide Arten finden z. B. beim Handverband Anwendung.

> Bindenverbände werden grundsätzlich immer von distal nach proximal, also aufsteigend zum Herzen gewickelt. Absteigende Verbände, bei denen die Wickelrichtung vom Herzen wegführt, stellen immer eine Ausnahme dar.

Der einwärts oder auswärts gewickelte *Schildkrötenverband* ist dann indiziert, wenn Gelenke, die häufig gebeugt werden, wie z. B. Ellbogen- oder Kniegelenk, mit einem Verband versehen werden müssen. Bei der Einwärtswicklung beginnt man die Achtertouren unterhalb des Gelenkes. Der Kreuzungspunkt bleibt immer derselbe, d. h., er liegt beispielsweise jedes Mal in der Ellenbeuge. Die abschließende Tour befindet sich in Gelenkmitte (Abb. 5.**6**).

Bei der auswärts gerichteten Form verfährt man in umgekehrter Reihenfolge. Am Beginn ist die Gelenkmitte, die Folgetouren werden immer größer und enden oberhalb des Gelenkes (Abb. 5.**7**).

Spezielle Grundsätze für die Anlage eines Bindenverbandes

* Bei einer Binde unterscheidet man den Bindenkopf und das Bindenende. Der Bindenkopf soll immer nach oben gerichtet sein (Ausnahme: Umschlagtouren). Er wird vor dem Anlegen nicht zu weit abgerollt. Dadurch wird das Anwickeln an den Körper erleichtert.
* Die Bindenbreite wird so gewählt, daß diese den zu verbindenden Körperteil in der Regel nicht überschreitet.

> **Merke:** Die Bindenbreite wird so gewählt, daß sie dem Durchmesser des zu verbindenden Körperteils entspricht.

* Normalerweise wird der Bindenverband von links nach rechts gewickelt, wobei das Bindenende in der linken Hand, der Bindenkopf in der rechten Hand liegt.

❖ Der Patient liegt oder sitzt beim Anlegen. Derjenige, der verbindet, steht immer vor dem Patienten, so daß er den zu verbindenden Körperteil vor sich hat.

❖ Die Wickelrichtung erfolgt immer herzwärts, also von distal nach proximal. Eine Ausnahme stellen nur die absteigenden Verbände an Händen und Füßen dar.

❖ Das Anlegen der Bindenverbände geschieht jeweils unter leichtem Zug. Es muß jedoch darauf geachtet werden, daß nicht zu fest gewickelt wird, da es zu Stauungen mit Blauwerden oder zu Abschnürungen mit Weißwerden der distalen Körperteile kommen kann.

❖ Die Bindengänge werden immer so übereinandergewickelt, daß die einzelnen Touren jeweils zur Hälfte oder zu zwei Dritteln sich gegenseitig bedecken. Diese Regel muß insbesonders bei Stütz- und Kompressionsverbänden Beachtung finden.

❖ Der Verband wird abgeschlossen, indem das Bindenende umgeschlagen und mit quer geklebten Pflasterstreifen festgeklebt wird. Verbandklammern lösen sich leichter (Vorsicht: Druckstellen).

❖ Bei Verwendung von Binden zum mehrmaligen Gebrauch wird zur Abnahme des Verbandes die Binde rückwärts locker abgerollt. Bei Einmalbinden kann der Verband mit Hilfe einer speziellen Verbandschere aufgeschnitten und entsorgt werden.

Tab. 5.2 gibt Hinweise auf die meisten Fehlerquellen und ihre Auswirkungen beim Anlegen von Bindenverbänden.

Tabelle 5.2 Häufigste Fehlerquellen bei Bindenverbänden und ihre Auswirkungen

Fehler	Auswirkung
– Kreis- oder Festhaltegang wird nicht durchgeführt	– Verband verrutscht bzw. lockert sich
– Bindenkopf wird falsch gehalten	– schlechte Führung der Binde – ungenügender Sitz des Verbandes
– zu festes Anziehen beim Umschlaggang	– Einschnürungen führen zu distalen Stauungen
– ungleichmäßiger Zug beim Achtergang	– Stauungen bzw. lokale Ödembildung durch ungleichmäßige Kompression
– einzelne Bindengänge werden nicht jeweils zur Hälfte oder Zweidrittel bedeckt übereinandergewickelt	– Stauungen bzw. lokale Ödembildung durch ungleichmäßige Kompression
– Endbefestigung liegt über der Wunde	– Schmerzen im Wundbereich, vor allem Druck durch Lagerung
– Endbefestigung ist zu locker angebracht	– Verband verrutscht sehr leicht – mangelhafter Halt

Allgemeine Grundsätze für die Anlage von Verbänden

❖ Verbände sollen straff, aber ohne einzuschnüren angelegt werden. Dabei sollen Wundverbände das Wundgebiet leicht komprimieren. Die Wundheilung wird dadurch gefördert. Ausgenommen von dieser Regel sind alle Verbände, die nach Operationen in Blutleere ausgeführt werden. Hier ist das Anbringen eines lockeren Verbandes indiziert. Eventuell wird sogar das Aufschneiden notwendig, da durch die wiedereintretende Durchblutung das Gewebe in den ersten postoperativen Stunden in seinem Volumen zunimmt. Ein straffer Verband würde die Wiederdurchblutung behindern.

❖ Bei ruhigstellenden Verbänden muß darauf geachtet werden, daß die Ruhigstellung von Gelenken im Regelfalle in *funktioneller Mittelstellung* vorgenommen wird. Dies erleichtert die physiotherapeutische Remobilisation. Schwer zu behandelnden, teils irreversiblen Kontrakturen wird so vorgebeugt.

Beispiel: Muß das Sprunggelenk immobilisiert werden, so soll dies im Winkel von 90 Grad geschehen, damit nicht eine Spitzfußhaltung die Remobilisation deutlich erschwert bzw. unmöglich macht.

❖ Wunden erfordern immer die Verwendung von sterilem Material zur Wundabdeckung.

❖ Endbefestigungen dürfen niemals über Wunden liegen. Sie sollen so angebracht werden, daß ein Verrutschen oder gar Auflösen nicht möglich ist. Der Sitz des Verbandes muß gewährleistet sein.

Verbandwechsel bei Wunden

Jede Wunde erfordert, unabhängig von ihrem Entstehungsmechanismus, einen Verband. Mit dem Wundverband wird die defekte Haut z. B. vor Infektion sowie mechanischen Einflüssen geschützt und abfließendes Wundsekret aufgesaugt, wodurch der Wundheilungsprozeß gefördert wird.

Einen Pflegestandard zum Verbandwechsel für alle Wunden gibt es nicht. Der jeweilige Handlungsablauf richtet sich nach Art und Lokalisation der Wunde. Zum Vorgehen ist darüber hinaus entscheidend, ob es sich um eine *aseptische*, d. h. frei von Krankheitskeimen, oder eine *septische*, d. h. mit Krankheitskeimen besiedelte Wunde handelt. Aus diesem Grund trennt man grundsätzlich in zwei unterschiedliche Durchführungsweisen, d. h. in den *Verbandwechsel bei aseptischen Wunden* und in den *Verbandwechsel bei septischen Wunden*.

Verbandmaterialien

Wundabdeckung. Wunden erfordern, unabhängig von ihrem Entstehungsmechanismus, eine Abdeckung, die eine Keimbarriere darstellt und gleichzeitig Schutz vor mechanischen Einflüssen bietet.

Die Wundabdeckung soll die Heilung fördern, d. h. das verwendete Material soll den Heilungsvorgang unterstützen und nicht behindern.

Daraus resultieren ganz bestimmte Anforderungen an Eigenschaften des Verbandmateriales. Es soll steril sein, damit keine Kontamination zu Wundheilungsstörungen durch Lokalinfektion führt. Es muß gut verträglich, also hautfreundlich sein. Das Verbandgewebe soll keine Hautallergie auslösen oder das Wundgebiet mechanisch reizen. Die Verbandstoffe müssen luftdurchlässig sein, damit der Sauerstoff den Heilungsprozeß begünstigen kann. Ein möglichst schonender Wechsel des Verbandes soll gewährleistet werden, d. h. die Wundauflage darf nicht mit der Wundfläche verkleben. Nur so verläuft die Entfernung des Verbandes schmerzarm; die Wundruhe wird dadurch nicht unnötig gestört. Ferner ist ein ungehinderter Abfluß von Wundsekret wünschenswert. Verbandstoffe müssen also saugfähig sein.

> Verbandstoffe, die mit Wunden direkt in Berührung kommen, müssen steril, hautfreundlich, luftdurchlässig, saugfähig und wirtschaftlich sein. Sie sollen einen schonenden, schmerzarmen Verbandwechsel ermöglichen.

Weitere Materialien. Zum Wechsel eines Verbandes werden sterile und unsterile Verbandmittel benötigt.

Merke: *Steril* müssen alle Materialien sein, die *wahrscheinlich* oder *sicher* mit der Wunde in Berührung kommen.
Unsteril können alle Materialien sein, die *sicher nicht* mit der Wunde direkt in Kontakt kommen.

Tab. 5.3 gibt Aufschluß über die gebräuchlichsten Gegenstände, die zum Verbandwechsel verwendet werden. Der Materialumfang ist allerdings abhängig von Charakteristik, Lokalisation, Ausdehnung und Beschaffenheit der Wunde.

Fixierungstechniken von Wundverbänden

Wundauflagen müssen, damit sie nicht verrutschen, entsprechend fixiert werden. Dazu eignen sich die bereits besprochenen *Bindenverbände*. In manchen Fällen ist der Gebrauch von *Schlauch-* oder *Netzverbänden* einfacher zu handhaben und deshalb angezeigt.

Für einen haltbaren Verband ist teilweise der Einsatz von *Pflasterstreifen* ausreichend. Die Verbandkompressen können dabei durch quer geklebte

Tabelle 5.**3**   **Materialien zum Verbandwechsel bei Wunden**

Steriles Material	Unsteriles Material
Wundauflagen – Kompressen – Tupfer – Tamponaden – Wundschnellverband	*Material zum Fixieren der Wundabdeckung* – Pflaster – Binden – Netz- oder Schlauchverband
Instrumente – anatomische/chirurgische Pinzette – Scheren – Knopfkanüle – Knopfsonden – Skalpell – Fadenschere oder Klinge – Spritzen – Spatel – Watteträger – Sicherheitsnadeln	*Sonstiges Material* – Verbandschere – unsterile Handschuhe – Abwurfmöglichkeit
Sonstiges Material – sterile Handschuhe – Abdecktuch – Drainagen – Mittel zur Wundbehandlung	

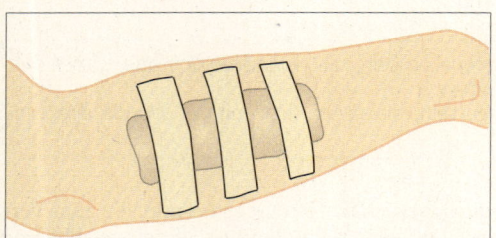

Abb. 5.**8** **Kompressenfixierung mit quergeklebten Pflasterstreifen**

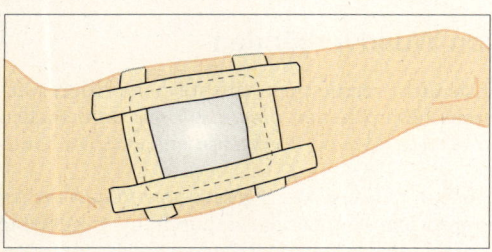

Abb. 5.**9** **Rahmenverband**

(Abb. 5.**8**) oder rahmenförmig angebrachte (Abb. 5.**9**) Pflasterstreifen festgehalten werden.

> **Merke:** Beim Anbringen von Pflasterstreifen ist stets darauf zu achten, daß diese nicht zirkulär geklebt werden, da es sonst durch Einschnürungen und Stauungen zu Durchblutungsstörungen kommen kann.

Bei der Pflasterwahl muß insbesonders an die Hautverträglichkeit gedacht werden, da gut haftendes Pflaster zu allergischen Hautreaktionen führen kann.

Eine weitere Fixierungsmöglichkeit bieten die *Schlauchmullverbände* (Abb. 5.**10**) und die *Klebemullverbandstoffe* (Abb. 5.**11**). Der Klebemull bedeckt dabei ganzflächig die Wundauflage und saumförmig die -umgebung.

a

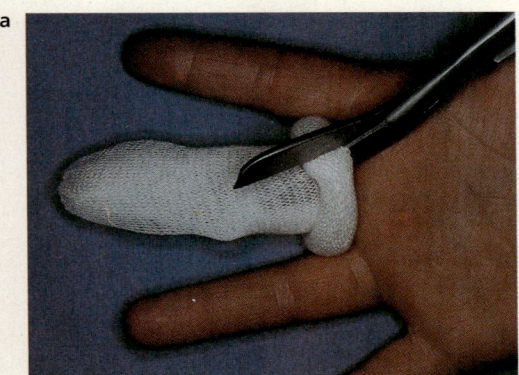

Abb. 5.**10 Schlauchmullverband.** Verbandfixierung mit einem konfektionierten Fertigverband. Der Schlauchmull wird über den verletzten Finger gestreift. Durch Einschneiden des aufgerollten Verbandmaterials erhält man zwei Zipfel, die zur Verbandfixierung um das Handgelenk geknotet werden

b

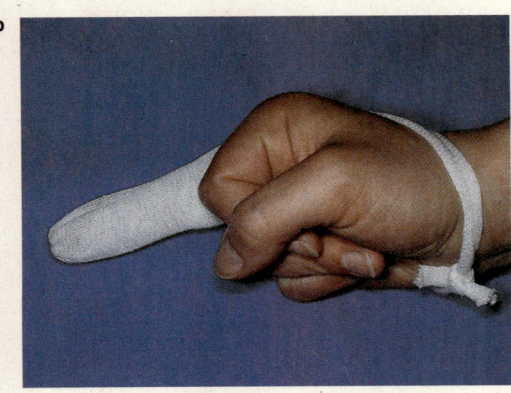

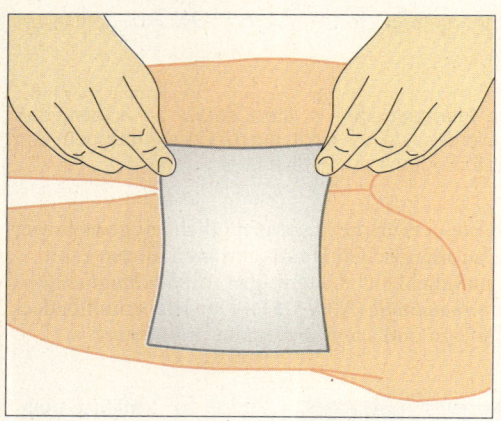

Abb. 5.**11** **Kompressen-fixierung mit Klebemull-verband**

Am unkompliziertesten ist wohl die Verwendung von *Wundschnellverbän-den*. Hierzu bieten die Hersteller in unterschiedlichen Größen steriles Material an, welches mühelos über das Wundgebiet geklebt werden kann. Der Schnellverband kann durch seitliche Einschnitte den Rundungen an Gelenken oder Fingerkuppen angepaßt werden.

Allgemeine Grundsätze für den Verbandwechsel

Da Art, Lokalisation und Größe einer Wunde entscheidend das Vorgehen beim Verbandwechsel bestimmen, gibt es dazu keine standardisierte Methode. So muß die Handhabung bei jedem Wundverband neu überlegt und den individuellen Verhältnissen angepaßt werden.

Es lassen sich jedoch allgemeine Prinzipien, die für jeden Verbandwechsel angewandt werden können, nennen. Sie sind in Tab. 5.4 zusammengestellt. Die besonderen Aspekte des aseptischen und septischen Verbandwechsels werden dazu ergänzend nachfolgend beschrieben.

Tabelle 5.4 Allgemeine Prinzipien zum Verbandwechsel bei Wunden

Vorbereitung

- Verbandwechsel nur wenn unbedingt notwendig und nach Plan durchführen. Ausnahmen sind Hinweise auf Störungen im Heilungsverlauf wie z. B. Entzündungszeichen, Durchblutung des Verbandes usw.
- Die Patienten sind über Zeitpunkt und Vorgehen bei der Durchführung zu informieren. Sie sind geeignet zu lagern, das bedeutet schmerzarm. Das Wundgebiet soll gut zugänglich sein
- Patienten mit aseptischen Wunden sollen immer vor Patienten mit septischen Wunden verbunden werden

- Eine hygienische Händedesinfektion ist bereits vor der Materialzusammenstellung durchzuführen
- Es wird immer so viel wie nötig, aber so wenig wie möglich an Verbandmaterial zum Patienten genommen
- Wird ein Verbandwagen verwendet, so ist streng zu trennen in einen für aseptische und einen für septische Verbandwechsel
- Um eine Kontamination von Wunden mit Luftkeimen zu verhindern, werden die Fenster vor dem Verbandwechsel geschlossen. Eine Raumreinigung, die eine vermehrte Keimaufwirbelung zur Folge hat, ist kurz vorher nicht erlaubt

Durchführung

- Sind unterschiedliche Materialien notwendig, so wird eine sterile und unsterile Fläche gerichtet, wobei die sterilen Gegenstände immer patientenfern, die unsterilen patientennah zurechtgelegt werden
- Eine hygienische Händedesinfektion erfolgt vor dem direkten Kontakt mit der Wunde des Patienten. Diese ist obligat, auch wenn sie bereits zur Materialvorbereitung vorgenommen wurde bzw. Handschuhe beim Verbandwechsel getragen werden
- Beim Verbandwechsel werden stets Handschuhe getragen, um den Patienten vor den Krankheitserregern von den Händen des Personals zu schützen, um Kreuzinfektionen von Patient zu Patient vorzubeugen und um sich selbst vor pathogenen Keimen zu bewahren. Dabei wird generell das *No-touch-Prinzip* berücksichtigt, d. h. die Wunde selbst wird niemals mit den bloßen Händen, sondern nur mit *sterilen* Handschuhen

oder *sterilen* Instrumenten (z. B. Pinzetten) berührt
- Der alte Verband wird mit unsterilen Handschuhen abgenommen und inspiziert. Das Aussehen des Verbandes ist zu beurteilen, wobei Beobachtungen, wie z. B. Durchfeuchtung, Blut- oder Eiterauflagerungen, weiterzugeben sind
- Die Wundinspektion schließt sich an. Dazu gehört die Beobachtung von Lokalisation, Nahttechnik (z. B. einfache Hautnaht, Intrakutannaht), Flächen- und Tiefenausdehnung, Beläge/Absonderungen (z. B. Nekrosen, Eiter, Blutung), Entzündungszeichen und Geruch
- Während der gesamten Durchführung *sollte* wegen der Gefahr der Tröpfcheninfektion nicht gesprochen werden
- Unsterile Gegenstände zum mehrmaligen Gebrauch, wie Flaschen oder Behälter für Hautdesinfektionsmittel, dürfen nicht mit Handschu-

hen, die mit der Wunde oder be-
nütztem Verbandmaterial in Berührung gekommen sind, angefaßt
werden. Die Gefahr der Keimverschleppung bei nachfolgendem Gebrauch besteht dadurch

– Der prophylaktische Einsatz von An-
tibiotikaspray ist unsinnig und deshalb zu unterlassen. Er führt nur zur
Resistenzentwicklung

Nachsorge

– Im Anschluß muß für erneute Lagerung des Patienten gesorgt werden
– Gebrauchtes Einmalmaterial wird
weggeworfen, während Instrumente nach Verwendung in Desinfektionslösung einzulegen sind

– Die hygienische Händedesinfektion
wird auch nach Beendigung des Verbandwechsels vorgenommen
– Die Durchführung muß dokumentiert werden. Die Wundbeobachtun-
gen werden präzise notiert

Verbandwechsel bei aseptischen Wunden

Von einer aseptischen Wunde spricht man, wenn die Wunde *frei von Krankheitskeimen* ist.

Der aseptische Verbandwechsel hat somit zum primären Ziel, durch entsprechendes Handeln Wunden von Krankheitskeimen freizuhalten.

> **Merke:** Alle Maßnahmen, die zur Vorbereitung, Durchführung und Nachsorge
> beim Verbandwechsel bestimmt sind, müssen von *aseptischem Handeln* ge-
> prägt sein.

Entsprechend diesem Leitsatz ist z. B. das Tragen von Handschuhen während
des Verbandwechsels indiziert. Dabei sind im Sinne der No-touch-Technik
sterile Handschuhe zwingend erforderlich, sofern ein direkter Kontakt mit
dem Wundgebiet nicht ausgeschlossen werden kann. Unsterile Handschuhe
genügen, wenn eine direkte Berührung der Wunde nicht in Frage kommt.
Sollte dies dennoch notwendig werden, so kann zur Garantie des aseptischen
Handelns alternativ mit unsterilen Handschuhen in Kombination mit steriler
Pinzette gearbeitet werden.

Spezielle Grundsätze zum aseptischen Verbandwechsel

Häufigkeit und Zeitpunkt. Aseptische Wunden sollten möglichst wenig
verbunden werden, da jegliche Manipulation wie Verbandentfernung zur lokalen Unruhe führt. Operationswunden, die mittels Naht verschlossen sind,
verkleben durch Fibringerinnsel bereits kurz nach Operationsende. Nach 48
Stunden ist die Wunde komplett dicht, so daß Keime nur noch eindringen

können, wenn es durch mechanischen Reiz bei Abnahme des Verbandes zu mikroskopisch kleinen Hautverletzungen kommt.

Somit ist begründet, warum gerade bei Operationswunden der erste postoperative *Verband so lange wie möglich belassen* wird.

Anders verhält es sich dagegen bei Unregelmäßigkeiten im Heilungsverlauf. So wird z. B. bei Durchfeuchtung mit Blut oder Sekret sowie bei verbandsbedingten Schmerzen ein außerplanmäßiger Verbandwechsel nötig. Gerade bei einem durchfeuchteten Verband kann nachlaufendes Sekret nicht mehr aufgesaugt werden. Ein Sekretstau kann die Folge sein. Feuchtes Milieu stellt außerdem einen idealen Nährboden für die Vermehrung von pathogenen Keimen dar.

Allerdings muß während der ersten 48 Stunden austretendes Wundsekret nicht das Zeichen einer ernsthaften Heilungsstörung sein, sondern ist meistens physiologisch bedingt.

Materialbedarf. Der Bedarf an Verbandmaterial ist den Wundverhältnissen entsprechend auszurichten. Oft ist ein Wundschnellverband genügend.

Wundreinigung und -desinfektion. Wird eine *Wundreinigung* gewünscht, d. h. Befreiung von z. B. Sekret- und Blutkrusten, oder wird eine *Hautdesinfektion* notwendig, so sind dabei ebenso aseptische Regeln zu berücksichtigen.

Da die Hautflora physiologischerweise immer mit Hautkeimen besiedelt ist, muß die *Desinfektion der Haut immer von der Wunde weg* erfolgen, damit nicht die Keime der Hautflora die Wunde kontaminieren (Abb. 5.**12**) können.

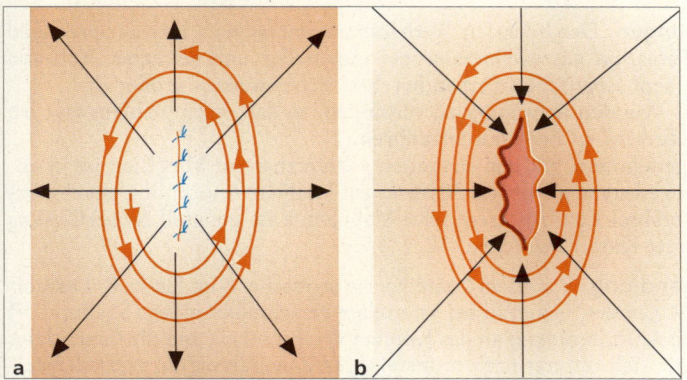

Abb. 5.12   Reinigung von aseptischen und septischen Wunden
a Die aseptische Wunde wird von *innen nach außen* gereinigt oder desinfiziert. Keime der Umgebung werden so von der Wunde ferngehalten
b Die septische Wunde wird von *außen nach innen* gereinigt. Damit wird eine Keimverschleppung in die Wundumgebung verhindert

Verbandwechsel bei septischen Wunden

Eine septische Wunde liegt vor, wenn eine Wunde infiziert, also mit Krankheitskeimen behaftet ist oder durch eine Lokalinfektion hervorgerufen wurde (z. B. Furunkel). Der septische Verbandwechsel verfolgt somit das primäre Ziel, vorhandene Krankheitskeime zu bekämpfen und deren Verschleppung sowie Ausbreitung zu vermeiden.

Bei septischen Wunden umfaßt der Verbandwechsel alle antiseptischen Maßnahmen, die zur Wundbehandlung erfolgen; d. h. Krankheitskeime werden mit gezielten Gegenmaßnahmen beseitigt.

> Der septische Verbandwechsel erfordert antiseptisches Handeln zur Keimbekämpfung (= Wundbehandlung) und bezieht zusätzlich zur Vermeidung neuer Wundinfektionserreger aseptische Maßnahmen ein. Er grenzt sich demnach gegenüber dem aseptischen Verbandwechsel vor allem durch die Maßnahmen zur Wundbehandlung ab.

Spezielle Grundsätze zum septischen Verbandwechsel

Häufigkeit und Zeitpunkt. Der Verbandwechsel wird in der Regel bezüglich Häufigkeit und Intervall nur nach festgelegtem Verbandplan durchgeführt, wobei die Zeitplanung dem Zustand des Patienten, des Verbandes und den individuellen Wundverhältnissen angepaßt werden muß. Stark sezernierende („suppende") Wunden müssen eventuell mehrmals täglich behandelt und verbunden werden.

Vorbereitungen. Der Bedarf an Verbandmaterial ist auch hier entsprechend der Wundsituation auszuwählen, wobei materieller und zeitlicher Aufwand gegenüber dem aseptischen Verbandwechsel sicher weitaus größer ist.

Oft sind Wunden aufwendig zu verbinden, so daß es empfehlenswert ist, den *Verbandwechsel zu zweit* durchzuführen.

Bei ausgedehntem, für den Patienten schmerzhaftem Vorgehen ist in angemessenem Abstand zuvor (ca. 30 Min.) auf ärztliche Anordnung ein *Analgetikum* zu verabreichen. Als aseptische Maßnahme ist generell *Schutzkleidung* (z. B. Schürze, Kittel) anzulegen.

Wundbehandlung. Vor allem komplizierte septische Wunden (z. B. Dekubitus 3. und 4. Grades, Gangrän bei arterieller Verschlußkrankheit Stadium IV) stellen hohe Anforderungen an das Können des Personals und die Geduld der Patienten, da sich oft erst nach monatelanger Behandlung ein zufriedenstellender Erfolg einstellt.

Es gibt kein standardisiertes Wundbehandlungsverfahren, welches auf alle Patienten mit septischen Wunden übertragen werden kann. Entscheidend für den therapeutischen Erfolg ist, daß im Teamverbund (Pflegende und Ärzte) ein für den Patienten *individuelles Behandlungsschema* (Verbandplan) festgelegt wird.

Bei der Auswahl der Behandlungsmaßnahmen muß bedacht werden, daß eine unsystematische und ungeplante Anwendung von unterschiedlichen Wundbehandlungsmitteln (Polypragmasie) es nicht ermöglicht, die Wirkung der einzelnen Substanzen beim Patienten zu beurteilen. Bei der Entscheidung, welche Substanzen letztendlich genommen werden, muß generell deren Wirkungsweise für diesen Patienten überprüft und neu hinterfragt werden, ob sie auch für diese individuellen Wundverhältnisse geeignet sind. Außerdem ist bei der Wundbehandlung prinzipiell darauf zu achten, daß Mittel, die sich in ihrer Wirkungsweise gegenseitig aufheben oder beeinflussen, niemals kombiniert (auch nicht in direkter Folge) angewendet werden dürfen. Ferner gilt die Regel, daß zu Beginn einer jeden Wundbehandlung zuvor aufgetragene Mittel z. B. durch eine Wundspülung entfernt werden müssen.

Merke: Eine septische Wundbehandlung erfolgt immer *individuell* entsprechend den Wundverhältnissen des Patienten. Dabei ist die Reihenfolge der Behandlungsschritte einzuhalten:
* 1. Schritt: Reinigung der Wunde,
* 2. Schritt: Bekämpfung der Wundinfektion,
* 3. Schritt: Förderung der Granulation und Epithelialisierung.

Abhängig vom Wundheilungsverlauf können zwischen den einzelnen Behandlungsschritten einige Tage vergehen. So wird beispielsweise mit Maßnahmen zur Förderung der Granulation erst begonnen, wenn die Wundinfektion erfolgreich bekämpft ist.

1. Schritt: Reinigung der Wunde

Sie steht am Anfang jeglicher Wundbehandlung, denn erst eine gründlich gereinigte Wunde ermöglicht eine zufriedenstellende Wundheilung. Das Ziel dieses Behandlungsschrittes ist, eine saubere Wunde zu schaffen, die frei von Nekrosen und Auflagerungen wie Zelldetritus, Blutkrusten usw. ist.

Nekrosen können durch *chirurgisches* oder *konservatives* Débridement beseitigt werden. Welche Methode eingesetzt wird, hängt von Tiefe und Flächenausdehnung der nekrotischen Hautanteile ab.

Chirurgisches Débridement. Kleine Nekrosen lassen sich mittels steriler Instrumente auf Station abtragen, während tiefen- und flächenausgedehnte Nekrosen operative Bedingungen unter Narkose erfordern.

Konservatives Débridement. Bei nichtoperativer Wundbehandlung eignen sich besonders *Enzyme* oder sonstige Mittel zur Wundreinigung (Tab. 5.**5**). Enzymatische Substanzen, wie z. B. Varidase und Leukase, wirken auf chemischem Wege. Sie sind in der Lage, Nekrosen anzudauen und Blutkoagel sowie Eiter zu verflüssigen. Zur mechanischen Reinigung können *Schaumstoffe* (z. B. Epigard) verwendet werden. Mit einer *Wundspülung* wird ebenso ein reinigender Effekt erzeugt. Dabei kommt es zum Ausschwemmen von devitalisierten

Zellen, Sekret, Blut und Eiter usw. Taschenreiche Wunden oder Fistelgänge werden mit Hilfe von Knopfkanüle und Spritze durchgespült. Eine geeignete Spüllösung ist Kochsalzlösung 0,9%. Die Verwendung von Wasserstoffperoxid (H_2O_2) ist wegen seiner enzyminaktivierenden Wirkung umstritten. Eine Spülbehandlung mit Teilbädern ist heutzutage aus hygienischen Gründen und wegen der Aufweichung der Wundränder abzulehnen.

Tabelle 5.**5** Gebräuchliche Mittel zur Wundbehandlung

Mittel zur Reinigung der Wunde	Mittel zur Bekämpfung von Krankheitskeimen (Antiseptika)	Mittel zur Förderung von Granulation und Epithelialisierung
– NaCl-Lösung 0,9% – Wasserstoffperoxid (desinfiziert, schwemmt Partikel aus) – Traubenzucker (Säuberung der Wunde durch Resorption von nekrotischem Material, Ödem und Mikroorganismen) – Na-Cl-Lösung 10% (Förderung des Sekretabflusses und Ödemabschwellung durch hohe Molarität) – Glukoselösung 10–20% (s. NaCl-Lösung 10%) – Varidase, Leukase, Trypure Novo, Fibrolan (enzymatische Auflösung oder Andauung von Nekrosen, Verflüssigung von Eiter) – Epigard, SYSpur-derm, Primamed (künstlicher Hautersatz, bei Entfernung mechanische Reinigung von nekrotischem Material, Bakterien und Exsudat) – Primamed Gel-Kompressen – Sorbalgon	– Betaisodona, Braunol, Braunovidon (Abtötung aller pathogenen Keime und Pilze) – Chloraminlösung (starker Geruch) – Kaliumpermanganat – Rivanollösung – Vita-Merfen – Mercuchrom – Gentianaviolett – Eosinlösung – NaCl-Lösung 10% – Glukoselösung 10–20% – Primamed Gel-Kompresse	– Ringer-Lösung – Granugenolöl – Glukoselösung 5% – Actyhaemyl (Gel, Creme, Salbe) – Bepanthensalbe – Perubalsam – Lebertransalbe – Actovegin (Gel, Salbe, Creme) – hydrokolloide Wundverbände (z.B. Varihesive, Confeel, Biofilm) – Branolind, Adaptic (Salbenkompressen) **Mittel zur Abdeckung des Wundrandes** – Bepanthensalbe – Stomahesive (Paste, Platte) – Zinkpaste, -salbe

2. Schritt: Bekämpfung der Wundinfektion

Dieser Behandlungsabschnitt hat zum Ziel, alle Wundinfektionserreger mittels zielgerichteter Maßnahmen abzutöten. Gezielte, d. h. für den Krankheitserreger wirksame Gegenmaßnahmen lassen sich nur dann einsetzen, wenn dieser auch sicher nachgewiesen ist. Darum ist es sinnvoll, vor Beginn aller Behandlungsmaßnahmen einen *Wundabstrich* zur Erregerbestimmung abzunehmen.

Zur Lokaltherapie stehen Antiseptika (Tab. 5.5) in Form von *Lösungen* und *Salben* zur Verfügung. Antiseptische Lösungen können zur *Wundspülung* herangezogen werden. Wird eine längere Einwirkungszeit gewünscht, so ist dies mit *feuchten Verbänden* zu erreichen. Farbstoffe wie Gentianaviolett oder Eosin haben zwar eine hervorragende antiseptische Wirkung, die Wundbeobachtung wird jedoch durch die intensive Farbgebung wesentlich eingeschränkt und teilweise sogar unmöglich gemacht.

Antiseptische Salben werden in Kombination mit Kompressen oder Tupfern angewendet. Der Einsatz von Antibiotika zur lokalen Wundbehandlung ist umstritten und sollte, sofern unumgänglich, nur mit nicht resorbierbaren Antibiotika erfolgen (z. B. Antibiotikakugelketten bei chronischer Osteomyelitis).

3. Schritt: Förderung der Granulation und Epithelialisierung

Ziel ist ein gut ernährtes und durchblutetes, feuchtes Granulationsgewebe. Die zielorientierten Behandlungsmaßnahmen beginnen erst dann, wenn die Wunde infektfrei und sauber ist. Es stehen unterschiedliche Mittel und Möglichkeiten zur Verfügung (Tab. 5.5). Bei deren Auswahl ist grundsätzlich zu bedenken, daß für eine optimale Granulation bzw. Wundheilung ein feuchtes Milieu notwendig ist. Deshalb sind alle Behandlungsmethoden, die zu einer Austrocknung des Wundgebietes führen, kontraindiziert. Zur Anregung der Granulation und Epithelialisierung werden häufig *Salben* und *Lösungen* bevorzugt. Erfahrungen, vor allem in der langwierigen Dekubitusbehandlung, haben gezeigt, daß das Feuchthalten der Wunde mit Ringer-Lösung und feuchten Verbänden zu sehr guten Ergebnissen führt. Es gibt auch gebrauchsfertige *Salbenkompressen*, wie z. B. Branolind und Adaptic, die mit heilungsfördernden Substanzen angereichert sind. Der Einsatz von Hydrokolloidverbänden (z. B. Varihesive, Confeel) ist wegen ihrer Eigenschaft, ein feuchtes Milieu aufrechtzuerhalten, gerechtfertigt.

Bei unkompliziertem Heilungsverlauf bedürfen *Wundränder* in der Regel keiner speziellen Pflege. Eine Ausnahme sind stark sezernierende Wunden. Hier kann es notwendig werden, Auflagerungen und Krusten regelmäßig zu entfernen, da diese einen idealen Nährboden für Keime darstellen. Zum Behandeln von Wundrändern sind nicht farbhaltige Mittel zu wählen, die eine Beurteilung der Wundränder gestatten. Pasten sind aufgrund der Gefahr der Hefepilzeinschleppung in die Umgebung mit Vorsicht einzusetzen. Die alte Schicht muß auf jeden Fall vor jedem erneuten Auftragen entfernt werden.

Tabelle 5.**6** **Schritte der septischen Wundbehandlung**

Behandlungs-schritt	Ziel	Mögliche Maßnahmen	Kontraindizierte / bedingt kontraindizierte Maßnahmen
1. Reinigung der Wunde	die Wunde ist sauber und somit frei von Nekrosen und Auflagerungen	chirurgisches Débridement konservatives Débridement – Enzyme – Wundspülungen	ausgedehnte Nekrosen konservativ behandeln, Desinfektionsmaßnahmen (zerstören Enzyme), Teil- bzw. Vollbäder
2. Bekämpfung der Wund-infektion	die Wunde ist frei von einer Infektion und pathogenen Keimen	Wundabstrich Wundspülungen antiseptische Mittel z. B. – Braunol – Glukoselösung 10–20 %	lokale Antibiotika, Wundrandabdeckungen mit – farbhaltigen Substanzen – Pasten Nährlösungen – z. B. Ringer-Lösung
3. Förderung der Granu-lation und Epitheliali-sierung	die Wunde zeigt ein gut ernährtes, durchblutetes, feuchtes Granu-lationsgewebe	feuchthaltende Verbände mit z. B.: – Ringer-Lösung – Hydrokolloidverbänden – Salbenkompressen	austrocknende Maßnahmen – z. B. NaCl 10 %

Eine Zusammenstellung der schrittweisen Behandlungsmöglichkeiten septischer Wunden zeigt Tab. 5.6.

Auch im Rahmen der Wundbehandlung müssen aseptische Regeln berücksichtigt werden, die eine Ausbreitung der Krankheitskeime vermeiden. Dazu gehört, daß der Kontakt mit der Wunde und ihrer Umgebung so gehandhabt wird, daß die Keime nicht in die Umgebung verschleppt werden. Die *Reinigungs- und Desinfektionsrichtung* hat immer zur Wunde hin zu erfolgen, da bei umgekehrter Handhabung Keime von der Wunde in das Umfeld gelangen würden. Abb. 5.12 zeigt eine Gegenüberstellung des Reinigungsverfahrens bei aseptischen und septischen Wunden.

Nachsorge. Alles benutzte Material wird, sofern wiederverwendbar, desinfiziert oder sogar sterilisiert. Einmalmaterial wird nach speziellen Richtlinien für Umgang mit septischem Material entsorgt.

6. Chirurgische Onkologie

Tumorterminologie

Onkologie (griech.: Schwellung, Geschwulst) bedeutet die Lehre von den Geschwulstkrankheiten. Heute umfaßt der Begriff alle bösartigen Tumorkrankheiten, also die sog. Krebserkrankungen.

Krebs ist ein Begriff, der wahrscheinlich von dem griechisch-römischen Arzt Galen (2. Jahrhundert vor Christus) geprägt wurde. Er verglich das Wachstum eines entlang der Rippen exulzerierenden Mammakarzinoms mit dem Bild eines Krebs- oder Krabbentieres (latein.: Cancer). „Krebs" ist heute ein Oberbegriff für alle Arten bösartiger Neubildungen.

Im klinischen Sprachgebrauch werden die folgenden Begriffe weitgehend synonym gebraucht.

> Krebs = Karzinom (Ca.) = bösartiger Tumor = maligner Tumor = Malignom = Neoplasma = Blastom.

Zum Begriff „Tumor": Eigentlich bedeutet Tumor (lateinisch) lediglich „Schwellung", wobei die Ursache der Schwellung keine Rolle spielt. So ist „Tumor" im Sinne von Schwellung eines der fünf Kardinalsymptome einer Entzündung (Tab. 1.2, S. 9).

Auch gutartige (= benigne) Geschwülste sind „Tumoren". Wird der Begriff „Tumor" nicht weiter erläutert, so versteht man im klinischen Alltag darunter meist eine bösartige Neubildung (Krebs).

Gutartige Geschwülste (Tumoren) werden häufig nach dem Gewebe benannt, von dem sie ausgehen, wobei die Endung „-om" ganz allgemein den Tumorcharakter kennzeichnet (Tab. 6.1). Besteht der benigne Tumor aus verschiedenen Gewebsanteilen, so werden die Wortstämme entsprechend zusammengesetzt. Beispiel: Ein Lipofibrom ist ein gutartiger Tumor aus Fett- und Bindegewebsanteilen, ein Osteochondrom besteht aus Knochen- und Knorpelgewebe.

Bösartige Geschwülste (Tumoren) werden nach entwicklungsgeschichtlichen Gesichtspunkten in zwei große Gruppen eingeteilt, die Karzinome und Sarkome. Die weitere Bezeichnung entspricht prinzipiell derjenigen benigner Tumoren (Tab. 6.1).

▷ **Karzinom:** Bösartiger Tumor, der von *epithelialem* Gewebe abstammt. Dazu gehören die Haut und Schleimhaut sowie die Auskleidung drüsiger Organe.

Tabelle 6.**1** **Tumorterminologie.** Entwicklungsgeschichtliche Herkunft der Tumoren aus den drei fetalen Keimblättern

Ausgangsgewebe	Benigner Tumor	Maligner Tumor
äußeres und inneres fetales Keimblatt *(Ektoderm und Entoderm)*		**Karzinome**
Haut	(mehrere)	Plattenepithelkarzinom
Schleimhaut, Drüsen	Adenom	Adenokarzinome
mittleres fetales Keimblatt *(Mesenchym)*		**Sarkome**
Bindegewebe	Fibrom	Fibrosarkom
Bindegewebe	Myxom	Myxosarkom
Fettgewebe	Lipom	Liposarkom
Lymphgewebe	Lymphom	Lymphosarkom
Knorpel	Chondrom	Chondrosarkom
Knochen	Osteom	Osteosarkom
(glatte) Muskulatur	(Leio-)Myom	(Leio-)Myosarkom
(quergestreifte) Muskulatur	(Rhabdo-)Myom	(Rhabdo-)Myosarkom
Nervengewebe	Neurinom	Neurosarkom
Blutgefäß	Hämangiom	Hämangiosarkom

Beispiele: Hautkarzinome, Magen-, Darm-, Brust-, Eierstock-, Bauchspeicheldrüsenkarzinom usw.

Entsprechend dem histologischen Zelltypus unterscheidet man im wesentlichen Adenokarzinome, Plattenepithelkarzinome und entdifferenzierte (anaplastische) Karzinome.

▶ **Sarkom:** Bösartiger Tumor, der vom *Binde- und Stützgewebe* abstammt. Beispiel: verschiedene Formen der Weichteilsarkome.

Der Begriff „Sarkom" (griech.: Fleisch) ist auf das fleischartige Aussehen aufgeschnittener Weichteiltumoren zurückzuführen.

Karzinome haben klinisch eine weitaus größere Bedeutung als Sarkome, weil sie etwa 20mal häufiger vorkommen.

Mit der Unterteilung in Karzinome und Sarkome sind jedoch nicht alle bösartigen Tumoren zu erfassen. Mehrere Zwischen- und *Sonderformen* werden unterschieden. Beispiele: maligne Tumoren *blutbildender Organe* = hämatologische Neoplasien (z.B. Leukämie, malignes Lymphom).

Maligne Geschwülste des *Zentralnervensystems* (z.B. Medulloblastom, Glioblastom). Maligne *Mischtumoren* (z.B. Speicheldrüsengeschwülste, Wilms-Tumor der Niere).

Semimaligne Tumoren („halbbösartig") nehmen eine Mittelstellung zwischen gutartigen und bösartigen Tumoren ein. Als Beispiel sei das Basaliom (häufiger Hautkrebs) genannt. Seine wesentliche maligne Eigenschaft ist das unkontrollierte, organzerstörende, infiltrative Wachstum. Ihm fehlt jedoch die Neigung zur Metastasierung, weshalb er zu den „nur" semimalignen Tumoren gerechnet wird.

Präkanzerosen hingegen sind Vorstufen eines Malignoms. Typisches Beispiel ist der Dickdarmpolyp (Kolonadenom), welcher ab einer gewissen Größe fast immer zum Dickdarmkarzinom entartet.

Primärtumor nennt man den Ausgangsherd einer bösartigen Tumorkrankheit (Muttergeschwulst). Dieser kann sich auf dem Lymph- und Blutweg im Körper ausbreiten und dort maligne „Ableger" von gleichartiger histologischer Struktur bilden. Diese nennt man **Metastasen** oder Filiae (Tochtergeschwülste). Im klinischen Sprachgebrauch haben folgende Begriffe gleiche Bedeutung:

Metastasierung = Filiarisierung = Generalisierung = Disseminierung.

Das Wachstum des Primärtumors (oder seiner Metastasen) nennt man **Progression** (Fortschreiten).

Bildet sich eine maligne Geschwulst hingegen zurück, wird sie also kleiner, so spricht man von **Remission.** Der Begriff ist vor allem bei der Strahlen- und Chemotherapie maligner Geschwülste gebräuchlich. Vollremission bedeutet demzufolge, daß der Tumor sich durch (nichtchirurgische Maßnahmen) komplett zurückgebildet hat, also mit keiner diagnostischen Methode mehr nachweisbar ist. Eine Tumorverkleinerung ohne Behandlungsmaßnahmen, die man Spontanremission nennt, ist selten.

Von **Rezidiv** (Rückfall) spricht man, wenn ein maligner Tumor nach radikaler chirurgischer Entfernung (oder Vollremission) erneut nachweisbar ist. Die bis dahin verstrichene Zeit nennt man *rezidivfreies Intervall.*

Gebräuchlich ist auch der Begriff der **5-Jahres-Überlebensrate.** Die Angabe in Prozent beschreibt, wieviele Patienten mit einem bestimmten Tumor 5 Jahre nach Diagnosestellung bzw. Therapie noch überleben.

Tumorentstehung

Die *Ursache* der Krebsentstehung (Karzinogenese = maligne Entartung) ist nicht geklärt. Verschiedene ätiologische Faktoren scheinen eine Rolle zu spielen, wobei eindeutige Kausalbeziehungen nur in wenigen, meist tierexperimentellen Fällen nachgewiesen wurden.

Bisher läßt sich lediglich feststellen, daß bestimmte Einflüsse das Risiko, an Krebs zu erkranken, statistisch erhöhen. So ist bei Rauchern die Entwicklung eines Lungenkrebses etwa 10mal wahrscheinlicher als bei Nichtrauchern. Insgesamt scheinen äußere Schadstoffe (exogene Noxen) gegenüber endogenen Vorgängen jedoch eine geringere Rolle zu spielen. Vieles spricht dafür, daß Krebs letztlich ein immunologisches Problem darstellt. Ansteckend (infektiös) sind maligne Tumoren nicht.

Für die immunologische Hypothese spricht folgende Beobachtung: Man hat auch im Blut „gesunder" Menschen vereinzelte „Krebszellen" nachweisen können, ohne daß diese Personen ein Malignom hatten oder später daran erkrankten. Die Bildung einzelner maligner Zellen im Organismus reicht zur Entstehung einer malignen Geschwulst offenbar nicht aus. Der Körper scheint befähigt zu sein, singuläre entartete Zellen zu vernichten, wobei immunologische Abwehrmechanismen notwendig sind. Das „Angehen" eines malignen Tumors wäre somit nur unter bestimmten immunologischen Voraussetzungen möglich.

Bei uns ist Krebs heute nach den Herz-Kreislauf-Erkrankungen die zweithäufigste Todesursache. Jeder fünfte Mensch stirbt an den Folgen eines malignen Tumors. Die Inzidenz (Häufigkeit) einiger Malignome steigt in Deutschland dabei deutlich an (Lunge, Darm, Pankreas, Niere), andere Organe werden in den letzten Jahren seltener von Krebs befallen (z. B. Ösophagus und Magen), wobei die Ursache dieser Trendverschiebungen nicht bekannt ist. Die bei uns derzeit am häufigsten beobachteten Organlokalisationen zeigt Abb. 6.1. Für andere geographische Bereiche bestehen zum Teil erhebliche Unterschiede. So stellen die Ösophagus- und Magenkarzinome in Ostasien die häufigsten malignen Tumoren dar.

Malignes Tumorgewebe hat spezielle *Wachstumseigenschaften* (Tab. 6.2). Diese sind offenbar in der genetischen Substanz der Krebszellen (Zellkern) verankert und werden bei der Zellteilung auf die Tochterzellen übertragen. Obwohl rasches Wachstum typisch für Malignome ist, dauert der Gesamtverlauf einer bösartigen Tumorkrankheit weitaus länger als gemeinhin angenommen. Bis zur Diagnosestellung vergehen meist viele Jahre, weil ein Tumor erst ab einer gewissen Größe klinisch erkennbar wird.

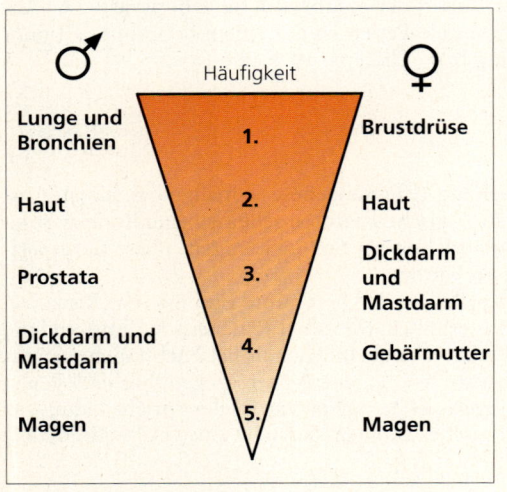

Abb. 6.1 Tumorlokalisation. Organkrebse für Mann und Frau nach Häufigkeit ihres Auftretens

Häufigkeit

♂		♀
Lunge und Bronchien	1.	Brustdrüse
Haut	2.	Haut
Prostata	3.	Dickdarm und Mastdarm
Dickdarm und Mastdarm	4.	Gebärmutter
Magen	5.	Magen

Malignität	Tabelle 6.**2** **Zeichen des malignen Wachstums**

Malignität

- infiltrative Ausbreitung
- Organdestruktion
- rasches Wachstum
- Zellentdifferenzierung
- Metastasierung
- Rezidivneigung

Beispiel: Bei einem Mammakarzinom dauert es etwa 100 Tage, bis die Zahl der malignen Zellen sich durch Teilung verdoppelt hat. Bei dieser Wachstumsgeschwindigkeit dauert es etwa 3 Jahre, bis der Tumor die Größe von einem Millimeter (entspricht etwa 1 Mio. Zellen) erreicht hat. Geht man davon aus, daß ein Mammakarzinom bei 1 cm Durchmesser klinisch diagnostiziert wird, so braucht der Tumor bis zum Erreichen dieser klinisch faßbaren Größe etwa 10 Jahre. Eine weitere Größenzunahme auf 5 cm Durchmesser dauert dann nur noch ca. 2 Jahre (nach Diagnosestellung), das eigentliche Krankheitsgeschehen (von der Entstehung der ersten malignen Zellnester) erstreckt sich allerdings schon über 12 Jahre!

Tumorsymptomatik

Einen malignen Tumor beweisende klinische oder laborchemische Parameter gibt es nicht. Die in Zusammenhang mit einer Tumorkrankheit beobachteten Symptome sind vorwiegend unspezifisch und oft Zeichen eines schon fortgeschrittenen Tumorstadiums (Tab. 6.3). Beweisend für einen malignen Tumor ist nur die histologische Bestätigung. Dazu ist die Gewinnung einer Gewebsprobe (Probeexzision = „PE" oder Biopsie) erforderlich.

Tabelle 6.**3** **Tumorsymptomatik.** Auswahl unspezifischer, aber verdächtiger Symptome

Klinische Zeichen
- Gewichtsabnahme
- Appetitlosigkeit
- Leistungsknick
- Änderung der Darm- oder Blasentätigkeit
- Blutungen aus einer Körperöffnung, auch Blutungen außerhalb der Periode
- Bildung eines Knotens oder einer Verhärtung, besonders in der Brust
- Veränderung einer Warze oder eines Muttermals
- andauernde Heiserkeit oder Husten
- anhaltende Schluckbeschwerden
- Wunde, die nicht abheilt; Schwellung, die nicht abklingt
- Ikterus
- seröse Ergüsse (Pleuraerguß, Aszites)

Laborparameter

- BSG-Erhöhung	- Leukozytose
- Anämie	- erhöhte Tumormarker
- Eiweißmangel	

Tabelle 6.**4**   **Tumormarker.** Beispiele

Kürzel	Marker	Organzuordnung
CEA	karzinoembryonales Antigen	Kolon, Mamma (Magen, Lunge)
AFP	Alpha-Fetoprotein	Leber, Hoden
TPA	Tissue polypeptide antigen	Mamma, Uterus, Lunge, Harnblase
HCG	humanes Choriongonadotropin	Hoden, Ovar
PAP	saure Prostataphosphatase	Prostata
PSA	prostataspezifisches Antigen	Prostata
SCC	Squamous cell carcinoma	Lunge, Uterus, HNO-Bereiche
HCT	humanes Calcitonin	Schilddrüse (C-Zellen)
TG	Thyreoglobulin	Schilddrüse
CA 19-9	Carbohydrat-Antigen 19-9	Pankreas (Kolon, Magen)
CA 15-3	Carbohydrat-Antigen 15-3	Mamma
CA 125	Carbohydrat-Antigen 125	Ovar
	Gastrin, Insulin u. a.	hormonaktive Tumoren

Tumormarker

Tumormarker sind Substanzen, die in oder auf Tumorzellen vorkommen oder in ihrer Umgebung induziert werden. Ihre Menge im Blut korreliert in hohem Maße mit dem Tumorwachstum bzw. einer therapiebedingten Verkleinerung. Dennoch sind Tumormarker *nicht* spezifisch für einen bestimmten Tumor. Die meisten Marker können in mehreren Organen gebildet werden. Auch bei Gesunden kommen erhöhte Werte vor (z. B. CEA bei Rauchern). Die Bedeutung der Tumormarker liegt in der *onkologischen Nachsorge*. Nach operativer Tumorentfernung fallen die Marker im Blut oft auf normale Werte ab. Ein postoperativer Titeranstieg spricht dann für erneutes Tumorwachstum (Rezidiv bzw. Metastasierung). Eine Auswahl der heute gebräuchlichen Tumormarker zeigt Tab. 6.**4**.

Tumormetastasierung

Jede maligne Geschwulst kann sich auf drei verschiedenen Wegen ausbreiten: durch *direkte* Tumorausdehnung, durch *lymphogene* Metastasierung und durch *hämatogene* Metastasierung. Die einzelnen Wege werden häufig gleichzeitig beschritten.

Direkte Tumorausdehnung

Der Tumor wächst durch direkte Ausbreitung („per continuitatem") unter Überwindung der Organbegrenzungen infiltrativ in benachbartes Gewebe. Bei Ausbreitung im Bereich des Bauchfells entsteht die *Peritonealkarzinose*, bei Ausbreitung im Bereich des Brustfells spricht man von *Pleuritis carcinomatosa* (Pleuritis bedeutet hier einen entzündlichen Reizzustand, keinen bakteriellen Infekt).

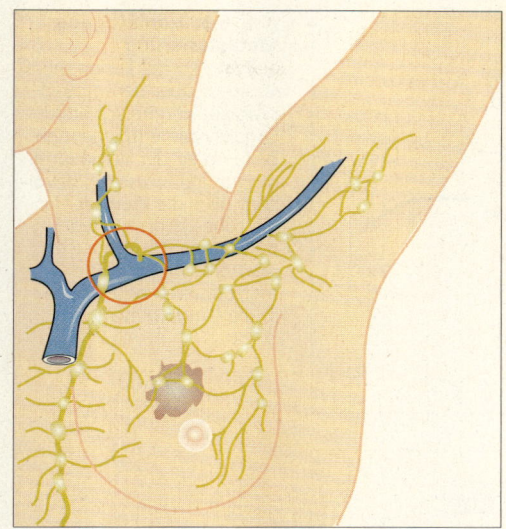

Abb. 6.**2 Lymphogene
Metastasierung.** Beispiel
Mammakarzinom. Beachte,
daß die großen Lymph-
bahnen über den Ductus
thoracicus in das Venen-
system münden (Kreis).
So kann auch über die
Lymphbahnen eine häma-
togene Metastasierung
entstehen

Lymphogene Metastasierung

Infiltriert der Tumor ein Lymphgefäß, spricht man von einer *Lymphangiosis carcinomatosa.* Die Tumorzellen werden mit dem Lymphstrom weitertransportiert. Einer ungehindert zentralwärts gerichteten Ausbreitung sollen die Lymphknoten vorbeugen. Diese entsprechen „zwischengeschalteten" Auffangsystemen oder Schutzbarrieren gegenüber Schadstoffen jeglicher Art, so z. B. Bakterien, aber auch Krebszellen. Die erste Lymphknotenstation im Abflußgebiet eines Organsystems bezeichnet man als *regionären Lymphknoten.* Bei lymphogener Tumorausbreitung bleiben die Tumorzellen zuerst in den regionären Lymphknoten „hängen". Dort vermehren sie sich und führen zu regionären *Lymphknotenmetastasen.* Bei weiterer lymphogener Ausbreitung nach proximal finden die Tumorzellen über die gemeinsame Mündung der großen Lymphstränge (Ductus thoracicus) Eingang in den Blutkreislauf und können auf hämatogenem Weg weitere Metastasen setzen (Abb. 6.**2**).

Hämatogene Metastasierung

Wird die Wand eines Blutgefäßes vom infiltrativen Wachstum einer malignen Geschwulst durchbrochen, so finden die Tumorzellen direkten Eingang in das Blutgefäßsystem. Meist werden die kleinen Venen infiltriert, weil sie dünnere Wände als die Arterien haben. Mit dem venösen Blutstrom gelangen die Krebszellen in nachfolgende Organe, wo sie sich festsetzen und vermehren

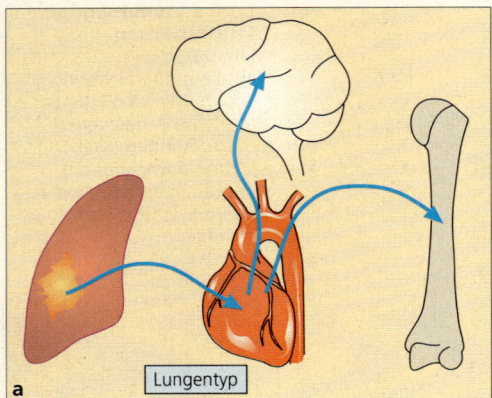

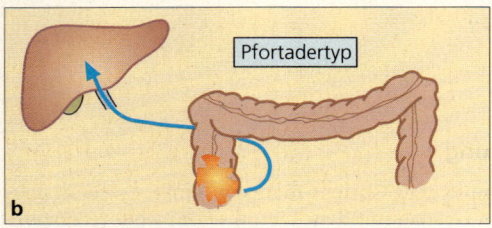

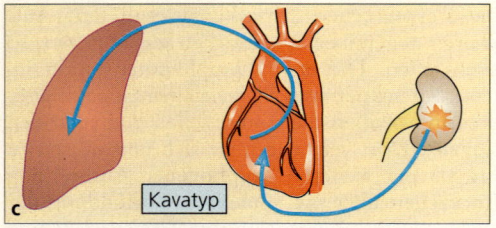

Abb. 6.3 Hämatogene Metastasierung
a Tumoren der Lunge metastasieren über den großen Kreislauf in unterschiedliche Organsysteme (*Lungentyp*)
b Tumoren der Verdauungsorgane metastasieren bevorzugt über die Pfortader in die Leber (*Pfortadertyp*)
c Tumoren mit venösem Abstrom zur Hohlvene metastasieren bevorzugt in die Lunge (*Kavatyp*)

können. So entstehen hämatogene Metastasen. Weil diese oft weit vom Primärtumor entfernt gelegen sind, spricht man bei hämatogen entstandenen Absiedlungen von *Fernmetastasen*. Je nach Lokalisation des Primärtumors sind bestimmte Organe bei der hämatogenen Metastasierung gehäuft betroffen. Grundsätzlich kann jedoch praktisch jeder Primärtumor in jedes Organ metastasieren. Entsprechend der Anatomie des venösen Abflusses werden mehrere hämatogene Metastasierungstypen unterschieden, von denen hier die drei wichtigsten skizziert sind (Abb. 6.3).

Lungentyp. Maligne Tumoren der Lunge (z. B. Bronchialkarzinom) metastasieren rasch in die verschiedensten Organsysteme. Die Tumorzellen haben über die Lungenvenen, das linke Herz und die Aorta mit dem arteriellen Blut direkten Zugang zu allen Organen des großen Kreislaufs. Aus im einzelnen ungeklärten Gründen werden Gehirn und Knochen besonders häufig befallen. Auch die Leber stellt beim Lungentyp eine erste Metastasierungsstation dar, weil sie über die Leberarterie von der Aorta direkt mit arteriellem Blut versorgt wird.

Pfortadertyp. Die Pfortader entsteht durch Vereinigung der oberen und unteren Darmvene (V. mesenterica superior und inferior) sowie der Milzvene (V. lienalis). Die historische Bezeichnung „Ader" ist irreführend. Die Pfortader ist eine Vene, weil in ihr venöses, sauerstoffarmes Blut (nach Durchfließen der Leber) in Richtung Herz geleitet wird.

Nach dem Muster des Pfortadertyps metastasieren Tumoren des Magen-Darm-Kanals, der Bauchspeicheldrüse und der Gallenwege, weil das venöse Blut dieser Organe direkt in die V. portae (Pfortader) gelangt. Von hier fließt es in das Kapillarnetz der Leber (erste Organpassage). Alle über die Pfortader drainierten Organtumoren metastasieren also bevorzugt in die Leber. Erst nach der Leberpassage können die Tumorzellen über die Lebervenen, die untere Hohlvene und das rechte Herz in den Lungenkreislauf gelangen. Lungenmetastasen findet man bei diesen Tumoren deshalb im allgemeinen nur bei ausgedehnter Lebermetastasierung.

Kavatyp. Das abführende venöse Blut der bisher nicht genannten Organe (Primärtumorlokalisation) mündet direkt in die obere oder untere Hohlvene (V. cava). Tumorzellen dieser Organe gelangen mit dem Blut der Hohlvenen in das rechte Herz und von hier über die Lungenarterien in den sog. kleinen Kreislauf (Lungenkreislauf). Hier stellen die Kapillaren des Lungenparenchyms die erste Organpassage und damit die erste „Filterstation" für hämatogen verstreute Tumorzellen dar. Malignome mit direktem venösen Abfluß über die Hohlvenen führen deshalb oft zu Lungenmetastasen. Erst wenn die Lungenbarriere von den Krebszellen überwunden wird, gelangen diese in das linke Herz und damit in den großen Kreislauf und die Aorta. Von hier kann eine weitere Metastasierung nach dem Muster des Lungentypus erfolgen.

Tumorklassifizierung

TNM-System

Das international anerkannte TNM-System erlaubt eine Klassifizierung des Tumorstadiums unter Berücksichtigung lymphogener und hämatogener Metastasen.

Die Buchstaben T-N-M sind Abkürzungen und stehen für

T = *T*umor, im Sinne von Primärtumor,

N = *N*odus lymphaticus (lat.: Lymphknoten), im Sinne von regionären Lymphknotenmetastasen,

M = *M*etastase, im Sinne von hämatogenen Fernmetastasen.

Tabelle 6.**5 TNM-System**

T = Primärtumor	
Tis oder Cis	Tumor in situ, Carcinoma in situ* (= Epitheldysplasien)
T1, T2, T3, T4	gibt die Größe des Primärtumors an (T1 = klein, T4 = groß)
N = Regionäre Lymphknotenmetastasen	
N0	kein Anhalt für Lymphknotenmetastasen
N1, N2, N3, N4	gibt das Ausmaß der regionären Lymphknotenmetastasierung an
M = Fernmetastasen	
M0	kein Anhalt für Fernmetastasen
M1	Fernmetastasen nachgewiesen

* in situ (lateinisch): an Ort und Stelle (im Sinne von lokal begrenzt)

Durch nachgestellte Ziffern wird das Tumorstadium angegeben. Grundsätzlich entsprechen höhere Ziffern einer fortgeschritteneren Tumorausdehnung. Einzelheiten können vom dokumentierenden Arzt aus speziellen, international anerkannten Zusammenstellungen entnommen werden (z. B. TNM-Atlas). Das Einteilungsprinzip ist jedoch für alle Tumoren gleich und in Tab. 6.5 in groben Zügen dargestellt.

Beispiel für ein Mammakarzinom mit der Stadienklassifizierung T2 N1 M0:
T2 = Tumordurchmesser zwischen 2 und 5 cm,
N1 = tastbare bewegliche Lymphknoten in der gleichseitigen Achselhöhle,
M0 = keine Fernmetastasen nachweisbar.

Muß die primär erstellte TNM-Formel aufgrund späterer Erkenntnisse (operative Behandlung, histologische Untersuchung des Operationspräparates) geändert werden, so wird dies durch besondere Zusätze kenntlich gemacht. Ein vorangestelltes „p" bedeutet beispielsweise, daß die Stadieneinteilung unter Berücksichtigung eines pathohistologischen Operationsbefundes erfolgt ist (pTNM-Formel).

Weitere Tumorcharakteristika

Staging (Tumorstadium). Aufbauend auf der TNM-Tumorformel wird die Ausdehnung der Krebsgeschwülste in 4 Stadien eingeteilt. Die Stadien entsprechen einer „Abkürzung" des TNM-Systems.

Beispiel für das Mammakarzinom: *Stadium 1* entspricht der Tumorformel T1 N0 M0 (günstigstes Stadium). *Stadium 2* umfaßt die Tumoren T1 N1 M0 bis T2 N1 M0 oder T3 N0 M0.

Typing (Zelltyp). Hierunter versteht man die histologische Klassifikation eines Tumors nach seinem Ausgangsgewebe. Beispiele für eine diesbezügliche Tumoreinteilung sind also: Adenokarzinom, Plattenepithelkarzinom, Leiomyosarkom. Die Unterteilung ist insbesondere für die weitere Therapie von Bedeutung, weil die einzelnen Zelltypen sehr verschieden auf eine Strahlenbehandlung oder Chemotherapie ansprechen.

Grading (Zelldifferenzierung). Der Begriff bezeichnet den histologischen *Malignitätsgrad.* G1 bedeutet hohe Differenzierung (gute Prognose), G2 mittlere Differenzierung und G3 eine weitgehende Entdifferenzierung, wie man sie bei anaplastischen Karzinomen findet. Letztere haben die schlechteste Prognose.

Infiltrationstiefe. Die histologisch nachweisbare Tiefenausdehnung eines malignen Tumors in das Gewebe ist prognostisch von größter Bedeutung. Hierbei geht es in erster Linie um die Frage, ob sich unter dem Mikroskop *Tumoreinbrüche in Lymphbahnen oder Venen finden.* Bei nachgewiesenen Gefäßeinbrüchen ist es wahrscheinlich, daß der Primärtumor bereits Metastasen auf dem Lymph- oder Blutweg gesetzt hat.

R-Klassifikation

Für die Prognose des Krebspatienten nach einer Operation ist entscheidend, ob Tumorreste im Körper verblieben sind. Dieser Prognosefaktor der lokalen Tumorfreiheit wird mit der R-Klassifikation erfaßt.
R0-Resektion: kein Resttumor,
R1-Resektion: mikroskopischer Tumorrest (mit bloßem Auge nicht erkennbar),
R2-Resektion: makroskopischer Tumorrest (mit bloßem Auge erkennbar).

Onkologische Therapiemöglichkeiten

Chirurgie und *Radiotherapie* („Stahl und Strahl") sind historisch bewährte Behandlungsverfahren in der Onkologie. Das therapeutische Spektrum ist inzwischen durch die *Chemotherapie* und die *Hormon-* und *Immunbehandlung* erweitert worden. Die unterschiedlichen Verfahren können sich im Einzelfall sinnvoll ergänzen (Kombinationsbehandlung). Um für jeden onkologischen Patienten ein optimales Therapiekonzept zu entwickeln, ist zwischen den Ärzten der einzelnen Spezialgebiete eine enge interdisziplinäre Zusammenarbeit erforderlich. Diesem Gedanken wird durch Gründung sog. *Tumorzentren* und *onkologischer Arbeitskreise* an größeren Kliniken Rechnung getragen.

Welches Behandlungsverfahren für den einzelnen Patienten das beste ist, hängt weitgehend von Art und Lokalisation des Tumors ab. Regional begrenzte Geschwülste sollten nach Möglichkeit durch chirurgische Maßnahmen total entfernt werden. Bei primär disseminierten Erkrankungen (z.B. Leukämie) oder ausgedehnter Fernmetastasierung sind systemisch wirkende Therapieverfahren aus grundsätzlichen Erwägungen vorzuziehen (z.B. Chemotherapie).

Chirurgische Therapie

Die größte Aussicht auf endgültige Heilung bietet die *totale Entfernung* der malignen Geschwulst durch eine Operation. Leider ist dieses Ziel nicht immer erreichbar. Solange das Tumorwachstum regional beschränkt ist, sollte jedoch ein Versuch unternommen werden, wenn keine schwerwiegenden

Kontraindikationen bestehen (z. B. unzureichender Allgemeinzustand). Eventuell befallene regionäre Lymphknoten müssen bei der operativen Krebsbehandlung mitentfernt werden (*En-bloc-Resektion*), damit kein Tumorrest im Körper verbleibt. Chirurgische Eingriffe dieser Art werden in Laienkreisen oft als „Radikaloperation" oder „Totaloperation" bezeichnet. Als Beispiel sei die Entfernung der Gebärmutter mit Eierstöcken und Lymphknoten beim Uteruskarzinom erwähnt.

Aussagekräftiger und zunehmend gebräuchlich ist die Einteilung in kurative und palliative Operationen, weil hiermit eine Feststellung bezüglich der Heilungswahrscheinlichkeit getroffen wird.

Kurative Operation (lat.: heilend):
Die Geschwulst ist (wahrscheinlich) vollständig entfernt, der Patient also voraussichtlich von seiner Tumorkrankheit endgültig geheilt. Weil diese Feststellung zum Zeitpunkt der Operation nicht mit endgültiger Sicherheit getroffen werden kann, spricht man besser von einer „potentiell kurativen Operation", einer Operation „in kurativer Absicht" oder „unter kurativer Zielsetzung".

Palliative Operation (lat.: lindernd):
Der maligne Tumor kann nicht vollständig entfernt werden. Es sind also mit Sicherheit Tumorreste im Körper verblieben, der Patient ist nicht dauerhaft geheilt. Eine palliative Behandlung wirkt demzufolge nicht kausal, sondern ausschließlich symptomatisch. Sie dient der Besserung der Lebensqualität oder Verlängerung der Überlebenszeit.

Beispiele für palliative Operationen

Tumorreduktion = Debulking-Operation. Ein ausgedehnter Weichteiltumor, der in lebenswichtige Blutgefäße infiltriert ist, kann oft nicht total entfernt werden. Die chirurgische Teilentfernung (soweit wie möglich) kann dennoch indiziert sein, um mechanische Beschwerden (Schmerzen, Druck auf Nerven oder Gefäße) zu lindern oder um bessere Voraussetzungen für eine anschließende postoperative Chemo- oder Strahlentherapie zu schaffen (geringere verbliebene Tumormasse).

Bypass-Operation. Beispielsweise führt ein Pankreaskopfkarzinom aufgrund seiner anatomischen Lage häufig zu einer Einengung (Stenose) des Zwölffingerdarmes (Duodenum) mit entsprechender mechanischer Beeinträchtigung der Nahrungspassage (Abb. 6.4). Kann die Geschwulst wegen zu großer Ausdehnung oder Metastasierung nicht entfernt werden, so besteht die Möglichkeit, die Stenose durch eine Anastomose zwischen Magen und Duodenum (Gastroenterostomie = „GE") zu umgehen, wobei vom Tumor selbst nichts reseziert wird. Die Nahrungspassage ist aber (zumindest vorübergehend) wiederhergestellt.

Hat der Pankreaskopftumor auch den Gallengang eingeengt (Verschlußikterus), so kann auch hier eine Umgehung (Bypass) geschaffen werden, indem eine Dünndarmschlinge beispielsweise mit der Gallenblase anastomosiert wird (biliodigestive Anastomose, Kapitel 26, S. 466).

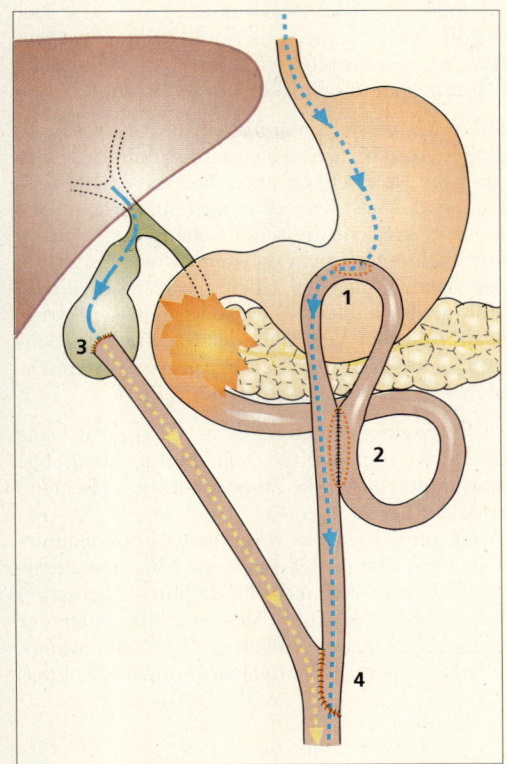

Abb. 6.**4 Palliative Bypassoperation am Beispiel eines Pankreaskopfkarzinoms.** Die Enge im Duodenum wird durch Gastroenterostomie = GE (**1**) umgangen, Speisepassage blau gepunktet. Zusätzliche Braun-Anastomose (**2**) für den Abfluß des Duodenalsekretes. Abfluß der Galle (gelbe Punkte) bei Verschlußikterus über eine Cholezystojejunostomie = biliodigestive Anastomose (**3**) zwischen Gallenblase und hochgezogener Jejunumschlinge (sog. Roux-Schlinge). (**4**) = Roux-Anastomose

Wegen ihrer speziellen und zunehmenden Bedeutung sollten ferner folgende onkologisch-chirurgischen Eingriffe genannt werden:

Metastasenchirurgie. Hämatogene Fernmetastasen eines Primärtumors sind prinzipiell Zeichen einer generalisierten Tumorerkrankung. Ausnahmsweise kann die operative Entfernung dieser Tumorabsiedlungen (nach Resektion des Primärtumors) indiziert sein.

Staging-Laparotomie. Dieser operative Eingriff bezeichnet die Eröffnung der Bauchhöhle (Laparotomie) zur diagnostischen Abklärung des Tumorstadiums. Dieses Vorgehen ist häufig beim Morbus Hodgkin (malignes Lymphom) indiziert, weil der nachgewiesene Befall intraabdomineller Organe die ansonsten konservative Behandlung (Chemotherapie, Radiatio) dieser Erkrankung bestimmt. Die Aufgabe des Chirurgen bei einer Staging-Laparotomie besteht in der Inspektion und Palpation aller Abdominalorgane sowie der Milzentfernung (Splenektomie), Probeentnahmen aus der Leber und mehreren Lymphknoten. Alle Präparate werden histologisch untersucht, womit eine zuverlässige Aussage über das Tumorstadium gemacht werden kann.

Explorative Laparotomie. Hierunter versteht man die operative Eröffnung der Bauchhöhle in therapeutischer Absicht, wobei der intraabdominelle Befund „erforscht" (exploriert) und die Möglichkeit einer operativen Behandlung in gleicher Narkose geprüft wird. Meist handelt es sich um fortgeschrittene Tumorstadien, bei denen ein exaktes chirurgisches Behandlungskonzept allein durch präoperative Untersuchungen nicht gewonnen werden kann. Zeigt sich nach Eröffnung der Bauchhöhle, daß chirurgische Maßnahmen nicht mehr möglich sind, der Tumor also inoperabel ist, so wird die Operation ohne weiteres operatives Handeln mit dem Verschluß der Bauchdecke beendet. Sind weder am Tumor noch an anderen Organen chirurgische Maßnahmen erfolgt, so spricht man auch von einer *Probelaparotomie („PL")*.

Second-look-Laparotomie. Die englische Bezeichnung besagt, daß die Bauchhöhle nach primärer Operation zum zweiten Mal eröffnet wird. Die Indikation dafür ist z. B. ein vermutetes erneutes Tumorwachstum (Rezidiv) aufgrund ansteigender Tumormarker.

Diese Bezeichnung ist auch für andere *geplante Relaparotomien* (Wiedereröffnungen) gebräuchlich; so z. B. nach Darmresektion wegen Darmarterienverschluß, um einige Tage nach der Erstoperation die Durchblutungssituation des Restdarmes zu kontrollieren. Nicht geplante Wiedereröffnungen der Bauchhöhle, wegen einer chirurgischen Komplikation (z. B. Nachblutung), werden hingegen als „Revision" oder allgemein als Relaparotomie bezeichnet.

Strahlentherapie

Die *präoperative* Radiotherapie kann bei einigen Geschwülsten zu einer Tumorverkleinerung führen, womit diese leichter abgrenzbar und besser operabel werden. Gebräuchlich ist die präoperative Bestrahlung bei einigen Tumoren der Haut, der Speiseröhre, des Mastdarmes sowie im HNO-Bereich.

Postoperativ kann eine Strahlenbehandlung nach Palliativoperationen erfolgen (R1- und R2-Resektionen).

Alternativ zu anderen Behandlungsverfahren kommt die Radiotherapie fast nur bei fortgeschrittenen Tumoren unter palliativer Zielsetzung zum Einsatz, wobei insbesondere tumorbedingte Schmerzen mit geringer Strahlendosis günstig beeinflußbar sind (Schmerzbestrahlung).

Afterloading. Das *Nachladeverfahren* ist eine spezielle Form der Strahlentherapie.
Prinzip. Radioaktives Material wird in den Körper eingebracht, um durch möglichst engen Kontakt zum Tumor eine *lokale* therapeutische Wirkung zu entfalten, was Nebenwirkungen auf andere Organe reduziert. Patient und Personal befinden sich aus Strahlenschutzgründen in getrennten Räumen. Die Überwachung erfolgt ferngesteuert.

Automatisierter computergesteuerter Transport der Strahlenquelle vom Tresor zum Patienten und zurück.

Einsatzgebiete. Seit Jahrzehnten hat sich die intravaginale Anwendung bei gynäkologischen Malignomen („Radiumbombe") bewährt. Heute wird die Nachladetechnik auch bei bösartigen Tumoren im HNO-Bereich, Bronchialsystem, Ösophagus, Anus und Rektum angewendet. Die Plazierung der Applikatorsonde erfolgt dabei durch die natürlichen Körperöffnungen. Afterloading ist aber auch möglich durch perkutanes Einbringen des Radionuklids durch Kunststoffröhrchen direkt in die Geschwulst, so z. B. beim Prostatakarzinom.

IORT (*Intraoperative Radiotherapie*). Dieses mit der Chirurgie kombinierte Behandlungskonzept ermöglicht die gezielte Bestrahlung eines Organs bei offenem Bauch, wodurch Nachbarorgane weitgehend geschont werden.

Prinzip. Nach chirurgischer Entfernung des Tumors wird das Lymphabflußgebiet in gleicher Narkose für einige Minuten bestrahlt. Danach wird die Operation wie üblich beendet. Stellt sich während der Operation heraus, daß der Tumor nicht mehr operabel ist, kann die IORT auch ohne Tumorresektion vorgenommen werden.

Einsatzgebiete. Bisher nur im Rahmen klinischer Studien bei Tumoren des Verdauungstraktes.

Chemotherapie

Im Gegensatz zu Operation und Radiatio wirken *Chemotherapeutika (Zytostatika)* systemisch, d. h. auf den gesamten Körper. Dementsprechend findet die Chemotherapie vor allem bei disseminierten, generalisierten Tumorerkrankungen Anwendung, weil die Tumorzellen schon primär über den ganzen Körper verstreut sind (Beispiel: Leukämie). Aber auch Tumoren, die sehr früh hämatogene Mikrometastasen setzen (als generalisieren), wie z. B. das kleinzellige Bronchialkarzinom, werden heute primär einer systemischen Zytostatikabehandlung zugeführt. Bei einigen Tumorformen hat sich die Kombination chirurgischer und chemotherapeutischer Maßnahmen bewährt, so insbesondere für Hodentumor, Ovarialkarzinom, Mammakarzinom und Weichteilkarzinom.

Adjuvante Chemotherapie

Das Konzept der adjuvanten (unterstützenden) Chemotherapie ist ein Sonderfall der kombinierten Behandlung durch Operation und Zytostatika. Voraussetzung ist, daß die Tumoroperation (potentiell) kurativ war, das gesamte maligne Gewebe also operativ entfernt worden ist. Eigentlich wäre in solchen Fällen eine Zusatzbehandlung nicht erforderlich, wenn man sicher sein könnte, daß auch wirklich kein Tumorrest im Körper verblieben ist. Leider hat sich nach vermeintlich „kurativen" Operationen gezeigt, daß gelegentlich später doch Fernmetastasen auftreten. Ursache dürften kleinste, okkulte (klinisch nicht faßbare) Mikrometastasen gewesen sein, die bereits zum Zeitpunkt der Operation disseminiert im Körper verteilt waren, jedoch nicht erkannt werden konnten. Die adjuvante Chemotherapie, die unmittelbar im Anschluß an eine Operation für einige Wochen systemisch verabreicht wird, soll diese eventuellen Mikrometastasen angreifen und möglichst zerstören. Das Behandlungskonzept der adjuvanten Chemotherapie hat sich bei einigen kindlichen Tumoren bewährt (Wilms-Tumor, Ewing-Sarkom, Osteosarkom) und befindet sich bei Malignomen des Erwachsenen in Erprobung. Werden die Zytostatika unter sonst gleichen Voraussetzungen (keine Metastasen nachweisbar, kurative Operation vorgesehen) schon *vor* dem operativen Eingriff verabreicht, so spricht man von *neo-adjuvanter* Chemotherapie.

Lokale Chemotherapie in der Chirurgie

Extremitätenperfusion. Das Verfahren hat bisher für das maligne Melanom sowie andere Weichteiltumoren Bedeutung erlangt. Ist der maligne Tumor an Arm oder Bein lokalisiert, so kann das Zytostatikum direkt in die zuführende Arterie eingeleitet und über die abführende Vene der Extremität abgeleitet werden. Nach proximal (körperwärts) werden die Blutgefäße während der Perfusion, die einige Stunden dauert, abgebunden (ligiert), so daß das Medikament möglichst nicht in den Gesamtorganismus gelangt. Die Durchblutung der betroffenen Extremität erfolgt solange über eine externe Pumpe. Dort wird das Blut auf ca. 40 °C erwärmt (Hyperthermie), wodurch die chemotherapeutische Wirkung erhöht wird.

Leberperfusion. Bei Lebermetastasen kann die Chemotherapie gezielt über die Blutversorgung der Leber erfolgen, womit systemische Nebenwirkungen auf den Gesamtorganismus reduziert werden. Das Verfahren findet derzeit nur im Rahmen klinischer Studien bei Leberabsiedlungen kolorektaler Karzinome Anwendung. Nach operativer Eröffnung der Bauchhöhle wird ein Katheter in die Leberarterie („*Hepatika-Katheter*") eingelegt. Der Katheter steht mit einem kleinen Reservoir („*Port*") in Verbindung. Der Port wird unter der Haut im Oberbauch eingepflanzt. Er gibt das Zytostikum kontinuierlich in den Hepatika-Katheter ab und kann durch Punktion von außen nachgefüllt werden.

Hormontherapie

Für einige Tumoren ist ein hormonabhängiges Wachstum bewiesen, so z. B. für das Mammakarzinom und das Prostatakarzinom. Die Tumorzellen haben an ihrer Oberfläche spezielle Hormonrezeptoren („Empfänger"), über die das Wachstum gesteuert werden kann. Eine Testung des Tumorgewebes auf Gehalt und Art der Hormonrezeptoren ist heute bei einigen Malignomen möglich. Die Untersuchung erfolgt am frischen Operationspräparat (Primärtumor oder Metastasengewebe) im Labor (*Rezeptorbestimmung*). Bei positivem Rezeptornachweis ist eine Hormonbehandlung beim Mammakarzinom und Prostatakarzinom in mehr als 50 % der Fälle wirksam. Die Anwendung erstreckt sich vorwiegend auf palliativ operierte Patienten, bei denen also nicht alles Tumorgewebe entfernt werden konnte oder Fernmetastasen bestehen.

Nachsorge bei onkologischen Patienten

Jeder onkologische Patient bedarf auch nach der definitiven Tumoroperation einer speziellen Weiterbehandlung und Betreuung. Medizinisch im Vordergrund steht die rechtzeitige Erkennung eines *erneuten Geschwulstwachstums.* Dieses kann als örtliches Rezidiv im Bereich des ehemaligen Primärtumors (lokoregionäres Rezidiv) oder in Form von Fernmetastasen in Erscheinung treten. In vielen Fällen ist auch beim Rezidivtumor oder bei Fernmetastasen noch eine Heilung durch erneute Operation möglich. Andernfalls kann dem Patienten zumindest oft eine symptomatische Behandlung zur Linderung seiner Beschwerden angeboten werden.

Art und Häufigkeit der Nachuntersuchungen sind bei den einzelnen Tumorformen verschieden. Zum Routineprogramm gehört neben der körperlichen Untersuchung durch den Arzt die Kontrolle von BSG, Blutbild und Leberwerten sowie, in gewissen Abständen, eine Röntgenaufnahme des Thorax (Lungenmetastasen) und ein Lebersonogramm (Lebermetastasen). Ein Anstieg der sog. Tumormarker (z. B. CEA beim Kolonkarzinom) ist immer verdächtig auf eine erneute Tumorbildung und gibt Anlaß zu weiterer gezielter Diagnostik. Von einer „endgültigen" Heilung kann bei den meisten malignen Tumoren erst dann ausgegangen werden, wenn sich 10 Jahre lang kein Rezidiv und keine Metastasierung gezeigt hat.

Es sei an dieser Stelle erwähnt, daß die Diagnose „Krebs" keinesfalls immer mit bleibender körperlicher Beeinträchtigung oder gar Arbeitsunfähigkeit gleichzusetzen ist. Auch eine Berentung ist meist nicht erforderlich. Oft können die Patienten wenige Wochen nach der Operation ihren Beruf wieder ausüben. Psychologische Hemmungen und mangelnde Zuversicht sind meist größere Hindernisse als die körperlichen Folgen der Krankheit.

Umgang mit onkologischen Patienten

Der Tumorpatient in der Chirurgie stellt ein gesondertes Problem dar, da neben all den psychischen Belastungen, die jegliche Operation mit sich bringt, die Tumordiagnose in eine tiefe Lebenskrise führt.

Demgegenüber löst das Mitwissen und Mittragen dieser lebensbedrohlichen Erkrankung beim Krankenhauspersonal selbst Unsicherheiten im Umgang mit den Betroffenen aus. Deshalb im folgenden einige Anmerkungen zur spezifischen Situation der Tumorpatienten vor und nach einer Operation sowie Überlegungen, wie diesen Patienten während des Krankenhausaufenthaltes begegnet werden kann.

Präoperative Phase

Der Grad der Aufklärung über die Erkrankung beeinflußt wesentlich die Interaktion zwischen Patient und Personal. Bereits bei Krankenhausaufnahme besteht bei den Tumorkranken ein unterschiedlicher Wissensstand über die Diagnose.

So gibt es z. B. Patienten, die mit gesicherter Diagnose, durch den Hausarzt aufgeklärt, in die Klinik kommen. Bei ihnen gilt es herauszufinden, wie umfassend sie über ihre Krankheit und deren Auswirkungen informiert sind, welche individuellen Ängste sie beschäftigen. Erst dann können konkrete Hilfen eingesetzt werden. Für das Pflegepersonal heißt das, sich für den Tumorkranken Zeit zu nehmen, ihm zuzuhören und ihn behutsam zu fragen. Eine ideale Gelegenheit dazu ist das pflegerische Aufnahmegespräch (Pflegeanamnese), aber auch Pflegehandlungen bei präoperativen Vorbereitungen wie z. B. Rasur usw. bieten sich geradezu an.

Anders verhält es sich, wenn die Tumorpatienten lediglich mit einer Verdachtsdiagnose, die sie oft nicht einmal kennen, zur weiteren Abklärung bzw. Sicherung stationär aufgenommen werden. Weiß der Kranke um seinen Verdacht, so wird die Zeit der oft langwierigen Diagnostik für ihn unerträglich. Hier haben die Pflegenden durch entsprechende Koordination der Untersuchungen die Möglichkeit, die Wartezeit abzukürzen. Die endgültige Aufklärung ist Sache des Arztes. Für ihn besteht die Verpflichtung, die Patienten über Diagnose, bevorstehende Operation und ihre Risiken zu unterrichten. Dabei kommt es zum Wahrheitskonflikt, d. h. mit welcher Offenheit der Tumorkranke angesprochen wird. Eine allgemeingültige Regel läßt sich hier nicht aufstellen, denn nicht jeder Tumorkranke will die volle Wahrheit wissen. Es obliegt dem Gespür des Aufklärenden, den Informationsgehalt individuell dem Betroffenen anzupassen, d. h. dem, was dieser erfahren will und dem, was er ertragen kann, ohne dabei die Informationspflicht zu umgehen. Unabhängig davon hat es sich als sinnvoll erwiesen, wenn beim aufklärenden Gespräch eine Pflegeperson zugegen ist. Für diese besteht dann die Möglichkeit, gegenüber dem Tumorkranken an das Gespräch anzuknüpfen und ihn persönlich zu begleiten.

Ob Angehörige bereits beim Aufklärungsgespräch anwesend sein sollten, bleibt ebenso der individuellen Situation vorbehalten, kann jedoch für das Verständnis und die zukünftige Lebenssituation von Bedeutung sein. Sobald der Tumorkranke über die Konsequenzen der ihm bevorstehenden Situation aufgeklärt ist (z. B. Anlage einer Kolostomie, Amputation einer Gliedmaße, Entfernung einer Brust usw.), muß überlegt werden, welche positiven Zukunftsperspektiven dem Patienten vermittelt werden können.

Inwieweit bereits in dieser Phase der Kontakt zu *Selbsthilfeorganisationen* hergestellt werden soll, bleibt den Bedürfnissen der Patienten überlassen. Man hüte sich davor, dem Patienten Kontakt überzustülpen oder ihn mit Informationen zu überfordern.

Dasselbe gilt auch für das Kennenlernen zukünftiger Hilfsmittel oder Versorgungsmaterialien; z. B. ist es für manchen Kolostomiepatienten eine Hilfe, schon präoperativ die Stomaversorgungsartikel kennenzulernen. Andere hingegen werden verängstigt, denn sie glauben, damit nicht zurechtkommen zu können.

Postoperative Phase

Postoperativ gibt es unterschiedliche Ausgangsbedingungen. Oft erlaubt es die ausgeführte Operation nicht, einen Malignitätsverdacht zu bestätigen, und der Histologiebefund muß abgewartet werden. Für die Operierten heißt dies erneutes Warten, Zeit der Angst und Unsicherheit durchzustehen. Die Pflegenden können hier zum Begleiter der Hoffnung werden, sollten dem Betroffenen ihr Verständnis verbal und nonverbal signalisieren, ihn ermutigen, seine Ängste – sofern er kann – wiederholt auszusprechen.

Weitere Konfliktsituationen ergeben sich, wenn die gutartige präoperative Diagnose, z. B. Gallensteine, zum bösartigen postoperativen Gallengangskarzinom wurde oder wenn z. B. die Patienten wegen einer geplanten Gastrektomie für den Aufenthalt auf der Intensivstation vorbereitet waren und dann nach einer Probelaparotomie nach der Aufwachphase wieder auf die Allgemeinstation verlegt werden. In diesen Fällen ist es günstig, daß der Arzt nicht noch am Operationstag mit dem Frischoperierten das Operationsergebnis bespricht, sondern erst am Folgetag, wenn das Auffassungsvermögen des Patienten nicht mehr durch die Narkose eingeschränkt ist. Die betreuenden Pflegepersonen müssen dann einfühlsam auf den folgenden Tag verweisen.

Anders verhält es sich bei den Patienten, die bei frühem Operationsbeginn schon um die Mittagszeit auf die Station zurückgebracht werden. Hier entscheiden der Grad der Wachheit und die individuelle Situation des Betroffenen darüber, ob eine Aufklärung noch am Tag des operativen Eingriffs erfolgen kann.

Die postoperativen Ängste der onkologischen Patienten konzentrieren sich vermehrt auf die veränderte zukünftige Lebenssituation, da die präoperativ visionären Ängste („Verstümmelung") nun zur Realität geworden sind; d. h. die Brust fehlt, der natürliche Darmausgang wurde zum künstlichen „Loch" im Bauch usw.

Jetzt sind die persönlichen Ressourcen des Betroffenen ausfindig zu machen, und es ist ihm näherzubringen, wozu er noch bzw. wieder fähig ist. Deshalb sollte frühestmöglich damit begonnen werden, zur Hebung des Selbstwertgefühles die Selbständigkeit des Tumoroperierten zu fördern. Hierzu gehört auch die schrittweise Heranführung an die Selbstversorgung, wie das beim Stomaträger zu realisieren ist.

Auch für die *Angehörigen* bedeutet die Tumorerkrankung eine Krise. Sie sind ebensolchen Ängsten ausgesetzt, welche inhaltlich oft denen der Tumorkranken ähneln. Deshalb sollte auch den Angehörigen Aufmerksamkeit geschenkt werden, indem man ihnen Gespräche anbietet und versucht, ihnen neben der Aufklärung auch Positives zu vermitteln.

Insgesamt bringt der Umgang mit onkologischen Patienten für das Krankenhauspersonal enorme psychische Belastungen mit sich. Wie Erfahrungen an Tumorzentren zeigen, kann diese Situation für alle, die sich direkt mit dem Tumorpatienten auseinandersetzen müssen, erleichtert werden, indem regelmäßige *Mitarbeiterbesprechungen* auf den Stationen erfolgen. Dann können Pflege- und Krankengymnastikpersonal, Ärzte, Sozialarbeiter, Seelsorger usw. gemeinsam beraten, wie dem einzelnen Tumorpatienten geholfen werden kann. Voraussetzung ist, daß Beobachtungen ausgetauscht, Verhaltensweisen reflektiert und Vorgehensweisen offen im Teamverbund besprochen werden.

7. Transplantation und Replantation

Terminologie

Transplantation = Verpflanzung. Lebensfähiges Gewebe wird entnommen und an eine andere Stelle übertragen. Das übertragene Material wird als *Transplantat* bezeichnet. Die Verpflanzung kann innerhalb eines Körpers erfolgen (Beispiel: Hauttransplantation) oder aber von einem Menschen (= Spender) auf einen anderen (= Empfänger) (Beispiel: Nierentransplantation).

Implantation = Einpflanzung. Einbringen eines künstlichen (nicht lebensfähigen) Fremdstoffes (*Implantat*) in den menschlichen Körper. Die industriell gefertigten Implantate werden auch als *alloplastisches* Material bezeichnet. Beispiel: Implantation eines Herzschrittmachers, einer Gefäßprothese, eines künstlichen Hüftgelenkes, einer Metallplatte zur Stabilisierung eines Knochenbruchs.

Replantation = Wiederanpflanzung. Operatives Wiederanfügen einer abgetrennten Gliedmaße (*Replantat*) an ihre ursprüngliche Stelle. Beispiel: Replantation eines durch Kreissägeverletzung abgetrennten Fingers.

Plastik = Operative Umgestaltung. Der Begriff Plastik (von griech.: formen, gestalten) bedeutet in der Chirurgie die operative Neugestaltung einer anatomischen Region. Mit dem Einbringen von Kunststoff („Plastik") hat der Eingriff nichts zu tun. Plastische Operationen an Haut und Unterhautfettgewebe, oft mit kosmetischer Zielsetzung, fallen in den Bereich der *plastischen* Chirurgie. Beispiel: Face-Lifting. Andere plastische Operationen sind z.B.: Hautverschiebeplastik, Bandersatzplastik, Pyloroplastik, Scheidenplastik.

Immunologische Aspekte

Das Hauptproblem der Transplantationschirurgie sind immunologische Abstoßungsvorgänge. Entsprechend der genetischen Übereinstimmung zwischen Spender- und Empfängerorganismus unterscheidet man vier Möglichkeiten der Transplantation mit unterschiedlichen immunologischen Problemen (Tab. 7.1).

Wenn zwischen Transplantat (engl.: graft) und Empfängerorganismus (engl.: host) genetische Unterschiede bestehen, ist das Transplantat für den Empfänger „fremd". Es hat Antigencharakter und bewirkt eine Stimulierung der Abwehrmechanismen im Empfän-

Tabelle 7.**1** **Transplantationsterminologie**

Bezeichnung der Transplantation (Tr.) mit Synonymen	Beziehung zwischen Spender und Empfänger	Beispiel	Immunologische Gewebsübereinstimmung
autologe Tr. = autogene Tr.	gleicher Organismus	Gewebsverpflanzung von einer Körperregion in eine andere; der Spender ist zugleich auch Empfänger (z. B. gestielter Hautlappen)	identisch
isologe Tr. = isogene Tr. = syngene Tr.	eineiige Zwillinge	Gewebsverpflanzung von einem monozygoten Zwilling auf den anderen (Idealfall der Lebendnierentransplantation)	identisch
homologe Tr. = homogene Tr. = allogene Tr.	gleiche Spezies (Art)	Gewebsverpflanzung von einem Menschen auf einen anderen (verwandten oder nicht verwandten) Menschen (z. B. Nierentransplantation)	gering
heterologe Tr. = heterogene Tr. = xenogene Tr.	verschiedene Spezies (Arten)	Gewebsverpflanzung von einem Tier auf einen Menschen (z. B. Schweinehaut)	minimal

ger. Ohne immunologische Probleme ist also nur eine *Replantation* oder eine Transplantation zwischen genetisch *identischen* Individuen durchführbar. Bei Transplantationen ist diese Voraussetzung nur bei einer Organverpflanzung innerhalb desselben Körpers (*autolog*) und zwischen eineiigen Zwillingen gegeben. Kommt es bei derartigen Organverpflanzungen – bei Erbgleichheit – zu Einheilungsstörungen, so sind diese nicht immunologisch bedingt, sondern haben operationstechnische (z. B. ungenügende Durchblutung) oder andere Ursachen (z. B. Infekt).

Organverpflanzungen zwischen verwandten oder nichtverwandten Personen sind *homologe* Transplantationen, weil die genetische Substanz unterschiedlich ist. Mit Abstoßungsreaktionen ist also zu rechnen. Bei blutsverwandten Personen, besonders Geschwistern, sind die Einheilungsaussichten allerdings größer als bei völlig erbverschiedenen Individuen.

Transplantationen tierischer Organe auf den Menschen sind bisher ohne dauerhaften Erfolg, weil die genetische Übereinstimmung minimal ist. Ausnahmen bilden lediglich weitgehend avaskuläre (blutgefäßlose) Organe, weil hier das Blut des Empfängers kaum in Kontakt mit dem antigenen Potential des Transplantates gelangt (Beispiel: Transplantation einer Herzklappe vom Schwein = Bioprothese).

Nur die Organverpflanzung zwischen erbgleichem Empfänger und Spender (gleiches Individuum oder eineiige Zwillinge) ist immunologisch völlig problemfrei!

Heilt das verpflanzte Organ nicht ein, so spricht man von *Transplantatabstoßung* oder *Transplantatverwerfung*. Abstoßungsvorgänge können vom Empfänger (host) ausgehen, wenn dieser das Transplantat (graft) als fremd erkennt und zerstört: *Host-versus-Graft-Reaktion*.

Umgekehrt kann auch das Transplantat mit Hilfe seiner immunkompetenten Zellen den Wirtsorganismus als fremd ansehen und sein eigenes Anwachsen verhindern: *Graft-versus-Host-Reaktion*.

Um Abstoßungsreaktionen nach Implantation eines genetisch fremden Organes zu verhindern, sind verschiedene Methoden zur *Immunsuppression* gebräuchlich, die häufig in Kombination zur Anwendung kommen. Von größter Bedeutung ist derzeit das Cyclosporin A, welches die Abwehrkräfte des Empfängers beeinflußt. Zusätzlich können Kortikosteroide und Zytostatika eingesetzt werden.

Juristische Aspekte

Organentnahme von Verstorbenen. Obwohl es in der BRD noch kein Transplantationsgesetz gibt, ist die Rechtslage zur postmortalen Organentnahme nicht so unklar, wie es oft behauptet wird. Derzeit gilt:

Hat der *Verstorbene* zu Lebzeiten einer Organentnahme zugestimmt (z. B. mittels Organspenderausweis) oder hat er einer Organentnahme widersprochen (z. B. gegenüber den Angehörigen), so ist dieser Wunsch verbindlich. Ist eine Äußerung des Verstorbenen zu Lebzeiten nicht bekannt, so müssen die *Angehörigen* befragt werden und entscheiden.

Feststellung des Hirntodes. Nach medizinisch-juristischer Auffassung tritt der Tod des Menschen mit dem *Hirntod* ein. Wichtige Funktionen wie der Kreislauf können auch *nach* dem Hirntod weiterarbeiten. Damit ist es möglich, Organe wie Niere, Herz oder Leber bei noch intakter Durchblutung zu entnehmen, was für ein gutes Transplantationsergebnis wichtig ist. Eine transplantationsfähige „Leichenniere" stammt also von einem Verstorbenen (= Hirntoten) mit noch erhaltener Herz-Kreislauf-Funktion.

Die *Hirntod-Diagnostik* muß durch *zwei Ärzte* erfolgen, die beide *nicht* dem Transplantationsteam angehören. Liegt eine *akute* Hirnschädigung des potentiellen Spenders vor (z. B. Schädel-Hirn-Trauma oder Subarachnoidalblutung), so sind nach einer Stellungnahme der Bundesärztekammer (1991) folgende *klinische* Zeichen für den Hirntod beweisend, wenn sie über Stunden unverändert fortbestehen (also irreversibel sind):

❖ **Koma**   = Bewußtlosigkeit,
❖ **Hirnstammareflexie** = Fehlen sämtlicher Reflexe,
❖ **Apnoetest**   = fehlende Eigenatmung.

Um die klinischen Zeichen des Todes zu bestätigen oder die sonst erforderliche Wartezeit zu verkürzen, sind folgende *apparative Zusatzuntersuchungen* anerkannt: Angiographie, transkranielle Dopplersonographie, Perfusionsszintigraphie, evozierte Potentiale.

Organentnahme von Lebenden. Diese kommt in der BRD nur ausnahmsweise in Frage (z. B. Spende einer Niere bei nahen Verwandten). Eine Organtransplantation zwischen Nichtverwandten wird in der BRD grundsätzlich nicht durchgeführt, weil sie für den Spender ein gesundheitliches Risiko darstellt und die Gefahr einer Kommerzialisierung der Organspende besteht.

Gestielte Transplantation

▶ Bei der *gestielten* Verpflanzung wird Gewebe innerhalb eines Organismus an eine andere Körperstelle verlagert, wobei die zuführenden Arterien und abführenden Venen nicht durchtrennt werden. Der versorgende Gefäß-„Stiel" bleibt also erhalten.

Vorteil dieses Verfahrens ist, daß die Transplantate bei erhaltener Blutversorgung gut einheilen und nicht nekrotisch werden. Die Anwendung wird jedoch dadurch eingeschränkt, daß das Ausmaß der Lageveränderung durch die Länge des chirurgisch mobilisierbaren Gefäßstiels begrenzt ist. Die gestielte Transplantation kann im Einzelfall auch als „Plastik" bezeichnet werden, wenn der rekonstruierende oder kosmetische Effekt im Vordergrund steht (z.B. *Nasenplastik*). Zu den gestielten Transplantationen gehören neben der *Darminterposition* (z.B. Dickdarmhochzug ins Mediastinum zum Speiseröhrenersatz) und der *Omentum-majus-Plastik* (Deckung eines Gewebsdefektes mit dem großen Netz) vor allem die *Haut-* und *Muskelverschiebungen.*

Hautverschiebung   häufig

Als *Verschiebeplastiken* der Haut sind zahlreiche Verfahren gebräuchlich. Dabei werden Hautareale aus ihrer Umgebung durch spezielle Schnittführungen in der Art herausgelöst (mobilisiert), daß die Blutversorgung aus der Tiefe erhalten bleibt und dennoch eine gewisse Lageverschiebung möglich ist. Hierzu gehören die nach Form des Messerschnittes bezeichneten Korrektureingriffe, wie die *Z-Plastik*, *V-Y-* und *Y-V-Plastik*, bei denen letztlich Länge auf Kosten von Breite (oder umgekehrt) gewonnen wird (Abb. 7.**1**).

Auch die Hautverschiebungen beim *Facelifting* oder der *Brustrekonstruktion* sind gestielte Plastiken bzw. Transplantationen. Bei den *Schwenklappen* und *Rotationslappen* wird ein Hautzipfel unter Erhaltung seiner Gefäßversorgung auf einen nahegelegenen Hautdefekt geschwenkt. Beispiel: die sog. „indische" Nasenplastik zum partiellen Nasenersatz durch Stirnhaut oder die Deckung eines Dekubitalgeschwüres durch einen Schwenklappen (Abb. 7.**2**).

Muskelverschiebung   selten

Funktionell unbedeutende Muskeln können mit erhaltenem Gefäßstiel innerhalb eines Körpers (autolog) verpflanzt werden, um defekte Muskeln in der Umgebung zu ersetzen oder chronisch entzündete Wundhöhlen auszufüllen.

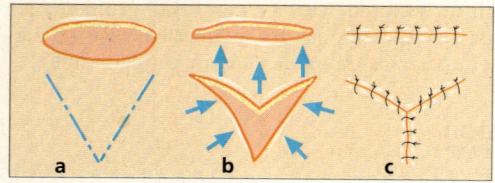

Abb. 7.**1 V-Y-Plastik**
a V-förmige Hautinzision neben dem zu deckenden Hautdefekt. **b** Verschiebung der Hautbrücke Richtung Wunddefekt. **c** Es ergibt sich eine Y-förmige Naht über dem gedeckten Defekt

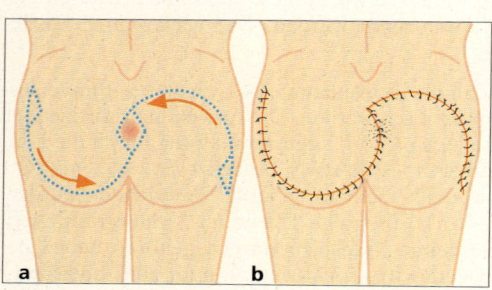

Abb. 7.**2 Hautverschiebung.** Durch Mobilisierung von Haut aus dem Gesäßbereich kann ein sakraler Dekubitus mit einem Rotationslappen gedeckt werden

So kann der Schlankmuskel von der Oberschenkelinnenseite mitsamt Gefäßen und Nerven mobilisiert und um den Enddarm geschlungen werden, um dort einen defekten Schließmuskel zu ersetzen (*Grazilisplastik*).

Muskelgewebe kann auch mitsamt der darüberliegenden Haut unter Erhaltung der versorgenden Gefäße als gestielter *muskulokutaner Lappen* zur Deckung ausgedehnter Weichteildefekte (innerhalb eines Organismus) verpflanzt werden. Bevorzugter Entnahmeort ist der große Rückenmuskel (*Latissimus-dorsi-Lappen*).

Freie Transplantation ohne Gefäßanschluß

▶ Bei der *freien* Verpflanzung ist das transplantierte Organ von seiner ursprünglichen Gefäßversorgung völlig abgekoppelt. Am Ort der Einpflanzung wird das transplantierte Gewebe durch Diffusion und Kapillarneueinsprossung ernährt. Deshalb können nur kleine bzw. dünne Gewebeanteile frei transplantiert werden. Größere Organe würden bei fehlendem Gefäßstiel ischämisch werden und nekrotisieren.

Zu den freien Transplantationen gehört die *Spongiosaplastik*, bei der körpereigener spongiöser Knochen (z. B. aus dem Beckenkamm) entnommen und durch Operation an anderer Stelle (gebrochene Extremität, Osteomyelitishöhle) eingebracht wird, um dort die knöcherne Durchbauung (Heilung) zu fördern.

Auch Defekte an *Sehnen* und *Bändern* lassen sich durch körpereigenes Material rekonstruieren (Bandersatzplastik), so z.B. mit dem funktionell unwichtigen M. palmaris longus aus dem Unterarm.

Zur *Nerveninterposition* bietet sich der N. suralis (Hautnerv am Unterschenkel) an. Ein Nerventransplantat stellt jedoch immer nur eine Art „Wegweiser" oder Leerkabel dar, in dem die Fortsätze der zentral gelegenen Nervenzellen (Achsenzylinder) nach peripher vorwachsen müssen. Dabei legen sie pro Tag etwa 1 mm zurück. Bei einem 10 cm langen Interponat dauert es also mindestens 100 Tage, bis der Defekt überbrückt ist und die Funktion (Erregungsleitung) wieder eintreten kann.

Das wichtigste freie Transplantat ist jedoch die *Haut*.

Freie Hauttransplantation sehr häufig

Die freie Hautverpflanzung ist die am häufigsten vorkommende Transplantation überhaupt. Sie ist beispielsweise indiziert zur Deckung größerer Hautdefekte bei sekundär geheilten Wunden oder nach Exzision drittgradiger Brandwunden oder dermatologischer Tumoren.

Haut wird wegen der besseren Einheilung vorwiegend innerhalb eines Organismus (autolog) verpflanzt. Steht nicht genügend körpereigene Haut zur Verfügung (z. B. bei

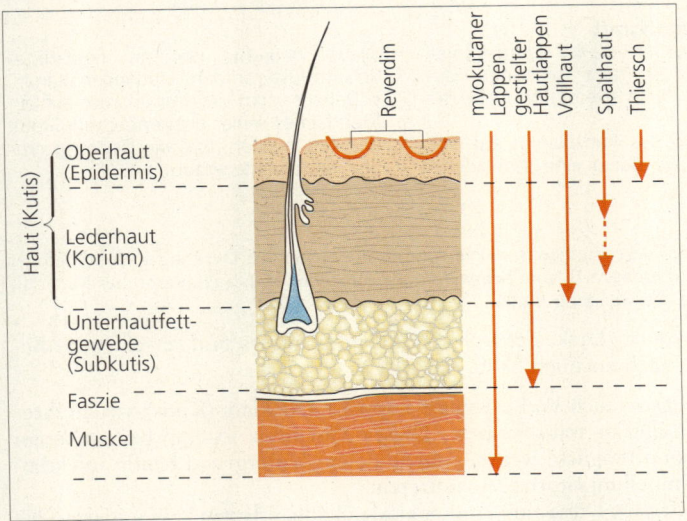

Abb. 7.**3 Hauttransplantation.** Bezeichnung des Transplantates nach der Schichtdicke. Bis zum Vollhautlappen ist eine freie Transplantation möglich. Dickere Lappen müssen mit Blutgefäßanschluß transplantiert werden

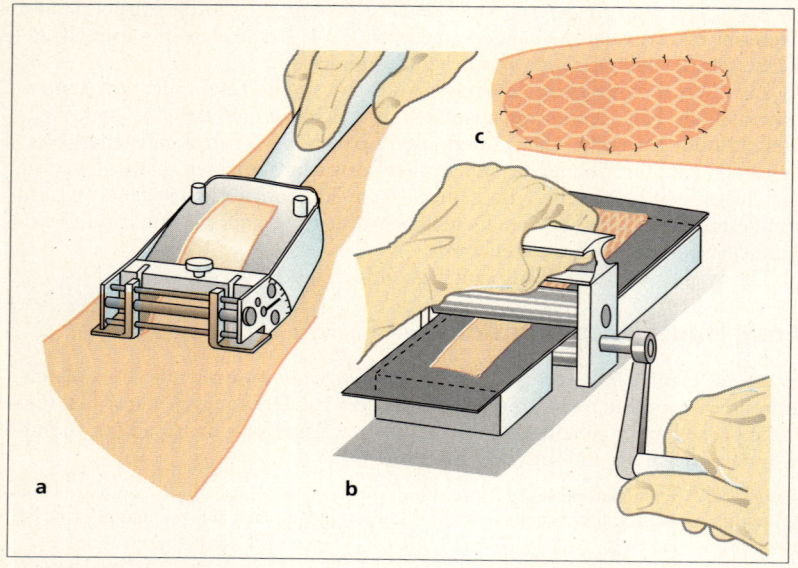

Abb. 7.4 Meshgraft
a Das ca. 0,3 mm dünne Hauttransplantat wird als Rechteck mit einer Hautschneidemaschine (Dermatom) abgetragen
b Dann wird das Transplantat auf einer speziellen Folie durch eine schneidende Walze gedreht, die ein netzartiges Schnittmuster in den Hautlappen stanzt
c Danach kann das Transplantat auf ein Mehrfaches seiner ursprünglichen Größe gedehnt werden, was die Deckung großer Hautdefekte erlaubt

ausgedehnten Verbrennungen), so kann zur vorübergehenden Deckung auch homologe, heterologe (tierische, z. B. vom Schwein) oder künstliche Haut (alloplastisches Material, z. B. Epigard) Verwendung finden.

Abhängig von der Dicke des freien Hauttransplantates sind verschiedene Bezeichnungen gebräuchlich (Abb. 7.3).

* *Vollhautlappen* (auch Wolfe-Krause-Lappen). Die Haut (Kutis) wird in ihrer gesamten Dicke transplantiert. Dieses Verfahren ist nur bei sauberem Wundgrund möglich, weil bei entzündetem Untergrund häufig infektbedingte Einheilungsstörungen auftreten.
* *Spalthautlappen.* Diese sind dünner als der Vollhautlappen. Sie umfassen die Epidermis (oberflächliche Hautschicht) und Teile der Lederhaut (Korium).
* *Thiersch-Lappen.* Das Hauttransplantat nach Thiersch (deutscher Chirurg, 1822–1895) besteht nur aus Epidermis. Die Schichtdicke besträgt etwa

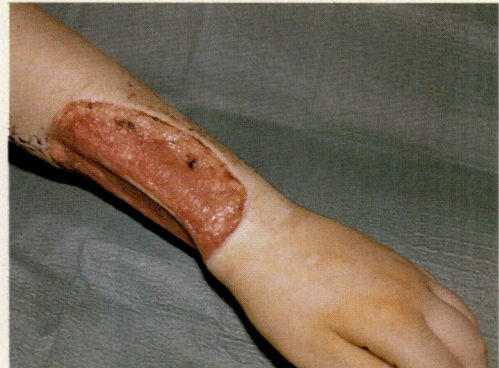

Abb. 7.**5** **Meshgraft.**
Klinisches Beispiel
a Hautdefekt am Unterarm

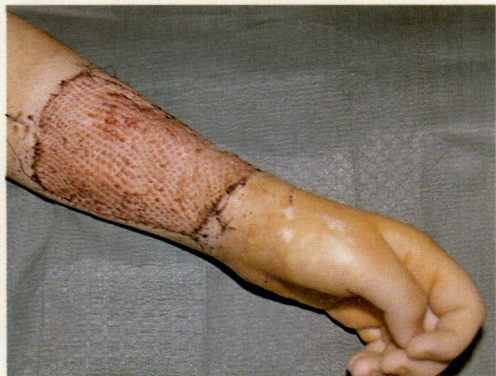

b Gleiche Wunde 10 Tage
nach Deckung mit einem
Hauttransplantat
(Meshgraft)

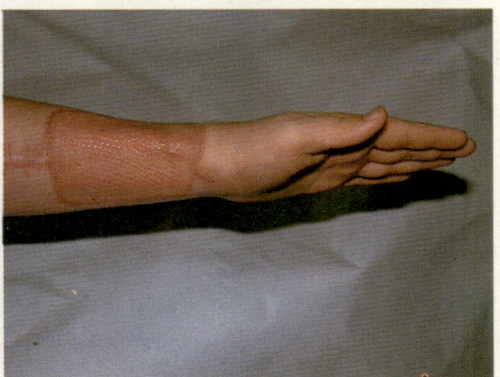

c Gleiche Wunde
3 Monate später

0,3 mm. Wegen ihrer Dünne heilen Thiersch-Lappen relativ leicht ein. Sie sind allerdings mechanisch anfänglich nicht sehr widerstandsfähig und bleiben auf Dauer als entstellende Narben sichtbar.

❖ *Reverdin-Plastik.* Reverdin (franz. Chirurg) beschrieb 1869 eine Hautplastik, bei der kleinste, flach mit dem Messer abgeschnittene kreisrunde Hautstückchen (Epidermis) auf granulierende Wundflächen übertragen werden. Die Epithelialisierung an der Empfangsstelle breitet sich von den transplantierten Hautinseln konzentrisch aus. Das Verfahren wird von der Spalthauttransplantation in Meshgraft-Technik zunehmend verdrängt.

Meshgraft. Ein Meshgraft (Netzlappen) ist speziell hergerichtetes Spalthauttransplantat (Abb. 7.**4** und 7.**5**). Die gitternetzartigen Inzisionen (mesh, engl.: Netz) erlauben eine Dehnung des Hautlappens auf das 3- bis 6fache seiner Ausgangsgröße. Das Meshgraft-Verfahren spart also Spendergewebe (Haut) und findet deshalb besonders dann Anwendung, wenn bei großen Hautdefekten nur wenig körpereigene gesunde Haut zur Transplantation verfügbar ist (z. B. bei ausgedehnten Verbrennungen). Geeignete Entnahmestellen sind behaarte Kopfhaut (die Haare wachsen später wieder nach), Rücken und Oberschenkelstreckseite. Der Ort der Hautabtragung verschließt sich durch Granulation und Epithelialisierung, wobei allerdings Narben zurückbleiben. Am Ort der Transplantataufbringung heilt das Mesh graft innerhalb etwa einer Woche ein. Der vom Operateur im OP angebrachte Verband darf deshalb erst nach etwa 7 Tagen auf ärztliche Anordnung erstmals gewechselt werden. Erfolgt der Verbandwechsel vorher, besteht die Gefahr, daß das Transplantat mit dem Verbandmaterial abgelöst wird.

> **Merke:** Der OP-Verband nach einem Meshgraft darf erst nach etwa 1 Woche gewechselt werden.

Freie Transplantation mit Gefäßanschluß (Organtransplantation)

▶ Bei der Transplantation parenchymatöser Organe wie Niere, Leber oder Herz müssen die zu- und abführenden Blutgefäße durchtrennt und im Empfängerorganismus wieder angeschlossen werden (= *Organtransplantation* im engeren Sinne). Die Organe werden vorwiegend von menschlichen hirntoten Spendern gewonnen (*homologe* Transplantation). Von *Multiorgantransplantation* spricht man, wenn der Empfänger mehrere Organe gleichzeitig erhält (z. B. Niere und Pankreas bei diabetischer Nephropathie).

Heterologe Organtransplantation. Die Organverpflanzung von einem *Tier* auf den Menschen hat bisher nur bei wenig durchbluteten Geweben Erfolg (z. B. Herzklappe

Tabelle 7.**2** **Transplantation.** Die wichtigsten heute transplantierbaren Organe in der Übersicht

Transplantationen innerhalb eines Organismus (autolog)		
Organ / Gewebe	Anerkanntes Verfahren?	Beispiel / Bemerkungen
Haut	ja	Meshgraft
Muskel	ja	Grazilisplastik
Muskel-Haut-Lappen	ja	Latissimus-dorsi-Lappen
Knochen	ja	Spongiosaplastik
Sehne	ja	Bandersatzplastik
Nerv	ja	Suralistransplantat
Gefäß	ja	Venenbypass
großes Netz	ja	Omentum-majus-Plastik
Darm	ja	Interposition bei Speiseröhrenkarzinom

Transplantation von Mensch zu Mensch (homolog)		
Organ/Gewebe	Anerkanntes Verfahren?	Beispiel/Bemerkungen
Augenhornhaut	ja, BRD 3000/Jahr	z. B. bei Verletzungen der Kornea
Gehörknöchel	ja, BRD 3000/Jahr	bei Ursache der Taubheit im Mittelohr
Knochenmark	ja, BRD 500/Jahr	von lebenden Verwandten bei Leukämie
Gehirnzellen	nein, experimentell	von humanen Embryonen bei Morbus Parkinson

Organtransplantation im engeren Sinne		
Niere	ja, BRD 2500/Jahr	70 % Funktion nach 5 Jahren
Leber	ja, BRD 400/Jahr	70 % Funktion nach 5 Jahren
Herz	ja, BRD 300/Jahr	70 % Funktion nach 5 Jahren
Herz und Lunge	nein, noch in Entwicklung	bei schwerster pulmonaler Hypertension
Lunge	nein, noch in Entwicklung	z. B. bei Lungenfibrose, Mukoviszidose
Pankreas	nein, noch in Entwicklung	meist simultan mit Niere bei Diabetes mellitus
Darm	nein, noch in Entwicklung	bei Kurzdarmsyndrom

vom Schwein = Bioprothese), weil die Abstoßungsvorgänge bei diesen Organen von untergeordneter Bedeutung sind.

Die wenigen Versuche in den USA, parenchymatöse tierische Organe auf den Menschen zu transplantieren, sind bisher alle mißlungen. Die Überlebenszeit betrug maximal 3 Wochen (1964 Schimpansenherz, 1968 Schafherz, 1984 Pavianherz, 1992 Pavianleber).

Tab. 7.2 zeigt eine Übersicht der heutigen Transplantationsmöglichkeiten.

Präoperative Maßnahmen. Wenn ein Krankenhaus im europäischen Raum einen hirntoten, frisch unfallverletzten Patienten behandelt, so sollte dieses, nach Zustimmung der Angehörigen zu einer Organentnahme, dem nächstgelegenen Transplantationszentrum gemeldet werden. Die Histokompatibilitätsdaten des potentiellen Spenders werden dann aus dessen Blut im nächstgelegenen immunologischen Institut bestimmt (24-Stunden-Dienst) und an die europäische Zentrale in Leyden, Niederlande (*Eurotransplant*) weitergemeldet. Dort werden sie mit der registrierten Empfängerliste verglichen. Derjenige wartende Empfänger, dessen immunologische Parameter denjenigen des Spenders am meisten ähneln (große Histokompatibilität), sollte das Spenderorgan nach Möglichkeit erhalten. Er wird über seine vom Computer in Leyden bestimmte Selektion telefonisch benachrichtigt, um sich baldmöglichst im regionalen Transplantationszentrum vorstellen zu können. Dort erfolgt dann nochmals eine Überprüfung der immunologischen Daten der Transplantationspartner (Cross-Match) unmittelbar vor der geplanten Organtransplantation.

Explantation. Die Organentnahme aus dem Spenderorganismus (meist Niere, Herz, Leber) sollte von spezialisierten Operateuren vorgenommen werden, um eine operationsbedingte Schädigung der Organe zu vermeiden. Die Explantation wird deshalb üblicherweise von erfahrenen Ärzten des Transplantationszentrums durchgeführt, die zu diesem Zweck das entsprechende Krankenhaus aufsuchen.

Der Transport der entnommenen Organe zum Transplantationszentrum erfolgt in Spezialbehältern bei + 4°C Kühlung. Dadurch läßt sich die Ischämiezeit (Haltbarkeit ohne Durchblutung) auf mehrere Stunden verlängern.

Replantation

Durch einen Unfall abgetrennte Gliedmaßen (Finger, Hände, Arme, Beine) können unter günstigen Voraussetzungen replantiert, d.h. durch operative Maßnahmen „wiedereingepflanzt" werden. Die Einheilungsquote liegt über 50%.

Man unterscheidet *Makroreplantationen* (proximal des Handgelenkes bzw. Sprunggelenkes) von *Mikroreplantationen*, bei denen die Abtrennung weiter distal, also im Bereich von Hand oder Fuß, erfolgte. Eine Mikroreplantation muß mit Hilfe eines Operationsmikroskopes durchgeführt werden. Je proximaler die Amputationshöhe gelegen ist, desto schwieriger ist die Wiederherstellung eines guten funktionellen Ergebnisses. Für eine Replantation geeignet sind *glatte* traumatische Abtrennungen (z.B. durch ein scharfes Messer), schlechte Ergebnisse bringen Replantationsversuche bei ausgedehnten Weichteilzerstörungen (z.B. Abquetschung durch Überfahrenwerden).

Ob eine Replantation durchgeführt wird oder nicht, kann letztlich nur von Operateur und Patient im gemeinsamen Gespräch entschieden werden. Deshalb ist jede abgetrennte Gliedmaße vorerst so zu behandeln, als müsse sie replantiert werden. Daraus ergeben sich, auch für Laienkräfte, folgende Konsequenzen:

Blutstillung. *Nur* durch sterilen Kompressionsverband und Hochlagern der verletzten Extremität! Gliedmaße nicht „abbinden", weil die daraus resultierende venöse Stauung zu einer vermehrten Blutung führt. Allenfalls ist eine *kontrollierte* Kompression mit einer Blutdruckmanschette erlaubt, die etwas über den systolischen Blutdruck aufzupumpen ist (vgl. Abb. 1.5, S. 12).

Amputat. Das Amputat *muß* aufgefunden werden! Danach ist es schnellstmöglich mit dem Verletzten oder in einem gesonderten Transport in die Klinik zu schaffen. Telefonische Anmeldung schon *vor* dem Transport!

❖ Das Amputat wird *trocken* (so wie es ist) in sterile Kompressen und dann in eine saubere Plastiktüte eingepackt (Abb. 7.6). Die verschlossene erste Tüte kommt in eine zweite Tüte, wobei die zweite äußere Tüte mit einer Wasser-Eis-Mischung gefüllt werden sollte. Die dadurch bewirkte Kühlung verlängert die Ischämiezeit (Haltbarkeit) des Amputats auf mehrere Stunden.

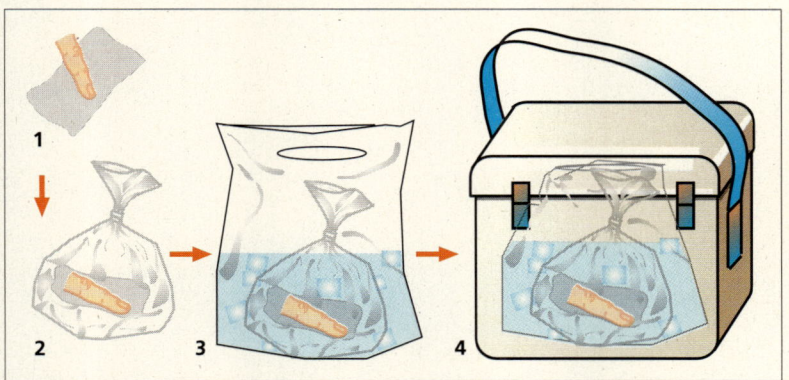

Abb. 7.6 Richtiger Transport des Amputats. Die abgetrennte Gliedmaße wird in einer sterilen Kompresse trocken eingewickelt (**1**) und in einer Plastiktüte verschlossen (**2**). Diese erste Tüte wird in eine zweite, mit kaltem Wasser und Eiswürfeln gefüllte Tüte eingelegt (**3**) und in einer Kühlbox transportiert (**4**)

Die **gravierendsten Fehler** bei der Primärversorgung abgetrennter Gliedmaßen sind:

❖ das Einlegen in Wasser oder Infusionslösung (führt zur Intimaquellung in den kleinen Blutgefäßen mit der Folge späterer Thrombosierung)
❖ die Berührung mit Eis (führt zu Kälteschäden).

Merke: Kein direkter Kontakt des Amputats mit Wasser oder Eis!

Replantationstechnik. Nach Säuberung von Amputat und Stumpf werden die anatomischen Strukturen auf beiden Enden präpariert und danach operativ zusammengefügt.

Nachbehandlung. Die replantierte Extremität wird auf einer Gipsschiene für einige Tage ruhiggestellt. Danach erfolgen vorsichtige Bewegungsübungen nach ärztlicher Anordnung.

Die tägliche Kontrolle der Finger bzw. Zehen auf ausreichende Durchblutung ist zwar Aufgabe des Arztes, sollte jedoch auch vom Pflegepersonal regelmäßig durchgeführt werden. Neben der Infektion ist die Thrombose der anastomosierten Blutgefäße die häufigste Komplikation.

8. Diagnostik in der Chirurgie

Nach Skizzierung der vor einer Operation in Vollnarkose notwendigen diagnostischen Routinemaßnahmen folgt eine Darstellung der speziellen diagnostischen Verfahren, soweit sie in der Chirurgie von Bedeutung oder für das Verständnis von besonderer Wichtigkeit sind.

Präoperative Routinediagnostik

Ein operativer Eingriff in Allgemeinnarkose ist beim Gesunden praktisch ohne Risiko. Unerkannte Vorschädigungen können jedoch zu schwerwiegenden intraoperativen Zwischenfällen oder erheblicher Beeinträchtigung des postoperativen Verlaufs führen. Deshalb ist es notwendig, unabhängig von der immer erforderlichen körperlichen Untersuchung durch den Arzt, einige diagnostische Standardparameter zu bestimmen (Tab. 8.1).

In Einzelfällen (lebensbedrohlicher Notfall) muß das diagnostische Spektrum zur Zeiteinsparung eventuell reduziert werden. Bei einigen größeren Operationen sind spezielle Voruntersuchungen erforderlich, die weit über das Routineprogramm hinausgehen.

Ein *kleines Blutbild* (BB) gibt eine orientierende Aussage über die roten (Erythrozyten) und weißen (Granulozyten, Lymphozyten) Blutzellen sowie die Blutplättchen (Thrombozyten). Es dient in erster Linie der Erfassung schwerer Anämien, die präoperativ durch Transfusionen behoben werden müssen, sowie schwerer zellulärer Abwehrschwächen (Agranulozytose). Niedrige Thrombozytenwerte können die Gerinnung beeinträchtigen.

Tabelle 8.**1** **Präoperative Routineuntersuchungen.** Auf die in Klammern angegebenen Untersuchungen kann im Notfall eventuell verzichtet werden

Blutwerte	Urin	Herz und Lunge	Sonstiges
kleines Blutbild (BSG) Blutgruppe Gerinnung Elektrolyte Harnstoff, Kreatinin (Leberwerte) (Eiweiß) Blutzucker	(Urinsediment)	EKG Röntgen-Thorax (Lungenfunktion)	(Körpergewicht) (Körpergröße)

Die *Blutsenkungsgeschwindigkeit* (BSG, BKS) ist ein uncharakteristischer, aber sehr empfindlicher Parameter. Eine normale BSG schließt schwere Allgemeinerkrankungen praktisch aus.

Die *Blutgruppe* (AB0-System und Rhesusfaktor) muß bei allen chirurgischen Patienten bestimmt werden, um vor oder während der Operation (nach ärztlicher Anordnung) Blutkonserven kreuzen zu können.

Die *Gerinnung* umfaßt neben den Thrombozytenwerten (Blutbild) zumindest einen Quick-Wert und die PTT (partielle Thromboplastinzeit). Schwere präexistente Gerinnungsstörungen (Marcumar-Therapie, Hämophilie) sind eine Kontraindikation für eine Operation, wenn sie nicht vorher behoben werden können. Der Patient würde ansonsten eventuell verbluten.

Die Bestimmung von *Elektrolyten* und nierenpflichtigen Substanzen (*Harnstoff, Kreatinin*) gibt Aufschluß über die Nierenfunktion. Elektrolytstörungen (insbesondere Hypokaliämie) können bei Narkoseeinleitung zu lebensbedrohlichen Herzrhythmusstörungen führen. Eine suffiziente Nierenfunktion ist Voraussetzung für die Ausscheidung einiger Narkosemedikamente.

Erhöhte *Leberwerte* (in erster Linie Transaminasen) geben Hinweise auf schwere Lebererkrankungen wie Hepatitis oder Zirrhose. Die meisten zur Narkose erforderlichen Medikamente werden in der Leber metabolisiert, weshalb eine normale Funktion dieses zentralen Stoffwechselorgans für jede Operation von Bedeutung ist.

Niedrige *Eiweißwerte* (Albumin und Globulin) sprechen für schwere Allgemeinerkrankungen, wie chronisch entzündliche Leiden oder maligne Tumoren. Eiweißmangel beeinträchtigt die Wundheilung und die postoperative Rekonvaleszenz.

Der *Blutzucker* (BZ) ist einfach zu bestimmen und läßt diabetische Stoffwechselentgleisungen erkennen.

Ein *Urinsediment* (mikroskopische Betrachtung nach Ultrazentrifugierung) sollte vor jeder Elektivoperation veranlaßt werden. Ein pathologisches Sediment kann klinisch stumme, chronische Harnwegsinfektionen aufdecken, die den postoperativen Verlauf erheblich beeinträchtigen.

Ein *EKG* sowie eine Röntgenübersichtsaufnahme des *Thorax* ist (zumindest bei älteren Patienten) vor einer Narkose unumgänglich. Störungen der Erregungsleitung, Herzinsuffizienz und schwere pulmonale Vorschädigungen sind so erkennbar. Auf funktionelle Untersuchungen des Atmungsorgans (*Lungenfunktion* = Spirometrie) wird bei jüngeren Menschen und kleineren Eingriffen meist verzichtet.

Körpergewicht und *Körpergröße* des Patienten sollten immer bei stationärer Aufnahme bestimmt und im Krankenblatt dokumentiert werden. Diese Werte dienen dem Anästhesisten zur Berechnung der erforderlichen Narkosemedikation und ermöglichen im postoperativen Verlauf Vergleiche mit dem Ausgangsgewicht.

Endoskopie

▶ Unter Endoskopie (*Innenspiegelung*) versteht man die Inspektion verschiedenster Organsysteme vom Körperinneren her.

Die heute vorherrschenden Endoskope sind dünne flexible Schläuche (*Fiberskope*), in denen das erforderliche Licht und das optische Bild über hauchdünne Glasfasern (Fibern) übertragen werden. Die Technik der Fiberoptik begrenzt die maximale Länge der Untersuchungsinstrumente auf knapp 2 m.

Tabelle 8.**2** **Endoskopie.** Zugangswege und Terminologie

Zugang	Bezeichnung	Untersuchtes Organ
transoral	Ösophagoskopie	Speiseröhre
	Gastroskopie	Magen
	Duodenoskopie	Zwölffingerdarm
	Bronchoskopie	Atemwege
transanal	Proktoskopie	Mastdarm
	Rektoskopie	Enddarm
	Sigmoidoskopie	S-Darm (Sigma)
	Koloskopie	Dickdarm
transurethral	Urethroskopie	Harnröhre
	Zystoskopie	Harnblase
	Ureteroskopie	Harnleiter
	Pyeloskopie	Nierenbecken
	= Renoskopie	Nierenbecken
	= Nephroskopie	Nierenbecken
transvaginal	Kolposkopie	Scheide, Zervix
transkutan	Thorakoskopie	Pleurahöhle
	Mediastinoskopie	Mittelfellraum
	Laparoskopie	Bauchhöhle
	Pelvisskopie	kleines Becken
	Arthroskopie	Gelenk (z. B. Knie)
	Diskoskopie	Bandscheibe
intraoperativ	Choledochoskopie	Gallengang
	Intestinoskopie (= Enteroskopie)	Darm
	Angioskopie	Blutgefäß
	Arterioskopie	Arterie
	Venoskopie	Vene

Damit ist ein Großteil des menschlichen Körpers endoskopisch einsehbar (Tab. 8.2). Im Magen-Darm-Trakt erreicht man von oral problemlos das Duodenum, von anal das terminale Ileum (unterster Dünndarm). Zusätzlich verfügen alle Endoskope über einen Arbeitskanal, durch den Hilfsinstrumente an den Zielort vorgeschoben werden können. Damit sind auch *therapeutische* Aktionen unter Sicht möglich (Tab. 8.3).

Mit den zukünftigen *elektronischen Video-Endoskopen* (elektronische Bildübertragung vom Chip an der Spitze des Endoskops) wird die Spiegelung des gesamten Dünndarms (Jejunum und Ileum) möglich sein. Dieser Darmabschnitt ist mit den herkömmlichen Fiberskopen nicht erreichbar.

Tabelle 8.**3** **Endoskopie.** Diagnostisches und therapeutisches Leistungsspektrum

Endoskopische Einsatzmöglichkeiten	Beispiele
Inspektion	makroskopische Beurteilung
Dokumentation	Foto, Video, EDV
Biopsie = Probeexzision (PE)	histologische Untersuchung
Absaugen	z. B. Blut bei Notfallendoskopie
Blutstillung	durch Sklerotisierung, Fibrinklebung oder Hitzekoagulation (Strom oder Laser)
Steinextraktion	aus Gallengang, Harnblase, Harnleiter
Fremdkörperextraktion	aus Speiseröhre, Magen, Darm, Bronchien
Steinzertrümmerung (Lithotripsie)	in Harnleiter, Gallengang, Pankreasgang
Tubusimplantation	bei stenosierendem Ösophaguskarzinom
endoskopische Papillotomie	Erweiterung der verengten Duodenalpapille durch Schlitzung mit dem endoskopischen Messer
innere Drainage	Einlegen eines Stents in den Gallengang bei stenosierendem Karzinom (Verschlußikterus)
Kontrastmittelapplikation	zur ERCP (endoskopische retrograde Cholangiopankreatikographie)
Manometrie	Druckmessung in Ösophagus, Papille (= Sphincter Oddi), Enddarm
Polypektomie	Tumorentfernung im oberen und unteren Magen-Darm-Trakt (Adenome, kleine Karzinome)
Plazierung von Ernährungssonden	PEG, Jejunalsonde
EUS = endoskopischer Ultraschall (= Echoendoskopie = Endosonographie = intrakavitäre Sonographie)	Beurteilung der Tumorausdehnung bei Geschwülsten des Magen-Darm-Kanals, der Harnblase, der Bronchien
transösophageale Echokardiographie	Untersuchung des Herzens und der thorakalen Aorta mit Ultraschall von der Speiseröhre aus
endoskopische Chirurgie (minimal invasive Chirurgie = MIC)	laparoskopische Cholezystektomie laparoskopische Appendektomie laparoskopische Tubendurchtrennung (Sterilisation) laparoskopische Herniotomie (bei Leistenbruch) laparoskopische Vagotomie laparoskopische Darmresektion thorakoskopische Sympathektomie endoskopische Lungenresektion

Röntgen

▶ Die nach dem deutschen Physiker Röntgen (1845–1923) benannten elektromagnetischen Wellen können den menschlichen Körper durchdringen. Die Strahlen werden in der Röntgenröhre erzeugt, durchqueren das Untersuchungsobjekt (Patient) und treffen dann auf den lichtempfindlichen Röntgenfilm. Dieser wird wie ein Schwarzweiß-Negativfilm belichtet.

Die menschlichen Organe sind für Röntgenstrahlen unterschiedlich durchlässig. Dadurch entstehen die Schwarzweißabstufungen auf dem entwickelten Film. Sehr „transparent" ist Luft. Lufthaltige Bereiche, wie die Lunge, lassen praktisch alle Strahlen passieren, sie färben den Film schwarz. Weil schwarze Stellen viel „Licht" erhalten, bezeichnet man sie (etwas paradox) als „Aufhellung".

Umgekehrt absorbiert kalkhaltiges Gewebe (z. B. Knochen) fast die gesamte Strahlung. Knochen gehört deshalb zu den „röntgendichten" Strukturen. Weil er kaum Strahlung durchläßt, wird er als „Schatten" auf den Film projiziert. Die wenig belichteten „Verschattungen" bleiben im Bild also weiß.

Plaziert man anstelle des Röntgenfilms einen elektronischen Bildverstärker, so kann das empfangene Bild auf einem Fernsehschirm (Monitor) kontinuierlich betrachtet werden. Man nennt diese Bildwiedergabe auch *Durchleuchtung*. Sie gestattet dem Arzt die Verfolgung von Bewegungsabläufen (z. B. Atemverschieblichkeit des Zwerchfells, Darmperistaltik, Kontrastmittelabfluß).

Ein Röntgenbild entspricht der zweidimensionalen Projektion einer dreidimensionalen Wirklichkeit. Um die räumlichen Verhältnisse besser beurteilen zu können, sollte jedes Organ deshalb in (mindestens) zwei verschiedenen Projektionsebenen abgebildet werden. Üblich sind Aufnahmen in zwei senkrecht zueinander stehenden Ebenen (Abkürzung: ⊥), insbesondere bei Röntgenaufnahmen der Extremitäten und des Schädels. Die *Strahlenrichtung* wird dabei folgendermaßen angegeben:

❖ „*a.p.*" = von anterior (vorn) nach posterior (hinten).
   Der Patient steht also mit dem Rücken zum Film, die Strahlung durchdringt ihn von vorn nach hinten.
❖ „*p.a.*" = von posterior nach anterior.
   Die Strahlen dringen vom Rücken des Patienten ein und treten an der Vorderseite (zum Film gewandt) wieder aus.
❖ „*seitlich*" = Strahlenrichtung quer zur Sagittalebene des Patienten.
   Je nachdem, welche Körperseite zum Film gewandt ist, spricht man von von „rechts anliegend" oder „links anliegend".

Nachteil der bisher geschilderten Röntgentechnik ist die mangelnde Abgrenzbarkeit von Geweben mit gleicher oder ähnlicher Strahlendurchlässigkeit. So projizieren sich die inneren Organe der Bauchhöhle mit kaum zu unterscheidenden Grautönen auf dem Film. Auch ein Gallen- oder Harnleiterstein ist im Röntgenübersichtsbild nicht erkennbar, wenn er keinen Kalk enthält. Bei einigen Organsystemen kann dieser Nachteil durch „Anfärbung" mit einem Kontrastmittel beseitigt werden. Wir müssen also Röntgenverfahren ohne Kontrastmittel von denen mit Kontrastmittelgabe unterscheiden.

Röntgenverfahren ohne Kontrastmittel

Die Organe werden ohne spezielle Vorbereitung auf dem Röntgenfilm abgebildet. Weil kein Kontrastmittel verabreicht wird, spricht man von *Leeraufnahme* oder *Übersichtsaufnahme*. Ein solches Röntgenbild kann dennoch aussagekräftig sein, wenn sich die Strahlendurchlässigkeit der interessierenden Organe deutlich von der Transparenz der Nachbargewebe unterscheidet.

Eine *Abdomenleeraufnahme* (im Stehen) kann z. B. klären, ob ein lufthaltiges Hohlorgan (wie der Magen) perforiert ist. Bei Magendurchbruch gelangt Luft in die freie Bauchhöhle. Im Stehen steigt diese aufwärts und ist als schwarze Sichel unter dem Zwerchfell abgrenzbar (Abb. 22.5, Kapitel Magen). Auch luftgefüllte „stehende" Darmschlingen beim Ileus heben sich gut von der Umgebung ab (Abb. 34.2, Kapitel Ileus). Die Leeraufnahme kann hingegen nicht (oder schlecht) beantworten, ob die Gallenblase gestaut oder das Kolon stenosiert ist. In der *Übersichtsaufnahme des Thorax* ist der „Schatten" des Herzens und der großen Gefäße (weiß) gut von der benachbarten Luft in der Lunge abgrenzbar (schwarz). Ansonsten sind Leeraufnahmen zur Abbildung von *Knochen* die Methode der Wahl, weil dieser im Röntgenbild gut mit dem umgebenden Weichteilgewebe (Muskel) kontrastiert. Im Röntgenbild nicht sichtbar sind hingegen ligamentäre Strukturen (Bänder, Gelenkkapsel, Sehnen), weil diese sich ähnlich „grau" darstellen wie das Nachbargewebe. Bandzerrungen, Gelenkdistorsionen oder Sehnenrupturen sind deshalb mit der üblichen Leeraufnahme nicht zu diagnostizieren. Mit spezieller Aufnahmetechnik (sog. Weichteilaufnahme) lassen sich allerdings auch relativ schwache Gewebskontraste auf dem Film darstellen, so z. B. bei der *Mammographie*.

Röntgenverfahren mit Kontrastmittel

Ein Kontrastmittel soll den bei einer Leeraufnahme nur geringen oder fehlenden Kontrast zwischen zwei Organstrukturen erhöhen. Die wichtigsten Kontrastmittel sind:

- ❖ **Bariumsulfat.** Es handelt sich um einen unlöslichen, weißen Brei („Kontrastbrei"). Bariumsulfat darf nur innerhalb des Magen-Darm-Kanals angewendet werden, aus dem es mit dem Stuhlgang ausgeschieden wird. Gelangt die Substanz in die freie Bauchhöhle (Perforation) oder in anderes Gewebe, so wirkt sie äußerst toxisch und ruft schwere Nebenwirkungen hervor.
- ❖ **Wasserlösliche Kontrastmittel.** Hier gibt es eine Vielzahl verschiedener Präparate. Sie werden dank ihrer Wasserlöslichkeit über Niere oder Galle

ausgeschieden und können auch direkt in die Blutbahn oder die Bauchhöhle eingebracht werden.

Merke: Alle Kontrastmittel können schwere allergische Nebenwirkungen (anaphylaktischer Schock) hervorrufen!

Je nach Indikation werden die Kontrastmittel auf verschiedene Weise in den Körper eingebracht. Die wichtigsten Applikationsformen sind die orale Aufnahme (Breischluck), die rektale Verabreichung, die intravenöse oder intraarterielle Gabe oder die direkte Einspritzung durch die Haut in sonstige Hohlräume (Tab. 8.4). Kontrastmitteluntersuchungen erfolgen immer unter Durchleuchtung (Monitorkontrolle), wobei der Röntgenarzt die aussagekräftigsten Momente durch Belichtung einer Filmkassette festhält.

Die Endung „-graphie" bezeichnet die Durchführung der Röntgenuntersuchung, die Endung „-gramm" hingegen das fertige Bild. Cholegraphie bedeutet also Röntgenuntersuchung der Gallenwege, das Cholegramm ist das entwickelte Röntgenbild.

Orale Kontrastmittelgabe

Nimmt der Patient das Kontrastmittel oral als Breischluck zu sich, so wird es wie die Nahrung über Speiseröhre, Magen, Duodenum, Dünn- und Dickdarm weitertransportiert und letztlich mit dem Stuhlgang ausgeschieden. Wegen seiner guten Abbildungsqualität wird Bariumsulfat bevorzugt. Bei Verdacht auf Darmperforation oder Nahtinsuffizienz darf die Substanz wegen ihrer Toxizität jedoch nicht gegeben werden. In sollen Fällen nimmt man wasserlösliche Kontrastmittel wie Gastrografin.

Der Radiologe verfolgt die Passage des Kontrastmittels vom Rachenraum abwärts unter Durchleuchtung auf dem Bildschirm. Er kann den Patienten dabei auf einem drehbaren Tisch in alle Richtungen bewegen und so Aufnahmen in mehreren Ebenen herstellen. Der Kontrastmitteltransport bis in das Duodenum erfolgt innerhalb einiger Minuten. Bis dahin werden üblicherweise ca. 5 Röntgenbilder „geschossen". Die meisten klinischen Fragestellungen (Ulkus, Tumor) beschränken sich auf den oberen Intestinaltrakt (einschließlich Duodenum), deshalb wird die Untersuchung meist abgeschlossen, wenn das Kontrastmittel den Zwölffingerdarm passiert hat. Diese röntgenologische Darstellung nennt man *Magen-Darm-Passage* (MDP).

Werden krankhafte Prozesse weiter kaudal im Dünndarm (z.B. Stenose, Bride, entzündliche Veränderungen bei Morbus Crohn) vermutet, so kann der Transport des Kontrastmittels mit der Darmperistaltik auch weiter röntgenologisch verfolgt werden. Man spricht dann von *MDP mit Verfolgung*. Weil das Kontrastmittel (wie die Nahrung) mehrere Stunden bis zur Passage des ge-

Tabelle 8.**4**   **Röntgenverfahren mit Kontrastmittel.** Übersicht nach Art der KM-Applikation

KM-Applikation	Bezeichnung	Untersuchtes Organ
oral	Ösophagusbreischluck	Speiseröhre
	Magen-Darm-Passage (MDP)	Speiseröhre, Magen, Duodenum
	MDP mit Verfolgung	Speiseröhre, Magen, Zwölffingerdarm, Dünndarm
	orale Cholegraphie (= orale Galle)	Gallenwege Gallenblase
	ERCP (über Endoskop)	Gallenwege Pankreasgang
rektal	Kolonkontrasteinlauf (KE)	Dickdarm
urethral	Zystogramm ⎫ Miktionszystogramm ⎬	Harnblase
	retrogrades Urogramm ⎭	Harnleiter, Nierenbecken
vaginal	Hysterosalpingographie	Gebärmutter, Eileiter
intravenös	Venogramm = Phlebogramm	Venen
	i. v. Urogramm (= i. v. Pyelogramm)	Niere, Nierenbecken, Harnleiter, Blase
	i. v. Cholegramm (= i. v. Galle)	Gallenwege, Gallenblase
	i. v. DSA (digitale Subtraktionsangiographie)	Arterien
intraarteriell	i. a. DSA	Arterien
	Arteriographie (= Angiographie)	Arterien
intralymphatisch	Lymphographie	Lymphgefäße, Lymphknoten
weitere Röntgenverfahren mit Kontrastmittel	Fistelfüllung	Hautfisteln
	Arthrographie	Gelenke
	Myelographie	Spinalkanal
	Bronchographie	Atemwege

samten Dünndarmes benötigt, erstreckt sich die Untersuchung (mit Pausen) eventuell über einen ganzen Tag. Der Patient kann jedoch zwischenzeitlich die Röntgenabteilung verlassen und auf Station gehen.

Obwohl das Kontrastmittel natürlich auch das Kolon passieren muß, ist eine zufriedenstellende Beurteilung des Dickdarmes bei oraler Kontrastmittelgabe nicht möglich, weil hier zu viele Überlagerungen mit gefüllten Dünndarmschlingen entstehen.

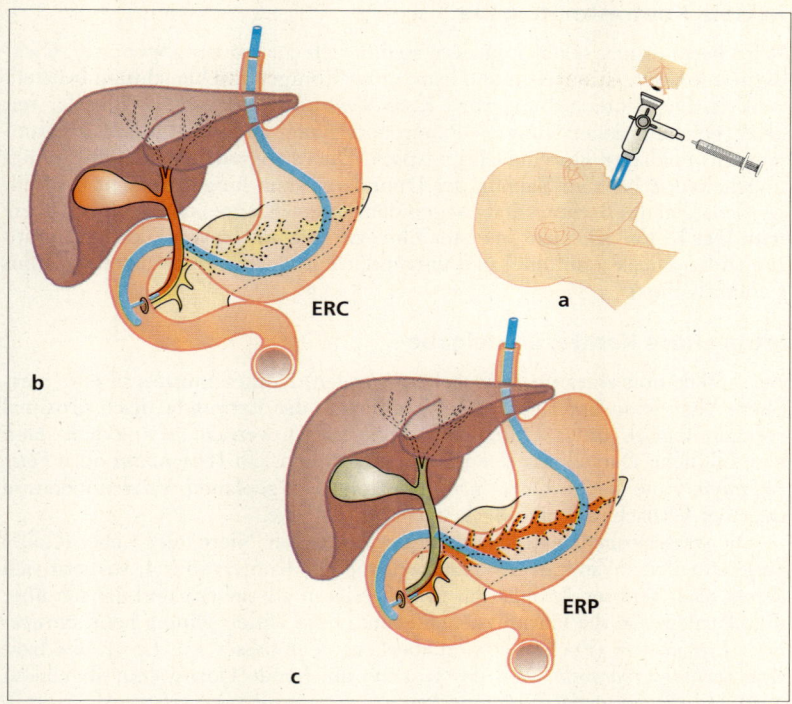

Abb. 8.**1 ERCP a** Über den Arbeitskanal des Endoskops wird Kontrastmittel in die Duodenalpapille eingespritzt. **b** Dabei läßt sich röntgenologisch das Gallengangsystem *(endoskopische retro-* *grade Cholangiographie = ERC)* darstellen **c** oder auch der Bauchspeicheldrüsengang *(endoskopische retrograde Pankreatikographie = ERP)*

Auch bei der *ERCP* wird das Kontrastmittel über den oberen Gastrointestinaltrakt verabreicht. Die unter Durchleuchtung angefertigten Röntgenbilder sind jedoch nur während einer Endoskopie erhältlich (Abb. 8.**1**).

ERCP bedeutet *e*ndoskopische *r*etrograde *C*holangio-*P*ankreatikographie. Ein spezielles flexibles Endoskop wird bis in den Zwölffingerdarm eingeführt. Am inneren Ende des Gerätes ist seitlich eine feine Sonde angebracht, über die von außen wasserlösliches Kontrastmittel durch die Vater-Papille eingespritzt wird. Weil Gallengang und Pankreasgang fast immer gemeinsam in die Duodenalpapille münden, ist von hier eine retrograde Darstellung des Ductus choledochus (ERC) wie auch des Ductus pancreaticus (ERP) möglich.

Rektale Kontrastmittelgabe

Wird Bariumsulfat rektal appliziert, so füllt sich der (vorher abgeführte) Dickdarm mit Kontrastmittel an und kann unter Röntgendurchleuchtung beurteilt werden. Die Untersuchung wird *Kolon-Kontrasteinlauf*, Kolon-KE oder nur „KE" genannt, dauert einige Minuten und erfolgt auf einem in alle Richtungen schwenkbaren Durchleuchtungstisch. Die retrograde Darstellung gelingt üblicherweise bis zum Zäkum, der Dünndarm kann hingegen nicht beurteilt werden, weil das Bariumsulfat (wegen der Bauhin-Klappe) nicht dorthin übertritt. Der Kolon-KE dient in erster Linie zur Diagnostik von Dickdarmtumoren (Adenome, Karzinome) und entzündlichen Darmerkrankungen (Morbus Crohn, Kolitis).

Intravenöse Kontrastmittelgabe

Bei Applikation eines wasserlöslichen (sterilen) Kontrastmittels in eine periphere Vene kann der Kontrastmittelabfluß in der Extremität nach proximal röntgenologisch unter Durchleuchtung verfolgt werden. Man erhält dann eine bildliche Darstellung der Extremitätenvenen, ein *Venogramm* oder *Phlebogramm*. Eine solche Untersuchung erfolgt vor geplanter Varizenoperation oder bei Verdacht auf eine Beckenvenenthrombose.

Die wasserlöslichen Kontrastmittel werden über Niere oder Leber (Galle) ausgeschieden. Wählt man ein nierengängiges Kontrastmittel, so wird sich dieses nach venöser Applikation in den Nieren anreichern und danach über die Harnleiter in die Harnblase abfließen. Diese Untersuchung heißt *intravenöses Pyelogramm* (Pyelon = Nierenbecken) oder besser *i. v. Urogramm* bzw. *Ausscheidungsurogramm*, weil das gesamte ableitende Harnsystem abgebildet wird und nicht nur das Nierenbecken.

Beachte: Die übliche Darstellung des harnableitenden Systems erfolgt über intravenöse Kontrastmittelapplikation. Sollen speziell die unteren Harnwege untersucht werden, kann das Kontrastmittel auch direkt über die Urethra (retrograd) verabreicht werden. Die so gewonnene röntgenologische Darstellung der Harnblase heißt *Zystogramm;* werden mehrere Aufnahmen während des Wasserlassens angefertigt (funktionelle Fragestellung), spricht man von *Miktionszystogramm*. Nach endoskopischer Applikation des Kontrastmittels von der Blase aus in den Harnleiter erhält man ein *retrogrades Ureterogramm* bzw. *retrogrades Urogramm* (oder Pyelogramm).

Gibt man über eine periphere Vene ein Kontrastmittel, das vorwiegend von der Leber über die Galleflüssigkeit ausgeschieden wird, so erhält man eine Darstellung der Gallenwege, ein *i. v. Cholegramm* oder *i. v. Cholangiogramm*, kurz „*i. v. Galle*" genannt. Die „i. v. Galle" wird vorwiegend veranlaßt, um Steine aufzudecken. Kalkfreie Gallensteine (nur aus Bilirubin und Gallensäure bestehend) sind auf einer Leeraufnahme nicht erkennbar. Bei Kontrastmitteldarstellung erscheinen sie jedoch als rundliche Aussparungen. Die radiologische Darstellung der Gallenwege ist heute durch die Sonographie weitgehend abgelöst worden.

Bei Verschlußikterus (Bilirubin über 2 mg%) ist die i.v. Cholangiographie kontraindiziert, weil das Kontrastmittel nicht von der Leber ausgeschieden wird. Wenn Sonographie und Computertomographie diagnostisch nicht weiterhelfen, ist in dieser Situation die ERCP (Abb. 8.1) die Methode der Wahl.

Auch Arterien können durch peripher-venöse Kontrastmittelgabe dargestellt werden. Das technisch aufwendige Verfahren heißt DSA *(digitale Subtraktionsangiographie)*. Von der venösen Injektionsstelle verteilen sich (geringe) Kontrastmittelmengen über den kleinen Kreislauf und das linke Herz in alle Arterien. Mit herkömmlicher Röntgentechnik können Arterien so allerdings nicht dargestellt werden, weil die arterielle Kontrastmittelkonzentration viel zu gering ist. Durch elektronische Verstärkung des Röntgenbildes mit digital (D) arbeitenden Rechnern und Kontrastverstärkung durch elektronische Subtraktion (S) des ohne Kontrastmittel gespeicherten von dem mit Kontrastmittel gewonnenen Bild ist jedoch eine Arterienabbildung im Sinne einer Angiographie (A) auch bei venöser Kontrastmittelgabe möglich. Gegenüber der konventionellen Angiographietechnik (s. unten) ist das Bild bei der i.v. DSA weniger detailreich.

Intraarterielle Kontrastmittelgabe

Die Röntgendarstellung der Arterien nennt man *Arteriographie* oder *Angiographie* (kurz „Angio"). Das wasserlösliche Kontrastmittel wird direkt intraarteriell verabreicht. Üblicherweise wird dazu die Femoralarterie in der Leiste (Lokalanästhesie) punktiert und ein flexibler Kunststoffkatheter unter Röntgendurchleuchtung zum gewünschten Ort vorgeschoben (Abb. 8.2). Die bildmäßige Darstellung erfolgt in herkömmlicher Technik auf Film (konventionelle Angiographie) oder mit elektronischer Subtraktion in DSA-Technik (intraarterielle DSA).

Um Nachblutungen und Hämatome nach der Arterienpunktion zu vermeiden, wird bereits in der Röntgenabteilung ein Kompressionsverband angelegt, der 24 Stunden verbleiben muß. Aus gleichem Grunde muß jeder Patient nach konventioneller Angiographie für 24 Stunden absolute Bettruhe einhalten!

Szintigraphie

▶ Bei szintigraphischen (= nuklearmedizinischen) Untersuchungen wird die Strahlenenergie nicht außerhalb des Körpers in einer Röhre erzeugt. Das „strahlende" Material wird hingegen direkt in den Körper eingebracht. Es handelt sich dabei um radioaktive Substanzen (Isotope oder Nuklide), die zur Diagnostik intravenös injiziert werden. Die Strahlenbelastung ist bei szintigraphischen Untersuchungen geringer als bei konventionellen Röntgenaufnahmen.

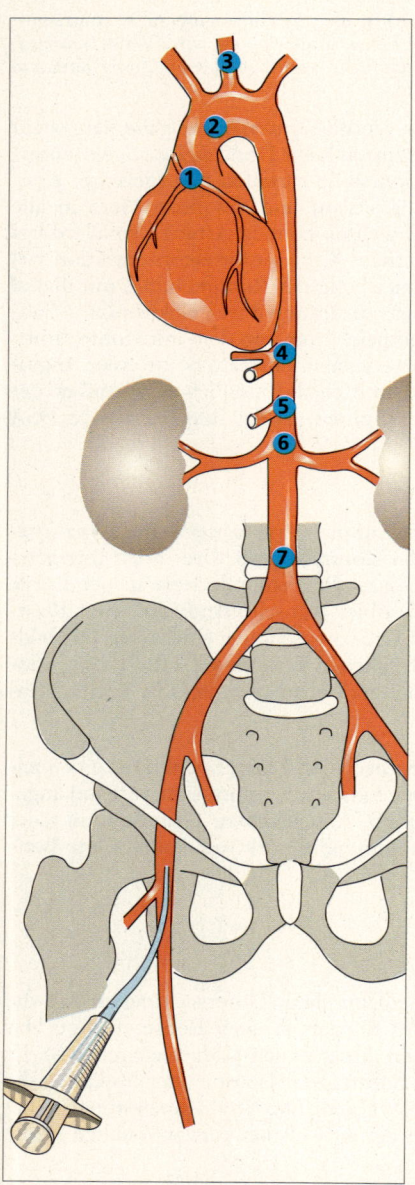

Abb. 8.**2 Intraarterielle Angiographie.** Über einen von der Leistenarterie vorgeschobenen Katheter wird das Kontrastmittel injiziert. Abhängig von der Lage der Katheterspitze (Ziffern) erhält man folgende Angiogramme:

1 Koronarangiographie,
2 Aortenbogenangiographie,
3 selektive Karotisangiographie,
4 Zöliakographie (Leber, Milz, Pankreas),
5 Mesenterikographie (obere Darmarterie),
6 Nierenangiographie,
7 Becken-Bein-Angiographie.

Vom Körperinneren geben die Isotope ihre Strahlung nach außen ab. Eine spezielle Kamera (Scanner), ähnlich einem Geigerzähler, mißt die Strahlung und fertigt ein Bild des zu untersuchenden Organes an. Aus der Vielzahl verfügbarer Isotope wählt man dasjenige aus, welches sich in dem interessierenden Organ möglichst stark anreichert. Von klinischer Bedeutung ist die Szintigraphie der Schilddrüse, der Lunge und des Skelettsystems (Ganzkörperszintigramm).

Schilddrüsenszintigraphie. Eine radioaktive Substanz (Technetium oder Jod 131) wird, wie normales Jod, fast ausschließlich in der Schilddrüse gespeichert. Man erhält also eine selektive Abbildung der Thyreoidea (Abb. 8.**3**). Die Isotopendiagnostik liefert ferner Einblicke in die Stoffwechselaktivität des Gewebes. Stark hormonproduzierende Bereiche, wie ein toxisches Adenom, speichern große Mengen des radioaktiven Jods. Der darüber plazierte Scanner wird durch die empfangene Strahlung stark stimuliert und zeichnet auf dem Bild entsprechende Signale auf (rote Striche in engem Abstand). Ein solcher szintigraphisch aktiver Bereich heißt „heißer Knoten". Nichtjodspeichernde Areale, wie z.B. Zysten, die kein Schilddrüsengewebe enthalten, geben der Scanner-Kamera keine Impulse und erscheinen im Bild ohne Striche („kalter Knoten").

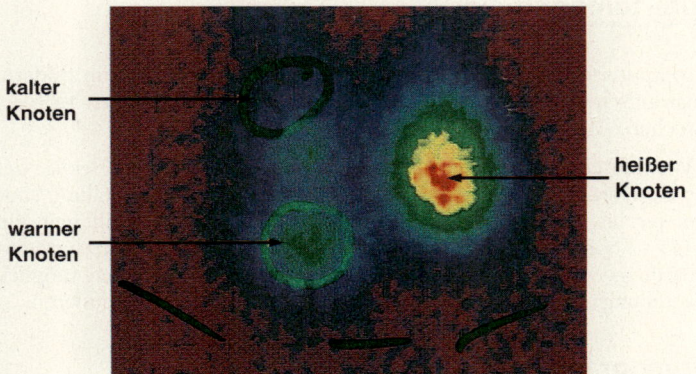

kalter Knoten

warmer Knoten

heißer Knoten

Abb. 8.**3 Schilddrüsenszintigramm** (Originalfoto). Tastbare Knoten werden vom untersuchenden Radiologen von Hand markiert (grüne Umrandung), zur Orientierung ebenfalls die Schlüsselbeine und das Brustbein (grüne Striche unten). Das normale Schilddrüsengewebe färbt sich hellblau bis dunkelblau. Rechts im Bild (linke Schilddrüse) heißer Knoten mit intensiver Speicherung (grün/gelb/rot). Links im Bild speichert der tastbare obere Knoten nicht (kalter Knoten), der untere gering (warmer Knoten)

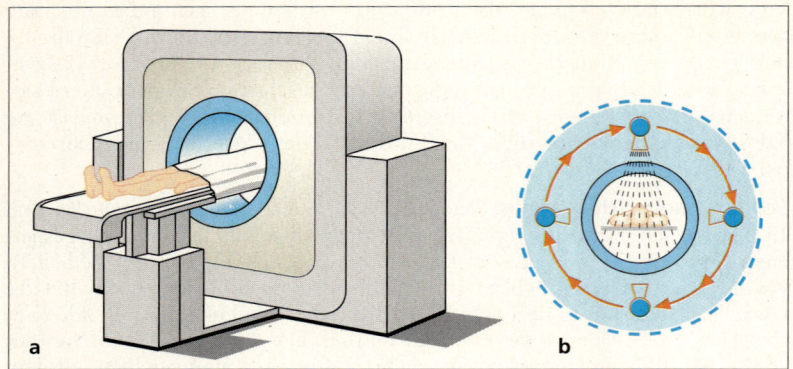

Abb. 8.4 Computertomographie (CT)
a Der Patient wird durch die Untersuchungsöffnung des Gerätes gefahren
b Dort wird er von beweglichen Röntgenröhren umkreist, deren Signale vom
Computer zu einem 2- oder 3dimensionalen Bild zusammengesetzt werden

Computertomographie

▶ Die Computertomographie (CT) ermöglicht die Herstellung von Bildern,
die anatomischen Querschnitten (= Schichten) des menschlichen Körpers
entsprechen (Abb. 8.4).

Je nach Wunsch können beliebig viele „Schichten" quer zur Längsachse des
Patienten angefertigt werden. Ihr Abstand beträgt je nach Fragestellung eini-
ge Millimeter bis einige Zentimeter. Je nach Fragestellung erhält man ein
Schädel-CT, Thorax-CT, Oberbauch-CT, Becken-CT oder Extremitäten-
CT. Neuerdings sind auch dreidimensionale Bildrekonstruktionen möglich
(3-D-Darstellung), die eine räumliche Anordnung der Organe simulieren.

NMR-Tomographie (Kernspintomographie)

▶ Die NMR-(Nuclear Magnetic Resonance-)Tomographie, auch *Kernspintomographie* genannt, liefert Querschnittsbilder des Körpers, die einem CT
ähneln. Die Bilder werden durch Magnetfelder erzeugt, also nicht durch
Röntgenstrahlen. Synonym: MRI = Magnetic Resonance Imaging.

Die bildliche Darstellung ähnelt der Computertomographie. Ob eine NMR
oder ein CT durchgeführt wird, hängt von der klinischen Fragestellung ab.

Wegen des starken Magnetfeldes im Bereich des Kernspingerätes dürfen keine metallischen Gegenstände in den Untersuchungsraum mitgenommen werden.

> **Merke:** Bei Patienten mit Herzschrittmacher ist eine NMR-Tomographie kontraindiziert!

Sonographie

▷ Physikalische Grundlage ist die Tatsache, daß Ultraschallwellen von Grenzschichten (verschiedener akustischer Impedanz) innerhalb des Körpers reflektiert werden. Die industriellen Geräte vereinen „Sender" und „Empfänger" für die akustischen Wellen innerhalb eines „Schallkopfes". Nebenwirkungen der Sonographie sind nicht bekannt.

B-Bild-Sonographie. Sie liefert ein zweidimensionales Schnittbild. Der Schallkopf wird über das zu untersuchende Organ auf die Haut gehalten. Damit nicht schon an der Hautoberfläche alle Wellen reflektiert werden, streicht man ein spezielles Gel zur Minderung des Hautbrechungsindexes auf. Starke Schallreflexionen im Körper (z.B. an Luft oder Knochen) beeinträchtigen die Untersuchungsqualität erheblich. Häufigste Indikation für diese Untersuchung ist die *Schwangerschaft* (Lage des Fetus, der Plazenta, Kopfdurchmesser). Anwendungsgebiete in der Chirurgie: Nachweis bzw. Ausschluß von *Gallensteinen*, *Lebermetastasen*, intraabdominellen *Abszessen* und *Tumoren*, Diagnostik eines *Pleuraergusses*, eines *Bauchaortenaneurysmas* oder einer *Stauungsniere*. Auch zur *Restharnbestimmung* ist das Verfahren ideal und hat den Blasenkatheterismus abgelöst.

Endosonographie (EUS = endoskopischer Ultraschall). Führt man einen Schallkopf ähnlich einem Endoskop in Körperöffnungen ein (Ösophagus, Rektum, Vagina), so lassen sich innere Organe in guter Qualität zweidimensional abbilden. So ist beispielsweise die Tumorausdehnung in Speiseröhre und Enddarm beurteilbar, ferner kann ultraschallgesteuert eine Gewebsprobe entnommen werden (transmurale Feinnadelbiopsie). Über den Ösophagus kann die Bewegung des Herzens verfolgt werden (transösophageale Echokardiographie).

Doppler-Sonographie. Die ebenfalls mit Ultraschallwellen arbeitende Methode dient in der Angiologie zur Diagnostik von Veränderungen der Blutströmung (Flow). Eine bildhafte Organdarstellung (wie bei der B-Bild-Sonographie) erfolgt nicht.

Grundlage bildet der allgemein bekannte Doppler-Effekt, benannt nach dem österreichischen Physiker Doppler (1803–1853): Der Ton eines an einem Beobachter vorüberfahrenden hupenden Autos erscheint beim Herankommen höher (Frequenzerhöhung durch Fahrtgeschwindigkeit) als danach, wenn sich die Tonquelle entfernt (Frequenzabnahme).

Außen auf die Haut wird schräg in Verlaufsrichtung eines Blutgefäßes die etwa bleistiftgroße Doppler-Sonde gehalten, die einen Ultraschallstrahl konstanter Frequenz aussendet. Dieser wird von den im Blutgefäß fließenden Erythrozyten teilweise reflektiert. Das „Echo" wird von der gleichen Sonde empfangen. Bewegen sich die Blutzellen auf die Sonde zu, so resultiert eine Frequenzerhöhung, bei umgekehrter Blutflußrichtung eine Frequenzabnahme gegenüber dem Sendesignal. Die Frequenzdifferenz zwischen Sende- und Empfangssignal wird durch spezielle Techniken hörbar oder sichtbar gemacht.

Das Doppler-Verfahren ermöglicht mehrere klinische Anwendungen:
* So kann die *Durchgängigkeit* von Blutgefäßen abgeklärt werden.
* Auch die *Blutdruckmessung* an Extremitäten ist mit der Doppler-Sonographie dann noch möglich, wenn der Puls mit dem Finger oder Stethoskop nicht mehr zu erfassen ist. Anstelle des Stethoskops wird die viel empfindlichere Doppler-Sonde auf die Arterie gesetzt. Übersteigt der Druck in der Manschette den arteriellen Blutdruck, so verschwindet das von der Sonde erzeugte pulssynchrone Signal.
* Aufwendigere (bidirektionale) Geräte machen nicht nur die arteriellen Pulsationen, sondern auch die *Richtung des Blutflusses* durch Zeigerausschlag sichtbar. Eine pathologische Flußumkehr kann so leicht erkannt werden. Als Beispiel sei der proximale Verschluß der A. subclavia (Subclavian-steal-Syndrom) genannt, der zu einer Umkehr der Blutflußrichtung in der Vertebralarterie führt.

Farbduplex-Sonographie. Kombination von B-Bild-Sonographie und Doppler-Sonographie in einem Gerät. Das Verfahren dient der Untersuchung von Herz und Gefäßen und ermöglicht die Bestimmung des Blutflusses, wobei die untersuchte Region als zweidimensionales farbiges Bild gleichzeitig mit der Flußkurve auf einem Monitor abgebildet wird.

Pflegeschwerpunkte bei spezieller Diagnostik in der Chirurgie

Diagnostische Maßnahmen sind für den Patienten unangenehm und stellen eventuell sogar ein gewisses Risiko dar. Um bei möglichst kurzer Untersuchungszeit und geringer Belastung des Patienten eine hohe diagnostische Ausbeute zu erhalten, ist für einige Organuntersuchungen eine spezielle Vorbereitung erforderlich. Hier gibt es zwar unterschiedliche Anweisungen, die von Klinik zu Klinik erheblich variieren können; das Prinzip ist jedoch überall gleich und soll im folgenden kurz dargelegt werden, zumal die Beachtung und Durchführung der Vorbereitungsmaßnahmen weitgehend in das Aufgabengebiet des Pflegepersonals fällt.

Spezielle Organvorbereitung

Ösophagus, Magen, Duodenum

Die Organe des oberen Gastrointestinaltraktes müssen zur diagnostischen Untersuchung durch Röntgen (MDP) oder Endoskopie „leer" sein. Der Patient muß also *nüchtern* zur Untersuchung erscheinen, d.h., die letzte Mahlzeit muß am Vorabend gereicht werden. Am Untersuchungstag ist Essen, Trinken und Rauchen vor der Diagnostik nicht gestattet! Die

Morgenzigarette ist deshalb verboten, weil sie zu einer Stimulation der Magensaftsekretion führt, welche wiederum den Kontrastmittelbeschlag der Schleimhaut bei der Röntgendarstellung beeinträchtigt. Diese Forderungen gelten auch für eine ERCP.

Galle

Prinzipiell ist die Untersuchung der Gallenwege durch Röntgenverfahren (i. v. Galle) oder Sonographie ohne spezielle Vorbereitungen möglich. Ein gefüllter Magen-Darm-Kanal kann die interessierenden Organe jedoch ungünstig überlagern, so daß die Aussagekraft der Diagnostik eingeschränkt ist und die Untersuchung eventuell wiederholt werden muß. Deshalb sollte der Patient am Untersuchungstag *nüchtern* bleiben. Am Vorabend sollte nur leichte Kost gegeben werden. Insbesondere blähende Speisen sind am Vortag zu vermeiden, weil Luftansammlungen im Darm die Untersuchung stark beeinträchtigen können. Bei Meteorismus ist die Gabe eines entsprechenden Medikamentes (z. B. Lefax) einige Stunden vor der Diagnostik sinnvoll.

Niere

Für die intravenöse Nierendarstellung (Ausscheidungsurogramm = i. v. Urogramm) gelten die gleichen Überlegungen. Der Patient sollte am Untersuchungstag *nüchtern* bleiben und am Vorabend nur leichte Kost erhalten. Die Harnblase sollte kurz vor Beginn der Diagnostik entleert werden.

Dickdarm

Ist lediglich eine Rektoskopie vorgesehen, so genügt die Verabreichung eines Klysmas ca. 30 Minuten vor der Untersuchung. Soll jedoch der gesamte Dickdarm durch Röntgen oder Endoskopie (Kolon-KE oder Koloskopie) untersucht werden, so ist eine mindestens eintägige Vorbereitung erforderlich, damit das Kolon komplett geleert und diagnostisch einwand-

frei beurteilbar ist. Am Morgen des Vortages ist ein leichtes Frühstück erlaubt. Danach sollte nur noch flüssige, komplett resorbierbare Nahrung angeboten werden.

Die *völlige Kolonentleerung* soll am Vortag erfolgen. Dazu sind verschiedene Methoden gebräuchlich. Ein Beispiel ist die „orthograde Darmspülung". Hierbei werden dem Patienten über eine Duodenalsonde 5–10 l einer speziellen körperwarmen Elektrolytlösung über einige Stunden verabreicht. Prinzip dieser Maßnahme ist die mechanische Spülung des gesamten Intestinaltraktes. Die Flüssigkeitszufuhr kann beendet werden, wenn der Stuhlgang klar und wäßrig ist. Bei herzinsuffizienten Patienten ist das Verfahren wegen möglicher Wassereinlagerungen und entsprechender kardialer Belastung kontraindiziert.

Alternativ zur „orthograden Spülung" kann am Mittag des Vortags ein starkes abführendes Mittel (Laxans) gegeben werden; hierzu eignet sich X-Prep. Der abführende Erfolg dieser Maßnahme ist durch die hohe osmotische Wirkung des Präparates erklärt.

Am Untersuchungstag bleibt der Patient zur Kolonuntersuchung *nüchtern*.

Dabei ist zu betonen, daß ein Einlauf, die orale Verabreichung eines Abführmittels oder die Applikation eines Zäpfchens zur vollständigen Kolonentleerung keinesfalls ausreichend ist. Ein Reinigungseinlauf ist für die Röntgenuntersuchung sogar ungünstig, weil die Flüssigkeitsreste im Dickdarm die Beurteilung erschweren.

Die Dickdarmvorbereitung ist sicher die schwierigste von allen Organen. Besonders das rechte (aufsteigende) Kolon ist zum Untersuchungszeitpunkt häufig nicht genügend gesäubert. Wird eine Röntgendurchleuchtung oder Koloskopie trotzdem durchgeführt, läßt sie nur eine eingeschränkte Aussage über den Befund zu, weil ein Teil des Kolons nicht beurteilt werden konnte. Es besteht dann die Gefahr, daß Arzt und Patient sich in der Sicherheit wiegen, daß „alles in Ordnung ist", weil kein pathologischer Befund erhoben wurde. Bei unzureichender Kolonvorbereitung ist eine solche Feststellung jedoch nicht gerechtfertigt.

Grundsätze zur Vor- und Nachbereitung des Patienten

Endoskopie

Vorbereitung. Zusätzlich zu den geschilderten organspezifischen Vorbereitungen ist bei jeder Endoskopie zu bedenken, daß häufig Gewebsproben (Biopsien) zur histologischen Untersuchung entnommen werden müssen. Damit diese nicht zu einer bedrohlichen Nachblutung führen, ist ein intakter *Gerinnungsstatus* Voraussetzung. Vor einer Endoskopie sollten deshalb normale Blutgerinnungswerte (Quick-Wert, PTT, Thrombozyten) vorliegen und auf dem Anforderungsschein vermerkt werden.

Nachbereitung. Die Überwachung im Hinblick auf Komplikationen, speziell auf Nachblutungen, ist angezeigt. Deshalb stehen Beobachtungsmaßnahmen wie die *Kontrolle* von *Puls und Blutdruck* sowie auf *Schmerzäußerungen* im Vordergrund.

Eine vorübergehende *Bettruhe* für wenige Stunden sollte eingehalten werden. Die Patienten dürfen meist nach Arztverordnung bald wieder trinken. Die *Nahrungs- und Flüssigkeitskarenz* wird etwa *2–3 Stunden* nach Untersuchungsende aufgehoben.

Röntgen

Vorbereitung. Die Röntgen-Leeraufnahmen (oder Übersichtsaufnahmen) verlangen naturgemäß keinerlei Vorbereitung. Bei *intravenöser Kontrastmittelapplikation* (beispielsweise zur Galle- oder Nierendarstellung) sollte der Patient am Untersuchungstag *nüchtern* sein, um Darmgasüberlagerungen zu vermeiden. Die intraarterielle Kontrastmittelapplikation hat ein wesentlich größeres Risiko allergischer Nebenwirkungen (anaphylaktischer Schock) zur Folge als die i. v. Gabe. Um

bei einem Zwischenfall möglichen Komplikationen, z. B. Aspiration, vorzubeugen, muß der Patient auch zur *Angiographie nüchtern* sein. Die spezielle Vorbereitung des oberen Magen-Darm-Traktes und Kolons zur Kontrastmitteluntersuchung wurde bereits geschildert.

Müssen bei einem Patienten mehrere Röntgenuntersuchungen durchgeführt werden, so ist die Reihenfolge keinesfalls beliebig. Nach einem Kolonkontrasteinlauf verbleibt das Bariumsulfat für 1–2 Tage im Dickdarm. In dieser Zeit sind weitere Röntgenuntersuchungen der Bauchorgane praktisch nicht möglich, weil das äußerst röntgendichte Bariumsulfat die interessierenden Strukturen als weißer, homogener Schatten überlagert. Noch ungünstiger ist eine vorausgegangene Magen-Darm-Passage, weil das Kontrastmittel bis zur vollständigen Ausscheidung den gesamten Dünn- und Dickdarm durchlaufen muß, was eine Woche dauern kann. Führt man die MDP mit Bariumsulfat als erste Untersuchung durch, sind nachfolgende Röntgenuntersuchungen der Bauchorgane praktisch für eine Woche unmöglich. Die intravenös (Galle und Niere) oder intraarteriell (Angiographie) verabreichten wasserlöslichen Kontrastmittel werden hingegen spätestens nach einigen Stunden komplett ausgeschieden, so daß sie eine weitere nachfolgende Röntgendiagnostik nicht durch Überlagerung beeinträchtigen. Sind Mehrfachuntersuchungen voraussehbar, so sollten diese also in vernünftiger Reihenfolge durchgeführt werden.

> **Merke:**
> ❖ Leeraufnahme vor Kontrastmittel,
> ❖ wasserlösliches Kontrastmittel (i. v., i. a.) vor Kontrastbrei (Bariumsulfat),
> ❖ rektaler Kontrastbrei (Kolon-KE) vor oralem Kontrastbrei (MDP).

Nachbereitung. Nach Untersuchungen mit Bariumsulfat (MDP, Kolon-KE) muß dafür gesorgt werden, daß das Kontrastmittel rasch ausgeschieden wird, da es sonst zur Obstipation führt. Eventuell müssen *Abführmaßnahmen* eingesetzt werden. Die Patienten sind darüber zu informieren, daß ihr Stuhlgang bis zur endgültigen Ausscheidung des Bariumsulfats vorübergehend weißlich gefärbt ist.

Im Anschluß an Untersuchungen mit intravasalen Kontrastmitteln, die nierengängig sind, muß auf eine *reichliche Flüssigkeitszufuhr* geachtet werden. In seltenen Fällen, z. B. nach Angiographie, ist eine *Bettruhe* erforderlich. Hier sind auch Kontrollmaßnahmen in bezug auf Nachblutung mit *Beobachtung von Puls, RR* sowie der *Punktionsstelle* (Verband, Hämatom) notwendig.

Szintigraphie

Vorbereitung. Nuklearmedizinische Untersuchungen erfordern keine spezielle Vorbereitung. Bis zur Beendigung der Diagnostik müssen die Patienten jedoch längere Zeit ruhig auf dem Untersuchungstisch liegen. Weil eine volle Blase und Stuhldrang unruhig machen, sollen Blase und Darm vor der Untersuchung entleert werden. Bei unruhigen Patienten (mangelnde Kooperation, kleine Kinder) ist eine vorherige medikamentöse Sedierung sinnvoll.

Nachbereitung. Eine *reichliche Flüssigkeitszufuhr* beschleunigt die Ausscheidung der radioaktiven Substanzen über die Nieren, weshalb die Patienten viel trinken sollten.

Nach langandauernden Szintigraphien, z. B. Skelettszintigraphie, sollte als Vorsichtsmaßnahme der Kontakt des Patienten mit Schwangeren und Kindern in den ersten 24 Stunden vermieden werden.

Computertomographie und NMR-Tomographie

Vorbereitung. Für keines der beiden Verfahren ist eine Vorbereitung nötig. Es hat sich jedoch bewährt, den Patienten dahingehend aufzuklären, daß er eventuell längere Zeit in einem „backröhrenähnlichen" Gerät verbringen muß, weil die immense technische Apparatur bei diesen Untersuchungen Angstzustände wie Klaustrophobie auslösen kann. Wird bei einem CT Kontrastmittel i. v. verabreicht, muß der Patient wegen möglicher allergischer Komplikationen nüchtern sein. Träger eines Herzschrittmachers dürfen keinesfalls mit Kernspingeräten (NMR) untersucht werden, weil die magnetischen Kräfte Störungen der Schrittmacherfunktion verursachen können.

Nachbereitung. Spezielle Nachsorgemaßnahmen müssen nicht berücksichtigt werden.

Sonographie

Vorbereitung. Die Doppler-Sonographie zur Blutflußmessung an Gefäßen ist jederzeit ohne besondere Vorbereitung des Patienten möglich. Die klinisch wichtigste Form der Sonographie, die zweidimensionale B-Bild-Darstellung, ist jedoch untersuchungstechnisch empfindlich. Insbesondere Luftansammlungen bedingen eine starke Schallreflexion, wodurch die Untersuchbarkeit stark beeinträchtigt wird. Bei sonographischen Abbildungen der Oberbauchorgane (z. B. Leber, Galle, Pankreas, Milz) sollte der Darm deshalb möglichst luftleer sein. Der Patient muß also *nüchtern* sein und erhält am Vortag keine blähenden Speisen. Zu einer Bekkensonographie (z. B. Uterus, Ovarien, Douglas-Raum, Retroperitoneum) ist der Patient (ausnahmsweise!) mit voller Blase zu schicken, wodurch die sonographische Abgrenzung der Harnblase von benachbarten Strukturen erleichtert wird. Um eine ausreichende Blasenfüllung zu gewährleisten, müssen die Patienten vor der Untersuchung zum *reichlichen Trinken* angehalten werden.

Nachbereitung. Auch hier ist keine besondere Nachsorge nötig.

9. Schock

Definition

▶ Unter Schock versteht man ein Kreislaufversagen verschiedener Ursachen, wobei als Folge ein schweres Mißverhältnis zwischen erforderlicher und tatsächlicher Blutversorgung resultiert. Der zunehmende Sauerstoffmangel im Gewebe führt ohne Behandlung zum Organtod durch Hypoxie.

Der Schockbegriff wird auch heute nicht überall gleich definiert. Der Ausdruck wurde im 18. Jahrhundert für verschiedene Verletzungsfolgen geprägt, als noch keinerlei pathophysiologische Vorstellungen bestanden. Die Beschränkung auf das Trauma als Schockursache ist inzwischen fallengelassen worden. Verwirrend und der heutigen Auffassung widersprechend ist, daß gelegentlich auch banale, spontan reversible orthostatische Kreislaufreaktionen wie Kollaps, Synkope oder „Ohnmachtsanfall" dem Schockbegriff zugerechnet werden. In Laienkreisen bezeichnet man sogar kurzfristige nervöse Erschöpfungs- oder Erregungszustände ohne jegliche Kreislaufsymptomatik als „Unfallschock".

In der vorliegenden Darstellung wird unter „Schock" das progrediente Kreislaufversagen mit kontinuierlicher Verminderung der Gewebsperfusion verstanden, als dessen Folge eine Kette pathophysiologischer Mechanismen einsetzt, die unbehandelt zum Tode führen können.

Ätiologie

Wesentlicher Faktor im Schockgeschehen ist die Verringerung der arteriellen Blut- und Sauerstoffzufuhr. Diese kann vielerlei Ursachen haben (Tab. 9.1). Grundsätzlich zu unterscheiden ist die akute *Abnahme des intravasalen Volumens* (z. B. Blutung, Flüssigkeitsverlust) von der Beeinträchtigung der *Pumpleistung des Herzens* (z. B. Herzinfarkt, Lungenembolie). Von größter Bedeutung für die Schockgenese ist ferner die reflektorisch verursachte *Blutumverteilung* vom Arterien- in das Venensystem. Dadurch bleibt die intravasale Blutmenge zwar numerisch unverändert, für die arterielle Organperfusion steht jedoch nur ein stark reduziertes Volumen zur Verfügung (z. B. Schock bei Peritonitis).

Erläuterung zur Blutumverteilung:
In den Arterien herrscht normalerweise ein höherer Blutdruck (Hochdrucksystem) als in den Venen. Die Arterienwände sind deshalb dick und wenig dehnbar. Mit zunehmen-

Tabelle 9.**1** **Schock.** Die wichtigsten Ursachen

Ursache	Beispiel	Bezeichnung
Blutung	äußere Blutung (z. B. Arterienverletzung), innere Blutung (z. B. Milzruptur, Frakturen)	hämorrhagischer (oder hypovolämischer) Schock
sonstige Flüssig-keitsverluste	unstillbares Erbrechen, Diarrhö, Wundsekretion (ausgedehnte Verbrennung)	hypovolämischer Schock
Änderung der intravasalen Blutverteilung	peritonitischer Schmerz (z. B. Ulkusperforation, Pankreatitis)	hypovolämischer Schock (vasovagaler Schock)
Herz (und Lunge)	Herzinfarkt, Asystolie, Kammerflimmern, fulminante Lungenembolie	kardiogener Schock
Nervensystem	Schädel-Hirn-Trauma, Tumor Querschnittslähmung	neurogener Schock spinaler Schock
Allergie	Antibiotikagabe (Penicillinallergie!) Fremdeiweiß (Impfseren), falsche Blutkonserve, Kontrast-mittelinjektion, Insektenstiche	anaphylaktischer Schock
Vergiftung	Barbituratintoxikation, Pilzvergiftung	toxisch bedingter Schock
Infektion	Sepsis, krimineller Abort	septischer Schock (= Endotoxinschock)
Hormone	Hypoglykämischer Schock (Insulin), thyreotoxische Krise (Thyroxin), hyperkalzämisches Koma (Parathormon)	endokriner Schock

der Entfernung vom Herzen nimmt jedoch der vom linken Ventrikel erzeugte Blutdruck ab, am stärksten in den Arteriolen und Kapillaren (sog. Widerstandsgefäße). In den Venen beträgt der Druck nur noch etwa $1/10$ des arteriellen Blutdrucks (Niederdrucksystem). Deshalb sind die Venenwände viel dünner gebaut, sie können sich leicht aufdehnen und große Volumina aufnehmen. Reize für eine Venenerweiterung (Tonusverlust) sind verschiedenste humorale und nervale Einflüsse (z. B. Azidose, Parasympathikuserregung, Schmerz). Dadurch vergrößert sich der Anteil der venösen Blutmenge, der arterielle Blutvorrat nimmt entsprechend ab.

Vom gesamten Blutvolumen eines Erwachsenen (ca. 5 l) befinden sich normalerweise nur 20 % im Arteriensystem, hingegen 80 % in den Venen. Diese werden deshalb auch „kapazitive Gefäße" genannt, weil sie den Großteil der intravasalen Flüssigkeit beherbergen. Krankhafte Zustände (z. B. Peritonitis) führen zu einem Tonusverlust der Venenwände. Nehmen wir beispielsweise an, daß sich der Blutinhalt des Niederdrucksystems dadurch von 80% des Gesamtvolumens auf 90% erhöht, so muß die Blutmenge in den Arterien von ursprünglich 20% auf 10% abnehmen. Das zur Gewebsperfusion verfügbare arterielle Blutvolumen hat sich also auf die Hälfte reduziert! Damit kann eine ausreichende Organdurchblutung nicht bewerkstelligt werden; es resultiert ein Mißverhältnis zwischen erforderlicher und vorhandener Blutversorgung, also ein Schock.

▌ Wichtigste Ursache für eine Schocksymptomatik ist in der Chirurgie die Blutung (*hämorrhagischer Schock*).

Der Blutverlust nach außen ist durch Wunden mit Venen- oder Arterienverletzungen bedingt. Eine innere Blutung ist schwer zu erkennen, weil der Blutverlust nicht direkt sichtbar wird. Typische Beispiele sind die Blutung in den Magen-Darm-Kanal (obere und untere gastrointestinale Blutung), die Blutung in die freie Bauchhöhle oder den Thorax sowie der Blutverlust in die Weichteile bei Frakturen, besonders wenn diese retroperitoneal gelegen sind (z. B. Beckenbruch, vgl. Abb. 37.**5**, S. 599).

Auch durch unstillbares Erbrechen und schwere Diarrhö wird dem Organismus viel Wasser entzogen. Bei fehlender Substituierung führen auch diese Flüssigkeitsverluste letztlich zu einer Verminderung des Kreislaufvolumens und damit zum *hypovolämischen Schock*. Ähnliches gilt für große sezernierende Wundflächen und ausgedehnte Weichteilödeme, wie man sie bei schweren Verbrennungen findet.

Starke Schmerzzustände können durch Änderung der intravasalen Blutverteilung ebenfalls einen hypovolämischen Schock verursachen. Über das vegetative Nervensystem (Parasympathikus, N. vagus) erfolgt reflektorisch eine Weitstellung des venösen Systems (Tonusverlust der Venenwand), wodurch das Blut in den kapazitiven Gefäßen praktisch „versackt" (Pooling). Dieser Mechanismus ist besonders bei schweren intraabdominellen Krankheitsprozessen von Bedeutung (z. B. Ulkusperforation, akute Pankreatitis). Wegen der ursächlichen Beteiligung des N. vagus nennt man diese Form des hypovolämischen Schocks auch *vasovagalen Schock*.

Wenn die Förderleistung des Herzens akut abnimmt, resultiert ebenfalls eine unzureichende Versorgung der Organe mit Blut und Sauerstoff. Bei diesem *kardiogenen Schock* wird kein Blut aus dem intravasalen Raum verloren, die Ursache des Kreislaufversagens liegt also beim „Motor" der Blutzirkulation. Alle schweren Rhythmusstörungen können eine drastische Reduktion des Herzschlagvolumens mit Schockfolge bewirken. Genannt sei der Myokardinfarkt, der im schwersten Fall zu einer Asystolie oder Kammerflimmern führt. Ähnlich wirkt eine fulminante Lungenembolie, die bei komplettem Verschluß der Lungenarterien ebenfalls einen sofortigen Kreislaufstillstand zur Folge hat.

Auch zentralnervöse Störungen können einen Kreislaufschock bewirken (*neurogener Schock*). Ursächlich kommt eine direkte Beeinträchtigung des Kreislaufzentrums im Hirnstamm durch Verletzungen (Schädel-Hirn-Trauma), Blutungen (Apoplexie) oder Tumoren in Frage. Folge ist eine Depression der Herzleistung bei gleichzeitiger reflektorischer Erweiterung des venösen Niederdrucksystems. Der *spinale Schock* bei Rückenmarksverletzungen mit Querschnittslähmung entsteht durch arterielle Minderperfusion und/oder direkte mechanische Schädigung durch eine schweres Trauma.

Bei entsprechender immunologischer Disposition kann die Verabreichung bestimmter Substanzen eine hyperakute allergische Reaktion verursachen, die als *anaphylaktischer Schock* bezeichnet wird. Auslösendes Antigen ist häufig ein Antibiotikum (Penicillinallergie!); grundsätzlich kann ein anaphylaktischer Schock jedoch durch jedes Medikament verursacht werden. Eine große Rolle spielt auch die Verabreichung körperfremder Eiweiße, wie sie bei der passiven Immunisierung verwendet werden. Der gleiche Mechanismus liegt bei der Gabe einer falschen Blutkonserve oder der allergischen Reaktion auf ein Röntgenkontrastmittel zugrunde.

Der Kreislaufzusammenbruch beim anaphylaktischen Schock wird durch sog. „vasoaktive" Substanzen ausgelöst, die aus verschiedenen Körperzellen bei Ablauf der Antigen-Antikörper-Reaktion freigesetzt werden und zu einer Erweiterung der venösen und arteriellen Blutgefäße führen, in schweren Fällen zum sofortigen Herz- und Atemstillstand. Entsprechend der allergischen Genese findet man beim anaphylaktischen Schock häufig ödematöse, fleckige Hautrötungen (Erytheme).

Unabhängig von einer eventuell allergischen Wirkung können Giftstoffe verschiedenster Art durch organspezifische toxische Beeinträchtigung eine Schocksymptomatik hervorrufen (z. B. Barbituratintoxikation, E-605-Vergiftung, Pilzvergiftung). Es handelt sich dann um einen *toxisch bedingten Schock*.

Ebenfalls durch „Giftstoffe" wird der *septische Schock* ausgelöst. Die Toxine gelangen allerdings nicht von außen in den Organismus, sondern werden im Körperinneren von Bakterien abgegeben oder durch Bakterienzerfall freigesetzt. Man nennt diese Giftstoffe auch Endotoxine und spricht deshalb vom *Endotoxinschock*. Voraussetzung für diese Schockform ist eine hämatogene Ausbreitung der Erreger bei schwerer bakterieller Infektion (Sepsis). Selten ist eine Schocksymptomatik durch schwere Verschiebungen im Hormonhaushalt (*endokriner Schock*). Als Beispiel sei der hypoglykämische Schock genannt, der durch eine übermäßige Insulinproduktion (oder iatrogene Überdosierung) entsteht.

Pathophysiologie

Am Anfang des – wie eine Kettenreaktion ablaufenden – Schockgeschehens steht der absolute oder relative Volumenverlust. Welche Grunderkrankung diese Situation verursacht hat, spielt für den weiteren Ablauf eine nur unwesentliche Rolle. Die Folgen sind weitgehend uniform und können deshalb für alle Schockformen gemeinsam besprochen werden.

Regulationsmechanismen

Der Organismus versucht, sich gegen die drohenden Schockfolgen zu „wehren". Die arterielle Minderperfusion kann in gewissen Grenzen durch eine Steigerung der kardialen Leistung, sofern das Herz nicht primär geschädigt ist, ausgeglichen werden. Dies geschieht durch Ökonomisierung der Herzarbeit (Steigerung des Schlagvolumens) und später durch Erhöhung der Pulsfrequenz (Tachykardie). Gleichzeitig verengen sich die Venen (Tonussteigerung), wodurch ein Teil der venösen „Blutreserve" im Niederdrucksystem mobilisiert und in die arterielle Zirkulation eingeschleust wird.

Reichen diese Kompensationsmechanismen für eine ausreichende Sauerstoffaufsättigung nicht aus, so muß der Körper einschneidendere Gegenmaßnahmen ergreifen. Er „schaltet" unwichtigere Organsysteme von der Durchblutung weitgehend aus, um den lebenswichtigeren Organen mehr Blut zukommen zu lassen. Diesen „automatisch" über komplizierte humorale und nervale Regelkreise gesteuerten Vorgang nennt man *Zentralisation* (Abb. 9.**1**). Über lange Zeit ausreichend durchblutet bleiben dabei Herz, Lunge, Gehirn und Nieren (zentrale Organe). Hingegen wird die Blutzufuhr für Haut, Muskeln und Eingeweide durch Engstellung der entsprechenden Arteriolen gedrosselt (*periphere Vasokonstriktion*). Die genannten Effekte beruhen auf einer starken Stimulierung des sympathischen Nervensystems (Sympathikusreiz), wobei Adrenalin (sog. „Notfallhormon" oder „Streßhormon") und andere Katecholamine aus den sympathischen Nervenendigungen und dem Nebennierenmark freigesetzt werden. Man spricht deshalb auch von einer *sympathikoadrenergen Regulation*. Diese Schockphase entspricht pathophysiologisch einer maximalen „Streßsituation", wie wir sie schon bei der Verbrennungskrankheit kennengelernt haben.

Dauern die schockauslösenden Ursachen an, so können auch die zentralen Organsysteme nicht mehr genügend perfundiert und mit Sauerstoff versorgt werden. Wenn nicht spätestens in dieser Phase eine adäquate Behandlung einsetzt, so ist der weitere Verlauf weitgehend unbeeinflußbar, weil irreversible Schäden an den lebenswichtigen Organen entstehen.

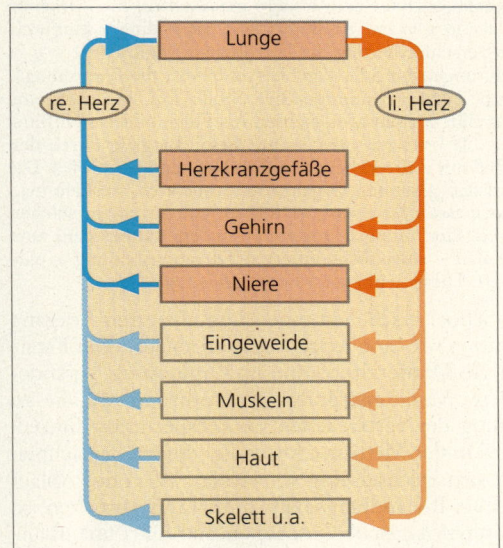

Abb. 9.**1** **Zentralisation.** Im Kreislaufschock ist die Durchblutung von Herz, Lunge, Gehirn und Nieren gegenüber den weniger wichtigen Organen begünstigt

Figur-Beschriftungen: Lunge, re. Herz, li. Herz, Herzkranzgefäße, Gehirn, Niere, Eingeweide, Muskeln, Haut, Skelett u.a.

Folgen der Minderperfusion

Bei eingeschränkter Gewebsdurchblutung werden die Zellen nicht ausreichend mit Sauerstoff und Nährstoffen (z. B. Glukose) versorgt. Gleichermaßen behindert ist der Abtransport von Kohlendioxid und anderen Stoffwechselprodukten (Metaboliten). Folge ist eine Gewebsschädigung, die bei stärkerem Ausmaß irreversibel wird.

Der Vorgang beginnt mit einer Schädigung der Gefäßinnenwand (Endothel), die dadurch für kleinmolekulare Stoffe durchlässig wird (*Permeabilitätsstörung der Kapillaren*). Es resultiert ein Flüssigkeitsaustritt in die Gewebsspalten (*interstitielles Ödem*). Die ödematöse Schwellung bewirkt wiederum eine Verschlechterung der Durchblutung (*Mikrozirkulationsstörung*), wodurch die O_2-Versorgung weiter reduziert wird (*Hypoxie*).

Bei Sauerstoffmangel werden die Energieträger (Glukose, Fette, Aminosäuren) in den Zellen nicht vollständig verbrannt, wodurch sich saure Stoffwechselprodukte (z. B. CO_2 und Milchsäure = Laktat) anhäufen und zu entsprechenden Veränderungen des pH-Wertes führen (*metabolische Azidose*). Hypoxie und Übersäuerung verstärken die Schädigung der Zellmembranen, deren „Grenzfunktion" mehr und mehr aufgehoben wird. Elektrolyte wie Natrium und Kalium können sich ungehindert vom Zellinneren in den Extrazellulärraum (und umgekehrt) verteilen, was zu schweren Elektrolytverschiebungen (*Transmineralisation*) führt, häufig im Sinne einer Hyponatriämie oder Hyperkaliämie.

Gleichzeitig werden verschiedene Enzyme und andere gefäßschädigend wirkende Substanzen freigesetzt, die man als *Schocktoxine* zusammenfaßt. Sie bedingen eine weitere Stoffwechsel- und Perfusionsverschlechterung der betroffenen Region.

Die vielfältigen Milieuveränderungen im Schockgebiet verändern die Gerinnungsaktivität. Das geschädigte Gewebe setzt gerinnungsaktive Stoffe frei, wodurch eine Hyperkoagulabilität entsteht. Das Blut gerinnt also leichter. Als Folge bilden sich Blutgerinnsel in den kleinen Gefäßen (*Mikrothrombosen*), wobei dieser Vorgang durch den ohnehin schon reduzierten Blutfluß mit Zellverklumpung (Sludge) begünstigt wird. Die Thromboseneigung kann sich auf den gesamten Organismus ausdehnen, weshalb man dann von einer *disseminierten intravasalen Gerinnung (DIG)* spricht. In einem solchen Fall werden fast alle verfügbaren Gerinnungsfaktoren (besonders Fibrinogen) und Thrombozyten „verbraucht", so daß – trotz disseminierter Thrombusbildung – eine erhöhte Blutungsneigung resultiert. Diese nennt man *Verbrauchskoagulopathie*.

Zusammenfassend stellt das Schockgeschehen einen komplizierten Vorgang dar, der bei fehlender Intervention wie eine Kettenreaktion abläuft. Das Fatale dabei ist, daß die schockbedingte Minderzirkulation im Organismus Veränderungen hervorruft (z. B. Ödem, Vasokonstriktion, Mikrothromben), die zu einer weiteren Verschlechterung der verbliebenen Gewebsperfusion führen. Ein solcher „Teufelskreis" wird in der Medizin als *Circulus vitiosus* bezeichnet, weil die einzelnen Störungen sich wechselseitig verstärken. Wird der Ablauf nicht rechtzeitig durch geeignete Behandlungsmaßnahmen unterbrochen, so verselbständigt sich das pathophysiologische Geschehen und führt unaufhaltsam zu irreversiblen Organschäden, die am Ende therapeutisch nicht mehr beeinflußbar sind.

Schockbedingte Organschäden

Im Prinzip kommt es in allen Geweben zu gleichartigen schockbedingten Veränderungen. Allerdings sind die einzelnen Organsysteme verschieden empfindlich. Haut und Muskeln beispielsweise nehmen bei einem Kreislaufschock praktisch nie Schaden. Sie können bekanntlich bei Extremitätenoperationen in „Blutsperre" 2 Stunden und länger ohne jegliche arterielle Durchströmung tolerieren. Besonders anfällig auf eine Minderperfusion reagieren hingegen Niere, Lunge, Gehirn und Herz. Deshalb konzentriert der Organismus im Schock durch „Zentralisation" das zirkulierende Volumen so lange wie möglich auf diese lebenswichtigen Organe.

Niere. Die Niere ist das empfindlichste und am häufigsten betroffene Schockorgan. Für eine ausreichende Urinproduktion muß in den Nierenarterien ein Blutdruck von ca. 80 mm Hg herrschen. Bei geringerem Perfusionsdruck kann die Harnausscheidung drastisch abnehmen (Oligurie: unter 400 ml pro Tag) oder ganz sistieren (Anurie). Man spricht dann von einer *Schockniere*, die eine spezielle Form des akuten Nierenversagens darstellt. Ursache ist die vasokonstriktorische Durchflußdrosselung, wenn die Mechanismen der Zentralisation für eine ausreichende Nierenperfusion nicht mehr ausreichen. Bei schneller Behebung der Schocksymptomatik kann sich die Niere innerhalb von Stunden erholen. Auch nach Tagen bis Wochen ist eine vollständige Wiederherstellung der Nierenfunktion noch möglich, wenn die Kreislaufverhältnisse intakt sind. In derartigen Fällen muß diese Phase durch Dialysebehandlung überbrückt werden.

Lunge. Auch die Lunge ist bei einem Schock häufig betroffen (*Schocklunge*). Das Ausmaß der Schädigung macht sich jedoch oft erst Stunden bis Tage nach dem Schockereignis bemerkbar. Ursache ist der Flüssigkeitsaustritt in das Lungenparenchym (interstitielles Lungenödem) aufgrund der Endothelschädigung bei schockbedingter Mikrozirkulationsstörung. Die Transitstrecke für den Gasaustausch zwischen Alveolen und Lungenkapillaren verlängert sich durch die ödematöse Schwellung um ein Mehrfaches. Die Folge ist eine unzureichende Sauerstoffaufsättigung des Blutes mit klinischen Zeichen der respiratorischen Insuffizienz. Röntgenologisch imponiert die Schocklunge als fleckförmige Verschattung (Strahlenabsorption durch das interstitielle Ödem). In schweren Fällen muß vorübergehend eine künstliche Beatmung erfolgen.

Gehirn. Bei kompletter Unterbrechung der Blutzufuhr (totale Ischämie) ist das Großhirn bereits nach 3–5 Minuten irreversibel geschädigt. Die tolerable Ischämiezeit ist also wesentlich kürzer als bei der Niere (ca. 30 Minuten). Dennoch sind schockbedingte zerebrale Ausfälle seltener als das Nierenversagen, weil die Hirngefäße bei vermindertem Volumenangebot kaum mit Vasokonstriktion reagieren. Ein kompletter Kreislaufstillstand (Asystolie oder Kammerflimmern) führt jedoch nach 3–5 Minuten zu einem irreversiblen Funktionsverlust des Großhirns (apallisches Syndrom).

Herz. Ein schockbedingter Volumenverlust von 25 % führt bereits zu einer Verdoppelung der Herzarbeit mit entsprechend gesteigertem Sauerstoffbedarf. Bei Dekompensation der zentralisationsbedingten Begünstigung der Herzmuskeldurchblutung kommt es zur Vasokonstriktion der Koronargefäße. Der Energiebedarf des Myokards kann dann nicht mehr gedeckt werden. Die Folge ist ein hypoxischer Herzmuskelschaden, der sich in Rhythmusstörungen und nachlassendem Schlagvolumen äußert und letztlich zum Kreislaufstillstand führt.

Klinik

Am Anfang wird die Schocksymptomatik naturgemäß weitgehend von der auslösenden Krankheit geprägt. So macht sich eine Ösophagusvarizenblutung meist durch Bluterbrechen (Hämatemesis) bemerkbar; eine Lungenarterienembolie primär durch Atemnot und Schmerz. Beim anaphylaktischen Schock ist oft die allergisch bedingte Hautrötung (fleckiges Erythem) erstes Symptom, beim beginnenden Endotoxinschock hingegen Fieber, Schüttelfrost und Hyperventilation.

Im weiteren Verlauf finden sich mehr und mehr gemeinsame Kennzeichen, die unabhängig von der Ursache für alle Schockarten typisch sind (Tab. 9.2). *Frühsymptome* eines Schocks sind Unruhe, Schweißausbruch (kalter Schweiß!), Übelkeit und Durstgefühl. Pulsfrequenz und Blutdruck sind in der Frühphase noch unverändert.

Tabelle 9.**2** **Schockzeichen.** Je nach Ursache des Schocks treten die genannten Symptome nicht immer komplett auf

– Unruhe	– Blässe, Zyanose
– kalter Schweiß	– Oligurie, Anurie
– Durst	– Tachykardie
– periphere Vasokonstriktion	– Tachypnoe
– Zentralisation	– Blutdruckabfall

Das weitere Geschehen ist durch die *Zentralisation* des Kreislaufs erklärt. Mit Einsetzen der peripheren Vasokonstriktion wird die Haut blaß, kühl und zyanotisch (blaue Lippen).

Die verschlechterte Mikrozirkulation läßt sich mit der *Fingernagelprobe* erkennen. Nach kurzem Drücken auf den Fingernagel des Patienten beobachtet man, wie rasch sich die Kapillaren des Nagelbettes mit Blut füllen und rosig werden (Rekapillarisationszeit). Zum Vergleich dient dabei die Blutauffüllung am eigenen Daumen.

Im Vollstadium der Zentralisation sind die peripheren Pulse (z. B. A. radialis) nicht mehr tastbar, man palpiert deshalb beim Schockpatienten möglichst zentrale, rumpfnahe Arterien (Halsschlagader oder Leistenarterie), um Pulsfrequenz und Füllungszustand zu prüfen. Die Körperperipherie (Extremitäten) fühlt sich im Vergleich zum Rumpf zunehmend kühler an (Temperaturstufe).

Erst wenn der Sparmechanismus der Zentralisation zur Perfusion der lebenswichtigen Organe nicht mehr ausreicht, werden die Zeichen der *Kreislaufdekompensation* deutlich. Die bisher nicht oder nur gering erhöhte Herzfrequenz steigt jetzt deutlich an (Tachykardie). Auch die Atmung wird schneller (Tachypnoe), weil das Sauerstoffdefizit zunimmt. Der Blutdruck bleibt bei jüngeren Patienten stabil als die Pulsfrequenz. Die Überwachung des Blutdrucks ohne Berücksichtigung der Herzfrequenz und der anderen genannten klinischen Zeichen läßt einen Schock meist viel zu spät erkennbar werden.

Der Quotient aus Pulsrate und systolischem Blutdruck ist als *Schockindex* geläufig. Der Wert ist zur groben Schätzung des verlorenen Blutvolumens geeignet (Abb. 9.**2**).

Mit zunehmendem Blutdruckabfall reicht die Nierenperfusion zur Harnfiltration nicht mehr aus. Schon mit Beginn der Zentralisation kann die Ausscheidung abnehmen (Oligurie), bei ausgeprägter Hypotonie mit systolischen Werten um 60–80 mmHg wird kein Urin mehr produziert (Anurie). Die Kompensationsmechanismen der Lunge zur Verstärkung der Sauerstoffaufnahme

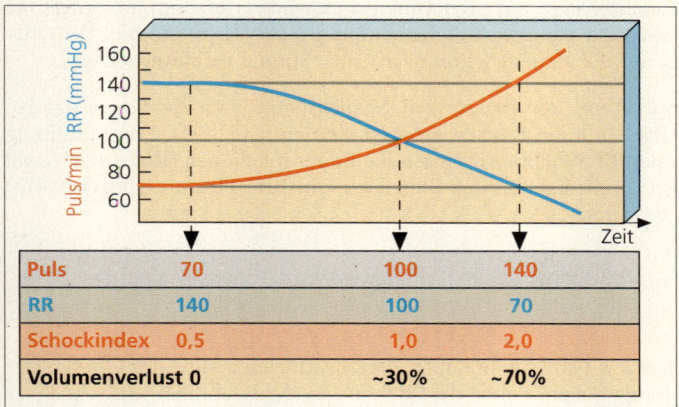

Abb. 9.**2 Schockindex.** Puls- und Druckkurve verhalten sich beim Schock-patienten gegenläufig. Der Quotient aus Puls (pro Minute) und systolischem Blutdruck (mmHg) ergibt den Schockindex (normal 0,5). Der Schockindex erlaubt eine grobe Schätzung des verlorenen Blutvolumens

sind begrenzt, die Atemfrequenz kann sich von etwa 12 (Normalwert) auf 30–40 Atemzüge pro Minute steigern (Tachypnoe). Der Gasaustausch wird dadurch aber nicht in gleichem Maße verbessert, weil die Luft bei hoher Atemfrequenz nur „hin- und herpendelt", ohne daß eine ausreichende Diffusion ins Lungenparenchym erfolgen kann (Totraumventilation).

Mit zunehmender Sauerstoffverarmung und metabolischer Entgleisung kommt es letztendlich zum *multiplen Organversagen (MOV)*, wobei der Tod meist durch hypoxischen Herzstillstand eintritt.

Therapie

Bei einem Patienten mit Schocksymptomatik müssen alle Maßnahmen möglichst schnell ergriffen werden, weil bei verzögerter Behandlung die Gefahr einer irreversiblen Organschädigung besteht. Die wesentlichen therapeutischen Ansätze sind kurz dargestellt.

Auslösende Ursache beseitigen. Die ursächlich verantwortliche Verletzung oder Erkrankung sollte baldmöglichst behoben werden. Das gilt insbesondere für die *Beseitigung der Blutungsquelle* beim hämorrhagischen Schock. Im Falle einer arteriellen Extremitätenblutung ist also sofort ein Kompressionsverband anzulegen. Falls dieser nicht ausreicht, muß die Gliedmaße abgebunden werden. Alle anderen Maßnahmen sind sekundär. Eine innere Blutung (z. B.

stumpfes Bauchtrauma mit abdomineller Organverletzung) erfordert so schnell wie möglich die operative Behandlung durch Laparotomie. Bei einer Milzruptur kann der Patient schon nach einer Stunde verblutet sein.

Lagerung. Wenn der Patient mit Schocksymptomen *bei Bewußtsein* ist, sollte er flach auf den Rücken gelagert werden (Abb. 9.3). Zur Auffüllung des zentralen Blutvolumens werden die Beine angehoben (Rolle oder Stuhl unterlegen), weil dadurch der Blutrückstrom zum Herzen gefördert wird („Autotransfusion").

> **Merke:** Schocklagerung beim nicht bewußtlosen Patienten: Kopf tief, Beine hoch!

Bei *Lungenödem* (kardiale Stauung, Herzinsuffizienz) wird der Oberkörper hingegen angehoben, damit das Blut in die Beine abfließt und das Herz entlastet wird. Grundsätzlich sollte dem Wunsch des Patienten nach einer für ihn offensichtlich angenehmen Lagerung entsprochen werden. Es ist meistens auch die medizinisch richtige Position.

Bei *bewußtlosen* Patienten, die spontan atmen und nicht intubiert sind, ist grundsätzlich die stabile Seitenlagerung zu wählen, weil die Gefahr der Aspiration durch Erbrechen in dieser Position am geringsten ist.

Volumensubstitution. Entscheidend für die Überlebenschancen ist die rechtzeitige intravenöse Verabreichung einer ausreichenden Flüssigkeitsmenge. Nach ärztlicher Anordnung werden Plasmaexpander, Elektrolytlösungen oder Bluttransfusionen gegeben. Bei adäquater Substitution kommt meist auch die Nierenfunktion (Blasenkatheter!) in Gang. Diuretika (z.B. Lasix) sind bei hypovolämisch bedingter Oligo-/Anurie keinesfalls ausreichend! Sie können die Urinausscheidung bei gleichzeitiger Kreislaufauffüllung lediglich unterstützen.

Sauerstoffzufuhr. Wie bei jedem vital bedrohlichen Krankheitsbild sind die Atemwege freizuhalten (Zahnprothesen entfernen, Nacken überstrecken). In leichteren Fällen ist die Sauerstoffinsufflation über eine Nasensonde ausreichend. Wenn dadurch keine zufriedenstellende Sauerstoffaufsättigung erzielt werden kann, muß der Patient intubiert und mit Überdruck beatmet werden.

Pufferung. Die Gewebsminderperfusion führt zur metabolischen Azidose (Absinken des Blut-pH-Wertes), die man durch intravenöse Gabe einer alkalischen Puffersubstanz zu neutralisieren versucht (Natriumbikarbonat, Trispuffer).

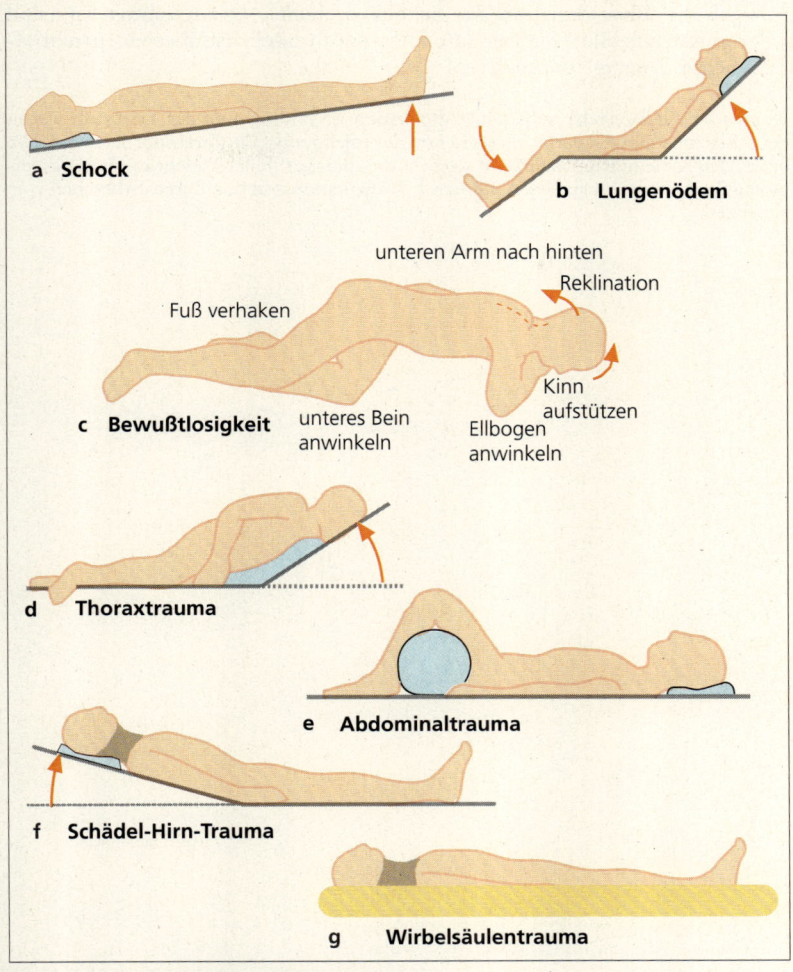

Abb. 9.3 Lagerung bei Notfallpatienten

a *Schock* mit erhaltenem Bewußtsein: Kopf tief, Beine hoch (Autotransfusion)

b *Lungenödem:* Oberkörper hoch

c *Bewußtlosigkeit* (wenn noch nicht intubiert): stabile Seitenlage (Schutz vor Aspiration)

d *Thoraxtrauma:* Oberkörper erhöht, Lagerung auf verletzte Seite

e *Abdominaltrauma:* Knierolle und Kopfpolster (Bauchdecke entspannen)

f *Schädel-Hirn-Trauma:* Oberkörper erhöht (Senkung des Hirndruckes), Hals gerade (besserer venöser Abstrom aus dem Kopf)

g *Wirbelsäulentrauma:* Flachlagerung (Vakuummatratze), Halskrawatte

> Weil die Blutzirkulation im Schock erheblich beeinträchtigt ist, sind grundsätzlich alle Medikamente intravenös (möglichst über einen zentralvenösen Zugang) zu injizieren!

Die intramuskuläre oder subkutane Applikation ist sinnlos, weil der Wirkstoff wegen der schlechten Gewebsperfusion nicht von der Injektionsstelle abtransportiert wird. Die orale Medikamentenapplikation ist sogar kontraindiziert! Jeder Patient mit Schocksymptomatik ist nüchtern zu lassen, um einer drohenden Aspiration durch Erbrechen vorzubeugen.

10. Anästhesie

Franz Fleischer und Burkhard Paetz

▷ Das griechische Wort „Anaesthesia" bedeutet „Unempfindlichkeit". Heute versteht man darunter verschiedene Verfahren zur Schmerzausschaltung. Nach Angriffsort im Nervensystem unterscheidet man die *Lokalanästhesie* (= auf einen Ort oder eine Körperregion begrenzte Betäubung) von der *Allgemeinanästhesie* (= Narkose).

Lokalanästhesie

▷ Die Lokalanästhesie („LA", örtliche Betäubung = Regionalanästhesie) führt zu einer Schmerzausschaltung in einem begrenzten Gebiet des Körpers durch lokale reversible Funktionshemmung von Nervenbahnen. Das Bewußtsein bleibt erhalten.

Medikamente, die die Nervenleitung vorübergehend unterbrechen, heißen Lokalanästhetika. Sie müssen für eine Nervenblockade in die unmittelbare Umgebung der Nerven eingebracht werden. Abhängig vom Applikationsort werden entweder nur Schmerzrezeptoren und kleine periphere Hautnerven ausgeschaltet (*Oberflächenanästhesie* und *Infiltrationsanästhesie*) oder mehr oder weniger große, durch bestimmte Nerven versorgte Körperareale (*Leitungsanästhesie*). Bei rückenmarksnahen Betäubungsverfahren wie der Spinalanästhesie und der Periduralanästhesie (*zentrale Leitungsanästhesien*) werden mehrere Spinalnerven bei Austritt aus dem Rückenmark blockiert und damit mehrere Körpersegmente empfindungslos.

Kontraindikationen für eine Lokalanästhesie. *Entzündungen* im Injektionsgebiet (weil die Manipulation mit der Punktionskanüle eine Keimverschleppung begünstigt), *Allergie* gegen Lokalanästhetika (sehr selten), *Antikoagulantienbehandlung* (bei rückenmarksnahen Leitungsanästhesien).

Nicht in Frage kommt eine Lokalanästhesie bei größeren Operationen mit Eröffnung einer Körperhöhle (Laparotomie oder Thorakotomie), wenn Muskelrelaxantien verabreicht werden müssen und eine künstliche Beatmung erforderlich ist. Allerdings können in bestimmten Fällen Lokalanästhesieverfahren mit einer Allgemeinnarkose kombiniert werden.

Die weithin vertretene Meinung, daß eine Lokalanästhesie gegenüber einer Allgemeinnarkose grundsätzlich das sicherere und weniger belastende Verfahren sei, trifft nur für periphere Leitungsblockaden zu, jedoch nicht für die Spinal- und Periduralanästhesie.

Die bei unzureichender Wirkung der LA oder mangelnder Mitarbeit des Patienten oft angewandte *Analgosedierung* (= Verabreichung von systemisch wirkenden Schmerzmitteln und Beruhigungsmitteln) bedarf einer sorgfältigen Überwachung der vitalen Funktionen des Patienten!

Lokalanästhetika

Lokalanästhetika unterbrechen die Erregungsleitung in den Nervenbahnen für einige Zeit (Stunden). Die klinisch angewandten Substanzen unterscheiden sich bezüglich Wirkstärke, Toxizität, Abbau, Maximaldosierung und anderer pharmakologischer Daten (Tab. 10.1).

Lokalanästhetika werden in Konzentrationen zwischen 0,125 und 5 % verabreicht. Der Zusatz von gefäßverengenden Mitteln (z. B. Adrenalin) verlängert die Wirkung und vermindert die systemische Toxizität, ist aber in der Nähe von Endstrombahnarterien (z. B. Finger) wegen der Gefahr von Nekrosen kontraindiziert. Die versehentliche intravasale Injektion (in eine Vene oder Arterie) wird durch mehrfaches Aspirieren während der Infiltration vermieden.

Nebenwirkungen. Obwohl Nebenwirkungen bei richtiger Technik sehr selten vorkommen, können sie lebensbedrohlich sein. Als toxische Reaktionen (bei Überdosierung) sind vom *Zentralnervensystem* her Krämpfe, Koma und Atemstillstand, vom *Herz-Kreislauf-System* Herzschlagverlangsamung bis zum Stillstand und Kreislaufkollaps zu erwarten.

Merke: Warnsignale vor relevanten Nebenwirkungen bei einer Lokalanästhesie sind das vom Patienten angegebene Taubheitsgefühl der Zunge und der Mundregion sowie ein metallischer Geschmack.

Tabelle 10.**1** **Pharmaka zur örtlichen Betäubung**

Substanz	Präparat	Relative Wirkung (bezogen auf Procain = 1)		Maximale Dosis in mg
		toxisch	**effektiv**	
Esterverbindungen				
Procain	Novocain	1	1	500
Tetracain	Pantocain	10	10	20
Amide				
Lidocain	Xylocain	2	2	300
Mepivacain	Scandicain	2	2	300
	Meaverin	2	2	
Prilocain	Xylonest	1	2	400
Bupivacain	Carbostesin	8	8	150

Nachfolgend werden die wichtigsten Techniken der Lokalanästhesie vorgestellt.

Oberflächenanästhesie

Das Lokalanästhetikum wird als Gel, Spray oder in Form von Tropfen auf Schleimhäute aufgebracht und diffundiert direkt zu den sensiblen Rezeptoren und feinen Ästen der sensiblen Nerven. Die Oberflächenanästhesie wird in der *Augenheilkunde*, im *HNO-Bereich* und in der *Urologie* (z. B. bei der Harnröhrenkatheterisierung) angewandt.

Infiltrationsanästhesie

Das Lokalanästhetikum wird durch die Haut bzw. Schleimhaut mit einer Kanüle in die Umgebung des Operationsgebietes injiziert, wo es sich im Gewebe durch Diffusion ausbreitet und die sensiblen Nervenenden lähmt.

Klinische Anwendung. Dieses Verfahren ist besonders geeignet zur Versorgung kleinerer Wunden und zur operativen Entfernung oberflächlicher (kleiner) Geschwülste. Eine Prämedikation ist in der Regel nicht notwendig, der Patient muß auch nicht nüchtern sein. Die Anästhesie breitet sich nach 5–10 Minuten aus und hält etwa 60 Minuten an.

Technik. Nach Desinfektion und sterilem Abdecken des Wundgebietes wird das Operationsgebiet von zwei oder mehreren Einstichpunkten fächerförmig um- und unterspritzt (vgl. Abb. 1.**6**, S. 16).

Leitungsanästhesie (peripher)

Hierbei muß perkutan ein Depot von Lokalanästhetikum in unmittelbare Nähe eines Nervenstranges gebracht werden. Die Anästhesie umfaßt die Region des sensiblen Ausbreitungsgebietes des entsprechenden Nervs distal vom Injektionsort und blockiert dort alle sensiblen Qualitäten (Schmerz-, Tast- und Temperaturempfinden). Bei gemischten (sensomotorischen) Nerven werden in Abhängigkeit von der verwendeten Konzentration des Lokalanästhetikums eventuell auch zuleitende motorische Nerven blockiert.

Klinische Anwendung. Die Leitungsanästhesie ist in allen Disziplinen der operativen Medizin weit verbreitet; insbesondere in der *Zahnheilkunde* und im *HNO-Bereich*, wo viele Eingriffe in Leitungsanästhesie des N. trigeminus schmerzfrei durchgeführt werden. In der *Gynäkologie* blockiert man z. B. den N. pudendus bei geburtshilflichen Maßnahmen. In der *Chirurgie* wird die Leitungsanästhesie vor allem bei Eingriffen an Arm und Hand sowie zur Schmerzbehandlung bei Rippenfrakturen (Interkostalblockade) angewandt.

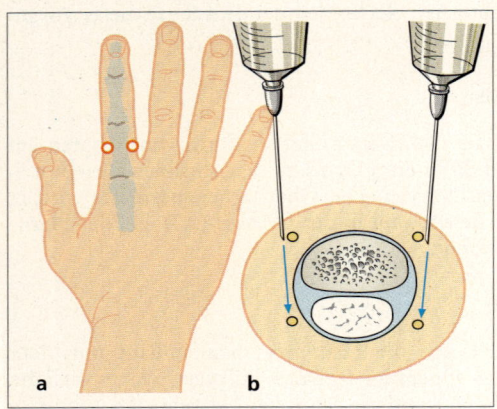

Abb. 10.**1 Block nach Oberst**
a Durch 2 Injektionen an der Fingerbasis lassen sich alle 4 Nerven eines Fingers anästhesieren
b Querschnitt (Fingernerven gelb)

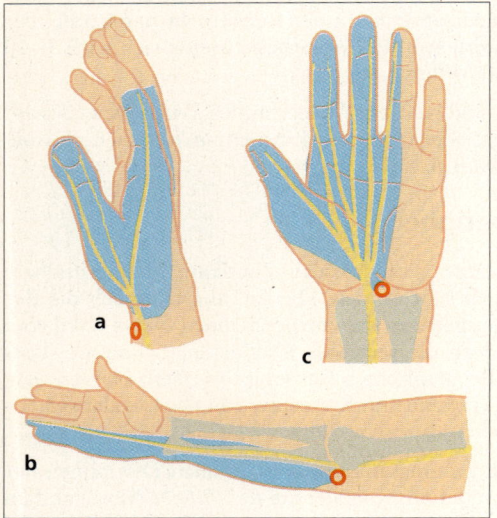

Abb. 10.**2 Leitungsanästhesie am Unterarm.** Injektionsstellen und anästhesierter Bezirk sind hervorgehoben
a Radialisblockade
b Ulnarisblockade
c Medianusblockade

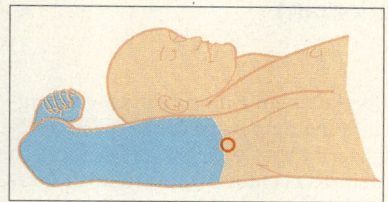

Abb. 10.**3 Plexusanästhesie des Armes.** Die Leitungsanästhesie des Plexus brachialis erfolgt über eine Punktion in der Achselhöhle im Bereich der tastbaren A. axillaris (axillärer Zugang)

Anwendungsbeispiele in der Chirurgie

Block nach Oberst. Leitungsanästhesie am Finger- oder am Zehengrundgelenk (Abb. 10.**1**). Wegen der Gefahr einer Ischämie durch Konstriktion der die Nerven begleitenden Endarterien darf keinesfalls ein Vasokonstriktorzusatz zugemischt werden.

Selektive Blockade des Radialis-, Ulnaris- oder Medianusnervs. Abhängig von der Lokalisation des Operationsgebietes wird einer der drei Unterarmnerven an geeigneter Stelle anästhesiert (Abb. 10.**2**).

Plexusanästhesie des Armes. In einem Nervenplexus liegen mehrere gemischte Nerven räumlich eng beieinander. Eine Plexusblockade führt daher zu einer ausgedehnten Anästhesie. Die Leitungsanästhesie des Plexus lumbalis ist weniger gebräuchlich als die des Plexus brachialis (Abb. 10.**3**).

Technik. Das Lokalanästhetikum muß direkt *neben* dem Nervenplexus deponiert werden. Die *intraneurale* Injektion (Einspritzung in den Nerv) kann zu Läsionen des Plexus führen. Die korrekte Plazierung der Kanüle wird durch „gefühltes" Eindringen in die Gefäßnervenscheide (perivasale Technik durch „Ertasten" mit einer stumpfen Kanüle) oder mit Unterstützung durch ein elektrisches Stimulationsgerät erreicht. Die *intravasale* Injektion (in ein Blutgefäß) wird durch mehrfaches Aspirieren (Zurückziehen des Spritzenstempels) während des Einstechens vermieden.

Wegen der Gefahr von Nebenwirkungen sind bei der Plexusanästhesie *vorsorgliche Maßnahmen* erforderlich:

- ❖ Legen einer Venenverweilkanüle,
- ❖ Kreislaufüberwachung (insbesondere innerhalb der ersten 30 Minuten nach Anlage der LA),
- ❖ apparative Ausstattung für eine Beatmung mit Intubationsmöglichkeit,
- ❖ Bereitstellung von eventuell notwendigen Medikamenten („Notfallspritzen").

Leitungsanästhesie (rückenmarksnah)

Spinalanästhesie

Spinalanästhesie = Lumbalanästhesie. Nach perkutanem Einbringen einer geeigneten Punktionsnadel (Spinalnadel) in den Spinalraum wird das Lokalanästhetikum in den Liquor cerebrospinalis injiziert (Abb. 10.4). Es gerät dort in direkten Kontakt mit den hüllenlos aus dem Rückenmark austretenden Nervenwurzeln und lähmt diese. Um eine Verletzung des Rückenmarks zu vermeiden, erfolgt die Punktion unterhalb des 2. Lendenwirbels. Das Rückenmark endet in Höhe des 1. Lendenwirbels, darunter enthält der Lumbalsack nur die Cauda equina (einzelne Nervenfasern).

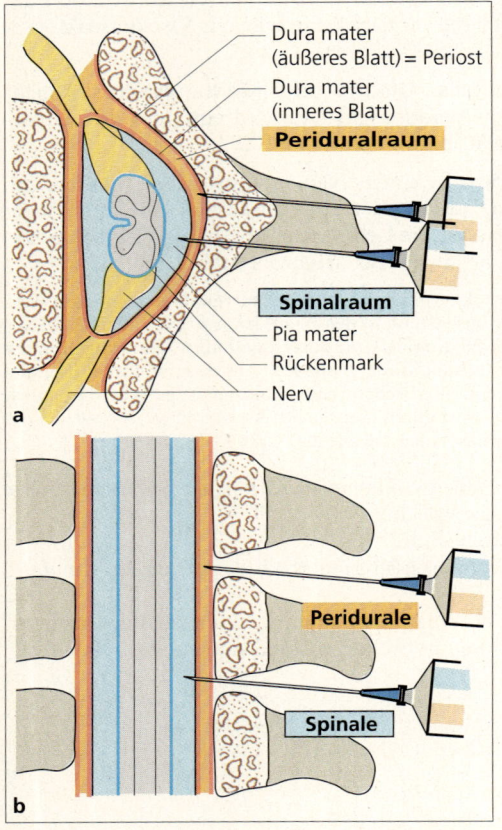

Dura mater
(äußeres Blatt) = Periost

Dura mater
(inneres Blatt)

Periduralraum

Spinalraum

Pia mater

Rückenmark

Nerv

a

Peridurale

Spinale

b

Abb. 10.**4 Rückenmarksnahe Leitungsanästhesien**
a Querschnitt
b Sagittalschnitt

Bei der *Spinalanästhesie* wird das Anästhetikum in den liquorhaltigen Spinalraum injiziert.

Bei der *Periduralanästhesie* wird das Anästhetikum zwischen beide Blätter der harten Hirnhaut (Dura mater) injiziert. Es gelangt in den Fett und kleine Gefäße enthaltenden Periduralraum (= Epiduralraum)

Menge und Art des Lokalanästhetikums sowie die Patientenlagerung beeinflussen die Ausbreitung der Anästhesie. Bei Verwendung von hyperbaren Lösungen (schwerer als Liquor) läßt sich durch geeignete Lagerung des Patienten mit Hilfe der Schwerkraft auch eine einseitige Anästhesie anlegen.

Bis zur Fixierung des Lokalanästhetikums an den nervalen Strukturen im Spinalraum (dauert ca. 20 Minuten) wird ein Hochsteigen des Anästhetikums durch leichte Oberkörperhochlage, insbesondere aber durch Vermeidung der Kopftieflage, verhindert. Eine Paralyse oberhalb des 8. Brustwirbels (Th8) führt über ein Lähmung des thorakalen Sympathikus zu ernsten Kreislaufproblemen, eine Ausbreitung bis zum 4. Halssegment (sog. „hohe" Spinalanästhesie) zum Atemstillstand mit der Notwendigkeit künstlicher Beatmung.

Die strenge Forderung nach 24stündiger Flachlagerung im Anschluß an eine Spinalanästhesie gilt heute nicht mehr generell. Der Anästhesist legt die Dauer der postoperativen Bettruhe individuell fest (meist ca. 8 Stunden).

Klinische Anwendung. Mit der Spinalanästhesie läßt sich eine sensible, motorische und vegetative Blockade der unteren Körperhälfte herbeiführen. Dementsprechend ist das Verfahren geeignet für Operationen an den Beinen, am Becken, in der Leistenregion und am Unterbauch bis etwa in Nabelhöhe.

Technik. Die Punktion des Liquorraumes erfolgt am sitzenden oder liegenden Patienten in Höhe des 2.–5. Lendenwirbelkörpers (Abb. 10.**4** und 10.**5**). Nach Aspiration von klarem Liquor wird die Spinalanästhesie meist als Einzelinjektion mit 1,5–4,0 ml Lokalanästhetikum vorgenommen. Die Betäubung breitet sich innerhalb weniger Minuten aus und dauert 1–3 Stunden an.

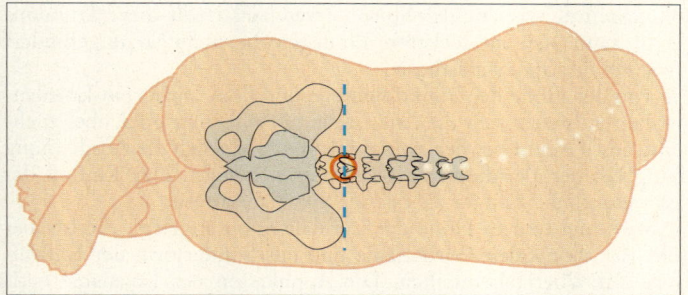

Abb. 10.**5 Spinalanästhesie.** Der Patient beugt sich nach vorn („Katzenbuckel"), wodurch sich die Wirbelzwischenräume vergrößern und die Punktion erleichtert wird. Zur anatomischen Orientierung für die Injektionshöhe dient die Verbindungslinie der beiden Beckenkämme, die den 4. Lendenwirbelkörper (LWK4) oder den Zwischenraum L4/L5 schneidet

Mit speziellen Punktionsnadeln kann man auch einen dünnen Katheter in den Liquorraum vorschieben, über den sich kontinuierlich oder wiederholt Lokalanästhetika einbringen lassen. Damit ist die Spinalanästhesie zeitlich nicht begrenzt.

Voraussetzung für die Durchführung der Spinalanästhesie ist die Anlage einer Venenverweilkanüle und die Bereitstellung aller Hilfsmittel wie für eine Narkose. Der Patient bedarf insbesondere in der ersten halben Stunde nach Einbringen des Lokalanästhetikums einer intensiven Überwachung der vitalen Funktionen wie bei einer Vollnarkose.

Kontraindikationen. Gerinnungsstörungen (Thrombozytenaggregationshemmer sollten eine Woche vorher abgesetzt sein!), entzündliche Veränderungen im Injektionsgebiet, Volumenmangel.

Komplikationen. Nach Anlage einer Spinalanästhesie ist mit Blutdruckabfällen, Bradykardie und (selten) mit einer Störung der Atmung zu rechnen. Postoperativ kommt vor allem der „postspinale" Kopfschmerz häufig vor.

Merke: Bei stärkeren postspinalen Kopfschmerzen, insbesondere in Verbindung mit Seh- oder Hörstörungen, sollte auf jeden Fall der Anästhesist konsiliarisch auf Station gerufen werden!

Periduralanästhesie

Periduralanästhesie (PDA) = Epiduralanästhesie. Das Lokalanästhetikum wird in den nur wenige Millimeter dicken Periduralraum injiziert, der von den beiden Blättern der harten Rückenmarkshülle (Dura mater) umschlossen wird. Das äußere Blatt der Dura entspricht dem Periost des Wirbelkanals (Abb. 10.**4**). Das Betäubungsmittel erreicht die Spinalnerven außerhalb ihrer Duraumscheidung und kann sich im lockeren Bindegewebe nicht so ungehindert ausbreiten wie bei der Spinalanästhesie.

Abhängig von der Höhe der Punktionsstelle und dem injizierten Lokalanästhetikumvolumen breitet sich die Anästhesie gürtelförmig oder über mehrere Segmente aus. Gegenüber der Spinalanästhesie läßt sich die Ausdehnung der Betäubung bei der Periduralanästhesie besser steuern. Der Einfluß der Lagerung ist wesentlich geringer als bei der Spinalanästhesie.

Die PDA wird meistens in Höhe der Lumbalregion angelegt. Sie ist aber auch in Höhe der thorakalen Wirbelsäule und (als Sonderform der Kaudalanästhesie) im Sakralbereich möglich. Die Applikation des Lokalanästhetikums erfolgt entweder als Einzelinjektion ("single shot") oder aber intermittierend über einen *Periduralkatheter* (dünner Plastikverweilkatheter, der durch die Periduralnadel vorgeschoben wird). Ein Periduralkatheter kann zur Analgesie auch auf Normalstation mehrere Tage belassen werden.

Klinische Anwendung. Die Periduralanästhesie eignet sich für Operationen an Beinen, Hüftgelenken, Becken und im Unterbauch (z. B. Leistenhernien, urologische, gynäkologische und geburtshilfliche Eingriffe). Bei großen abdominellen Eingriffen kommt die PDA zunehmend in Kombination mit einer Allgemeinnarkose zum Einsatz. Dabei erlaubt die vegetative Blockade und Schmerzausschaltung der PDA eine flachere Narkose mit geringerer Belastung des Kreislaufs und des Stoffwechsels. Die Patienten sind dadurch postoperativ früher wach.

Über einen in den ersten postoperativen Tagen liegengebliebenen *Periduralkatheter* kann eine wirkungsvolle Schmerztherapie durchgeführt werden, die geringere systemische Auswirkungen hat als eine intravenöse Analgesie. Die PDA-Kathetertechnik eignet sich auch zur regionalen Schmerzbehandlung, z. B. bei Rippenfrakturen.

Technik. Lagerung des Patienten wie bei der Spinalanästhesie (Abb. 10.**5**). Nach Betäubung der oberflächlichen Gewebeschichten wird eine speziell geschliffene Hohlnadel (mit Mandrin) bis ins Lig. interspinale vorgeschoben. Zur Identifizierung des Periduralraumes bedient man sich des dort vorherrschenden negativen Druckes. Nach Injektion von 10–20 ml Lokalanästhetikum breitet sich die Anästhesie nach 10–30 Minuten aus und dauert je nach Art des verwendeten Mittels zwischen 1 und 3 Stunden. Die Zeiten können jedoch erheblich variieren. Bei Verwendung der Kathetertechnik bestehen aufgrund der Möglichkeit beliebig häufiger Nachinjektionen keine zeitlichen Beschränkungen.

Kontraindikationen. Gerinnungsstörungen (Thrombozytenaggregationshemmer sollten eine Woche vorher abgesetzt sein!), entzündliche Veränderungen im Injektionsgebiet.

Allgemeinanästhesie

▶ Unter Allgemeinanästhesie (= Narkose = Allgemeinnarkose = Vollnarkose = Allgemeinbetäubung) versteht man einen künstlich herbeigeführten reversiblen Lähmungszustand des Zentralnervensystems (Bewußtseinsverlust), der mit Schmerzfreiheit, Reflexdämpfung und Muskelentspannung einhergeht. Am gebräuchlichsten ist die Intubationsnarkose (ITN).

Mögliche Komplikationen nach Allgemeinanästhesie (ITN)

Für das mit der postoperativen Beobachtung betraute Pflegepersonal sind folgende narkosespezifischen Komplikationen von besonderer Bedeutung.

Atemdepression. Wichtig ist, daß Störungen der Atmung auch noch nach einem Intervall von bis zu 2 Stunden auftreten können. Der Patient atmet dann nach der Aufwachphase primär normal, erst sekundär kommt es zur Atemdepression (verminderte Atemtiefe, Atemfrequenz erhöht oder erniedrigt, Sauerstoffsättigung verringert).

Maligne Hyperthermie. Es handelt sich um eine lebensbedrohliche metabolische Entgleisung mit massiver Überwärmung des Organismus (bis 40 °C, eventuell sogar bis 42 °C). Die narkosespezifische Komplikation ist selten, kann jedoch tödlich enden (ca. 1 : 20 000). Die Stoffwechselentgleisung tritt häufiger auf, wenn volatile Anästhetika (s. unten) oder Succinylcholin zur Narkoseführung eingesetzt wurden („Triggersubstanzen").

Sollte in den ersten postoperativen Stunden (meist 6 Stunden, maximal 24 Stunden) ein Temperaturanstieg auffallen, muß immer an eine maligne Hyperthermie gedacht und der Anästhesist verständigt werden (sofortige Beatmung mit 100 % Sauerstoff, pharmakologische Behandlung mit Dantrolen).

Die erste erfolgreiche Allgemeinanästhesie gelang 1846 in Form einer Äthertropfnarkose. Wenig später wurde die Chloroformnarkose eingeführt. Heute sind diese Mittel nicht mehr gebräuchlich. Allgemeinnarkosen werden kaum noch unter ausschließlicher Verwendung eines einzigen Medikaments durchgeführt, weil durch gleichzeitige Applikation von verschiedenen Mitteln mit spezifischer Wirkung auf Schmerz, Schlaf und Muskelentspannung aufgrund geringerer Dosierung weniger Nebenwirkungen resultieren (*Kombinationsnarkose*).

Für die klinische Praxis eignen sich vor allem diejenigen Anästhetika, deren Wirkung rasch einsetzt und schnell wieder abklingt (*gute Steuerbarkeit*). Sie werden entweder intravenös als *Injektionsnarkotika* oder über die Lunge als *Inhalationsnarkotika* verabreicht. Zusätzlich werden *Opiate* zur Analgesierung eingesetzt. Ist eine tiefere Muskelentspannung nötig, kommen auch *Muskelrelaxantien* zum Einsatz.

Narkosestadien. Die vier „klassische" Stadien zur Charakterisierung der Narkosetiefe wurden 1920 von Guedel für die reine Äthernarkose beschrieben.

1. Stadium der Analgesie   (Einschlaf- oder Rauschstadium),
2. Stadium der Exzitation   (Erregungsstadium),
3. Stadium der Toleranz   (gegenüber chirurgischen Eingriffen),
4. Stadium der Paralyse   (Lähmungsstadium).

Die historische Einteilung hat heute nur noch eingeschränkte Bedeutung und ist durch Prämedikation und kombinierte Anwendung mehrerer Narkosemittel stark modifiziert worden. Zudem erlaubt der Einsatz von Muskelrelaxantien keine Beurteilung der narkosebedingten Atmungsveränderungen. Dennoch kann durch sorgfältige *klinische Beobachtung* des Patienten unter Einbeziehung von Pupillenreaktion, Schweißneigung, Tränenfluß, spontaner Bewegung, Muskeltonus, Kreislaufparametern und Reflexverhalten die Narkosetiefe beurteilt werden.

Injektionsnarkotika

Intravenöse Narkotika wirken vorwiegend *hypnotisch* (Schlaf, Bewußtlosigkeit) und haben keinen nennenswerten analgetischen Effekt (Ausnahme: Ketanest). Nach intravenöser Gabe schläft der Patient rasch ein. Dauer und Intensität der narkotischen Wirkung werden bestimmt von der verabreichten Dosis, der Verteilung in Blut und Gewebe, dem Abbau zu unwirksamen Verbindungen (in der Leber) und der Ausscheidungsgeschwindigkeit (über Leber und Niere). Einige der gebräuchlichen Injektionsnarkotika (Tab. 10.2) entstammen der chemischen Gruppe der Barbiturate, wozu auch die weit verbreiteten Schlafmittel gehören.

Aufgrund ihrer langen Verweildauer im Organismus sind die Injektionsnarkotika meist *schlechter steuerbar* als die Inhalationsanästhetika.

Klinische Anwendung. Injektionsnarkotika dienen bevorzugt nur zur *Narkoseeinleitung*. Es wird rasch ein tiefes Narkosestadium erreicht. Die Aufrechterhaltung der Narkose erfolgt dann mit einer kombinierten Inhalationsanästhesie oder der Neuroleptanalgesie (intravenöses Neuroleptikum und Analgetikum).

Kurzdauernde Eingriffe (Diagnostik, schmerzhafter Verbandwechsel) können manchmal ohne weitere Präparate mit Injektionsnarkotika (z. B. mit Ketamine) durchgeführt werden. Der Wegfall der Atemschutzreflexe und eine allgemeine depressive Wirkung auf Atmung und Kreislauf verlangen auch bei derartigen „Kurznarkosen" eine entsprechende Überwachung, alle Einrichtungen zur künstlichen Beatmung und Medikamente zur Notfallversorgung.

Inhalationsnarkotika

Hierzu gehören das stark analgetisch wirkende *Lachgas* und die vorwiegend hypnotisch wirkenden *volatilen* (gasförmigen) Anästhetika (Tab. 10.2). Letztere werden in einem speziellen „Verdampfer" des Narkoseapparates aufbereitet und der Atemluft des Patienten beigemischt (Abb. 10.6). Das der Lunge zugeführte Beatmungsgas enthält neben dem obligatorischen Sauerstoff-Lachgas-Gemisch als dritte Komponente eines der dampfförmigen Inhalationsnarkotika.

Die Steuerung der Narkose erfolgt über Dosiereinrichtungen am Narkoseapparat durch Verminderung oder Erhöhung der Anästhetikakonzentration im Einatmungsgemisch. Stoppt der Anästhesist die Zufuhr eines Inhalationsanästhetikums, so wird dieses innerhalb kurzer Zeit wieder abgeatmet, womit sich die narkosebedingten Funktionsänderungen schnell wieder normalisieren.

Dem Vorteil der guten Steuerbarkeit beim Patienten steht die Belastung der Raumluft entgegen. Daher sind heute wirksame Narkosegasabsaugungen bei der Durchführung einer Inhalationsanästhesie vorgeschrieben.

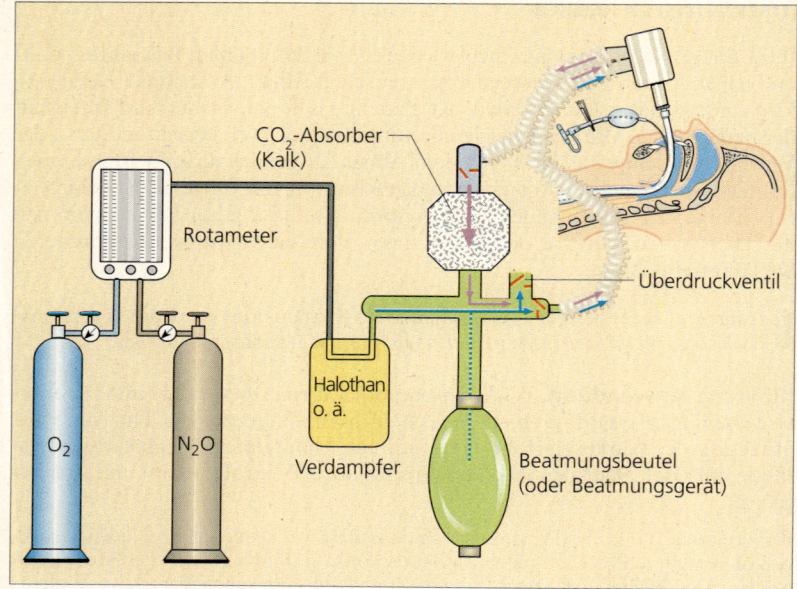

Abb. 10.**6 Narkoseapparat zur Allge-**
meinanästhesie. (Halbgeschlossenes System). Dem Patienten wird ein Gasgemisch aus Sauerstoff (O_2), Lachgas (N_2O) und einem volatilen Inhalationsanästhetikum (hier Halothan) zugeführt

Klinische Anwendung. Die meisten operativen Eingriffe können unter ausschließlicher Inhalationsnarkose durchgeführt werden. In der Praxis wird dabei *Lachgas* (analgetischer Effekt) mit einem *volatilen Anästhetikum* (narkotischer und geringer analgetischer Effekt) kombiniert, da sich beide in ihrem Wirkungsspektrum ergänzen.

Die Sicherung der Atemwege kann bei der Inhalationsnarkose auf verschiedene Art erfolgen. Man unterscheidet dementsprechend:

❖ *Intubationsnarkose (ITN).* Die Sicherung der Atemwege erfolgt durch einen endotrachealen Tubus. Dieses Kunststoffrohr wird durch Mund und Kehlkopf in die Luftröhre vorgeschoben (Abb. 10.**7**). Weil die Trachea gegenüber dem Rachenraum durch den aufgeblasenen Ballon („Blockung") abgedichtet ist, wird im Falle eines Erbrechens der Weg des Mageninhaltes in Trachea und Lunge versperrt. Deshalb ist die Intubationsnarkose bei allen Notfalleingriffen, die bei nicht nüchternen Patienten oder dem Krankheitsbild des Ileus erfolgen (erhöhte Gefahr des Erbrechens), zwingend erforderlich.

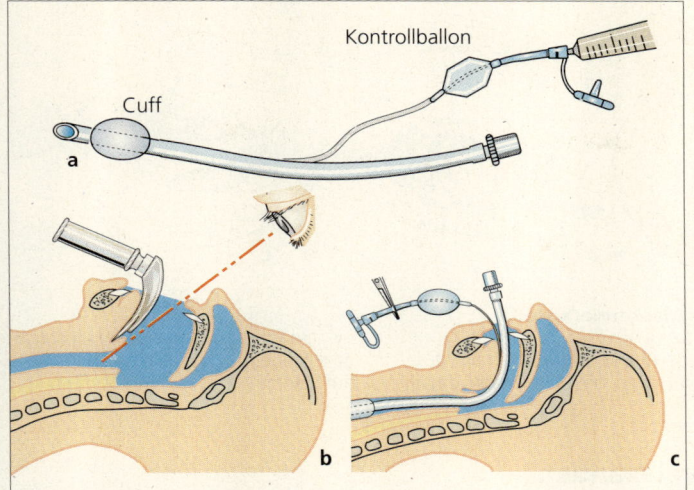

Abb. 10.7 Intubationsnarkose
a Vor der Intubation wird die Dichtigkeit der Ballonmanschette (Cuff) durch Probefüllung geprüft
b Durch Anheben des Kehlkopfdeckels mit der Spitze des Laryngoskops wird der Blick zur Stimmritze frei
c Nach Intubation liegt der Tubus in der Luftröhre und schließt nach Aufblasen des Cuff luftdicht mit der Trachealwand ab

> **Merke:** Die Intubationsnarkose (ITN) ist die gebräuchlichste Form der Vollnarkose.

- *Maskennarkose.* Bei kurzdauernden Eingriffen, die keine Muskelrelaxierung erfordern, kann das Gasgemisch zur Durchführung der Narkose über eine Mund und Nase bedeckende Maske zugeführt werden (Abb. 10.**8**).
- *Larynxmaske.* Bei dieser Neuentwicklung erfolgt die Zufuhr der Gase über eine Larynxmaske, die auf den Kehlkopf gestülpt wird, diesen dadurch abdichtet und eine Sicherung der Atemwege ermöglicht. Das Verfahren ist nur bei leerem Magen möglich.

Opiate

Bei den meisten Kombinationsnarkosen werden zur Schmerzausschaltung ergänzend Opiumderivate als intravenöse Analgetika verabreicht (Tab. 10.**2**).

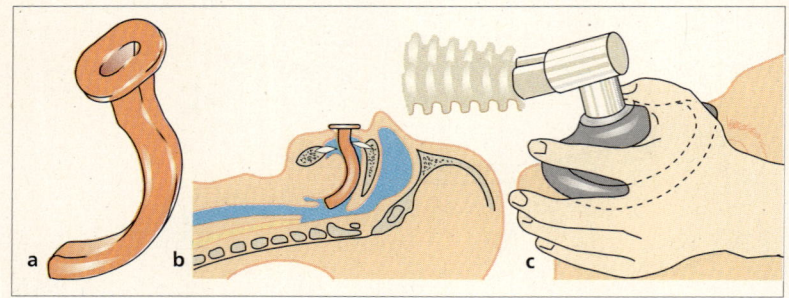

Abb. 10.8 Maskennarkose
a Guedel-Tubus
b Der Guedel-Tubus endet oberhalb des Kehldeckels und hält die Zunge nach vorn

c Die Beatmungsmaske wird luftdicht abschließend über Mund und Nase aufgesetzt

Muskelrelaxantien

Muskelrelaxantien lähmen die quergestreifte (willkürliche) Muskulatur, also die Skelettmuskeln und das Zwerchfell. Die (ausschließliche) Verabreichung eines Muskelrelaxans würde zum Tod durch Ersticken (Zwerchfellähmung!) bei vollem Bewußtsein führen (Todesmechanismus des indianischen Pfeilgiftes Curare). Alle Präparate werden intravenös verabreicht. Wirkungsdauer wenige Minuten bis eine Stunde.

Klinische Anwendung. Die Gabe von Muskelrelaxantien erfordert eine künstliche Beatmung. Muskelrelaxantien werden verabreicht, wenn die Art der Operation eine Entspannung der quergestreiften Muskulatur erfordert (Bauchhöhleneröffnung, Brustkorberöffnung). Die eigentliche „Betäubung" muß durch andere Pharmaka mit hypnotischer und analgetischer Wirkung erfolgen (Tab. 10.2).

Verhaltensrichtlinien nach einer Vollnarkose

Nach abgeschlossener Aufwachphase kann die Koordinationsfähigkeit des Patienten trotz scheinbar normalen Verhaltens noch erheblich beeinträchtigt sein. Deshalb ist insbesondere bei ambulanten Eingriffen zu beachten:

❖ Der Patient muß nach dem Aufwachen bis zum Erreichen der vollständigen Ansprechbarkeit, der vollständigen Wiedererlangung der Eigenatmung und Dokumentation stabiler Kreislaufverhältnisse beobachtet werden. Mindestens 2 Stunden!

❖ Der Patient muß mindestens 4 Stunden nach der Narkose nüchtern bleiben (Gefahr des Erbrechens und der Aspiration).

Tabelle 10.**2** **Pharmaka zur Allgemeinanästhesie**

	Präparat	Steuerbar-keit der Narkose	Hypnoti-sierende Wirkung	Analge-sierende Wirkung	Muskelre-laxierende Wirkung
Injektionsnarkotika					
Barbiturate					
– Thiopental	Trapanal	–	+++	–	–
– Methohexital	Brevimytal	–	+++	–	–
Etomidat	Hypnomidate	+	++	–	–
Disoprivan	Propofol	++	++	–	–
Ketamine	Ketanest	+	++	++	–
Inhalationsnarkotika					
Lachgas		+++	+	++	–
volatile Anästhetika		+++	++	+	+
– Halothan	Fluothane				
– Enfluran	Ethrane				
– Isofluran	Forane				
	Aerrane				
Opiate					
Fentanyl	Fentanyl	++	–	+++	–
Alfentanil	Rapifen	+++	–	+++	–
Sufentanil	Sufenta	++	+	+++	–
Muskelrelaxantien					
Curare-Mechanismus					
– Pancuronium	Pancuronium	+	–	–	+++
– Vecuronium	Norcuron	++	–	–	+++
– Atracurium	Tracium	++	–	–	+++
Succinylcholin	Lysthenon Pantolax	+++	–	–	+++

❖ Der Patient darf nur in Anwesenheit einer Begleitperson nach Hause entlassen werden.

❖ Der Patient ist darauf hinzuweisen, daß er nach einer Narkose für 24 Stunden nicht verkehrstüchtig ist und deshalb kein Fahrzeug führen darf.

Prämedikation

Eine gute Prämedikation bereitet den Patienten auf die Narkose vor, indem sie bei ihm Angst, Aufregung und Schmerzen vermindert. Darüber hinaus soll sie vagale Reflexe auf das Herz dämpfen, einen unliebsamen Speichelfluß und Magensaftproduktion senken und bei „allergischen" Patienten die endogene Histaminausschüttung abblocken.

Tabelle 10.**3 Pharmaka zur Prämedikation.** Sehr gebräuchlich sind die oral verabreichten Präparate Tranxilium, Dormicum und Rohypnol aus der Gruppe der Benzodiazepine

Pharmaka	Wirkung
Atropin	Vagusblockade – Verminderung der Speichel- und Magensaftsekretion – Dämpfung des Herzvagus
Barbiturate	Sedierung
Opiate	Analgesie
Benzodiazepine	Sedierung, Angstlösung, Amnesie
DHB	Sedierung, Unterdrückung von Erbrechen
Antihistaminika	Unterdrückung der Histaminwirkung

Pharmaka. Zur Prämedikation steht eine Fülle von Medikamenten zur Verfügung (Tab. 10.**3**). Der Anästhesist legt am Vorabend des Operationstages ein geeignetes Präparat in individuell angepaßter Dosierung fest, wobei der körperliche und emotionale Zustand des Patienten sowie die Art der Operation und das geplante Anästhesieverfahren berücksichtigt werden. Ergänzend zur Prämedikation am Operationstag wird am Abend vorher üblicherweise ein Schlaf- oder Beruhigungsmittel verabreicht.

Die Prämedikation kann intramuskulär, intravenös, rektal oder oral erfolgen. Heute wird fast überall die *orale* Form bevorzugt, sofern keine Gegenanzeige besteht.

Die Einnahme einer Tablette zusammen mit etwas Flüssigkeit widerspricht nicht dem Nüchternheitsgebot. Die Prämedikation wird meist auf der Station vom Pflegepersonal verabreicht. Damit die erwünschte Wirkung beim Einschleusen in den Operationssaal und bei der Narkoseeinleitung erreicht wird, ist auf zeitgerechte Gaben zu achten (bei oraler Gabe etwa 1 Stunde vorher). Die Applikation ist mit Dosierung, Zeitangabe und namentlicher Gegenzeichnung auf dem Narkoseprotokoll zu dokumentieren.

Ältere Patienten reagieren manchmal paradox auf Prämedikation. Anstatt beruhigt zu werden, zeigen sie Verwirrtheits- und Unruhezustände.

Merke: Der prämedizierte Patient bedarf auf Station und auf dem Transport einer sorgfältigen Überwachung, insbesondere bezüglich der Atmung und auffälliger Verhaltensweisen (Verwirrtheit, Unruhe).

11. Chirurgische Intensivmedizin

◨ Unter Intensivmedizin versteht man ärztliche *Intensivbehandlung* und *Intensivüberwachung*. Zur Kennzeichnung der damit verbundenen pflegerischen Aufgaben ist der Begriff *Intensivpflege* gebräuchlich.

Die hohen Ansprüche erfordern spezielle Räumlichkeiten mit entsprechender personeller und apparativer Ausstattung. Dafür hat man die *Intensivstation* geschaffen. Sie ist in den meisten Häusern identisch mit der Wachstation oder Frischoperiertenstation.

Der komplexe Bereich der Intensivmedizin kann an dieser Stelle nicht umfassend dargestellt werden. Zur Erwerbung von Detailkenntnissen ist auch für das Pflegepersonal eine spezielle Zusatzausbildung erforderlich. Einige praktisch wichtige Gesichtspunkte seien jedoch herausgestellt, zumal sie grundsätzlich auch für die Arbeit auf einer Normalstation von Bedeutung sind.

Grundsätze zum hygienischen Arbeiten auf einer chirurgischen Intensivstation

❖ Kein unnötiger Durchgangsverkehr, möglichst wenig Besucher.

❖ Spezielle Kleidung für das Personal, die nur auf der Intensivstation getragen werden sollte.

❖ Häufige Verwendung von Einmalgeräten, die nach Gebrauch in spezielle Behälter weggeworfen werden. (Dieses Verfahren ist oft billiger als die Sterilisation wiederverwendbarer Artikel.)

❖ Häufige Scheuerdesinfektion der Patientenumgebung mit Desinfektionslösungen in richtiger Konzentration ist normalerweise ausreichend. Eine Raumdesinfektion durch speziell geschultes Personal (Desinfektor) ist nur in Ausnahmefällen bei erhöhter Infektionsgefahr erforderlich.

❖ Bei Verrichtungen am Patienten (z. B. Verbandswechsel, Katheterwechsel) ist das Tragen von Einmalhandschuhen und Mundschutz obligat. Davor und danach erfolgt eine hygienische Händedesinfektion.

❖ Regelmäßige bakteriologische Kontrolle in allen Räumen sowie an Einrichtungsgegenständen und Apparaten (Aufgabengebiet des Hygienebeauftragten).

❖ Regelmäßige bakteriologische Kontrollen am Patienten, so z. B. Trachealabstrich bei Beatmung, Urinkultur bei Blasenkatheter, Wundabstriche (Aufgabengebiet des Pflegepersonals).

❖ Räumliche Trennung von septischen und aseptischen Patienten.

Anmerkung zur Kleidungsvorschrift.
Die Ansichten über eine hygienisch sinnvolle und gleichermaßen kostengünstige Kleidung für das Personal auf Intensivstationen sind uneinheitlich. Allgemein üblich ist das Tragen einer speziellen Schutzkleidung (Hemd, Hose, Schuhe). Der hy-

gienische Wert zusätzlicher Maßnahmen, wie Kopfhaube und Mundschutz, ist jedoch umstritten. Der momentane Trend geht dahin, das Betreten der Wachstation in normaler Dienstkleidung zu gestatten, für spezielle *Arbeiten am Patienten* hinge-gen zusätzliche Maßnahmen vorzuschreiben. Diese umfassen, abhängig von der Art der Tätigkeit, das Tragen von Einmalhandschuhen (bei Bedarf steril), Einmalkitteln, Mundschutz und Kopfhaube.

Infusionstherapie

Die Anordnung einer Infusionsbehandlung ist ärztliche Aufgabe. Das Pflegepersonal ist jedoch häufig mit der Applikation der entsprechenden Lösungen betraut, so daß einige für die praktische Anwendung wichtige Gesichtspunkte herausgestellt werden sollen.

Venöse Gefäßkatheter

Die Unterscheidung peripherer und zentralvenöser Zugänge richtet sich nach der Lage des Katheterendes im Körper, nicht nach dem Ort der Punktion. Die *periphervenösen Katheter* (z. B. Braunüle, Venüle) sind nur wenige Zentimeter lang und werden bevorzugt in oberflächliche, subkutan gelegene Venen am Unterarm und an der Streckseite des Handrückens eingebracht. Über periphere Wege können niedrig konzentrierte Infusionslösungen, Bluttransfusionen und alle zur venösen Injektion vorgesehenen Medikamente verabreicht werden. Schwerwiegende Komplikationen gibt es praktisch nicht.

Perforiert das Venülenende die Venenwand, so breitet sich die infundierte Lösung neben (= para) dem Gefäß im Weichteilgewebe aus und führt zu einer entsprechenden Anschwellung. Man sagt, die Infusion „läuft para". Unter geeigneten Salbenverbänden resorbiert sich das Paravasat innerhalb weniger Tage.

Die häufigste Komplikation bei peripheren Kathetern ist die schmerzhafte Entzündung des Venenstranges proximal der Einstichstelle (*Thrombophlebitis*). Sie verlangt die sofortige Entfernung des Zuganges und heilt unter feuchten Umschlägen und Salbenverbänden (im Wechsel) innerhalb weniger Tage ab.

Von Nachteil ist bei peripher endenden Zugängen, daß hochkonzentrierte Infusionslösungen (über 1000 mOsmol) nicht appliziert werden dürfen (Tab. 11.**1**).

Osmolarität von Infusionslösungen. Die Konzentration der in einer Flüssigkeit gelösten Stoffe (Teilchen) bedingt den osmotischen Druck = Osmolarität. Blut hat einen osmotischen Druck von etwa 300 mOsmol. Lösungen gleicher Osmolarität sind *isoton*. Liegt die Osmolarität einer Infusion über 300 mOsmol, so ist diese Lösung (gegenüber Blut) *hyperton*. Je höher die Osmolarität einer Infusionslösung, desto stärker ist die unerwünschte Reizung der peripheren Venenwand, die sich als schmerzhafte Thrombophlebitis äußert. Lösungen bis etwa 1000 mOsmol (osmotischer Druck dreifach über dem des Blutes) können peripher verabreicht werden. Höherkonzentrierte Gemische müssen über einen zentralvenösen Katheter infundiert werden.

Tabelle 11.**1 Applikation gebräuchlicher Infusionslösungen**

Periphervenöse Infusion möglich (bis ca. 1 000 mOsmol)	**Zentralvenöse** Infusion erforderlich (ab ca. 1 000 mOsmol)
– Elektrolytlösungen (alle) z.B. physiologische Kochsalzlösung, Ringer-Lösung	
– Basislösungen (alle) z.B. Elektrolytlösung mit 5 % Glukose	
– Zuckerlösungen (bis 10 %) z.B. Glukose 5 oder 10 % Lävulose 5 oder 10 %	– Zuckerlösungen (ab 20 %) z.B. Glukose 20 oder 40 %
– Aminosäurelösungen (niedrig konzentriert) z.B. bis 10 % ohne Kohlenhydratanteil, bis 2 % bei 10 % Kohlenhydratanteil	– Aminosäurelösungen (hochkonzentriert) z.B. ab 2,5 % bei Kohlenhydratanteil über 10 %
– Fettemulsionen (alle) z.B. Fett 10 % oder 20 %	
– Kombinationslösungen (niedrig konzentriert) z.B. Kohlenhydrate + Aminosäuren bis ca. 500 kcal/l	– Kombinationslösungen (hoch konzentriert) z.B. Kohlenhydrate + Aminosäuren ab ca. 500 kcal/l
– kolloidale Lösungen (alle) z.B. Dextran-, Stärke-, Gelatinepräparate	

Zentralvenöse Katheter (ZVK)

Bei einem „zentralen Weg" (= *Kavakatheter*) muß das Katheterende in der oberen Hohlvene (V. cava) liegen. Die korrekte Position ist durch eine Röntgen-Leeraufnahme des Thorax zu kontrollieren, wobei der röntgendichte Katheter sich als weißer Strang darstellt. Die Gefäßpunktion erfolgt beim wachen Patienten in lokaler Infiltrationsanästhesie. Abhängig von der Eintrittstelle des zentralvenösen Zuganges sind die Katheter 40–75 cm lang.

Punktionsort. Der risikoärmste Zugang erfolgt über eine Vene der Ellenbeuge, von wo der Katheter über die Arm-, Achsel- und Schlüsselbeinvene (V. subclavia) in die obere Hohlvene (V. cava) vorgeschoben wird (Abb. 11.**1**). Wegen der Venenverzweigungen im Oberarmbereich gelingt es jedoch nicht immer, den Katheter genügend weit hochzuschieben. Sehr gebräuchlich ist auch die Punktion der V. subclavia unterhalb des Schlüsselbeines (*Subklaviakatheter*) oder der Jugularvene vom vorderen seitlichen Hals aus (*Jugulariskatheter*). Auch bei diesen Einstichstellen muß die Katheterspitze bis in die V. cava superior vorgeschoben werden. In Ausnahmefällen wird der Katheter von der Leiste her in die untere Hohlvene (V. cava inferior) eingelegt.

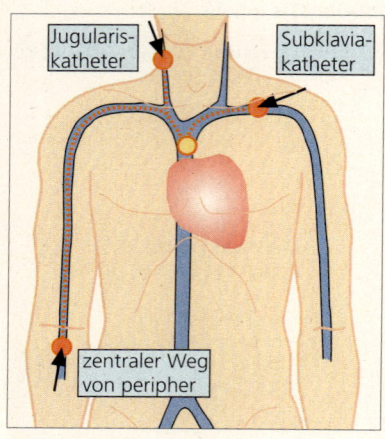

Abb. 11.1 Zentralvenöse Katheter.
Unabhängig vom Punktionsort an der
Haut (rot) liegt die Katheterspitze (gelb)
immer in der Hohlvene („Kavakatheter")

Jugularis-
katheter

Subklavia-
katheter

zentraler Weg
von peripher

Klinische Anwendung. Alle Infusionen, Transfusionen und zum intravenösen Gebrauch bestimmte Medikamente können über einen zentralen Weg
verabreicht werden.

Merke: Hochkalorische Lösungen (über 1000 mOsmol) *müssen* zentralvenös
infundiert werden, weil die Gefahr einer Venenwandreizung im Bereich der
V. cava wegen des stärkeren Blutflusses nicht gegeben ist. Die parenterale
Ernährung erfordert also immer einen Kavakatheter.

Eine weitere wichtige Indikation zum Legen eines Katheters in die Hohlvene
ist die Messung des zentralvenösen Drucks (ZVD).

Komplikationen. Die Wahrscheinlichkeit einer bakteriellen *Kontamination*
steigt mit der Liegedauer des Kavakatheters an.

Als Faustregel gilt, daß das Infektionsrisiko mit jedem Tag um 1 % zunimmt (d. h. 10 Tage nach Legen des Katheters 10 %, nach 20 Tagen 20 %).

Die bakteriellen Keime können dabei über das Lumen (kanalikulär) oder an
der Katheteraußenwand (perikanalikulär) eindringen, letzteres besonders bei
infizierter Hautdurchtrittstelle. Die „schützende" Gewebestrecke zwischen
Haut und Venenwand beträgt beim Subklaviakatheter nur etwa 3 cm. Wegen
seiner Nähe zum Dammbereich sind über die Leistenvene eingebrachte zentralvenöse Katheter besonders häufig mit Infektionen belastet und deshalb zu
vermeiden. Bei Verdacht auf eine katheterbedingte Infektion (Sepsis) muß der

Zugang sofort entfernt und die Katheterspitze zur bakteriologischen Untersuchung gegeben werden.

Weitere schwerwiegende Komplikationen eines Kavakatheters sind der *Pneumothorax* durch Verletzung der Pleurakuppel mit der Kanüle (1 % beim Subklaviakatheter), der *Hämatothorax* durch Verletzung arterieller Gefäße, die *Luftembolie* (besonders bei niedrigem ZVD) und der *Infusionsthorax* durch Fehlposition des Katheterendes in der Pleurahöhle.

> **Merke:** Außer klinischer Überwachung ist nach Applikation eines Kavakatheters immer eine Röntgenaufnahme des Thorax erforderlich.

Infusionslösungen

Das Angebot an Infusionslösungen mit oft ähnlichem oder gleichem Inhalt bei unterschiedlichen Präparatenamen ist umfangreich und nimmt ständig zu. An dieser Stelle kann deshalb nur eine Übersicht über die klinisch wichtigsten Lösungen (ohne Firmennamen) gegeben werden, zumal die Auswahl und Anordnung der Präparate Aufgabe des Arztes ist.

Elektrolytlösungen. Sie enthalten ausschließlich Wasser und verschiedene Elektrolyte, also keinerlei Kalorien. Ihr osmotischer Druck entspricht dem des Blutes, sie sind also isoton und deshalb „physiologisch". Als Beispiel sei die *physiologische Kochsalzlösung* genannt (0,9 % NaCl) oder die Ringer-Lösung, die NaCl, Kaliumchlorid, Kalziumchlorid und Natriumbikarbonat enthält. Zur kurzfristigen operativen Flüssigkeitssubstitution (1 – 3 Tage) sind derartige Lösungen vollkommen ausreichend, wenn danach mit einem oralen Nahrungsaufbau begonnen werden kann. Die Applikation kann periphervenös erfolgen.

Basislösungen. Diese sind ähnlich zusammengesetzt wie die Elektrolytlösungen, enthalten jedoch häufig zusätzlich Kohlenhydrate in niedriger Konzentration (5 %). Sie sind ebenfalls isoton. Ihr Einsatzgebiet entspricht dem der Elektrolytlösungen.

Zuckerlösungen. Die verschiedenen Zucker (Kohlenhydrate) sind die wichtigsten Energieträger. Für Infusionszwecke stehen neben Traubenzucker (*Glukose*) die Zuckeraustauschstoffe *Fruktose* (= Lävulose), *Xylit* und *Sorbit* zur Verfügung. Sie werden als Einzelkomponenten und als Mischlösungen angeboten. Da 1 g Zucker 4 kcal entspricht, enthält 1 l einer 10 %igen Kohlenhydratlösung (100 g Zucker) 400 Kalorien, eine 40 %ige Lösung 1600 kcal. Eine 10 %ige Zuckerlösung (z. B. Glukose 10 % oder Lävulose 10 %) hat einen osmotischen Druck von 555 mOsmol, kann also noch über einen peripheren Weg verabreicht werden. Eine 20 %ige Lösung (1110 mOsmol) muß bereits über einen zentralvenösen Zugang infundiert werden, desgleichen noch höher konzentrierte Kohlenhydratgemische.

Aminosäurelösungen. Aminosäuren dienen als Eiweißbausteine weniger der Energiezufuhr als der Sicherstellung eines ausgewogenen Proteinstoffwechsels. Bei längerfristigem Aminosäuredefizit (negative Stickstoffbilanz) entsteht ein Eiweißmangel mit Beeinträchtigung der Abwehrkräfte und der Wundheilung. Die (sehr teuren) Aminosäurelösungen sollen deshalb nur in Kombination mit anderen Energieträgern (Kohlenhydrate und Fett) gegeben werden, damit sie für die Eiweißsynthese genutzt und nicht als Nährstoffe verbrannt werden. Die lebenswichtigen Aminosäuren bezeichnet man als „essentiell", sie sind in den gebräuchlichen Lösungen enthalten.

Bei kurzfristiger Flüssigkeitssubstitution (bis zu 3 Tagen) ist die Gabe von Aminosäuren nicht erforderlich und aus Kostengründen abzulehnen.

Fettemulsionen. Fette stellen neben Kohlenhydraten den wichtigsten Energieträger dar. 1 g Fett entspricht einem physiologischen Brennwert von etwa 9 kcal. Da den handelsüblichen Präparaten zur besseren Verträglichkeit noch einige weitere Substanzen beigemischt sind, enthält 1 l einer 10 %igen Fettemulsion über 1000 kcal, das 20 %ige Präparat über 2000 kcal. Trotz ihres hohen Energiegehaltes sind sowohl die 10 %igen als auch die 20 %igen Fettemulsionen im Vergleich zum Blut nahezu isoton, so daß sie periphervenös infundiert werden können. Für eine gute Verträglichkeit ist es jedoch unbedingt erforderlich, daß die im Kühlschrank zu lagernde Lösung Raumtemperatur erreicht und über einen ausreichend langen Zeitraum infundiert wird (mindestens 6 Stunden). Eine intravenöse Fettzufuhr ist nur bei langfristiger parenteraler Ernährung in Kombination mit Kohlenhydraten und Aminosäuren indiziert.

Kombinationslösungen. Diese enthalten üblicherweise *Wasser, Elektrolyte, Zucker* und *Aminosäuren*. Mischungen mit Fett sind aus technischen Gründen nicht herstellbar. Die handelsüblichen Kombinationen bieten pro Liter etwa 500–1000 kcal. Aufgrund ihrer ausgewogenen Zusammensetzung ist eine Infusionsbehandlung oft mit einem einzigen Präparat möglich (2–3 l täglich).

Kolloidale und kristalloide Lösungen. Diese werden auch als *Volumenexpander, Plasmaexpander* oder *Blutersatzmittel* bezeichnet. Die relativ großen Moleküle verbleiben nach intravenöser Zufuhr über mehrere Stunden im Kreislaufsystem, wodurch dieses bei Volumenmangel (Schock) aufgefüllt wird. Die *Kolloide* bestehen aus Gelatine, die *Kristalloide* aus Dextran.

Parenterale Ernährung

▶ Die parenterale („neben dem Darm") Ernährung stellt eine Energiezufuhr unter Umgehung des Intestinaltraktes dar. Der Begriff ist identisch mit der „künstlichen Ernährung" durch Infusionen.

Erfolgt die Energiezufuhr ausschließlich über das Venensystem, so spricht man von *totaler* oder *kompletter* parenteraler Ernährung. Wird zusätzlich Kost über den Magen-Darm-Kanal (enteral) angeboten, so handelt es sich um eine *inkomplette* parenterale Ernährung.

> Bestandteile der totalen parenteralen Ernährung sind Wasser, Elektrolyte, Energieträger (Kohlenhydrate, Aminosäuren, Fett), Vitamine, Spurenelemente.

Wasser. Ein erwachsener Mensch verliert täglich etwa 2500 ml Wasser (Tab. 11.2). Besonders zu beachten ist dabei die *Perspiratio insensibilis*, also der „unbemerkte" Flüssigkeitsverlust durch die Atemluft und die Haut. Diese Größe kann bei hohem Fieber auf mehrere Liter ansteigen! Die normale (enterale) Wasserzufuhr erfolgt in Form flüssiger und fester Nahrung. Durch die Verbrennungsvorgänge entsteht dabei im Körper ein zusätzlicher Wasseranteil von ungefähr 300 ml täglich (*Oxidationswasser*). Die totale parenterale Ernährung muß den gesamten Wasserverlust ersetzen, wobei die tägliche Urinmenge leicht zu messen ist, die Perspiratio insensibilis und der Wasserverlust über den Stuhl (Durchfälle!) vom Arzt geschätzt werden. Wichtig ist, daß erhöhte Verluste durch Erbrechen, Durchfall, Fieber sowie Sonden und Drainagen berücksichtigt und ausgeglichen werden.

Tabelle 11.2 **Wasserhaushalt eines Erwachsenen** (ml pro Tag)

Ausfuhr		Einfuhr	
Urin	1500 ml	Trinken	1200 ml
Perspiratio insensibilis (Lunge 400, Haut 400)	800 ml	feste Nahrung	1000 ml
Stuhl	200 ml	Oxidationswasser	300 ml
Summe	2500 ml	Summe	2500 ml

Elektrolyte (Mineralien). Die wichtigsten Elektrolyte sind die Kationen Natrium, Kalium, Kalzium und Magnesium sowie die Anionen Chlorid, Bikarbonat, Phosphat und Sulfat. Sie sind in den handelsüblichen Elektrolyt- und Kombinationslösungen in ausreichender Menge enthalten.

> Von besonderer klinischer Bedeutung ist der *Kaliumhaushalt*. Veränderungen der Kaliumkonzentration können schwerwiegende Folgen, insbesondere Herzrhythmusstörungen, bewirken. Der Tagesbedarf eines Erwachsenen liegt bei 80 mval. Ein eventueller Kaliummangel (Hypokaliämie) muß substituiert werden. Dabei sind einige Richtlinien auch für das Pflegepersonal beachtenswert:

❖ Die hochkonzentrierten Kaliumampullen (1 ml = 1 mval) dürfen nie unverdünnt injiziert werden, sondern müssen einer Infusionslösung beigemischt werden.

❖ Die maximale Kaliumzufuhr sollte 20 mval pro Stunde nicht überschreiten (Gefahr für das Herz).

❖ Wegen der Möglichkeit eines unbeabsichtigten raschen Einlaufens von Infusionslösungen sollten pro Liter höchstens 40 mval Kalium beigemischt werden.

Energieträger. Der Energiebedarf eines erwachsenen Menschen beträgt etwa 2500 kcal (10 450 kJ) pro Tag. Dieser wird sowohl bei normaler (enteraler) wie auch bei intravenöser Ernährung durch Kohlenhydrate (Zucker), Eiweiß (Aminosäuren) und Fett in ausgewogener Verteilung gedeckt. Manche Krankheitsbilder gehen mit erheblich gesteigertem Energiebedarf einher, so z. B. schwere Verbrennungen oder der Tetanus (bis 5000 kcal/Tag). Bei kurzer postoperativer Nahrungskarenz (1–3 Tage) ist eine Kalorienzufuhr normalerweise jedoch nicht erforderlich.

Merke: Normaler Tagesbedarf eines Erwachsenen (Faustregel): Flüssigkeit: 2500 ml, Energie: 2500 kcal.

Vitamine. Vitamine müssen nur bei längerer kompletter parenteraler Ernährung substituiert werden. Die üblichen Infusionslösungen enthalten keinerlei Vitamine, weshalb diese als Zusatzampullen erhältlich sind.

Spurenelemente. Auch die Spurenelemente müssen nur bei mehrwöchiger künstlicher Ernährung zugeführt werden. Einige dieser Substanzen sind auch in den üblichen Infusionslösungen enthalten, ansonsten werden sie in Form entsprechender Zusatzampullen substituiert.

Klinische Anwendung

Eine komplette *parenterale Ernährung* ist indiziert, wenn der Patient nicht essen kann oder darf. Als Beispiel seien schwere Funktionsstörungen des Magen-Darm-Kanals genannt, insbesondere maligne Tumoren oder chronisch entzündliche Erkrankungen (Morbus Crohn). Bei reduziertem Allgemeinzustand kann eine präoperative parenterale Ernährung sinnvoll sein, um die Ausgangssituation des Patienten für die Operation zu verbessern. Postoperativ ist eine komplette intravenöse Ernährung nur nach großen Baucheingriffen notwendig, die eine mehrtägige Nahrungskarenz erfordern.

Heute ist eine bedarfsdeckende (totale) parenterale Ernährung über Monate durchführbar. Die ausschließlich intravenöse Nahrungszufuhr ist jedoch unphysiologisch und hat erhebliche *Nachteile*. Die wichtigsten sind:

- ❖ fehlende Stimulierung der Darmtätigkeit,
- ❖ metabolische Störungen durch Beanspruchung unphysiologischer Stoffwechselwege (Leberschädigung bei parenteraler Langzeiternährung),
- ❖ Notwendigkeit eines zentralvenösen Zuganges,
- ❖ Infektionsgefahr des Kathetersystems bei Langzeiternährung,
- ❖ hohe Kosten.

Deshalb sollte so früh wie möglich ein *enteraler Kostaufbau* erfolgen, wobei die Infusionsmenge entsprechend schrittweise reduziert wird. Ist der Patient (bei intakter Intestinalfunktion) nicht in der Lage, normal zu essen (z. B. Bewußtlosigkeit bei Schädel-Hirn-Trauma), so kann die Kost vorteilhaft enteral über eine Darmsonde (am besten Jejunalsonde) zugeführt werden (Abb. 11.2). Auch nach Bauchoperationen wird zunehmend häufiger die frühzeitige Teilalimentation über eine Jejunalsonde praktiziert, wenn der operative Eingriff dieses erlaubt. Der wesentliche Vorteil besteht in der Stimulierung der Darmtätigkeit durch das enterale Nahrungsangebot und der damit verbundenen Verkürzung der postoperativen Darmatonie und Rekonvaleszenz.

Merke: Die enterale Sondenernährung ist physiologischer und kostengünstiger als die parenterale (intravenöse) Ernährung und sollte deshalb bevorzugt eingesetzt werden.

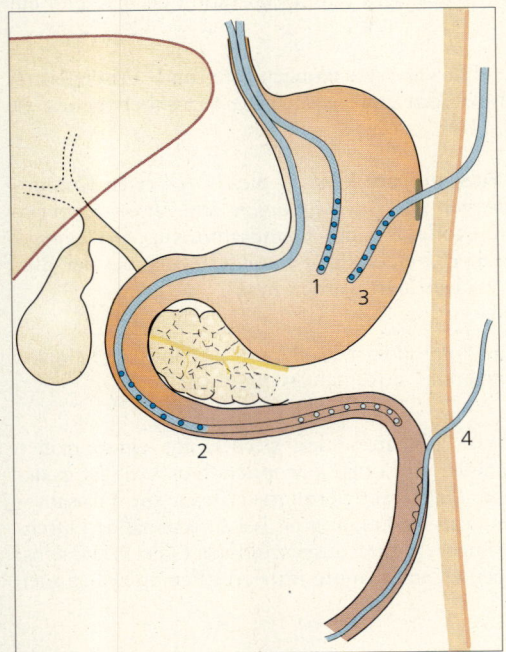

Abb. 11.**2 Enterale Sondenernährung.**
Mögliche Positionen der Sonde sind
1 Magensonde
2 Duodenal- oder Jejunalsonde
3 perkutane endoskopische Gastrostomie (PEG)
4 intraoperativ gelegter Jejunalkatheter

Transfusion

▶ Intravenöse Zufuhr von Blut oder zellulären Blutbestandteilen.

Vor der klinischen Anwendung werden die therapeutisch wichtigen Bestandteile des Blutes voneinander getrennt (separiert oder „fraktioniert"). Der Vorteil besteht darin, daß zum einen beim Patienten gezielt nur die mangelnden Anteile substituiert werden, zum anderen der nicht genutzte „Rest" für andere Patienten zur Verfügung steht. Die Transfusion nicht separierten Blutes (Frischblut, Vollblut) ist kaum noch üblich. Man unterscheidet zellhaltige und zellfreie Blutprodukte.

Blutprodukte

- ❖ **Erythrozytenkonzentrat (EK).** Enthält die roten Blutkörperchen für den Sauerstofftransport. Heute weitgehend synonym mit „Blutkonserve".
- ❖ **Thrombozytenkonzentrat.** Enthält die Blutplättchen für die Blutgerinnung.
- ❖ **Frischplasma (fresh-frozen-plasma = FFP).** Zellfreies Blutprodukt. Enthält im wesentlichen Gerinnungsfaktoren, dient jedoch auch zur Volumensubstitution. Bei jeder Blutspende wird durch Separation ein EK und ein FFP hergestellt.

Erythrozytenkonzentrate, Thrombozytenkonzentrate und Frischplasma (FFP) werden von Einzelspendern gewonnen. Eine Virusübertragung ist nicht auszuschließen (Tab. 11.**3**).

- ❖ **Industriell hergestellte Plasmaprodukte.** Zu diesen zellfreien Komponenten gehören *Humanalbumin*, alle *Immunglobuline* und *Hyperimmunglobuline* (also alle passiven Impfstoffe, z. B. das Tetanusantitoxin), *Gerinnungsfaktoren* (z. B. das PPSB und AT3; auch der Faktor VIII, der bei der Bluterkrankheit Hämophilie A substituiert werden muß).

Merke: Die Verabreichung von Blutprodukten muß im Krankenblatt mit *Präparatebezeichnung* und *Chargennummer* dokumentiert werden!

Alle industriell hergestellten Plasmaprodukte werden aus einer großen Plasmamenge (mehrere Spender = „Pool") gewonnen. Seit 1985 ist in der BRD für derartige Produkte ein Deaktivierungsverfahren zur Virusabtötung vorgeschrieben. Eine Virusübertragung ist bei sachgemäßer Durchführung der Virusinaktivierungsverfahren ausgeschlossen (Tab. 11.**3**), selbst wenn sich im Kreis der Spender unerkannte infizierte Personen befinden sollten.

Tabelle 11.**3** **Homologe Blutprodukte**

	Herkunft (Spender)	Virusabtötung (Deaktivierung)	Risiko* HIV Hepatitis	
von DRK und klinikeigenen Blutbanken				
Erythrozytenkonzentrat (EK)	Einzelspender	nein	+	+
Frischplasma (FFP)	Einzelspender	nein	+	+
Thrombozytenkonzentrat	Einzelspender	nein	+	+
von Apotheken (= Industrie)				
Humanalbumin	Pool	ja	kein Risiko	
Immunglobuline	Pool	ja	kein Risiko	
Hyperimmunglobuline	Pool	ja	kein Risiko	
Gerinnungsfaktoren (PPSB, AT3)	Pool	ja	kein Risiko	

Risiko der HIV-Übertragung: 1 : 1 000 000
Risiko der Hepatitis-Übertragung: 1 : 20 000

Fremdblutspende und Virusübertragung

Erythrozytenkonzentrate, Thrombozytenkonzentrate und Frischplasmen werden vom Roten Kreuz (DRK) oder von klinikeigenen Blutbanken hergestellt. Jede Konserve enthält Produkte von nur *einem* Spender (= *Einzelspende*). Der Spender ist namentlich bekannt (Dauerspender). Er wird regelmäßig auf seine Spendertauglichkeit getestet, insbesondere auf die Viruskrankheiten AIDS und Hepatitis. Infizierte Personen werden von der Blutspende ausgeschlossen.

AIDS. Beim sog. „AIDS-Test" wird festgestellt, ob Antikörper gegen das Virus (HIV) im Blut sind. Das Virus selbst kann bisher nicht routinemäßig nachgewiesen werden. Bis 1994 war eine Virusübertragung deshalb im Prinzip möglich, wenn beim Spender eine *frische* HIV-Infektion vorlag. In dem Zeitraum unmittelbar nach der Ansteckung (maximal einige Wochen, sog. „diagnostisches Fenster") konnte der Spender bereits infektiös sein, der AIDS-Test aber noch negativ, weil noch nicht genügend Antikörper gebildet wurden. Für die Verhältnisse in der BRD war die Wahrscheinlichkeit einer Virusübertragung bei einer Transfusion (auch vor 1995) sehr gering. Das Risiko einer HIV-Infektion betrug pro Fremdblutkonserve etwa 1 : 1 000 000, d. h. daß jede millionste Konserve AIDS verursachte.

Quarantänelagerung ab 1995. In der BRD müssen lagerungsfähige Blutprodukte wie Frischplasma ab 1995 für einen Mindestzeitraum von 6 Monaten gelagert werden. Danach ist der Spender ein zweites Mal auf HIV und Hepatitis zu untersuchen. Nur wenn auch dieser Test negativ ist, dürfen die Blutprodukte verwendet werden. Durch diese Maßnahme wird die Problematik des „diagnostischen Fensters" (s. oben) umgangen, so daß die Wahrscheinlichkeit einer Virusübertragung weiter abnimmt. Für Erythrozytenkonzentrate ist die Quarantänelagerung wegen der begrenzten Haltbarkeit nicht möglich.

Posttransfusionshepatitis. Sie ist in 90% durch Hepatitis-C-Viren verursacht, in 10% durch Hepatitis-B-Viren. Das Risiko, durch Fremdblutprodukte eine Heptatitis zu erwerben, beträgt etwa 1:20 000 und ist damit wesentlich größer als für AIDS. Weil AIDS im Gegensatz zur Posttransfusionshepatitis immer tödlich verläuft, steht die HIV-Infektion jedoch im Brennpunkt des allgemeinen Interesses.

Transfusionszwischenfall

Wichtigste Ursache einer Unverträglichkeitsreaktion während einer Blutübertragung ist die Fehltransfusion, d.h. die versehentliche Verabreichung einer Konserve mit falscher Blutgruppe durch Verwechslung. Indikationsstellung und Verabreichung einer Transfusion sind ärztliche Aufgabe. Die rechtzeitige Erkennung einer Komplikation ist auch für das Pflegepersonal von Bedeutung (Tab. 11.4).

> Bei dem geringsten Verdacht auf einen Transfusionszwischenfall ist die Transfusion sofort abzubrechen und der Arzt zu verständigen! Der venöse Zugang wird belassen! Immer ist eine genaue Abklärung mit Untersuchung der verabreichten Konserve(n) erforderlich!

Tabelle 11.**4 Transfusionszwischenfall.** Symptome einer Unverträglichkeitsreaktion bei Transfusion einer Blutkonserve

Frühe klinische Zeichen	Mögliche Folgen
Unwohlsein, Übelkeit	anaphylaktischer Schock
Schweißausbruch, Schüttelfrost	disseminierte Blutungen
Urtikaria (Hautflecken)	Ateminsuffizienz
Kreislaufkollaps	Niereninsuffizienz
Atemnot	Ikterus
Hautjucken	Multiorganversagen, Tod

Vor jeder Transfusion wird eine Ampulle Empfängerblut (sog. „Kreuzblut") mit dem Spenderblut im Labor verglichen und die Übereinstimmung der Blutgruppen überprüft (*Kreuzprobe*). Nach intakter Kreuzprobe ist die Konservenverträglichkeit beim Empfänger praktisch sichergestellt.

> **Merke:** Fast alle Transfusionszwischenfälle beruhen auf Blutverwechslungen, nicht etwa auf Laborfehlern bei der Kreuzprobe!

Verwechslung des Kreuzblutes. Das für die Kreuzprobe entnommene Blutröhrchen muß *sofort*, noch am Patientenbett, mit Namen und Daten des Empfängers (Aufkleber) gekennzeichnet werden. Ansonsten besteht die Gefahr, daß das Blutröhrchen auf Station verwechselt oder falsch beschriftet wird.

Verwechslung der Blutkonserve. Unmittelbar vor der Blutübertragung muß der transfundierende Arzt Konservennummer, Patientendaten und Blutgruppe überprüfen. Als zusätzliche Sicherheitsmaßnahme ist der *Bedside-Test* (= AB0-Identitätstest) zwingend vorgeschrieben: Am Patientenbett ("Bedside") wird die Übereinstimmung der Blutgruppe (AB0-System) von Empfänger und Konserve mit einem speziellen Testkärtchen bewiesen und dokumentiert. Der Bedside-Test kann die (viel aufwendigere) Kreuzprobe im Labor keinesfalls ersetzen, reduziert die Wahrscheinlichkeit einer Fehltransfusion jedoch erheblich.

Autologe Transfusionsverfahren

Hierunter versteht man die Transfusion von körpereigenem (autologem) Blut (= Autotransfusion). Spender und Empfänger sind identisch. Die *Möglichkeit einer Virusübertragung besteht nicht.* Wegen der Thematisierung der Viruskontamination von Blutprodukten in der Bevölkerung haben die Verfahren der autologen Transfusion erheblich an Bedeutung gewonnen. Vor größeren Operationen mit zu erwartendem Blutverlust ist der Arzt gesetzlich *verpflichtet*, den Patienten über die Möglichkeiten einer AIDS- oder Hepatitisinfektion durch Fremdbluttransfusion aufzuklären. Wenn der Patient für eine Eigenblutspende geeignet ist (keine Kontraindikationen), so *muß* er auf diese Möglichkeit der Blutspende hingewiesen werden. Folgende Verfahren der autologen Transfusion finden Anwendung.

Präoperative Eigenblutspende. Der Patient spendet vor einer geplanten Operation bei einem ambulanten Termin Blut für sich selbst, bei Bedarf mehrmals. Bei jeder Eigenblutspende wird durch Separierung ein Erythrozytenkonzentrat und ein Frischplasma gewonnen. Haltbarkeit der Eigenblutkonserven 5–7 Wochen, Haltbarkeit des tiefgefrorenen Frischplasmas über 1 Jahr. Ist bei der Operation eine Transfusion erforderlich, so erhält der Patient sein Eigenblut zurück. Wird bei der Operation kein Eigenblut benötigt, muß die Konserve nach den gesetzlichen Bestimmungen verworfen werden (weil bei einer Eigenblutspende von einem „kranken" Patienten die Anforderungen an einen Blutspender nicht erfüllt sind). Nicht alle Patienten sind für eine Eigenblutspende geeignet (Kontraindikationen z.B. Anämie, florider Infekt).

Plasmapherese (Plasmaspende). Präoperative selektive Entnahme von Frischplasma. Kann ebenfalls ambulant durchgeführt werden. Indiziert vor Operationen, bei denen mit großem Blutverlust und dadurch bedingten Gerinnungsstörungen zu rechnen ist.

Akute normovolämische Hämodilution. Unmittelbar vor der Operation wird dem Patienten im Narkoseeinleitungsraum Eigenblut entnommen. Der Volumenverlust wird durch kolloidale Infusionslösungen ausgeglichen. Dadurch ist das Blut „verdünnt". Während der Operation verliert der Patient nur „verdünntes" Blut und damit weniger Erythrozyten. Das gewonnene Eigenblut wird bei Bedarf retransfundiert.

Intraoperative maschinelle Autotransfusion. Bei der Operation entstehende Blutverluste werden abgesaugt und über spezielle apparative Hilfsmittel (z. B. Cell-Saver oder Solcotrans-System) in den Kreislauf des Patienten zurücktransfundiert. Sinnvoll für Operationen, bei denen ein größerer Blutverlust auftreten kann (Aortenaneurysma, Beckenvenenthrombose).

Beatmung

Die künstliche Beatmung dient der Luftzufuhr und Freihaltung der Atemwege bei respiratorischer Insuffizienz. Die Mischung und Abgabe der Einatmungsluft erfolgt über ein Beatmungsgerät (Respirator), die Freihaltung der Atemwege wird durch endotracheale Intubation (Kapitel 10) oder eine Tracheostomie (s. unten) gewährleistet.

Eine künstliche Beatmung (Respiratorbehandlung) ist indiziert, wenn die köpereigenen Möglichkeiten nicht ausreichen, um eine genügende Sauerstoffaufsättigung des arteriellen Blutes zu bewirken. Eine Vielzahl krankhafter Störungen kann Ursache einer solchen *respiratorischen Insuffizienz* sein. Sie betreffen vor allem die

- *Ventilation* (Luftleitung und Luftverteilung),
- *Diffusion* (Gasaustausch) und
- *Perfusion* (funktioneller Blutkreislauf in der Lunge).

Entsprechend der Grunderkrankung kann eine respiratorische Insuffizienz klinisch akut in Erscheinung treten (z. B. hochgradige Dyspnoe bei Spannungspneumothorax), hingegen auch schleichend und unbemerkt zu einer schwerwiegenden Sauerstoffverarmung führen (z. B. Intoxikation).

Natürlich ist der *klinische Befund* (Atemfrequenz, Zyanose, Auskultation der Lunge) für den Arzt von großer Bedeutung, um eine Ateminsuffizienz rechtzeitig zu erkennen. Die Notwendigkeit einer künstlichen Beatmung wird jedoch praktisch immer von dem Ergebnis einer *arteriellen Blutgasanalyse* = Astrup (dänischer Forscher, 1960) abhängig gemacht.

Als Indikation für eine Intubation und Respiratorbehandlung gelten allgemein ein arterieller Sauerstoffdruck (pO_2) von unter 70 mm Hg (normal 75–100) oder ein arterieller Kohlendioxiddruck (pCO_2) von über 60 mm Hg (normal 35–45).

Störungen der Ventilation. Primär ist die Fähigkeit, Kohlendioxid (CO_2) abzuatmen, gestört. Neben Störungen der *Atembewegung* (z. B. Thoraxwandinstabilität bei Rippenserienfraktur) findet sich häufig eine Reduktion der *Gasaustauschfläche* durch pathologische Substrate im Pleuraspalt (z. B. Hämatothorax).

In bezug auf die Atemwege werden obstruktive und restriktive Ventilationsstörungen unterschieden. Von *Obstruktion* spricht man, wenn die Atemwege eingeengt sind, also eine Erhöhung des Atemwegswiderstandes besteht (z. B. Trachealstenose). Eine *Restriktion* liegt hingegen vor, wenn das Lungengewebe oder die Thoraxwand in ihrer Dehnbarkeit beeinträchtigt sind (z. B. bindegewebige Verhärtung des Lungengewebes durch Fibrose).

Grundsätzlich sind reine Ventilationsstörungen durch eine Respiratorbehandlung günstig zu beeinflussen, weil sie vorwiegend die Atemmechanik des Brustkorbes betreffen.

Störungen der Diffusion. Primär ist die Oxygenierung (Aufsättigung des Blutes mit Sauerstoff) gestört. Zugrunde liegt eine Erkrankung des Lungenparenchyms. Der Gasaustausch zwischen Alveole (Lungenbläschen) und Lungenkapillare (Blutbahn) erfolgt passiv durch Diffusion entsprechend dem Partialdruckgradienten (Konzentrationsgefälle).

Die innere Oberfläche der Alveolen ist mit $100 \ m^2$ etwa 60mal größer als die Hautoberfläche eines erwachsenen Menschen. Die Diffusionsstrecke zwischen Alveole und Blutbahn beträgt normalerweise nur ein tausendstel Millimeter, das ist 8mal weniger als der Durchmesser eines Erythrozyten. Diese Strecke kann jedoch krankhaft um ein Mehrfaches verlängert sein, so z. B. beim interstitiellen *Lungenödem*.

Hier ist auch das ARDS (*adult respiratory distress syndrome*) zu nennen, eine Form der respiratorischen Insuffizienz beim Erwachsenen, die mehrere Ursachen haben kann und sich letztlich als „Lungenversagen" äußert. Zum ARDS gehören klinische Begriffe wie die Schocklunge, Lungenkontusion, Transfusionslunge und Beatmungslunge. Die Schichtdickenzunahme der Diffusionsstrecke steht bei diesen Krankheitsbildern zwar im Vordergrund, jedoch sind auch Ventilationsstörungen und Perfusionsstörungen beteiligt.

Grundsätzlich sind Diffusionsstörungen einer Beatmungsbehandlung schlechter zugänglich als Ventilationsstörungen, weil die verlängerte Transitstrecke therapeutisch schwierig beeinflußbar ist.

Man versucht deshalb, eine Verbesserung der Oxygenierung über eine Vergrößerung der Gasaustauschfläche (maximale Belüftung aller Alveolen durch Erhöhung des endexspiratorischen Beatmungsdruckes = PEEP) und Verlängerung der Inspirationszeit (Kontaktzeit) zu erreichen. Sind diese Maßnahmen nicht ausreichend, muß der Sauerstoffanteil in der Beatmungsluft erhöht werden. Leider führt jede Langzeitbeatmung zu unerwünschten Veränderungen des Lungengewebes (z. B. Fibrosierung), wodurch sich die Diffusionskapazität im Sinne eines Circulus vitiosus weiter verschlechtert („Beatmungslunge" nach mehrwöchiger Respiratorbehandlung).

Störungen der Perfusion. Perfusionsstörungen betreffen die Blutzirkulation im Lungenkreislauf. Sie sind praktisch immer mit Ventilations- und Diffusionsstörungen kombiniert, weil Veränderungen der Lungendurchblutung mit einer Umverteilung der Belüftung einhergehen (sog. Verteilungsstörungen). Typisches Beispiel ist die *Atelektase*, ein Zustand, bei dem Teile der Lunge kaum belüftet sind. Die Alveolenwände liegen also aneinander. Das Blut durchströmt das Lungenparenchym, ohne mit Sauerstoff beladen zu werden. Diesen „nutzlosen" Blutfluß vom rechten zum linken Herzen über Kurzschlußgefäße bezeichnet man als intrapulmonalen *Rechts-links-Shunt.* Je größer das Shuntvolumen im kleinen Kreislauf, desto geringer die Sauerstoffversorgung des großen Kreislaufes. Gelingt es, die atelektatischen Lungenbereiche durch künstliche Beatmung „aufzublähen", bessern sich auch die Perfusionsverhältnisse.

Grundlagen der Beatmung

Jede Beatmung ist unphysiologisch, weil sie die normalen Druckverhältnisse im Thorax während der Inspiration umkehrt (Tab. 11.**5**).

Spontanatmung. Die Inspiration erfolgt aktiv durch die Atemmuskeln. Sie vergrößern das Thoraxvolumen durch Senken des Zwerchfelles und Heben der Rippen. Diese Bewegung überträgt sich über den Pleuraspalt auf die Lungen. Die Ausdehnung des Brustkorbes hat einen Unterdruck in den Atemwegen zur Folge, wodurch die Raumluft während der Inspiration in die Lungen strömt. Am Ende der Inspirationsphase sind die elastischen Strukturen des Thorax wie eine Feder gespannt, so daß die Exspiration passiv ohne Muskelanstrengung erfolgen kann. Die Ausatmungsluft entweicht beim Zusammenziehen des Brustkorbes wie aus einem Luftballon.

Künstliche Beatmung. Der Respirator übernimmt die Inspirationsphase. Die Lungen werden durch den vom Gerät erzeugten Überdruck aufgeblasen. Die Exspiration erfolgt passiv, wie bei Spontanatmung, durch die elastische Spannung des Thorax, der sich nach Beendigung der maschinellen Inspiration zusammenzieht.

Tabelle 11.**5**   **Spontanatmung und künstliche Beatmung**

	Inspiration aktiv	Exspiration passiv
Spontanatmung	*Unter*druck durch Atemmuskeln („einsaugen")	*Über*druck durch Elastizität des Thorax („ausblasen")
künstliche Beatmung	*Über*druck durch Respirator („aufblasen")	*Über*druck durch Elastizität des Thorax („ausblasen")

Zur künstlichen Beatmung ist die Sicherung der Atemwege erforderlich. Diese ist mit einem *Endotrachealtubus* (vgl. Abb. 10.7, S. 213) gegeben, ebenfalls bei Patienten mit einer *Tracheotomie* (S. 239). Mit einer *Maske* (vgl. Abb. 10.8, S. 214) ist keine „echte" Beatmung möglich, lediglich die Unterstützung der Eigenatmung des Patienten.

Assistierte und kontrollierte Beatmung. Wenn der Patient noch zu einer gewissen Eigenatmung fähig ist, braucht diese vom Beatmungsgerät (Respirator) lediglich unterstützt zu werden. Man spricht in diesem Fall von *assistierter Beatmung*. Ist die Spontanatmung des Patienten völlig aufgehoben, muß der Respirator den gesamten Atemablauf durchführen und kontrollieren. Diese Technik nennt man *kontrollierte Beatmung*.

Zwischen diesen beiden „Eckpfeilern" der Atemtherapie gibt es Mischformen, die durch die moderne Respiratorentwicklung ermöglicht wurden. Die Grenzen zwischen assistierter und kontrollierter Beatmung sind bei einigen Beatmungstechniken deshalb fließend.

Unter kontrollierter Beatmung toleriert der Patient den vom Respirator bestimmten Atemrhythmus immer, weil eine Eigenatmung nicht besteht. Bei noch vorhandener Atemaktivität (assistierte Beatmung) besteht jedoch die Gefahr, daß die Atemperioden des Patienten und der Maschine nicht synchron verlaufen, der Patient also „gegenatmet". Das gilt insbesondere, wenn am Gerät feste Zeitvorgaben eingestellt werden.

Um das Problem der Gegenatmung auszuschalten, sind moderne Respiratoren mit einer sogenannten *Triggerung* versehen (das englische Wort "trigger" bedeutet „Auslöser, Gewehrabzug"). Die Triggerung ermöglicht eine Anpassung des maschinellen Atemrhythmus an die Eigenatmung des Patienten bei assistierter Beatmung. Während der (passiven) Exspirationsphase „wartet" der Respirator, bis der Patient einzuatmen versucht. Dieser Moment äußert sich durch einen geringen Unterdruck im Schlauchsystem, weil ja die Atemmuskeln den Thorax ausdehnen und dadurch Luft ansaugen wollen. Auch bei nur schwacher Eigenatmung „erkennt" der Respirator diesen Zeitpunkt anhand des Unterdruckes (= Triggerdruck) und beginnt mit der maschinellen Inspiration. Sollte ein Eigenrhythmus des Patienten nicht zustande kommen, schaltet das Gerät nach einer einstellbaren, maximalen Atemperiode auch ohne „Triggeraktivität" des Patienten auf Inspiration um.

Atemparameter

Inspirationszeit und Exspirationszeit. Die Phase für Inspiration (I) ist normalerweise halb so lang wie die Exspirationszeit (E); $I : E = 1 : 2$. Beide Parameter können am Gerät direkt festgelegt werden oder durch Vorgabe des *Inspirations-Exspirations-Quotienten* (z. B. $1 : 1$) eingestellt werden, wenn zusätzlich die *Atemfrequenz* einprogrammiert wird. Die gesamte für Inspiration plus Exspiration benötigte Zeit (*Atemperiode*) kann ebenfalls begrenzt werden.

Atemzugvolumen. Das Gasvolumen einer Inspiration (500–1000 ml) ist entsprechend den Bedürfnissen des Patienten einstellbar. Dadurch wird der Gasfluß (flow) in den Atemwegen determiniert (abhängig von der Inspirationszeit).

Maximaler Enddruck. Der während Inspiration vom Respirator erzeugte Druck in den Atemwegen hängt vom Atemzugvolumen und der Dehnbarkeit (englisch: Compliance) des Lungengewebes ab. Alle Geräte lassen eine obere Begrenzung des Beatmungsdruckkes zu, um Druckschäden der Lunge zu verhindern (z. B. Entstehung eines Spannungspneumothorax bei Lungenruptur).

Triggerunterdruck. Bei noch vorhandener Eigenatmung ist derjenige Unterdruck am Gerät einstellbar, der vom Patienten erzeugt werden muß, um das Gerät von Exspiration auf Inspiration umzuschalten.

Sauerstoffkonzentration. Der Sauerstoffanteil im Inspirationsgemisch ist stufenlos einstellbar (Fraktion des inspiratorischen Sauerstoffs = Fi O_2). Optimal (weil physiologisch) ist ein Volumenanteil von ca. 21%. Höhere Sauerstoffkonzentrationen wirken toxisch auf das Lungengewebe! Besonders bei schweren Diffusions- und Perfusionsstörungen (ARDS) ist eine ausreichende Oxygenierung häufig nur mit reiner O_2-Beatmung (100% Sauerstoff, Fi O_2 = 1) zu erzielen. Dieser Wert sollte wegen der drohenden Lungenschädigung jedoch baldmöglichst reduziert werden.

Beatmungstechniken

Eine Übersicht über heute eingesetzte Beatmungsformen gibt Tab. 11.**6**. Einige Druckkurven sind in Abb. 11.**3** exemplarisch wiedergegeben.

Bei Patienten mit respiratorischer Insuffizienz werden die Maßnahmen zur Atemtherapie individuell angepaßt und bei Bedarf schrittweise verstärkt (*Stufenplan der Atemtherapie*). Bei der Entwöhnung vom Respirator (nach Langzeitbeatmung) werden die Therapiestufen in umgekehrter Reihenfolge durchlaufen.

❖ Am Anfang steht die Unterstützung der Spontanatmung durch Physiotherapie und Sauerstoffinsufflation (O_2-Anreicherung der Einatmungsluft über Nasensonde oder Maske).

❖ Darüber hinaus kann die vorhandene Spontanatmung des Patienten durch ein Beatmungsgerät (Respirator) optimiert werden (CPAP, BIPAP). Diese Form der Atemunterstützung ist bei kooperativen Patienten über eine aufgesetzte Maske möglich (Endotrachealtubus nicht unbedingt erforderlich).

❖ Reichen diese Maßnahmen nicht aus, folgen Beatmungsformen zur Augmentation (Vermehrung) einer noch vorhandenen Eigenatmung des Patienten. Hierzu stehen verschiedene Beatmungstechniken zur Verfügung, z. B. IMV, SIMV, MMV, EMMV, IA, IPS, ASB, APRV, eventuell auch HFV. Für diese (und die nachfolgenden) Formen der Atemtherapie ist ein Endotrachealtubus erforderlich (oder Trachealkanüle mit Cuff bei Patienten mit Luftröhrenschnitt, S. 242).

Tabelle 11.**6 Beatmungstechniken.** Die Reihenfolge der aufgelisteten Beatmungsformen stellt eine Steigerung der Atemtherapie dar (Stufenplan)

Kürzel	Beatmungsform	Tubus*
PEEP	positive end expiratory pressure positiver endexspiratorischer Druck	–
CPAP	continuous positive airway pressure kontinuierlicher positiver Atemwegsdruck	–
BIPAP	biphasic positive airway pressure biphasischer positiver Atemwegsdruck	–
IMV	intermittend mandatory ventilation intermittierende maschinelle Beatmung	+
SIMV	synchronized intermittend mandatory ventilation synchronisierte IMV	+
MMV	mandatory minute ventilation obligatorisches Minutenvolumen	+
EMMV	expanded mandatory minute ventilation erweitertes MMV	+
IA	inspiratory assistance inspiratorische Assistenz	+
IPS	inspiratory pressure support inspiratorische Unterstützung	+
ASB	assisted spontaneous breathing assistierte Spontanatmung	+
APRV	airway pressure release ventilation (Atemfluß durch Verminderung des PEEP-Niveaus)	+
HFV	high frequency ventilation (= jet ventilation) Hochfrequenzbeatmung	+
CPPV	controlled positive pressure ventilation kontrollierte Überdruckbeatmung	+
IRV	inversed ratio ventilation (umgekehrtes Atemzeitverhältnis)	+

* Endotrachealtubus mit Cuff erforderlich

❖ Nächste Stufe der Atemtherapie ist die vom Respirator *kontrollierte* Beatmung (bei fehlender Eigenatmung des Patienten), z.B. CPPV mit PEEP oder BIPAP.

❖ An letzter Stelle des therapeutischen Spektrums steht die *kontrollierte* Beatmung mit speziellen (extremen) Einstellungen. Hierzu gehören die Erhöhung der Sauerstoffkonzentration auf 100 % (Fi O_2 = 1) und die Verlängerung der Inspirationszeit gegenüber der Exspiration (I : E) auf Werte bis 4 : 1 (CPPV mit IRV).

Spontanatmung (ohne Respirator).
Der Lufteinstrom beim Einatmen (**I**) erfolgt durch
Sog (Unterdruck). Beim Ausatmen (**E**) wird die Luft
durch die elastische Kompression des Thorax (Überdruck) ausgeblasen.

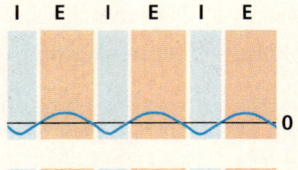

CPPV=kontrollierte Überdruckbeatmung.
Die Inspiration erfolgt durch Einblasen der Luft
(Überdruck) durch den Respirator. Während der
Exspiration baut sich der vom Beatmungsgerät
erzeugte Druck ab.

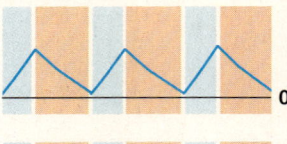

Kontrollierte Überdruckbeatmung mit PEEP.
Im Gegensatz zur CPPV ohne PEEP sinkt der
Druck in den Luftwegen am Ende der Exspiration
nicht auf Null ab, sondern wird vom Gerät auf der
Höhe des eingestellten PEEP gehalten (gestrichelt).

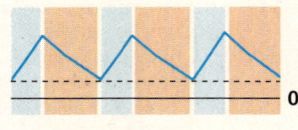

Assistierte Beatmung mit PEEP. Im Gegensatz
zur kontrollierten Überdruckbeatmung mit PEEP
schaltet das Gerät erst auf Inspiration um, wenn
es vom Patienten durch Einatmungsaktivität ↓
angesteuert wird.

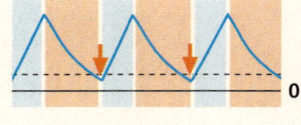

CPAP. Die Eigenatmung des Patienten bestimmt
den Wechsel von Inspiration zur Exspiration. Der
Druck in den Atemwegen schwankt um den eingestellten CPAP-Wert (gestrichelte Linie), liegt also
immer über dem atmosphärischen Druck.

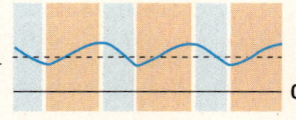

SIMV. Nach einigen spontanen Atemzügen
in CPAP-Technik wird vom Respirator ein einzelner
tiefer Atemzug "aufgezwungen". Diese maschinell
unterstützte Inspiration ist durch Triggerung mit
der Eigenatmung synchronisiert.

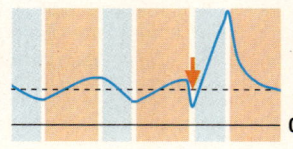

Hochfrequenzbeatmung. Bei der Jet-Ventilation
ist die Atemfrequenz ca. 10fach höher als normal.
Die Atemtiefe und der Beatmungsdruck
(Amplitude) sind dafür viel geringer.

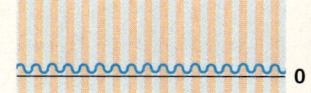

IRV. Bei der Beatmung mit umgekehrtem Atemzeit-
verhältnis ist die Dauer der Inspiration auf Kosten
der Exspiration verlängert; hier I:E = 2:1
(statt normal 1:2).

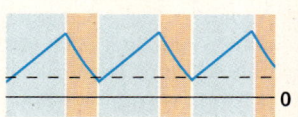

Abb. 11.**3 Beatmungstechniken.**
Inspiration = **I**, Exspiration = **E**. Äußerer Luftdruck = **0** (null)

Für jede Form der Atemtherapie gelten folgende Prinzipien:
* frühzeitiger Therapiebeginn,
* möglichst kurze Therapiedauer,
* individuelle „Dosierung" der Atemparameter (Fi O_2, PEEP, maximaler Beatmungsdruck, Verhältnis I : E).

Einige wichtige Beatmungsformen sind nachfolgend erläutert (vgl. Abb. 11.**3**).

PEEP. Der positive endexspiratorische Druck (PEEP) kann bei allen Beatmungsformen (kontrolliert und assistiert) eingesetzt werden. Das Prinzip besteht darin, daß auch in der Ausatemphase ein Überdruck in den Lungen aufrechterhalten wird. Das Gerät „behindert" also die Exspiration, indem es die abgeatmete Luft ein wenig „staut", wodurch die Lunge am Ende der Ausatmungszeit leicht „gebläht" gehalten wird. Der Druck in den Atemwegen sinkt also nicht auf den atmosphärischen Druck ab, wie es ansonsten bei jeder kontrollierten und assistierten Beatmung ohne PEEP der Fall ist. Der Sinn dieser Technik besteht darin, ein Kollabieren der Lungenalveolen am Ende der Ausatmungszeit zu verhindern. Manchmal gelingt es sogar, durch Einschalten eines PEEP bereits zusammengefaltete Alveolen aufzublasen und damit für den Gasaustausch wieder nutzbar zu machen. Der PEEP ist stufenlos einstellbar, der gebräuchliche Wert schwankt zwischen 5 und 15 cm Wassersäule.

Der eingestellte PEEP-Wert überträgt sich praktisch auf alle Strukturen im Thorax, auch auf die obere Hohlvene und damit auf den zentralvenösen Druck (ZVD). Unter PEEP-Beatmung ist der ZVD deshalb erhöht.

CPAP. Diese Form der assistierten Beatmung entspricht einer Eigenatmung unter PEEP-Bedingungen. Die *Spontanatmung* des Patienten muß also erhalten sein. Der Respirator bietet dem Patienten kontinuierlich (während der Inspiration und Exspiration) einen Luftstrom mit bestimmtem Druck an (CPAP-Wert, einstellbar). Bei der Exspiration atmet der Patient praktisch gegen den vom Gerät aufrechterhaltenen Druck an, wodurch ein leichter Druckanstieg in den Atemwegen resultiert. Während der Inspiration sinkt der Druck im Beatmungssystem etwas unter den eingestellten CPAP-Wert ab, wenn die vom Gerät abgegebene Luft in die Lungen einströmt. Die Vorteile ähneln der PEEP-Beatmung (Blähung der Alveolen), allerdings wird der Atemrhythmus bei CPAP vom Gerät in keiner Weise unterstützt. Eine ausreichende Eigenatmung ist also Voraussetzung. Der Respirator sorgt lediglich dafür, daß der Beatmungsdruck während Inspiration und Exspiration in der Größenordnung des eingestellten CPAP-Niveaus gehalten wird.

Am häufigsten findet CPAP klinisch Anwendung, wenn der Patient vom Beatmungsgerät „entwöhnt" werden soll. Bei ausreichend vorhandener Eigenatmung kann man das CPAP-Niveau allmählich niedriger einstellen, wo-

durch die Atemverhältnisse sich den physiologischen Bedingungen anglei-
chen. (Der Grenzwert CPAP = 0 entspricht einer reinen Spontanatmung ohne
Respiratorunterstützung.) Bei kooperativen Patienten ist CPAP auch über
eine Maske anwendbar. Bei Oxygenierungsproblemen läßt sich mit der CPAP-
Maske oftmals eine Intubation vermeiden.

IMV und SIMV. Die intermittierende maschinelle Beatmung (IMV) verlangt
ebenfalls eine weitgehend funktionierende Eigenatmung des Patienten. IMV
ist eine Mischform aus CPAP und Druckbeatmung. Der Patient atmet einige
Atemzüge nach der CPAP-Technik „spontan" in eigenem Rhythmus. Nach
einer gewissen Zeit (mehrmals pro Minute, einstellbar) wird dann vom Respirator jeweils ein tiefer Atemstoß („Seufzer") verabreicht. Ein solches gelegentliches „tiefes Durchatmen" mit hohem Atemzugvolumen gehört bekanntlich
auch zur „normalen" Spontanatmung des Gesunden. Diese vom Gerät „auf-
gezwungenen" vereinzelten Inspirationen können durch die Eigenatmung des
Patienten getriggert werden, sie sind dann mit der Patientenatmung „synchronisiert" (synchronisierte IMV = *SIMV*). Die IMV- oder SIMV-Technik
dient ebenfalls der Entwöhnung von der maschinellen Beatmung. Nach „normaler" Druckbeatmung (kontrolliert, später assistiert) läßt man den Patienten
bei sich bessernder Eigenatmung „simven". Die Zahl der geräteunterstützten
Atemzüge wird dann immer niedriger eingestellt, so daß die Phasen der
Eigenatmung immer länger werden („herausschleichen" aus der maschinellen
Beatmung). Werden keine Zwangsseufzer mehr verabreicht, ist die SIMV- in
eine CPAP-Beatmung übergegangen. Senkt man dann das CPAP-Niveau allmählich, nähert sich die Beatmungsform mehr und mehr der reinen, physiologischen Spontanatmung ohne Geräteunterstützung.

HFV. Bei der Hochfrequenzbeatmung oder *Jet-Ventilation* werden 60–300
Atemperioden pro Minute durchgeführt (normale Spontanatmung: 12 Atemzüge pro Minute). Dafür sind die Atemvolumina sehr viel kleiner als bei
anderen Formen der Beatmung, weshalb sich die Lunge nur wenig „bewegt"
(„Ruhigstellung" der Lunge). Mit der Hochfrequenzbeatmung lassen sich
niedrige Beatmungsdrücke erreichen (günstig z. B. bei Bronchialfistel).

IRV. Bei dieser speziellen Beatmungsform wird die Relation von Einatmungs-
zeit zu Ausatmungszeit umgekehrt. Normalerweise dauert die Exspiration (E)
doppelt so lang wie die Inspiration (I). Das normale Verhältnis ist also $I:E =
1:2$. Bei der IRV ist die Dauer der Einatmung (gegenüber der Ausatmung)
auf $2:1$ bis $4:1$ steigerbar, womit eine bessere Oxygenierung des Patienten
erzielt wird. Indikation ist das schwere ARDS.

Tracheotomie

▶ Luftröhrenschnitt. Operative Eröffnung der Luftröhre, etwa in Höhe des 4. Ringknorpels, zur künstlichen Beatmung. Die künstlich geschaffene Verbindung zwischen Luftröhre und Raumluft bezeichnet man als *Tracheostoma*.

Beachte: Die Endungen ,tomie' und ,stomie' werden in der Chirurgie häufig gebraucht und gelegentlich verwechselt. Der griechische Anhang ,tomie' bedeutet Schnitt bzw. schneiden (z. B. Ana*to*mie = zerschneiden). „S*to*mie" oder S*to*ma (griechisch) hingegen bezeichnet eine Öffnung. Folglich versteht man unter Tracheo*to*mie den Luftröhrenschnitt, also den operativen Vorgang, bei dem die Trachea eröffnet wird. Das Ergebnis dieser Operation ist die Tracheo*s*tomie (= Tracheo*s*toma), nämlich die künstliche Öffnung (Loch) in der Luftröhre.

Diese Terminologie gilt auch für andere Organe. So versteht man unter Gastro*to*mie die operative Eröffnung des Magens (beispielsweise um einen Fremdkörper oder einen Tumor zu entfernen), unter Gastro*s*tomie hingegen die künstlich geschaffene Öffnung in der Magenwand.

Werden zwei Hohlorgane chirurgisch derart miteinander verbunden (vernäht), daß ihre Lumina kommunizieren, so entsteht ebenfalls eine ,S*to*mie' (nämlich eine Ana*s*tomose). Der Begriff Gastroentero*s*tomie (GE) bedeutet also, daß zwischen Magen und Darm eine Verbindung (Ana*s*tomose) besteht.

Eine Beatmung wird heute primär über einen Endotrachealtubus vorgenommen, der orotracheal (durch den Mund) oder nasotracheal (durch die Nase) eingebracht wird (vgl. Abb. 10.7, S. 213). Ist ein Ende der Beatmungspflichtigkeit nach ca. zweiwöchiger Beatmung nicht absehbar, wird in den meisten Kliniken die Indikation zur Tracheotomie gesehen.

Bei der Langzeitbeatmung hat das Tracheostoma eindeutige Vorteile gegenüber der Langzeitintubation. Insbesondere werden laryngeale Komplikationen (Stimmritzenschädigung) vermieden, ferner ist die Pflege einfacher. Das epithelisierte Tracheostoma sollte heute bevorzugt werden, weil es seltener zu Spätschäden an der Trachea (narbige Stenosen) führt. Vor- und Nachteile des Tracheostomas im Vergleich zur Langzeitintubation zeigt Tab. 11.7.

Wegen der Umgehung des Nasenrachenraumes ist bei tracheotomierten Patienten eine Anfeuchtung und Erwärmung der Atemluft notwendig, um eine Eindickung des Bronchialsekretes mit Borkenbildung zu verhindern!

Konventionelles Tracheostoma (Abb. 11.4 a). Hautschnitt oberhalb der Drosselgrube. Die Luftröhre wird unterhalb der Schilddrüse in Höhe des 3. oder 4. Ringknorpels eröffnet. Die dort eingeführte Trachealkanüle hat zur Abdichtung der Luftwege einen aufblasbaren Gummiballon (Cuff) wie der Endotrachealtubus. Die Wunde wird nicht zugenäht. Dadurch resultiert ein offener (zur Infektion neigender) Wundkanal, durch den die Trachealkanüle verläuft. Die Haut um die Kanüle wird mit einer eingeschnittenen Kompresse

Tabelle 11.**7** **Endotrachealtubus oder Tracheostoma zur (Langzeit-)Beatmung**

	Endotracheal-tubus	Konventionelles Tracheostoma	Epithelisiertes Tracheostoma
Beatmungsdauer	bis zu 2 Wochen	Langzeitbeatmung	Langzeitbeatmung
Applikation	Intubation einfach	Operation erforderlich	Operation erforderlich
Entfernung	Extubation einfach	sekundäre Wundheilung durch Granulation	Operation erforderlich
Wechsel des Systems	Umintubation aufwendig	Kanülenwechsel evtl. problematisch (via falsa)	Kanülenwechsel problemlos
Arrosionsblutung	keine	im Wundkanal möglich (2 %)	keine
Kehlkopf-schädigung	Stimmritze (bei Langzeit-beatmung)	keine	keine
Folgeschäden	Sinusitis (bei nasalem Tubus)	Trachealstenose (15 %)	keine
Absaugen/ Bronchialtoilette	erschwert und ineffektiv	leicht und effektiv	leicht und effektiv
Mund- und Rachenpflege	bei oralem Tubus verlegt, bei nasalem Tubus möglich	leicht (frei zugänglich)	leicht (frei zugänglich)

abgedeckt und die Kanüle mit einem um den Hals des Patienten gelegten Bändchen fixiert.

Dekanülement. Das Verschließen eines nicht mehr benötigten konventionellen Tracheostomas nennt man Dekanülement. Nach Entfernung der Kanüle verschließt sich die offene Wunde innerhalb einiger Tage durch Granulation (wie eine sekundär heilende Wunde). Solange wird das Stoma mit einem sterilen Pflasterverband abgedichtet. Durch die Vernarbung entstehen in ca. 10 % Trachealstenosen, die späterer HNO-ärztlicher Weiterbehandlung bedürfen.

Epithelisiertes (= plastisches) Tracheostoma (Abb. 11.**4 b**). Der Unterschied zum konventionellen Tracheostoma besteht darin, daß der Tracheostomakanal mit Haut (und eventuell zusätzlich mit einem herausgeklappten Stück der Luftröhrenwand) ausgekleidet wird. Dadurch ist der Verbindungskanal zwischen äußerer Haut und Trachea glatt, sauber, übersichtlich und infektfrei (Abb. 11.**5**), was den Kanülenwechsel erheblich erleichtert und sicherer gestaltet.

Stomaverschluß. Ein epithelisiertes Tracheostoma verschließt sich nach definitiver Entfernung der Kanüle nicht von allein, sondern muß operativ beseitigt werden.

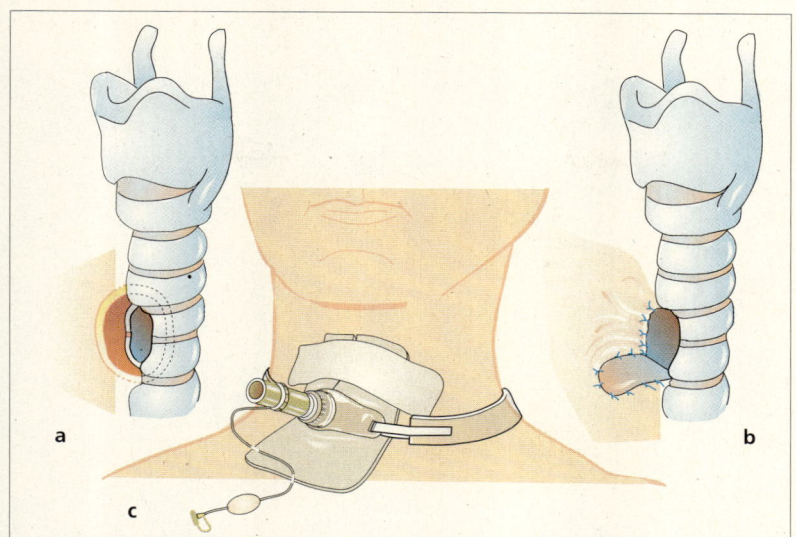

Abb. 11.4 Tracheotomie

a Beim *konventionellen* Tracheostoma bleibt der Wundkanal im Subkutangewebe offen

b Beim *epithelisierten* Tracheostoma wird der Kanal zwischen Haut und Luftröhre mit einem von außen nach innen geklappten Hautlappen ausgekleidet,

meistens zusätzlich mit einem von innen nach außen geschlagenen Lappen aus der Trachealwand

c Wundversorgung bei Tracheotomien mit einer geschlitzten Metalline-Kompresse und Fixation der Trachealkanüle durch ein Halsband

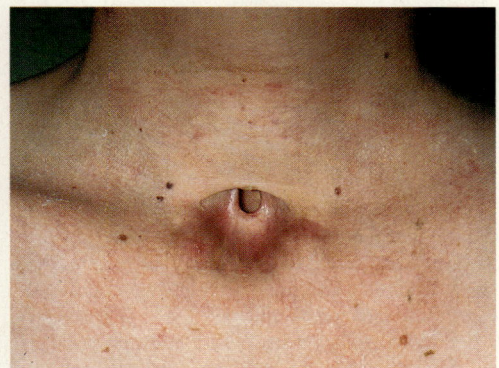

Abb. 11.**5 Epithelisiertes Tracheostoma.** Klinischer Befund 2 Monate nach operativer Anlage eines plastischen Luftröhrenschnittes

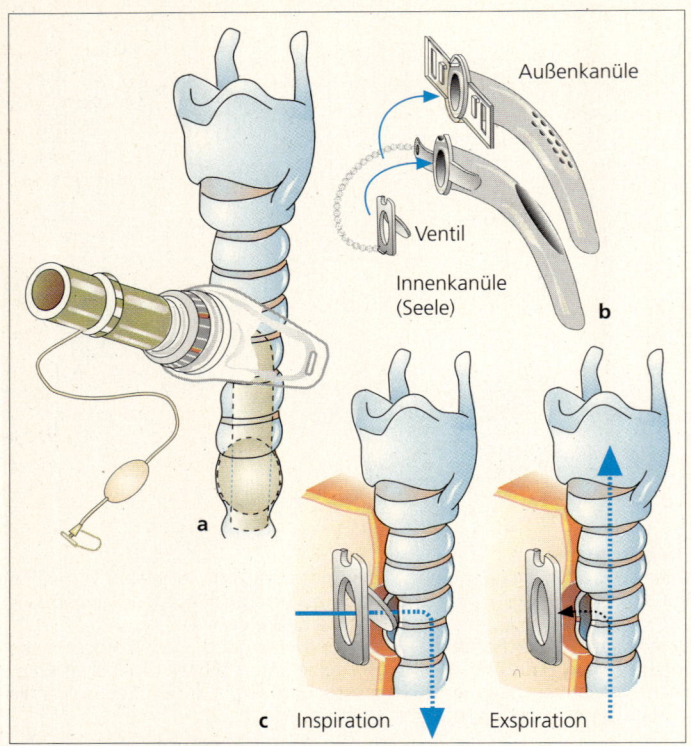

Abb. 11.6 Trachealkanülen
a Kunststoffkanüle mit Cuff zur Beatmung
b Aufbau der Silberkanüle ohne Cuff (= Sprechkanüle)
c Funktion der Sprechkanüle (nur das Ventil ist eingezeichnet). Die Einatmung erfolgt durch das geöffnete Ventil über das Tracheostoma. Beim Ausatmen verschließt sich das Ventil. Die Luft strömt durch die Stimmritze und ermöglicht das Sprechen

Trachealkanülen (Abb. 11.**6**). Soll über das Tracheostoma eine Beatmung erfolgen, muß die Kanüle mit einer aufblasbaren Manschette (Cuff) zur Abblockung der Trachea versehen sein, weil ansonsten die vom Respirator abgegebene Luft zwischen Kanüle und Trachealwand nach oben entweichen könnte. Für diesen Zweck sind *Kunststoffkanülen* gebräuchlich.

Sprechkanüle (Silberkanüle). Bei nicht mehr beatmeten Patienten wird das Tracheostoma noch für einige Tage (bis Wochen) offengehalten, um eine

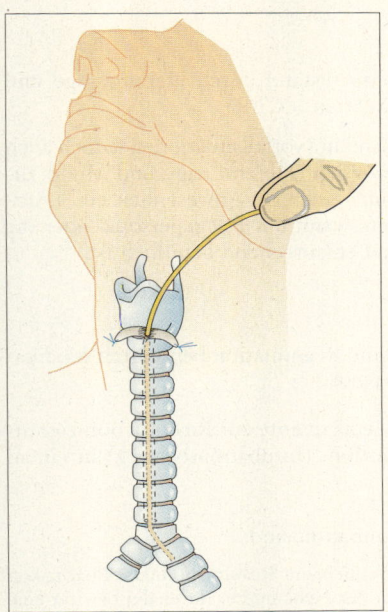

Abb. 11.7 Minitracheostoma.
Das äußere Ende des Tubus wird aufgeschnitten (gespalten) und mit je einer
Naht an der Halshaut fixiert. Der durch
den Tubus eingeführte Absaugkatheter
erlaubt eine effiziente Bronchialtoilette

bessere Bronchialtoilette durchführen zu können. Für diese Zeit kann eine
Metallkanüle ohne Cuff im Stoma plaziert werden. Beim konventionellen
Tracheostoma verhindert sie den (noch unerwünschten) Spontanverschluß
durch Granulation, bei allen Stomaformen erlaubt sie das Sprechen
(Abb. 11.**6**). Bei der Ausatmung verschließt ein ventilartig angebrachtes Me-
tallplättchen die Kanüle, so daß die Luft durch Kehlkopf und Stimmritze
strömt und ein Sprechen ermöglicht. Die Silberkanüle besteht aus zwei ineinander steckbaren Teilen, der Außenkanüle und der Innenkanüle (= Seele). Bei
der Pflege wird nur die Innenkanüle 2- bis 3mal täglich gewechselt, die
Außenkanüle kann für mehrere Tage belassen werden.

Minitracheostoma. Im Gegensatz zur Tracheotomie ist die Minitracheoto-
mie nicht zur Beatmung, sondern ausschließlich zur *Erleichterung der Bronchialtoilette* gedacht. Ein bleistiftdicker Minitubus (ohne Cuff) wird nach Punktion unterhalb des Schildknorpels in die Trachea eingelegt (Abb. 11.7). Der
kleine operative Eingriff kann in Lokalanästhesie im Patientenbett durchgeführt werden. Die Indikation ist gegeben, wenn herkömmliche Methoden der
Bronchialsekretreinigung (Physiotherapie, naso- oder orotracheales Absaugen, bronchoskopisches Absaugen) unzureichend sind. Der Absaugkatheter
kann jederzeit problemlos eingeführt werden.

Reanimation

▶ Wiederbelebung bei Herz- oder Atemstillstand durch Herzmassage und Atemspende (kardiopulmonale Reanimation = CPR).

Die Reanimation ist ärztliche Aufgabe, muß in Notfallsituationen jedoch auch vom Krankenpflegepersonal begonnen werden (Herzmassage und Mund-zu-Nase-Beatmung). Zudem kann der Ablauf – auch bei Anwesenheit eines Arztes – ganz erheblich beschleunigt werden, wenn das Pflegepersonal über die notwendigen Maßnahmen informiert und entsprechend behilflich ist.

Pharmaka zur Reanimation

Auf einer Intensiveinheit liegen die für eine Reanimation benötigten Medikamente üblicherweise als „Herzspritzen" parat.

Auf einer Normalstation sollten die Medikamente zur Reanimation zusammen mit anderem Notfallinstrumentarium (Intubationsbesteck) in einem Notfallkoffer verfügbar sein.

Die wichtigsten Pharmaka für eine Reanimation sind:

Adrenalin (Suprarenin) ist das wichtigste Medikament zur Reanimation. Das Pharmakon ist identisch mit dem körpereigenen Hormon der Nebenniere. Adrenalin bewirkt eine starke Stimulation der Herztätigkeit. Ähnlich wirkt das Präparat Alupent. Die Applikation erfolgt bevorzugt intravenös, wobei die Mittel 1 : 10 verdünnt mit physiologischer Kochsalzlösung aufgezogen werden. Bei unzureichendem venösen Zugang kann Adrenalin (nach Intubation des Patienten) auch über den liegenden Tubus verabreicht werden. Bei dieser endobronchialen Anwendung ist zur sicheren Wirkung eine höhere Dosierung erforderlich.

Kalzium ist als Kalziumchlorid in Ampullenform 10- oder 20%ig erhältlich. Es beeinflußt die Reizleitung im Myokard und stärkt die Kontraktionskraft.

Xylocain wird auch als Lokalanästhetikum verwendet. Es hat eine starke Wirkung auf den Herzrhythmus. (Bei Verwendung als Lokalanästhetikum entspricht diese einer unerwünschten Nebenwirkung!) Unter Reanimationsbedingungen kommt Xylocain besonders bei Kammerflimmern oder ventrikulären Tachykardien zum Einsatz. Xylocain kann (wie Adrenalin) auch endobronchial verabreicht werden.

Natriumbikarbonat steht als 8,4%ige Flüssigkeit in 500-ml-Flaschen zur Verfügung. Die Substanz ist stark alkalisch und wird als Infusion zur Pufferung (= Neutralisation) der metabolischen Azidose verabreicht.

Externe Herzmassage

Bei akuter Beeinträchtigung der kardialen Pumpleistung kann das Schlagvolumen durch *äußere* (= externe) Herzmassage aufrechterhalten werden. Dabei werden die Herzkammern durch stoßweisen Druck auf den Thorax zwischen Brustbein und Wirbelsäule rhythmisch komprimiert. (Die *innere* = interne, offene Herzmassage entspricht der manuellen Kompression des Herzens am eröffneten Brustkorb, kommt also nur bei intraoperativem Herzstillstand in Frage.)

Durchführung der externen Herzmassage (Abb. 11.**8**):

- *Harte Unterlage* (Brett) unter den Brustkorb des Patienten schieben. Auf einer weichen Matratze ist eine Herzmassage ineffektiv.
- Seitlich des Patienten (am besten rechts) knien oder bei tiefgestelltem Bett stehen.
- Aufsuchen des *Druckpunktes*. Dieser liegt median (also in der Mittellinie des Brustkorbes) über dem unteren Brustbeinende (Sternum).
- *Aufsetzen des Handballens* auf diesen Punkt. Die Finger sind dabei nach oben gestreckt, um eine Verletzung durch Druck auf die umgebenden Organe (Rippen, Milz, Leber) zu vermeiden.
- Aufsetzen eines anderen Handballens auf den Rücken der ersten Hand. Die Finger sind dabei ebenfalls nach oben gestreckt.
- Arme in den Ellenbogengelenken strecken (Arbeitserleichterung).
- *Stoßweiser Druck* senkrecht auf den Druckpunkt über die gestreckten Arme, Frequenz 60–80/min. Der Druck ist richtig dosiert, wenn während der Herzmassage der Puls an der Halsschlagader oder Leistenarterie tastbar ist (Hilfsperson).

Beachte: Bei Kindern erfolgt die Herzmassage mit nur einer Hand, bei Säuglingen mit zwei Fingern. Die Frequenz muß höher sein (ca. 100) als bei Erwachsenen.

- Baldmöglichst Anschluß eines EKG-Monitors.

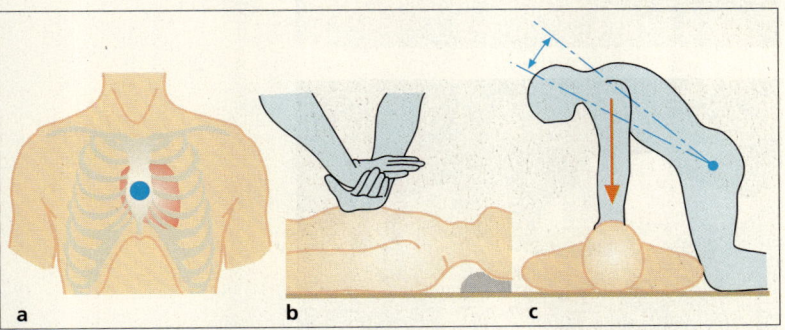

Abb. 11.8 Externe Herzmassage.
a Der Druckpunkt liegt über dem Brustbein in der Mittellinie. **b** Es wird nur der Handballen aufgesetzt, die Finger sind vom Brustkorb abzuheben. **c** Die stoßweise Druckausübung erfolgt zur Kraftersparnis mit gestreckten Ellenbogen

Ist das EKG abgeleitet, wird das weitere Vorgehen (entsprechend ärztlicher Anordnung) von der Herzstromkurve bestimmt, bei Null-Linie (*Asystolie*) sind Medikamente oft erfolgreich (Adrenalin u. a., s. oben).

Bei *Kammerflimmern* führt man eine *Defibrillation* („Elektroschock") durch. Nach Aufsetzen von zwei großflächigen Elektroden auf den Thorax des Patienten wird für Sekundenbruchteile ein starker Gleichstrom appliziert. Dadurch „entladen" sich die Herzmuskelfasern, sie werden für einen Moment depolarisiert; der normale, vom Sinusknoten bestimmte Rhythmus kann sich wieder einstellen. Während der Defibrillation hält der Arzt die gut isolierten Elektrodengriffe, alle anderen Personen sollten zum Selbstschutz einen Mindestabstand von ca. 1 m zu Patient und Bett wahren.

Atemspende

Bei nicht tastbarem Puls und plötzlicher Bewußtlosigkeit (Patienten nicht ansprechbar) muß zusätzlich zur Herzmassage immer eine Atemspende erfolgen.

a
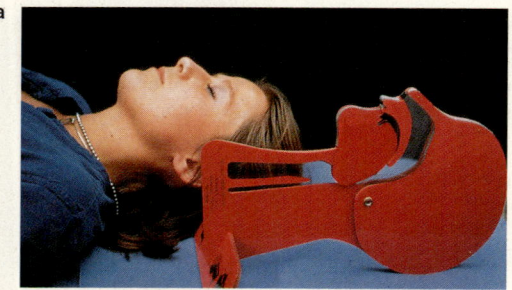

b
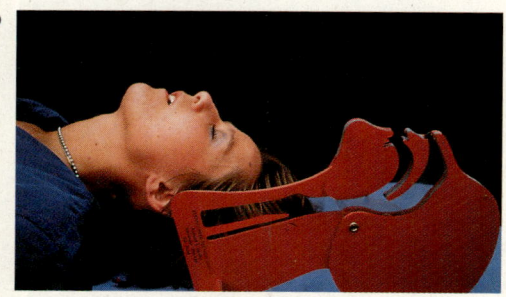

Abb. 11.**9 Durchführung der Atemspende**
a In Rückenlage fällt die Zunge zurück und verschließt die Atemwege.
b Deshalb muß der Hals überstreckt werden, wodurch sich die Zunge von der Rachenhinterwand abhebt und die Atemwege freimacht

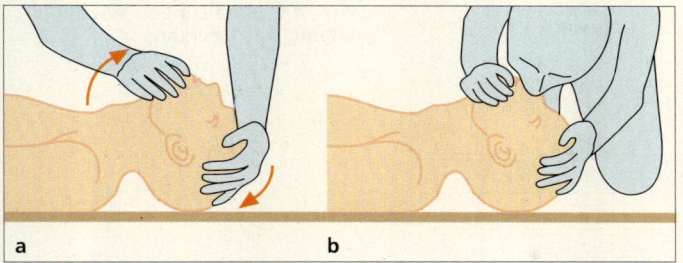

Abb. 11.10 Mund-zu-Nase-Beatmung
a Durch Überstrecken des Halses (Esmarch-Handgriff) werden die Atemwege freigehalten
b Die Beatmung erfolgt in die Nase, wobei der Mund des Patienten mit
einer Hand am Kinn geschlossen gehalten wird

Durchführung der Atemspende (Abb. 11.9 und Abb. 11.10):
- *Freimachen der Atemwege.* Ein künstliches Gebiß oder Fremdkörper
  müssen unverzüglich entfernt werden. Erbrochenes, Schleim oder Blut
  wird abgesaugt.
- *Überstrecken des Halses* nach hinten, wobei der Unterkiefer nach vorn zu
  ziehen ist (Kopf-Kiefer-Griff oder Esmarch-Handgriff). Dadurch wird
  der Zungengrund von der Rachenhinterwand abgehoben.
- Durchführen der *Mund-zu-Nase-Beatmung.* Der Kopf des Patienten
  wird dabei unverändert retroflektiert gehalten. Die Hand am Kinn hält
  mit dem Daumen den Mund des Patienten geschlossen, während man
  in die Nase einbläst. Ist die Nase verschlossen, so erfolgt Mund-zu-
  Mund-Beatmung, wobei dann die Nasenlöcher mit der anderen Hand
  verschlossen werden. Steht ein Guedel-Tubus zur Verfügung, so wird
  dieser in die Mundhöhle eingelegt, was das Offenhalten der oberen
  Atemwege wesentlich erleichtert (vgl. Abb. 10.8).
- Sobald wie möglich erfolgt die endotracheale *Intubation* durch den Arzt
  sowie die Beatmung mit einem Ambu-Beutel oder Respirator.

Kombinierte Herz-Lungen-Wiederbelebung

Bei Herz- und Atemstillstand muß sofort mit Herzmassage und gleichzeitiger
Atemspende begonnen werden. Eine ausschließliche Unterstützung der kardialen Pumpleistung würde zwar die Zirkulation aufrechterhalten, dem Blut
aber nicht den notwendigen Sauerstoff zuführen. Umgekehrt gelangt durch
Beatmung Sauerstoff in die Lunge; dieser wird jedoch bei unterlassener Herzmassage nicht weitertransportiert.

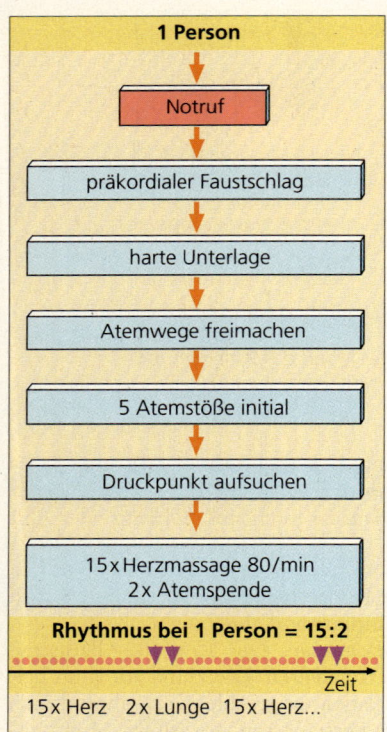

Abb. 11.**11 Herz-Lungen-Wieder-belebung mit 1 Person**

Es hat sich bewährt, vor Beginn der eigentlichen Reanimation mit der Faust einmal kräftig auf das Brustbein des Patienten zu schlagen (*präkordialer Faustschlag*), weil dadurch Herz- und Atemfunktion stimuliert werden. Ähnlich günstig wirken manchmal *3–5 tiefe Atemspenden*, mit denen man deshalb jede Reanimation einleiten sollte.

Je nachdem, ob die Wiederbelebungsmaßnahmen von einer, zwei oder mehreren Personen durchgeführt werden, unterscheidet sich das praktische Vorgehen. In jedem Fall sind die Bemühungen bis zum Eintreffen des Arztes fortzusetzen. Bei Erfolglosigkeit wird dieser die Reanimation nach 10–20 Minuten abbrechen, dabei geben ihm EKG und weite lichtstarre Pupillen (kein Lichtreflex) wesentliche Entscheidungshilfe.

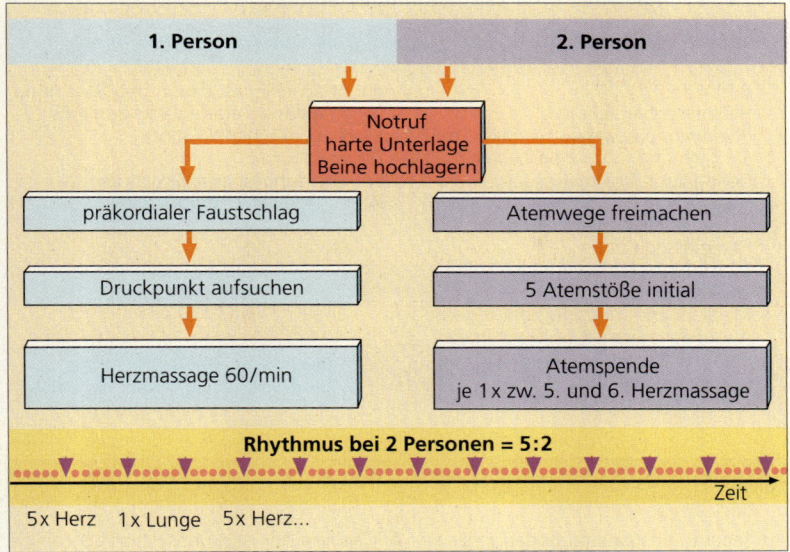

Abb. 11.**12** **Herz-Lungen-Wiederbelebung mit 2 Personen**

Durchführung mit einer Person

Steht für die Reanimation nur eine Person zur Verfügung, so muß zwischen Herzmassage und Atemspende abgewechselt werden. Nach 15 Herzaktionen werden jeweils zwei Atemspenden verabreicht. Den Ablauf verdeutlicht Abb. 11.**11**.

Durchführung mit zwei oder mehreren Personen

Zu zweit kann man sich die Herzmassage und Atemspende aufteilen. Eine Person führt 60 Thoraxkompressionen pro Minute aus, die 2. Hilfskraft verabreicht nach jeder 5. Herzmassage eine tiefe Atemspende (Abb. 11.**12**).

Reanimationsablauf auf Intensivstation

Auf der Intensivstation sind Arzt und genügend Personal ständig zugegen. Hier wird die Reanimation nach dem „Zwei-Personen-Schema" durchgeführt, wobei sich die Aufgaben wie Tab. 11.**8** verteilen.

Tabelle 11.**8 Reanimationsablauf auf Intensivstation.** Aufgabenverteilung

Aufgabe des Personals	Aufgabe des Arztes
– Arzt rufen – Hilfsmittel herbeiholen (Reanimationswagen, Notfallset mit Spritzen und Intubationsbesteck, Defibrillator, Beatmungsgerät) – präkordialer Faustschlag – eventuell Beginn einer externen Herzmassage und Mund-zu-Nase-Beatmung – EKG-Anschluß – Medikamente und Infusionen nach Anordnung richten bzw. aufziehen – Entnahme von Blutproben für Laboruntersuchung	– endotracheale Intubation und Beatmung – Legen eines zentralvenösen Zugangs – Medikamentenapplikation – Defibrillation – Entscheidung über Abbruch der Reanimation bei Erfolglosigkeit

Intensivüberwachung in der Chirurgie

Auf einer Intensivstation bedarf jeder Patient rund um die Uhr einer kontinuierlichen Überwachung. Diese fällt weitgehend in den Aufgabenbereich des Krankenpflegepersonals. Die ständig zunehmende Zahl technischer Hilfsgeräte (Monitoren) erleichtert eine engmaschige Kontrolle zweifellos. Die Technik kann jedoch nur bestimmte Parameter erfassen und außerdem versagen. Man hüte sich davor, Apparaten und Laborwerten blind zu trauen! Die klinischen Daten haben im Zweifelsfall den größeren Stellenwert. Sie müssen deshalb sorgfältig erhoben und sauber dokumentiert werden. Auffälligkeiten sind dem diensthabenden Arzt zu melden.

Klinische Überwachung

Puls. Die normale Pulsfrequenz eines Erwachsenen liegt zwischen 60 und 80 pro Minute. Bei Kindern ist sie höher (Neugeborene 140 pro Minute). Die Messung und schriftliche Eintragung erfolgt auf Intensivstationen üblicherweise stündlich, bei Bedarf öfter. Ein Pulsanstieg über 100

(*Tachykardie*) ist grundsätzlich bedrohlich. Die Ursachen können mannigfaltig sein und bedürfen einer genaueren ärztlichen Diagnostik. Häufigste Ursachen sind Hypovolämie (Schock!), Fieber, respiratorische Insuffizienz mit Hypoxie oder ein beginnendes Herzversagen. Besonders ältere Menschen (über 70 Jahre) sind durch eine mehrstündige Tachykardie ernstlich gefährdet, weil das Altersherz der erhöhten Belastung oft nicht gewachsen ist.

Ebenso besorgniserregend ist ein Frequenzabfall unter 60 pro Minute (*Bradykardie*). Bei jüngeren Sportlern kann eine Ruhefrequenz von 40–60 pro Minute allerdings normal sein. Ansonsten ist eine Bradykardie verdächtig auf erhöhten Hirndruck (Hirnödem) oder eine Digitalisüberdosierung.

Blutdruck. Der arterielle Blutdruck (RR nach Riva-Rocci, ital. Arzt 1863–1937) wird ebenfalls stündlich gemessen. Die herkömmliche Technik mit Manschette und Stethoskop (*unblutige Messung*) darf als bekannt vorausgesetzt werden. Ist eine engmaschige oder gar kontinuierliche Blutdruckaufzeichnung erforderlich

(z. B. nach Herzoperation), so kann diese auch über einen Katheter in der A. radialis (*blutige Messung*) mit Hilfe eines Monitors erfolgen. Mit der Manschette sollte man immer an dem Arm messen, an dem keine Infusion läuft (Gefahr des Rückfließens von Blut bzw. Verstopfung der Kanüle). Die beidseitige Blutdruckmessung ist empfehlenswert, zumindest einmalig bei Übernahme des Patienten. Blutdruckdifferenzen zwischen beiden Seiten sind auf arterielle Gefäßstenosen zurückzuführen. Der höhere Wert entspricht dabei dem systemischen Blutdruck! Es sollte nur an diesem Arm gemessen werden.

Ein *Blutdruckabfall*, insbesondere nach Operationen, ist dringend verdächtig auf eine Nachblutung oder einen sonstigen Volumenmangel. Näheren Aufschluß geben der Verlust aus Blutungsdrainagen, ZVD- und Hämoglobinwert. Beachte, daß ein absinkender Blutdruck bei steigender Pulsfrequenz und Verringerung der Urinausscheidung bereits als Zeichen eines fortgeschrittenen Schocks anzusehen ist!

Besonders bei älteren Menschen findet man oft *einen Blutdruckanstieg* mit hohen systolischen Werten (über 160 mmHg). Dabei ist zu bedenken, daß diese Patienten häufig chronische Hypertoniker sind. Eine abrupte medikamentöse Blutdrucksenkung kann hier zu einer bedrohlichen Minderperfusion von Herz (Angina pectoris, Infarkt), Gehirn (ischämischer Apoplex) und Niere (akutes Nierenversagen) führen. Systolische Werte über 180 mmHg sollten allerdings nicht toleriert werden, weil sie eine Belastung für den linken Ventrikel darstellen.

Zentraler Venendruck (ZVD). Unter zentralvenösem Druck versteht man den Blutdruck in der oberen Hohlvene (V. cava superior). Er wird in Zentimeter-Wassersäule angegeben (normal + 2 bis 10 cm H₂O). Voraussetzung ist ein zentralvenöser Katheter (Kavakatheter), dessen korrekte Position röntgenologisch kontrolliert wurde. Für die Messung muß der Patient flach auf dem Rücken liegen und der Nullpunkt auf die geschätzte Höhe des rechten Vorhofes justiert werden. Einzelheiten über die praktische Durchführung werden als bekannt vorausgesetzt. Der ZVD gibt Aufschluß über die Füllung des Kreislaufsystems und die Belastung des rechten Herzens. Niedrige Werte (insbesondere negative Werte) beweisen einen Volumenmangel und erfordern eine entsprechende Auffüllung durch Infusionen. Ein hoher ZVD besagt, daß das rechte Herz nicht in der Lage ist, das aus dem großen Kreislauf anflutende Blut ausreichend in den Lungenkreislauf weiter zu pumpen. Ursache kann eine eingeschränkte Leistungskraft des rechten Ventrikels (Herzinsuffizienz), eine Überfüllung des Kreislaufs (Überinfusion) oder beides sein. Damit ist der ZVD eine wesentliche Größe zur Beurteilung einer ausgewogenen Flüssigkeitsbilanz. Auf Intensivstationen ist eine Messung alle 4 Stunden üblich.

Temperatur. Die Messung sollte bei intensivmedizinisch behandelten Patienten etwa alle 4 Stunden vorgenommen werden (auf Normalstationen ist 2mal täglich ausreichend). Die weitverbreitete axilläre Messung erscheint statthaft, wenn kein Fieber besteht. Zuverlässiger ist die orale oder rektale Messung, weil sie der Körpertemperatur näher kommt. Die axillären Werte liegen etwa 0,5 °C unter der Rektaltemperatur. Eine kontinuierliche Aufzeichnung über einen Monitor ist mit einer elektronischen Sonde möglich. Bei postoperativen Patienten muß ein Temperaturanstieg in erster Linie an einen Wundinfekt denken lassen. Ansonsten ist bei Intensivpatienten eine Lungenentzündung die häufigste Ursache für Fieber.

Atmung. Die normale Atemfrequenz des Erwachsenen beträgt 12 (10 – 20) Züge pro Minute, das Atemzugvolumen in Ruhe 500 ml. Eine Messung oder Dokumentation der Ventilationsparameter ist auch auf Intensivstationen nicht üblich, sofern der Patient nicht beatmet ist. Klinische Auffälligkeiten sollten jedoch registriert und dem Arzt gemeldet werden.

Störungen der Atemfrequenz umfassen die *Tachypnoe* (Beschleunigung), *Bra-*

dypnoe (Verlangsamung), *Apnoe* (Atemstillstand) und die pathologischen Atemtypen (z. B. die Kußmaul-Atmung, die Cheyne-Stokes-Atmung, die Biot-Schnappatmung).

Dyspnoe hingegen kennzeichnet das subjektive Gefühl der Atemnot beim Patienten unabhängig von der Ursache.

Von *Hyperventilation* spricht man, wenn der Patient stärker atmet, als es der physiologische Gasaustausch erfordert. Folge ist eine pathologisch erhöhte Abatmung der Kohlensäure (CO_2) mit dem Resultat einer respiratorischen Alkalose (häufigste Ursache einer Tetanie). Die gegenteilige Störung heißt *Hypoventilation*. Hier kommt es zur O_2-Verarmung (Hypoxie oder Hypoxämie) und zu einer Kohlendioxid-Anreicherung (Hyperkapnie) mit der Folge einer respiratorischen Azidose.

Atemgeräusche bezeichnet man als *Stridor*. Der inspiratorische Stridor bei mechanischer Einengung im Kehlkopfbereich (Glottisödem) ist oft aus mehreren Metern Entfernung zu hören; die vorwiegend exspiratorischen Atemgeräusche des Asthmatikers hingegen nur mit dem Stethoskop.

Die *Ursachen* einer Dyspnoe können mannigfaltig sein. Die chirurgisch wichtigsten sind Pneumonie, Verschleimung, Aspiration, Atelektasen, Lungenödem, Schmerzen (z. B. bei Rippenbrüchen oder Oberbaucherkrankungen) Pleuraerguß, Hämato- oder Pneumothorax sowie eine Beeinträchtigung des Atemzentrums (Schädel-Hirn-Trauma oder atemdepressive Medikamente).

Viele respiratorische Störungen (insbesondere Pneumonie und Atelektasen) können durch *prophylaktische Maßnahmen* vermieden werden. Dazu gehören die Frühmobilisierung mit häufigem Heraussetzen des Patienten, Atemübungen mit Giebel-Rohr oder Triflow sowie Triggern, Unterstützung beim Schleimabhusten und ggf. das Absaugen des Rachenraumes und der Luftröhre. Ferner sollte bei Schmerzen (Rippenbrüche!) für eine ausreichende Analgesie gesorgt werden, weil dem Patienten ein freies Durchatmen

sonst nicht möglich ist. Die Sauerstoffaufsättigung kann bei leichten Störungen durch Legen einer Nasensonde (O_2-Insufflation ca. 2–4 l pro Minute) gefördert werden. Diese Maßnahme ist jedoch von geringerem Wert als die physikalischen Übungen.

Urin. Die Harnmenge ist von größter Bedeutung für eine exakte Flüssigkeitsbilanzierung und muß deshalb genau dokumentiert werden. Liegt ein Blasenkatheter, so wird der Urin stündlich abgelesen. Bei Spontanurin werden die jeweiligen Mengen notiert und über 24 Stunden zusammengezählt.

Neben der summarischen Gegenüberstellung der Flüssigkeitseinfuhr und -ausfuhr ist das tägliche Wiegen des Patienten (Bettwaage) die verläßlichste Methode für eine exakte Bilanzierung.

Die normale Urinproduktion des Erwachsenen liegt bei ca. 1500 ml pro Tag (ca. 60 ml pro Stunde). Von *Oligurie* spricht man, wenn die Ausscheidung unter 400 ml pro Tag sinkt. *Anurie* bedeutet, daß kein Urin ausgeschieden wird. Eine verringerte Harnausscheidung (unter ca. 30 ml pro Stunde) bedarf immer einer weiteren Abklärung durch den Arzt. Verschiedene Ursachen (prärenal, renal und postrenal) kommen in Frage. Die chirurgisch bedeutendste ist die Hypovolämie. Immer muß jedoch nachgeforscht werden, ob die verringerte Ausscheidung durch einen abgeknickten, verstopften oder gar abgeklemmten Katheter vorgetäuscht wird.

Kann ein nicht katheterisierter Patient keinen – oder nur „tröpfchenweise" – Spontanurin lassen, so ist an eine *Überlaufblase* zu denken. Die Blase ist dabei maximal gefüllt, die Nierenfunktion völlig normal, nur die Miktion klappt nicht. Zugrunde liegt meist eine schmerzbedingte(!) Verkrampfung des Harnröhrensphinkters oder eine vorübergehende Austreibungsschwäche der Blasenmuskulatur (Blasenatonie). Beide Ursachen sind bei frisch operierten Patienten nicht selten. Nach ärztlicher Rücksprache ist ein medikamentöser   Behandlungsversuch

(z. B. Doryl) gelegentlich erfolgreich. Ansonsten muß katheterisiert werden, wenn die volle Blase durch Perkussion oder Sonographie bestätigt wurde.

Eine auf mehrere Liter täglich gesteigerte Harnflut bezeichnet man als *Polyurie*. Sie ist meistens medikamentös (Diuretika) bedingt, besonders wenn Ödeme oder Aszites ausgeschwemmt werden sollen. Seltener sind metabolische oder hormonelle Ursachen (z. B. hoher Blutzucker oder Schädel-Hirn-Trauma mit Beeinträchtigung des Zwischenhirnes).

Von der Polyurie zu trennen ist die *Pollakisurie*. Diese bezeichnet das gehäufte Wasserlassen, unabhängig von der Harnmenge. Bei dieser Störung ist eine Überlaufblase oder ein Blaseninfekt verantwortlich.

Infusion. Der tägliche Infusionsplan wird vom Arzt erstellt. Er berücksichtigt den Flüssigkeits- und Kalorienbedarf des Patienten . Aufgabe des Pflegepersonales ist in erster Linie, das korrekte Einlaufen der Lösungen in den vorgesehenen Zeiträumen sicherzustellen. Hochkalorische Infusionen sollen langsam einlaufen, am besten gleichmäßig über 24 Stunden. Sofern kein Infusiomat zur Verfügung steht, muß die Geschwindigkeit anhand der Tropfenzahl geschätzt (20 Tropfen = ca. 1 ml) und engmaschig kontrolliert werden.

Bei der Beimischung von Medikamenten zu Infusionslösungen sei man zurückhaltend. Durch chemische Unverträglichkeit (Inkompatibilität) können Wirkungsverlust und Ausflockungen auftreten. Für die gängigen Pharmaka gibt es entsprechende „Kompatibilitätslisten". Im Zweifelsfall versichere man sich beim Arzt oder einem erfahrenen Mitarbeiter.

Drainagen, Sonden, Katheter. Diesem Thema wurde seiner Bedeutung wegen ein eigenes Kapitel gewidmet (Kapitel 2).

Apparative Überwachung

Ein Überwachungsapparat, *Monitor* genannt, erlaubt die kontinuierliche Registrierung verschiedenster Daten. Diese werden in Zahlen und Zeigerausschläge umgesetzt oder als fortlaufende Kurve auf einem Bildschirm wiedergegeben. Derartige Geräte erlauben es meistens, die Kurve jederzeit auf einem Papierstreifen aufzuzeichnen, womit die Daten für eine spätere Auswertung dokumentiert sind.

EKG-Monitor. Der EKG-Monitor ist das wichtigste Überwachungsgerät und „der Monitor" schlechthin. Praktisch jeder Patient auf einer Intensivstation wird an diesen Apparat angeschlossen. Die Herzstromkurve wird über drei selbstklebende Elektroden vom Brustkorb abgeleitet und auf einem Bildschirm ununterbrochen abgebildet. Das Gerät berechnet die Pulsfrequenz und signalisiert diese optisch und akustisch. Bei plötzlichen Veränderungen wird der Kurvenverlauf automatisch auf Papierstreifen mitgeschrieben. Ein oberer und unterer Grenzwert für die Herzfrequenz ist beliebig einstellbar (z. B. 60–120 pro Minute). Über- oder unterschreitet der Puls diesen Bereich, gibt das Gerät Alarm. Damit ist der EKG-Monitor in der Lage, auf bedrohliche Rhythmusschwankungen oder gar einen Herzstillstand sofort aufmerksam zu machen.

Blutdruck-Monitor. Für eine kontinuierliche Aufzeichnung des arteriellen Systemdrucks wird „blutig" gemessen, d. h. durch Legen einer arteriellen Verweilkanüle (meist in der A. radialis), an die ein Druckwandler angeschlossen wird.

Für spezielle Fragestellungen auf Intensivstation kann ein Katheter nach Punktion der V. jugularis oder V. subclavia durch das rechte Herz bis in einen Ast der Lungenarterien vorgeschoben werden (*Pulmonaliskatheter = Swan-Ganz-Katheter*). Der Pulmonaliskatheter erlaubt folgende Messungen: Lungenarteriendruck, pulmokapillärer Verschlußdruck (= Wedge-Druck), ZVD, Herzzeitvolumen, zentrale Körpertemperatur.

Pulsoximeter. Kleines batteriebetriebenes Gerät zur nichtinvasiven Messung von Pulsfrequenz und arterieller Sauerstoffsättigung. Über einen am Finger angebrachten Sensor (ähnlich einer Wäscheklammer) ist eine kontinuierliche pulsoximetrische Überwachung bei respiratorisch grenzwertigen Patienten möglich (OP, Aufwachraum, Intensivstation).

EEG-Monitor. Ähnlich wie die Herzstromkurve kann auch die Hirnstromkurve (EEG = Elektroenzephalogramm) kontinuierlich aufgezeichnet werden. Die Elektroden werden als feine Nadeln in die Kopfhaut eingestochen oder als selbsthaftende Plättchen auf den rasierten Schädel geklebt. Die Dauerregistrierung kommt bei schweren Schädel-Hirn-Verletzungen in Frage, insbesondere, wenn es um die Frage der Prognose und des Hirntodes geht (potentieller Organspender).

Hirndrucksonde. Der Druck im Inneren des knöchernen Schädels (intrakranieller Druck) kann exakt und kontinuierlich als Kurve aufgezeichnet werden. Das geschieht mit Hilfe einer Hirndrucksonde, die operativ durch Schaffung eines etwa 0,5 cm großen Bohrloches in das Schädelinnere eingebracht wird. Die Sonde liegt dabei unmittelbar außerhalb der Dura, der Liquorraum wird nicht eröffnet. Das Verfahren ist indiziert zur Therapiekontrolle bei schwerem Schädel-Hirn-Trauma mit erhöhtem Hirndruck durch Blutung oder Ödem.

12. Perioperatives Management

Präoperative Phase

Allgemeine präoperative Maßnahmen

Anamnese und körperliche Untersuchung. Sie ist Aufgabe des Arztes und erfolgt vor weiteren diagnostischen oder therapeutischen Maßnahmen. Der Befund wird schriftlich fixiert und in die Krankenunterlagen aufgenommen.

Diagnostik. Auch für kleinere Operationen in Vollnarkose ist eine gewisse Routinediagnostik erforderlich, die als Minimalanforderung zu betrachten ist (vgl. Kapitel 8, S. 169f.). Zusätzlich müssen im Einzelfall spezielle Untersuchungen erfolgen (z. B. Endoskopie, Röntgen, Sonographie), um eine klinische Verdachtsdiagnose zu erhärten oder differentialdiagnostisch in Frage kommende Krankheitsbilder auszuschließen.

Operationsindikation. Von einer *absoluten* Indikation spricht man, wenn das Leben des Patienten durch die Krankheit bedroht ist und keine andere Behandlungsmethode zur Verfügung steht. Dabei handelt es sich um Notfalleingriffe (z. B. Magenperforation, mechanischer Ileus). In der Mehrzahl aller Fälle besteht lediglich eine *relative* Operationsindikation. Hier muß individuell entschieden werden, ob eine Operation angezeigt ist oder nicht. Dabei ist der angestrebte Operationserfolg gegenüber dem Operationsrisiko abzuwägen.

Aufklärung und Einwilligung. Juristisch betrachtet stellt jede Operation eine Körperverletzung dar. Diese ist nur dann nicht strafbar, wenn eine Einwilligungserklärung des Patienten vorliegt. Voraussetzung für die rechtswirksame Einwilligung ist die Aufklärung des Patienten durch einen Arzt. Sie muß im persönlichen Gespräch erfolgen. Dabei ist dem Patienten nicht nur seine Erkrankung und die vorgesehene Operation zu erläutern, sondern auch das damit verbundene Risiko sowie spezielle typische Komplikationsmöglichkeiten (z. B. Verletzung des N. recurrens bei Strumaoperationen). Eventuell vorhandene Alternativbehandlungen einschließlich deren Prognose müssen ebenfalls besprochen werden. Über die Art der Schmerzausschaltung (Narkose) wird vom Anästhesisten aufgeklärt.

Das Aufklärungsgespräch soll den Patienten möglichst in die Lage versetzen, aufgrund eigener Entscheidung in die vorgeschlagene Behandlung einzuwilligen. Aufklärung und Einwilligung werden üblicherweise schriftlich doku-

mentiert, weil der Arzt dafür im Streitfall beweispflichtig ist. Bei lebensbedrohlichen Notfalleingriffen kann auf Aufklärung und Einwilligung verzichtet
werden.

> Kinder bis zum 14. Lebensjahr sind nicht einwilligungsfähig. Hier muß die
> Zustimmung von mindestens einem Erziehungsberechtigten eingeholt
> werden. Minderjährige zwischen dem 14. und 18. Lebensjahr können in
> eine Operation einwilligen, wenn sie nach ihrer geistigen Entwicklung
> fähig sind, Bedeutung und Tragweite des Eingriffs zu erfassen.

Spezielle Vorbehandlung. Bei geplanten Wahleingriffen (= Elektivoperatio-
nen), die nicht dringlich sind und folglich vorbereitet werden können, kann
die Ausgangssituation des Patienten häufig durch entsprechende Vorbehandlung verbessert werden. Einige Beispiele:

- Besserung der respiratorischen Funktion durch Physiotherapie und Triggern,
- Besserung der kardialen Funktion durch Digitalisierung und Hypertonuseinstellung,
- Elektrolytausgleich (häufig Hypokaliämie bei älteren Patienten!),
- präoperative Transfusion bei Anämie (Hämoglobin sollte über 10 g% liegen),
- präoperative parenterale Ernährung (vgl. Kapitel 11, S. 222) bei chronisch konsu-
  mierenden Erkrankungen, die zu erheblichem Gewichtsverlust und Reduzierung des
  Allgemeinzustandes geführt haben (z. B. Malignome, Morbus Crohn),
- Normalisierung der Blutgerinnung durch Konakion oder Frischplasma (der Quick-
  Wert sollte über 50% liegen, Marcumar muß einige Tage präoperativ abgesetzt
  werden!),
- Blutzuckereinstellung.

Praktisches Vorgehen bei Diabetikern. Zuckerkranke Patienten, die mit
oralen Antidiabetika oder Depot-Insulin behandelt werden, müssen perioperativ auf Altinsulin umgestellt werden, weil Altinsulin eine kürzere
Halbwertszeit hat und damit besser steuerbar ist. Die Umstellung beginnt
spätestens am Morgen des Operationstages. Der Patient bleibt nüchtern
(keinerlei orale Medikation!), auch kein Depot-Insulin subkutan. Der Blut-
zuckerwert wird mehrmals täglich bestimmt (Tagesprofil). Anzustreben ist
ein leicht erhöhter Wert (150–200 mg%). Hypoglykämischen Zuständen
während der präoperativen Wartezeit auf Station beugt man durch Glu-
kose-Infusion (5%) vor. Bei Bedarf (Blutzucker über 200 mg%) wird mit
Altinsulin (s. c. oder i. v., Dosierung nach ärztlicher Anordnung) gegenge-
steuert. Auch postoperativ wird der Blutzucker bis zur Normalisierung der
oralen Nahrungsaufnahme bevorzugt mit Altinsulin reguliert.

Allgemeine präoperative Pflegeschwerpunkte

Hierzu werden all jene Aufgaben des Pflegepersonals beschrieben, die vor jeder planbaren Operation, unabhängig von Art, Umfang und Dauer des Eingriffes, durchgeführt werden müssen. Die speziellen operationstypischen Pflegemaßnahmen, die keinen allgemeingültigen Charakter haben, werden jeweils in den nachfolgenden Kapiteln besprochen. Da aus der Sicht des Patienten in seiner präoperativen Situation dem Operationstag besondere Bedeutung beigemessen wird, werden die speziellen Pflegeaktivitäten am Operationstag zusammenfassend am Schluß des Kapitels gesondert hervorgehoben.

Nahrungsabbau. Mit dem Nahrungsabbau beginnt man in der Regel am Vortag der Operation, wobei die Zusammensetzung der Mahlzeiten von dem geplanten operativen Eingriff abhängt.

Bei allen extraabdominellen Eingriffen wird frühestens ab der Abendmahlzeit auf eine leicht verdauliche Ernährung geachtet. Intraabdominelle Operationen verlangen hingegen eine spezielle präoperative Ernährungsweise (s. jeweiliges Kapitel).

Patienten mit schlechtem Ernährungsstand (z. B. Tumorkachexie) werden bis zur Operation, meist über Tage zusätzlich, hochkalorisch ernährt, entweder oral mit vollresorbierbarer Flüssigkost oder parenteral über Infusionen.

Ein sich über mehrere Tage erstreckender Nahrungsabbau, welcher von ständigem Hungergefühl des Patienten begleitet ist, wird heute nicht mehr praktiziert.

Spätestens 6–8 Stunden präoperativ darf nichts mehr gegessen oder getrunken werden. Da der genaue Operationszeitpunkt oft nicht einzuschätzen ist, fängt die Nahrungs- und Flüssigkeitskarenz in den meisten Kliniken routinemäßig um 24 Uhr des Vortages an. Damit will man einer Aspirationsgefahr bei Narkoseeinleitung begegnen.

Die Patienten müssen über Beginn und Zweck der Nahrungs- und Flüssigkeitskarenz informiert werden. Bei nicht kooperationsfähigen Patienten sind Getränke und Flüssigkeiten vorsichtshalber außer Reichweite zu stellen. Bei aufkommendem Durstgefühl ist eine Mundpflege vorzunehmen. Eine Ausnahmesituation stellt die Einnahme von Medikamenten wie zur Prämedikation dar. Diese dürfen, sofern sie nicht sublingual appliziert werden können, mit einem Schluck Mineralwasser eingenommen werden. In manchen Kliniken ist es üblich, Patienten, deren Operation am späten Vormittag bzw. erst am Nachmittag geplant ist, bereits auf Station Infusionen zu verabreichen. Dadurch wird einer präoperativen Exsikkose entgegengewirkt und dem Durstgefühl wirksam begegnet.

Darmentleerung. Mit der präoperativen Darmreinigung will man eine narkosebedingte Darmentleerung unter der Operation vermeiden und einer extremen postoperativen Stuhleindickung vorbeugen.

Die Auswahl der Abführmethode hängt von der Operationslokalisation ab. Es stehen unterschiedliche Möglichkeiten zur Verfügung, wie z. B. Laxantien, Suppositorien, Klysma, Einlauf sowie orthograde Magen-Darm-Spülung.

Generell ist zu bemerken, daß alle intraabdominellen Eingriffe eine gründliche Dickdarmentleerung erfordern, während bei extraabdominellen Eingriffen eine Reinigung des Rektums ausreichend ist.

Bei den Abführmaßnahmen ist zu bedenken, daß diese so schonend wie möglich sein sollten und dem Eingriff entsprechend angemessen auszuwählen sind. Dabei soll die Nachtruhe des Patienten möglichst störungsfrei verlaufen (z. B. Zeitpunkt der Laxantiengabe richtig festlegen).

Körperpflege. Aus hygienischen Gründen, d. h. zur Reduzierung der Hautkeime, soll eine gründliche Ganzkörperreinigung vorgenommen werden. Mobilität und persönliche Gewohnheiten des Patienten sind hier für das Vorgehen ausschlaggebend. Bettlägrige Patienten werden einer sorgfältigen Ganzkörperwäsche unterzogen. Für mobile Patienten kommt idealerweise eine Dusche oder notfalls ein Vollbad in Frage. Im Anschluß ist jeweils für frische Wäsche (Nachthemd, Bettwäsche) zu sorgen.

Im Sinne einer effektiven Minimierung der Hautkeime sollte die Körperpflege erst am Morgen des Operationstages erfolgen, welches leider häufig aus organisatorischen Gründen (z. B. früher Operationstermin) nicht möglich ist. Ist dies der Fall, so ist den Patienten am Operationstag zumindest genügend Zeit für eine ausführliche Morgentoilette zu geben.

Damit während der Narkose die Farbe von Haut und Nägeln (Zyanose) beurteilt werden können, sind die Patienten darauf hinzuweisen, daß *Nagellack und Make-up nicht erlaubt* und spätestens am Operationsmorgen zu entfernen sind.

Rasur. Haare sind Keimträger, die im Operationsgebiet Ausgangsort für Wundinfektionen sein können. Deshalb ist zur Infektionsprophylaxe die Haarentfernung im Bereich des Operationsfeldes unumstritten.

Für die Durchführung gelten folgende allgemeine Regeln. Die Größe der zu rasierenden Hautfläche ist abhängig von der vorgesehenen Schnittführung einschließlich möglicher Inzisionserweiterung, Austrittstellen von Drainagen sowie Verbandgröße, so daß das Operationsgebiet insgesamt *großflächig* rasiert werden sollte. Häufig bestehen klinikübliche Rasurschemen. Die Rasur sollte *atraumatisch* ausgeführt werden, da bereits Mikroläsionen der Haut durch austretende Gewebeflüssigkeit eine Infektionsquelle darstellen.

Die Haare können mittels *Naß-* und *Trockenrasur* oder *Depilation* entfernt werden. Die Naßrasur sollte wegen der zuvor genannten Verletzungsgefahr bevorzugt werden. Eine Trockenrasur ist nur bei geringem Haarwuchs (z. B. Rasur der Extremitäten) zu empfehlen und ist deshalb nur Ausnahmefällen vorbehalten. Das selbe gilt für die Depilation, da die dafür notwendigen Cremes häufig Allergien auslösen. Im Intimbereich ist ihre Anwendung wegen der Schleimhautnähe (Hautreizung) kontraindiziert. Die Maßnahmen zur Haarentfernung sind aufgrund der geringeren zeitlichen Kontaminationsgefahr erst am Operationstag durchzuführen.

Mit der Rasur sind sorgfältige *Hautinspektion, Nagelpflege* sowie *Nabelreinigung* bei allen abdominellen Operationen zu verbinden.

Beobachtungsmaßnahmen. Im Vordergrund stehen hier alle Maßnahmen der Krankenbeobachtung, die im Hinblick auf Durchführbarkeit der Operation notwendig sind. Dazu gehören besonders die regelmäßige Kontrolle von *Puls, Blutdruck* und *Temperatur.* Hat der Patient z. B. Fieber, so wird die Operation, sofern keine dringliche Indikation besteht, verschoben bis zur Fieberfreiheit.

Die Haut im Operationsgebiet, insbesondere Hautfalten, müssen sorgfältig inspiziert werden, d. h. jegliche *Hautveränderungen* (z. B. Ekzeme, Allergien, Eiterpickel) müssen gemeldet und notfalls vorbehandelt werden. *Größe* und *Gewicht* sind für den Anästhesisten zur Festlegung von Prämedikation und Menge der Narkosemittel wichtige Angaben.

OP-Bekleidung. Aus hygienischen Gründen erhält der Patient ein *frisches Klinikhemd* am OP-Tag. Die Haare werden mit einer *Kopfhaube* bedeckt. Vor dem Transport müssen sämtliche Prothesen (z. B. Zähne, Augen, Körperteile) abgelegt werden. Sehhilfen (Brille, Kontaktlinsen) und Hörgeräte dürfen ebenfalls nicht in die Operationsabteilung mitgenommen werden. Alle genannten Gegenstände sind mit dem Namen des Patienten gekennzeichnet aufzubewahren.

Zur physikalischen Thromboseprophylaxe werden dem Patienten bereits am Morgen der Operation *Antithromboemboliestrümpfe* angezogen oder ein entsprechender *Kompressionsverband* angelegt. Diese Maßnahmen sind kontraindiziert bei Patienten mit offenen Wunden am Bein, mit AVK Stadium III und IV, bei Lungenödem sowie ausgeprägten Beinödemen (Tab. 12.**5**).

Um eine optimale Gefäßkompression zu erreichen, werden die Strümpfe *individuell abgemessen* und *angepaßt*. Dazu müssen mit einem speziellen Meßband (Herstellervorschriften beachten) der Beinumfang im Fesselbereich und am Oberschenkel sowie die Beinlänge festgestellt werden. Sind entsprechende Sondergrößen nicht vorrätig, so erfolgt das Wickeln der Beine mittels Kompressionsverband (Abb. 12.**1** und S. 260, Spezielle Grundsätze für die Anlage eines Bindenverbandes).

Generell ist zu beachten, daß diese pflegerischen Aktivitäten beim liegenden Patienten mit entstauten Venen durchzuführen sind. Wegen der Gefahr des Abschnürens dürfen Antithromboemboliestrümpfe nicht am Oberschenkel umgeschlagen werden.

Organisation/Administration. Rechtzeitig (am besten noch am Vortag der Operation) sind die Begleitpapiere zusammenzustellen und dort, wo nötig, auszufüllen. Dazu zählen mindestens *Anästhesieprotokoll, Einverständniserklärung* einschließlich *kompletter Krankenakte* (Röntgenbilder und sonstige Befunde sind besonders wichtig).

Persönliche Wertsachen der Patienten müssen weggeschlossen werden. Aus juristischen Gründen empfiehlt es sich, Geldbeträge, Schmuck usw. in verschlossenen Kuverts, nach Gegenzeichnung durch den Patienten, am besten in der Verwaltung aufbewahren zu lassen.

Prämedikation. Bereits am Tag vor dem Eingriff erfolgt die Narkosevisite durch den Anästhesisten. Hierbei wird mit dem Patienten das Narkoseverfahren besprochen und die Prämedikation festgelegt (s. auch Kapitel 10, S. 216).

Die Pflegenden verabreichen die angeordnete Medikation. So erhält der Patient am Abend zuvor ein Schlaf- oder Beruhigungsmittel, welches oral oder als Suppositorium gegeben werden kann.

Auf Abruf werden etwa 1 Stunde vor Operationsbeginn die angeordneten Medikamente verabreicht. Zuvor sollte den Patienten noch einmal eine Blasenentleerung ermöglicht werden, da sie danach nicht mehr aufstehen dürfen (Kollapsgefahr).

> **Merke:** Vor Prämedikation Blasenentleerung! Nach Prämedikation absolute Bettruhe!

Selbstverständlich muß auch auf Nebenwirkungen wie Müdigkeit bzw. Schläfrigkeit durch die Prämedikation (Sedativum/Hypnotikum) hingewiesen werden. Die Applikation der Prämedikation muß mit Datum, Uhrzeit und Unterschrift des Ausführenden auf dem Narkoseprotokoll vermerkt werden. Auch die medikamentöse Thromboseprophylaxe beginnt spätestens am Morgen des Operationstages (S. 277).

Psychische Begleitung. Patienten, die auf chirurgischen Abteilungen aufgenommen werden, entwickeln in bezug auf die bevorstehende Operation und die Zeit danach typische *Ängste,* wie z. B. Angst vor der Narkose („nicht mehr aufwachen"), vor Ausgeliefertsein, Schmerzen, Komplikationen, ungünstigem Operationsergebnis usw. Hinzu kommen noch die individuellen Ängste, welche auf die persönliche Lebenssituation (Familie, Beruf) zurückzuführen sind. Das Pflegepersonal kann durch häufige Kontaktmöglichkeiten den Patienten bei seiner Angstbewältigung unterstützen und somit zum präoperativen Angstabbau beitragen.

Dabei spielt die Aufnahmesituation bereits eine wesentliche Rolle. Ideal ist es, wenn das Zimmer so ausgewählt wird, daß Mitpatienten aufgrund komplikationslosem Verlauf der Operation Zuversicht vermitteln. In einem pflegerischen Aufnahmegespräch (Pflegeanamnese) können Erwartungen und individuelle Bedürfnisse erfragt werden.

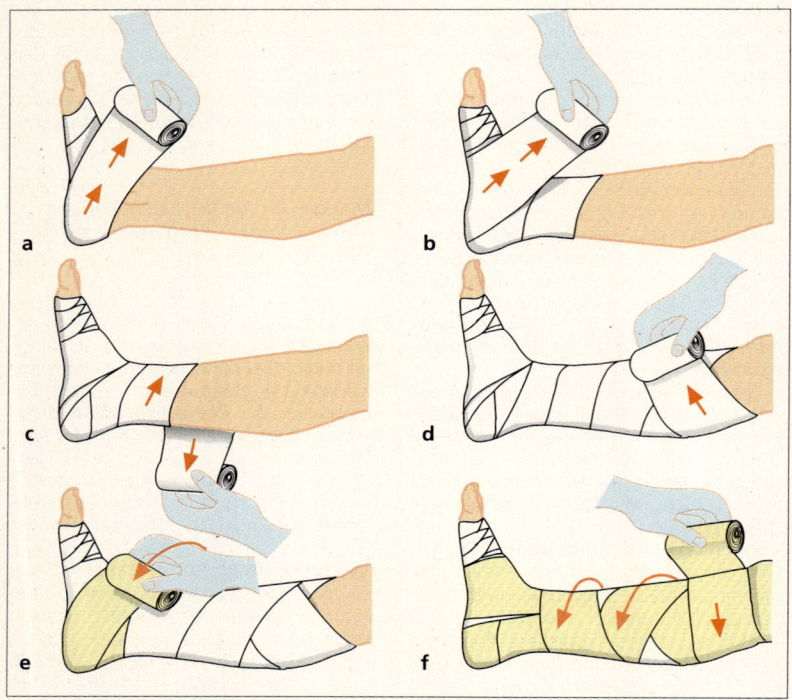

Abb. 12.1 Anlegen eines Venenkompressionsverbandes. Ein solcher Verband ist indiziert zur Thromboseprophylaxe oder auch nach Varizenoperationen, wenn industrielle Antithromboemboliestrümpfe in den vorgegebenen Größen nicht passen. Dazu wird der Fuß beim liegenden Patienten im Sprunggelenk im 90-Grad-Winkel gehalten. Blick von medial auf das rechte Bein
a Der Verband wird an den Zehengrundgelenken begonnen. Mit ca. 2–3 Touren wird von *innen* nach *außen* der Mittelfuß und dann die Ferse umwickelt
b Der Fersengang wird mit einer auswärts gewickelten Achtertour (Abb. 5.**7**) festgehalten

c u. **d** Die Binde wird unter anhaltendem Zug über die Wade abgerollt und dann entsprechend der Beinform in Achtertouren so um den Unterschenkel geführt, daß keine Hautstellen mehr sichtbar sind
e Mit einer zweiten Binde wird am Knöchel angefangen, jetzt gegenüber vorher von *außen nach innen* über die Ferse zum Fußrücken gewickelt, wobei die Fersentour wieder mit einem auswärts gewickelten Achtergang fixiert wird
f Die Fertigstellung des Verbandes erfolgt unter Einbeziehung des Oberschenkels wie beschrieben. Die speziellen Grundsätze für die Anlage eines Bindenverbandes (S. 124) sind zu berücksichtigen

Ein wichtiger Beitrag, präoperative Ängste abzubauen, ist die gründliche Information des Patienten. Das Aufklärungsgespräch über den bevorstehenden Eingriff und seine Folgen ist ärztliche Pflicht. Den Pflegenden bleibt es vorbehalten, über ihre Aufgaben zu informieren, d. h. nicht nur Sinn und Zweck der Pflegemaßnahmen zu erklären, sondern auch den prä- und postoperativen Pflegeablauf zu verdeutlichen. Dazu zählt auch z. B. die Information, wann der Patient etwa in den OP gebracht wird, denn gerade ungewisse Wartezeiten sind für ihn zermürbend. Ebenso muß auf den Aufenthalt im Aufwachraum oder, sofern absehbar, auf der Intensivstation hingewiesen werden.

Von Vorteil ist es, wenn Angehörige mit in die Informationen einbezogen werden, da sie ebenso Ängste haben. Besucherregelungen sollten individuell gehandhabt werden, d. h. Bedürfnisse des Patienten bezüglich Besucherbeschränkungen sind zu berücksichtigen.

Sofern es gewünscht wird, sollte der Kontakt mit einem Seelsorger ermöglicht werden. Zur Lösung von sozialen Problemen muß eventuell bereits vor der Operation ein Sozialarbeiter eingeschaltet werden.

Das präoperative Training von ungewohnten Handlungen, die postoperativ vom Patienten beherrscht werden müssen, ist sinnvoll, da es Unsicherheiten abbaut. Beispiele hierfür sind gezielte Atemübungen mit oder ohne Inhalationsgerät (z. B. Bird), Umgang mit Gehhilfen, Gebrauch der Bettpfanne, Krankengymnastik usw.

Die Begleitung bis zur OP-Schleuse durch eine vertraute Pflegeperson ist für viele Patienten hilfreich. Sie sollte auch beim Transport durch einen Abholdienst möglich gemacht werden.

Besonders problematisch ist es für Patienten, wenn die Operation kurzfristig, durch z. B. Notfälle bedingt, auf den folgenden Tag oder noch später verschoben wird. Hier ist eine verstärkte Aufmerksamkeit und Zuwendung seitens des Personals gegenüber den Wartenden erforderlich.

Spezielle pflegerische Aktivitäten am Operationstag

Der Operationstag ist für die meisten Patienten und ihre Angehörigen in besonderem Maße von Ängsten bestimmt. Deshalb gilt bis zur Übergabe des Patienten in die Operationsabteilung, daß die Pflegenden bei allen Kontaktmöglichkeiten Ruhe vermitteln und sich für Fragen und Gespräche Zeit nehmen.

Pflegerische Aktivitäten bis zum Abruf aus der Operationsabteilung

❖ Dem Patienten ausreichend Zeit zur Morgentoilette lassen. Bei sehr frühem OP-Termin rechtzeitig wecken.
❖ Einhalten des Nüchternseins gewährleisten, d. h. der Patient muß insoweit informiert sein, daß er außer der absolu-
ten Nahrungs- und Flüssigkeitskarenz auch nicht rauchen darf.
❖ Gegebenenfalls Patienten darauf aufmerksam machen, daß Make-up wegen der Beurteilung der Hautfarbe nicht mehr verwendet werden darf. Nagellack muß ebenfalls spätestens am Operationstag entfernt werden.
❖ Rasur bzw. Haarentfernung entsprechend dem für den Eingriff üblichen Standard durchführen.
❖ Beobachtungsmaßnahmen auf Durchführbarkeit der Operation mit Kontrolle von Temperatur, Puls und Blutdruck einschließlich Hautzustand des Operationsgebietes vornehmen. Jegliche Auffälligkeiten im Befinden des Patienten (z. B. Schnupfen, Heiserkeit, Husten), die die Operation in Frage stel-

len, müssen unverzüglich dem Operateur gemeldet werden.

❖ Schmuck ablegen lassen und zur Sicherheit für den Patienten mit anderen Wertgegenständen verschlossen aufbewahren. Aus juristischen Gründen Patienten immer gegenzeichnen lassen, welche Gegenstände zur Aufbewahrung gegeben wurden.

❖ Patienten müssen dazu angehalten werden, Prothesen (z. B. Zahnprothesen, Körperteile) zu entfernen. Die sichere Aufbewahrung erfolgt gekennzeichnet in einem entsprechenden Behältnis. Dabei stets die Schamgefühle berücksichtigen, d. h. Zahnprothesen erst direkt vor dem Transport in den OP herausnehmen lassen.

❖ Je nach klinikgebräuchlicher Handhabung Bett mit Namen und Station kennzeichnen. Speziell notwendige Lagerungshilfsmittel (z. B. zur Hochlagerung oder Weichlagerung) und Aufhängevorrichtungen (z. B. für Infusionen und Drainagen), die in den OP mitgegeben werden müssen, sind bereitzustellen.

Pflegerische Aktivitäten nach Abruf aus der Operationsabteilung

❖ Information über den bevorstehenden Transport in die Operationsabteilung.

❖ Patienten die Gelegenheit geben, Blase und Darm zu entleeren.

❖ Bereitgelegte OP-Bekleidung anziehen lassen, d. h. frisches Hemd mit Rückenschluß, Kopfhaube und Antithromboemboliestrümpfe oder alternativ dazu Wickeln der Beine mittels Kompressionsverband.

❖ Prämedikation laut Anordnung des Anästhesisten verabreichen und auf dem Narkoseprotokoll vermerken. Patienten auf unangenehme Wirkungen wie zunehmende Müdig- bzw. Schläfrigkeit aufmerksam machen.

❖ Sehhilfen wie Brille sowie Hörgeräte sind dem Patienten möglichst bis zur Übernahme durch das Personal der Operationsabteilung zu belassen. Sie fühlen sich dadurch sicherer und sind in ihrer Kommunikationsfähigkeit nicht so sehr eingeschränkt.

❖ Begleitpapiere müssen komplett in den OP mitgenommen werden.

❖ Eine persönliche Begleitung des Patienten in die OP-Abteilung durch die Pflegenden, wenn gewünscht sogar zusammen mit Angehörigen, ist möglich zu machen. Auf jeden Fall beim Patienten bis zur Übergabe an das Personal der OP-Abteilung bleiben.

Postoperative Phase

Postaggressionssyndrom (postoperative Krankheit)

▶ Unter Postaggressionssyndrom versteht man eine therapeutisch nur wenig beeinflußbare Veränderung der Stoffwechselsituation, die durch traumatische Einwirkungen („Aggressionen") verschiedenster Art hervorgerufen wird (z. B. Operation, jedoch ähnlich bei schweren Verbrennungen oder Verletzungen). Es handelt sich um eine Störung des neurohormonalen Gleichgewichtes, wobei Abbauvorgänge der Körpersubstanz (Katabolismus), Energieverwertungsstörungen sowie Wasser- und Elektrolytverschiebungen im Vordergrund stehen. Die klinischen Auswirkungen dieser postoperativen Krankheit hängen wesentlich von der Größe des operativen Eingriffes ab.

Ätiologie und Pathophysiologie

Letztendlich ist es unklar, wieso das auf eine Körperregion begrenzte Operationstrauma zu Auswirkungen auf den Gesamtorganismus führt. Folgende Faktoren sind pathogenetisch von Bedeutung:

* *Stimulation afferenter Nervenbahnen* im Operationsgebiet (Hauptangriffspunkt in Zwischenhirn und Hypophyse),
* *Freisetzung bestimmter Stoffe* (z. B. Gewebshormone und Toxine) aus dem traumatisierten Gewebe, die auf humoralem Wege (über die Blutbahn) an die Hormonproduktionsstätten gelangen,
* intraoperatives *Volumendefizit* mit Verminderung des zirkulierenden Blutvolumens, wobei ein Verlust nach außen sowie eine Flüssigkeitsverschiebung in das Lumen des Magen-Darm-Traktes von Bedeutung ist,
* Stimulierung der neurohumoralen Veränderungen durch *Schmerz* und *Angst.*

Postoperativer Energiestoffwechsel

Wesentliches Merkmal des postaggressiven Metabolismus ist das Überwiegen der Stoffwechselabbauvorgänge (Katabolismus) gegenüber den Aufbauvorgängen (Anabolismus).

Dadurch kommt es zu einem Substanzverlust. Die komplizierten Vorgänge sind größtenteils Folge einer Hormonverschiebung und nicht etwa nur durch postoperative Nahrungskarenz oder Immobilisierung bedingt. Durch therapeutische Gegenmaßnahmen kann die katabole Phase deshalb nicht unterdrückt, sondern lediglich gelindert werden.

Die Katabolie äußert sich durch intensivierten *Abbau aller drei Energieträger:*

* Abbau von Kohlenhydraten   (= Glykogenolyse, Glykolyse),
* Abbau von Fett   (= Lipolyse),
* Abbau von Eiweiß   (= Proteolyse).

Die menschlichen *Glykogenvorräte* in Leber und Muskeln werden zuerst verbrannt, sind jedoch derart gering, daß sie nicht einmal für einen Tag reichen. Die *Fettreserven* sind zwar meist erheblich und stellen den Hauptlieferanten der postoperativen Energiegewinnung dar. Dennoch kann der Kalorienbedarf aus im einzelnen noch ungeklärten Gründen nicht durch gesteigerte Lipolyse gedeckt werden. Der Körper nimmt deshalb zusätzlich die *Eiweißverbrennung* in Anspruch, was aus mehreren Gründen ungünstige Auswirkungen hat. Zum einen ist die Proteolyse zur Energiegewinnung unökonomisch, weil der Harnstoff als Endprodukt der Proteinspaltung noch relativ viel Kalorien enthält, die mit der Urinausscheidung verlorengehen. Zum anderen ist von Nachteil, daß bei der Eiweißverbrennung primär wichtige Funktionsproteine angegriffen werden

(z. B. Enzyme, Immunglobuline, Transporteiweiße, Gerinnungsfaktoren), erst später die Skelettmuskulatur.

Die endokrine Dysregulation in der frühen postoperativen Phase bedingt neben den gesteigerten Abbauvorgängen (Katabolie) eine Verwertungsstörung des Energieangebotes. Dies zeigt sich an den postoperativ fast immer erhöhten Blutzuckerwerten. Die Glukose wird aus körpereigenen Speichern, sowohl durch gesteigerte Kohlenhydratspaltung als auch durch intensivierte Traubenzuckersynthese, bereitgestellt. Die Einschleusung der Glukose in das Zellinnere, wo die Verbrennung stattfindet, ist postoperativ jedoch beeinträchtigt, was zum Teil auf den relativen Insulinmangel zurückzuführen ist. Die eingeschränkte Nutzungsfähigkeit des Organismus für die Blutglukose zur Energiegewinnung bezeichnet man als *Glukoseverwertungsstörung* oder *Glukoseintoleranz*. Hochkonzentrierte Zuckerinfusionen können deshalb in den ersten postoperativen Tagen nicht quantitativ verstoffwechselt werden. Sie verstärken die Hyperglykämie und werden über die Niere ausgeschieden (Glukosurie). Ähnliches gilt für die Eiweiß- und Fettzufuhr. Selbst Aminosäuregaben werden postoperativ erst etwa ab dem 3. Tag zur Proteinsynthese verwendet. Vorher wird der größte Teil unverändert ausgeschieden oder lediglich zu Harnstoff verbrannt. Wegen der dabei erzielten, relativ geringen energetischen Ausbeute ist die Infusion von (sehr teuren) Aminosäurelösungen in den ersten beiden postoperativen Tagen wenig sinnvoll.

Postoperativer Wasser- und Elektrolythaushalt

Intraoperative Volumenverluste nach außen und in das Darmlumen sowie hypotone Phasen führen zu einer verminderten Nierendurchblutung. Durch hormonelle Gegensteuerung (Aldosteron und antidiuretisches Hormon) neigt der Organismus in der postoperativen Phase zur Wasser- und Natriumeinlagerung bei verringerter Diurese (Oligurie). Aldosteron fördert zusätzlich die Kaliumausscheidung über die Niere, was eine postoperative Hypokaliämie begünstigt. Die postoperativ gesteigerte Einwirkung des Aldosterons auf den Wasser- und Elektrolythaushalt bezeichnet man als *sekundären Hyperaldosteronismus*.

Klinik

Zusammengefaßt ergeben sich im Rahmen der postaggressiven Stoffwechselveränderungen folgende klinische Auswirkungen:

Negative Kalorienbilanz (Katabolismus). Durch Überwiegen insulinantagonistischer Hormone baut der Organismus körpereigene Energiespender ab, wobei von außen zugeführte Energieträger (Infusion) diese Reaktion nicht gänzlich verhindern können (*Verwertungsstörung*). Durch die Hormonverschiebungen ist der Blutzucker postoperativ meist erhöht, wodurch sich eine diabetische Stoffwechsellage verschlechtert.

Negative Eiweißbilanz. Die postoperativ gesteigerte Proteinverbrennung führt zur vermehrten Stickstoffausscheidung (in Form von Harnstoff) im Urin. Man spricht auch von *negativer N-Bilanz* (N = Stickstoff). Sie ist ebenfalls Ausdruck der katabolen Stoffwechsellage.

Negative Kaliumbilanz. Postoperativ wird Kalium vermehrt im Harn ausgeschieden. Das Serumkalium ist deshalb erniedrigt (*Hypokaliämie*), was Folge des *sekundären Hyperaldosteronismus* ist.

Wasserretention. Durch die antidiuretisch wirkenden Hormone (Aldosteron und ADH) ist die Harnausscheidung postoperativ oft vermindert (*Oligurie*). Wasser und Natrium wird im extrazellulären Raum eingelagert.

Allgemeinsymptome. Diese sind uncharakteristisch und umfassen Müdigkeit, Muskelschwäche, Durst, trockene Zunge, depressive Stimmungslage, erhöhte Pulsfrequenz und Minderung der Darmperistaltik sowie Azidose.

Die Auswirkungen der postaggressiven Stoffwechselveränderungen können sehr gering sein, in Einzelfällen aber auch tödlich enden. Insgesamt hängt die Schwere der klinischen Symptomatik von der Größe des operativen Eingriffes und der individuell verschiedenen Ausgangslage des Patienten und seiner diesbezüglichen Reaktionsbereitschaft ab. Die Dauer beträgt bei

❖ kleinen Operationen (z. B. Leistenhernie):   ca. 1–2 Tage,
❖ mittleren Operationen (z. B. Galle):   ca. 3–5 Tage,
❖ großen Operationen (z. B. Whipple-Operation): ca. 10 Tage.

Danach („Wendepunkt") beginnt die anabole Erholungsphase (*Rekonvaleszenz*). Der Appetit ist gesteigert, die Muskulatur wird aufgebaut, die Stickstoffbilanz wird positiv. Die Aufbauphase kann 3–10 Wochen dauern.

Prophylaxe und Therapie

Die geschilderten postaggressiven Störungen ergeben folgende therapeutische Ansatzmöglichkeiten:

Präoperativ:
❖ Möglichst *anabole Ausgangssituation* (guter Allgemeinzustand, Energiereserven), eventuell durch präoperative parenterale Ernährung,
❖ präoperativer *Elektrolytausgleich* (insbesondere Hypokaliämie) und *Blutzuckereinstellung* bei Diabetikern,
❖ ausreichende präoperative *Volumenzufuhr*, z. B. Infusion bei längerer Wartezeit auf Station am Operationstag.

Intraoperativ:
❖ atraumatische *Operationstechnik* mit geringem Blut- und Flüssigkeitsverlust,
❖ adäquate intravenöse *Volumenzufuhr* während des Eingriffes.

Postoperativ:

❖ Zurückhaltung bei der Zufuhr NaCl-haltiger Lösungen am ersten postoperativen Tag (Gefahr der Überinfundierung bei Wasser- und Kochsalzretention). Unmittelbar postoperativ ist beispielsweise eine niedrig konzentrierte Lävulose-Infusion besser (z. B. L5),

❖ engmaschige Kontrolle der Urinausscheidung (normal ca. 50 ml/Stunde Diuretika (z. B. Lasix) nur, wenn der Patient ausreichend hydriert ist (feuchte Zunge, ZVD),

❖ Elektrolytkontrolle, eventuell Kaliumausgleich,

❖ keine hochkalorischen Infusionslösungen in den ersten 2–3 postoperativen Tagen (Energieverwertungsstörung). Blutzuckerkontrollen, bei Hyperglykämie (über 200 mg%) Altinsulin,

❖ Abbau von Angst und Schmerz (menschliche Zuwendung, angenehme Lagerung, eventuell Analgetika).

Postoperative Komplikationen

Es sind nur die wichtigsten allgemeinen postoperativen Komplikationen erwähnt, die praktisch nach jedem Eingriff auftreten können. Die Reihenfolge der Auflistung orientiert sich an dem *Zeitpunkt der klinischen Manifestation*, allerdings kann es hier im Einzelfall ganz erhebliche Abweichungen geben.

Nachblutung. Blutung aus dem Operationsgebiet, wichtigste Frühkomplikation überhaupt. Fast immer liegt ein chirurgisch-technischer Fehler zugrunde, beispielsweise eine abgerutschte Gefäßligatur. Gerinnungsstörungen sind demgegenüber äußerst selten, allenfalls nach starken Blutungen und Massivtransfusion (Verbrauchskoagulopathie). Man erkennt die Nachblutung an der Anschwellung im Wundgebiet und/oder starkem Blutverlust aus eingelegten Drainagen, eventuell Hb-Abfall und Schocksymptome.
Zeitpunkt: In den ersten postoperativen Stunden, selten nach 1–2 Tagen.
Prophylaxe: Betrifft lediglich die Operationstechnik.
Therapie: Bei leichten oberflächlichen Blutungen (Haut- oder Subkutangewebe) kann eine Kompression mit einem Sandsack oder eine lokale Umstechung ausreichend sein. Größere Blutungen erfordern Schockbekämpfung und Transfusion sowie meistens die operative Revision (z. B. Relaparotomie).

Wundhämatom. Durch Blutung im Subkutangewebe bedingt. Der Wundbereich schwillt schmerzhaft an und färbt sich bläulich. Im Gegensatz zur Nachblutung meist keine Allgemeinsymptome (wie Schock und Hb-Abfall). Da Blut ein ausgezeichneter Nährboden für Bakterien ist, begünstigt jede Hämatombildung einen nachfolgenden Wundinfekt.
Zeitpunkt: Wenige Stunden bis ca. 2 Tage postoperativ.
Prophylaxe: Einlegen einer Redon-Drainage bei adipösen Patienten. Bei Leistenhernien (häufig Hämatome) empfiehlt sich das routinemäßige Auflegen eines Sandsackes am Operationstag.

Therapie: Meist wird die Spontanresorption abgewartet (dauert Wochen). Ansonsten operative Hämatomausräumung.

Anurie. Der postoperative Harnverhalt ist fast immer durch eine reflektorische Miktionssperre oder einen verstopften Blasenkatheter bedingt. Geht der Spontanurin nur tröpfchenweise ab, so liegt meistens eine Überlaufblase vor. Prärenale Ursachen (Hypovolämie, Druckabfall) und renale Störungen (Nierenversagen) spielen demgegenüber nur eine geringe Rolle.
Zeitpunkt: Am Operationstag.
Prophylaxe: Insbesondere bei bekannten Harnabflußstörungen (z. B. Prostataadenom) schon präoperative Ableitung über einen Harnblasendauerkatheter, besser noch über einen suprapubischen Katheter.
Therapie: Jeder Patient muß postoperativ nach spätestens 6–8 Stunden spontan Wasser gelassen haben. Wenn psychologische Maßnahmen (hörbares Laufenlassen eines Wasserhahnes) oder Spasmolytika (Doryl) keine Wirkung zeigen, muß ein Einmalkatheterismus erfolgen.

Erbrechen. Das Erbrechen in den ersten postoperativen Stunden ist meist Folge der Narkosenachwirkung. Eine Magenatonie nach Laparotomie kann noch nach einigen Tagen Grund für plötzliches Erbrechen sein. Später (ca. 1 Woche) muß immer an einen Ileus gedacht werden. Gelegentlich liegt eine Digitalisüberdosierung zugrunde.
Zeitpunkt: Je nach Ursache verschieden.
Prophylaxe: Magensonde belassen, so lange sie noch fördert (mehr als 200 ml pro Tag). Behutsamer und nicht zu früher oraler Nahrungsaufbau (S. 273).
Therapie: Magensonde, eventuell Antiemetika; ansonsten je nach Ursache.

Wundinfekt. Die bakterielle Entzündung einer Operationswunde ist fast immer durch exogene (iatrogene) Kontamination während der Operation bedingt. Die Häufigkeit liegt insgesamt bei etwa 2 %, bei Eingriffen an keimbesiedelten Hohlorganen (Magen, Darm) etwas höher. Der Infekt breitet sich im Subkutangewebe aus (z. B. Bauchdeckenabszeß). Klinische Zeichen sind Schmerzen, Rötung, Schwellung und Fieber (Abb. 12.**2**).
Zeitpunkt: 3–7 Tage postoperativ, selten danach (Spätinfekt).
Prophylaxe: Neben der Wahrung steriler Kautelen im Operationssaal und beim postoperativen Verbandwechsel (Kapitel 5) kann bei manchen Eingriffen die perioperative Gabe eines Antibiotikums sinnvoll sein (z. B. Kolonoperationen, Rezidiveingriffe, Implantation alloplastischen Materials).
Therapie: Wunderöffnung durch Teilfädenentfernung, bakteriologischer Abstrich, feuchte Verbände, lokale Spülung. Systemische Antibiotikagabe nur in Einzelfällen. Davon abweichend werden Infekte nach Osteosynthesen oder alloplastischem Gefäßersatz (Kunststoffprothesen) nur im OP-Saal unter sterilen Bedingungen revidiert.

Pneumonie. Ursächliche Faktoren bei der postoperativen Pneumonie sind die schmerzbedingte Einschränkung der Atemexkursionen (insbesondere des

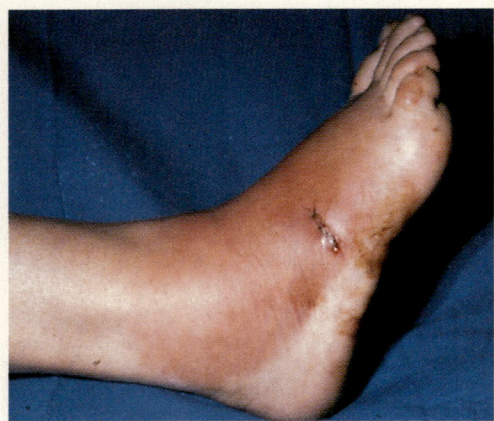

Abb. 12.**2 Wundinfekt.**
Rötung und Schwellung
5 Tage nach operativer
Wundversorgung

Zwerchfelles), Sekretverhaltung im Bronchialsystem, Minderbelüftung infolge Zwerchfellhochstandes bei Meteorismus, Aspiration und längere Beatmung während oder nach der Narkose. Gefährdet sind besonders ältere, schwer mobilisierbare Patienten mit Thorax- oder Abdominaleingriffen.
Zeitpunkt: Meist 3–5 Tage postoperativ.
Prophylaxe: Atemgymnastik (schon präoperativ!), Physiotherapie, Frühmobilisierung, Sekretolytika postoperativ, bei Schmerzen Analgetika (weil Schmerzen die Zwerchfellbewegung einschränken).
Therapie: Wie Prophylaxe, zusätzlich Antibiotika. Andere Ursachen der postoperativen respiratorischen Insuffizienz (z. B. Pleuraerguß, Lungenödem, Pneumothorax) müssen ausgeschlossen werden.

Harnwegsinfekt. Tritt postoperativ fast nur nach Katheterismus auf. Brennen beim Wasserlassen, Pollakisurie, Fieber und positives Urinsediment sind richtungweisende Symptome.
Auftreten: Ca. 2–5 Tage nach Katheterismus.
Prophylaxe: Transurethralen Dauerkatheter vermeiden! Fast jeder Dauerkatheter verursacht schon nach 3 Tagen einen Harnwegsinfekt. Wenn erforderlich, lieber mehrfach einmalkathetern. Ist eine längerfristige Urinableitung erforderlich, sollte primär ein suprapubischer Katheter gelegt werden.
Therapie: Systemische Antibiotikagabe nach bakteriologischem Testergebnis.

Phlebitis. Die oberflächliche Venenentzündung ist fast immer durch eine Verweilkanüle zur Infusion bedingt (vgl. auch Kapitel 35, S. 558).
Zeitpunkt: Ca. 3–5 Tage nach Applikation der Kanüle.
Prophylaxe: Tägliche Pflege der Einstichstelle, steriler Verband. Bei Schmerzen und den geringsten Zeichen eines lokalen Infektes (z. B. Rötung) muß der Katheter gewechselt werden.

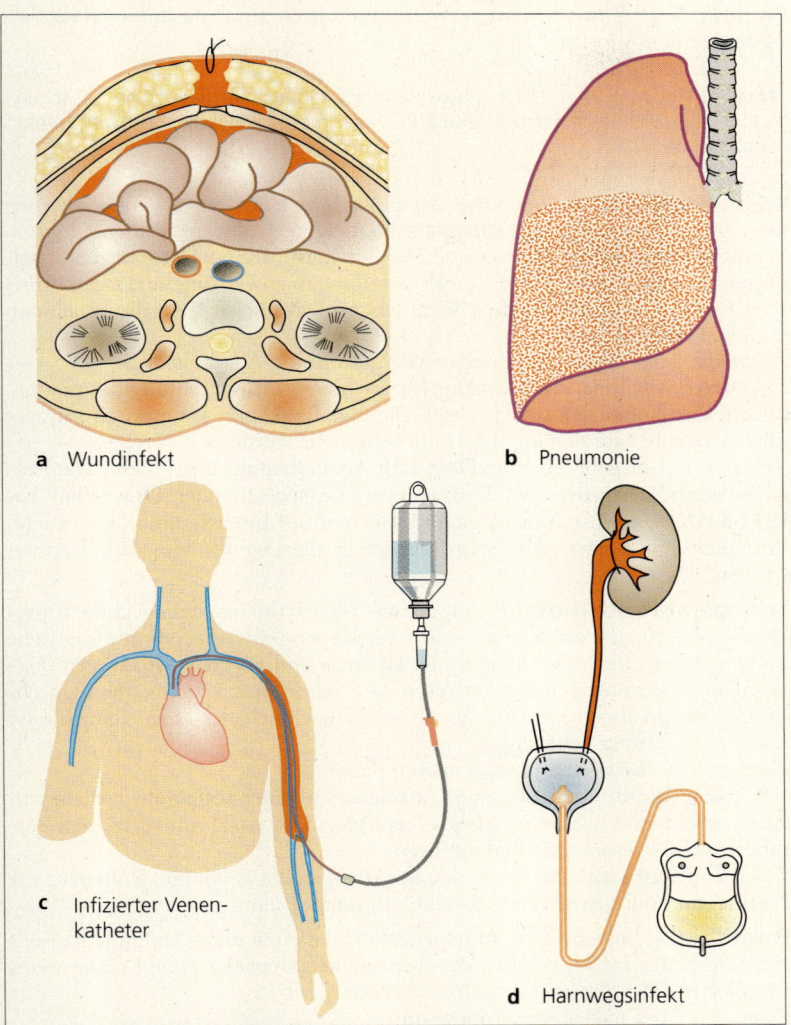

a Wundinfekt

b Pneumonie

c Infizierter Venen-
katheter

d Harnwegsinfekt

Abb. 12.**3** **Die wichtigsten Ursachen für postoperatives Fieber**

Therapie: Nach Entfernung des Venenkatheters entzündungshemmender Salbenverband.

> **Merke:** Fieber in den ersten postoperativen Tagen kann vielfältige Ursachen haben. Die wichtigsten sind: Wundinfekt, Pneumonie, Phlebitis, Harnwegsinfekt (Abb. 12.**3**).

Alkoholdelir. Die perioperative Alkoholkarenz kann bei Gewohnheitstrinkern zu schwerwiegenden Entzugserscheinungen (Delirium tremens) führen. Symptome sind Schlaflosigkeit und Händezittern (Tremor), später Halluzinationen („weiße Mäuse") und Wahnvorstellungen sowie zunehmende motorische Unruhe. Das Alkoholdelir kann lebensbedrohliche Ausmaße annehmen und zum Tode führen.

Zeitpunkt: 1–4 Tage nach Absetzen der gewohnten Alkoholmenge.

Prophylaxe: Alkoholanamnese (Angehörige fragen!), Beobachtung des präoperativen Alkoholkonsums. Bei entsprechender Indikation kann durch intravenöse Alkoholverabreichung das Delir verhindert werden.

Therapie: Bei ausgebrochenem Delir hilft Alkoholzufuhr nicht mehr. Die Entzugssymptome werden mit Distraneurin, Catapresan oder Dormicum bekämpft. Der Patient mit manifestem Delir muß auf Intensivstation überwacht, behandelt und wegen der erforderlichen Sedierung oft künstlich beatmet werden.

Postoperative Psychose. Postoperative Verwirrtheitszustände können psychotische Ausmaße annehmen, wobei vorwiegend ältere zerebralsklerotische Patienten betroffen sind. Hypotonie, Hypoxie und Elektrolytstörungen (Hypokaliämie) begünstigen das Auftreten. Die Symptomatik kann einem Durchgangssyndrom ähneln, wie man es ansonsten nach Schädel-Hirn-Trauma oder Langzeitbeatmung beobachtet.

Zeitpunkt: In den ersten postoperativen Tagen.

Prophylaxe: Blutdruckregulierung, ausreichende Sauerstoffzufuhr (Atemgymnastik, eventuell O$_2$-Sonde), Elektrolytausgleich, Kontakt mit vertrauten Personen und Gegenständen herbeiführen.

Therapie: Meist spontane Rückbildung. Medikamentös können Präparate wie Normabrain oder zur Sedierung Haldol geeignet sein.

Parotitis. Die postoperative Ohrspeicheldrüsenentzündung ist ein bakteriell-aszendierender Infekt, der bei Mundtrockenheit (Exsikkose) und oraler Nahrungskarenz fast nur bei Greisen beobachtet wird.

Zeitpunkt: Etwa 5–7 Tage postoperativ.

Prophylaxe: Tägliche Mund- und Zungenpflege, Anregung der Speichelsekretion (z. B. Kaugummi), früher oraler Nahrungsaufbau.

Therapie: Antibiotika. Bei Abszedierung operative Spaltung.

Nahtinsuffizienz. Der Begriff bezieht sich in erster Linie auf den Nahtbruch bei Anastomosen des Gastrointestinaltraktes. Die Undichtigkeit ist meist

durch operationstechnische Unzulänglichkeiten oder mangelnde Durchblutung der Anastomosenregion bedingt. Klinische Zeichen sind abdominelle Schmerzen, Fieber, Meteorismus und Zeichen der Peritonitis.
Zeitpunkt: 5–10 Tage postoperativ.
Prophylaxe: Präoperative Darmreinigung vor Koloneingriffen (Kapitel 23, S. 447). Ansonsten betrifft die Prophylaxe vorwiegend die Operationstechnik.
Therapie: Sofortige orale Nahrungskarenz nach Auftreten der ersten Symptome. Gelegentlich ist eine Spontanheilung mit ausreichender Drainage unter parenteraler Ernährung zu erzielen, ansonsten Relaparotomie.

Thromboembolie. Die intra- und postoperative Immobilisierung läßt venöse Thrombosen in der Becken-Bein-Region postoperativ gehäuft auftreten (Kapitel 35, S. 559). In seltenen Fällen kann daraus eine Lungenembolie resultieren (Kapitel 36, S. 589).
Zeitpunkt: Meist innerhalb der ersten beiden Wochen, häufig unmittelbar nach Mobilisierung.
Prophylaxe: Siehe Kapitel 12, S. 275ff.
Therapie: s. bei venöser Thrombose (Kapitel 35, S. 561) und Lungenembolie (Kapitel 36, S. 590).

Fettembolie. Siehe Kapitel 37, S. 621f.

Streßulkus. Die Entstehung eines Magen- oder Zwölffingerdarmgeschwüres ist postoperativ durch das Überwiegen ulzerogener Einflüsse begünstigt (Kapitel 22, S. 405ff). Insbesondere die veränderte endokrine Situation (Postaggressionssyndrom), Angst und Schmerz sowie die perioperative Nahrungskarenz sind ursächliche Faktoren. Das Streßulkus tritt als akute obere gastrointestinale Blutung in Erscheinung (Kapitel 22, S. 408 und Kapitel 34, S. 555).
Zeitpunkt: Zwischen Operation und Beginn der oralen Nahrungsaufnahme.
Prophylaxe: Angst- und Schmerzreduktion, medikamentös H_2-Blocker (z. B. Zantic).
Therapie: Endoskopische oder operative Blutstillung.

Postoperativer Ileus. Dabei handelt es sich meistens um einen Adhäsionsileus durch Verwachsungen, seltener um einen paralytischen Ileus bei Peritonitis (näheres s. Kapitel 34, S. 549).

Platzbauch. Unter Platzbauch versteht man das Auseinanderweichen der Ränder einer Laparotomiewunde in allen ihren Schichten, also Haut bis einschließlich Bauchfell. Der Darm liegt dann ungeschützt frei (Abb. 12.4). Wenn nur die inneren Nahtschichten aufbrechen und die darüberliegende Hautnaht hält, handelt es sich um eine *subkutane Dehiszenz*. Ursächlich kommt neben mangelhafter Nahttechnik (Faszie) ein stark reduzierter Allgemeinzustand in Frage, insbesondere bei Malignom-Patienten mit Unterernährung, Eiweißmangel und Aszites (vgl. Tab. 1.1, S. 8).
Zeitpunkt: Meist innerhalb der ersten postoperativen Woche.
Prophylaxe: Ausschaltung prädisponierender Faktoren (Ernährungszustand,

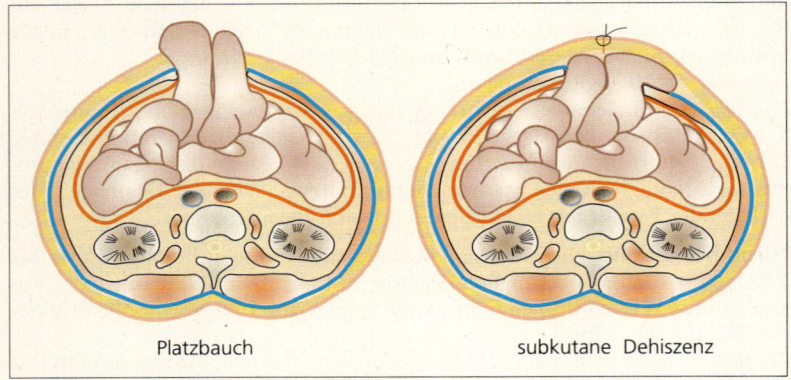

Platzbauch   subkutane Dehiszenz

Abb. 12.**4 Platzbauch und subkutane Dehiszenz.** Äußere Faszie (blau) und das
Peritoneum (rot) sind hervorgehoben

Eiweißmangel). Bei Operationen, die erwartungsgemäß mit einer stärkeren
Platzbauchgefahr einhergehen (Ileus, Relaparotomien), wird prophylaktisch
beim Wundverschluß eine Bleiplattennaht angelegt (Abb. 1.**15**, S. 24).
Therapie: Sofortiger operativer Wundverschluß mit Sekundärnaht und Bleiplatte.

Dekubitus. Druckbedingte Hautnekrosen treten bevorzugt an exponierten
Körperstellen wie Kreuzbeinregion, Trochanter major und Fersen auf. Bei
Patienten mit reduziertem Allgemeinzustand genügt eine lokalisierte Druckeinwirkung von 2 Stunden, um eine Hautnekrose hervorzurufen.
Zeitpunkt: Meist nach mehrtägiger oder mehrwöchiger Immobilisierung.
Prophylaxe: Jeder Dekubitus ist durch intensive pflegerische Maßnahmen ver-
meidbar (Druckentlastung der gefährdeten Stellen durch Weichlagerung und
regelmäßige Umlagerung, geeignete Hautpflege usw.).
Therapie: Lokale Druckentlastung, optimale Wundbehandlung, eventuell operative Nekrosenabtragung und plastische Deckung (Abb. 7.**2**, S. 160), Elimi-
nation und Behandlung von Risikofaktoren.

Intraabdomineller Abszeß. Insbesondere nach Operationen mit Eröffnung
kontaminierter Hohlorgane (Magen, Darm, Galle, Appendix) können sich in
der Bauchhöhle abgekapselte Eiteransammlungen ausbilden. Typische Lokalisationen sind subphrenisch, subhepatisch, im Douglas-Raum oder zwischen
Dünndarmschlingen (Schlingenabszeß). Klinische Zeichen sind Fieber,
Bauchschmerzen, Abgeschlagenheit, Leukozytose und BSG-Erhöhung.
Nachweis durch Sonographie oder CT.
Zeitpunkt: Meist 1–2 Wochen postoperativ, gelegentlich noch später (Spät-
abszeß).

Prophylaxe: s. bei Wundinfekt.
Therapie: Eiterentleerung durch Punktion mit anschließender Spülung (Drainage) oder operative Ausräumung mit Einlage entsprechender Drainagen (vgl. Abb. 2.9, S. 53).

Fadengranulom. Nicht resorbierbare Fäden können eine starke Bindegewebsproliferation verursachen, die im ehemaligen Operationsgebiet als schmerzhafte druckdolente Resistenz tastbar ist.
Zeitpunkt: Erst Wochen bis Jahre nach der Operation.
Prophylaxe: Verwendung von nicht resorbierbarem Fadenmaterial.
Therapie: Bei Beschwerden operative Exstirpation.

Narbenbruch. Siehe Kapitel 33, S. 545.

Allgemeine postoperative Maßnahmen

Fadenentfernung s. Kapitel 1, S. 11.
Drainagen s. Kapitel 2, S. 131.
Verbandwechsel s. Kapitel 5, S. 124.
Überwachung s. Kapitel 11, S. 250 und Kapitel 12, S. 279.

In diesem Kapitel sind die Fragen der *postoperativen Ernährung* und der *Thromboembolieprophylaxe* hervorgehoben.

Postoperative Ernährung

Warum darf nicht unmittelbar postoperativ mit der oralen Nahrungszufuhr begonnen werden?

❖ Jede Vollnarkose erfordert das Nüchternlassen für mindestens 6 Stunden, weil so lange mit Erbrechen und Störungen des Schluckreflexes zu rechnen ist (Aspirationsgefahr). In den ersten postnarkotischen Stunden besteht ferner eine Magen-Darm-Atonie.

❖ Jede Eröffnung der Abdominalhöhle führt zu einer vorübergehenden Darmparalyse, die durch mechanische Manipulation an den Darmschlingen, Austrocknung der Serosa u.a. bedingt ist. Wenn an den Bauchorganen selbst kein Eingriff vorgenommen wurde (z.B. Probelaparotomie), normalisiert sich die Peristaltik innerhalb weniger Stunden bis 1 Tag.

❖ Wurden bei einer Laparotomie Organe reseziert, so hängt die Zeitspanne der nachfolgenden Darmparalyse von der Größe und Dauer des Eingriffes ab. Nach Appendektomie (nicht perforiert), Splenektomie oder Cholezystektomie ist die Darmfunktion meist schon am ersten postoperativen Tag wiederhergestellt. Bei Peritonitis (z.B. perforierte Appendizitis) können allerdings mehrere Tage vergehen. Große Bauchoperationen am Magen oder Darm verursachen postoperativ eine Aufhebung der Peristaltik für 1–3 Tage.

❖ Ist im Bereich des Intestinaltraktes eine Anastomose angelegt worden, so bleibt der Patient nüchtern, bis die Heilung der Anastomose so weit fortgeschritten ist, daß die Naht der Belastung durch die Nahrungspassage gewachsen ist. Für die einzelnen Abschnitte des Magen-Darm-Traktes gelten dabei unterschiedliche Erfahrungswerte (Tab. 12.1). Eine vorzeitige Oralisierung birgt die Gefahr einer Nahtinsuffizienz (Peritonitis).

Konsequenzen für den Zeitpunkt des oralen Nahrungsaufbaues:
❖ Die Festlegung des Zeitpunktes ist ärztliche Aufgabe.
❖ Nach Eingriffen in Vollnarkose außerhalb der Bauchhöhle kann normalerweise (intakte Peristaltik, kein Brechreiz) nach 6 Stunden mit flüssiger Kost begonnen werden.
❖ Nach jeder Laparotomie kann frühestens mit oraler Kost begonnen werden, wenn sich die Darmfunktion normalisiert hat (gute Peristaltik, kein Brechreiz, keine nennenswerten Verluste über Magensonde).
❖ Wurde eine Anastomose an Magen oder Darm gelegt, so verlängert sich die Nahrungskarenz mindestens bis zum Abschluß der Anastomosenheilung. Ist dieser Zeitpunkt erreicht, so darf nur orale Kost angeboten werden, wenn der postoperative Verlauf unauffällig ist und sich die Verdauungsfunktion normalisiert hat (Peristaltik!).
❖ Die früher übliche routinemäßige medikamentöse Darmstimulierung (Bepanthen und Prostigmin) nach Laparotomien ist heute verlassen worden. Bei komplikationslosem Verlauf kommt die Darmfunktion ohne Medikation in Gang. Bleibt der Stuhlgang postoperativ länger als 3 Tage aus, so ist die Verabreichung eines Klysmas sinnvoll (nicht bei Anastomosen im Rektum oder unteren Kolon!).

Bis zum oralen Nahrungsaufbau muß der Patient *infundiert* werden. In den meisten Kliniken gibt es für die häufigsten Routineeingriffe Standard-Infusionsprogramme, in denen Art und Dauer der intravenös zugeführten Lösungen festgelegt sind. Diese Richtlinien unterscheiden sich zum Teil erheblich, insbesondere was die Firmenpräparate anbetrifft. Es sollen hier deshalb nur die *allgemeingültigen Grundlagen* erwähnt werden:

❖ Patienten, die voraussichtlich innerhalb von 3 Tagen mit oraler Ernährung beginnen können, benötigen postoperativ vorwiegend Flüssigkeit und Elektrolyte, hingegen keine (oder kaum) Kalorien. Man verabreicht also Elektrolyt-, Basis- oder niedrigkonzentrierte Zucker- oder Mischlösungen (vgl. Kapitel 11, S. 221). Dazu ist ein periphervenöser Zugang ausreichend. Durchschnittliches Volumen für einen normalgewichtigen Erwachsenen 3000 ml täglich (zusätzliche Verluste durch Erbrechen oder Drainage müssen jedoch ersetzt werden!).
❖ Patienten, die länger als 3 Tage nüchtern bleiben müssen, sollten etwa ab dem 3. postoperativen Tag quantitativ parenteral ernährt werden (Kapitel 11, S. 222). Vorher ist eine hochkalorische Infundierung wegen der postaggressiven Stoffwechselveränderungen nicht sinnvoll. Eine ausreichende parenterale Kalorienzufuhr ist nur über einen zentralvenösen Zugang möglich.

Tabelle 12.**1** **Postoperative Ernährung.** Dauer der oralen Nahrungskarenz in Abhängigkeit vom vorausgegangenen Eingriff

	Dauer der oralen Nahrungskarenz	OP-Beispiele
Ohne Anastomosen		
Vollnarkose	6 Std.	geschlossene Frakturreposition
extraabdomineller Eingriff	6 Std.	Osteosynthese, Struma
kleiner abdomineller Eingriff	1 Tag	Leistenhernie, Appendektomie (nicht perforiert)
großer abdomineller Eingriff	3 Tage	Rektumexstirpation (mit AP), Bifurkationsbypass
Mit Anastomosen	(Anastomosenheilungsdauer)	
Magen	5 Tage	B-I- und B-II-Resektion
Dünndarm	5 Tage	Dünndarmresektion
Dickdarm	5–7 Tage	Sigmaresektion, Hemikolektomie
Rektum	9 Tage	anteriore Rektumresektion
Ösophagus	9 Tage	Ösophagusresektion, Gastrektomie

Tabelle 12.**2** **Postoperative Ernährung.** Beispiel für den schrittweisen Nahrungsaufbau nach postoperativer Infusionsbehandlung

Beginn der oralen Nahrungsaufnahme	orale Kost	Infusion
1. Tag	schluckweise Tee	3000 ml
2. Tag	5 Tassen Tee	2000 ml
3. Tag	Tee, Schleim, Zwieback	1000 ml
4. Tag	passierte Kost	0
5. Tag und folgende	leichte Kost	0

❖ Der Beginn des oralen Nahrungsaufbaues erfolgt überlappend mit einer schrittweisen Reduktion der Infusionsmenge (Tab. 12.**2**).

❖ Als Ergänzung oder Alternative zur postoperativen Infusionsbehandlung kann von der enteralen Sondenernährung Gebrauch gemacht werden, insbesondere wenn keine Darmanastomosen angelegt wurden.

Thromboembolieprophylaxe

Thromboembolische Komplikationen (tiefe Venenthrombose und Lungenembolie, vgl. Kapitel 35 und 36) können spontan, also unabhängig von einer Operation, auftreten. In derartigen Fällen liegen meistens bestimmte *Risikofaktoren* vor. Nach chirurgischen Maßnahmen werden thromboembolische

Tabelle 12.**3** **Thromboembolieprophylaxe.** Risikofaktoren für die Entstehung einer tiefen Venenthrombose. Bei mehreren Risikofaktoren steigt das Thromboserisiko erheblich an

– Operationen	– Adipositas
– Immobilisierung (Bettlägerigkeit)	– Entbindung, Schwangerschaft
– Gipsverband am Bein	– Ovulationshemmer („Pille")
– Thrombose in der Anamnese	– Herzinfarkt, Herzinsuffizienz
– Malignom	– Schlaganfall
– Alter	– Rauchen
– Varikosis	– erhöhte Gerinnungsneigung

Tabelle 12.**4** **Individuelles postoperatives Thromboserisiko**

niedrig	**R**	– OP an Kopf, Hals, Arm – OP-Dauer unter 1 Stunde – Alter unter 40 Jahre – keine zusätzlichen Risikofaktoren	Standardprophylaxe (ATS evtl. für 36 Stunden postoperativ ausreichend)
mittel	**I** **S**	– OP an Thorax oder Abdomen – urologische Eingriffe – Alter über 40 Jahre – nur 1 zusätzlicher Risikofaktor	Standardprophylaxe
hoch	**I**	– OP an unterer Extremität – mehr als 1 zusätzlicher Risikofaktor	Standardprophylaxe ist evtl. unzureichend! → Heparin 3 × 7 500 IE s. c.
sehr hoch	**K** **O**	– OP an Hüftgelenk oder knöchernem Becken – mehr als 2 zusätzliche Risikofaktoren	Standardprophylaxe ist evtl. unzureichend! → Heparin 3 × 7 500 IE s. c. oder → Perfusor 20 000 – 25 000 IE/24 Std.

Komplikationen jedoch gehäuft beobachtet. Die Operation stellt einen (zusätzlichen) Risikofaktor dar, der im Falle vorbestehender Risiken (Tab. 12.**3**) die Wahrscheinlichkeit erhöht, daß der Patient eine tiefe Venenthrombose erleidet.

Neben der individuellen Risikokonstellation des Patienten wird die Wahrscheinlichkeit einer thromboembolischen Komplikation wesentlich von der *Art des durchgeführten Eingriffes* mitbestimmt (Tab. 12.**4**).

Ein kurzer Eingriff hat ein geringeres Risiko als eine lange Operation. Eine Operation an Kopf, Hals oder Arm hat ein geringeres Risiko als ein Eingriff am Körperstamm (Thorax, Abdomen). Besonders hoch ist das Thromboserisiko bei unfallchirurgischen Eingriffen an der unteren Extremität, am höchsten bei Operationen an Hüfte und Becken (z. B. Hüftendoprothese).

Prophylaktische Maßnahmen gegen thromboembolische Komplikationen sind bei chirurgischen Eingriffen *zwingend* erforderlich.

> **Merke:** Die Standardmaßnahmen zur Thromboseprophylaxe umfassen:
> ❖ Heparin 3mal 5000 IE s. c. täglich („low dose"),
> ❖ Antithromboemboliestrümpfe bis zur vollen Mobilisierung,
> ❖ Frühmobilisierung.

(Zur praktischen Durchführung s. S. 280: Pflegeschwerpunkte.)

Heparin. Die medikamentöse Thromboseprophylaxe mit dem gerinnungshemmenden Heparin (z. B. Liquemin) in der niedrigen Dosierung von 3×5000 Einheiten subkutan („low dose") ist derart verbreitet, daß der Verzicht auf diese Maßnahme ohne medizinische Kontraindikation kaum zu rechtfertigen ist (auch nicht vor Gericht!).

Die erste Injektion erfolgt *spätestens* am Morgen des Operationstages, die Medikation wird üblicherweise bis zur Entlassung aus stationärer Behandlung fortgeführt.

Statt der Low-dose-Gabe von 3×5000 IE „normalem" Heparin kann alternativ eines der *niedermolekularen Heparine* verabreicht werden. Diese Präparate haben eine längere Wirkungsdauer und müssen deshalb nur einmal täglich subkutan injiziert werden. Diesem Vorteil steht der höhere Preis gegenüber.

Antithromboemboliestrümpfe (ATS). Die Wirkung der ATS besteht in einer Kompression der Beinvenen, wodurch die Blutströmungsgeschwindigkeit zunimmt und die Thromboserate abnimmt. Die ATS müssen *vor* der Operation angelegt werden, um der bereits intraoperativ beginnenden Mikrothrombosierung in den Wadenvenen vorzubeugen. Bei Eingriffen mit geringem Thromboserisiko (z. B. Strumaoperation bei 30jährigem Patient ohne weitere Risikofaktoren) ist das perioperative Anlegen der ATS für ca. 36 Stunden ausreichend, wenn der Patient dann bereits voll mobilisiert werden kann. Wenn industriell vorgefertigte Größen nicht passen oder schlecht sitzen, muß eine Wickelung des Beines erfolgen (Abb. 12.**1**, S. 260).

> Die Patienten müssen darüber informiert sein, daß das Tragen der ATS *nachts wichtiger* ist als tagsüber, weil der Mobilisierungsgrad am Tage größer ist als während der Nachtruhe.

Frühmobilisierung. Frühestmögliche körperliche Aktivität des frischoperierten Patienten, insbesondere die Anspannung der Beinmuskulatur („Muskelpumpe"), verringert das Thromboserisiko durch Beschleunigung des venösen Blutstromes.

Abweichungen von der Standardprophylaxe.
Ausnahmen vom Standardvorgehen müssen begründet sein und im Krankenblatt dokumentiert werden. Die *Kontraindikationen* (Tab. 12.**5**) sind zu beachten. Ferner gelten folgende Besonderheiten:
- ❖ Bei *Kindern* vor der Pubertät wird auf eine routinemäßige Thromboseprophylaxe verzichtet.
- ❖ In der *Herzchirurgie* wird wegen der Heparinisierung durch die Herz-Lungen-Maschine erst am 1. postoperativen Tag mit Heparin in der Dosierung 3×7500 IE s. c. begonnen.

❖ Bei Operationen mit *hohem Thromboserisiko* (Eingriffe am Hüftgelenk!) ist die Standardprophylaxe unzureichend, so daß 3 × 7500 IE Heparin subkutan verabreicht werden müssen. Bestehen weitere Risikofaktoren (Tab. 12.**3**), ist ein Heparinperfusor mit 20 000 oder 25 000 IE/24 Stunden angezeigt.

Tabelle 12.**5** **Thromboembolieprophylaxe.** Kontraindikationen

Kontraindikationen für Heparin „low-dose"
– blutende Magen-Darm-Ulzera
– sonstige floride Blutung
– Blutungsneigung (Gerinnungsstörung)

Kontraindikationen für Antithromboemboliestrümpfe (ATS)
– offene Wunden am Bein
– pAVK Stadium III und IV
– Lungenödem, ausgeprägte Beinödeme

Tabelle 12.**6** **Allgemeininformationen bei Übernahme des frischoperierten Patienten**

– Art der ausgeführten Operation bzw. postoperative Diagnose

– Operationsverlauf (z. B. Blutungen, Stabilität von Herz-Kreislauf usw.)

– Art der Anästhesie (Intubationsnarkose, Lokal-, Spinalanästhesie usw.) und Narkosedauer

– postoperative Verordnungen (z. B. Art und Häufigkeit der Kontrollen, Infusionen, Transfusionen, Medikamente, Laborkontrollen, Lagerung, Mobilisationszeitpunkt usw.)

Allgemeine postoperative Pflegeschwerpunkte

Die postoperative Pflegephase beginnt direkt im Anschluß an die Operation und dauert bis zur Entlassung des Patienten. Pflegebedarf und -intensität orientieren sich immer am durchgeführten Operations- und Narkoseverfahren. Die Aufgaben, die dabei schwerpunktmäßig bei allen Operierten anfallen, werden nachfolgend besprochen; die eingriffsspezifischen pflegerischen Aktivitäten hingegen werden später in den einzelnen Kapiteln dargestellt.

Vorbereitung des Zimmers. Vor Rückkehr des Operierten auf Station müssen die notwendigen Vorbereitungen im Zimmer getroffen werden, d. h. alle Pflegehilfsmittel und sonstige Materialien, die für die postoperative Betreuung gebraucht werden, müssen bereitliegen und auf ihre Funktionstüchtigkeit hin überprüft sein.

Dazu gehören entsprechend der Größe des Eingriffes mindestens: Blutdruckapparat, Stethoskop und Überwachungskurve, Urinflasche und/oder

Bettpfanne, Mundpflegeset, Abwurfmöglichkeit, Nierenschale mit Zellstoff, eventuell Infusionsständer, Haltevorrichtung mit Bettbügel, Klingel. Für Frischoperierte sollte nach Möglichkeit kein Mehrbettzimmer, sondern ein ruhiges Zimmer ausgesucht werden.

Übernahme des Frischoperierten. In der Regel werden die Frischoperierten vorübergehend bis zur vollen Ansprechbarkeit in den Aufwachraum gebracht. Eine Rückverlegung auf Station erfolgt erst nach komplikationsloser Aufwachphase bei stabilen Vitalfunktionen und bedarf der schriftlichen Zustimmung des Anästhesisten.

Risikopatienten, bei denen intraoperativ Zwischenfälle auftraten oder bei denen mit Komplikationen gerechnet werden muß, werden sofort postoperativ oder nach Zwischenaufenthalt im Aufwachraum auf die Wach- oder Intensivstation verlegt.

Bei Übernahme des Patienten auf die Allgemeinstation muß sich die zuständige Pflegekraft über die postoperative Ausgangssituation informieren, um den Frischoperierten adäquat pflegerisch betreuen zu können. Beispiele für die wichtigsten Allgemeininformationen sind Tab. 12.**6** zu entnehmen. Die *Informationen* sind bei der mündlichen Übergabe direkt bei der Übernahme zu erfragen. Sie können aber auch zum Teil dem Narkoseverlaufsprotokoll entnommen werden. Anschließend werden die ersten *Kontroll- und Überwachungsmaßnahmen* (s. nachfolgender Abschnitt) durchgeführt sowie der Patient erstversorgt. Dazu gehört unter anderem das Anschließen von Drainagen.

Beobachtungsmaßnahmen. In den ersten Stunden nach der Operation ist die Anfälligkeit gegenüber Komplikationen sehr groß, so daß engmaschige Beobachtungsmaßnahmen zur Früherkennung und Vermeidung von postoperativen Komplikationen in der Pflege im Vordergrund stehen. Deshalb wird in diesem Abschnitt besonders die Überwachung des Frischoperierten direkt bei der Übernahme und die Verlaufsbeobachtung am 1. postoperativen Tag hervorgehoben.

Direkt nach der Übernahme des Frischoperierten werden routinemäßig kontrolliert: *Bewußtseinslage, Puls, Blutdruck, Atmung, Hautfarbe/-temperatur, Schmerzen, Verband, Drainagen/Sonden, Infusionen/Infusionswege, ZVD und Urinausscheidung.*

Diese Überwachung wird fortlaufend in bestimmten Intervallen weitergeführt, wobei insbesonders die Werte von Puls und Blutdruck in den ersten Stunden ½stündlich oder je nach Verordnung dokumentiert werden. Während der ersten 24 Stunden muß zu den zuvor genannten Beobachtungen zusätzlich *Körpertemperatur* und *Bilanz* unter Einbeziehung sämtlicher Verluste überprüft werden. Dabei ist zu beachten, wenn kein Blasenverweilkatheter liegt, daß die Patienten zum Wasserlassen angehalten werden und bis spätestens 6–8 Stunden postoperativ Spontanurin gelassen haben sollten. Gegebenenfalls unterstützende Maßnahmen anbieten wie Bettschüssel anwärmen, Wasserhahn laufen lassen, Toilettenstuhl bereitstellen bzw. Frischoperierten zur Toilette führen. Schamgefühl (z. B. Wunsch nach Alleinsein) berücksichtigen, Männer eventuell im Stehen vor dem Bett Wasserlassen ermöglichen. Erst bei Erfolglosigkeit auf Anordnung Einmalkatheterismus oder Gabe von Doryl i. m.

Lagerung. Sofern der Eingriff keine spezielle Lagerung notwendig macht, sind Frischoperierte bis zur vollständigen Ansprechbarkeit flach zu lagern. Bei Rückenlage muß einer Verlegung der Atemwege durch Zurückfallen der Zunge vorgebeugt werden (eventuell Guedel-Tubus, Abb. 10.**8**, S. 214). Bei erreichter Ansprechbarkeit kann der Patient entsprechend seiner Operation gelagert werden.

Allgemein gelten folgende Lagerungsprinzipien. Die Lagerung sollte *schmerzarm* und so *bequem* wie möglich sein. Dies ist der Fall, wenn darauf geachtet wird, daß das Wundgebiet nicht unter Dehnung oder Spannung steht. Ferner dürfen Drainagenableitungen nicht abgeknickt sein oder gar Zug darauf ausgeübt werden. Ein Lagewechsel kann unter Berücksichtigung der zuvor genannten Kriterien so oft als möglich den Bedürfnissen des Patienten entsprechend vorgenommen werden.

Mobilisation. Die *Frühmobilisation* ist eine wirkungsvolle Maßnahme, um unterschiedliche Komplikationen (z. B. Thrombose, Pneumonie, Dekubitus usw.) zu verhindern. Dies rechtfertigt auch die Maxime, daß mit dem Patienten postoperativ so früh wie durchführbar und so häufig wie möglich aufgestanden werden soll. Bei kleineren Eingriffen wird noch am OP-Tag, bei mittleren und größeren spätestens am Morgen des 1. postoperativen Tages mobilisiert. Dabei wird wegen der Gefahr von orthostatischen Dysregulationsstörungen schrittweise vorgegangen, d. h. zunächst *Sitzen* an der Bettkante, danach *Stehen* vor dem Bett, dann *Gehen* einer kurzen Strecke. Inwieweit bereits beim ersten Aufstehen die genannten Aktivierungsetappen nacheinander durchgeführt werden können, hängt u. a. vom individuellen Kreislaufverhalten des Patienten ab. Deshalb muß vorher der aktuelle Blutdruck festgestellt werden. Beim 1. Aufstehen sollten immer zwei Pflegepersonen Hilfestellung geben.

Eine *Spätmobilisation* (d. h. Aufstehen erst nach dem 1. postoperativen Tag) bleibt heute nur noch wenigen Ausnahmefällen vorbehalten (z. B. nicht belastungsstabile Osteosynthese an beiden Beinen). In diesen Fällen ist eine partielle Aktivierung durch gezielte passive und aktive Bewegungsübungen (z. B. Durchbewegen von Gelenken, Stoffwechselgymnastik usw.) zu ermöglichen. Nach Spinalanästhesie muß für mindestens 8 Stunden Bettruhe eingehalten werden.

Körperpflege. Schmerzen und mehr oder weniger ausgeprägte Immobilität machen eine Übernahme der kompletten Körperpflege durch das Pflegepersonal vonnöten. Dies gilt vor allem für die ersten postoperativen Tage nach großen Eingriffen. Ansonsten richtet sich die Mithilfe bzw. Unterstützung bei der persönlichen Hygiene nach dem Allgemeinzustand des Frischoperierten. Teilwäschen sind so bald

wie möglich anzustreben. Sie tragen zur Frühaktivierung des Patienten bei.

Prophylaxen. Die pathophysiologischen Vorgänge, die durch das Operationstrauma und seine Folgen ausgelöst werden, beinhalten bevorzugt die Gefahr von Allgemeinkomplikationen wie Thromboembolie und Pneumonie. Ihrer Entstehung ist deshalb durch gezieltes pflegerisches Handeln vorzubeugen. Außerdem sind die Patienten für eine optimale Mitarbeit bei der Durchführung von prophylaktischen Maßnahmen zu motivieren durch entsprechende Aufklärung über postoperative Allgemeinkomplikationen und die Möglichkeiten der Mitverantwortung bei deren Verhütung.

Die Pflegemaßnahmen zur *Thromboembolieprophylaxe* umfassen alle Aktivitäten, die den venösen Rückstrom fördern, Stauungen vermeiden und zu einem ausgeglichenen Flüssigkeitshaushalt beitragen. Sie setzen bereits präoperativ ein und werden postoperativ intensiviert. So wird das Tragen von *Antithromboemboliestrümpfen* oder eines *Kompressionsverbandes* postoperativ fortgeführt. Die Strümpfe werden ständig, auch nachts (erhöhte Thrombosegefahr durch erniedrigten Venotonus), getragen. Sie werden nur zur Körperpflege vorübergehend ausgezogen und alle 2–3 Tage gewechselt. Der Kompressionsverband wird 12stündlich erneut straff gewickelt (Abb. 12.**1**). ATS oder Kompressionsverband werden so lange angewandt, bis die uneingeschränkte Mobilität wieder erreicht ist.

Der venöse Rückstrom wird zusätzlich mittels *aktiven* oder *passiven Bewegungsübungen* gefördert. Je nach Zustand sind die Patienten regelmäßig zu aktiven Übungen, wie z. B. Fußkreisen, Zehen einkrallen und isometrischen Spannungsübungen, anzuhalten, notfalls unter krankengymnastischer Anleitung. Als Beispiel für passive Übungen gilt das nicht selbständige (passive) Durchbewegen der Beine.

Frühmobilisation sowie leichte *Hochlagerung der Beine* (Fußteil des Bettes leicht erhöhen) helfen ebenso, den venösen Blutfluß zu steigern.

Besonders bei längeranhaltender oraler Flüssigkeitskarenz muß auf eine ausreichende parenterale, kontinuierliche *Flüssigkeitszufuhr* geachtet werden. Dürfen die Patienten bereits trinken, so ist die erlaubte Menge zu dokumentieren (Bilanz!). Die *medikamentöse* Thromboseprophylaxe (Kapitel 12, S. 277) muß pünktlich verabreicht werden. Dabei ist zu beachten, daß bei abdominellen Eingriffen die Heparininjektion in den lateralen Oberschenkel erfolgt.

Passagere Bettlägerigkeit und postoperative Wundschmerzen wirken sich ungünstig auf die Lungenfunktion aus und erfordern spezifische Maßnahmen zur *Pneumonieprophylaxe.* Nach Operationen sollte deshalb in den ersten Tagen auf eine ausreichende Analgesie (Gabe von Schmerzmitteln) geachtet werden, damit die Patienten besser durchatmen und abhusten können. Eine Vertiefung der Atmung wird durch *Frühmobilisation,* regelmäßige *Abreibungen, Atemübungen, Inhalationen* und schmerzarme, atemerleichternde Lage erreicht. Bei Verschleimung müssen sekretolytische Maßnahmen forciert werden. Die Patienten erhalten gezielte *Hustenhilfe,* d. h. sie werden entsprechend angeleitet. Bei thorakalen und abdominellen Eingriffen ist es hilfreich, wenn während des Hustenvorgangs manueller Gegendruck auf die Wunde ausgeübt wird, welches zunächst durch die Pflegekraft übernommen werden kann.

Darmtätigkeit. Die Allgemeinnarkose hat eine vorübergehende Magen-Darm-Atonie zur Folge. Meist kommt die Magen-Darm-Funktion in den ersten Stunden nach Narkosebeendigung wieder spontan in Gang, was für alle extraabdominellen Eingriffe zutrifft. Bei intraabdominellen Operationen, insbesondere bei solchen am Magen-Darm-Trakt, bleibt die Atonie bestehen bzw. die Funktion kehrt verzögert wieder. Dies sollte spätestens zwischen dem 3.–5. postoperativen Tag der Fall sein.

Sichere Zeichen für eine wiedereingesetzte Darmfunktion sind das Absetzen von Stuhlgang, der Nachweis von Darmgeräuschen (Auskultation des Abdomens) und das Auftreten von Blähungen.

Blähungen (Flatulenz, Meteorismus) können für die Frischoperierten sehr schmerzhaft sein, vor allem, wenn sie den Leib auftreiben und damit Wundgebiete unter Spannung setzen. Erleichterung kann hier durch das Einlegen eines Darmrohres (niemals länger als maximal 30 Minuten) verschafft werden. In manchen Fällen hilft die Anwendung von trockener Wärme mittels Heizkissen, Wärmflasche oder Lichtbogen. Unterliegen die Patienten nicht mehr dem Verbot der Nahrungs- und Flüssigkeitszufuhr, können Kräutertees (z. B. Fenchel, Anis, Pfefferminz usw.) oder die Gabe eines Karminativums (= Mittel gegen Blähungen, z. B. Lefax) Abhilfe bringen.

Bleibt die Darmtätigkeit aus, so muß sie stimuliert werden. Zur Anregung stehen als physikalische Maßnahmen Klysma und Einlauf zur Verfügung. Medikamentös können milde Laxantien wie Agiolax, Kräuterlax usw. bei ausreichender Flüssigkeitszufuhr zum Erfolg führen. Es ist zu bedenken, daß für Patienten nach Abdominaloperationen aggressive Abführmethoden schmerzhaft sind und deshalb immer erst mild wirkende Mittel eingesetzt werden sollen.

Nahrungsaufbau. Wegen der bestehenden Aspirationsgefahr darf frühestens 6–8 Stunden nach Narkoseende wieder getrunken werden. Der Zeitpunkt der ersten Flüssigkeitsaufnahme wird in den meisten Kliniken vom Anästhesisten auf dem Narkoseprotokoll vermerkt. Diese Regelung trifft aber nur für Patienten mit extraabdominellen Eingriffen zu. Für sie ist bei sichergestellter Darmtätigkeit bereits ab dem 1. postoperativen Tag leicht verdauliche Kost erlaubt. Die länger anhaltende Magen-Darm-Atonie und die somit erforderliche Schonung des Verdauungstraktes begründen die länger dauernde orale Nahrungs- und Flüssigkeitskarenzzeit bei allen intraabdominellen Operationen. Der Flüssigkeits- und Nährstoffbedarf muß deshalb hier mit entsprechenden Infusionen parenteral gedeckt werden (Tab. 12.**1** und 12.**2**). Sobald die Darmtätigkeit wieder einsetzt und es der Eingriff gestattet, wird die Ernährung *vorsichtig* und *stufenweise* aufgebaut.

Während der Phase des absoluten Trinkverbotes leiden viele Patienten unter einem starken Durstgefühl, und die Mundschleimhäute neigen zur Austrocknung, wodurch die Soor- und Parotitisgefahr zunimmt. Mit einer sorgfältigen regelmäßigen *Mundpflege* kann sowohl dem Durstgefühl als auch der Soor- und Parotitisgefahr wirkungsvoll begegnet werden. Sie soll den Bedürfnissen des Patienten entsprechen und abwechslungsreich sein (z. B. Mund auswischen oder ausspülen mit Lösungen, Saft oder verschiedenen Tees im Wechsel). In diesem Zusammenhang sind die Lippen mittels Fettstift oder Creme ebenso zu pflegen. Ferner verhindert ein ausgeglichener Flüssigkeitshaushalt (Bilanz) ein übermäßiges Durstgefühl.

Wundbehandlung. Beim Verbandwechsel von Operationswunden, die mit Naht verschlossen sind, wird nach den Prinzipien des aseptischen Verbandwechsels (Kapitel 5, S. 130) vorgegangen. Der erste Verbandwechsel wird in der Regel vom behandelnden Arzt am 2. postoperativen Tag durchgeführt. In den meisten Kliniken ist es üblich, daß jede weitere Verbanderneuerung vom Pflegepersonal vorgenommen wird. Eine damit verbundene Wundbeobachtung ist selbstverständlich. Bei offen gelassenen Operationswunden wird mindestens täglich ein neuer Verband angelegt und, sofern notwendig, die Wunde entsprechend behandelt.

Nicht resorbierbare Hautfäden werden in Abhängigkeit von der Wundlokalisation zu unterschiedlichem Zeitpunkt entfernt, meist um den 10. postoperativen Tag (s. auch Tab. 1.**4**, S. 11). Wird eine Teilfadenentfernung gewünscht, so zieht man zunächst jeden 2. Faden und am übernächsten Tag die Restfäden.

Entlassungsberatung. Der Entlassungszeitpunkt ist individuell und orientiert sich hauptsächlich an der Größe des operativen Eingriffes sowie dem postoperativen Verlauf. Rechtzeitig bevor die Patienten entlassen werden, muß ein ärztliches Abschlußgespräch und eine pflegerische Entlassungsberatung erfolgen. Beide ergänzen sich gegenseitig und lassen sich oft inhaltlich nicht voneinander abgrenzen. Auf jeden Fall bleibt es dem Pflegenden vorbehalten, frühzeitig Patienten oder Angehörige in die Handhabung von Hilfsmitteln (z. B. Stomaversorgung, Umgang mit Prothesen usw.) einzuweisen, so daß eine selbständige Versorgung gewährleistet ist. Ferner ist es wichtig abzuklären, inwieweit eine häusliche pflegerische Betreuung erforderlich ist. Dazu kann die Kontaktaufnahme mit dem Sozialdienst notwendig werden.

Weitere Beratungsinhalte sind: Ernährung, Einnahme von Medikamenten (z. B. Marcumar), Wunddehiszenz- und Narbenhernienprophylaxe sowie Veränderungen in der Lebensführung.

13. Kopf

Die Verletzungen des Gehirns sind im Kapitel 39 „Schädel-Hirn-Trauma" behandelt.

Fehlbildungen

Im Bereich des Gesichts- und Gehirnschädels ist eine Vielzahl angeborener Fehlbildungen möglich. Das Spektrum reicht von abstehenden Ohren bis zum weitgehenden Fehlen des gesamten Kopfes (Anenzephalie, nicht lebensfähig). Exemplarisch erwähnt seien die Mißbildungen des Unterkiefers, das vorstehende Kinn (*Progenie* oder *Makrogenie*) und die gegenteilige Fehlentwicklung, das „fliehende" Kinn (*Mikrogenie*) oder „Vogelkinn". Weil diese Störungen einen korrekten Zahnschluß verhindern, muß eine operative Korrektur durch Umstellung des Unterkieferknochens (Osteotomie) erfolgen. Leichte Deformierungen, wie der *Turmschädel* (Turrizephalus) können auch durch die mechanische Einwirkung des Geburtsvorganges verursacht sein. Die wichtigsten Mißbildungen sind im folgenden skizziert.

Verkürztes Zungenbändchen   häufig

Das Bändchen unterhalb der Zunge (Frenulum linguae) kann zu kurz sein, so daß die Zungenbeweglichkeit eingeschränkt ist und im späteren Leben Sprachstörungen zu erwarten sind.

Therapie

Wenn es innerhalb des ersten Lebensjahres nicht zu einer spontanen Dehnung des Zungenbändchens kommt, wird dieses operativ durchtrennt (*Frenuloplastik*, Abb. 13.**1**). Die Übernähung erfolgt mit resorbierbaren Fäden, so daß eine Fadenentfernung nicht erforderlich ist. Der kleine Eingriff wird ambulant vorgenommen.

Lippen-Kiefer-Gaumen-Spalte   selten

Diese Fehlbildung entsteht durch unzureichendes Zusammenwachsen der verschiedenen „Weichteilknospen" des Gesichts in den ersten Embryonalwochen. Je nachdem, wie ausgedehnt der Defekt ist, unterscheidet man verschiedene Schweregrade (Abb. 13.**2**). Bei der leichtesten Form beschränkt sich die Spaltbildung auf die Oberlippe, etwa in Verlängerung des Nasenloches. Die Störung wird als *Lippenspalte* oder *Hasenscharte* bezeichnet und kann einseitig

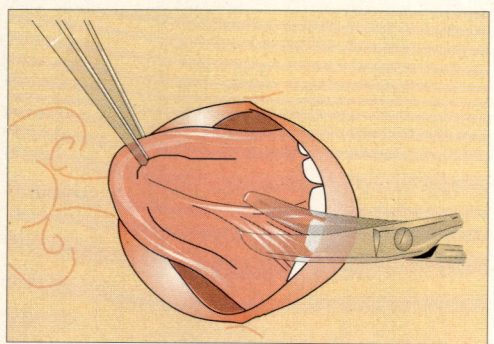

Abb. 13.**1 Frenuloplastik.**
Das verkürzte Zungenbänd-
chen wird operativ durch-
trennt

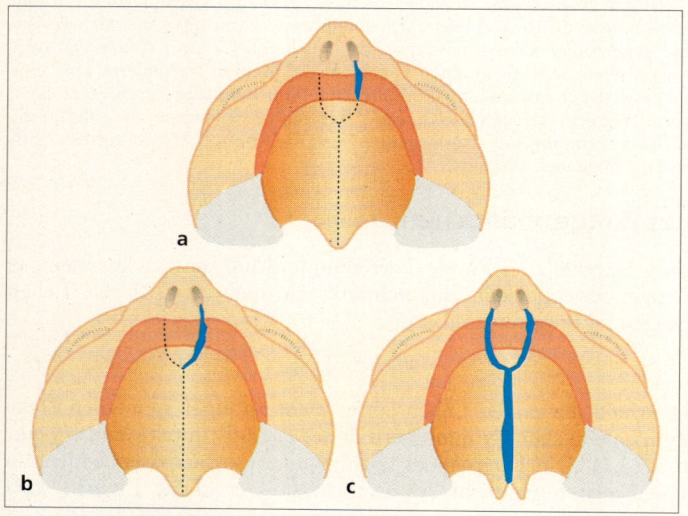

Abb. 13.**2 Fehlbildungen des Gesichtes.** Blick von unten auf den
geöffneten Oberkiefer und Gaumen
a Einseitige Lippenspalte (= „Hasenscharte")
b Einseitige Lippen-Kiefer-Spalte
c Doppelseitige Lippen-Kiefer-Gaumen-Spalte (= „Wolfsrachen")

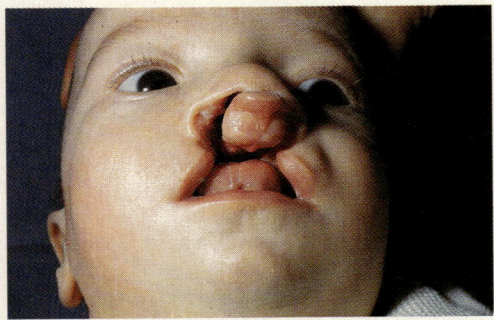

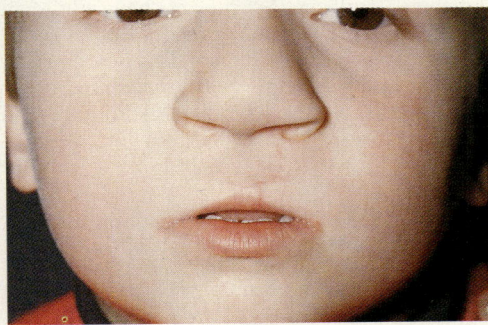

b Postoperativ im Alter von 4 Jahren (gleicher Patient)

oder beidseitig auftreten. Setzt sich der Spalt nach innen bis in den knöchernen Oberkiefer fort, so handelt es sich um eine *Lippen-Kiefer-Spalte*. Auch diese kann ein- oder beidseitig auftreten. Bei der schwersten Fehlbildung dieser Art ist auch der knöcherne Gaumen (in der Mittellinie) gespalten. Man spricht dann von einer *Lippen-Kiefer-Gaumen-Spalte*, bei beidseitiger Ausbildung von einem *„Wolfsrachen"*. Die Ernährung solcher Kinder ist äußerst schwierig, weil das Saugen nicht möglich ist. Die Häufigkeit dieser Spaltbildungen beträgt etwa 1:500.

Therapie

Die Lippenspalte wird schon in den ersten Lebensmonaten operativ beseitigt, wenn eine normale Ernährung mit der Fehlbildung nicht möglich ist (Abb. 13.3). Die knöchernen Spaltbildungen (Kiefer und Gaumen) werden später, nach 1–3 Jahren, operativ rekonstruiert (Osteoplastik mit Beckenkammspongiosa).

Hydrozephalus   selten

Der Hydrozephalus (*Wasserkopf*) kann angeboren oder in der nachgeburtlichen Wachstumsphase erworben sein. Ursächlich kommen verschiedene Faktoren in Frage, wobei allen Formen eine erhöhte Menge des Gehirnwassers (Liquor) gemeinsam ist. Der Liquor wird in den Hirnventrikeln gebildet und breitet sich über anatomische Verbindungskanäle in den das Gehirn umgebenden Raum (Subarachnoidalraum) und den Rückenmarkskanal aus. Dort wird der Liquor teilweise resorbiert, so daß normalerweise ein physiologischer Füllungszustand des gesamten Liquorraumes gewährleistet ist. Wird zuviel Liquor produziert, zuwenig resorbiert oder kann die Flüssigkeit durch angeborene oder erworbene Verklebungen der Verbindungsstraßen nicht aus dem Ventrikelsystem abgegeben werden, resultiert eine pathologische Flüssigkeitsvermehrung. Der noch nachgiebige kindliche Schädelknochen gibt dem Druck von innen nach, womit eine monströse Vergrößerung des Kopfes (Wasserkopf) entstehen kann. Betrifft die Erweiterung lediglich die Hirnventrikel, spricht man von einem *Hydrocephalus internus*. Beim *Hydrocephalus externus* ist entsprechend der Subarachnoidalraum betroffen. Kombinierte Formen sind jedoch häufig.

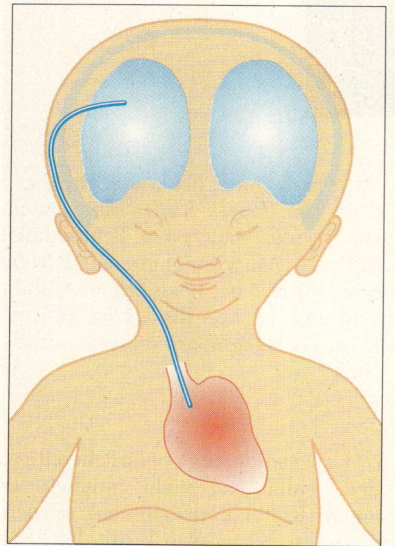

Abb. 13.**4 Spitz-Holter-Shunt beim Wasserkopf.** Die Kunststoffdrainage leitet den unter Überdruck stehenden Liquor aus den Gehirnventrikeln in den rechten Herzvorhof ab

Therapie

Die Ursache kann meistens nicht behoben werden. Um Druckschäden auf das Gehirn zu vermeiden, wird der überschüssige Liquor deshalb über eine innere Drainage (Shunt) in den Blutkreislauf, üblicherweise in den rechten Herzvorhof, abgeleitet. Nach diesem Prinzip arbeiten der *Spitz-Holter-Shunt* (Abb. 13.**4**) und der *Pudenz-Heyer-Shunt*.

Meningozele   selten

Aus angeborenen Spaltbildungen in der Begrenzung des zentralen Nervensystemes können verschiedene Bruchbildungen entstehen (Zele, griech.: Bruch). Wölben sich die Hirnhäute aus einer Spalte des knöchernen Hirnschädels vor, handelt es sich um eine *Meningozele*. Sind gleichzeitig Anteile des Gehirns in dem Bruch enthalten, bezeichnet man diesen als *Meningoenzephalozele*.

Diese Fehlbildungen treten bevorzugt im Bereich des Rückenmarkes auf. Hier ist eine Spaltbildung der Wirbel Voraussetzung (*Spina bifida*). Enthält der Bruch bei einem Spina-bifida-Kind nur die Rückenmarkshaut, spricht man auch hier von Meningozele (Abb. 13.**5**), bei gleichzeitigem Hervortreten des Rückenmarkes von einer *Myelomeningozele*. All diese Zelen können unter der äußeren Haut gelegen sein (geschlossen) oder bei gleichzeitigem Hautdefekt mit der Außenwelt in direkter Verbindung stehen (offene Zelen). Je nachdem, wie stark Hirn oder Rückenmark durch die Bruchbildung deformiert sind, ergeben sich verschieden stark ausgeprägte Störungen der neurologischen Funktion, insbesondere Lähmungen.

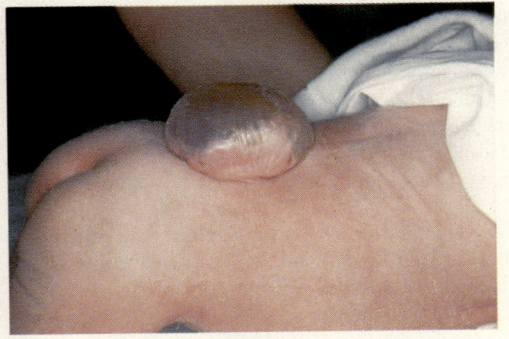

Abb. 13.**5** **Meningozele.** Neun Tage altes Neugeborenes

Therapie

Die offenen Zelen müssen wegen der Infektionsgefahr des Liquorraumes sofort operativ verschlossen werden, also in den ersten Stunden nach der Geburt. Bei überhäuteten Mißbildungen wartet man mit der Operation einige Wochen.

Entzündungen

Grundsätzlich können am Kopf die gleichen spezifischen und unspezifischen Entzündungen auftreten wie an anderen Körperteilen. Eine typische spezifische Infektion des Gesichtes ist das *Erysipel* (Kapitel 3, S. 92). Von besonderer Bedeutung sind auch die *Furunkel* und *Karbunkel* (Abb. 3.**4**), die sich zu Abszessen oder Phlegmonen vergrößern und hämatogen über die Augenwinkelvenen in das Schädelinnere streuen können. *Phlegmonöse Entzündungen* finden sich gehäuft in dem lockeren Weichteilgewebe des Mundbodens und Halses, nicht selten ausgehend von einem chronischen Infekt im Zahnbereich.

Hervorgehoben sei auch die *Kopfschwartenphlegmone*, die als Komplikation (Wundinfekt) einer Kopfplatzwunde auftreten kann. Der Eiter breitet sich rasch und großflächig in den tieferen Schichten der Kopfschwarte aus, was eine massive Schwellung, Druckschmerzhaftigkeit und Fieber bewirkt. Zur Vermeidung sollten Kopfplatzwunden vor dem primären Nahtverschluß ausreichend exzidiert und die Umgebung genügend rasiert werden. Entsteht dennoch eine Kopfschwartenphlegmone, so muß die Wunde breit eröffnet und drainiert werden. Um einer weiteren Ausbreitung vorzubeugen, verabreicht man zusätzlich Antibiotika (i. v.).

Infektionen des knöchernen Schädels (*Osteomyelitis*) sind meist hämatogen bedingt, können aber auch im Gefolge einer offenen Schädelfraktur entstehen. Die Behandlung besteht in hochdosierter intravenöser Antibiotikagabe. Auch die Entzündung der Hirnhäute (*Meningitis*), die sich durch hohes Fieber und Nackensteifigkeit bemerkbar macht, wird nach Lumbalpunktion und Antibiogramm konservativ behandelt. Der *Hirnabszeß*, fast immer durch hämatogene Streuung entstanden, verlangt hingegen meistens eine operative Ausräumung.

Nach operativen Eingriffen verschiedenster Art beobachtet man selten eine *bakterielle Parotitis* (Kapitel 12, S. 270). Sie äußert sich als schmerzhafte Schwellung der Ohrspeicheldrüse (ähnlich der Mumps-Parotitis).

Tumoren des Gesichtes

Alle anatomischen Strukturen des Gesichtes können tumorös entarten, weshalb in dieser Region sehr viele Tumorarten bekannt sind. Eine vollständige Erörterung würde den Rahmen dieses Buches sprengen. Lediglich am Rande erwähnt seien die gutartigen *Tumoren der Zahnanlage* (z. B. Odontom, Adamantinom), das große Spektrum der *Knochentumoren* (z. B. Osteom, Osteosarkom) sowie die *Epulis* (Riesenzellgeschwulst des Zahnfleisches), die *Parulis* (von Zahnwurzelinfektion ausgehender tumoröser Kieferabszeß) und die *Ranula* (kleine Zyste neben dem Zungenbändchen).

In den Speicheldrüsen können sich verschiedene Tumoren entwickeln, wobei die Ohrspeicheldrüse (Parotis) mit 80 % am häufigsten betroffen ist. Die wichtigste Geschwulst der Speicheldrüsen ist der *Parotismischtumor,* der aus verschiedenen Gewebsstrukturen besteht. Meistens ist dieser Tumor benigne, in etwa 15 % wächst er jedoch infiltrativ oder setzt sogar Metastasen (malignes Wachstum). Er sollte deshalb operativ entfernt werden, was wegen der anatomischen Nähe zum N. facialis technisch schwierig und oft nicht vollständig möglich ist.

Sehr bösartig sind einige Tumoren aus dem HNO-Bereich, die vorwiegend als *Plattenepithelkarzinome* in Erscheinung treten (z. B. Lippenkrebs, Zungenkarzinom). Auch hier wird die frühzeitige chirurgische Behandlung angestrebt. Bei Tumoren des Mundbodens und der Zunge muß dabei häufig eine *Neck dissection* durchgeführt werden. Hierunter versteht man die chirurgische Entfernung der Halslymphknoten, zur Erhöhung der Radikalität gelegentlich mit Resektion der V. jugularis. Die Neck dissection erfolgt je nach Ausbreitungsgebiet des Primärtumors ein- oder beidseitig. Weil Plattenepithelkarzinome oft recht gut auf eine Strahlentherapie ansprechen, kann diese im Anschluß an die Tumoroperation oder bei inoperablen Tumoren als ausschließliche Behandlung angewendet werden.

Die *Gesichtshaut* kann alle Tumoren aufweisen, die man auch sonst in der Haut findet (z. B. Warze, Nävus, Xanthom, Fibrom, Lipom, Histiozytom, Hämangiom, Karzinom, Sarkom). Häufiger Anlaß für eine ambulante chirurgische Exstirpation ist das *Atherom* (Grützbeutel, Abb. 13.**6**). Es entspricht einer gestauten Haartalgdrüse (Retentionszyste), ist also im Unterhautfettgewebe lokalisiert. Die chirurgische Entfernung sollte „in toto", also als ganzes, erfolgen, weil ansonsten mit Rezidiven zu rechnen ist. Die immer gutartigen Atherome sind ansonsten harmlos.

Wegen ihrer großen klinischen Bedeutung seien drei bösartige Hauttumoren erwähnt, die sich allerdings nicht ausschließlich im Gesicht finden.

Basaliom. Das Basaliom (Basalzellenepitheliom) ist ein *semimaligner* Tumor, genaugenommen also kein Karzinom. Er wächst zwar infiltrativ und lokal destruierend (maligne), setzt jedoch niemals Metastasen. Ausgangspunkt ist die Basalzellenschicht der Haut. Klinisch imponiert das Basaliom als „nicht heilendes" Hautgeschwür (Ulkus).

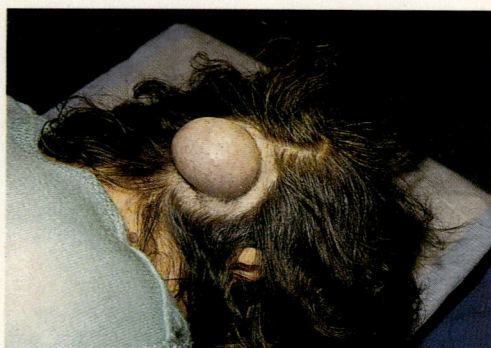

Abb. 13.**6** **Atherom.** Die bedeckenden Haare am Hinterkopf wurden vor der operativen Entfernung des Grützbeutels abrasiert

Bevorzugte Lokalisation dieses Tumors ist das Gesicht, wobei ätiologisch die Exposition gegenüber der UV-Strahlung des Sonnenlichtes eine Rolle spielt. Das Basaliom gehört zu den häufigsten bösartigen Tumoren überhaupt! Die *Therapie* besteht in operativer Exzision und anschließender Spalthautdeckung. Nicht oder unvollständig entfernte Tumoren werden bestrahlt.

Spinaliom. Das Spinaliom (Stachelzellkrebs) ist ein echtes *Plattenepithelkarzinom*, welches häufig Metastasen setzt. Es entwickelt sich aus dem Stratum spinosum (Stachelzellschicht) der Haut und tritt als derber Knoten oder nässendes Geschwür in Erscheinung. Auch das Spinaliom ist häufig im Gesicht lokalisiert, was mit der Sonneneinstrahlung in Zusammenhang gebracht wird. Die *Therapie* besteht in der großzügigen chirurgischen Exzision mit anschließender Bestrahlung.

Malignes Melanom. Es handelt sich um einen *sehr bösartigen Tumor*, der von den pigmentbildenden Zellen der Haut (Melanozyten) ausgeht. Dementsprechend tritt er als blauschwarzer Fleck oder Knoten in Erscheinung, der oft schwierig von einem gutartigen Pigmentzellnävus abzugrenzen ist. Die Häufigkeit dieses Tumors hat in den letzten Jahren deutlich zugenommen (vermehrte UV-Licht-Belastung?). Der Tumor setzt rasch Lymphknoten- und Fernmetastasen. Dementsprchend ist die Prognose schlecht. Zur *Therapie* wird der Primärtumor möglichst radikal exstirpiert und zusätzlich das regionale Lymphknotenabflußgebiet ausgeräumt (Neck dissection am Hals bzw. Dissektion der axillären oder femoralen Lymphknoten bei Primärtumor an den Extremitäten). Zusätzlich wird eine systemische Zytostatikabehandlung durchgeführt, bei Melanomen der Extremitäten eventuell auch eine lokoregionäre Chemotherapie in Form der Extremitätenperfusion (Kapitel 6, S. 152). Trotz optimaler Behandlung beträgt die 5-Jahres-Überlebensrate bei Lymphknotenbefall nur etwa 10 %, bei hämatogenen Fernmetastasen unter 1 %.

Tumoren des Gehirns

Auch bei den Hirntumoren gibt es ein weites Spektrum hinsichtlich histologischer Differenzierung und Herkunftsgewebe. Wie schon im Kapitel Onkologie erwähnt, nehmen die histologisch malignen Hirngeschwülste insofern eine Sonderstellung ein, als sie den beiden entwicklungsgeschichtlichen Klassen „Karzinom" und „Sarkom" nicht zugeordnet werden können. Ihre Einteilung in „maligne" und „benigne" Tumoren bereitet zudem grundsätzlich Schwierigkeiten, weil die histologischen Kriterien und das Metastasierungsverhalten bei Hirntumoren oft eine geringere Rolle spielen als klinisch-therapeutische Gesichtspunkte (wie z. B. Tumorlokalisation und dadurch eingeschränkte Operabilität). Dementsprechend besteht für die primären Hirntumoren eine eigene Terminologie.
Beispiele: Meningeom, Neurinom, Gliom, Glioblastom, Hypophysenadenom, Kraniopharyngeom, Oligodendrom, Astrozytom, Ependymom, Pinealom u. a.

> Der häufigste primäre Hirntumor ist das von den Hirnhäuten ausgehende (histologisch benigne) Meningeom (ca. 20%). An zweiter Stelle der primären Hirntumoren steht das (histologisch maligne) Glioblastom.

Neben den genannten *primären Geschwülsten* des zentralen Nervensystems findet man besonders im Gehirn häufig hämatogene *Fernmetastasen anderer Tumoren.*

Merke: 10% aller Hirntumoren sind Fernmetastasen anderer Organgeschwülste, davon 25% Absiedlungen eines Bronchialkarzinoms.

Klinik

Die Symptomatik eines Hirntumors (primäre Geschwulst oder Metastase) wird durch Beeinträchtigung zentralnervöser Leitungsbahnen oder durch ansteigenden Druck in der unnachgiebigen, knöchernen Schädelkapsel (*Hirndruck,* s. auch Tab. 39.**1**, S. 678) hervorgerufen. Typische Zeichen sind Kopfschmerz, Schwindelgefühl, Erbrechen, Sprach- und Sehstörungen, Krämpfe und Lähmungen sowie Wesensänderungen. Bei chronischem Hirndruck kann sich der Sehnerv an der Eintrittsstelle in die Netzhaut vorwölben, was mit dem Augenspiegel als „Stauungspapille" sichtbar ist. Eine präzise Lokalisationsdiagnostik erfolgt durch Computertomographie (Schädel-CT), Kernspintomographie und Karotisangiographie.

Therapie

Nach Möglichkeit werden Hirntumoren durch Eröffnung der knöchernen Schädelkapsel operativ entfernt. Der Eingriff wird als *Kraniotomie* (kranium = Schädel) oder *Trepanation* (griech.: Bohrung) bezeichnet und findet bei der intrakraniellen Blutung (Kapitel 39) notfallmäßig Anwendung.

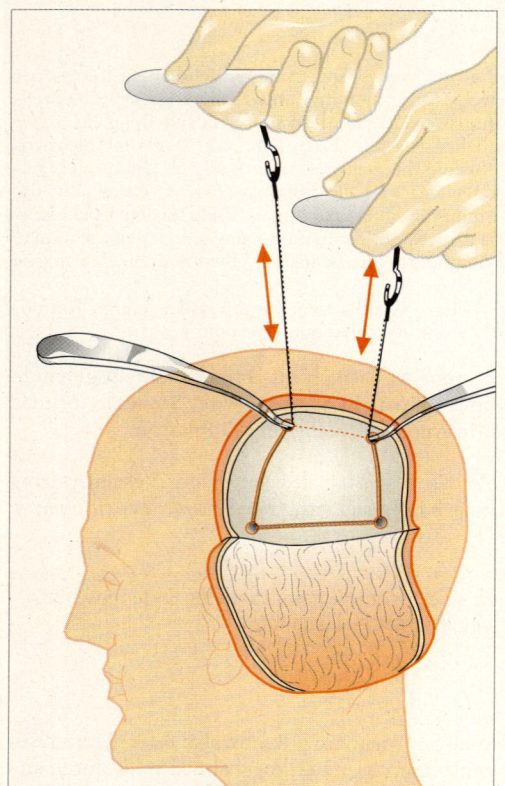

Abb. 13.7 Schädeltrepanation (Kraniotomie).
Das Aufsägen des Schädelknochens erfolgte über Jahrzehnte ausschließlich mit der Gigli-Säge, einem aufgerauhten Draht. Heute werden zunehmend pneumatisch getriebene maschinelle Sägen eingesetzt

Operationstechnik (Abb. 13.7). Über dem erkrankten Hirnbereich wird die kahlrasierte Kopfhaut abpräpariert und zur Seite geklappt. Der Schädelknochen liegt nun frei. Mit vier (oder mehr) Bohrlöchern werden die Ecken des zu entfernenden Knochendeckels markiert. Bei der *osteoklastischen* Kraniotomie (oder Trepanation) wird der herausgesägte Knochendeckel für immer entfernt (permanenter Defekt) und die Wunde nur mit Dura, Kopfschwarte und Haut verschlossen. Dieses Vorgehen kommt bei erhöhtem Hirndruck zur Dekompression in Frage, insbesondere bei Epiduralhämatom. Bei der *osteoplastischen* Kraniotomie (oder Trepanation) wird der Knochendeckel nach Abschluß der Hirnoperation wieder eingepaßt, so daß er innerhalb einiger Monate mit der umgebenden Kalotte verwächst (temporäre Entfernung des Knochendeckels).

Leider sind viele Hirntumoren (z. B. im Zwischenhirn) chirurgisch nicht angehbar, weil sie von lebenswichtigen Zentren umgeben sind. Durch einen operativen Eingriff würden diese Strukturen notwendigerweise geschädigt oder zerstört, weshalb derart ungünstige Tumorlokalisationen nicht operabel sind. Nur in wenigen Fällen hilft eine Strahlen- oder Chemotherapie. Bei umschriebenen Krankheitsherden kommt ein stereotaktischer Eingriff in Frage.

Stereotaktische Operation. Zwei dünne Nadelelektroden werden durch Schädelbohrlöcher mit einem Zielgerät in die Tiefe des Gehirns bis zum Tumor eingeführt. Die Lagekontrolle der Nadeln erfolgt mittels Röntgendurchleuchtung in drei Ebenen. Liegen die Nadelspitzen in der gewünschten Position, wird das umgebende Gewebe durch Stromzufuhr (Elektrokoagulation) zerstört. Alternativ können mit stereotaktischen Zielgeräten gewebsschädigende Substanzen, wie Vereisungsmittel oder Radioisotope, in die Tumorregion eingebracht werden. Mit stereotaktischen Verfahren ist auch die isolierte Durchtrennung bestimmter Leitungsbahnen im Gehirn bei schweren psychiatrischen Krankheitsbildern möglich.

Aneurysmen der Hirnbasis. Die kurzstreckige Erweiterung einer Arterie an der Hirnbasis ist angeboren und entspricht einem echten Aneurysma (vgl. Abb. 36.11). Die meisten bleiben zeitlebens asymptomatisch. Eine Ruptur kann jedoch jederzeit erfolgen, oft ohne erkennbaren Anlaß (zur Anatomie vgl. Abb. 39.3).

Die Ruptur eines Hirnbasisaneurysmas führt zur *Subarachnoidalblutung* (SAB). Dieses Ereignis verläuft hochdramatisch und endet oft tödlich.

Klinik: Plötzlich beginnender, vernichtender Kopf- und Nackenschmerz, Krämpfe, Bewußtseinseintrübung. Diagnose durch Schädel-CT (eventuell Lumbalpunktion: blutiger Liquor), Angiographie.
Therapie: Frühzeitige mikrochirurgische Ausschaltung des Aneurysmas. (Pflegeschwerpunkte vgl. Kapitel 39.)

14. Hals

Fehlbildungen

Auch hier werden nur die wichtigsten Formen vorgestellt.

Halszysten und -fisteln   selten

Aus den embryonalen Kiemenanlagen können am Hals Zysten entstehen, die sich wie runde, glatte Tumoren anfühlen. Sie sind meist neben der Mittellinie lokalisiert (*laterale Halszysten*) und können einseitig oder beidseitig auftreten. Oft treten sie erst im Erwachsenenalter in Erscheinung, weil sie durch Zunahme der Zystenflüssigkeit im Laufe der Jahre an Größe zunehmen (Abb. 14.1). Die in der Mittellinie lokalisierten Zysten (*mediane Halszysten*) stammen entwicklungsgeschichtlich aus Resten der Schilddrüsenanlage. Die Halszysten können durch die Haut nach außen durchbrechen und schmieriges Sekret absondern. Dann spricht man von *Halsfisteln*.

Therapie

Machen die Halszysten Beschwerden (Druck, Schmerz, Fistelbildung), so werden sie operativ entfernt.

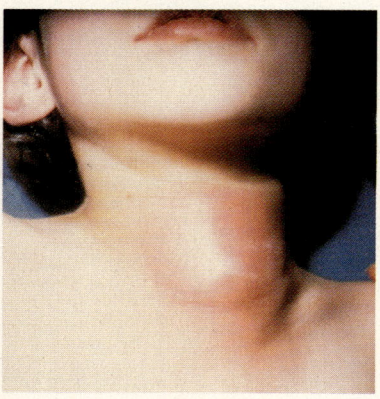

Abb. 14.**1 Laterale Halszyste.** Größenzunahme durch Sekretstau und Infektion

Halsrippe selten

Normalerweise finden sich Rippen nur an den Brustwirbeln. Am Hals und im Lendenwirbelbereich sind sie zu „Querfortsätzen" verstümmelt. Anlagebedingt können die Halswirbelquerfortsätze wie eine Rippe entwickelt sein, bevorzugt am 7. *Halswirbel*. Beschwerden sind durch Druck auf den Armnervenplexus (Parästhesien) oder mechanische Einengung der A. und V. subclavia zwischen Halsrippe und Schlüsselbein möglich (vgl. Kapitel 36, S. 581). Oft sind Halsrippen durch die Haut tastbar, ansonsten durch eine Röntgenaufnahme sicher erkennbar.

Therapie

Nur bei Beschwerden ist die operative Entfernung einer Halsrippe indiziert.

Schiefhals selten

Der Schiefhals (*Tortikollis*) kann angeboren sein. Es liegt dann eine degenerative, narbige Verkürzung des Kopfnickermuskels (M. sternocleidomastoideus) vor, wodurch eine Fehlhaltung des Kopfes mit Neigung des Ohres zur „kranken" Seite und Blick des Gesichtes zur Gegenseite resultiert. Es sei erwähnt, daß ein Schiefhals auch durch andere Ursachen bedingt sein kann, so z. B. als kompensatorische Fehlhaltung bei Lähmung des oberen schrägen Augenmuskels (Parese des N. trochlearis).

Therapie

Bei angeborenem Schiefhals durch Verkürzung des M. sternocleidomastoideus wird dieser an seinem Ursprung (Brustbein und Schlüsselbein) chirurgisch durchtrennt (Abb. 14.2).

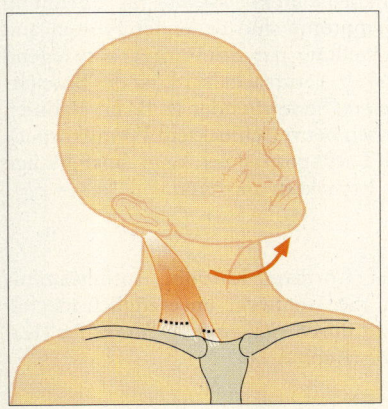

Abb. 14.**2 Tortikollis.** Fehlhaltung des Kopfes (Pfeil) beim muskulären Schiefhals. Zur Behandlung wird der M. sternocleidomastoideus durchtrennt (gestrichelte Linie)

Entzündungen

Häufig gehen Entzündungen am Hals von den Mandeln (Tonsillen), Zähnen oder vom Rachen aus. Das lockere Weichteilgewebe schafft besonders günstige Voraussetzungen für die gefährliche Ausbreitung eines solchen Infektes (*Halsphlegmone*) in Richtung Mittelfell (Mediastinalphlegmone). Deshalb ist eine rechtzeitige Sanierung des Primärherdes wichtig.

Der *Nackenkarbunkel* findet sich gehäuft bei älteren Männern und wird durch das Scheuern des Kragens begünstigt. Leichte Formen werden konservativ behandelt (Salbenverbände, Antibiotika), bei stärkerer Weichteileinschmelzung muß die operative Exzision mit Offenlassen der Wundhöhle und Drainage erfolgen. Bei allen Furunkeln und Karbunkeln ist ein Diabetes mellitus auszuschließen! (vgl. S. 75 ff).

Von den spezifischen Entzündungen im Halsbereich sei die *Tuberkulose* und die *Aktinomykose* erwähnt, die mit Schwellung und Fistelung einhergehen können, derzeit jedoch sehr selten beobachtet werden.

Sehr häufig hingegen ist die druckschmerzhafte Schwellung eines oder mehrerer Halslymphknoten (*Lymphadenitis*) durch unspezifische Infektionen im Mund-Rachen- oder Zahnbereich. Sie ist harmlos und klingt nach Sanierung der Ursache innerhalb weniger Tage ab.

Entzündungen des Kehlkopfes   häufig

Unspezifische Infekte und allergische Reizzustände des Kehlkopfes (Larynx) können eine gefährliche Anschwellung der Kehlkopfschleimhaut (akute *Laryngitis*) mit entsprechender Verengung der Stimmritze *(Glottisödem)* hervorrufen.

Bei Kleinkindern nennt man dieses Krankheitsbild *Pseudokrupp* (in Anlehnung an den echten Krupp = Diphtherie). Symptome sind bellender Husten und inspiratorischer Stridor. Wenn die Engstellung der Stimmritze vorwiegend durch einen Krampf der Stimmbandmuskeln verursacht wird, ist die Bezeichnung „Glottiskrampf" oder „*Laryngospasmus*" zutreffender (z. B. im Rahmen eines tetanischen Anfalles oder reflektorisch bei verschlucktem Fremdkörper). Sowohl bei Glottisödem als auch bei Laryngospasmus kann hochgradige Atemnot (Dyspnoe) mit der Gefahr des Erstickens auftreten.

Therapie

Wenn *konservative* Maßnahmen versagen (Cortison, Kalzium, Antihistaminikum, Sedativum, Antibiotikum), müssen die Atemwege unverzüglich mechanisch freigemacht werden. Dies geschieht durch *endotracheale Intubation* (Kapitel 10) oder durch primäre *Tracheotomie* (Kapitel 11).

Tumoren

Abgesehen von dem wichtigsten „Halstumor", der Struma (Kapitel 15), findet sich am Hals eine Vielzahl gutartiger und bösartiger Geschwülste (z. B. Atherom, Fibrom, Angiom, Karzinom, Sarkom).

Tumoröser Halslymphknoten. Von besonderer Bedeutung ist die tumoröse Anschwellung eines Halslymphknotens. Neben der entzündlichen Genese (Lymphadenitis) kommt differentialdiagnostisch eine weite Palette maligner Tumoren in Frage. So können die Halslymphknoten im Rahmen einer bösartigen *lymphatischen Systemerkrankung* betroffen sein (z. B. Morbus Hodgkin und andere maligne Lymphome) oder als *lymphogene Metastasen* eines anderen Primärtumors anschwellen. Hier ist an alle Organe zu denken, deren Lymphabflußgebiet den Halsbereich umfaßt (z. B. Karzinome des Mund-Rachen-Raumes, Kehlkopf- und Schilddrüsentumoren, Bronchial-, Ösophagus-, Magen- und Brustkrebs).

Bei fortgeschrittenen Tumoren der Brusthöhle und des Magens sind derbe Lymphknoten oft über dem linken Schlüsselbein (supraklavikulär) tastbar, was mit der linksseitigen Einmündung des lymphatischen Hauptabflusses (Ductus thoracicus = Milchbrustgang) in das Venensystem zusammenhängt.

Nach dem Berliner Pathologen Virchow (1821–1902) werden Lymphknotenmetastasen links supraklavikulär als *„Virchow-Drüsen"* bezeichnet. Der Befund ist typisch für das fortgeschrittene Magenkarzinom und generell als Zeichen der Inoperabilität zu werten. Allenfalls ein palliativer Eingriff bei starken Beschwerden ist noch möglich.

Die Abklärung einer Lymphknotenvergrößerung (entzündlich, Lymphom oder Karzinommetastase) kann letztlich nur histologisch erfolgen. Die Probeexzision (PE) ist immer indiziert, wenn sich eine Halslymphknotenschwellung nicht innerhalb ca. 3 Wochen spontan zurückbildet.

Karotis-Glomus-Tumor. Es handelt sich um eine pathologische Vergrößerung des Ganglion intercaroticum *(= Glomus caroticum)*. Dieses ist an der Aufzweigungsstelle in äußere und innere Halsschlagader (Karotisgabel) lokalisiert und stellt ein Regulationsorgan für den Blutdruck dar (Chemorezeptor und Druckrezeptor). Seine tumoröse Anschwellung kann über den Karotissinusreflex Herzrhythmusstörungen mit Ohnmachtsanfällen auslösen. Ferner entarten etwa 15 % dieser Tumoren maligne. Deshalb sollten sie operativ entfernt werden.

Beachte: Der bis zu einigen Zentimetern große Glomustumor der Karotis darf nicht verwechselt werden mit dem Glomustumor der Haut. Letzterer ist ein nur wenige Millimeter großer, äußerst schmerzhafter, benigner, dermatologischer Tumor, der häufig unter einem Fingernagel (subungual) lokalisiert ist.

15. Schilddrüse

Die normalgroße Schilddrüse *(Glandula thyreoidea)* ist von außen weder sichtbar noch tastbar. Das endokrine Organ produziert die drei Hormone Thyroxin (= T4), T3 und Calcitonin. Chirurgisch von größter Bedeutung ist die anatomische Nähe zum Stimmbandnerven (= N. laryngeus recurrens, kurz „Rekurrens"), Abb. 15.**1**.

Das lebenswichtige *Thyroxin* enthält vier Jodatome (deshalb T4 genannt). Es beeinflußt das Wachstum und die Funktion fast aller Organe. Vereinfachend kann man sagen, daß Thyroxin den Stoffwechsel „ankurbelt", was mit gesteigertem Energieverbrauch und Wärmeproduktion einhergeht (erhöhter Grundumsatz). Von prinzipiell ähnlicher Wirkung ist das T3, welches nur 3 Jodatome enthält. Die Syntheserate unterliegt einem komplizierten biologischen Regelkreis mit „Schaltstationen" im Zwischenhirn (Hypothalamus) und Hypophysenvorderlappen (Abb. 15.**2**). Das im Zwischenhirn gebildete

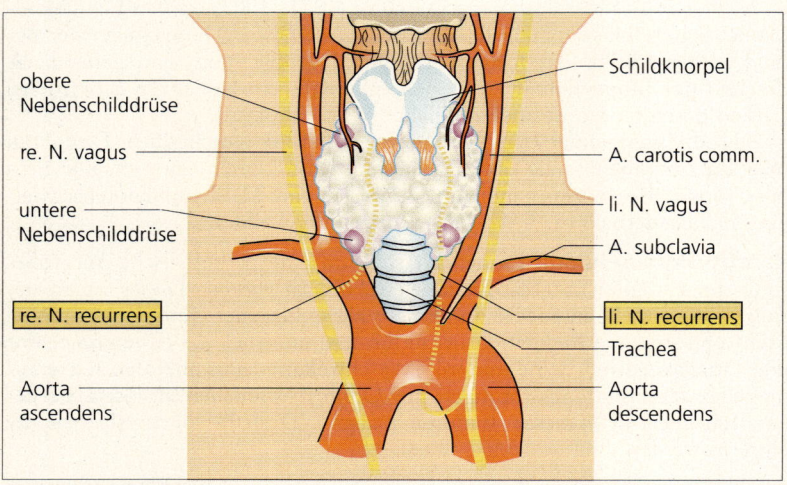

Abb. 15.**1 Topographie der Schilddrüse und Nebenschilddrüsen.** Der N. recurrens zieht anfangs als Teil des N. vagus neben der Halsschlagader nach unten. Dann ändert er nach Unterquerung der großen Gefäße seine Richtung und zieht neben der Luftröhre und hinter der Schilddrüse nach oben zum Kehlkopf zurück; daher der Name (latein. recurrens: zurücklaufend). Der N. recurrens versorgt wichtige Muskeln des Kehlkopfes, insbesondere die Stimmbänder

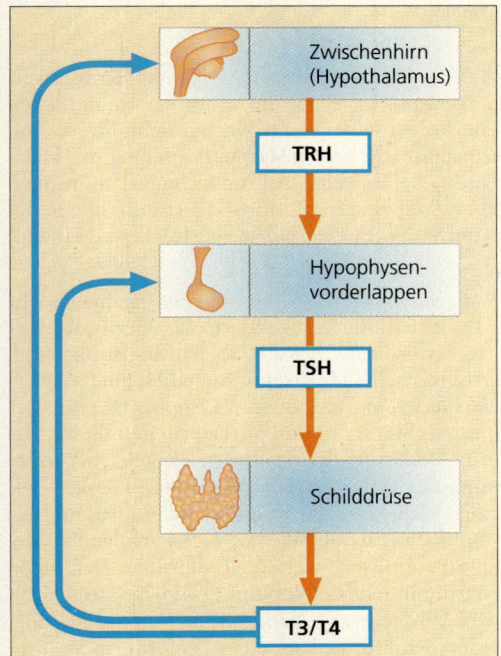

Abb. 15.**2 Schilddrüse.**
Hormoneller Regelkreis.
Näheres im Text

TRH (*T*hyreotropin-*R*eleasing *H*ormon) fördert die Freisetzung von TSH (*t*hyreoidea-stimulierendes *H*ormon) aus dem Hypophysenvorderlappen. TSH gelangt über die Blutbahn zur Schilddrüse und stimuliert ihr Wachstum sowie die Bildung und Freisetzung der Schilddrüsenhormone T4 und T3. Die Konzentration der Schilddrüsenhormone im Blut hat einen Rückkopplungseffekt (feedback) auf die Hypophyse und das Zwischenhirn. Dieser wirkt sich derart aus, daß bei großer Thyroxinmenge im Blut weniger TSH gebildet wird, bei niedrigem Schilddrüsenhormonspiegel hingegen vermehrt TSH von der Hypophyse abgegeben wird, was die Hormonbildung in der Thyreoidea anregt. Unter normalen Verhältnissen erzielt der Organismus auf diese Weise ein physiologisches Gleichgewicht zwischen Hormonbedarf und Hormonsynthese. Ähnliche Regelkreise bestehen für die Freisetzung der Geschlechtshormone und Nebennierenhormone.

Calcitonin wird von den C-Zellen (= medullären Zellen) der Schilddrüse gebildet. Es senkt das Serumkalzium und steht in Wechselwirkung mit dem Parathormon der Nebenschilddrüsen. Bei tumorösem Wachstum der C-Zellen (C-Zell-Karzinom) ist Calcitonin im Blut stark erhöht und dadurch diagnostisch als Tumormarker verwertbar.

Untersuchungsmethoden

Klinische Befunde. Die allmähliche Zunahme des *Halsumfanges* (Kragenweite) ist ein vom Patienten oft verkanntes Symptom eines kontinuierlichen Kropfwachstumes. Mechanische Folgen einer vergrößerten Schilddrüse sind die Einengung der Luftröhre (inspiratorischer *Stridor*) und Stauung der Halsvenen (sog. obere Einflußstauung). Hinweise auf funktionelle Störungen (Über- und Unterfunktion) geben *Pulsfrequenz*, Blutdruck, Veränderungen des Körpergewichtes, Tremor (Zittern der Finger bei ausgestreckten Händen) und *Augenveränderungen*.

Spezielle Diagnostik. Die *Röntgenübersichtsaufnahme des Thorax* dient nicht nur der Beurteilung des Herz-Lungen-Befundes, sondern auch der röntgenologischen Erfassung einer retrosternalen Schilddrüsenausbreitung (sog. Tauchkropf). Bei deutlich vergrößerter Schilddrüse ist zusätzlich eine *Zielaufnahme der Trachea* mit *Breischluckdarstellung* des oberen Ösophagus erforderlich, um mechanische Einengungen (Stenosen) und Verlagerungen dieser Organe präoperativ zu erfassen. Zur Abklärung der Stoffwechsellage (Über- oder Unterfunktion) ist eine Bestimmung der *Schilddrüsenhormone* (T3 und T4) sowie des *TSH* immer notwendig, weil eine Operation bei Schilddrüsenüberfunktion wegen erhöhter Komplikationsmöglichkeiten nicht erfolgen sollte. Liegt eine Funktionsstörung vor, müssen weitere Laboruntersuchungen durchgeführt werden (z. B. thyroxinbindendes Globulin, TRH-Belastungstest und Antikörperbestimmung bei Verdacht auf Autoimmunerkrankung). Die *Sonographie* wird heute vor jeder Schilddrüsenoperation gefordert. Sie gibt Aufschluß über Größe des Organs und kann parenchymatöse Knoten (Adenome) von kolloidgefüllten Strukturen (Zysten) unterscheiden. Ein *Szintigramm* (Abb. 8.**3**) lokalisiert stoffwechselaktive und -inaktive Bezirke (heiße und kalte Knoten). Aus forensischen Gründen unbedingt erforderlich ist die *Kehlkopfspiegelung* (Laryngoskopie) durch den Hals-Nasen-Ohren-Arzt vor jeder Schilddrüsenoperation, um eine präexistente Lähmung eines N. recurrens zu dokumentieren.

Die *Punktion* (mit feiner Nadel, ohne Lokalanästhesie) eines Schilddrüsenknotens erfolgt vorwiegend bei Malignomverdacht. Das Zellmaterial wird dann mikroskopisch untersucht *(Zytologie)*.

Funktionsstörungen

Die klinisch wichtigen Funktionsstörungen der Schilddrüse betreffen ausschließlich den Thyroxinhaushalt (T4 und T3). Werden die Hormone in „normaler" Menge in das Blut abgegeben, so liegt eine euthyreote Stoffwechsellage *(= Euthyreose)* vor. Ist die Konzentration der Schilddrüsenhormone im Blut erhöht, spricht man von einer *Hyperthyreose*. Die entgegengesetzte funktionelle Störung, der Mangel an Schilddrüsenhormon, wird als *Hypothyreose* bezeichnet.

Hyperthyreose   selten

▶ Die Überfunktion der Schilddrüse ist gekennzeichnet durch einen erhöhten Thyroxinspiegel im Blut mit schwerwiegenden Auswirkungen auf den Gesamtorganismus.

Ätiologie

Man unterscheidet hinsichtlich der Ursache der Überfunktion die *funktionelle Autonomie* von der *immunogenen Hyperthyreose*.

Funktionelle Autonomie. Wenn das Schilddrüsengewebe den übergeordneten Regulationsmechanismen (Hypothalamus, Hypophyse) nicht „gehorcht", kann es vermehrt Thyroxin bilden, ohne daß eine korrigierende Kontrolle durch den dann stark erniedrigten TSH-Spiegel erfolgt. Diese Verselbständigung oder „Abkopplung" der Schilddrüsentätigkeit nennt man Autonomie.

Die autonome Hormonproduktion kann das gesamte Schilddrüsengewebe erfassen (*disseminierte Autonomie*) oder sich auf umgrenzte Bereiche, sog. „Knoten", beschränken (*fokale Autonomie*). Ein einzelner stark hormonproduzierender Knoten wird als *autonomes Adenom* bezeichnet.

Im *Szintigramm* ist die hormonelle Aktivität eines Adenoms erkennbar (vgl. Abb. 8.**3**, S. 181). Die injizierte radioaktive Substanz (Technetium, wirkt ähnlich wie Jod) wird in der Schilddrüse angereichert. Unterscheidet sich die Speicherung eines Bezirkes nicht wesentlich vom umgebenden gesunden Schilddrüsengewebe, so spricht man von einem *warmen* Knoten. Ist die Speicherung deutlich erhöht, handelt es sich um einen *heißen* Knoten, was ein typischer Befund für ein autonomes Adenom ist. In funktionsuntüchtigem Schilddrüsengewebe reichert sich das Technetium nicht an. Es handelt sich um einen *kalten* Knoten. Dieser Befund entspricht einer Zyste oder einem Karzinom.

Unter Berücksichtigung der hormonellen Aktivität der Gesamtschilddrüse werden kompensierte und dekompensierte Adenome unterschieden.

Beim *kompensierten* (autonomen) Adenom liegt eine euthyreote Stoffwechsellage vor. Der autonome Bereich produziert zwar reichlich Thyroxin, das übrige gesunde Schilddrüsengewebe dafür weniger.

Beim *dekompensierten* (autonomen) Adenom ist die Hormonproduktion des Adenoms derart erhöht, daß trotz Suppression des übrigen Gewebes zu viel Thyroxin ins Blut gelangt, also eine Hyperthyreose entsteht.

Immunogene Hyperthyreose (Typ Basedow). Diese Form der Hyperthyreose ist eine *Autoimmunerkrankung*. Aufgrund einer Störung der Immunregulation werden Antikörper gegen das Schilddrüsengewebe gebildet. Die Antikörper blockieren die TSH-Rezeptoren, wodurch die gesamte Schilddrüse zu vermehrter Produktion von Schilddrüsenhormon stimuliert wird und die sog. „Basedow-Struma" entsteht. Durch den Autoimmunprozeß können auch die Augenhöhlen erkranken (= endokrine Orbitopathie), was sich durch ein Hervortreten der Augäpfel bemerkbar macht (Exophthalmus, Abb. 15.**3**).

> Der Exophthalmus kommt nur bei der autoimmunen Hyperthyreose vor, nie bei funktioneller Autonomie.

Exogene Faktoren. Natürlich entsteht eine Hyperthyreose auch dann, wenn medikamentös zugeführtes Schilddrüsenhormon überdosiert wird. Praktisch wichtig ist ferner die Verschlechterung einer bis dahin unerkannten (latenten) hyperthyreoten Stoffwechsellage durch exogene Jodverabreichung, wie es beispielsweise bei der Applikation jodhaltiger Röntgenkontrastmittel der Fall sein kann (i. v. Galle, i. v. Urogramm, Angiographie). Deshalb ist für diese Untersuchungen bei hyperthyreoten Patienten eine medikamentöse Vorbehandlung erforderlich.

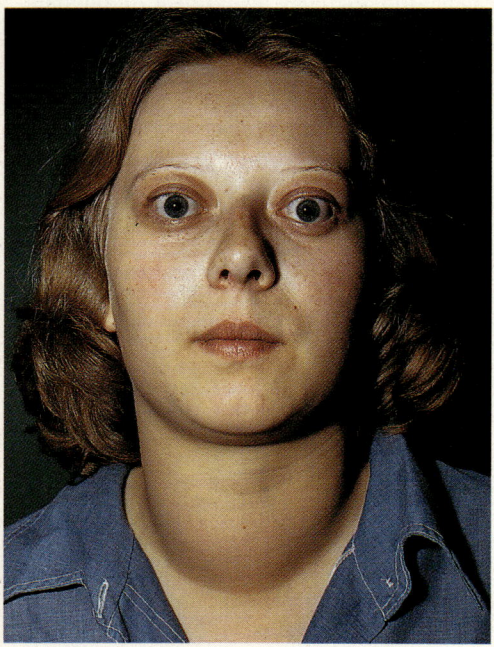

Abb. 15.**3 Hyperthyreose.** Schilddrüsenüberfunktion mit Struma und Exophthalmus (Morbus Basedow)

Klinik

Die Hyperthyreose ist aus ungeklärten Gründen bei Frauen 5mal häufiger als bei Männern. Sie kann mit Vergrößerung der Schilddrüse (Struma) einhergehen, jedoch auch bei normal großer Schilddrüse auftreten.

Typische *Symptome* sind:
* Tachykardie (Pulsfrequenz im Schlaf über 100!),
* Schwitzen (feuchte, warme Hände in Ruhe),
* Nervosität,
* Haarausfall,
* Gewichtsverlust,
* feinschlägiger Fingertremor,
* Diarrhö,
* Augensymptome (Exophthalmus, Glanzauge, starrer Blick).

Von *Morbus Basedow* sollte man nur dann sprechen, wenn die Hyperthyreose durch eine Autoimmunkrankheit bedingt ist und die 1840 von dem Arzt Basedow in Merseburg beschriebenen drei Symptome (*Merseburger Trias*) vorliegen:

* Exophthalmus   (vorstehende Augen),
* Struma   (vergrößerte Schilddrüse = Kropf),
* Tachykardie   (Pulsfrequenz in Ruhe über 100/min.).

Die schwerste Form einer Hyperthyreose ist die *thyreotoxische Krise* oder *Thyreotoxikose*. Sie entspricht einer maximalen Stimulierung des Gesamtorganismus durch exzessive Thyroxinmengen und führt auch heute in 30–50% zum Tode durch Herzversagen bei massiv gesteigertem Grundumsatz.

Therapie

Zur Behandlung einer Schilddrüsenüberfunktion stehen drei Verfahren zur Verfügung: Medikamente (Thyreostatika), Bestrahlung (Radiojodtherapie), Operation (Schilddrüsenteilentfernung).

Thyreostatika. Indiziert bei immunogener Hyperthyreose, wenn die Schilddrüse nicht nennenswert vergrößert ist (keine Struma). Bei Nebenwirkungen (insbesondere schweren Blutbildveränderungen) muß diese Behandlung aufgegeben werden.

Radiojodtherapie. Insbesondere bei funktioneller disseminierter Autonomie indiziert, wenn die Schilddrüse nur gering vergrößert ist.

Operation. Der Vorteil der Operation liegt in einer raschen und zuverlässigen funktionellen und morphologischen Sanierung. Die chirurgische Behandlung einer Hyperthyreose ist insbesondere angezeigt,

* wenn ein *autonomes Adenom* besteht
  (→ Entfernung durch Enukleation),

❖ wenn gleichzeitig eine *Schilddrüsenvergrößerung* oder ein *Malignitätsverdacht* besteht
(→ subtotale Strumaresektion beidseits),

❖ wenn eine *medikamentöse Vorbehandlung* erfolglos war oder Nebenwirkungen verursacht
(→ subtotale Resektion beidseits).

Vor einer geplanten Operation muß die hyperthyreote Stoffwechsellage beseitigt werden. Andernfalls sind schwerwiegende Probleme durch die plötzliche Umstellung des Hormonhaushaltes zu erwarten (Stoffwechselstörungen, Herzinsuffizienz). Präoperativ werden deshalb so lange Thyreostatika verabreicht, bis eine Euthyreose laborchemisch nachgewiesen ist.

Hypothyreose selten

▶ Die Unterfunktion der Schilddrüse ist gekennzeichnet durch einen Mangel an Schilddrüsenhormon (Thyroxin). In der Chirurgie spielt die Hypothyreose insofern eine untergeordnete Rolle, als operative Behandlungsmaßnahmen nicht existieren.

Ätiologie

Eine Hypothyreose kann bereits im Fetalleben (angeboren) entstehen, sich jedoch auch erst im Erwachsenenalter manifestieren. Ursachen für einen angeborenen Thyroxinmangel sind beispielsweise das Fehlen der Schilddrüse (*Aplasie*) oder biochemische Enzymdefekte, wodurch eine Synthese des Thyroxins verhindert wird (*Jodfehlverwertungsstörungen*). Im späteren Leben ist die Hypothyreose meist Folge einer immunbedingten Schilddrüsenentzündung (*Immunthyreoiditis*) oder eines *Jodmangels* in der Nahrung. Ein schwerwiegender Jodmangel bei Schwangeren läßt auch beim Neugeborenen eine Hypothyreose entstehen. Als Sonderfall der Schilddrüsenunterfunktion ist die unzureichende medikamentöse Substitution nach operativer Schilddrüsenresektion anzusehen.

Klinik

Je jünger der Patient, desto schwerwiegender die Schäden.

Hypothyreose des Neugeborenen. Bei angeborener Hypothyreose findet man schwerwiegende Störungen des Wachstums (Zwergwuchs) mit hochgradiger Unterentwicklung des zentralen Nervensystems, die bis zur Idiotie reichen kann. Der durch angeborene Schilddrüsenunterfunktion bedingte Schwachsinn wird auch als *Kretinismus* bezeichnet (crétin, franz.: Trottel). In der BRD wird bei allen Neugeborenen am 5. Tag ein Hypothyreosetest durchgeführt.

Hypothyreose beim Erwachsenen. Entwickelt sich die Schilddrüsenunterfunktion erst im Laufe des späteren Lebens, so sind die Symptome meist wesentlich diskreter. Typische Zeichen sind körperliche und geistige Leistungsminderung, psychische Veränderungen (Depression), mimische Starre der Gesichtsmuskulatur, trockene und rauhe Haut sowie Gewichtszunahme und Obstipation. Die schwerste Form der Hypothyreose geht mit einer generalisierten Weichteilschwellung einher und wird als *Myxödem* bezeichnet. Ohne Schilddrüsenhormon ist der Mensch nicht lebensfähig, der Tod erfolgt im hypothyreoten Koma (Stoffwechselverlangsamung, Herzversagen).

Therapie

Die Behandlung besteht in oraler Verabreichung von Schilddrüsenhormonen, die unter regelmäßiger Laborkontrolle kontinuierlich und oft lebenslang fortgeführt werden muß.

Struma   regional sehr häufig

▶ Als Struma oder Kropf bezeichnet man *jede Vergrößerung* der Schilddrüse. Der Begriff bezieht sich also ausschließlich auf die Größe des Organs, ohne den Funktionszustand oder histologischen Befund zu berücksichtigen. Jede sicht- oder tastbare Schilddrüse ist somit als Kropf oder Struma zu bezeichnen.

Der häufigste Kropf ist die *blande Struma*. Hierunter versteht man die Vergrößerung der Schilddrüse bei normaler Hormonleistung (Euthyreose), wobei entzündliche Zeichen oder malignes Tumorwachstum fehlen. Wie bereits erwähnt, kann die Schilddrüsenvergrößerung mit einer hormonellen Überfunktion vergesellschaftet sein, dann handelt es sich um eine *hyperthyreote Struma*. Bei Schilddrüsenunterfunktion und gleichzeitigem Kropfwachstum handelt es sich um eine *hypothyreote Struma*.

Entsprechend der Wachstumsform des vergrößerten Organs unterscheidet man den diffusen Kropf (*Struma diffusa* oder parenchymatosa) von der mit tastbarem Knoten einhergehenden Kropfbildung (*Struma nodosa*). Ist nur ein einzelner Knoten entstanden, handelt es sich um eine Struma uninodosa, bei mehreren Knoten spricht man von Struma multinodosa. Diese Bezeichnungen sind rein deskriptiv und lassen keinen Rückschluß auf die Ursache des tastbaren Knotens zu. Die Knotenbildung kann beispielsweise durch degenerative Vergrößerung der Schilddrüsenfollikel bedingt sein (kolloidhaltige Zyste), ferner durch ein Adenom oder auch ein Karzinom. Taucht die Schilddrüse aufgrund ihrer Größe hinter das Brustbein ein, so handelt es sich um eine *retrosternale Struma* oder einen *Tauchkropf*.

Histologisch besteht der blande Kropf aus degenerativ (= regressiv) verändertem Schilddrüsengewebe mit Kolloidzysten und Verkalkungen. Ein bösartiges Kropfwachstum wird als *Struma maligna* bezeichnet. Selten sind Entzündungen der Schilddrüse (*Thyreoiditis*), die meistens ebenfalls zu einer Vergrößerung des Organs führen und deshalb auch „Strumitis" genannt werden.

Ätiologie

Häufigster und wichtigster pathogenetischer Faktor einer Schilddrüsenvergrößerung ist der zu geringe Jodgehalt des Trinkwassers (*Jodmangel*).

■ Der blande Kropf ist euthyreot, seine Ursache fast immer Jodmangel!

Jod ist zur Synthese der Schilddrüsenhormone (T4 und T3) notwendig. Bei Jodmangel produziert die Schilddrüse weniger Thyroxin, was über den hormonellen Regelkreis zu einer vermehrten Ausschüttung von TSH aus dem Hypophysenvorderlappen führt. TSH fördert nicht nur die Hormonbildung, sondern stellt den wesentlichen Stimulus für eine kompensatorische Vergrößerung der Glandula thyreoidea dar. Das Kropfwachstum ist also Folge des hohen TSH-Spiegels. Im allgemeinen ist die Hormonsyntheseleistung der Schilddrüse bei kompensatorischer Vergrößerung des Organs so weit ausreichend, daß noch eine euthyreote Stoffwechsellage besteht. Nur bei stärkerem Jodmangel geht die Struma mit Hypothyreose einher.

Jodhaushalt. Das Jod wird mit der Nahrung, insbesondere mit dem Trinkwasser, aufgenommen. Es gelangt nach Resorption im Dünndarm über den Blutweg zur Schilddrüse. Der tägliche Bedarf eines Erwachsenen beträgt etwa 0,2 mg.

Der Jodgehalt des Trinkwassers ist regional jedoch sehr verschieden. In Meeresnähe enthält das Wasser genügend Jod, besonders in Gebirgsgegenden jedoch viel zuwenig. Derartige Jodmangelregionen bezeichnet man als Endemiegebiete, weil der Kropf dort gehäuft auftritt (= endemisch ist). Die BRD stellt bis auf die Küstenregionen in Norddeutschland ein Jodmangelgebiet dar, insbesondere der südliche Raum (Alpen, Bayerischer Wald, Schwarzwald; vgl. Abb. 15.**4**).

Man beachte, daß der endemische Kropf nicht ansteckend oder vererbbar ist, auch wenn er sich bei allen Mitgliedern einer Familie findet. Das familiäre Auftreten ist durch die gemeinsame Ursache (= Jodmangel) bedingt.

Um das endemische Kropfwachstum einzudämmen, hat man in einigen Ländern (z. B. Schweiz) dem Trinkwasser Jod beigemengt. In der BRD ließ sich eine solche gesetzliche Regelung bisher nicht durchsetzen (Gefährdung latent hyperthyreoter Personen). Der individuelle Gebrauch von jodhaltigem Speisesalz in endemischen Gebieten ist deshalb dringend zu empfehlen, bei fraglicher Hyperthyreose nach Konsultation des Hausarztes.

Andere Ursachen für eine Schilddrüsenvergrößerung sind von untergeordneter Bedeutung. Erwähnt sei der „relative" Jodmangel zu Zeiten erhöhten Jodbedarfs, der zur Pubertätsstruma oder Schwangerschaftsstruma führt. Ein solcher Kropf ist jedoch meist reversibel, insbesondere wenn eine Behandlung mit Jod oder Thyroxin erfolgt.

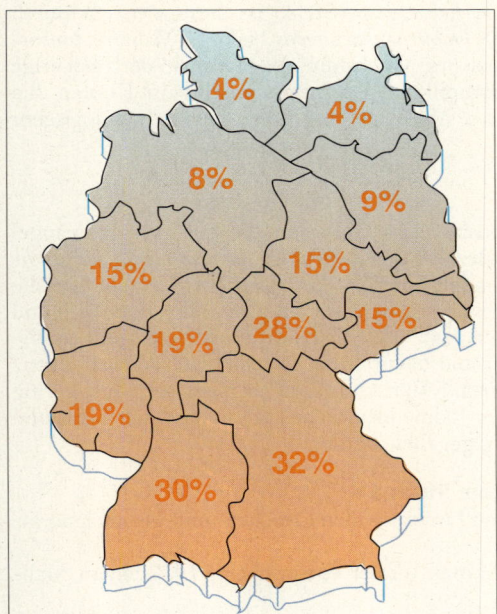

Abb. 15.**4 Kropfhäufig-keit in der BRD.** Beachte die Zunahme von Nord nach Süd

Struma maligna. Bei jeder Schilddrüsenvergrößerung muß an einen malignen Tumor gedacht werden, auch wenn das *Schilddrüsenkarzinom* selten ist (0,5 % aller Krebserkrankungen). Man unterscheidet differenzierte Adenokarzinome (follikuläres und papilläres Karzinom) von dem entdifferenzierten Krebs (anaplastisches Karzinom). Beide metastasieren häufig in die Halslymphknoten und hämatogen in Knochen und Lunge. Eine Sonderform stellt das C-Zell-Karzinom (= medulläres Karzinom) der Schilddrüse dar, welches große Mengen des Hormons Calcitonin bildet.

Klinik

Jeder 6. Bundesbürger ist Kropfträger, Frauen sind deutlich häufiger betroffen als Männer. Die klinische Symptomatik einer Struma kann durch die mechanische Verdrängung benachbarter Organe verursacht sein, andererseits auch durch gleichzeitig vorliegende Stoffwechselstörungen (Hyper- oder Hypothyreose, s. dort).

Zu den *mechanischen* Kompressionszeichen gehören die Einengung der Luftröhre, die mit *inspiratorischem Stridor* einhergehen kann sowie die Stenosierung und Verlagerung der oberen Speiseröhre, die gelegentlich zu *Schluck-*

beschwerden führt. Besteht eine *Rekurrensparese*, so ist diese meistens durch infiltratives Wachstum eines *Schilddrüsenkarzinoms* bedingt. Weitere tumorverdächtige Zeichen sind schnelles Wachstum der Struma, derb-höckrige Oberfläche, vergrößerte Halslymphknoten, szintigraphisch kalte Knoten. Bei Tumorverdacht ist zur weiteren Abklärung die Punktion mit zytologischer Untersuchung indiziert.

Therapie

Nicht jede Struma ist operationsbedürftig. Insbesondere der durch Jodmangel verursachte parenchymatöse oder diffuse Kropf sollte primär durch *Jodzufuhr* oder *Thyroxinmedikation* behandelt werden. Bei deutlichem Kropf hat die Verabreichung der synthetisch herstellbaren Schilddrüsenhormone T4 und T3 gegenüber Jod den Vorteil, daß über den hormonellen Regelkreis die TSH-Inkretion reduziert wird und dadurch ein wesentlicher Wachstumsreiz für die Schilddrüse entfällt. Prophylaktisch (bei noch nicht oder nur gering ausgebildetem Kropf) sollte der Jodmedikation aus physiologischer Sicht und Kostenerwägungen der Vorzug gegeben werden.

Operationsindikationen bei Struma

- Struma mit mechanischen Druckschäden (Trachea- und Ösophaguseinengung, Einflußstauung).
- Szintigraphisch kalter Knoten (dieser entspricht in 10% einem Malignom).
- Maligner Tumor (klinischer Verdacht oder punktionszytologischer Nachweis).
- Autonomes Adenom (szintigraphisch warmer oder heißer Knoten).
- Hyperthyreote Struma (wenn medikamentöse Maßnahmen bei jüngeren Menschen versagen oder eine Radiojodtherapie bei älteren Menschen nicht erfolgreich ist).

Je nach Befund muß im Einzelfall differenziert vorgegangen werden. Zur Orientierung mögen folgende Angaben dienen:
- Zyste: Punktion; bei Nachlaufen (Rezidiv) operative Entfernung.
- *Autonomes Adenom:* Enukleation des Knotens.
- *Große degenerativ veränderte Struma multinodosa:* Operative Resektion, weil durch konservative Maßnahmen eine Rückbildung des bindegewebig veränderten, zum Teil verkalkten Gewebes nicht mehr möglich ist.
- *Maligne Struma:* Totale Entfernung der Schilddrüse, bei Lymphknotenbefall mit Ausräumung der Halslymphknoten (Neck dissection). Anschließend wird ein Ganzkörperszintigramm veranlaßt, welches eventuelle Fernmetastasen durch vermehrte Speicherung aufdeckt. Bei jodspeichernden Tumoren (differenzierte Karzinome) erfolgt nach jeder Schilddrüsenentfernung (Thyreoidektomie) eine Nachbestrahlung durch intravenöse Verabreichung von radioaktivem Jod. Bei nichtjodspeichernden Malignomen (C-Zell-Karzinom, Sarkome) erfolgt im Anschluß an die Operation eine perkutane Bestrahlung oder eine Chemotherapie. Die Prognose der differenzierten Schilddrüsenkarzinome ist gut, wenn noch keine Metastasen bestehen.

Operative Verfahren an der Schilddrüse

Schilddrüsenoperationen erfolgen in Allgemeinnarkose. Der Hautschnitt erfolgt in Richtung der Hauptspaltlinien oberhalb der Drosselgrube (Kocher-Kragenschnitt, s. Kapitel 1, S. 28). Das Einlegen von Redon-Drainagen zur Blut- und Sekretableitung ist obligat. Grundsätzlich ist zu unterscheiden zwischen Teilentfernung der Schilddrüse (Resektion) und Totalentfernung des Organs (Thyreoidektomie).

Enukleation

▷ Operative Ausschälung eines solitären Schilddrüsenknotens (Nukleus = Knoten).

Die Enukleation ist indiziert bei gut abgekapselten solitären Knoten des Schilddrüsengewebes, insbesondere beim autonomen Adenom oder einer Zyste. Das gesamte übrige Organ wird belassen (Abb. 15.5a).

Subtotale Resektion

▷ Der Begriff „Resektion" besagt bereits, daß nicht alles Schilddrüsengewebe entfernt wird. Der Zusatz „subtotal" kennzeichnet, daß die Resektion nahezu das gesamte Organ betrifft.

Die subtotale Strumaresektion wird einseitig oder beidseitig durchgeführt. Bei einseitiger subtotaler Resektion verbleibt auf der operierten Seite ein etwa „daumenendgliedgroßer" Schilddrüsenrest. Werden beide Schilddrüsenlappen subtotal reseziert (Abb. 15.5b), verbleibt auf jeder Seite ein daumenendgliedgroßer Organrest. Bei einseitiger subtotaler Resektion wird vom kontralateralen Lappen nichts entfernt, die Hormonproduktion der Schilddrüse nach einem solchen Eingriff ist im allgemeinen noch ausreichend. Nach beid-

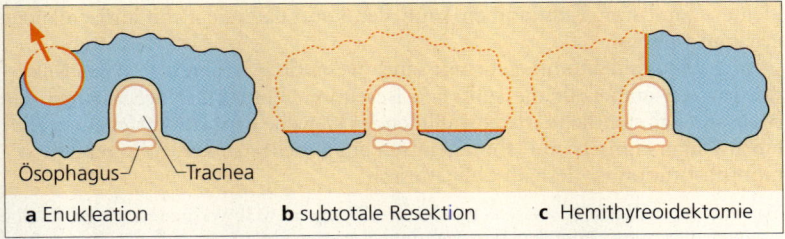

Ösophagus — Trachea

a Enukleation   **b** subtotale Resektion   **c** Hemithyreoidektomie

Abb. 15.**5** **Operative Verfahren an der Schilddrüse.** (Querschnitt)
a Enukleation eines solitären Knotens
b Beidseitige subtotale Resektion
c Hemithyreoidektomie

seitiger subtotaler Resektion ist hingegen praktisch immer mit einer Hypothyreose zu rechnen, wenn keine ausreichende Substitution erfolgt (s. unten).

> **Merke:** Die subtotale Resektion ist der häufigste operative Eingriff an der Schilddrüse.

Hemithyreoidektomie

▶ Totalentfernung der halben Schilddrüse, also des rechten oder linken Lappens (= Lobektomie).

Im Gegensatz zur subtotalen Resektion wird also kein „daumenendgliedgroßer" Rest belassen. Bei einseitiger Hemithyreoidektomie wird vom kontralateralen Lappen nichts entfernt (Abb. 15.5 c). Gegebenenfalls kann auf der Gegenseite jedoch eine subtotale Resektion indiziert sein (z. B. Hemithyreoidektomie rechts mit subtotaler Resektion links).

Die Hemithyreoidektomie einer Schilddrüsenseite ist selten indiziert. Meistens handelt es sich um malignomverdächtige Bezirke, bei denen eine definitive präoperative Abklärung nicht möglich war. In diesen Fällen entfernt man vorsichtshalber den gesamten suspekten Schilddrüsenlappen. Sollte die später vorliegende histologische Aufarbeitung das Karzinom bestätigen, muß meistens in einem Zweiteingriff die kontralaterale Seite entfernt werden.

Thyreoidektomie

▶ Totalentfernung der Schilddrüse, also beider Lappen und des Isthmus. Der Eingriff entspricht also einer „beidseitigen Hemithyreoidektomie".

> (Ektomie, griech. = Herausschneiden; der Wortanhang „-ektomie" bedeutet in der Chirurgie immer die komplette Entfernung des entsprechenden Gewebes.)

Bei malignen Tumoren der Schilddrüse ist die Totalentfernung des Organs inklusive der benachbarten (regionalen) Lymphknoten indiziert. Lediglich bei kleinen papillären Karzinomen kann der kontralaterale Schilddrüsenlappen erhalten werden.

Die Thyreoidektomie geht mit einer wesentlich höheren Rate an Rekurrensparesen einher als die subtotale Resektion. Ferner hat der Eingriff den Nachteil, daß sämtliches thyroxinbildendes Gewebe definitiv entfernt ist. Eine lebenslange, klinisch und laborchemisch engmaschig zu kontrollierende Hormonsubstitution ist deshalb obligatorisch.

Strumektomie. Dieser besonders bei Nicht-Chirurgen weit verbreitete Begriff sollte vermieden werden. Von der Wortzusammensetzung besagt er, daß der Kropf total entfernt wird. Dabei bleibt offen, ob nur die Schilddrüsenvergrößerung beseitigt wurde (Strumaresektion) oder das gesamte Organ entfernt wurde (Thyreoidektomie). Wenn von Strumektomie gesprochen wird, ist damit meistens eine einseitige oder beidseitige subtotale Resektion gemeint.

Postoperative Komplikationen

Rekurrensparese. Die Lähmung des Stimmbandnerven ist die wichtigste Komplikation bei Schilddrüsenoperationen. Sie tritt in einer Häufigkeit von 1–3 % auf und ist durch schwere mechanische Schädigung oder Durchtrennung des Nervs verursacht. Die *einseitige* Rekurrensparese äußert sich in Heiserkeit, die sich nach Monaten oft zurückbildet, obwohl die Lähmung des einen Stimmbandes nach wie vor besteht.

Die *beidseitige* Rekurrensparese (sehr selten) kann sich bereits kurz nach der Extubation als lebensbedrohliche Dyspnoe äußern, weil beide Stimmbänder in „Kadaverstellung" stillstehen und die Stimmritze aktiv nicht genügend erweitert werden kann. In diesen Fällen hilft nur die sofortige Reintubation vor dem Ersticken. Später werden komplizierte rekonstruktive Maßnahmen am Stimmbandnerven und Kehlkopf unter dem Schutz eines Tracheostomas vorgenommen. Dauerhafte Schäden bleiben aber immer bestehen.

Es sei erwähnt, daß die operativ bedingte Rekurrensparese keinen Kunstfehler darstellt, sondern als typische Komplikation der Schilddrüsenoperation gilt. Entschädigungsansprüche entstehen für den Patienten nicht. Voraussetzung ist jedoch, daß der Kranke vom Arzt vor der Operation über dieses Risiko aufgeklärt wurde.

> **Merke:** Auch postoperativ muß nach jeder Strumaoperation eine Kehlkopfspiegelung erfolgen!

Hypoparathyreoidismus. Die versehentliche oder unvermeidbare Entfernung aller vier Nebenschilddrüsenkörperchen führt zu einem Verlust des Parathormons und dadurch zu massivem Absinken des Blutkalziumspiegels. Klinisch äußert sich dieser Zustand durch Muskelkrämpfe (*Tetanie*). Die Komplikation tritt jedoch sehr selten auf, allenfalls nach Thyreoidektomien bei ausgedehnten malignen Tumoren. Eine medikamentöse Substitution durch Kalzium, später durch Vitamin D oder ähnliche Präparate, ist erfolgreich. Eine lebenslängliche Substitution ist jedoch nur erforderlich, wenn alle vier Nebenschilddrüsen mit dem Operationspräparat entfernt wurden. Bereits ein einziges Epithelkörperchen ist in der Lage, für eine ausreichende Parathormonbildung zu sorgen.

Hypothyreose. Die Schilddrüsenunterfunktion kann als Spätfolge nach einer Schilddrüsenoperation auftreten, wenn so viel Gewebe entfernt wurde, daß der verbleibende Organrest zu einer ausreichenden Thyroxinsynthese nicht mehr in der Lage ist. Einigkeit besteht darüber, daß nach *Thyreoidektomie* immer eine lebenslange, ausreichend hohe Substitution durch orale Hormonzufuhr erfolgen muß (etwa 200 µg Thyroxin pro Tag). Ähnliches gilt für die *beidseitige subtotale Resektion.* Wird nur ein geringer Parenchymanteil entfernt, wie beispielsweise bei einer *Enukleation*, ist eine anschließende Hormonsubstitution nicht erforderlich.

Verschiedene Auffassungen bestehen über die Notwendigkeit einer Thyroxinmedikation nach *einseitiger subtotaler Resektion*. In den meisten Kliniken wird auch hier eine lebenslängliche orale Thyroxingabe in Höhe von etwa 150 µg täglich empfohlen.

> Auch für das Pflegepersonal ist von Bedeutung, daß mit der medikamentösen Thyroxinzufuhr erst nach Vorliegen des endgültigen histologischen Befundes begonnen werden darf.

Das sind üblicherweise einige Tage nach der Operation. In dieser Zeit kann keine Hypothyreose auftreten, weil die Halbwertszeit der Schilddrüsenhormone lang genug ist (T4 etwa eine Woche). Ergibt die histologische Aufarbeitung nämlich ein Schilddrüsenkarzinom, so ist das weitere diagnostische (Ganzkörperszintigramm) und therapeutische Vorgehen (Radiojodtherapie) durch den hohen Thyroxinspiegel beeinträchtigt, wenn unmittelbar postoperativ mit der Hormonsubstitution begonnen wird.

Rezidivstruma. In den meisten Fällen kann die Schilddrüsenoperation die Ursache des Kropfwachstums nicht beseitigen (z. B. Jodmangel). Besonders in endemischen Kropfgebieten sollte deshalb auf eine ausreichende Jodzufuhr geachtet werden. Die lebenslange orale Hormonsubstitution nach ausgedehnteren Resektionen dient ebenfalls der Rezidivprophylaxe. Ein latenter Thyroxinmangel bedingt eine verstärkte TSH-Inkretion aus dem Hypophysenvorderlappen, wodurch die verbliebene Restschilddrüse zu gesteigertem Wachstum stimuliert wird. Dies kann nach Jahren oder Jahrzehnten erneut zur Kropfbildung führen.

Pflegeschwerpunkte bei Schilddrüsenoperationen

Präoperative Pflege

Rasur. Der vordere Halsbereich wird komplett rasiert, d. h. Haarentfernung zwischen Kinn und Axillarlinie (Abb. 15.**6**). Bei Bartträgern muß der Vollbart an der unteren Kinnpartie abgenommen werden.

OP-Bekleidung. Bei langem Kopfhaar ist darauf zu achten, daß die Haare unter der OP-Haube straff nach hinten zusammengebunden sind.

Postoperative Pflege

Beobachtungsmaßnahmen. Häufigste Frühkomplikationen und ihre Symptome sowie die typischen Überwachungsaufgaben sind Tab. 15.**1** zu entnehmen.

Lagerung: Schilddrüsenoperierte Patienten werden, sobald sie ansprechbar sind, mit dem Oberkörper in halbsitzender oder sitzender Position hochgelagert. Wundödem und -sekret können somit besser abfließen, eine Atmungserleichterung (Pneumonieprophylaxe) wird damit ebenso erreicht. Mit einer Nackenrolle oder ei-

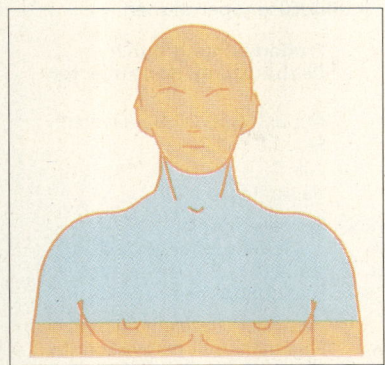

Abb. 15.**6** **Rasurschema bei Schilddrüsenoperationen**

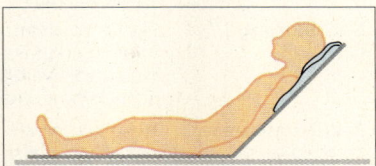

Abb. 15.**7** **Lagerung nach Schilddrüsenoperation.** Die Oberkörperhochlagerung dient dem besseren Abfließen von Wundödem und -sekret sowie der Atemerleichterung. Ein kleines Kopfkissen oder eine Nackenrolle helfen, Schmerzen durch Überdehnung der Operationswunde am Hals zu vermeiden

nem zusätzlichen kleinen Kopfkissen verhindert man ein Überstrecken im Halsbereich, welches dem Frischoperierten Schmerzen bereiten würde (Abb. 15.**7**).

Mobilisation. Sie kann noch am OP-Tag beginnen und verlangt gezielte Hilfestellungen seitens des Pflegepersonals, da ruckartige Bewegungen mit dem Oberkörper und insbesondere die Seitwärtsdrehung des Halses schmerzhaft sind.

Unterstützung benötigen die Patienten beim Ein- und Aussteigen aus dem Bett sowie beim Hochrutschen. Bewegungsabhängige Schmerzen werden dabei vermieden, wenn die Patienten angeleitet werden, beim Aufsitzen den Kopf mit beiden Händen zu fixieren oder seitliche Drehungen nicht mit dem Kopf, sondern mit dem Oberkörper aus der Hüfte heraus auszuführen.

Körperpflege. Die Hilfeleistungen bei der Körperpflege richten sich nach der Befindlichkeit des Patienten. Auf jeden Fall sind Teilwäsche von z.B. Genitalbereich

und unteren Extremitäten durch das Pflegepersonal zu übernehmen, da die Vorwärtsbeugung des Kopfes Schmerzen bereitet.

Prophylaxen. Besondere Beachtung sollte die Pneumonieprophylaxe finden. Neben den allgemein üblichen Maßnahmen tritt hier die Luftbefeuchtung in den Vordergrund. Extrem trockene Zimmerluft führt zu unangenehmen Hustenreizen, welchen durch geeignete Luftbefeuchtung (z.B. Vernebler) oder regelmäßige Inhalationen vorgebeugt werden kann.

Nahrungsaufbau. Trinken in kleinen Schlucken ist bereits am OP-Tag abends erlaubt. Da Schwellungen im Kehlkopfbereich den Schluckakt behindern können, darf die erste schluckweise Flüssigkeitsaufnahme nur unter Beobachtung vorgenommen werden. Ist der Schluckversuch störungsfrei verlaufen, so kann bereits ab dem 1. postoperativen Tag mit dem Nahrungsaufbau begonnen werden. In der Regel wird wegen der Schluckbeschwer-

Tabelle 15.**1** **Beobachtungsaufgaben nach Schilddrüsenoperationen**

Komplikation/ Ursache	Mögliche Symptome	Früherkennung durch Beobachtung/Kontrolle von
Nachblutung nach innen (in die Wundhöhle)	Stridor Atemnot Zunahme des Halsumfangs	Atmung (speziell Geräuschen) RR $\downarrow$ Puls $\uparrow$ Halsumfang
Nachblutung nach außen	rasche Volumenzunahme in den Redon-Flaschen verbluteter Verband Schocksymptomatik	Redon-Drainagen (speziell Menge, Aussehen) Verband Schockanzeichen
Rekurrensparese durch lokales Wundödem oder intraoperative Verletzung	Heiserkeit nimmt postoperativ zu bzw. klingt nicht ab Sprechschwierigkeiten Stimmlosigkeit Atemnot	Heiserkeit (Zunahme, Abnahme?) Stimmfähigkeit mittels Sprechproben von stimmhaften Wörtern wie z. B. Anna, Coca-Cola, Amerika usw. Atmung
Hypoparathyreoidismus durch Verletzung oder Entfernung der Nebenschilddrüsenkörperchen	Parästhesien perioral und an den Fingern tetanische Krämpfe mit Pfötchenstellung Kribbeln, Ameisenlaufen Serumkalzium erniedrigt	sensiblen Störungen wie Parästhesien, Kribbeln (Patient danach fragen bzw. darauf hinweisen, daß er solche melden soll) Finger- und Handstellung Bestimmung des Serumkalziums

den Breikost bevorzugt. Es kann jedoch, sofern die Patienten es tolerieren, unbedenklich Vollkost angeboten werden.

Wundbehandlung. Entfernung der Redon-Drainagen nach 24–48 Stunden. Um ein gutes kosmetisches Ergebnis zu erzielen, werden die Fäden nach Strumaoperationen relativ früh gezogen, d. h. schon nach 5–6 Tagen (geringere Narbenbildung).

Entlassungsberatung. Die Patienten werden in der Regel bei komplikationslosem Verlauf ab dem 5. postoperativen Tag nach vorausgehender Stimmbandkontrolle, Fädenentfernung und Vorliegen des histologischen Befundes entlassen.

Häufig bestehen Sorgen, daß die Narbe kosmetisch auffällt. Hier hilft eventuell der Hinweis, daß erfahrungsgemäß nach 1–2 Jahren die Narbe kaum noch sichtbar sein wird und bis dahin durch geschickte Kleidung (hochgeschlossene Blusen, Hemden, Pullis, Tücher, Modeschmuck) verdeckt werden kann.

16. Nebenschilddrüse

Die vier je linsengroßen Nebenschilddrüsen (= *parathyreoidale Drüsen = Epithelkörperchen*) liegen seitlich am Hinterrand der Schilddrüse (Abb. 15.**1**, S. 298)). Funktionell stellen sie ein einheitliches Organ dar. Entwicklungsgeschichtlich bedingt sind atypische Lokalisationen möglich, so z. B. im Mediastinum. Die Epithelkörperchen bilden das Parathormon und Calcitonin. Letzteres wird auch in der Schilddrüse synthetisiert. *Parathormon* (PTH) erhöht das Serumkalzium durch Mobilisation aus dem Knochen und Steigerung der Resorption aus dem Darm.

Calcitonin senkt den Serumkalziumspiegel durch vermehrten Einbau in den Knochen.

Funktionsstörungen

Man unterscheidet die Überfunktion (Hyperparathyreoidismus) von der Unterfunktion der Nebenschilddrüse (Hypoparathyreoidismus).

Hyperparathyreoidismus (HPT)   selten

▷ Die Überfunktion der Nebenschilddrüse äußert sich durch erhöhte Kalziumwerte, denen eine vermehrte Parathormonbildung zugrunde liegt.

Ätiologie

Die Ursache einer vermehrten Parathormonbildung ist meistens durch ein *Adenom* bedingt. Die drei anderen Epithelkörperchen sind dann nicht erkrankt. Das Nebenschilddrüsenadenom synthetisiert das Parathormon unabhängig vom Kalziumspiegel. Die Funktion ist also von den physiologischen Rückkopplungsmechanismen (Kalziumspiegel) abgekoppelt, ähnlich dem autonomen Adenom der Schilddrüse (s. dort). In seltenen Fällen kann ein solches Adenom maligne entarten, dann handelt es sich um ein *Nebenschilddrüsenkarzinom.*

Seltenere Ursache eines Hyperparathyreoidismus ist die diffuse Vergrößerung und vermehrte Hormonproduktion aller vier Epithelkörperchen *(Hyperplasie).*

Beim *primären Hyperparathyreoidismus* (primärer HPT) liegt die Ursache in den Epithelkörperchen. Sie haben ihre Funktion verselbständigt und produzieren zuviel Parathormon (PTH). Der dadurch ansteigende Kalziumspiegel hat keinen regulierenden Einfluß auf die Hormonsynthese. Der primäre HPT wird durch ein Adenom, Karzinom oder die Hyperplasie aller vier Epithelkörperchen ausgelöst.

Beim *sekundären Hyperparathyreoidismus* (sekundärer HPT) liegt die Ursache in einer chronischen Niereninsuffizienz. Alle vier Epithelkörperchen werden kompensatorisch stimuliert und produzieren vermehrt Parathormon.

Klinik

Primärer Hyperparathyreoidismus

Leitsymptom des primären HPT ist die *Hyperkalziämie*. Typisch ist ferner ein erniedrigtes Serumphosphat sowie erhöhte Parathormonwerte im Blut. Die Auswirkungen betreffen nahezu alle Organe, wobei die folgenden Schäden von besonderer Bedeutung sind.

- ❖ *Niere:* Nierensteine, Uretersteine, Nierenverkalkung.
- ❖ *Magen und Duodenum:* Ulkusbildung durch erhöhte Gastrin- und Säureproduktion.
- ❖ *Bauchspeicheldrüse:* Pankreatitis durch Kalziumerhöhung im Pankreassaft.
- ❖ *Nervengewebe:* Psychische und neurologische Veränderungen (Adynamie, Kopfschmerzen, Herzrhythmusstörungen).
- ❖ *Knochen:* Entkalkung (Demineralisation), in schweren Fällen als Ostitis fibrosa generalisata = Morbus Recklinghausen bezeichnet; gelegentlich mit Spontanfrakturen einhergehend.

Insbesondere rezidivierende Nieren- und Harnleitersteine sollten immer an das Vorliegen eines primären HPT denken lassen und zu weiterer Diagnostik Anlaß geben (Kalziumwerte, Phosphat, Parathormon im Blut, Halssonographie).

Sekundärer Hyperparathyreoidismus

Die Symptomatik wird durch die Grunderkrankung determiniert (chronische Niereninsuffizienz, häufig dialysepflichtig). Die Patienten klagen über Knochenschmerzen (renale Osteopathie), Juckreiz, Muskelschwäche. Das Serumkalzium ist normal oder erhöht.

Therapie

Primärer Hyperparathyreoidismus

Die Behandlung ist grundsätzlich *chirurgisch*. Das erkrankte Nebenschilddrüsengewebe sollte möglichst vollständig entfernt werden. Andererseits ist eine totale Entfernung aller vier Epithelkörperchen (Parathyreoidektomie) unbedingt zu vermeiden, weil der völlige Parathormonverlust zur hypokalzämischen Tetanie (lebensbedrohlich) führt. Ein Zehntel eines einzigen Epithelkörperchens ist für eine normale Stoffwechselfunktion allerdings ausreichend. Das chirurgische Vorgehen ist vom individuellen Fall abhängig.

❖ *Solitäres Adenom:* Exstirpation der erkrankten Nebenschilddrüse, die übrigen werden belassen.
❖ *Hyperplasie aller vier Epithelkörperchen:* Bei Hyperplasie werden $3\frac{1}{2}$ Epithelkörperchen entfernt (subtotale Parathyreoidektomie). Es bleibt also nur ein minimaler Rest, der eine normale Parathormonbildung gewährleisten soll. Operationstechnisch kann es in solchen Fällen gelegentlich vorteilhaft sein, wenn der Chirurg alle vier Epithelkörperchen komplett entfernt, danach jedoch einen kleinen Gewebsanteil in die Muskulatur des Unterarmes einpflanzt. Das autotransplantierte Gewebe nimmt seine Funktion nach wenigen Tagen auf.

Typische *postoperative Komplikationen* sind die Rekurrensparese und die Tetanie bei unbeabsichtigter Entfernung des ganzen Nebenschilddrüsengewebes (s. unten). Daraus ergibt sich für das Pflegepersonal, daß eine engmaschige Kontrolle des Serumkalziums nach Nebenschilddrüsenoperationen zu erfolgen hat (etwa alle 6 Stunden in den ersten 3 Tagen).

Wichtig ist ferner, daß bei Hyperkalzämie (also präoperativ) kein Digitalis verabreicht werden sollte, weil mit schwerwiegenden Herzrhythmusstörungen zu rechnen ist.

Sekundärer Hyperparathyreoidismus

Besteht eine Hyperkalzämie, so erfolgt die operative Behandlung durch *subtotale* Parathyreoidektomie (Entfernung von $3\frac{1}{2}$ Epithelkörperchen) oder *totale* Parathyreoidektomie mit subkutaner Autotransplantation (Entfernung aller vier Epithelkörperchen und Verpflanzung eines kleinen Gewebeanteils in den Unterarm). Diese Operation wird bei 5 % aller chronisch niereninsuffizienten Patienten erforderlich.

Hypoparathyreoidismus   sehr selten

▶ Die Unterfunktion der Nebenschilddrüse äußert sich durch erniedrige Kalziumwerte, denen eine verminderte Parathormonbildung zugrunde liegt.

Ätiologie

Die Nebenschilddrüsenunterfunktion ist viel seltener als die Überfunktion. Meistens ist eine Operation (z. B. maligne Struma) vorausgegangen, bei der unbeabsichtigt alle vier Epithelkörperchen entfernt (oder geschädigt) wurden.

Klinik

Leitsymptom ist die *Hypokalzämie.* Sie führt zu einer gesteigerten Erregbarkeit von Nerven und Muskeln. Nach der vorausgegangenen Operation an Schilddrüse oder Nebenschilddrüse dauert es meistens 2–4 Tage, bis die Symptome ihren Höhepunkt erreichen. Sie äußern sich als hypokalzämische *Tetanie* bzw. *tetanischer Anfall:* generalisierter, schmerzhafter Muskelkrampf. Typisch ist die *Pfötchenstellung* der Hand (Zusammenpressen der Finger bei adduziertem Daumen), die dem eigentlichen Anfall oft vorausgeht. Auch *Parästhesien* (Kribbeln) und vereinzelte Muskelzuckungen (besonders im Gesicht) sind als Vorboten anzusehen.

Therapie

Die Behandlung des *akuten* hypokalzämischen tetanischen Anfalls nach Operation besteht in sofortiger intravenöser *Kalziumsubstitution*. Diese sollte besser schon erfolgen, wenn sich erste Symptome anbahnen (Parästhesien). Bei derartigen Symptomen ist eine sofortige Laborkontrolle des Kalziumwertes zu veranlassen und der Arzt zu verständigen. Leichte, reversible hypokalzämische Zustände findet man auch nach chirurgisch korrekt verlaufenden Operationen an Schilddrüse und Nebenschilddrüsen. Hier ist genügend Nebenschilddrüsengewebe verblieben, das Operationstrauma kann jedoch vorübergehend eine leichte Minderung der Hormonproduktion bewirken. Der *chronische* Hypoparathyreoidismus (heute sehr selten) wird mit Vitamin D oder ähnlich wirkenden Substanzen medikamentös behandelt.

17. Brustdrüse

Untersuchungsmethoden

Klinische Befunde. Betrachtung *(Inspektion)* und Betastung *(Palpation)* der Mamma sind einfache Verfahren, um verdächtige Knotenbildungen in der Brustdrüse zu erkennen. Wichtig sind Veränderungen der Haut (Orangenhaut, Ulkus) sowie die Sekretion aus der Mamille (Galaktorrhö) außerhalb der Stillzeit. Diese Zeichen können Hinweise auf malignes Wachstum sein. Obligatorisch für jede Brustuntersuchung ist die *Abtastung der Achselhöhle*, um Lymphknotenschwellungen zu entdecken, die Hinweis auf eine Entzündung oder einen Tumor sein können.

Spezielle Diagnostik. Die wichtigste ist die Röntgen-Leeraufnahme in zwei Ebenen *(Mammographie)*. Sie ist zur Früherkennung eines Mammakarzinoms empfindlicher als die Palpation. Die *Sonographie* der Brust ist zur Abgrenzung flüssigkeitsgefüllter Zysten gegenüber einem Tumor geeignet. Nach sonographischer Lokalisation kann ein verdächtiger Befund durch Punktion und zytologische Untersuchung des Punktats weiter abgeklärt werden (*Aspirationszytologie*).

Blutuntersuchungen geben keine entscheidenden diagnostischen Impulse. Die BSG ist gelegentlich erhöht, ebenso die Tumormarker CEA und CA 15-3.

Fehlbildungen

Selten ist das angeborene Fehlen der Brustdrüse (*Aplasie* oder *Agenesie*). Entwicklungsgeschichtlich bedingt finden sich gelegentlich überzählige Brustdrüsen. Ihre Lokalisation entspricht der „Milchleiste" bei Säugetieren, wobei die Achselhöhle häufigster Sitz einer *Mamma aberrans* ist.

Von *Mammahypertrophie* oder -hyperplasie spricht man, wenn die Brust erheblich vergrößert ist. Der hyperplastische Drüsenkörper ist oft schmerzhaft. Ferner leiden die Patientinnen unter haltungsbedingten Kreuzschmerzen. Hier kann eine plastische Verkleinerung des Drüsenkörpers durch Operation helfen (Mammareduktionsplastik). Im umgekehrten Fall, bei *Unterentwicklung* der Brustdrüse, ist in seltenen Fällen eine Aufbauplastik (Augmentation) durch körpereigenes Fett oder ein Kunststoffimplantat gerechtfertigt.

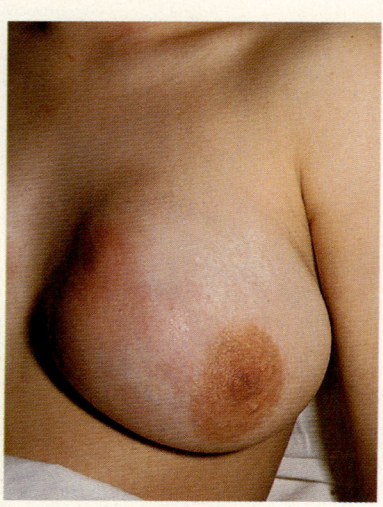

Abb. 17.**1 Mastitis puerperalis.**
Abszedierende Entzündung in der
Stillzeit

Entzündungen

Die Entzündung der Brustdrüse nennt man Mastitis. Sie tritt nahezu ausschließlich während der Stillzeit als *Mastitis puerperalis* auf. Die Infektion
entsteht durch Einwanderung der Bakterien in die erweiterten Milchgänge
(Abb. 17.**1**).

Therapie

Im Frühstadium versucht man, die Entzündung durch konservative Maßnahmen zu behandeln (Abstillen, Hochbinden der Brust und Umschläge [z.B.
Quarkwickel], Antibiotika, medikamentöse Hemmung des Prolaktins). Bildet
sich hingegen ein Abszeß, der palpatorisch durch Fluktuation zu erkennen ist,
so muß eine chirurgische Behandlung durch Inzision und Drainage erfolgen.

Gutartige Tumoren

Fibroadenom   sehr häufig

Besteht ein benigner Mammatumor (vorwiegend) aus drüsigen Anteilen, so
bezeichnet man ihn als *Adenom*. Geht die gutartige Geschwulst hingegen vom
bindegewebigen Anteil der Drüse aus, so handelt es sich um ein *Fibrom*.

Meistens liegen Mischformen vor, was der Begriff Fibroadenom charakterisiert.

Fibroadenome sind derbe, glatt begrenzte Geschwülste, gegenüber dem umgebenden Gewebe palpatorsich gut verschieblich. Ihr Durchmesser schwankt zwischen 1 und 5 cm. Betroffen sind vorwiegend junge Frauen (bis 30 Jahre).

Therapie

Obwohl Fibroadenome nicht zur malignen Entartung neigen, sollten sie operativ entfernt und histologisch untersucht werden, um einen malignen Tumor sicher auszuschließen.

Milchgangsadenom   selten

Milchgangsadenome oder -papillome sind gutartige Tumoren in den Ausführungsgängen der Brustdrüse. Sie können sich durch seröse oder blutige Sekretabsonderung aus der Brustwarze bemerkbar machen („blutende Mamma").

Therapie

Nach entsprechender Diagnostik (Zytologie des Sekretes, Mammographie, Galaktographie) erfolgt bei fehlenden Hinweisen auf Malignität die operative Entfernung des Tumors unter Erhaltung der restlichen Brustdrüse. In 20% verbirgt sich hinter dem Syndrom der blutenden Mamma jedoch ein Karzinom. In diesen Fällen muß unter den Gesichtspunkten onkologischer Radikalität (s. später) operiert werden.

Zyste   sehr häufig

Wie bei jeder Drüse können auch in der Mamma durch Sekretstau Zysten entstehen. Einzelne Zysten (Solitärzysten) sind harmlos. Die Abgrenzung von Tumoren erfolgt durch Sonographie.

Therapie

Bei fehlenden Hinweisen auf Malignität brauchen einzelne Zysten nicht entfernt zu werden. Ist hingegen der gesamte Drüsenkörper im Sinne einer *zystischen Mastopathie* betroffen, so besteht immer die Gefahr einer Karzinomentwicklung, die entsprechende Kontrollen und meistens chirurgische Gewebsentnahme erforderlich macht.

Mastopathia fibrosa cystica   sehr häufig

Die Krankheitsbezeichnung besagt, daß die Brustdrüse durch bindegewebige Knotenbildung (Fibrome) und Zysten verändert ist. Überwiegen die Zysten gegenüber den fibrösen Knoten, spricht man lediglich von zystischer Mastopathie. Ursächlich werden hormonelle Störungen (Östrogeneinfluß) angeschuldigt. Dementsprechend finden sich die Veränderungen meistens doppelseitig. 20- bis 50jährige Frauen sind vorwiegend betroffen.

Der Drüsenkörper weist palpatorisch multiple, derbe und druckschmerzhafte Knoten auf („Schrotkornburst"). Typisch sind ferner prämenstruelle Schmerzen und Schweregefühl in der Brust.

Heute gilt als erwiesen, daß der im Sinne einer Mastopathia fibrosa cystica veränderte Drüsenkörper gehäuft maligne entartet, nach Jahren oder Jahrzehnten also zum Mammakarzinom führen kann.

> **Merke:** Die Mastopathia fibrosa cystica stellt eine Präkanzerose dar!

Bei diesen Frauen ist die Krebsvorsorgeuntersuchung deshalb von besonderer Bedeutung. Klinische und röntgenologische Kontrollen beider Brüste müssen mindestens 1mal pro Jahr erfolgen.

Therapie

Verdächtige Bezirke sind operativ zu entfernen (diagnostische Exzision). Nicht selten sind im Laufe der Jahre mehrfache operative Probeentnahmen erforderlich, was durch zusätzliche Narbenbildung die klinische und röntgenologische Untersuchung erschwert.

Dadurch steigt die Gefahr, daß eine Krebsfrühdiagnose in dem vernarbten und hochgradig veränderten Drüsenkörper mißlingt. In derartigen Fällen kann deshalb eine prophylaktische beidseitige Entfernung des gesamten Drüsenkörpers indiziert sein (subkutane Mastektomie). Haut und Brustwarze bleiben bei der prophylaktischen subkutanen Mastektomie erhalten.

Gynäkomastie des Mannes   selten

Die Größenzunahme der männlichen Brust wird als Gynäkomastie bezeichnet und kann einseitig oder beidseitig auftreten (Abb. 17.2). Nach der Geburt und zur Zeit der Pubertät ist eine hormonell bedingte Schwellung der männlichen Brustdrüse physiologisch. In diesem Fall ist sie reversibel und nicht behandlungsbedürftig.

Beim erwachsenen Mann kann eine Gynäkomastie durch hormonproduzierende Tumoren (z. B. in Hoden oder Nebenniere) und Langzeiteinnahme verschiedener Medikamente (Nebenwirkung von z. B. Aldactone und Östrogenen) hervorgerufen werden. In vielen Fällen ist die Ursache jedoch nicht

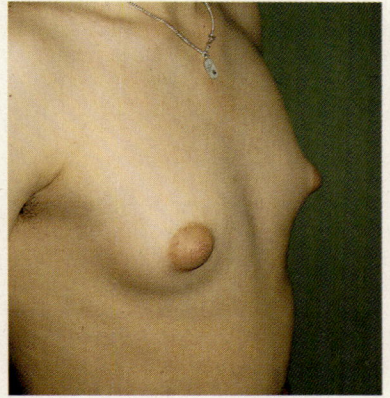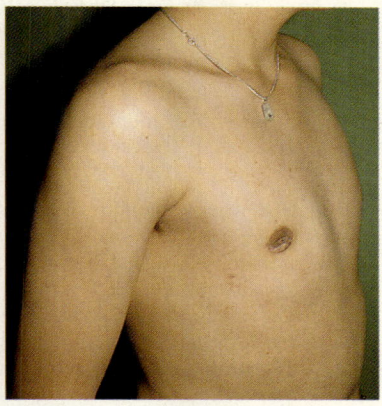

Abb. 17.**2** **Gynäkomastie des Mannes.** 24jähriger Patient
a Präoperativer Zustand mit beidseitiger   **b** 2 Wochen nach subkutaner Mastekto-
Brustdrüsenschwellung   mie beidseits (Mammillenrandschnitt)

eindeutig zu ermitteln. Besonders bei älteren Männern muß jedoch an das
Vorliegen eines Mammakarzinoms gedacht werden.

Therapie

Nach Ausschluß endokriner Ursachen wird der betroffene Drüsenkörper
durch subkutane Mastektomie entfernt und histologisch untersucht.

Mammakarzinom   sehr häufig

Ätiologie

Das Mammakarzinom ist der häufigste Krebs bei Frauen. Eine familiäre Häu-
fung wird beobachtet, vererbbar ist der Tumor jedoch nicht.

Die Mastopathia fibrosa cystica wird als Vorstufe (Präkanzerose) des Mammakarzinoms
angesehen. Der Brustkrebs kann jedoch auch entstehen, wenn der Drüsenkörper frei
von mastopathischen Veränderungen ist. Frauen, die geboren und gestillt haben, sind
seltener betroffen als kinderlose Frauen. Zeigt sich in einer Brust ein Karzinom, so ist
das Risiko einer kontralateralen Krebsentstehung 10fach höher als bei gesunden Frauen.

Klinik

Alle klinischen Symptome (tastbarer oder sichtbarer Befund) sind bereits Zeichen eines mehr oder weniger fortgeschrittenen Tumorwachstums. Eine echte

Frühdiagnose des Mammakarzinoms ist nur *röntgenologisch* möglich (Mammographie)! Es wird deshalb empfohlen, bei allen Frauen mit ca. 35 Jahren eine *Basismammographie* anzufertigen. Kontrollen sollten alle 2–3 Jahre erfolgen.

> **Merke:** Durch Mammographie kann Brustkrebs früher erkannt werden als durch die klinische Untersuchung!

Der äußere obere Quadrant der Brustdrüse ist am häufigsten befallen (45 %). Erstsymptom ist meistens ein *tastbarer Knoten*, der von den Frauen durch Selbstuntersuchung oder bei der Körperpflege bemerkt wird. Eine derb-höckerige Konsistenz spricht für malignes Wachstum. Karzinomatöse Knoten sind meistens kaum druckschmerzhaft. *Fehlende Verschieblichkeit* des Knotens gegenüber der Haut und dem großen Brustmuskel (Pektoralisfaszie) ist Folge einer Infiltration in die Umgebung (direkte Tumorausbreitung). Hat bereits eine lymphogene Metastasierung stattgefunden, so sind in der Achselhöhle oder oberhalb des Schlüsselbeines oft *vergrößerte Lymphknoten* tastbar.

Bei Betrachtung (Inspektion) der Mamma sind erkennbare Symptome als Zeichen eines ausgedehnten Primärtumors zu werten (Spätsymptom). Typisch ist ein grobporiges Aussehen der Haut (beginnende Infiltration) in Tumornähe, die als Apfelsinenhaut oder *Orangenhaut* (Peau d'orange) bezeichnet wird (Abb. 17.3). Hat der Tumor die Haut komplett durchbrochen, so entsteht ein Geschwür (Ulzeration oder Ulkus). Dieser Spätbefund ist dank frühzeitiger Diagnostik heute nur noch selten zu beobachten.

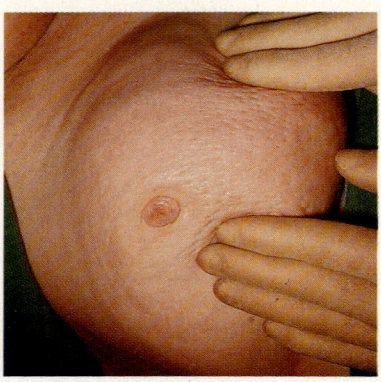

Abb. 17.**3** **Mammakarzinom.**
Beginnende Hautinfiltration (sog. „Orangenhaut")

Auch *Veränderungen der Brustwarze* können durch ein Mammakarzinom bedingt sein. Das gilt insbesondere für die eingezogene Mamille, die Sekretabsonderungen (auf Druck) und das Symptom der blutenden Mamma (Blutung aus der Mamille).

Metastasierung

Direkte Tumorausbreitung. Durch infiltratives Wachstum erreicht das Mammakarzinom nach Verlassen des Drüsenkörpers das umgebende Fettgewebe und die äußere Haut oder die Brustmuskeln in der Tiefe. Auch ein Durchdringen der Zwischenrippenmuskulatur mit Befall der Brusthöhle kommt vor. Diese äußert sich als maligner Pleuraerguß (Pleuritis carcinomatosa).

Lymphogene Metastasierung. Der Brustkrebs metastasiert sehr rasch. Das Lymphabflußgebiet umfaßt Lymphknoten in der Achselhöhle, ober- und unterhalb des Schlüsselbeines sowie neben dem Brustbein (Abb. 6.2, S. 143). Am häufigsten sind die *axillären Lymphknoten* befallen.

Hämatogene Metastasierung. Die häufigsten Fernmetastasen eines Mammakarzinoms betreffen das knöcherne Skelett, seltener Lunge, Leber und Gehirn. Eine pathologische Fraktur (Spontanfraktur) kann das erste Symptom eines bis dahin nicht bekannten Brustkrebses sein.

Diagnose

Die präoperative Diagnose eines Mammakarzinoms kann mit hinreichender Sicherheit gestellt werden, wenn die sog. *Tripeldiagnostik* positiv ausfällt (positiv: alle Parameter sprechen für ein malignes Wachstum).

Tripeldiagnostik beim Mammakarzinom:
- ❖ klinische Untersuchung,
- ❖ Mammographie,
- ❖ Aspirationszytologie.

Die *klinische Untersuchung* mit Inspektion und Palpation ist bei kleinen Tumoren allerdings unzuverlässig. Die empfindlichste Methode, ein Mammakarzinom möglichst frühzeitig zu entdecken, ist die *Mammographie*. Für ein Karzinom sprechen röntgendichte Knoten mit Mikrokalkeinlagerungen. Klinisch oder radiologisch auffällige Befunde werden punktiert. Das über die Kanüle abgesaugte Material wird dann mikroskopisch untersucht (*Aspirationszytologie*).

Ist die Tripeldiagnostik nicht eindeutig, so wird der verdächtige Bezirk im Sinne einer Biopsie (s. unten) chirurgisch entfernt und histologisch untersucht. Bestätigt die *Histologie* den malignen Tumor, so muß ein Eingriff nach onkologischen Kriterien folgen.

Zum Ausschluß von Fernmetastasen sollte vor jeder Karzinomoperation der Brustdrüse eine Röntgenaufnahme des *Thorax* (Lungenmetastasen), eine *Lebersonographie* (Lebermetastasen) und ein *Ganzkörperszintigramm* (Knochenmetastasen) erfolgen. Ergeben diese Untersuchungen den Hinweis auf hämatogene Absiedlungen, hat die anschließende Operation nur noch palliativen Charakter und kann dementsprechend weniger radikal bemessen werden (evtl. brusterhaltendes Vorgehen, keine Axillaausräumung).

Therapie

Chirurgische Therapie. Die chirurgische Entfernung des Brustkrebses stellt bei allen operablen Patientinnen die Primärtherapie der Wahl dar. Sie wird in bestimmten Fällen durch weitere Behandlungsverfahren ergänzt.

> Abhängig vom Tumorstadium wird heute vorwiegend einer der beiden folgenden Eingriffe vorgenommen:
> ❖ *brusterhaltende Tumorentfernung* mit Axillaausräumung und Nachbestrahlung (bei abgegrenzten Tumoren bis 3 cm Durchmesser),
> ❖ *modifiziert radikale Mastektomie* (s. unten) bei größeren Tumoren.

Auch bei *nachgewiesenen Fernmetastasen* sollte der Primärtumor exstirpiert werden (z. B. durch Mastektomie ohne Axillaausräumung), um die Patientin vor den belastenden Spätkomplikationen wie Hautulzeration und jauchiger Zerfall der Brustdrüse zu bewahren. In diesem Falle hat die Operation jedoch nur palliativen Charakter. Auf die Axillaausräumung kann verzichtet werden, weil das maligne Gewebe bei Fernmetastasen sowieso nicht komplett entfernbar ist.

Strahlentherapie. Nach *brusterhaltenden* Krebsoperationen wird grundsätzlich eine postoperative Bestrahlung des Restdrüsenkörpers durchgeführt. Damit sollen eventuell verbliebene Mikrokarzinome zerstört werden. Man beginnt 2–4 Wochen nach der Operation.

Die Notwendigkeit einer Lymphabflußbestrahlung wie auch einer Radiotherapie nach modifiziert radikaler Mastektomie wird uneinheitlich beurteilt.

Chemotherapie. Eine postoperative Behandlung mit Zytostatika erfolgt bei *nodalpositiven* Patientinnen (= mit Lymphknotenmetastasen), die sich noch in der *Prämenopause* befinden. Ziel der Chemotherapie ist die Verhinderung von Fernmetastasen. Die Verabreichung mehrerer Präparate (Polychemotherapie) ist günstiger als eine Monotherapie.

Hormontherapie. Grundsätzlich wird bei jeder Krebsoperation an der Brust ein Teil des Tumormaterials im Labor auf Hormonrezeptoren (Östrogen- und Progesteronrezeptoren) untersucht. Bei vorhandenen Rezeptoren kann eine antihormonelle Zusatzbehandlung sinnvoll sein. Am gebräuchlichsten ist das Antiöstrogen Tamoxifen (Präparat: Nolvadex). Die Indikation ist bei älteren Patientinnen (nach der Menopause) gegeben, wenn Metastasen bestehen.

Operative Verfahren an der Brustdrüse

Bei Eingriffen an der Mamma ist grundsätzlich zu unterscheiden, ob lediglich eine Teilentfernung des Drüsenkörpers erfolgt (brusterhaltende Operation) oder ob das gesamte Organ entfernt wird. Die wichtigsten Schnittführungen zeigt Abb. 17.**4**. Grundsätzlich werden ein oder zwei Redon-Drainagen in die Wundhöhle eingelegt.

Mamma-PE, Biopsie

▶ Operative Gewebsentnahme zur histologischen Untersuchung.

PE = *Probeexzision* ist gleichbedeutend mit *Biopsie*. Aus einem verdächtigen Bezirk wird Gewebe entnommen, um eine histologische Diagnosesicherung herbeizuführen. Die diagnostische Aussage einer solchen *Histologie* ist größer als bei dem durch perkutane Punktion gewonnenen Zellmaterial (Aspirationszytologie).

Man unterscheidet folgende Begriffe:

❖ **Exzisionsbiopsie.** Der verdächtige Bezirk wird mit einem Sicherheitsabstand *als Ganzes* und *im Gesunden* entfernt.
❖ **Inzisionsbiopsie.** Nur *ein Teil* des verdächtigen Bezirkes wird herausgeschnitten und zur Histologie gegeben. Dieses Vorgehen kommt nur ausnahmsweise bei *großen* Knoten in Frage, insbesondere wenn eine definitive onkologische Operation in gleicher Narkose nicht vorgesehen ist.

Tumorektomie, Segmentresektion, Quadrantenresektion

▶ Entfernung des (tastbaren) Knotens unter Belassung des übrigen Drüsenkörpers, der Haut und Mammille.

Die *Tumorektomie* enspricht der Knotenentfernung im Sinne der Exzisionsbiopsie. Wird das Drüsengewebe segmentförmig in der Form eines „Tortenstückes" entnommen, handelt es sich um eine *Segmentresektion*. Umfaßt diese etwa ein Viertel des Drüsenkörpers, so spricht man von *Quadrantenresektion*.

Bei *gutartigen* Geschwülsten stellen diese brusterhaltenden Eingriffe ohne zusätzliche Maßnahmen immer eine ausreichende Therapie dar. Seit einigen Jahren ist bewiesen, daß mit den lokalen Verfahren der Tumorektomie, Segmentresektion und Quadrantenresektion auch bei *bösartigen* Tumoren eine adäquate onkologische Therapie mit kurativer Zielsetzung möglich ist. Als zusätzliche Maßnahme muß jedoch eine Axilladissektion und eine Nachbestrahlung erfolgen (Tab. 17.**1**).

> **Merke:** Tumorektomie, Segmentresektion und Quadrantenresektion sind unter bestimmten Voraussetzungen anerkannte, eingeschränkt radikale Eingriffe zur brusterhaltenden Therapie des Mammakarzinoms!

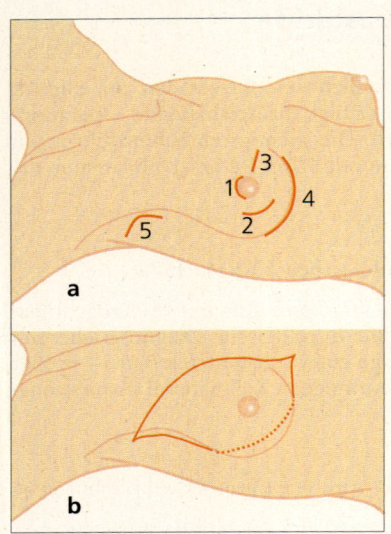

Abb. 17.**4 Schnittführungen an der Mamma**

a *Brusterhaltende Eingriffe.* Die periario-läre Inzision (Mammillenrandschnitt) ① und konzentrisch dazu verlaufende Schnitte ② sind für die Entfernung kleiner Tumoren geeignet. Kosmetisch ungünstiger ist eine radiäre Inzision ③, weil sie nicht in den Spaltlinien der Haut verläuft. Über einen gebogenen Schnitt in der unteren Brustfalte ④ (= submammäre Inzision = Bardenheuer-Schnitt) läßt sich ein Tumor im unteren Drüsenkörper entfernen oder eine subkutane Mastektomie durchführen. Die Narbe wird durch die Brust weitgehend verdeckt. Bei allen brusterhaltenden Karzinomentfernungen wird die Axilla über eine Zusatzinzision ⑤ am Oberrand des M. pectoralis major ausgeräumt

b *Ablatio mammae.* Ovaläre Umschneidung der Brustdrüse. Der Schnitt reicht bis in die Achsel, damit auch die axillären Lymphknoten entfernt werden können (Axilladissektion)

Operatives Vorgehen. Nach brusterhaltender Entfernung des verdächtigen Bezirks erfolgt bei Karzinomverdacht eine Schnellschnittuntersuchung. Der histologische Befund liegt nach ca. 20 Minuten vor. Solange wird in Narkose abgewartet. Bei Bestätigung des malignen Wachstums wird in gleicher Narkose die definitive Tumoroperation angeschlossen. Sind die Voraussetzungen zum brusterhaltenden Vorgehen auch nach Erhalt der Schnellschnitthistologie gegeben (Tumor im Gesunden entfernt und unter 3 cm groß, Tab. 17.**1**), so wird über eine separate Inzision die Ausräumung der Achsellymphknoten (Axilladissektion) vorgenommen. Sind die Voraussetzungen zum brusterhaltenden Vorgehen nicht gegeben, ist bei bewiesenem Karzinom die modifiziert radikale Ablatio mammae indiziert.

Subkutane Mastektomie

▶ Entfernung des Drüsenkörpers unter Erhaltung der Haut und Mamille.

Tabelle 17.**1** **Brusterhaltende Operation beim Mammakarzinom**

Voraussetzungen
– Größe des Primärtumors unter 3 cm Durchmesser
– Komplette Entfernung des Primärtumors im Gesunden (Tumorektomie)
– Bestätigung durch Schnellschnitthistologie
– Entfernung der axillären Lymphknoten (Axilladissektion) über einen separaten Schnitt
– Postoperativ immer Nachbestrahlung
– Zusätzliche Chemotherapie nur bei jüngeren Frauen (vor der Menopause), wenn axilläre Lymphknotenmetastasen vorliegen

Von einer submammären Inzision (Bardenheuer-Schnitt) wird der gesamte Drüsenkörper subkutan „ausgeschält". Der entstehende Hohlraum kann in geeigneten Fällen durch plastisch-chirurgische Maßnahmen aufgefüllt werden.

Typische Indikation zur subkutanen Mastektomie bei Frauen ist die ausgeprägte Mastopathie, wobei der Eingriff einer Karzinomprophylaxe entspricht. Bei der Gynäkomastie des Mannes wird die subkutane Mastektomie häufig in Lokalanästhesie von einer periareolären Inzision aus vorgenommen.

Ablatio mammae = Ablatio simplex = einfache Mastektomie

▷ Entfernung der gesamten Brust; also Haut, Mamille und Drüsenkörper.

Zur Ablatio (lat.: Abtragung) der Mamma wird die Brust ovalär umschnitten und dann als ganzes abgesetzt. Der resultierende spindelförmige Wunddefekt wird durch adaptierende Naht der Wundränder verschlossen. Ohne Ausräumung der axillären Lymphknoten kommt die Ablatio mammae (einfache Mastektomie) als palliative Maßnahme bei metastasierendem Mammakarzinom zum Einsatz, um einem Tumorzerfall durch Exulzeration vorzubeugen. Wird die Ablatio mammae mit der Axillaausräumung kombiniert, entspricht der Eingriff der modifiziert radikalen Mastektomie.

Modifiziert radikale Mastektomie (nach Patey) = Ablatio mammae mit partieller Axillaausräumung

▷ Dieses auch als „eingeschränkte Radikaloperation" bezeichnete Operationsverfahren entspricht der Entfernung der gesamten Brust (Ablatio mammae = Mastektomie) mit zusätzlicher (Teil-)Ausräumung der axillären Lymphknoten. Die Brustmuskeln werden belassen.

Die Mamma wird, wie bei der einfachen Ablatio, ovalär umschnitten und von ihrer Unterlage (Pektoralisfaszie) abgesetzt. Der Schnitt reicht bis in die Achselhöhle, so daß der wesentliche Teil des axillären Fettgewebes mit den darin enthaltenen Lymphknoten en bloc (= in einem Stück) entfernt werden kann (Abb. 17.**5**). Die Axillaausräumung beschränkt sich bei dem modifiziert

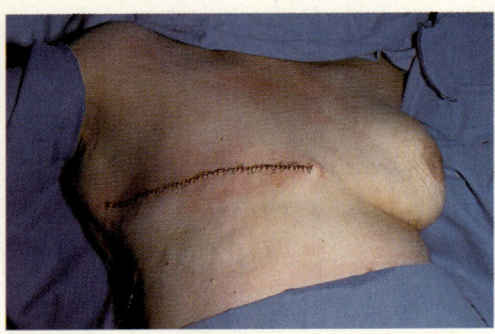

Abb. 17.5 Modifiziert radikale Mastektomie. Wunde unmittelbar postoperativ

radikalen Vorgehen auf das Gewebe unterhalb der V. axillaris. Bei dieser Technik bleiben genügend Lymphbahnen erhalten, so daß das früher häufige Lymphödem des Armes nicht mehr beobachtet wird.

> **Merke:** Die modifiziert radikale Mastektomie ist die Standardoperation beim Mammakarzinom, wenn eine brusterhaltende Tumorentfernung nicht möglich ist!

Radikale Mastektomie (nach Rotter-Halstedt)

▷ Veralteter Eingriff mit Entfernung der gesamten Brust (einschließlich Haut und Mammille) und der gesamten Pektoralismuskulatur.

Bei diesem ausgedehnten Eingriff wurden mit der Brust auch die beiden Brustmuskeln (M. pectoralis major und minor) und alle axillären Lymphknoten entfernt, was zu erheblichen kosmetischen und funktionellen Einbußen führte. Die Heilungsrate kann durch dieses „radikale" Vorgehen jedoch nicht verbessert werden, weshalb die Operation heute praktisch nicht mehr durchgeführt wird.

Brustamputation. Dieser Begriff ist ungenau und sollte Laienkreisen überlassen bleiben. Vom Wortinhalt her entspricht die Amputation eigentlich der Ablatio mammae (einfache Mastektomie). Meistens wird unter Amputation allerdings die modifiziert radikale Mastektomie (also mit partieller Axillaausräumung) verstanden. Der Terminus „Amputation" hat damit den Charakter eines Sammelbegriffs für alle nicht brusterhaltenden Operationsverfahren.

Stellenwert brusterhaltender Operationen in der Behandlung des Mammakarzinoms

Wenn bereits Fernmetastasen bestehen, ist Brustkrebs nach heutigem Wissensstand nicht mehr heilbar. Ist das Tumorwachstum noch umgrenzt, kann die chirurgische Entfernung zur definitiven Heilung führen. Übertriebene Radikalität verbessert die Überlebenszeiten und Heilungsraten jedoch nicht.

Es ist bewiesen, daß *brusterhaltende Operationen* auch in onkologischer Hinsicht unter bestimmten Voraussetzungen (Tab. 17.1) ebenso gute Ergebnisse liefern wie die *modifiziert radikale Mastektomie.*

Diese Erkenntnis der letzten Jahre hat dazu geführt, daß brusterhaltende Operationen derzeit bei bereits über 50% aller Eingriffe beim Mammakarzinom ausmachen. Axillärer Lymphknotenbefall gilt nicht als Kontraindikation für eine brusterhaltende Operation.

Anmerkung zur Brustrekonstruktion

Nach *brusterhaltenden Eingriffen* (Tumorektomie, Segmentresektion) erübrigt sich eine Brustrekonstruktion, weil der volumenmäßig geringe Defekt durch körpereigene Heilungsprozesse ausgeglichen wird.

Nach *subkutaner Mastektomie* bereitet die plastisch-chirurgische Rekonstruktion keine großen Probleme, weil Haut und Brustwarze erhalten sind. Der entstandene Gewebsdefekt wird bevorzugt durch körpereigenes Gewebe (Fett oder Muskulatur) aufgefüllt. Die früher gebräuchliche Implantation einer Silikonprothese ist wegen häufiger Komplikationen verlassen worden.

Nach *Entfernung der gesamten Brust* (modifiziert radikale Mastektomie) ist die Rekonstruktion schwierig und kosmetisch nicht immer zufriedenstellend. Zur Schaffung des erforderlichen subkutanen Volumens wird ein gestielter Lappen aus Muskel, Fett und Haut verwendet.

Die Brustwarze schafft man am besten durch Teilung der kontralateralen Mamille, deren Hälfte in die rekonstruierte Brust verpflanzt wird. Auch die Kuppe der zweiten Zehenbeere wird zur Mamillenherstellung verwendet. Die Pigmentierung des umgebenden Warzenvorhofes gelingt am sichersten und dauerhaftesten durch Tätowierung.

Die chirurgische Rekonstruktion wird bevorzugt erst einige Monate nach der primären Karzinomoperation vorgenommen, wenn die Narbenbildung abgeschlossen ist und kein Anhalt für ein Tumorrezidiv besteht. Nur in Ausnahmefällen erfolgt der Brustaufbau simultan mit der Erstoperation.

Der Brustaufbau ist technisch aufwendig und erfordert oft mehrere Operationen. Die Ergebnisse entsprechen nicht immer dem Wunsch der Patientin. Die Erkennung eines Tumorrezidivs ist ferner nach rekonstruktiven Maßnahmen erschwert. Dennoch kann die Rekonstruktion im Einzelfall eine wesentliche Hilfe bei der psychosexuellen Rehabilitation darstellen. Indikation ist der ausdrückliche Wunsch der Patientin nach ausführlicher Aufklärung. In Kliniken, die eine chirurgische Wiederherstellung der Brust als Teil des Therapieplanes im Rahmen der Rehabilitationsmaßnahmen anbieten, machen ca. 20% der Frauen davon Gebrauch.

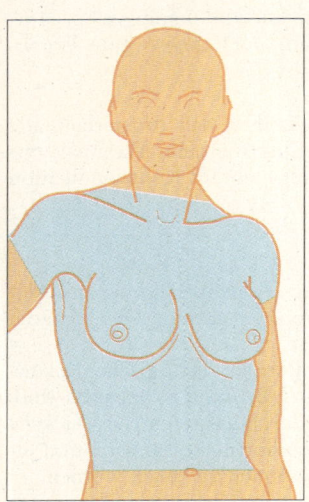

Abb. 17.**6 Rasurschema bei Brust-
operationen**

Pflegeschwerpunkte bei Brustoperationen

Die Beschreibung der Pflege bei Brustope-
rationen erfolgt am Beispiel der modifiziert radikalen Mastektomie.

Präoperative Pflege

Rasur. Der Thorax wird vom Hals bis zur
Taille einschließlich der Achseln rasiert
(Abb. 17.**6**). Manche Kliniken beschränken die Rasur auf die Achselbehaarung
und (soweit vorhanden) auf Haare um
den Brustwarzenhof.
Psychische Begleitung. Der bevorstehende Eingriff stellt für die Patientin einen
großen Einschnitt in ihr Selbstwertgefühl
als Frau dar. Darauf sollte schon in der
präoperativen Phase durch behutsame
Gesprächsführung (Aufklärung) eingegangen werden, wobei der Partner möglichst einzubeziehen ist. Selbstverständlich gelten hier auch alle Regeln, wie sie
beim Umgang mit Tumorpatienten erwähnt wurden (Kapitel 6, S. 153).

Postoperative Pflege

Beobachtungsmaßnahmen. Der Arm
der operierten Seite muß speziell auf eine
operationsbedingte Lymphstauung hin
beobachtet werden, welche als Lymphödem in Erscheinung tritt. *Armumfang*
und *Beschaffenheit des Hautgewebes*
müssen deshalb regelmäßig kontrolliert
werden.
Lagerung. Zur Verbesserung des Rückstromes (Lymphödemprophylaxe) wird
der Arm der operierten Körperseite auf
Lagerungskissen in Abduktion leicht erhöht gelagert.
Körperpflege. In den ersten postoperativen Tagen ist infolge der Bewegungseinschränkung der oberen Extremitäten Unterstützung bei der Körperpflege notwendig. Hierbei sind die Patientinnen vermehrt anzuregen, Gebrauchsbewegun-
gen auch auf der operierten Körperseite
durchzuführen.

Prophylaxen. Nach Mastektomie sind verstärkt Maßnahmen zur Lymphödem-, Pneumonie- und Kontrakturenprophylaxe einzusetzen. Sie werden überwiegend vom Krankengymnastikpersonal ausgeführt, welches in seiner Arbeit von den Pflegenden unterstützt wird.

Zur *Lymphödemprophylaxe* eignen sich neben der entsprechenden Lagerung Pumpbewegungen der Hand (öffnen und schließen der Faust). Maßnahmen, die eine Lymphstauung bewirken können, müssen vermieden werden. Dies sind u. a. Blutdruckmessung, Blutentnahmen und Injektionen am betroffenen Arm.

Bewegungsübungen des Schultergelenkes (etwa bis zum 3./4. postoperativen Tag passiv, dann aktiv) in allen Richtungen dienen der *Kontrakturenprophylaxe.* Sie werden in ihrem Ausmaß langsam gesteigert, bis es der Patientin gelingt, den betroffenen Arm in „Napoleonhaltung" (Arm wird über den Kopf geführt) zu halten. Die Bewegungsübungen sollen zur Selbstkontrolle und gleichzeitiger Haltungs- sowie Gleichgewichtsschulung vor einem Spiegel durchgeführt werden.

Die Kontaktatmung ist (neben den sonst üblichen Maßnahmen) eine spezifische Möglichkeit zur *Pneumonieprophylaxe,* da die Patientin dadurch bewußter und besser die operierte Seite ventiliert.

Wundbehandlung. Beim 1. Verbandwechsel sollte bedacht werden, daß dieses die erste Gelegenheit für die brustoperierte Frau ist, ihre Wunde zu sehen. Dementsprechend diskret ist dabei vorzugehen.

Meistens sind 1–2 Redon-Drainagen eingelegt, welche Sekret ableiten und durch Sog zu einer rascheren Verklebung der inneren, großen Wundflächen führen. Sie werden üblicherweise nicht nach 48 Stunden gezogen, sondern verbleiben ca. 5–6 Tage, um einer Serombildung in der großen Wundhöhle vorzubeugen. Die Fadenentfernung wird stufenweise vorgenommen, d. h. Teilfäden nach ca. 10 Tagen, die Restfäden wegen der erheblichen Spannung (nach Mastektomie) frühestens ab 2. bis 3. Woche.

Entlassungsberatung. Der Verlust einer Brust ist für die betroffene Frau körperliches und seelisches Trauma zugleich, welches ihre Lebensqualität zunächst erheblich beeinträchtigt. Gewöhnlicherweise leiden darum brustoperierte Frauen unter massiven Ängsten bezüglich ihrer Lebensführung nach der Entlassung.

So muß der Rückkehr nach Hause ein Angebot an Hilfestellung durch Hinweise und Informationen vorausgehen, mit dem Ziel, daß sich die Frau in ihrer veränderten Lebenssituation zurechtfinden kann (z. B. Kontaktadresse für Selbsthilfegruppe brustamputierter Frauen, Kontakt mit dem Sozialdienst wegen z. B. notwendiger Hauhaltshilfe usw.).

Noch während des Krankenhausaufenthaltes erfolgt eine *Prothesenberatung,* und es wird eine Brustprothese angepaßt. Sie wird meist mittels eines speziellen Büstenhalters getragen und ist äußerlich unauffällig, so daß für andere die Brustentfernung unbemerkt bleibt.

Ferner ist die Betroffene dahingehend zu beraten, daß die krankengymnastischen Übungen zu Hause fortgesetzt werden müssen. Der Arm der betroffenen Körperseite sollte in den ersten postoperativen Wochen entsprechend geschont werden, d. h. Tätigkeiten wie schweres Heben, Tragen, Fenster putzen etc., die zu einer Überbeanspruchung der Muskulatur und der Bänder führen, sind zu unterlassen.

Bezüglich weiterführender Lymphödemprophylaxe ist darauf hinzuweisen, daß alle Einflüsse, die eine Lymphstauung begünstigen, gemieden werden sollen. Hierzu gehören Sonnen- und Hitzeeinwirkung sowie beengende Kleidung hauptsächlich an den Ärmeln.

Ärztliche Kontrolltermine müssen in bestimmten Intervallen wahrgenommen werden.

18. Herz

Untersuchungsmethoden

Klinische Befunde. *Puls* und *Blutdruck* sind die wichtigsten Kreislaufparameter. Veränderungen bei Belastung geben wichtige Hinweise auf Störungen der kardialen Funktion. *Atemnot* bei Belastung (z. B. Treppensteigen) und *Knöchelödeme* am Abend sprechen für Herzinsuffizienz. Die *Zyanose* ist ein wichtiges Symptom bei Herzfehlern mit Rechts-Links-Shunt. Die *Auskultation* und *Perkussion* gibt in der Hand des Kundigen weiteren Aufschluß über die Art der vermuteten Störung.

Spezielle Diagnostik. Das *Elektrokardiogramm* (EKG) als Standard- und Brustwandableitung spiegelt den Erregungsablauf im Herzen wider, wobei das übliche EKG im Liegen vom Belastungs-EKG auf dem Fahrradergometer zu unterscheiden ist. Die normalerweise mit dem Stethoskop hörbaren Herztöne können auch mit einem empfindlichen Mikrophon abgehört und zeitsynchron mit der EKG-Kurve auf Papierstreifen als *Phonokardiogramm* aufgezeichnet werden. Die *Thoraxübersichtsaufnahme* in zwei Ebenen gibt Aufschluß über die Herzgröße und Konfiguration (Dilatation einzelner Herzabschnitte) sowie Stauungszeichen im Lungenkreislauf. Durch gleichzeitige Kontrastmittelanfärbung des Ösophagus (Röntgenthorax mit Breischluck) ist eine Vergrößerung der Vorhöfe durch die enge Lagebeziehung zur Speiseröhre besser abgrenzbar. Größte Bedeutung hat die *Herzkatheterisierung,* die praktisch vor allen Operationen am offenen Herzen erforderlich ist. Über den Katheter kann der Blutdruck in allen Herzhöhlen und den großen Gefäßen gemessen werden. Auch Blutentnahmen zur Blutanalyse (Sauerstoffgehalt!) sind möglich.

Der Herzkatheter erlaubt ferner die Bestimmung des Kreislaufvolumens und eines eventuellen Shuntvolumens. Durch Kontrastmittelinjektion lassen sich die Herzkammern *(Ventrikulographie)* und auch die Herzkranzgefäße *(Koronarangiographie)* röntgenologisch abbilden. Die Katheterisierung des Herzens erfolgt als Linkskatheter durch Punktion der Leistenarterie, wobei der Katheter retrograd durch die Aorta in den linken Ventrikel vorgeschoben wird. Mit dem Rechtskatheter gelangt man nach Punktion einer Vene der oberen Körperhälfte (bevorzugt Ellenbeuge) über die obere Hohlvene in den rechten Vorhof, rechten Ventrikel und die A. pulmonalis.

Die *Sonographie* des Herzens ist von transthorakal (durch die Brustwand) und über die Speiseröhre *(= transösophageale Sonographie)* möglich. Die Schalluntersuchung erlaubt eine Beurteilung der Wanddicke, der Pump- und Klappenfunktion und eines eventuellen Perikardergusses.

Angeborene Herzfehler

Durch die äußerst komplizierte entwicklungsgeschichtliche Entstehung des Herzens und der großen Gefäße gibt es eine Vielzahl angeborener Fehlbildungen, von denen hier nur die häufigsten behandelt werden können.

■ Etwa jedes 1000ste neugeborene Kind hat einen Herzfehler.

Man beachte, daß auch die angeborenen (also bei Geburt vorhandenen) Herzfehler letztlich erworben sind, und zwar in der Frühschwangerschaft. Ursächlich werden Virusinfekte (z. B. Röteln), exogene Noxen (z. B. Alkohol) und Strahleneinwirkung verantwortlich gemacht. Die angeborenen Herzfehler sind also (bis auf wenige Ausnahmen) nicht genetisch determiniert (vererbt), sondern in den ersten Embryonalwochen erworben. Die wichtigsten angeborenen Herzfehler umfassen die *Shunts* und *Stenosen* (Tab. 18.**1**).

Erläuterung zum Shunt. Linkes und rechtes Herz sind normalerweise durch eine Scheidewand (Septum) voneinander getrennt. Ein direkter Blutübertritt von einer Herzhälfte in die andere findet also nicht statt. Linkes und rechtes Herz pumpen mengenmäßig das gleiche Blutvolumen, welches den großen und kleinen Kreislauf nacheinander passiert. Der Druckwiderstand im großen Kreislauf ist allerdings wesentlich höher als im Lungenkreislauf. Im Vergleich zur rechten Herzkammer muß der linke

Tabelle 18.**1**   **Die wichtigsten angeborenen Herzfehler**

	Relative Häufigkeit (ca. %)	Links-rechts-Shunt	Rechts-links-Shunt	Zyanose
Vorhofseptumdefekt (ASD)	20	⊕	−	−
Kammerseptumdefekt (VSD)	20	⊕	−	−
persistierender Ductus Botalli	10	⊕	−	−
Fallot-Tetralogie	10	−	⊕	⊕
Transposition der Aorta	8	−	⊕	⊕
Aortenisthmusstenose	8	−	−	−
Pulmonalstenose	8	−	−	−
Aortenstenose	5	−	−	−
Trikuspidalatresie (mit ASD)	1	−	⊕	⊕
Truncus arteriosus communis	1	−	⊕	⊕
Lungenvenen-Fehleinmündung	1	−	⊕	⊕

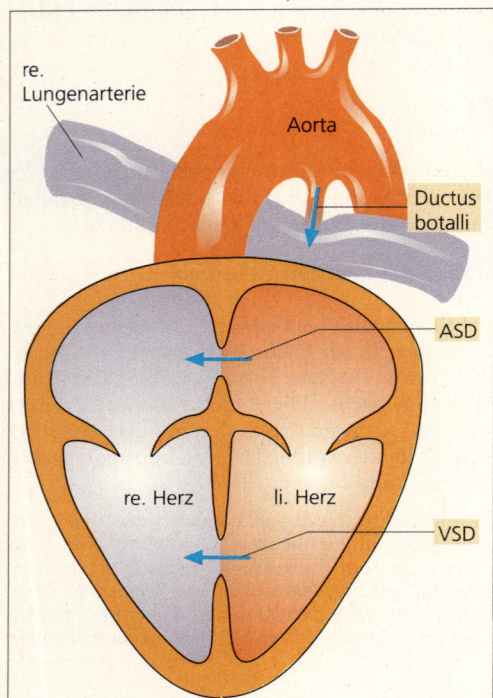

re. Lungenarterie

Aorta

Ductus botalli

ASD

re. Herz

li. Herz

VSD

Abb. 18.**1 Links-rechts-Shunts.** Die angeborenen Kurzschlußverbindungen zwischen großem und kleinem Kreislauf treten bevorzugt in Höhe der Vorhöfe (ASD = Atriumseptumdefekt), der Herzkammern (VSD = Ventrikelseptumdefekt) und in Form des persistierenden Ductus Botalli auf

Ventrikel einen ca. 6fach höheren Druck aufbauen, um das gleiche Schlagvolumen in die Organe des Körperkreislaufes auszuwerfen. Der gleiche Druckgradient findet sich zwischen Aorta und Lungenarterie. Besteht eine pathologische direkte Verbindung zwischen großem und kleinem Kreislauf, so wird ein Teil des Blutes, der Druckdifferenz entsprechend, von links nach rechts strömen. Eine solche Kurzschlußverbindung bezeichnet man als Shunt (englisch), in diesem Fall als *Links-rechts-Shunt.* Die daraus entstehende Mehrbelastung der Herzkammern äußert sich in Wandverdickung (Hypertrophie) und Größenzunahme (Dilatation), was im Röntgenbild und EKG zu erkennen ist. Die Lunge ist beim Links-rechts-Shunt vermehrt durchblutet, das Volumen im kleinen Kreislauf also höher als im großen Kreislauf. Eine Zyanose findet sich nicht, weil das Shuntblut in der Lunge oxygeniert (arterialisiert) wird. Von rechts nach links wird ein Shunt nur durchströmt, wenn der Druck im rechten Herzen (ausnahmsweise) höher ist als im linken. Ein solcher *Rechts-links-Shunt* findet sich praktisch nur, wenn gleichzeitig zur Kurzschlußverbindung eine Abflußbehinderung im Bereich der Lungenstrombahn besteht (z. B. Stenose der Pulmonalarterie). Diese Kombination ist beispielsweise bei der Fallot-Fehlbildung gegeben. Beim Rechts-links-Shunt ist das Kurzschlußblut sauerstoffarm, weil es die Lunge nicht passiert hat. Der große Kreislauf wird also auch von nicht-oxygenisiertem Blut durchströmt, was sich klinisch als Zyanose und Hypoxie äußert.

Die bedeutendsten *Links-rechts-Shunts* zeigt Abb. 18.**1**. Der häufigste *Rechts-links-Shunt* tritt im Rahmen der Fallot-Mißbildung auf (Abb. 18.**2**). Die *angeborenen Stenosen* finden sich bevorzugt im Gebiet des absteigenden Aortenbogens (Isthmusstenose) und an der Pulmonalisklappe. Stenosierungen der drei anderen Herzklappen sind hingegen meistens im nachgeburtlichen Leben erworben. Angeborene Klappeninsuffizienzen haben keine nennenswerte klinische Bedeutung.

Ohne Krankheitswert ist die seitenverkehrte Anordnung der intrathorakalen Organe *(Situs inversus)*, der sehr selten auch die Bauchorgane umfaßt (Situs inversus totalis), häufiger hingegen auf das Herz beschränkt ist, welches dann rechtsseitig liegt *(Dextrokardie)*.

Vorhofseptumdefekt (ASD) selten

▶ Angeborene offene Verbindung zwischen linkem und rechtem Vorhof (Atrium) mit Links-rechts-Shunt. Keine Zyanose. Synonym: Atriumseptumdefekt = ASD.

Klinik

Abhängig von der Shuntgröße (großes oder kleines Loch) sind die klinischen Beschwerden mehr oder weniger stark ausgeprägt: Luftnot, Herzklopfen, vermehrte Belastung des rechten Vorhofes (Dilatation), verstärkte Lungendurchblutung (um das Shuntvolumen erhöht). Die Fehlbildung ist oft kombiniert mit einer Fehleinmündung der Lungenvenen.

Therapie

In Abhängigkeit von der Größe und Form des Vorhofseptumdefektes erfolgt die Korrektur entweder mittels Direktnaht (bei kleinen „schlitzförmigen" ASDs) oder mittels eines Patch (engl.: Flicken). In den meisten Fällen werden Flicken aus künstlichem Gewebe (Dacron), gelegentlich Perikardflicken verwendet. Für die Operation ist die Herz-Lungen-Maschine erforderlich. Operationsletaliät: etwa 1 %. Wesentliche Komplikation: anhaltende Rhythmusstörungen.

Kammerseptumdefekt (VSD) selten

▶ Angeborene offene Verbindung zwischen linker und rechter Herzkammer mit Links-rechts-Shunt. Keine Zyanose. Synonym: Ventrikelseptumdefekt = VSD.

Klinik

Die Symptomatik ist abhängig von der Größe des Defektes. Leistungsminderung, vermehrte Belastung beider Ventrikel mit Größenzunahme und Herzinsuffizienz. Durch die vermehrte Lungendurchblutung kann nach Jahren eine massive Druckerhöhung im kleinen Kreislauf (Pulmonalarteriensklerose) entstehen. In manchen Fällen übersteigt der Druck im rechten Ventrikel dann den Druck in der linken Kammer, was eine Shuntumkehr (Rechts-links-Shunt) zur Folge hat. Der VSD ist gelegentlich mit anderen Herzfehlern kombiniert, so z. B. bei der Fallot-Mißbildung (s. dort).

Therapie

Führt die stark erhöhte Lungendurchblutung bereits im Säuglingsalter zu schweren Komplikationen (Lungenödem), so kann als Palliativmaßnahme die Lungenarterie künstlich eingeengt werden. Dies geschieht durch Drosselung mit einem um das Gefäß gelegten Bändchen, weshalb man dieses Verfahren auch als "Banding" (englisch) bezeichnet. Besser ist jedoch die operative Totalkorrektur, die man möglichst vor dem Schulalter durchführt, weil selbst bei einem kleinen VSD immer das Risiko besteht, daß sich eine Endokarditis (Herzinnenwandentzündung) entwickelt. Der Defekt wird mit einem Kunststofflappen (Patch) verschlossen (Herz-Lungen-Maschine). Operationsletalität ca. 1 %. Hat die Fehlbildung bereits zu einer Shuntumkehr geführt, ist die operative Korrektur nicht mehr sinnvoll.

Persistierender Ductus arteriosus Botalli   selten

▶ Angeborenes Offenbleiben der embryonalen Verbindung zwischen Aorta und Pulmonalarterie (Ductus arteriosus Botalli) mit Links-rechts-Shunt. Keine Zyanose. Die Fehlbildung ist nach dem italienischen Anatom Botallo (um 1530) benannt.

Beim Fetus fließt das Blut aus dem rechten Ventrikel nur zu einem geringen Teil durch das Lungenparenchym, weil die fruchtwasserhaltige, kollabierte Lunge für den Gasaustausch nicht benötigt wird und der Strömungswiderstand in den Lungengefäßen entsprechend hoch ist. Der größte Teil des fetalen Blutes aus der rechten Herzkammer gelangt auf einer direkten Kurzschlußverbindung, dem Ductus arteriosus Botalli, von der A. pulmonalis in die Aorta (Rechts-links-Shunt). Mit der Geburt entfaltet sich die Lunge beim ersten Atemzug. Dadurch nehmen Strömungswiderstand und Druck im Pulmonalarterienkreislauf ab. Folge ist eine Strömungsumkehr im Ductus arteriosus (Links-rechts-Shunt). Normalerweise verschließt sich der knapp 1 cm lange Duktus innerhalb weniger Tage. Der bindegewebige Rest beim Erwachsenen wird als Lig. arteriosum (Botalli) bezeichnet. Bleibt der Duktus hingegen offen, so resultiert ein persistierender hämodynamisch wirksamer Links-rechts-Shunt (Abb. 18.**1**).

Klinik

Die Symptomatik ist abhängig von dem Durchmesser des offen gebliebenen Duktus. Typisch ist eine erhöhte Blutdruckamplitude und ein auskultatorisch hörbares „Maschinengeräusch". Das linke Herz zeigt sich als Folge der Volumenbelastung dilatiert, die Lungendurchblutung ist um das Shuntvolumen vermehrt. Auch bei dieser Fehlbildung ist nach Jahren eine Shuntumkehr (Rechts-links-Shunt) möglich, wenn der Druck im Lungenkreislauf durch Pulmonalgefäßsklerose höher wird als in der Aorta. Nach Shuntumkehr gelangt sauerstoffarmes Blut in den großen Kreislauf (Zyanose).

Therapie

Häufig findet sich der offene Ductus Botalli bei Frühgeborenen. Bei diesen unreifen Säuglingen kann der Verschluß oftmals medikamentös (Indometacin = Amuno) herbeigeführt werden. Gelingt dieses Vorgehen nicht, so ist bei anhaltender respiratorischer Insuffizienz die Frühoperation in den ersten Lebenswochen erforderlich, selten erst im späteren Alter. Die Operation ist relativ einfach (*Duktusligatur* oder Unterbindung der durchtrennten Gefäßstümpfe). Eine Unterbrechung des Kreislaufes ist dazu nicht notwendig, weshalb der Eingriff bei Kindern keine Herz-Lungen-Maschine erfordert. Beim Erwachsenen ist der persistierende Ductus Botalli oft stark verkalkt, so daß die Korrektur mit Herz-Lungen-Maschine vorgenommen werden muß. Operationsletalität beim Kind um 1%, beim Erwachsenen um 3%.

Es gibt erste Berichte über den erfolgreichen Verschluß eines persistierenden Ductus Botalli ohne Thorakotomie mittels Einbringen eines kleinen Schirmchens mit einem Transportkatheter von der Leiste aus.

Fallot-Tetralogie   selten

▷ Angeborene komplexe Fehlbildung des Herzens mit Rechts-links-Shunt und Zyanose (Abb. 18.**2**). Das Vitium ist nach seinem Erstbeschreiber, dem italienischen Anatom Fallot (1850–1911), benannt. Die Bezeichnung Tetralogie (auch Tetrade) besagt, daß der Morbus Fallot durch vier wesentliche Fehlbildungen charakterisiert ist (Fallot IV):

❖ Kammerseptumdefekt (VSD),
❖ Pulmonalstenose (im Bereich der Pulmonalisklappe oder unmittelbar darüber oder darunter),
❖ reitende Aorta (diese erscheint in Frontalansicht wie ein „Reiter" auf die Kammerscheidewand aufgesetzt),
❖ Hypertrophie des rechten Ventrikels (Wandverdickung).

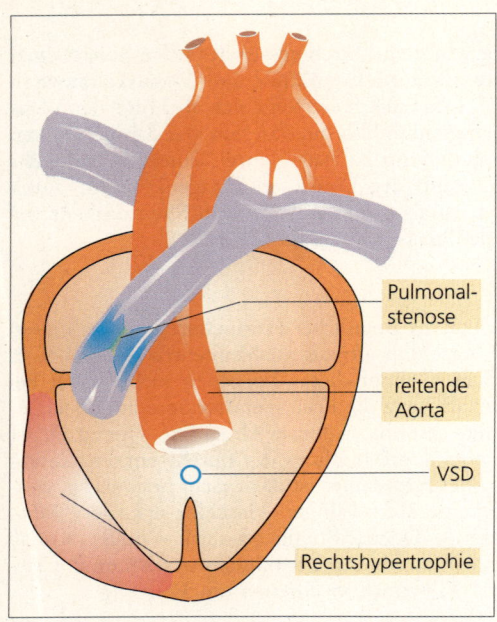

Pulmonal-stenose

reitende Aorta

VSD

Rechtshypertrophie

Der Rechts-links-Shunt kommt zustande, weil der Strömungswiderstand in der stenosierten Ausflußbahn des rechten Ventrikels (Pulmonalis) höher ist als im großen Kreislauf (Aorta). Die Rechtshypertrophie ist Folge der vermehrten Belastung des rechten Ventrikels. In die Aorta gelangt sauerstoffarmes Blut aus der rechten Kammer, weshalb diese Fehlbildung mit einer Zyanose einhergeht.

Seltener ist die Fallot-Trilogie (Fallot III), bei der sich ein Vorhofseptumdefekt mit Pulmonalstenose und Rechtshypertrophie findet. Die Aorta entspringt normal. Es gibt auch eine Fallot-Pentalogie (V), die durch die Tetrade des Fallot IV mit zusätzlichem Vorhofseptumdefekt gekennzeichnet ist.

Klinik

Die Zyanose besteht bereits bei der Geburt (blue baby). Die charakteristischen Trommelschlegelfinger und Uhrglasnägel werden als Folge der Hypoxie im großen Kreislauf gedeutet. Meist findet sich eine erhebliche Leistungsminderung mit Minderwuchs. Die Kinder verharren häufig in Hockstellung, weil dadurch die Lungendurchblutung verbessert wird. Unbehandelt beträgt die Lebenserwartung durchschnittlich 20 Jahre, wobei die Kranken an Rechtsherzinsuffizienz oder Begleiterkrankungen sterben.

Therapie

Die *Totalkorrektur durch Operation* mit der Herz-Lungen-Maschine wird möglichst frühzeitig innerhalb der ersten beiden Lebensjahre angestrebt. Der Eingriff umfaßt die operative Erweiterung der Pulmonalisstrombahn (Resektion der stenosierenden Gewebeanteile), den Verschluß des VSD (direkt oder mittels Flicken) und die Erweiterung des Ausflußtraktes der rechten Herzkammer. Die Operationsletalität bei Eingriffen innerhalb der ersten 2 Lebensjahre liegt bei etwa 5 %. Wenn die Lungenstrombahn noch nicht adäquat entwickelt ist, wird beim Kleinkind als Palliativmaßnahme eine Anastomose zwischen herznahen Arterien (Aorta oder Subklavia) und Pulmonalarterie angelegt, wodurch die Lungendurchblutung akut verbessert wird. Gleichzeitig wird durch diese Maßnahme längerfristig auch das pulmonale Gefäßsystem zum Wachstum angeregt und damit die Voraussetzung zur Korrekturoperation geschaffen. Nach Palliativoperation bleiben die Kinder in kardiologischer Kontrolle, um zu gewährleisten, daß die endgültige Korrektur noch im Vorschulalter erfolgen kann.

Transposition der Aorta   selten

Angeborene Fehlbildung der großen Herzgefäße mit Rechts-links-Shunt. Der Abgang von Aorta und Pulmonalarterie ist vertauscht. Das venöse Blut aus dem rechten Herzen gelangt über die (transponierte) Aorta in die Körperperipherie und von dort zurück in das rechte Herz. Von der Lunge strömt das arterialisierte Blut in die linke Kammer und über die (transponierte) Pulmonalarterie in die Lunge zurück. Tritt die Transposition ohne zusätzliche Fehlbildungen auf, so sind die Kinder nicht lebensfähig. Nur bei gleichzeitigem Bestehen einer Shuntverbindung zwischen linkem und rechtem Herzen kann sauerstoffreiches Blut in den großen Kreislauf strömen. Meistens ist die Transposition mit einem Vorhofseptumdefekt kombiniert. Auch bei begleitendem ASD beträgt die Lebensdauer ohne Therapie nur wenige Monate.

Therapie. Zwei äußerst komplexe Operationsverfahren stehen zur Verfügung, die sog. *Switch-Operation* und die *Vorhofumkehr.* Beide Eingriffe erfordern die Herz-Lungen-Maschine und haben eine Letalität von ca. 6 %.

Aortenisthmusstenose   selten

▸ Angeborene Verengung des Aortenbogens (Isthmus, griech.: schmale Verbindung). Die Stenose ist entweder unmittelbar vor der Einmündung des Ductus Botalli lokalisiert (präduktale Form) oder kurz danach (postduktale Form). Kein Shunt, keine Zyanose.

Klinik

Im Frühkindesalter bestehen meist keine Beschwerden. Typisch ist die Blutdruckdifferenz zwischen oberer und unterer Extremität, wobei am Arm systolische Werte um 200 mmHg gemessen werden, an den Beinen hingegen kaum ein Puls tastbar ist. Die Minderdurchblutung der unteren Körperhälfte kann sich als muskuläre Schwäche der Beine äußern. Meistens führt jedoch die Hypertonie (bei Messung am Arm) in Kombination mit dem systolischen Herzgeräusch zur Diagnose. Das linke Herz ist als Folge der vermehrten Druckbelastung hypertrophiert. Mit der Isthmusstenose sind häufig Anomalien der Aortenklappe verbunden.

Therapie

Die *operative Korrektur* sollte zwischen dem 7. und 14. Lebensjahr erfolgen. Die meist kurzstreckig verengte Stelle wird reseziert, die Kontinuität der Aorta danach durch direkte Naht (End-zu-End) wieder hergestellt. Längerstreckige Stenosen werden nach Resektion durch eine Kunststoffprothese (Interponat) ersetzt. Eine Herz-Lungen-Maschine ist nur selten erforderlich. Operationsletalität um 2 %. Seltene, aber typische Komplikation: Querschnittslähmung.

Pulmonalstenose   selten

▶ Angeborene Verengung der Ausflußbahn des rechten Ventrikels. Die Stenose kann im Bereich der Pulmonalisklappe (valvuläre Stenose) lokalisiert sein, betrifft jedoch häufig den herznahen Abschnitt der Pulmonalarterie (supravalvuläre = infundibuläre Pulmonalstenose). Kein Shunt, keine Zyanose.

Klinik

Nur bei hochgradiger Stenosierung treten Beschwerden (Leistungsminderung, Dyspnoe) schon im Kindesalter auf. Rechter Ventrikel und rechter Vorhof sind vermehrt belastet, was nach Jahren zur Rechtsherzinsuffizienz führen kann. Die Fehlbildung tritt oft in Kombination mit anderen Vitien auf, so z. B. bei der Fallot-Tetralogie (Abb. 18.**2**).

Therapie

Bei erheblicher Stenose ist die operative Behandlung indiziert. Sie erfolgt als „Sprengung" der stenosierten Klappe *(Komissurotomie* oder *Valvulotomie)* über eine Inzision im Stamm der Pulmonalarterie, die danach wieder vernäht wird. Der Eingriff kann in Hypothermie (s. unten) erfolgen, meistens jedoch unter (zusätzlicher) Verwendung einer Herz-Lungen-Maschine. Die Operationsletalität beträgt ca. 1 %.

Erworbene Herzklappenfehler

Die im nachgeburtlichen Leben erworbenen Funktionsstörungen der Herzklappen sind im Gegensatz zu den angeborenen Vitien vorwiegend durch Rheumatismus oder eine bakterielle Endokarditis verursacht. Jede Bakteriämie birgt die Gefahr, daß eine Endokarditis entsteht. Ausgangspunkt („Herd") der hämatogenen bakteriellen Aussaat stellen häufig chronische Infekte im Bereich des Rachens und Kiefers dar. Besonders Streptokokken neigen dazu, sich am Endokardüberzug der Herzklappen festzusetzen, wobei die „Bakterienrasen" und Ulzerationen eine weitgehende Zerstörung des Klappenapparates bewirken. Die erworbenen Klappenfehler betreffen vorwiegend das linke Herz (Mitralis- und Aortenklappe).

Erläuterung zu Herzklappenfehlern. Die vier ventilartigen Herzklappen sind normalerweise nur in eine Richtung für das Blut durchgängig. Bei *Klappenstenose* ist das Lumen verengt und der Durchstrom erschwert. Um dennoch genügend Blut durch die stenotische Klappe zu treiben, muß die vorgeschaltete Herzhöhle einen höheren Druck erzeugen. Diese unphysiologische Mehrarbeit führt zur kompensatorischen Muskelhypertrophie, später zur Dilatation und letztlich zur Überlastung, also einer Herzinsuffizienz.

Beispiel: Bei Mitralklappenstenose muß der linke Vorhof gegen die verengte Klappe pumpen, er ist also vermehrt belastet und dilatiert. Vor der Stenose bildet sich ein „Blutstau", der den gesamten Lungenkreislauf betreffen kann (Lungenstau, Lungenödem). Dadurch kann auch die Druckbelastung im rechten Ventrikel ansteigen, welcher das Blut in den gestauten kleinen Kreislauf treibt.

Bei einer *Herzklappeninsuffizienz* hingegen schließt sich die Klappe nicht komplett. Es bleibt also ein Restlumen, durch das Blut in die falsche Richtung zurückfließt (Pendelblut). Dieses Pendelblut muß zusätzlich zum normalen Schlagvolumen gepumpt werden. Für die entsprechende Herzhöhle resultiert eine vermehrte Volumenbelastung, die auch hier zur Hypertrophie (Dilatation) und letztlich Insuffizienz der Herzleistung führt.

Beispiel: Bei Mitralklappeninsuffizienz fließt das Blut während der Systole nicht nur in die Aorta. Ein Teil strömt über die insuffiziente (nicht geschlossene) Mitralklappe zurück in den linken Vorhof. In der folgenden Diastole „pendelt" es zurück in die linke Kammer. Folge ist eine Mehrarbeit für linke Kammer und linken Vorhof. Auch bei Mitralinsuffizienz ist ein Rückstau in den kleinen Kreislauf mit Belastung des rechten Ventrikels möglich.

Klappeninsuffizienzen sind im allgemeinen erworben. Nicht selten bewirkt die Erkrankung der Herzklappe einen Funktionsverlust im Sinne der Verengung und Schlußunfähigkeit. Treten Stenose und Insuffizienz bei einer Klappe gleichzeitig in Erscheinung, so spricht man von einem *kombinierten Klappenfehler.*

Mitralstenose häufig

▶ Verengung der Mitralklappe, in 90% der Fälle durch rheumatische Endokarditis erworben. Die Mitralstenose ist der wichtigste erworbene Herzklappenfehler.

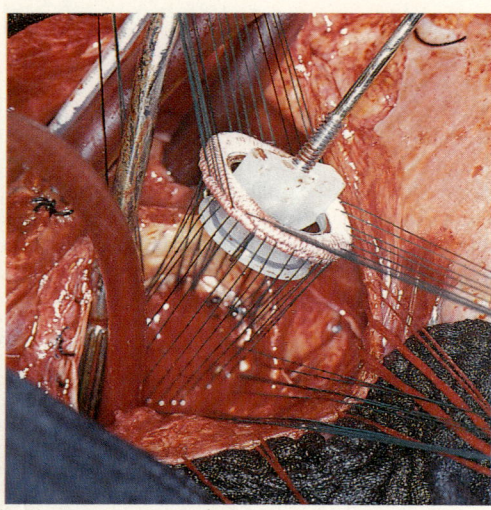

Abb. 18.3 Prothetischer Mitralklappenersatz.
Die Fäden werden im Herz und an dem Kunststoffbezug der Prothese fixiert. Dann wird die künstliche Herzklappe mit Führungsinstrumenten in ihre Position gebracht und festgeknotet

Klinik

Während der Kammerdiastole muß der linke Vorhof das Blut gegen die Stenose anpumpen. Er ist folglich vermehrt druckbelastet, was eine Größenzunahme und häufig Rhythmusstörungen bewirkt. Durch Blutrückstau in den kleinen Kreislauf (Lungenstau, Lungenödem, Dyspnoe) kann die Druckbelastung auch den rechten Ventrikel erfassen. Nicht selten findet man thrombotische Auflagerungen an der zerstörten Klappe, die bei Abstrom über den linken Ventrikel in die Aorta zu arteriellen Embolien führen (z. B. Femoralisembolie, Hirninfarkt = Apoplex).

Therapie

Die Behandlung ist primär immer konservativ (Digitalis, Diuretika). Nur bei erheblichen Beschwerden erfolgt die operative Korrektur mit prothetischem Klappenersatz unter extrapolarem Kreislauf (Abb. 18.3). Ist die Klappe (ausnahmsweise) kaum verkalkt, so kommt auch eine „Sprengung" (= Kommissurotomie, S. 355) in der stenosierten Klappe in Frage.

Mitralinsuffizienz häufig

▶ Schlußunfähigkeit der Mitralklappe, meistens durch rheumatische Endokarditis verursacht. Die Insuffizienz tritt häufig gleichzeitig mit einer Stenose in Erscheinung (kombiniertes Mitralvitium).

Klinik

Während der Systole fließt das Blut aus dem linken Ventrikel zurück in den linken Vorhof (Pendelblut). Daraus resultiert eine vermehrte Belastung beider linken Herzhöhlen (Linksinsuffizienz), bei Rückstau in den kleinen Kreislauf zusätzlich eine Rechtsbelastung mit Atemnot.

Therapie

Unter Verwendung einer Herz-Lungen-Maschine werden die insuffizienten Klappensegel durch Naht „gerafft" (Klappenraffung). Häufiger muß jedoch die gesamte Klappe ersetzt werden.

Aortenklappenstenose häufig

▶ Verengung der Aortenklappe, meist rheumatisch erworben. Es gibt jedoch auch angeborene Formen, wobei die Stenose im Klappenbereich (valvulär), darunter (subvalvulär) oder darüber (supravalvulär) lokalisiert sein kann.

Klinik

Je nach Ausmaß der Stenose findet sich eine Leistungsminderung durch Minderperfusion des großen Kreislaufes, die auch die Herzkranzgefäße betreffen kann (Angina pectoris). Die linke Herzkammer ist vermehrt belastet (Linkshypertrophie).

Therapie

Konservativ-medikamentöse Maßnahmen stehen im Vordergrund. Bei schweren Formen wird die Aortenklappe prothetisch ersetzt, wozu ein extrakorporaler Kreislauf erforderlich ist.

Bei nicht operablen Patienten kann die verengte Herzklappe auch mit einem über die Leiste eingeführten Ballonkatheter aufgedehnt werden (perkutane transluminale Valvuloplastie). Der operative Klappenersatz hat jedoch bessere hämodynamische Ergebnisse.

Aortenklappeninsuffizienz häufig

▶ Schlußunfähigkeit der Aortenklappe, meistens durch Rheumatismus oder Endokarditis erworben. Seltener ist die traumatisch bedingte Klappeninsuffizienz oder eine angeborene Schlußunfähigkeit der Aortenklappe.

Klinik

In der Diastole fließt Blut aus der Aorta zurück in den linken Ventrikel (Pendelblut), was zu einer hohen Blutdruckamplitude und vermehrter Belastung der linken Kammer (Linkshypertrophie) mit ungenügender Herzleistung führt.

Therapie

Schwere hämodynamisch wirksame Störungen verlangen den operativen Klappenersatz unter Verwendung einer Herz-Lungen-Maschine.

Koronare Herzkrankheit (KHK)   sehr häufig

▶ Erworbene, meist arteriosklerotisch bedingte Verengung der Herzkranzgefäße. Die dadurch bedingte Minderperfusion des Myokards ist Ursache des Herzinfarktes.

▮ Die KHK ist die häufigste und wichtigste Erkrankung des Herzens.

Klinik

Der Herzschmerz („Brustenge" = *Angina pectoris*) mit Ausstrahlung in linke Schulter und linken Arm ist zwar typisch, aber nicht obligat. Die Beschwerden, die mit charakteristischen EKG-Veränderungen einhergehen, treten bevorzugt unter körperlicher Belastung auf. Es gibt jedoch auch „stille" Herzinfarkte, denen jegliche Schmerzsymptomatik fehlt.

Therapie

Konservative Maßnahmen. Die Behandlung der Risikofaktoren (z. B. Rauchen, erhöhte Blutfette) und eine medikamentöse Therapie haben vorrangige Bedeutung.

Interventionelle Verfahren. Bei symptomatischen Koronarstenosen stehen nichtoperative Behandlungsverfahren mit Kathetern im Vordergrund. Dabei wird die verengte Herzkranzarterie mit einem Ballonkatheter *aufgedehnt*. (Der Begriff „interventionell" leitet sich ab von „intervenieren" = eingreifen.) Die Methode wird als *perkutane transluminale Koronarangioplastie* (= PTCA) bezeichnet. Der Katheter wird in Lokalanästhesie über die A. femoralis (wie bei einer Angiographie) durch die Aorta unter Röntgendurchleuchtung bis an den Ursprung der stenosierten Koronararterie vorgeschoben. Die Dilatation erfolgt mit Hilfe eines aufblasbaren Ballons, der am Ende des Katheters angebracht ist (Abb. 18.4).

Hat die koronare Herzkrankheit zu einem frischen (wenige Stunden alten) Herzinfarkt geführt, so kann der meist thrombotische Verschluß gelegentlich medikamentös aufgelöst werden. Zu diesem Zweck wird ein geeignetes Präparat (Streptokinase oder Urokinase) über den in der Koronararterie gelegenen Katheter direkt injiziert. Diese Behandlung des frischen Herzinfarktes bezeichnet man als *Lyse*.

Bei Verdacht auf Herzinfarkt keine i.m. Injektion! Die intramuskuläre Injektion stellt wegen Blutungsgefahr im punktierten Muskel eine Kontraindikation für eine Lysebehandlung dar!

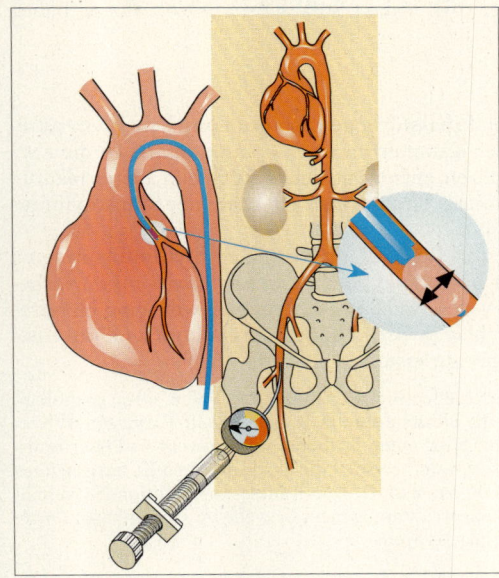

Abb. 18.**4 Perkutane transluminale koronare Angioplastie (PTCA).** Punktion der Femoralarterie und Hochschieben des Katheters bis zu den Herzkranzgefäßen, wo die Gefäßverengung mit einem Ballon aufgedehnt wird

Koronarchirurgische Eingriffe. Bypassoperationen sind indiziert, wenn eine PTCA nicht in Frage kommt. Als Bypassmaterial dienen die körpereigene V. saphena magna vom Bein (aortokoronarer Venenbypass = ACVB) oder die Brustwandarterie (Mammaria-Bypass). Operationsletalität um 3 %.

Herzrhythmusstörungen   sehr häufig

▶ Jede Abweichung vom normofrequenten Sinusrhythmus. Die klinische Vielfalt der Rhythmusstörungen wird in Tachykardien (über 100 Schläge pro Minute) und Bradykardien (unter 50 Schläge pro Minute) unterteilt, wobei Extrasystolen und atypische Erregungsbildungszentren (unterhalb des Sinusknotens) das klinische Bild komplettieren.

Klinik

Die Symptomatik ist von der Art der Rhythmusstörung abhängig (s. innere Medizin). Tachykarde Formen können zur ungenügenden Pumpleistung führen, weil sich die Kammern in der stark verkürzten Diastole nicht genügend füllen. Bei extremen Bradykardien ist die Organperfusion (Gehirn!) durch zu seltene Ventrikelkontraktionen ebenfalls vermindert, was einen kurzzeitigen

Bewußtseinsverlust (Synkope, z. B. Adam-Stokes-Anfall) zur Folge haben kann.

Therapie

Die Behandlung der Herzrhythmusstörungen ist grundsätzlich *konservativ-medikamentös*. Bei Vorhof- oder Kammerflimmern kommt zusätzlich die *Kardioversion* in Frage. Das Verfahren entspricht der elektrischen Defibrillation. Durch den kurzzeitigen Stromstoß kann oftmals ein normaler Sinusrhythmus herbeigeführt werden.

Chirurgische Maßnahmen zur Behandlung von Herzrhythmusstörungen sind auf wenige Indikationen beschränkt. Bei schweren *Bradykardien*, insbesondere wenn sie mit Adam-Stokes-Anfällen einhergehen, wird eine Herzfrequenz von mindestens 70 Schlägen pro Minute durch Implantation eines Herzschrittmachers (S. 354) gewährleistet.

Bei schweren *Tachykardien* kommt eine kurative Behandlung in Frage, wenn pathologische Leitungsbahnen im Herzen die Ursache sind (z. B. beim Wolff-Parkinson-White-Syndrom = WPW-Syndrom). Man führt einen Katheter auf transvenösem oder transarteriellem Weg in das Herzinnere ein und zerstört die akzessorischen Leitungsbahnen durch Elektrokoagulation *(sog. Katheterablation)*. Durch dieses interventionelle Verfahren hat die operative Entfernung von arrhythmogenem Gewebe im Herzen (sog. *Rhythmuschirurgie)* erheblich an Bedeutung verloren.

Perikarderkrankungen

Perikarditis   selten

▶ Erworbene Entzündung des Herzbeutels mit Perikarderguß.

Ätiologie

Ursächlich kommen rheumatische Erkrankungen und Kollagenosen, infiltrierende Tumoren (Bronchialkarzinom), Herzinfarkt, allergische Reaktionen sowie virale und bakterielle Infekte (z. B. Tuberkulose) in Frage.

Klinik

Die Reizung des Herzbeutels geht anfangs ohne Ergußbildung einher *(Pericarditis sicca)*. In diesem Stadium finden sich Brustschmerzen, ein auskultatorisches Reibegeräusch über dem Herzen sowie uncharakteristische Entzündungsparameter (Fieber, BSG-Erhöhung, Leukozytose). Mit Ausbildung des nachfolgenden Perikardergusses *(Pericarditis exsudativa)* verschwindet der Schmerz und das Reibegeräusch. Klinisch treten jetzt die Folgen der *mechanischen Einengung* des Herzens durch den Erguß in den Vordergrund (Atemnot, Brustenge, Blutdruckabfall, Tachykardie). Röntgenologisch ist das Herz vergrößert (Bocksbeutelform). Sonographisch läßt sich der Erguß am besten nachweisen. Im EKG findet sich eine Niedervoltage.

Therapie

Die konservativ-medikamentöse Behandlung richtet sich nach der Grunderkrankung und umfaßt bei rheumatischer Genese beispielsweise die systemische Cortisongabe, bei bakterieller Ursache Antibiotika. Jeder größere Erguß, der zu einer mechanischen Herzeinengung führt, sollte punktiert werden (in Lokalanästhesie). Die *Punktion* hat ein diagnostisches und therapeutisches Ziel, weil sie neben der bakteriologischen, zytologischen und chemischen Untersuchung des Punktates zugleich eine Entlastung des Herzbeutels bewirkt. Bei nachlaufendem Erguß muß die Punktion wiederholt werden.

Herzbeuteltamponade selten

▶ Größerer Herzbeutelerguß verschiedener Genese, der zu kreislaufwirksamer Behinderung der mechanischen Herztätigkeit führt.

Ätiologie

Jede *exsudative Perikarditis* kann bei größerer Ergußbildung eine Herzbeuteltamponade verursachen. Von besonderer Bedeutung sind jedoch die Thoraxverletzungen, bei denen die Tamponade durch lebensbedrohliche arterielle Blutung in den Herzbeutel erfolgt.

In diesen Fällen handelt es sich um einen *hämorrhagischen* oder *traumatischen* Perikarderguß. Er entsteht durch Ruptur der Herzwand infolge eines stumpfen oder perforierenden Traumas. Gelegentlich beobachtet man auch Spontanrupturen im Bereich einer Myokardnarbe oder eines Herzwandaneurysmas nach Infarkt.

Klinik

Die Herzbeuteltamponade führt oft rasch zur Schocksymptomatik mit Druckabfall, Tachykardie und Atemnot.

Je mehr Blut sich im Herzbeutel ansammelt, desto weniger Raum steht dem Herzen während der diastolischen Füllung zur Verfügung. Das Schlagvolumen wird folglich immer geringer. Bei offener Verbindung zwischen Ventrikel und Herzbeutel (Wandruptur) wird bei jeder Systole ein Großteil des Kammerblutes in den Herzbeutel gepumpt, womit sich die Tamponade drastisch verstärkt. Der hämorrhagische Erguß wird durch Sonographie und Röntgenaufnahme verifiziert, die Niedervoltage im EKG hat eher geringe Bedeutung.

Therapie

Die traumatische (hämorrhagische) Herzbeuteltamponade mit progredienter Schocksymptomatik verlangt als lebensrettende Maßnahme die sofortige *Punktion* und Entlastung des Herzbeutels. Bei starker Blutung ist die operative Revision (Thorakotomie) mit Versorgung der Verletzung (Herzwandnaht) erforderlich. Dieser Eingriff ist ohne Herz-Lungen-Maschine durchführbar.

Konstriktive Perikarditis (Panzerherz)   sehr selten

▶ Erworbene, narbige Verschwielung der beiden Herzbeutelblätter (Epikard und Perikard), wodurch die mechanische Herztätigkeit wie durch einen äußeren „Panzer" eingeschränkt wird.

Ätiologie

Chronische Reizzustände (Perikarditis) mit Erguß, auch Thoraxtraumen oder Herzoperationen sind Ursache eines Panzerherzens.

Klinik

Die diastolische Ventrikelfüllung wird durch den das Herz umgebenden Panzer eingeengt. Dadurch verringert sich das Schlagvolumen (Herzinsuffizienz) und die Organperfusion. Der venöse Rückfluß zum Herzen ist gestaut (erhöhter zentralvenöser Druck), was sich im kleinen Kreislauf als Lungenstauung, im großen Kreislauf beispielsweise als Stauungsleber bemerkbar macht.

> Die als typisch angesehenen Kalkeinlagerungen im Perikard finden sich nur in 10 % der Fälle.

Therapie

Ist der Panzer hämodynamisch wirksam, kann nur die operative Behandlung Erfolg bringen. Sie besteht in der Resektion des Perikards, welches von beiden Ventrikeln „abgeschält" wird. Das Herz wird dabei nicht eröffnet, eine Herz-Lungen-Maschine ist nicht erforderlich. Operationsletalität um 8 %.

Operative Verfahren am Herzen

Kardiochirurgische Maßnahmen werden unterschieden in Operationen am geschlossenen Herzen und Eingriffe am offenen Herzen. Um eine *geschlossene* Operation handelt es sich, wenn das Herz seine Funktion während des Eingriffs kontinuierlich fortsetzt, also keine Unterbrechung des Kreislaufs erforderlich ist. Diese Situation ist beispielsweise bei der geschlossenen Kommissurotomie zur Behebung der Mitralstenose gegeben.

Die meisten Operationen müssen jedoch am *offenen* Herzen durchgeführt werden (z. B. aortokoronarer Bypass, Klappenersatz, Shuntverschluß), wobei das Organ seine Funktion während des intrakardialen Eingriffes einstellt. Der Kreislauf ist also für eine gewisse Zeit unterbrochen. In Normothermie (37 °C) kann das Herz für maximal 3 Minuten abgeklemmt werden, weil bei längerer Dauer mit irreversiblen, ischämisch bedingten Schäden des Gehirns zu rechnen ist. Diese kurze Zeit ist allenfalls für die notfallmäßige Embolektomie bei fulminanter Lungenarterienembolie ausreichend (Kapitel 36, S. 590). Um die zur Verfügung stehende Zeit am offenen Herzen zu verlängern, sind mehrere Methoden entwickelt worden, die heute bevorzugt in Kombination zur Anwendung gelangen.

Hypothermie. Eine Temperatursenkung des Gesamtorganismus auf 26–30 °C verlangsamt den Stoffwechsel und reduziert den Sauerstoffverbrauch, womit die tolerable Ischämiezeit des Gehirns auf etwa 6–8 Minuten verdoppelt wird. Eine stärkere Abkühlung des Gesamtorganismus wird wegen Problemen bei der Wiedererwärmung im allgemeinen nicht angestrebt.

Die Hypothermie kann ausnahmsweise auch ohne die Verwendung einer Herz-Lungen-Maschine eingesetzt werden. Die Kühlung des Patienten erfolgt dann durch Oberflächenkühlung. 32 °C dürfen ohne EKK jedoch nicht unterschritten werden, weil das erwachsene Herz bei dieser Temperatur zu schlagen aufhört („Flimmerschwelle"). Der Zeitgewinn durch alleinige Hypothermie ist zum Verschluß kleiner Vorhofseptumdefekte (am offenen, abgeklemmten Herzen) oftmals ausreichend.

Extrakorporaler Kreislauf (EKK). Längere Operationszeiten am offenen, abgeklemmten Herzen sind nur möglich, wenn der Kreislauf durch eine außerhalb des Körpers befindliche maschinelle Pumpe aufrechterhalten wird. Die Geräte werden als *Herz-Lungen-Maschine* (HLM) bezeichnet und entsprechen einem kardiopulmonalen Bypass (Abb. 18.**5** und Abb. 18.**6**).

Das zum Herzen fließende venöse Blut wird in den maschinellen Bypass umgeleitet. Dazu bringt man nach Thoraxeröffnung je eine dicke Kanüle in die obere und untere Hohlvene ein (Hohlvenenkanülierung). Über einen Schlauch gelangt das Blut vom Patienten in die Herz-Lungen-Maschine, wo es zuerst die künstliche Lunge *(Oxygenator)* passiert. Dort wird das Blut mit Sauerstoff aufgesättigt und das Kohlendioxid entfernt.

Nächste Station des extrakorporalen Kreislaufes ist das künstliche Herz, welches als *Rollerpumpe* konstruiert ist und den mechanischen Vortrieb gewährleistet.

Als drittes Glied ist in die Herz-Lungen-Maschine ein *Wärmeaustauscher* integriert, weil der extrakorporale Kreislauf vorwiegend in Kombination mit der Hypothermie angewendet wird. Der Wärmeaustauscher arbeitet wie ein Wasserkühler und läßt eine beliebige Abkühlung oder Erwärmung des Blutes zu, bevor dieses zurück in den Patientenkreislauf strömt.

Der Anschluß an das Arteriensystem des Patienten erfolgt über eine dicke Kanüle, die man in die Aorta ascendens (früher in die Femoralarterie) einbindet.

Kardioplegie. Für die meisten Operationen am offenen Herzen muß aus technischen Gründen eine weitere Voraussetzung erfüllt sein: Das Herz darf nicht schlagen. Den beabsichtigten, reversiblen intraoperativen Herzstillstand bezeichnet man als Kardioplegie (Herzlähmung).

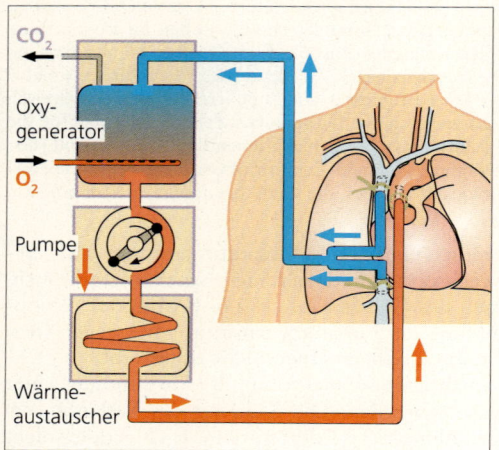

Abb. 18.**5 Extrakorpora-
ler Kreislauf (EKK).** Das
venöse, zum Herzen strö-
mende Blut wird von den
Hohlvenen in die Herz-
Lungen-Maschine geleitet
und von dort in die Hauptschlagader (Aorta ascen-
dens) zurückgeführt

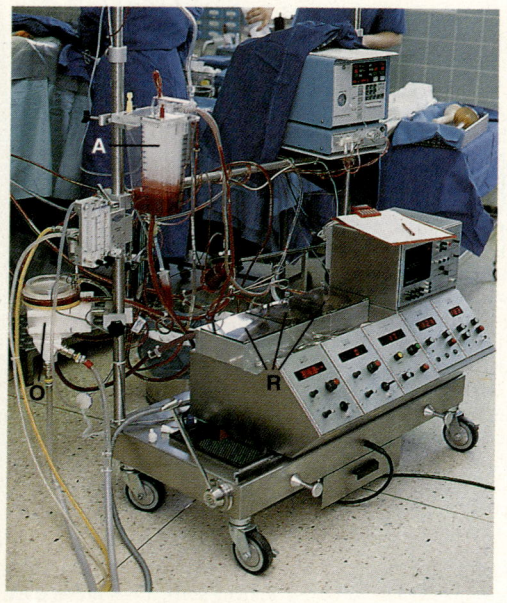

Abb. 18.**6 Herz-Lungen-
Maschine.** Klinischer
Einsatz. **A** = Auffanggefäß
für das vom Patienten
kommende venöse Blut,
O = Oxygenator, **R** = Roller-
pumpen. Die Schläuche im
Vordergrund laufen zum
Wärmeaustauscher, der ein
separates Gerät und des-
halb im Bild nicht sichtbar ist

Einige Operationen können nach *induziertem Kammerflimmern* durchgeführt werden: Die Herzkranzgefäße sind zwar regelrecht mit Blut perfundiert, aber das Herz führt keine gerichteten Bewegungen mehr aus. Auf diese Weise kann das Herz chirurgisch versorgt werden, bis das Flimmern durch Elektroschock beendet wird.

Das Herz läßt sich auch stillstellen, indem man die Herzkranzgefäße von der Blutversorgung durch Ausklemmen der Aortenwurzel ausschließt und dann in die Herzkranzarterien Lösungen perfundiert, die das Herz zum Stillstand bringen. Am häufigsten wird die *kardioplegische Lösung nach Bretschneider* verwendet. Dadurch wird die Ischämietoleranz des Herzens auf ein sicheres Zeitintervall von 2 Stunden verlängert. Die Verbesserung der Ischämietoleranz wird durch eine externe Kühlung des Herzens (Myokardtemperatur etwa 18 °C) unterstützt. In Kombination mit der systemischen Hypothermie des Gesamtorganismus, die in der Regel eine Rektaltemperatur von 26 °C nicht unterschreitet, sind auf diese Weise mehrstündige Operationen am offenen, nicht schlagenden Herzen möglich, sofern die Organperfusion durch eine Herz-Lungen-Maschine aufrechterhalten wird.

> Standardvoraussetzungen für Operationen am offenen Herzen sind
> ❖ extrakorporaler Kreislauf (Herz-Lungen-Maschine),
> ❖ Hypothermie des Gesamtorganismus (ca. + 30 °C),
> ❖ Kardioplegie (Herzstillstand durch spezielle Spüllösung).

Der übliche operative Zugang zum Herzen ist die *mediane Sternotomie*, bei der das Brustbein in Längsrichtung gespalten wird. Der spätere Verschluß des Knochens erfolgt durch Drahtcerclagen, die im postoperativen Röntgenbild sichtbar sind und normalerweise lebenslang belassen werden. Die laterale Thorakotomie ist weniger gebräuchlich, sie eignet sich mehr für Lungenoperationen (Abb. 1.**20**).

Das Operationsgebiet (Mediastinum) wird nach Bypassoperation oder Klappenersatz mit einer *substernalen Drainage* (unter dem Brustbein gelegen) versehen, die wie eine Bülau-Drainage an Sog angeschlossen ist und für 1–2 Tage verbleibt. Zusätzlich befindet sich ein ebenfalls an Sog angeschlossener Drain im Herzbeutel (*Perikarddrainage*), der häufig zu „melken" ist, um einer Perikardtamponade vorzubeugen. Intrapleurale Thoraxdrainagen (Bülau-Drainagen) werden nicht gelegt, weil die Pleura bei Herzoperationen normalerweise nicht eröffnet wird.

Intraoperativ wird bei Operationen am offenen Herzen zur Druckmessung ein Katheter in den linken Vorhof eingebracht (sog. „*Vorhofkatheter*"), den man durch die Wunde (transvulnär) nach außen leitet. Er kann nach ca. 2 Tagen gezogen werden.

Ferner ist es nach Herzoperationen mit Herz-Lungen-Maschine und Kardioplegie üblich, intraoperativ vor Verschluß des Brustkorbes einen *passageren epikardialen Schrittmacher* von außen in den Herzmuskel einzubringen, dessen drei Nähte mit dem Vorhofkatheter transvulnär ausgeleitet werden. Diese Maßnahme gestattet auf einfache Weise die elektronische Behebung von postoperativen Rhythmusstörungen, die nach Verwendung des EKK und Kardioplegie gelegentlich vorkommen. Die Schrittmacherdrähte zieht man nach ca. 8–10 Tagen.

Herzschrittmacher

▷ Implantation eines industriell gefertigten batteriegetriebenen Gerätes zur Stimulation der Herzfrequenz.

Die Implantation ist bei Bradykardie mit Synkopen indiziert. Die heutigen Schrittmacher (Pacemaker) sind derart konstruiert, daß sie nur in Funktion treten, wenn die Eigenfrequenz des Herzens unter 70 pro Minute abfällt. Man nennt sie deshalb „Stand-by-Schrittmacher" oder „Demand-Schrittmacher". Bei einer Pulsfrequenz von über 70/min geben diese Geräte also keine Impulse ab. Die Implantation erfolgt in lokaler Infiltrationsanästhesie. Die korrekte Impulsübertragung wird intraoperativ mit entsprechenden Meßgeräten überprüft. Die *transvenöse endokardiale Applikation* ist das gebräuchlichste Vorgehen. Die Impulsgabe erfolgt über den rechten Ventrikel (Abb. 18.7) oder bei modernen Geräten getrennt auf rechten Vorhof und rechten Ventrikel (DDD-Schrittmacher).

Seltener wird die Elektrode von einem linksseitigen Oberbauchschnitt nach Perikarderöffnung von außen am Epikard bzw. Myokard der Herzvorderwand befestigt (*epikardialer* oder *myokardialer* Schrittmacher). Die Batterie wird dann im Unterhautfettgewebe des linken Oberbauches untergebracht.

Die Lebensdauer der Herzschrittmacher beträgt knapp 10 Jahre. Dann ist die Batterie leer. Sie kann in Lokalanästhesie ausgewechselt werden, wozu eine Neuimplantation des Elektrodenkabels nicht erforderlich ist. Die Batterie-

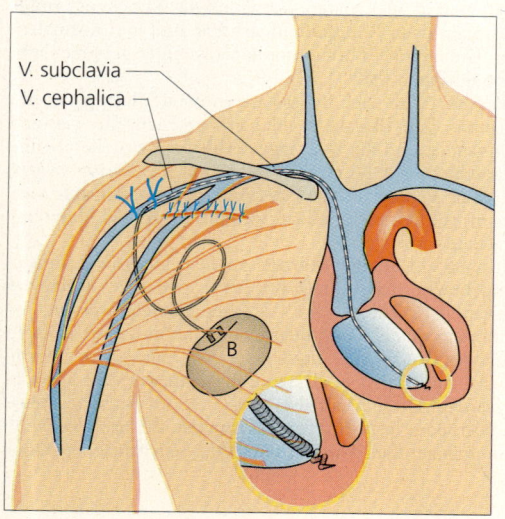

V. subclavia
V. cephalica

B

Abb. 18.7 Transvenöser Herzschrittmacher. Von einem Schnitt unterhalb des Schlüsselbeines wird die Batterie (B) im Unterhautfettgewebe positioniert. Das Elektrodenkabel führt man über die V. cephalica unter Röntgendurchleuchtung bis zum rechten Herz. Dort wird die Elektrodenspitze durch Drehen am Kabel im Endokard fixiert

stärke und andere Funktionen des Schrittmachers können mit entsprechenden Geräten von außen durch die intakte Haut überprüft werden (Telemetriefunktion).

> **Merke:** Patienten mit einem Herzschrittmacher dürfen nicht mit einem Kernspintomographen untersucht werden!

Kommissurotomie

▶ Operative Erweiterung (Sprengung) einer verengten Herzklappe (commissura, lat.: Verbindung).

Die Kommissurotomie stellt einen klappenerhaltenden Eingriff dar, der bevorzugt bei Mitralstenose (seltener bei Aorten- oder Trikuspidalstenose) am schlagenden Herzen vorgenommen wird. Über eine kleine Inzision in der Herzwand wird die Klappenstenose mit dem Zeigefinger des Operateurs, eventuell auch mit einem entsprechenden Instrument (Dilatator), erweitert. Dieses Verfahren bezeichnet man als *geschlossene Kommissurotomie* (obwohl das Herz eröffnet wurde), weil der Eingriff „blind", d. h. ohne Sichtkontrolle durch das Auge des Chirurgen, durchgeführt wird. Während der nur wenige Minuten dauernden „Sprengung" schlägt das Herz weiter, eine Herz-Lungen-Maschine oder Hypothermie ist nicht erforderlich. Wird die Klappe so weit freigelegt, daß sie unter Sicht mit der Schere gesprengt werden kann, so handelt es sich um eine *offene Kommissurotomie*, die mit extrakorporalem Kreislauf vorgenommen wird.

Herzklappenersatz

▶ Austausch einer funktionsunfähigen körpereigenen Herzklappe durch eine industrielle oder tierische Klappe.

Der operative Klappenersatz betrifft vorwiegend die Mitral- und Aortenklappe, wobei meistens erworbene kombinierte Vitien (Stenose + Insuffizienz) vorliegen. Unter extrakorporalem Kreislauf werden die erkrankten Klappenanteile nach Eröffnung des Herzens reseziert. Danach wird in gleicher Position eine neue Klappe mit nicht resorbierbaren Fäden eingenäht.

Als Material finden Verwendung:

- *Künstliche Implantate* aus Metall und Kunststoff (alloplastischer Klappenersatz, Abb. 18.8). Die Metallanteile sind im postoperativen Röntgenbild sichtbar. Der Ventilmechanismus ist bei einigen Modellen als pulssynchrones „Klicken" vom Patienten und seiner näheren Umgebung hörbar. Postoperativ muß lebenslang antikoaguliert werden (Marcumar).
- *Bioprothesen* = Klappen vom Schweineherz (heterologer Klappenersatz). Die Schweineklappen sind zur Minderung der Antigenität speziell vorbehandelt. Sie sind im Röntgenbild nicht erkennbar und geräuschlos. Nach

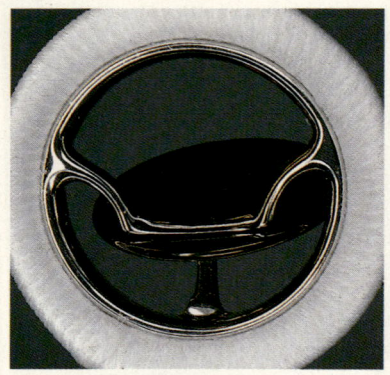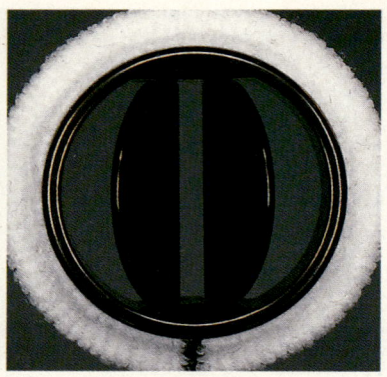

Abb. 18.**8 Herzklappenersatz.** Alle Modelle sind von einem textilen Kunststoffring umzogen, durch den die Nähte zur Verankerung der Klappe im Herzmuskel gestochen werden. Das Blut kann nur in einer Richtung passieren, ein Rückstrom wird durch selbsttätiges Schließen des Ventilmechanismus verhindert. Links Kippscheibenklappe, rechts Doppelflügelklappe

Bioprothesen ist keine Dauerantikoagulation erforderlich (lediglich für ca. 3 Monate Marcumar). Die Transplantation menschlicher Herzklappen (homologe Transplantation) hat bisher keine nennenswerten Erfolge gehabt.

Perkutane transluminale Koronarangioplastie (= PTCA)

▶ Ballondilatation einer verengten Herzkranzarterie (S. 346).

Koronarer Bypass

▶ Überbrückung einer Stenose oder eines Verschlusses im Bereich der proximalen Koronaraterien durch ein parallel geschaltetes neues Gefäß (Bypass). Ziel des koronaren Bypasses ist die (palliative) Therapie der koronaren Herzkrankheit (Angina pectoris) sowie die Prophylaxe des Myokardinfarktes. Die gebräuchlichsten Bypassverfahren am Herzen sind der aortokoronare Bypass und der Mammaria-Bypass.

Aortokoronarer Bypass (ACB). Der Bypass beginnt am Stamm der Aorta, wo er eingenäht wird (Abb. 18.**9** und Abb. 18.**11**). Das periphere Ende wird distal der Stenose mit der Koronararterie anastomosiert. Oft finden sich multiple Gefäßstenosierungen, so daß in einer Narkose mehrere ACBs angelegt werden müssen. Am häufigsten sind 3 Bypässe erforderlich (3fach-ACB), gelegentlich jedoch bis zu 6 (6fach-ACB).

Als *Bypassmaterial* wird die autologe (= körpereigene) V. saphena magna aus dem Bein des Patienten entnommen (ACVB = aortokoronarer Venenbypass).

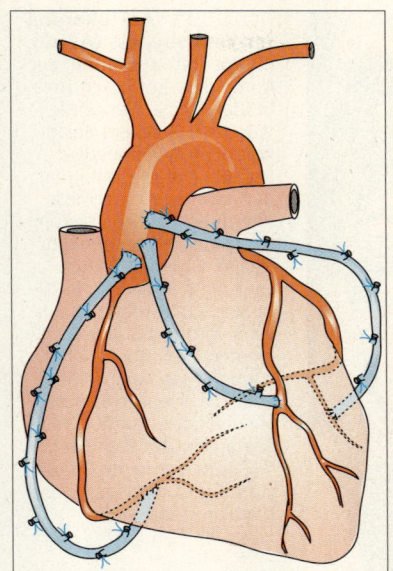

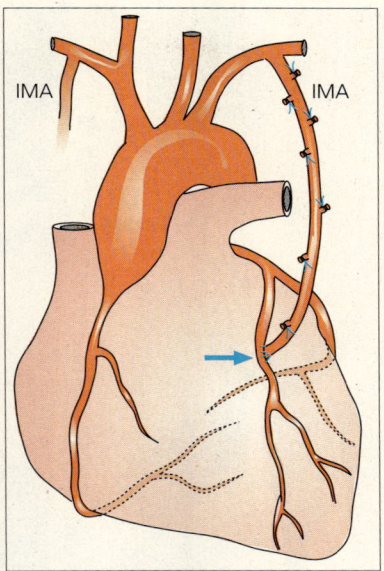

Abb. 18.**9 Aortokoronarer Bypass (ACB).** Dargestellt ist ein 3fach-Bypass aus körpereigener Vene (ACVB), der die Stenosen in den Herzkranzgefäßen überbrückt. Die Ligaturen am Venenbypass entsprechen abgebundenen Seitenästen der V. saphena

Abb. 18.**10 Mammaria-Bypass.** Der periphere Anteil der linken A. mammaria interna (IMA) wurde mit einer Herzkranzarterie anastomosiert (Pfeil). Es werden auch koronare Anastomosen unter Verwendung der A. mammaria interna beidseits hergestellt

Ist die Saphenavene ungeeignet oder bei einer früheren Krampfaderoperation entfernt worden, kann die A. mammaria interna als freies Transplantat zwischen Aorta und Koronararterie anastomosiert werden.

Tierische Blutgefäße (Rindermammaria) oder Kunststoffprothesen werden für den ACB kaum noch eingesetzt, weil die Ergebnisse zu schlecht sind (häufig Bypassverschluß).

Mammaria-Bypass (Mammaria-koronarer Bypass = MCB). Die A. mammaria interna ist ein Ast der Schlüsselbeinarterie. Sie verläuft rechts und links innen an der Vorderwand des Brustkorbs nach unten, um die Muskeln der Thoraxwand mit Blut zu versorgen. Für den Anschluß an die Herzkranzgefäße wird der Stamm der A. mammaria interna in Herzhöhe durchtrennt und mit der erkrankten Koronararterie anastomosiert (Abb. 18.**10**). Je nach anatomischer Situation wird die linke oder rechte Mammaria interna gewählt,

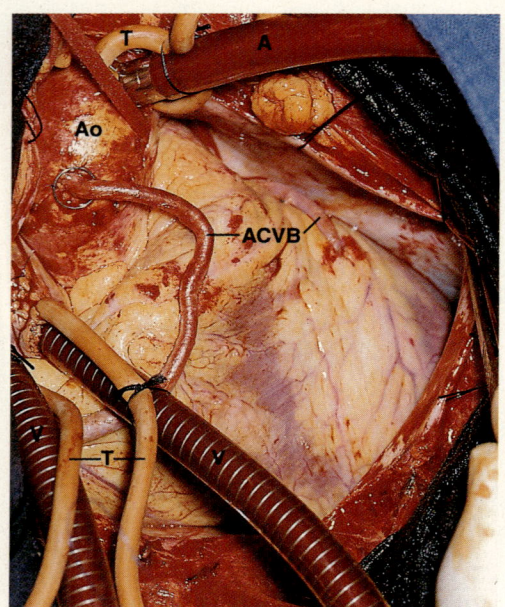

Abb. 18.11 Aortokoronarer Venenbypass (ACVB).
Intraoperativer Befund. Blick durch den eröffneten Herzbeutel auf die Herzvorderwand mit 2fachem aortokoronaren Venenbypass (ACVB). Der Metallring an der aortalen Anastomose erleichtert die Lokalisierung bei späteren Röntgenkontrollen. Über die beiden venösen Kanülen (V) in der oberen und unteren Hohlvene wird das Blut vom rechten Vorhof zur Herz-Lungen-Maschine geführt, über die arterielle Kanüle (A) gelangt es zurück in die Aorta (Ao) des Patienten.
T = gummiarmierte Bänder zur blutdichten Ligatur der Kanülen (Tourniquet)

eventuell auch beide. Das Bypassgefäß bleibt proximal mit der A. subclavia verbunden, kann aber auch als freies Transplantat eingesetzt werden. Zu einer Minderdurchblutung im ehemaligen Versorgungsbereich der A. mammaria interna kommt es in keinem Fall, weil genügend Kollateralen bestehen.

Nach Bypassoperation am Herz muß der Patient lebenslang einen Thrombozytenaggregationshemmer einnehmen (z. B. Asasantin).

Intraaortale Ballonpumpe (IABP)

▶ Mechanische Kreislaufunterstützung durch eine EKG-gesteuerte Ballonpumpe in der Aorta bei akuter Herzinsuffizienz.

Diese Form der assistierten Zirkulation ist ein gängiges Verfahren in der Kardiologie und Herzchirurgie. Indikationen sind kardiogener Schock nach Myokardinfarkt und Low-output-Syndrom in der Herzchirurgie. Die IABP wird zur perioperativen Kreislaufunterstützung bei ca. 10 % der Koronar- und Klappenoperationen eingesetzt.

Die Applikation der Ballonpumpe ist keine „Herzoperation". Über die Femoralarterie wird ein Katheter retrograd durch die Hauptschlagader bis in den Aortenbogen hochgeschoben. Am Ende des Katheters befindet sich ein Gummiballon, der durch Gasfüllung von außen in pulssynchrone Pulsationen versetzt werden kann. Wesentliche Aufgabe der Ballonpumpe ist die Förderung der Koronarperfusion während der Herzkammerdiastole. In der Diastole erfolgt die rasche Insufflation des Ballons, wodurch das Blut oberhalb des Ballons retrograd in die Koronarien und Hirngefäße zurückgepumpt wird. In der Kammersystole erschlafft der Ballon, um dem linken Ventrikel den Blutauswurf in die Peripherie zu erleichtern.

Herztransplantation

▶ Austausch des körpereigenen Herzens durch ein menschliches, tierisches oder industrielles Herz.

Eine Herztransplantation kommt nur in Frage, wenn eine schwerste Organschädigung vorliegt, die durch keine andere medikamentöse oder chirurgische Maßnahme behandelt werden kann. Als Organersatz finden Verwendung:

- ❖ Menschliche Spenderherzen von hirntoten Unfallverletzten (homologe Transplantation). Dieses Verfahren hat bisher die besten Erfolge. Einzelne Patienten haben den Eingriff mehr als 20 Jahre überlebt.
- ❖ Herzen von lebenden Tieren, bevorzugt Affen (heterologe Transplantation). In Anbetracht des Mangels an menschlichen Spenderherzen wird der vermehrte Einsatz heterologer Herztransplantationen angestrebt.
- ❖ Maschinelle Pumpen aus Kunststoff (alloplastischer Ersatz) sind definitionsgemäß keine Transplantation. Bei diesem Verfahren ist der Patient über Schläuche mit dem außerhalb des Körpers positionierten Pumpaggregat und seiner Energieversorgung verbunden. Die Konstruktion eines „künstlichen Herzens", das ohne äußere Schlauchverbindung implantiert werden kann, ist bisher nicht gelungen.

Pflegeschwerpunkte bei Herzoperationen

Präoperative Pflege

Körperpflege. Wenn es der Allgemeinzustand erlaubt, sollte der Patient zur Operationsvorbereitung eine Dusche nehmen. Wird ein Reinigungsbad genommen, so darf wegen der Kreislaufbelastung die Wassertemperatur 37 °C nicht übersteigen, der Wasserstand sollte nur bis Nabelhöhe reichen.

Rasur. Bei *medianer Sternotomie* wird vom Hals bis einschließlich Inguinalbereich und Schambehaarung unter Einbeziehung der Achselhaare rasiert (Abb. 18. **12**). Die Rasur der Leistengegend ist bei geplantem Einsatz der HLM wegen der Rückführung des Blutes in den Körperkreislauf über die Kanülierung der A. iliaca externa notwendig.

Beim *aortokoronaren Bypass* erfolgt zusätzlich wegen der Gefäßentnahme eine komplette Haarentfernung an beiden Beinen.

Training postoperativer Fähigkeiten. Die intensive postoperative Pneumonieprophylaxe macht eine gezielte präoperative Vorbereitung notwendig. Dazu werden die Patienten zur Atemgymnastik angeleitet, d. h. mit ihnen besondere Atemtechnik geübt, speziell das Abhusten und Inhalieren.

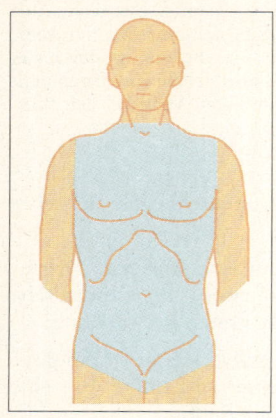

Abb. 18.**12 Rasurschema bei Herzoperationen mit medianer Sternotomie**

Postoperative Pflege

Bis auf wenige Ausnahmen (z. B. Schrittmacherimplantation) erfordern Operationen am Herzen eine engmaschige und aufwendige postoperative Überwachung, so daß die Patienten zunächst auf der Intensivstation bleiben. In den nachfolgenden Ausführungen wird ausschließlich die Pflege auf Allgemeinstation berücksichtigt.

Beobachtungsmaßnahmen. Als postoperative Komplikationen sind vorrangig zu beobachten: Störungen der Herz-Kreislauf-, Nieren- und Atemfunktion sowie des Elektrolyt- und Säure-Basen-Haushaltes und der Blutgerinnung.

Neben den allgemein üblichen postoperativen Beobachtungsmaßnahmen (Kapitel 12, S. 279) zur Erkennung der genannten Komplikationen gilt besondere Aufmerksamkeit der *Herz-Kreislauf-Funktion.* Deshalb ist in den ersten postoperativen Tagen eine fortlaufende *Monitorüberwachung* angezeigt. Ferner muß je nach Zustand des Herzoperierten regelmäßig in kurzen Intervallen *Puls (Palpation), RR, Ein- und Ausfuhr* sowie *ZVD* überprüft werden. Einmal täglich wird das *Körpergewicht* (Einlagerungen?) und die *Gesamtbilanz* festgestellt. *Sekretverluste*

aus Drainagen sind auf ihr *Aussehen* und ihre *Menge* hin zu beobachten. Größere Verlustmengen werden in die Bilanz miteinbezogen.

Lagerung. Herzoperierte werden zur Atemerleichterung mit dem Oberkörper hochgelagert. Ein Lagewechsel zwischen Seite rechts – Rücken – Seite links sollte turnusgemäß erfolgen. Nach Möglichkeit, zur besseren Ventilation der Gegenseite, sind die Patienten bevorzugt auf die Körperseite zu legen, an der die Thoraxdrainagen ausgeleitet sind. Generell sind alle ruckartigen sowie einseitigen Bewegungen des Oberkörpers und Dehnungen des Sternums zu vermeiden, da sie schmerzhaft sind und die Wunde ungleichmäßig belasten. Die Patienten sind dementsprechend zu unterweisen. Zum Aufsetzen müssen sie sich mit beiden Händen am Bettbügel festhalten.

Mobilisation. Einer *Frühmobilisation* steht nichts entgegen. Die Operierten werden langsam unter strenger Beobachtung von Pulsfrequenz (Rhythmusstörungen, Tachykardie), Atmungs-und Blutdruckverhalten zunehmend aktiviert. Beim Aufstehen darf der Belastungspuls den Ruhepuls nicht um mehr als 20 Schläge/Minute übersteigen.

Das Mobilisationsprogramm wird je nach Allgemeinzustand frühestens ab der 2. postoperativen Woche um *Gruppengymnastik,* etwas später mit *Übungen zum Treppensteigen* erweitert. Die Herzoperierten lernen dadurch ihre eigenen physischen Belastungsgrenzen einzuschätzen bzw. werden motiviert, sich wieder entsprechend zu bewegen. Sie werden dabei zur Eigenbeobachtung (z. B. Puls zählen) angeleitet.

> **Merke:** Für Patienten mit frischem Myokardinfarkt gelten die Prinzipien zur Frühmobilisierung nicht!

Prophylaxen. Weil bei Einsatz der Herz-Lungen-Maschine die Lunge intraoperativ nicht belüftet wird, ist nach der Operation die Gefahr der Atelektasenbildung und somit einer Pneumonieentwicklung besonders erhöht. Deshalb müssen in der postoperativen Phase alle Maßnahmen zur *Pneumonieprophylaxe* verstärkt nach Plan durchgeführt werden (Kapitel 12, S. 281). Besonders schmerzhaft ist das Abhusten, weshalb in den ersten postoperativen Tagen regelmäßig ein Schmerzmittel verabreicht wird. Eine weitere Erleichterung ist es, wenn die Pflegeperson beim Operierten während des Hustenvorgangs einen manuellen Gegendruck beidseitig am Thorax ausübt. Zur besseren Expektoration und Lungenventilation wird mehrmals täglich z. B. mit dem Mini-Bird inhaliert, der Rücken abgeklopft und eingerieben.

Nahrungsaufbau. Die parenterale und enterale Flüssigkeitszufuhr erfolgt unter strenger Bilanzierung der Ein- und Ausfuhr, um einer Volumenüberlastung des Herzens vorzubeugen.

Feste Nahrung kann nach Einsetzen der Darmfunktion, meistens ab dem 2. postoperativen Tag, eingenommen werden. Häufig erfordert ein zu niederer Kaliumspiegel bei Digitalisierung unter anderem die Gabe von kaliumreichen Nahrungsmitteln (z. B. Banane) zur Zwischenmahlzeit.

Wundbehandlung. Bis etwa zum 4. postoperativen Tag wird täglich ein Verbandwechsel vorgenommen. Danach erweist sich erfahrungsgemäß ein Pflastersprühverband als ausreichend.

Substernale und Perikarddrainierung werden spätestens nach 48 Stunden entfernt (Arzt!). Die Fadenentfernung erfolgt zwischen dem 10. und 12. postoperativen Tag.

Entlassungsberatung. Vor allem nach größeren operativen Eingriffen werden Herzoperierte direkt im Anschluß an den Klinikaufenthalt in eine entsprechende Rehabilitationsklinik zur Rekonditionierung verlegt. Wird eine Marcumarisierung nach der Entlassung weitergeführt, so müssen die Patienten entsprechend beraten werden (z. B. regelmäßiger Einnahmezeitpunkt, Marcumarpaß usw.).

19. Atmungsorgane

Untersuchungsmethoden

Klinische Befunde. Die wichtigsten klinischen Untersuchungsmethoden der Lunge für den Arzt sind die *Perkussion* (Abklopfen) und die *Auskultation* (Abhören).

Spezielle Diagnostik. Die *Übersichtsaufnahme* des Thorax (möglichst in zwei Ebenen) läßt bereits viele pathologische Lungenprozesse erkennen. Eine weitere Abklärung kann durch *Schichtaufnahmen* (Tomographie) erfolgen. Die nuklearmedizinische Diagnostik der Lungen umfaßt das *Perfusionsszintigramm* (Darstellung des Lungenparenchyms durch intravenöse Gabe eines Isotops) und das *Ventilationsszintigramm* (Darstellung der Atemwege durch Inhalation isotopenhaltigen Gases). Die *Computertomographie* gewinnt an Bedeutung, insbesondere in der Lokalisationsdiagnostik von Tumoren und Metastasen im Thorax. Die *Bronchoskopie* (Spiegelung der Atemwege), meist in Lokalanästhesie möglich, erlaubt die Beurteilung von Tumoren in den zentralen (größeren) Bronchialästen, wobei Biopsien zur histologischen Untersuchung entnommen werden können. Mit Hilfe der Bronchoskopie wird bei nicht sichtbaren Befunden eine Spülflüssigkeit in den Bronchialbaum eingebracht und sofort wieder abgesaugt *(bronchoalveoläre Lavage)*. Das darin enthaltene Zellmaterial wird zytologisch untersucht und kann Hinweise auf einen Tumor geben. Als *Mediastinoskopie* bezeichnet man die Spiegelung des Mittelfellraumes zwischen den Lungen, als *Thorakoskopie* die Spiegelung der Pleurahöhle. Die *Spirometrie* (Lungenfunktionsuntersuchung) gibt Aufschluß über die verschiedenen atemspezifischen Volumina, sofern der Allgemeinzustand des Patienten eine ausreichende Kooperation ermöglicht.

> Für thoraxchirurgische Operationen gilt, daß Lungenresektionen nur durchgeführt werden, wenn die postoperativ zu erwartende Sekundenkapazität nicht kleiner als 1 l ist.

Auch die Bestimmung der *Blutgase* (Astrup) ist vor geplanten Lungenoperationen von größter Bedeutung. Eine so erkannte präoperative schlechte Sauerstoffaufsättigung gilt als Kontraindikation für eine ausgedehnte Lungenresektion. Die mikroskopische Beurteilung des *Sputums* läßt gelegentlich Tumorzellen erkennen (aus dem Bronchialsekret), dient ansonsten vorwiegend der Suche nach säurefesten Stäbchen (Tuberkulosebakterien). Die *sonographische* Untersuchung des Thorax ermöglicht in geeigneten Fällen die weitere Abklärung einer röntgenologischen Lungenverschattung, so z. B. die Differentialdiagnostik zwischen Pleuraerguß und Atelektase. Aus suspekten Bezirken kann ferner durch *Punktion* Gewebe gewonnen und mikroskopisch untersucht werden.

Fehlbildungen

Eine wichtige Deformität des knöchernen Thorax ist die *Trichterbrust.* Die gegenteilige Fehlbildung wird als *Hühnerbrust* bezeichnet und ist gelegentlich durch Rachitis verursacht. Eine operative Behandlung (thorakoplastischer Eingriff) ist nur bei schweren kardiorespiratorischen Funktionsstörungen indiziert und wird erst nach Abschluß des Knochenwachstums vorgenommen.

Lungenzysten kommen solitär oder multipel vor. Meistens sind sie angeboren. Ist das gesamte Lungenparenchym von zystischen Hohlräumen durchsetzt, spricht man von *Zystenlunge* oder *Wabenlunge.* Häufig kommt es zu rezidivierenden Infekten, so daß bei lokalisiertem Befall eine Lungenresektion erforderlich ist. Im Gegensatz zur Lungenzyste ist die Emphysemblase eine erworbene Erkrankung, die beispielsweise im Rahmen einer obstruktiven Ventilationsstörung bei chronischem Lungenemphysem auftreten kann.

Nichttumoröse Erkrankungen

Einige klinisch wichtige Krankheitsbilder, wie beispielsweise die Pneumonie, Asthma, Lungenstauung (Ödem) und Emphysem, betreffen vorwiegend das Gebiet der inneren Medizin und sind hier nicht behandelt. Lungeninfarkt s. bei Lungenembolie (Kapitel 36, S. 589, Tuberkulose s. Kapitel 3, S. 93).

Aspiration   sehr häufig

▷ Unter Aspiration versteht man das Verschlucken von Mageninhalt oder Fremdkörpern in die Luftwege.

Ätiologie

Bei schwerkranken Patienten in *reduziertem Allgemeinzustand* ist die Koordinierung der Schlundmuskeln häufig gestört, so daß ein Teil des Erbrochenen den Weg in die Trachea findet. Die Aspirationsgefahr ist *im Liegen* größer als in sitzender Position. Von größter Bedeutung ist die Möglichkeit einer Aspiration während der *Narkoseeinleitung* und -ausleitung, insbesondere zum Zeitpunkt des Intubationsvorganges. Deshalb muß bei jeder Vollnarkose eine vorherige Nahrungskarenz von mindestens 6 Stunden eingehalten werden. Bei schwerkranken, bettlägerigen Patienten kann eine Aspiration von Patient und Arzt unbemerkt, also ohne Erbrechen, stattfinden *(stille Aspiration).*

> **Merke:** Die Aspiration bei Narkoseeinleitung ist heute die häufigste Todesur-
> sache im Rahmen einer Allgemeinnarkose!

Klinik

Die *Aspirationspneumonie* nimmt häufig einen besonders schweren Verlauf,
weil das Lungenparenchym durch den sauren Mageninhalt hochgradig geschädigt wird.

Therapie

Bei Aspiration von Mageninhalt entspricht die Behandlung der Therapie
schwerer bakterieller Pneumonien anderer Genese. Man verabreicht *Breit-
spektrumantibiotika* und *Broncholytika*. Als Frühmaßnahme ist die endoskopische (bronchoskopische) *Absaugung* des Erbrochenen sinnvoll. Bei schwerer
respiratorischer Insuffizienz im Gefolge einer Aspirationspneumonie ist eine
künstliche Beatmung erforderlich.

Aspirierte *Fremdkörper* (oft Spielzeug bei Kindern) werden mit dem Bronchoskop in
Narkose extrahiert. Gelingt dies nicht, muß die Entfernung durch Operation mit Tra-
cheaeröffnung (Tracheotomie) oder Bronchuseröffnung (Bronchotomie) erfolgen.

Atelektase   sehr häufig

▷ Unvollständige Ausdehnung eines Lungenanteiles. Die Alveolen sind
„leer", so daß ihre Wände aneinander liegen und der betroffene Lungenabschnitt nicht belüftet wird. Finden sich in der Lunge sowohl atelektatische als auch normale oder überblähte Bezirke, so spricht man von *Dystel-
ektase*.

Ätiologie

Atelektasen entstehen häufig durch oberflächliche Atmung mit unzureichender Schleimexpektoration bei postoperativen Schmerzen. Dadurch kommt es
zur Ansammlung und Eindickung von Schleim in den Bronchien, die das
Lumen verstopfen *(Verstopfungs-* oder *Obturationsatelektase)*. Der zugehörige
periphere Lungenabschnitt wird dann nicht mehr belüftet. Die darin anfänglich noch enthaltene Luft wird vom Lungengewebe resorbiert, so daß die
Alveolen kollabieren und eine Atelektase resultiert. Ist ein zentraler Bronchus
verstopft, kann der gesamte entsprechende Lungenlappen atelektatisch werden. Man spricht dann von *Lappenatelektase*. Die Bronchuseinengung durch
Obturation kann auch durch einen Tumor *(Bronchialkarzinom)* bedingt sein.
   Eine weitere Möglichkeit der Atelektasenentstehung ist die Kompression
der Lunge durch Druck von außen *(Kompressionsatelektase)*. Als Ursache kommen pathologische Raumforderungen in der Pleurahöhle in Frage (Erguß,

Hämatothorax, Pleuraempyem), aber auch der Zwerchfellhochstand beim subphrenischen Abszeß.

Klinik

Als Folge der Atelektase kann in dem nicht belüfteten Lungenabschnitt eine Pneumonie entstehen. Hinzu kommt die Verringerung der Gasaustauschfläche, weil der atelektatische Lungenbezirk für die Ventilation nicht mehr zur Verfügung steht. Daraus ergibt sich eine vermehrte Atemarbeit, bei unzureichender Kompensation eine respiratorische Insuffizienz mit Hypoxie.

Therapie

Von größter Bedeutung ist die *Prophylaxe*, besonders bei Schwerkranken oder postoperativen Patienten. Hierzu gehören Triggern, Atemübungen mit dem Giebel-Rohr oder Triflo, Vibrationsmassage, frühzeitige Mobilisierung mit häufigem Aufsetzen des Patienten. Bei beatmeten Patienten ist die Bronchialtoilette mit regelmäßigem Absaugen des Trachealsekretes besonders wichtig.

Hat sich dennoch eine Atelektase gebildet, so stehen zur Therapie die Schleimauflösung durch *Inhalieren* und die medikamentöse Gabe eines *Sekretolytikums* (Broncholytikum) zur Verfügung. Der Patient muß zum regelmäßigen *Abhusten* aufgefordert werden. Beim zentralen Bronchusverschluß durch einen Schleimpfropf (Lappenatelektase) ist die *bronchoskopische Absaugung* in Kurznarkose indiziert.

Bronchiektasen selten

▶ Krankhafte Erweiterungen (Ektasien oder Ektasen) der Bronchien.

Ätiologie

Bronchiektasen sind *angeboren* oder durch rezidivierende bronchopulmonale *Infektionen* erworben.

Klinik

In den krankhaften Erweiterungen des Bronchialbaumes sammelt sich vermehrt Schleim an, insbesondere während des nächtlichen Schlafes. Nach dem morgendlichen Erwachen hustet der Patient große Mengen (100–200 ml) übelriechenden, eitrig durchsetzten Schleim ab. Diese typische *morgendliche Schleimentleerung* bezeichnet man bildhaft als „maulvolle Expektoration". Tagsüber ist der Auswurf geringer. Chronischer *Husten* quält jedoch praktisch jeden Patienten mit Bronchiektasen. Gehäuft kommt es zu schweren rezidivierenden *Pneumonien*.

Therapie

Auch erworbene Bronchiektasien sind nicht rückbildungsfähig. *Konservative* Maßnahmen umfassen langfristige antibiotische Behandlung, Sekretolytika und regelmäßiges Abhusten in Kopftieflage oder Bauchhängelage, besonders morgens. Beschränken sich die Bronchiektasien auf ein umschriebenes Lungengebiet, sollte dieses *operativ* entfernt werden.

Pleuraerguß sehr häufig

▶ Als Pleuraerguß (= Serothorax) bezeichnet man jede seröse Flüssigkeitsansammlung in der Pleurahöhle.

Ist die Flüssigkeit bakteriell infiziert, handelt es sich um ein *Pleuraempyem* (= Pyothorax). Bei blutigem Pleurainhalt spricht man von *Hämatothorax*. Selten (nach Thoraxverletzung oder Operation) fließt Lymphflüssigkeit in den Pleuraspalt; dann liegt ein *Chylothorax* vor. Auch der *Infusionsthorax* durch versehentliche paravasale Applikation eines Kavakatheters ist sehr selten.

Ätiologie

Das Ursachenspektrum eines serösen Pleuraergusses ist weit gefächert und verlangt immer eine diagnostische Abklärung. Häufigste Ursachen sind Herzinsuffizienz, Pneumonie und Malignome. Nach Thoraxverletzungen (Rippenfrakturen!) entspricht der röntgenologisch beschriebene „Erguß" meistens einer Blutansammlung in der Pleurahöhle (Hämatothorax).

In der Chirurgie ist von Bedeutung, daß krankhafte Vorgänge in der *Bauchhöhle* einen serösen Pleuraerguß verursachen können. Das gilt vor allem für pathologische Veränderungen in Zwerchfellnähe, z. B. für den *subphrenischen Abszeß*. Der Pleuraerguß entsteht in diesen Fällen durch direkte Reizung des Zwerchfells und der darüberliegenden Pleura, die deshalb vermehrt Flüssigkeit „ausschwitzt". Der Pleuraerguß im Gefolge einer Erkrankung des Bauchraumes (häufig postoperativ!) wird als *Begleiterguß* bezeichnet.

Klinik

Ein Pleuraerguß bereitet keine Schmerzen und wird oft erst anläßlich einer Röntgenuntersuchung des Thorax auffällig (Abb. 19.**1**). *Dyspnoe* findet sich nur bei ausgedehnten Ergüssen. Bei postoperativen Patienten ist immer nach Komplikationen im Bauchraum zu fahnden (z. B. subphrenischer Abszeß).

Therapie

Kleine Pleuraergüsse unter 300 ml sind röntgenologisch nicht erkennbar. Sonographie und Computertomographie sind empfindlicher. Der kardial bedingte Pleuraerguß wird durch *Diuretika* ausgeschwemmt. Größere Ergüsse verlangen die Entlastung durch *Pleurapunktion*, die bei rezidivierenden Ergüs-

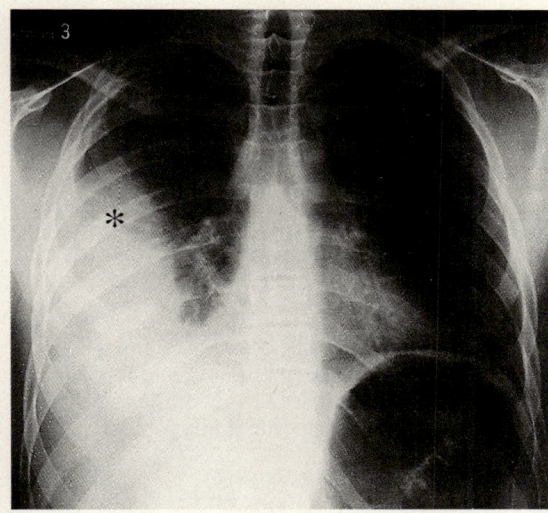

Abb. 19.**1 Pleuraerguß.** Verschattung (*) im Bereich der rechten Lunge

sen wiederholt vorgenommen werden muß. Bei beatmeten Patienten sollte ein Pleuraerguß nicht punktiert werden, weil im Falle einer versehentlichen Verletzung der Pleura visceralis mit der Punktionsnadel durch den Beatmungsdruck ein Spannungspneumothorax entsteht. Deshalb ist der Pleuraerguß während Respiratorbehandlung durch Legen einer *Bülau-Drainage* abzulassen.

> **Merke:** Nach jeder Pleurapunktion ist eine Röntgenkontrolle des Thorax zum Ausschluß eines Pneumothorax erforderlich!

Pleurodese. Hierunter versteht man das Einbringen von verödenden Substanzen (Tetracyclin, Talkum oder Fibrin) über die Thoraxdrainage in die Pleurahöhle. Damit wird eine dauerhafte Verklebung der Pleurablätter erreicht. Das Verfahren kommt insbesondere bei Karzinomen mit rezidivierenden Pleuraergüssen zur Anwendung.

Pleuraempyem   selten

▶ Unter Pleuraempyem versteht man eine Eiteransammlung in der Pleurahöhle. Das Empyem entspricht somit einem bakteriell infizierten Pleuraerguß *(eitrige Rippenfellentzündung).*

Ätiologie

Häufigste Ursache eines Pleuraempyems ist die verschleppte *Pneumonie*. Die Bakterien durchbrechen das viszerale Lungenfell und gelangen in die Pleurahöhle. Auch beim Lungenabszeß, bei der Lungengangrän, infizierten Bronchiektasen oder einem tuberkulösen Herd kann ein Pleuraempyem entstehen, wenn die Bakterien in den Pleuraraum durchbrechen.

Gelegentlich beobachtet man ein Pleuraempyem nach *Thoraxoperationen*. Diese Komplikation entspricht einem tiefen postoperativen Wundinfekt. Seltener gelangen die Bakterien durch *Schuß*, *Stich* oder über eine liegende Thoraxdrainage in die Brusthöhle.

Klinik

Die klinischen Zeichen des Pleuraempyems (Fieber, BSG-Erhöhung, Leukozytose) können von der Pneumonie schlecht abgegrenzt werden. Der Auskultations- und Perkussionsbefund entspricht dem des Pleuraergusses, auch röntgenologisch ist die Abgrenzung gegenüber einem nicht infizierten Erguß oft schwierig.

> **Merke:** Jeder Pleuraerguß mit Entzündungszeichen (Fieber!) ist verdächtig auf ein Pleuraempyem!

Als Folge eines Pleuraempyems entsteht nach Tagen bis Wochen durch Fibrinausschwitzung aus dem Brustfell eine erhebliche bindegewebige Schwartenbildung, die eine normale Lungenbeweglichkeit und -entfaltung behindert. Diese restriktive Ventilationsstörung wird als *gefesselte Lunge* bezeichnet.

Therapie

Ziel der Behandlung ist die *Entleerung des Eiters*.

Nach *Pleurapunktion* mit bakteriologischer Untersuchung des Punktates muß eine Bülau-Drainage gelegt werden. Über die Drainage wird die Pleurahöhle zweimal täglich mit Ringer-Lösung gespült, wobei nach ärztlicher Anordnung Antibiotika (entsprechend der bakteriologischen Austestung) hinzugegeben werden können. Die Auflösung der Fibrinbeläge wird durch Spülung mit enzymatischen Wirkstoffen (z. B. Varidase) begünstigt. Diese Spülbehandlung bezeichnet man als *enzymatisches Debridement*. Wenn auch diese Maßnahmen nicht ausreichen, wird die Empyemhöhle operativ ausgeräumt. Dazu reseziert man einen Rippenanteil *(Fensterung)*, um ausreichenden Zugang zur Pleurahöhle zu erhalten. Intraoperativ werden eine oder mehrere dicke Bülau-Drainagen eingelegt, über die postoperativ eine Spülbehandlung angeschlossen wird.

Dekortikation (Entrindung). Bei älteren Empyemhöhlen, die über Tage oder Wochen bestehen, ist die bindegewebige Verschwartung so weit fortgeschritten, daß eine normale Lungenentfaltung auch nach Ausheilung der Entzündung nicht möglich ist. Hier muß eine Thorakotomie erfolgen, bei der die beiden Pleurablätter „abgeschält" werden, damit sich die Lunge entfalten kann und der Hohlraum ausgefüllt wird.

Lungenabszeß   selten

▷ Der Lungenabszeß entspricht einer eitrigen Parenchymeinschmelzung des Lungengewebes im Gefolge einer bakteriellen Entzündung.

Ätiologie

Ein Lungenabszeß kann von jeder bakteriellen *Pneumonie* ausgehen. Besonders groß ist die Gefahr einer Abszeßentwicklung nach Verschlucken eines *Fremdkörpers* oder Lungensteckschuß.

Klinik

Wie jeder Abszeß kann sich auch der Lungenabszeß durch schweres *Krankheitsgefühl, Fieber, Schüttelfrost* und *Schmerzen* äußern. Gewinnt der Abszeß Anschluß an das Bronchialsystem, so entleert der Patient eitrigen *Auswurf*. Auch der Durchbruch in die Pleurahöhle ist möglich, dann entwickelt sich ein Pleuraempyem.

Therapie

Bei jedem klinischen Verdacht auf einen Lungenabszeß ist ein Karzinom und eine Tuberkulose auszuschließen. Die Behandlung ist ansonsten *primär konservativ* und umfaßt intravenöse Antibiotikazufuhr, Bronchialtoilette, eventuell bronchoskopisches Absaugen und Erleichterung der Eiterentleerung durch Lagerungsdrainage (Bauchlage mit Kopftiefposition). Führen diese Maßnahmen nicht zum gewünschten Erfolg, ist der befallene Lungenabschnitt *operativ* zu entfernen (Segmentresektion oder Lappenresektion).

Lungengangrän   sehr selten

▷ Als Gangrän (von griech.: auffressen) der Lunge bezeichnet man den Zerfall des Parenchyms durch bakterielle Infektion. Meistens handelt es sich um Fäulniserreger (Anaerobier).

Ätiologie

Ausgangspunkt der Gangrän sind nekrotisierende, bakteriell infizierte Herde im Lungenparenchym, die man bei *Pneumonie*, nach *Aspiration*, beim *Lungenabszeß* oder auch beim jauchig zerfallenden *Karzinom* findet.

Klinik

Die Symptomatik ist durch ein *septisches* Bild mit hohen Temperaturen und raschem Kräfteverfall gekennzeichnet. Die ausgehusteten zerfallenden Gewebsanteile treten als putrider, blutiger *Auswurf* in Erscheinung. Umfaßt die Gangrän größere Lungenabschnitte, kommen respiratorische Funktionseinbußen hinzu.

Therapie

Entsprechend dem Antibiogramm (Trachealsekret) werden *Antibiotika* systemisch verabreicht. Selbstverständlich sind ausreichende *Bronchialtoilette* und physikalische Atemtherapie. Bei ausgedehnter Gangrän muß eine O_2-Insufflation oder gar *Respiratorbehandlung* erfolgen. Entwickelt sich eine Abszedierung im Sinne eines abgekapselten Eiterherdes, so wird dieser operativ durch *Resektion* des betroffenen Lungenabschnittes entfernt.

Tumoren

Gutartige Geschwülste der Atmungsorgane sind selten und spielen klinisch keine große Rolle. Sie werden dennoch meistens chirurgisch entfernt, weil ein malignes Wachstum präoperativ nicht sicher auszuschließen ist.

Die häufigsten Lungenmalignome sind *hämatogene Fernmetastasen* anderer Organe. Der Primärtumor ist in der Niere, im Hoden, in der Mamma, Struma oder Prostata lokalisiert. Auch Sarkome (insbesondere Knochensarkome) metastasieren bevorzugt in die Lunge. Bei gastrointestinalen Karzinomen (z.B. Magen- oder Dickdarmkrebs) sind Lungenmetastasen seltener, weil der venöse Abfluß über die Leber erfolgt.

Bronchialkarzinom   sehr häufig

Histologisch unterteilt man die Bronchialkarzinome (= Lungenkrebs) in zwei Gruppen mit unterschiedlicher Prognose. Das *kleinzellige* Bronchialkarzinom metastasiert sehr rasch und hat die schlechteste Prognose. Das *nicht-kleinzellige* Karzinom (Adenokarzinom und Plattenepithelkarzinom) wächst langsamer und hat eine bessere Prognose.

Ätiologie

Verschiedene krebsauslösende Substanzen *(Karzinogene)* begünstigen die Entwicklung des Lungenkrebses. Bedeutendster karzinogener Faktor ist das *Zigarettenrauchen*. Das Risiko, im Laufe des Lebens an einem Bronchialkarzinom zu erkranken, ist bei Rauchern 10fach höher als bei Nichtrauchern. Männer sind 9mal häufiger betroffen als Frauen. Das Bronchialkarzinom ist derzeit die häufigste Tumorerkrankung des Mannes (Abb. 6.**1**, S. 140).

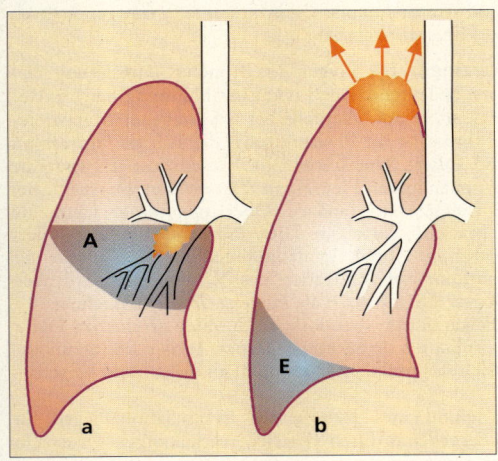

Abb. 19.2 Bronchial-karzinom
a Das *zentrale* Bronchial-karzinom führt typischer-weise zur Atelektase (A) durch Einengung des zugehörigen Bronchus (hier: Mittellappenatelektase).
b Das *periphere* Bronchial-karzinom verursacht bei Erreichen des Brustfelles typischerweise einen Pleura-erguß (E). Sitzt der Tumor in der Lungenspitze, kann er die zum Arm ziehenden Nerven infiltrieren (sog. Pancoast-Tumor)

Klinik

Frühsymptome gibt es beim Bronchialkarzinom nicht. Alle klinischen Zeichen sind Folge eines bereits fortgeschrittenen Tumorwachstums. Die Frühdiagnose ist nur röntgenologisch möglich (Zufallsbefund).

Zu den äußerst uncharakteristischen *Spätsymptomen* des Bronchialkarzinoms gehören Gewichtsverlust, Abgeschlagenheit, Appetitmangel, Fieber, BSG-Erhöhung, chronische Bronchitis, Reizhusten.

Nach der Lokalisation des Tumors unterscheidet man *zentrale* Bronchialkarzinome (in Nähe des Mediastinums) von *peripheren* Lungenkrebsen (nahe der Brustwand), weil die Lage der Geschwulst das (späte) klinische Bild bestimmt (Abb. 19.2).

Zentral gelegenes Bronchialkarzinom. Der hilusnahe Lungenkrebs führt zur *Stenose* eines großen, zentralen Bronchusastes. Typisches Bild eines bronchusstenosierenden Karzinoms ist die *Lappenatelektase* durch Minderbelüftung, die sich röntgenologisch als keilförmige Verschattung darstellt (Abb. 19.2 a). Die Bronchuseinengung begünstigt ferner das Auftreten einer chronischen *Bronchitis* oder Pneumonie. *Reizhusten* und *blutiger Auswurf* sind bei zentralem Tumor häufiger als beim Karzinom in den peripheren Bronchialästen. *Heiserkeit* (durch Tumorinfiltration und Lähmung des N. recurrens) ist ein ausgesprochenes Spätsymptom. Wird der zum Kopf und Hals ziehende Strang des N. sympathicus durch das Tumorwachstum geschädigt, so entsteht ein *Horner-Syndrom* mit Enophthalmus, Ptosis und Myosis. Auch eine *Zwerchfellähmung* (Infiltration des N. phrenicus) kann bei zentral gelegenen Karzinomen und mediastinalen Lymphknotenmetastasen auftreten.

Das zentral gelegene Bronchialkarzinom ist endoskopisch gut erreichbar. Röntgenologisch tritt es erst später in Erscheinung, meistens nach Metastasierung in die

Lymphknoten des Lungenhilus und Mediastinums. Dann findet sich röntgenologisch eine *Mediastinalverbreiterung* oder „Hilusvergrößerung".

Peripher gelegenes Bronchialkarzinom. Die Folgen der Bronchusstenosierung sind bei peripherer Lokalisation weniger bedeutend. Auch tritt eine Lähmung der im Mediastinum gelegenen Nervenstränge nicht auf, allenfalls bei lymphogener Metastasierung. Typisch für den peripheren Tumor ist die Pleurareizung, die sich als *Pleuraerguß* und *Schmerzen* in der Thoraxwand äußert. Durchbricht die Geschwulst das viszerale Lungenfell, so gelangen die Tumorzellen in den Pleuraspalt *(Pleuritis carcinomatosa)*. Bei Lokalisation des Karzinoms in der Lungenspitze (apikaler Oberlappentumor) kann eine *Infiltration der Armnerven* (Plexus brachialis) erfolgen. Diese Nervenbeteiligung äußert sich als Schulter-Arm-Schmerz oder gar durch Armlähmungen. Ein solcher in der Lungenspitze gelegener Bronchialtumor mit Infiltration des N. brachialis wird nach einem amerikanischen Röntgenologen (1875–1939) als *Pancoast-Tumor* bezeichnet.

Das peripher gelegene Bronchialkarzinom ist endoskopisch selten erreichbar. Dafür ist es röntgenologisch früher erkennbar als der zentrale Tumor. In der Röntgenübersichtsaufnahme des Thorax zeigt sich das periphere Karzinom als kreisrunde Verschattung *(Rundherd)*.

Beachte: Der röntgenologische Befund eines „Rundherdes" ist ein Sammelbegriff für alle rundlichen Verschattungen. Dieser kann durch vielerlei Erkrankungen verursacht sein. Beispiele: Bronchialkarzinom, Lungenmetastase, gutartige Tumoren wie Adenom oder Chondrom, Tuberkulom, Pneumonie, Lungenabszeß, Lymphom, Sarkoidose, Echinokokkus.

> Jeder periphere kleine Rundherd muß durch Thorakoskopie oder Thorakotomie histologisch abgeklärt werden!

Metastasierung

Direkte Tumorausbreitung. Durch infiltratives Wachstum kann das Bronchialkarzinom nach zentral in das Mediastinum einbrechen, nach peripher in die Pleurahöhle oder Brustwand gelangen. Auch eine Tumorzellverschleppung im Lumen des Bronchialbaumes ist möglich (kanalikuläre oder aerogene Ausbreitung).

Lymphogene Metastasierung. Die wichtigsten regionären Lymphknoten des Bronchialkarzinoms liegen in der Lungenwurzel („Hilusdrüsen") und im Mediastinum (paratracheal, paraaortal, paraösophageal).

Hämatogene Metastasierung. Auf dem Blutweg kann das Bronchialkarzinom über den großen Kreislauf in alle Organe metastasieren. Besonders häufig betroffen ist das knöcherne Skelett, das Gehirn und die Leber (vgl. Abb. 6.**3**, S. 144).

Therapie

> Das Bronchialkarzinom hat eine schlechte Prognose, weil das Tumorwachstum bei Diagnosestellung meistens schon weit fortgeschritten ist. Insgesamt beträgt die 5-Jahres-Überlebensrate für alle Patienten ab Diagnosestellung nur 10%.

Präoperative Diagnostik. Immer Röntgenaufnahme des Thorax, Bronchoskopie, CT des Mediastinums (Lymphknotenmetastasen), Sonographie (abdominale Metastasen), Knochenszintigramm (Fernmetastasen) und Abklärung der Lungenfunktion (Spirometrie, Perfusionsszintigramm). Bei speziellen Fragestellungen sind zusätzliche Untersuchungen erforderlich.

Chirurgische Behandlung. Nur die operative Entfernung des tumortragenden Lungenabschnittes und der regionären Lymphknoten bieten Aussicht auf dauerhafte Heilung. Die Operationsindikation mit kurativer Zielsetzung ist deshalb bei umschriebenem Tumorwachstum gegeben (kein kontralateraler mediastinaler Lymphknotenbefall, keine Fernmetastasen). Häufigster Eingriff beim Bronchialkarzinom ist die Lobektomie (vgl. S. 385).

Kleinzelliges Bronchialkarzinom. Bei diesem rasch metastasierenden Tumortyp haben alle Behandlungsverfahren schlechte Ergebnisse. Eine Heilung ist nur selten möglich. Die (palliative) Primärtherapie des Kleinzellers war und ist deshalb eine Domäne der Polychemotherapie. Nur bei kleinem Primärtumor mit allenfalls geringer Lymphknotenmetastasierung und fehlenden Fernmetastasen (bis T2 N1 M0) wird die operative Behandlung vorgenommen. Fortgeschrittenere Tumoren werden nicht operiert, weil der Eingriff keine Heilungschancen bietet und keine Lebensverlängerung bewirkt. Postoperativ erfolgt beim Kleinzeller immer eine Polychemotherapie.

Chemotherapie. Therapie der Wahl beim kleinzelligen Bronchialkarzinom. Eine Heilung ist durch alleinige Polychemotherapie jedoch nicht zu erzielen.

Strahlentherapie. Die Bestrahlung kommt nur in Einzelfällen als ergänzende perioperative Maßnahme bei nicht kurativ operierten Patienten in Frage. Symptomatische Fernmetastasen (Gehirn, Skelett) werden palliativ bestrahlt.

Palliative Therapieverfahren. Kontralaterale mediastinale Lymphknotenmetastasen oder Fernmetastasen gelten als Kontraindikation für eine Operation. In diesen Fällen versucht man, die Tumorprogression durch *Chemo-* oder *Strahlentherapie* zu bremsen, zumindest eine Schmerzlinderung zu erreichen.

Bei tumorbedingten Atelektasen wird die Geschwulst im Bronchialraum palliativ durch *Laser* oder durch *endobronchiale Bestrahlung (= Afterloading)* aufgeweitet.

Beim *Afterloading* stellt man die Tumorstenose unter bronchoskopischer Sicht dar. Dann wird die Strahlenquelle (radioaktives Iridium) ferngesteuert an den Tumor gebracht. Die Therapiezeit beträgt nur wenige Minuten. Ziel dieser palliativen Behandlung ist die Wiedereröffnung von atelektatischen Lungenbezirken, die durch die tumoröse Einengung des Bronchialbaumes vom Gasaustausch ausgeschlossen waren.

Thoraxverletzungen

Die isolierte Verletzung des Brustkorbes stellt die Ausnahme dar. Meistens handelt es sich um polytraumatisierte Patienten mit gleichzeitigem Bauchtrauma, Schädel-Hirn-Trauma oder Frakturen.

Man unterscheidet das (häufigere) *stumpfe = geschlossene* Thoraxtrauma, welches durch Kontusion entsteht, vom (seltenen) *offenen = perforierenden* Thoraxtrauma, das Folge einer Brustkorberöffnung durch Stich, Schuß o.ä. ist.

Rippenfraktur sehr häufig

▶ Der Rippenbruch stellt die häufigste Thoraxverletzung dar. Sind mehr als drei benachbarte Rippen gebrochen, so spricht man von einer *Rippenserienfraktur.* Der Doppelbruch einer Rippe (zwei Frakturstellen) wird als *Stückbruch* bezeichnet.

Ätiologie

Rippenbrüche entstehen durch direkte Gewalteinwirkung (Kontusion) auf die Thoraxwand (Schlag, Stoß, Aufprall).

Klinik

Im Vordergrund steht der atemabhängige, im Frakturbereich lokalisierte *Schmerz.* Er entsteht durch Bewegung des Brustspaltes, wobei die Fragmente am schmerzempfindlichen Periost oder der Pleura „scheuern". Die Schmerzen halten 3–4 Wochen an, danach ist die Knochenheilung durch Kallusbildung so weit vorangeschritten, daß sich Fragmente bei der Atmung nicht mehr gegeneinander verschieben.

Bei Rippenserienfrakturen besteht die Gefahr, daß die Stabilität der Thoraxwand beeinträchtigt wird *(instabiler Thorax)*, insbesondere, wenn Stückfrakturen vorliegen. Beim instabilen Thorax bewegt sich der frakturierte Bereich bei der Inspiration durch den intrathorakalen Sog nach innen, während sich der übrige Brustkorb bei der Einatmung hebt. Diese entgegengesetzte Bewegung der Fragmente bezeichnet man als *paradoxe Atmung* (Abb. 19.**3**).

Die isolierte Fraktur einer einzelnen Rippe ist als solche harmlos. Bei älteren Menschen kann die schmerzbedingte Einschränkung der Atemexkursionen jedoch die Entwicklung einer Pneumonie begünstigen. Die klinische Bedeutung der Rippenfrakturen besteht ansonsten in ihren Komplikationen durch Pleuraverletzung (z.B. Pneumothorax oder Hämatothorax).

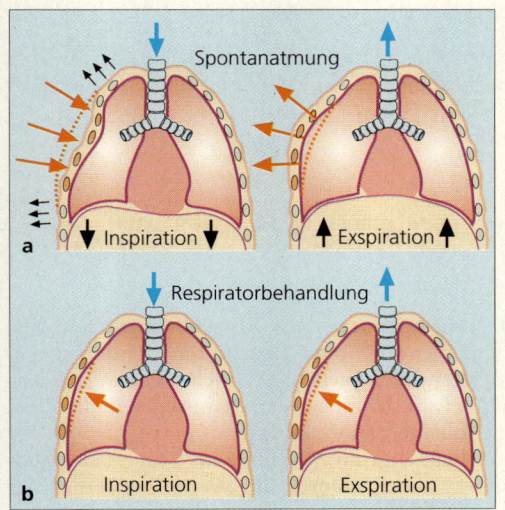

Abb. 19.3 Instabiler Thorax
a Bei Spontanatmung gibt die frakturierte Thoraxwand dem Druckgradienten nach und bewegt sich durch den inspiratorischen Sog des Zwerchfelles nach innen, während der Exspiration nach außen *(paradoxe Atmung)*.
b Bei Respiratorbehandlung erfolgt die Inspiration durch passive Lungenaufblähung über die Beatmungsmaschine, womit das „Eindellen" der Thoraxwand während der Einatmung verhindert wird *(innere Schienung)*

Therapie

Die Fraktur einzelner Rippen bedarf keiner speziellen Behandlung. Um das Durchatmen zu erleichtern, werden *Analgetika* verabreicht und *physikalische Atemtherapie* verordnet. Patienten mit Rippenserienfraktur sollten wegen der Gefahr einer respiratorischen Insuffizienz stationär beobachtet werden.

Der *Pflasterverband* (Hemizingulum) wird nur noch selten appliziert, weil die Nachteile (zusätzliche Einschränkung der Atemexkursion) gegenüber den Vorteilen (Schmerzlinderung durch Ruhigstellung) überwiegen.

Beim instabilen Thorax mit paradoxer Atmung findet sich häufig eine schwerwiegende respiratorische Insuffizienz (Blutgasanalyse!), die eine *Intubation* mit Überdruckbeatmung erfordert. Durch den inspiratorischen Beatmungsdruck wird das „paradoxe" Einsinken des Frakturbereichs verhindert, weshalb man die Respiratortherapie des instabilen Thorax als *innere Schienung* bezeichnet. Die *äußere Schienung* (Ruhigstellung der Frakturen durch osteosynthetische Versorgung) kommt nur in Frage, wenn aus anderen Gründen eine operative Thoraxeröffnung indiziert ist.

Pneumothorax   sehr häufig

▶ Die Luftansammlung in der Pleurahöhle wird als Pneumothorax, kurz „Pneu" bezeichnet. Voraussetzung ist eine Verletzung des Brustfelles (Pleura).

Ätiologie

> **Merke:** Häufigste Ursache eines Pneumothorax ist die Rippenfraktur!

Man unterscheidet folgende Formen.

Innerer (= geschlossener) Pneumothorax. Bei Rippenbrüchen mit Verschiebung (Dislokation) der Fragmente kann ein Bruchstück nach innen vorstehen und die beiden Pleurablätter durchspießen. Dadurch wird das Lungenparenchym verletzt („angeritzt"). Luft strömt aus den Atemwegen in die Pleurahöhle. Die elastische Lunge kollabiert (Abb. 19.**4**).

Ein ähnlicher Mechanismus liegt zugrunde, wenn beim Legen eines Subklaviakatheters ein Pneumothorax auftritt. Durch ungewollte Verletzung der Lungenspitze (Pleurakuppel) mit der Punktionsnadel wird eine Verbindung zwischen Atemwegen und Pleurahöhle geschaffen.

Gelegentlich entwickelt sich ein Pneumothorax auch ohne traumatische Einwirkung. Man spricht dann von *Spontanpneumothorax*. Er entsteht durch Platzen einer peripher gelegenen Emphysemblase oder Lungenzyste, anläßlich eines Hustenstoßes oder einer plötzlichen Bewegung, manchmal auch ohne jeglichen erkennbaren Anlaß. Auch der Spontanpneu ist ein innerer Pneumothorax, weil er durch Einreißen der Pleura visceralis entsteht.

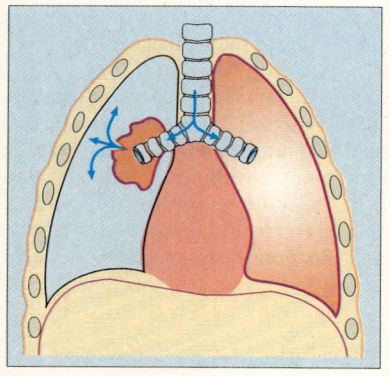

Abb. 19.**4 Innerer Pneumothorax.**
Das die Lunge überziehende Brustfell ist eingerissen, so daß Luft vom Bronchialbaum in die Pleurahöhle austritt. Der gleichseitige Lungenflügel zieht sich dann seiner Eigenelastizität folgend zusammen

Spannungspneumothorax. Im Gegensatz zum „normalen" Pneumothorax ist das Pleuraloch nicht ständig offen, sondern die Weichteile der Lunge bewirken einen *ventilartigen Verschluß* der Pleuraverletzung während der Ausatmung (Abb. 19.**5**). Bei jeder Inspiration gelangt hingegen Luft in die Pleurahöhle, die bei Exspiration nicht entweichen kann. Die Luftansammlung nimmt also mit jedem Atemzug an Volumen zu und setzt die Pleurahöhle unter „Spannung". Folge ist ein totaler Kollaps der gleichseitigen Lunge mit Verschiebung des Mediastinums (Herz und große Gefäße) zur Gegenseite. Dadurch wird auch die gesunde Lunge eingeengt, ferner die obere und untere Hohlvene abgeknickt, so daß ein Versagen der *Atmung und des Kreislaufes* droht.

Der Spannungspneumothorax ist ein akut lebensbedrohlicher Notfall, der die sofortige Drainage der Pleurahöhle erfordert!

Der Spannungspneumothorax ist fast immer ein innerer Pneu (Thoraxtrauma mit Rippenfrakturen).

Äußerer (= offener) Pneumothorax. Bei perforierender Thoraxverletzung (offene Wunde durch Stich oder Schuß) strömt die Luft von außen in die Pleurahöhle und wird mit den Atemexkursionen hin und her bewegt

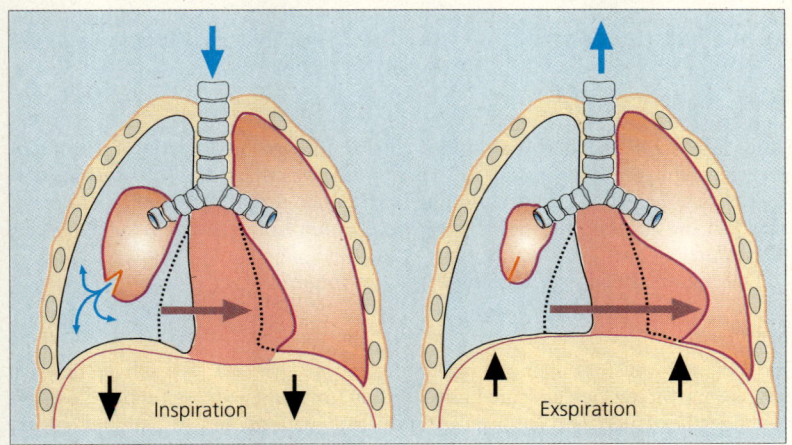

Abb. 19.5 Spannungspneumothorax. Während Inspiration wird Luft vom Bronchialbaum in die Pleurahöhle gesaugt. Wenn sich während Exspiration das Pleuraleck wie ein Ventil verschließt, nimmt die Luftmenge in der verletzten Pleurahöhle mit jedem Atemzug zu, was zu einer fortschreitenden Verschiebung der Mediastinalorgane zur gesunden Gegenseite führt

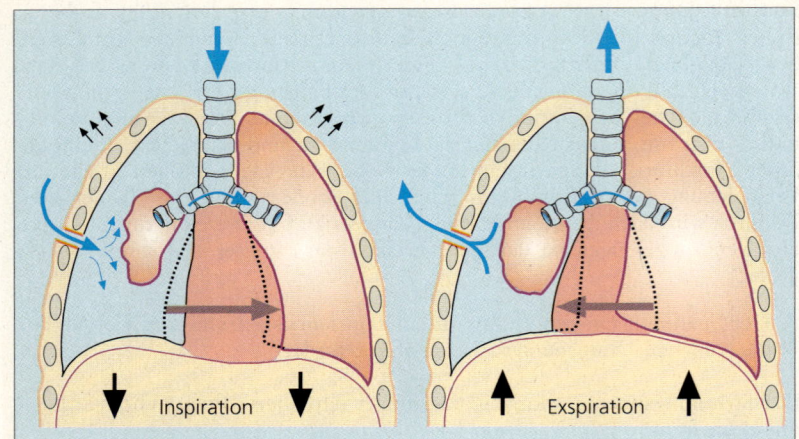

Abb. 19.6 Äußerer Pneumothorax. Durch die perforierende Thoraxwandverletzung wird bei Inspiration Luft in die Pleurahöhle gesaugt. Dabei wird Atemluft aus dem kollabierten Lungenflügel über die Trachealbifurkation in den gesunden Lungenflügel herübergezogen. Bei Exspiration entweicht Luft aus der verletzten Pleurahöhle, womit sich der kranke Lungenflügel etwas ausdehnt. Die Luft aus dem gesunden Lungenflügel wird dabei nicht komplett über die Trachea abgeatmet, sondern „pendelt" zum Teil in den kranken Lungenflügel zurück *(Pendelluft)*. Das Herz verlagert sich während Inspiration zur gesunden Seite, während Exspiration zur verletzten Seite *(Mediastinalflattern)*

(Abb. 19.6). Die Mediastinalorgane (Herz und große Gefäße) folgen den Atembewegungen der gesunden Thoraxwand, was man als *Mediastinalflattern* bezeichnet. Ein Teil der Atemluft gelangt nicht mehr nach außen, sondern wird (für die Atmung ineffektiv) zwischen beiden Lungenflügeln ausgetauscht *(Pendelluft)*.

Der äußere Pneu ist viel seltener als der innere.

Klinik

Im Vordergrund steht die hochgradige Atemnot *(Dyspnoe)*. Typisch ist, daß der Kranke im Sitzen besser Luft bekommt als im Liegen. In sitzender Position bei abgestützten Armen kann die Atemhilfsmuskulatur besser eingesetzt werden. Oft bestehen atemabhängige *Schmerzen*, auch wenn keine Rippenfrakturen zugrunde liegen. Beim Spontanpneumothorax wird der Zeitpunkt der Entstehung (Platzen einer Emphysemblase) als plötzliches Schmerzereignis empfunden.

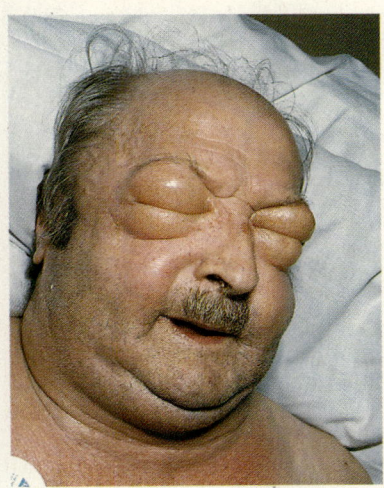

Abb. 19.**7 Hautemphysem.** Typische Schwellung der Augenlider durch Luftansammlung

Durch Auskultation (fehlendes Atemgeräusch) kann der Pneumothorax diagnostiziert werden. Dennoch wird immer eine Röntgenaufnahme des Thorax angefertigt, in der sich der lufthaltige Pneu als schwarze Aufhellung (fehlende Lungenzeichnung) darstellt.

Der Spannungspneumothorax geht mit schwerster respiratorischer Insuffizienz (Zyanose) und Kreislaufsymptomatik (Schock) einher.

Gelangt vom Ort der Pleuraverletzung aus Luft in das Unterhautfettgewebe, so kann sich dieses monströs aufblähen. Diese Erscheinung nennt man *Hautemphysem.* Oft ist der gesamte Körperstamm und Kopf betroffen, besonders ausgeprägt ist die Luftaufblähung im Bereich der Augenlider (Abb. 19.7) und des Skrotums. Trotz des eindrucksvollen Bildes ist ein Hautemphysem meistens harmlos und bildet sich von allein zurück.

Die Entstehung des Hautemphysems ist nicht obligatorisch an das Vorhandensein eines Pneumothorax gebunden. Auch nach Weichteilverletzungen oder Hautinzisionen (z. B. zum Legen einer Bülau-Drainage) kann ein Hautemphysem auftreten. Gelangt die Luft in den Mittelfellraum, so spricht man von einem *Mediastinalemphysem.* Auch dieses entsteht meistens im Gefolge eines Pneumothorax, kann jedoch auch andere Ursachen haben, z. B. Bronchusabriß.

Therapie

Die Behandlung besteht im Absaugen der Luft aus dem Pleuraraum zur Wiederentfaltung der kollabierten Lunge. Dies geschieht durch Legen einer Thoraxsaugdrainage (Kapitel 2, S. 45). Der Sog wird bei 15–20 cm H_2O eingestellt. Nach Legen der Drainage erfolgt eine Röntgenkontrolle, die Aufschluß über die korrekte Position der Drainage gibt und die Entfaltung der

Lunge beweist. Innerhalb weniger Tage verkleben beide Pleurablätter, so daß die Ursache des Pneumothorax behoben ist und die Drainagen nach nochmaliger Röntgenkontrolle gezogen werden können. Das ist meistens nach 3–5 Tagen der Fall.

Ausnahmsweise kann ein Pneumothorax konservativ behandelt werden, wenn er nur gering ausgeprägt ist. In diesen Fällen ist die Lunge nicht völlig kollabiert, sondern nur gering zusammengeschrumpft. Der sie wie ein Mantel umgebende luftgefüllte Raum (*Mantelpneumothorax*) sollte im Röntgenbild nicht größer als eine Fingerbreite sein. Wenn sich das Pleuraleck rasch verschließt, wird die Luft innerhalb von Stunden oder Tagen resorbiert. Engmaschige klinische und röntgenologische Kontrollen sind jedoch erforderlich. Zeigt sich eine Zunahme des Pneumothorax, so muß eine Thoraxdrainage gelegt werden.

Der *Spannungspneumothorax* verlangt die sofortige Entlastung, noch vor Anfertigung einer Röntgenaufnahme. Notfallmäßig kann der Arzt die Pleurahöhle mit einer dicken Kanüle im 2. oder 3. Interkostalraum punktieren, womit die unter Überdruck stehende Luft aus dem Pleuraraum entweichen kann. Diese einfache Maßnahme führt zu schlagartiger Befundbesserung. Provisorisch kann das äußere Ende der Kanüle mit einem eingeschnittenen Fingerling versehen werden, welcher einen erneuten Lufteinstrom bei Inspiration im Sinne eines Ventils verhindert. Baldmöglichst ist jedoch eine Bülau-Drainage mit Dauersog zu legen.

Handelt es sich ausnahmsweise um einen äußeren (offenen) Pneumothorax durch perforierende Verletzung der Thoraxwand, so wird dieser durch Verschluß der Wunde in einen inneren Pneumothorax umgewandelt und wie dieser mit einer Bülau-Drainage behandelt.

Hämatothorax   häufig

▶ Als Hämatothorax bezeichnet man jede Blutansammlung in der Pleurahöhle.

Ätiologie

Der Hämatothorax entsteht *traumatisch*, wobei intrathorakale Gefäßverletzungen zur Blutung in den Pleuraraum führen. Fast immer findet man gleichzeitig *Rippenfrakturen*. Durch die Weichteilzerreißung im Frakturbereich kommt es zur Gefäßeröffnung, wobei die Interkostalgefäße die häufigste Blutungsquelle darstellen.

Klinik

Neben den Schmerzen, die Folge der Rippenfrakturen sind, steht die Atemnot (*Dyspnoe*) im Vordergrund. Das in die Pleurahöhle laufende Blut behindert die Lungenentfaltung. Bei stärkerem Blutverlust (innere Blutung) kommen *Schocksymptome* hinzu (Hypovolämie mit Blässe, Druckabfall, Pulsanstieg). Bei anhaltender Blutung ist der Hämatothorax ohne Therapie lebensbedrohlich. Die klinischen Befunde bei Auskultation *(abgeschwächtes Atemgeräusch)* und Perkussion *(Dämpfung)* sowie der Röntgenbefund *(Verschattung)* entsprechen dem Pleuraerguß.

Therapie

Der Arzt legt eine Bülau-Drainage, um das Blut aus der Pleurahöhle zu entfernen (S. 45). Meistens kommt die Blutung von selbst zum Stillstand, was man an dem verringerten Drainagenverlust erkennt. Eine verstopfte Drainage kann jedoch den Stillstand der Blutung vortäuschen. Deshalb ist die Kontrolle auf Durchgängigkeit der Drainage mit gelegentlichem „Ausmelken" von besonderer Bedeutung (Abb. 19.**12**, S. 388). Klinische Veränderungen (Blutdruck, Puls, Atemfrequenz, Blutgase) geben weitere Hinweise auf eine fortdauernde Blutung. Engmaschige Hämoglobin-Bestimmungen sind immer erforderlich.

Fördert die Thorax-Drainage mehr als 1000 ml Blut innerhalb der ersten 2 Stunden, so wird üblicherweise die Indikation zur *Thorakotomie* mit operativer Versorgung der Blutungsquelle gestellt.

Lungenkontusion häufig

▷ Traumatische Quetschung des Atmungsorgans mit respiratorischer Insuffizienz. Die pathophysiologischen Vorgänge ähneln weitgehend denen der Schocklunge. Beide Krankheitsbilder zeigen fließende Übergänge.

Ätiologie

Die Lungenkontusion entsteht im Rahmen eines stumpfen *Thoraxtraumas*, wobei zusätzliche Verletzungen anderer Organsysteme häufig sind (Polytrauma). Typischer Unfallhergang ist der Aufprall des Brustkorbes gegen das Lenkrad beim nicht angeschnallten Autofahrer.

Klinik

Die Quetschung des Lungenparenchyms führt zu einem weitgehenden Funktionsverlust des Organs. Folge ist eine hochgradige *respiratorische Insuffizienz* mit unzureichender Sauerstoffaufsättigung (Hypoxie). Die röntgenologischen Zeichen der Lungenkontusion (diffuse weißfleckige Verschattung) treten oft erst Stunden nach dem Unfall voll in Erscheinung.

Häufig finden sich gleichzeitig Rippenfrakturen, ein Hämato- oder Pneumothorax sowie andere Verletzungen.

Therapie

Das Thoraxtrauma mit Lungenkontusion erfordert wegen der hochgradigen respiratorischen Insuffizienz fast immer die Intubation und *künstliche Beat-*

mung über mehrere Tage (Intensivstation). In leichteren Fällen kann bei ausreichender Spontanatmung und engmaschigen Blutgasbestimmungen vorerst abgewartet werden.

Die meisten Intensivmediziner befürworten die einmalige Gabe einer hohen *Cortison*-Dosis (1–2 g) unmittelbar nach dem Unfall, weil dadurch die traumatisch bedingte Ödembildung günstig beeinflußt wird (kapillarabdichtende und membranstabilisierende Wirkung). Das geschädigte Organ ist extrem pneumoniegefährdet, weshalb man meist prophylaktisch *Antibiotika* verabreicht.

Weitere Thoraxverletzungen

Andere Verletzungen im Brustkorb sind relativ selten, wegen des oft schweren Verlaufs jedoch von Bedeutung. Erwähnt sei der traumatische *Bronchusabriß*, der mit respiratorischer Insuffizienz, Mediastinalemphysem und Hämoptoe (blutiger Auswurf) einhergehen kann. Erstes klinisches Zeichen ist nicht selten der fortdauernde Luftstrom durch das Wasserschloß einer Thoraxsaugdrainage (Bronchusfistel).

Bei Einrissen der *Speiseröhre* droht die Gefahr des Bakterienaustrittes in das Mediastinum (Mediastinitis).

Zwerchfelleinrisse können sowohl durch stumpfe Verletzungen des Thorax als auch des Abdomens entstehen. Sie treten als traumatische „Zwerchfellhernie" in Erscheinung, wobei sich ein Teil der Abdominalorgane in den Thorax verlagern kann und dort röntgenologisch erkennbar wird.

Die Verletzungen des *Herzens* durch ein stumpfes Thoraxtrauma reichen von reversiblen Rhythmusstörungen (Commotio cordis) bis zum Herzklappenausriß oder der Ventrikelruptur. In letzterem Falle gelangt das Blut in den Herzbeutel (Hämatoperikard = Herzbeuteltamponade), was zur lebensbedrohlichen Verringerung des Schlagvolumens führt.

Thorakale Aortenruptur

Durch ein erhebliches Aufpralltrauma (Verkehrsunfall) kann die Hauptschlagader zerreißen. Die Rupturstelle ist typischerweise unterhalb der linken A. subclavia gelegen (Aorta descendens), was mit dem dort anhaftenden Lig. Botalli zusammenhängt. 80% der Verletzten verbluten am Unfallort. In 20% ist das Leck durch einen Thrombus und/oder Pleura tamponiert (Abb. 19.**8**), so daß die Blutung (zumindest vorübergehend) steht. Die Blutansammlung um die Aorta ist röntgenologisch als *Mediastinalverbreiterung* auffällig und muß durch CT oder Angiographie abgeklärt werden. Um der drohenden (zweizeitigen) freien Ruptur vorzubeugen, ist die operative Behandlung dringlich. Sie besteht in der Übernähung der Aortenwand oder Interposition einer Kunststoffprothese, was ohne Herz-Lungen-Maschine möglich ist. Pathoanatomisch handelt es sich bei der unfallbedingten Ruptur der thorakalen Aorta um ein falsches Aneurysma (Aneurysma spurium), weil alle Gefäßschichten zerreißen (vgl. Abb. 36.**11**).

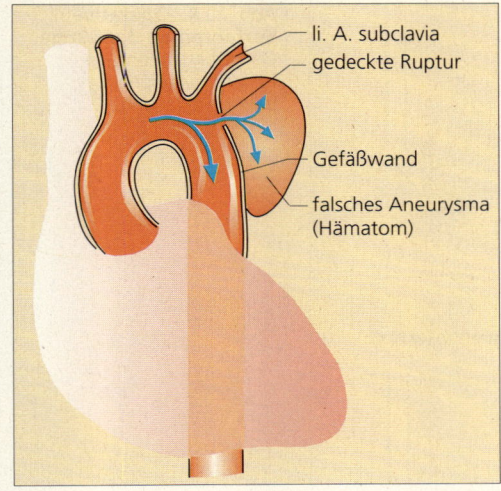

Abb. 19.8 Traumatisches thorakales Aortenaneurysma. Die Ruptur betrifft alle Wandschichten und imponiert im Röntgenbild als Mediastinalverbreiterung. Nur wenn die Blutung durch umgebendes Gewebe (mediastinale Pleura) abgedeckt ist, kann der Patient den Unfall und Transport in eine Klinik überleben

li. A. subclavia
gedeckte Ruptur

Gefäßwand

falsches Aneurysma (Hämatom)

Operative Verfahren an der Lunge

Die Brustkorberöffnung erfolgt durch einen seitlichen Schnitt am Brustkorb, entsprechend dem Rippenverlauf, wobei zwischen 4. und 6. Interkostalraum eingegangen wird (laterale *Thorakotomie*, Abb. 1.**20**, S. 29). Der Verschluß der lateralen Thorakotomien erfolgt in den tieferen Schichten mit resorbierbarem Faden; nicht mit Draht, wie es bei der medianen Sternotomie nach Herzoperationen üblich ist. Da der Kreislauf bei Lungenoperationen nicht unterbrochen wird, ist eine Herz-Lungen-Maschine nicht erforderlich. Bei jeder Thorakotomie werden eine oder mehrere *Bülau-Drainagen* in die Pleurahöhle eingelegt, um Sekret, Blut und Luft fortlaufend abzuleiten und eine vollständige Ausdehnung der Restlunge unter Aufrechterhaltung des negativen intrapleuralen Druckes zu ermöglichen.

Keilresektion

▷ Operative Entfernung eines keilförmigen Parenchymabschnittes aus einem Lungenlappen (Abb. 19.**9 a**).

Die Keilresektion eignet sich für die Entfernung gutartiger Geschwülste und zur Probeentnahme aus peripheren Tumoren, um sie histologisch untersuchen zu lassen. Der Eingriff erfolgt thorakoskopisch oder durch Thorakotomie (offene Operation). Das kleine Stück Lungengewebe wird bevorzugt mit ei-

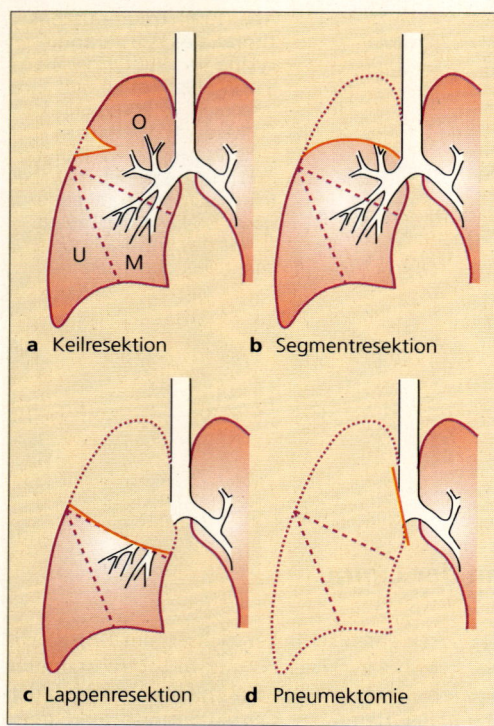

Abb. 19.**9 Operative Verfahren an der Lunge**
O = Oberlappen,
M = Mittellappen,
U = Unterlappen

a Keilresektion

b Segmentresektion

c Lappenresektion

d Pneumektomie

nem Klammernahtinstrument entnommen. Die Metallklammern sieht man im postoperativen Röntgenbild. Die Gewebsausschneidung erfolgt (im Gegensatz zur Segmentresektion) unabhängig vom anatomischen Aufbau der Lunge.

Segmentresektion

▶ Operative Entfernung eines Lungensegmentes oder einer Segmentgruppe (Abb. 19.**9 b**).

Ein Lungensegment ist die kleinste anatomisch-funktionelle Einheit der Lunge. Der rechte Lungenflügel (= 3 Lappen) besteht aus 10 Segmenten, der linke Lungenflügel (= 2 Lappen) aus 9 Segmenten.

Das operative Vorgehen entspricht der Keilresektion (s. oben), nur erfolgt die Segmentresektion entlang anatomischer Grenzen.

Lappenresektion (Lobektomie)

▶ Operative Resektion eines Lungenlappens (Abb. 19.9 c).

Wird einer der drei rechten oder einer der zwei linken Lungenlappen entfernt, so handelt es sich um eine Lobektomie. Werden vom rechten Lungenflügel zwei benachbarte Lappen entfernt, so spricht man von *Bilobektomie*. Weil jeder Lappen von einer Pleuraschicht umgeben ist, entstehen bei der Lobektomie keine großen Wundflächen.

Die durch Lappenresektion entstehende Höhle wird durch kompensatorische Überdehnung der Restlunge, leichtes Hochtreten des Zwerchfelles und Verlagerung des Mediastinums zur operierten Seite völlig ausgefüllt. Nach Jahren sind die Folgen einer Lobektomie klinisch und röntgenologisch kaum erkennbar.

> **Merke:** Die Lobektomie ist der bei Bronchialkarzinom am häufigsten durchgeführte operative Eingriff!

Pneumektomie

▶ Operative Entfernung des gesamten rechten oder linken Lungenflügels (*Flügelresektion*, Abb. 19.9 d). Bei der Pneumektomie rechts werden also alle drei Lappen entfernt, bei der linksseitigen Pneumektomie die beiden linken Lappen. Pneumektomie = Pneumonektomie.

Die Pneumektomie mit Resektion der halben Lunge wird nur durchgeführt, wenn die komplette Tumorentfernung nicht mit einem kleineren Eingriff zu erreichen ist. Dem Patienten verbleibt nach der Operation nur ein Lungenflügel, womit seine Lungenfunktion auf etwa 50 % absinkt. Bei präoperativ guten Ventilationsparametern ist die halbe Lunge zum Überleben jedoch ausreichend.

Die zurückbleibende Operationsresthöhle füllt sich mit seröser fibrinhaltiger Flüssigkeit, die über die eingelegten Drainagen ablaufen kann. Im Laufe der Zeit wird die Höhle von neugebildetem Bindegewebe ausgefüllt (Fibrosierung), was man als *Fibrothorax* bezeichnet. Weil die Höhle (wie jede Narbe) innerhalb von Monaten oder Jahren durch Schrumpfung an Größe verliert, entwickeln sich als Spätfolge beträchtliche Organverlagerungen mit Hochtreten des Zwerchfelles, Verziehung des Mediastinums zur operierten Seite, Verschmälerung der Interkostalräume und Fehlhaltung der Wirbelsäule (Skoliose).

Manschettenresektion. Hierunter versteht man die Resektion eines Lungenlappens oder Lungenflügels unter Mitnahme einer Bronchus- oder Trachealmanschette. Durchtrennter Bronchus bzw. Trachea werden durch End-zu-End-Naht anastomosiert. Eine solche *Manschettenlobektomie* oder *Manschettenpneumektomie* ist indiziert, wenn ein zentral gelegenes Bronchialkarzinom den zugehörigen Bronchus oder die Trachea infiltriert und eine komplette Tumorentfernung mit kurativer Zielsetzung dennoch möglich erscheint.

Erweiterte Resektion. Von einer erweiterten Lungenresektion spricht man, wenn der Standardeingriff (Lobektomie oder Pneumektomie) wegen lokaler Tumorinfiltration mit Teilentfernung benachbarter Strukturen kombiniert wird (Pleura, Thoraxwand, Perikard, Zwerchfell, Pulmonalarterie, Trachea).

Dekortikation

▶ Entrindung. Operative „Abschälung" der fibrös veränderten Pleura bei Pleuraverschwartung (gefesselte Lunge).

Die bindegewebige Verhärtung der Pleurablätter ist Folge eines chronischen Pleuraempyems oder eines nicht entleerten Hämatothorax. Die Schwielen behindern die Lungenentfaltung. Nach Abtragung der verdickten und verhärteten Pleuraschicht kann sich der Lungenflügel ungehindert ausdehnen und verklebt mit der inneren Brustwand. Eine Lungenparenchymresektion findet bei der Dekortikation nicht statt.

Pflegeschwerpunkte bei Lungenoperationen

Präoperative Pflege

Rasur. Bei lateralem Thoraxzugang wird der komplette Oberkörper zirkulär einschließlich der Achselhöhlen rasiert (Abb. 19.**10**). Ist eine Sternotomie vorgesehen, so erfolgt die Rasur der Oberkörpervorderseite vom Halsansatz bis zur Taille einschließlich beider Achselhöhlen (Abb. 18.**12**).

Training postoperativer Fertigkeiten. Die intensive postoperative Pneumonieprophylaxe setzt voraus, daß die Patienten bereits in der präoperativen Phase die Atemtechniken und das Abhusten unter Anleitung erlernen.

Postoperative Pflege

Nahezu alle postoperativen Pflegeschwerpunkte nach Lungenoperationen werden durch die liegende Thoraxdrainage (nach Bülau) beeinflußt. Nachstehend soll darum die Anwendung der charakteristischen Pflegeaufgaben bei Bülau-Drainage am Beispiel der Lungenoperationen wiederholt aufgegriffen und spezifiziert werden (s. auch Kapitel 2, S. 45).

Beobachtungsmaßnahmen. Nach Lungenoperationen muß, bedingt durch die eingeschränkte Ventilationsfunktion, insbesondere die Atmung durch Kontrolle von *Frequenz, Rhythmus, Tiefe, Atemgeräuschen* und atemabhängigen *Schmerzen* beobachtet werden. Plötzlich auftretende Atemnot und Thoraxschmerzen weisen z. B. auf eine Diskonnektierung der Drainage oder einen Sogdefekt hin, was zum Kollabieren der Lunge führen kann und unverzügliches Handeln erfordert (Abklemmen der Drainage, Wiederherstellung des Sogs).

Im Zusammenhang mit der Bülau-Drainage sind Fördermenge und Aussehen des Sekretes sowie *Kontrolle der Saugfunktion* (Sogstärke) und *Draindurchgängigkeit* von Wichtigkeit. Bei der Inspektion der Drainageabsonderungen ist darauf zu achten, ob diese serös, blutig (Nachblutung), eitrig (Pleuraempyem) oder gar milchig trüb (Lymphe bei Chylothorax) sind. Die Durchgängigkeit der Drainage ist durch die Beobachtung von atemsynchronen Sekretschwankungen im ableitenden Schlauchsystem gewährleistet. Sie bestehen nicht bei Undichtigkeiten im Ableitesystem, d. h. äußerem oder innerem Leck (Parenchymfistel) oder bei Verstopfung durch Koagel bzw. Fibrin.

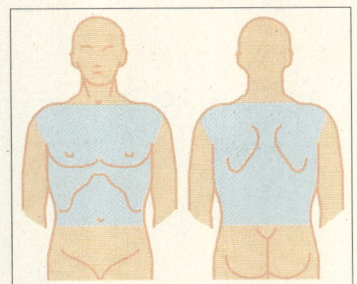

Abb. 19.**10 Rasurschema bei Lungenoperationen mit lateraler Thorakotomie**

Die Sogstärke gibt der Operateur vor. Sie liegt in der Regel zwischen – 15 bis –20 cm Wassersäule. Eine Ausnahme ist die Pneumektomie. Hier darf wegen der Gefahr der Mediastinalverschiebung nur ein geringer oder gar kein Sog verwendet werden. Insgesamt ist also die Sogstärke regelmäßig abzulesen.

Eine weitere abnorme Beobachtung ist das Auftreten eines *Hautemphysems* mit leichter bis massiver Ausdehnung. Es wird durch größere Fisteln und ungenügende Drainagefunktion verursacht. Die ins Gewebe eindringende Luft führt zum „Knistern" bei Hautberührung. Bei ausgeprägtem Hautemphysem im Thorax- und Kopfbereich fällt typischerweise eine näselnde Sprache der Patienten auf. Zur besseren Kontrolle der Ausbreitung des Hautemphysems werden die Randzonen mit einem Stift markiert.

Lagerung. Nach Thorakotomie ist generell eine atemerleichternde Lage mit erhöhtem Oberkörper von Vorteil. Für eine gleichmäßige Ventilation aller Lungenabschnitte und das Abfließen von Sekret (Lagerungsdrainage) sorgt man durch planmäßige Umlagerungen. Zu beachten ist, daß nach *Lobektomie* und *Segmentresektion* stets ein Lagewechsel zwischen *nicht operierter* Seite und Rücken vorgenommen werden sollte. Dadurch wird gewährleistet, daß sich die operierte Lunge besser entfalten kann. Auf die *operierte* Körperseite wird also *nicht* gelagert. Bei *Pneumektomie* hingegen wird die Lagerung zwischen *operierter* Seite und Rük-

ken gewechselt. Die nicht operierte Lunge wird somit optimal ventiliert. Pneumektomierte Patienten werden also *nicht auf die „gesunde" (nicht operierte)* Seite gelegt.

Mobilisation. Die Frischoperierten können trotz Bülau-Ableitung früh mobilisiert werden. Neuzeitliche Ableitesysteme ermöglichen es, daß die Patienten für einen befristeten Zeitraum vom Sog abgehängt werden können, da der Unterdruck im System über einige Stunden konstant gehalten wird.

Prophylaxen. Nach Thorakotomie sind die Frischoperierten anfällig für Atemstörungen, welche die Entstehung von Atelektasen und somit die Pneumoniegefahr begünstigen. Alle Maßnahmen der Pneumonieprophylaxe (Kapitel 12, S. 281) werden verstärkt angewendet, insbesondere alle zur Sekretolyse (Inhalieren, Abklopfen, Vibrationsmassage, atemstimulierende Einreibungen). Kommt es trotzdem zur Sekretretentionen, so muß zusätzlich eine Bronchialtoilette entweder blind oder unter Sicht (bronchoskopisches Absaugen) durchgeführt werden.

Anfänglich ist auch eine regelmäßige Hustenhilfe durch manuellen Gegendruck an den Flanken während des Hustenstoßes zu gewähren. Auf Schmerzfreiheit (Analgetikaverordnung) sollte dabei geachtet werden.

Umgang mit der Bülau-Drainage (s. auch Kapitel 2, S. 45 ff). Bei Zwischenfällen (z. B. plötzliche Atemnot, unbeabsichtigte Diskonnektierung, Auswechseln von

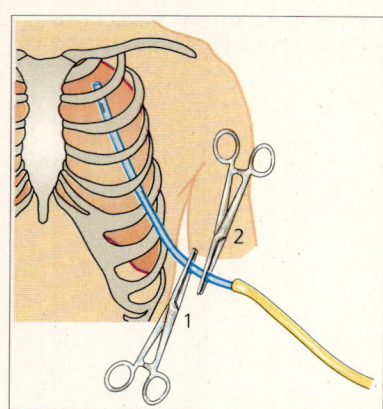

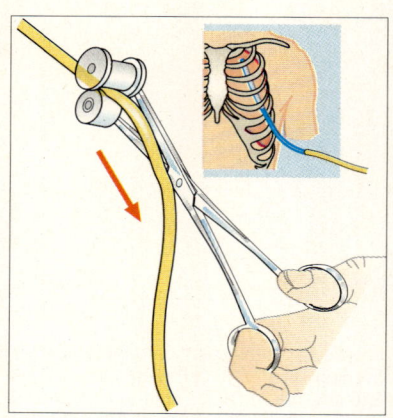

Abb. 19.**11 Abklemmen der Bülau-Drainage.** Das Abklemmen erfolgt mit zwei Klemmen, die körpernah direkt an der Drainageaustrittsstelle gegensinnig angebracht werden

Abb. 19.**12 Schlauchrollerpumpe.** Sie wird immer körpernah am Drain angesetzt und zum Ausstreichen des Schlauchinhaltes nach körperfern abgerollt

Sekretauffangbehälter oder des Ableitesystems) muß, um Eindringen von Luft in den Pleuraspalt (Pneumothorax) zu vermeiden, der Drainageschlauch körpernah (an der Austrittsstelle) doppelt abgeklemmt werden. Die Klemmen sind dabei gegensinnig anzulegen (Abb. 19.**11**).

> **Merke:** Bei Patienten mit Bülau-Drainage müssen stets zwei Klemmen am Bett bereitliegen, damit im Notfall unverzüglich die Drainage doppelt abgeklemmt werden kann.

Regelmäßiges Ausstreichen („melken") der Ableitungen mittels Schlauchrollerpumpen oder Auskneten von körpernah nach körperfern hält die Durchgängigkeit des Systems aufrecht (Abb. 19.**12**). Sekretauffangbehälter müssen immer tiefer als der Patient gestellt werden, da es sonst bei Inspiration zum Zurücklaufen bzw. Ansaugen von bereits ausgeschiedenem Sekret kommt.
Wundbehandlung. Die Fäden werden frühestens um den 12. Tag entfernt. Das Ziehen der Thoraxdrainagen erfolgt un-

terschiedlich und ist ärztliche Aufgabe. Bei Lobektomie wird beispielsweise der Bülau-Drain dann entfernt, wenn im Röntgenbild eine normalisierte Lungenausdehnung nachzuweisen ist und keine bedeutenden Sekretansammlungen mehr vorliegen. Vor der Herausnahme bleibt die Drainage für 24 Stunden abgeklemmt. Bei unauffälligem Verlauf (Atemfunktion unverändert, Röntgenkontrolle) wird sie möglichst unter tiefer Inspiration und „Atemanhalten" des Patienten gezogen. Die Drainageaustrittsstelle wird mit Hilfe eines Tupfers mit abdichtender Salbe (z.B. Bepanthen, Borsalbe, Betaisodona) abgedeckt und durch einen Dachziegelverband luftdicht abgeschlossen.
Entlassungsberatung. Lungenoperierte müssen darüber informiert sein, daß die intensiven Maßnahmen zur Atemgymnastik nach der Entlassung weitergeführt werden sollen. Eine entsprechende praktische Unterweisung erfolgt meist durch die Physiotherapeuten.
   Häufig schließt sich der Entlassung eine Nachbehandlung in einer Rehabilitationsklinik an.

20. Mediastinum

Alle Organe, die sich zwischen den beiden Lungen befinden, bilden das *Mediastinum = Mittelfell.*

Mediastinaltumoren   selten

▶ Entsprechend der Vielzahl der im Mittelfell gelegenen Organe werden unterschiedlichste Tumoren beobachtet.

Beispiele: Retrostenale (= intrathorakale) Struma, Thymom, Neurinom, Lymphom (primäre lymphatische Geschwülste oder Lymphknotenmetastasen), Ösophagustumor und -divertikel, Perikardzyste oder -tumor, Teratom.
   Auch das traumatische Aortenaneurysma stellt einen Mediastinal-„Tumor" im weitesten Sinne dar (Raumforderung).

Therapie

Die Behandlung ist von der Art des Tumors abhängig. Im allgemeinen ist jedoch eine operative Freilegung zur histologischen Sicherung erforderlich.

Mediastinitis   sehr selten

▶ Bakterielle Entzündung des Mittelfelles.

Ätiologie

Die Keimverschleppung in das Mittelfell kann durch *Perforation* des Ösophagus, eines Lungenabszesses oder Pleuraempyems sowie durch Bronchusruptur erfolgen. Neben Spontanperforationen (bei Karzinom) ist auch die iatrogene Verletzung mit dem Endoskopiegerät bei der Ösophagoskopie oder Bronchoskopie möglich. Auch aspirierte Fremdkörper können eine Perforation in das Mediastinum bewirken. Gelegentlich findet man eine von *Infektionen des Rachens oder Halses* über das lockere Weichteilgewebe, welches der phlegmonösen Ausbreitung kaum Widerstand bietet, fortgeleitete Keimausbreitung in das Mediastinum. Seltener ist die Infektion durch *operative Eingriffe* am Mediastinum bedingt, so beispielsweise nach Ösophagus- oder kardiochirurgischen Eingriffen. Die *lymphogene* und *hämatogene* Keimausbreitung in das Mittelfell ist von untergeordneter Bedeutung.

Klinik

> Die Mediastinitis ist ein schweres, dramatisch verlaufendes Krankheitsbild, das trotz optimaler Behandlung in ca. 20 % zum Tode führt.

Der *septische Verlauf* geht mit hohem Fieber, Schüttelfrost und Tachykardie sowie starken Schmerzen hinter dem Brustbein und im Rücken einher. Laborchemisch findet sich eine massive Leukozytose sowie BSG-Erhöhung. Im Röntgenbild ist die Mediastinalverbreiterung typisch („Schornstein-Phänomen").

Therapie

Die Behandlung richtet sich nach der Ursache. Bei Verdacht auf Ösophagusperforation wird das Leck röntgenologisch (Gastrografin-Schluck) oder endoskopisch gesichert. Eine hochdosierte systemische Antibiotikagabe ist immer erforderlich, jedoch meistens nicht ausreichend, so daß die chirurgische Eröffnung des Mittelfelles mit Ausräumung des Eiters und Einlegen mehrerer Drainagen erforderlich wird.

21. Speiseröhre

Untersuchungsmethoden

Klinische Befunde. *Dysphagie* ist ein Oberbegriff für Schluckstörungen und Schmerzen bei der Nahrungspassage durch den Ösophagus. Diese Symptomatik muß immer an eine Entzündung oder eine tumorbedingte Stenose (Karzinom!) denken lassen. Als *Sodbrennen* bezeichnet man Schmerzen, die vom Magen in die untere Speiseröhre aufsteigen und vom Patienten hinter das Brustbein (retrostenal) lokalisiert werden. Meistens ist der brennende Schmerz durch sauren Magensaft verursacht, der bei gestörter Schließfunktion des Mageneinganges (Kardia) in die Speiseröhre gelangt (gastroösophagealer Reflux, Refluxösophagitis). Der *Schluckauf* (Singultus) wird durch plötzliche Zwerchfellkontraktionen ausgelöst. Dieses Symptom kann harmlos sein, findet sich jedoch auch als uncharakteristisches Zeichen verschiedener Oberbaucherkrankungen. *Hämatemesis* (Bluterbrechen) ist immer pathologisch und weist auf eine Blutungsquelle im oberen Magen-Darm-Trakt hin (obere gastrointestinale Blutung).

Spezielle Diagnostik. Die wichtigsten Untersuchungsmethoden des Ösophagus sind die *Endoskopie* (Ösophagoskopie) und die *Röntgendarstellung* mit Kontrastmittel (Ösophagus-Breischluck, MDP). Zunehmend Anwendung findet die *Computertomographie* des Thorax, womit die Ausdehnung krankhafter Prozesse im Mediastinum (Ösophaguskarzinom!) beurteilt werden kann. Die *Manometrie* (Druckmessung) des Ösophagus ergänzt das diagnostische Spektrum, wenn funktionelle Störungen der muskulären Peristaltik vermutet werden (z. B. Achalasie, s. unten). Die Drucksonde wird durch die Speiseröhre bis in den Magen vorgeschoben. Die Apparatur ermöglicht die gleichzeitige Registrierung von Druckschwankungen (Peristaltik) an mehreren Punkten in Ösophagus und Kardia. Zur Erfassung der Säurekonzentrationen im distalen Ösophagus dient die *pH-Metrie*. Sie kann als Langzeit-pH-Metrie über 12 oder 24 Stunden erfolgen und gibt Aufschluß über das Ausmaß eines gastroösophagealen Refluxes während des Tages- und Nachtablaufes.

Ösophagusatresie   sehr selten

▪ Angeborener Verschluß der Speiseröhre, meistens mit Fistelbildung zur Luftröhre (ösophagotracheale Fistel).

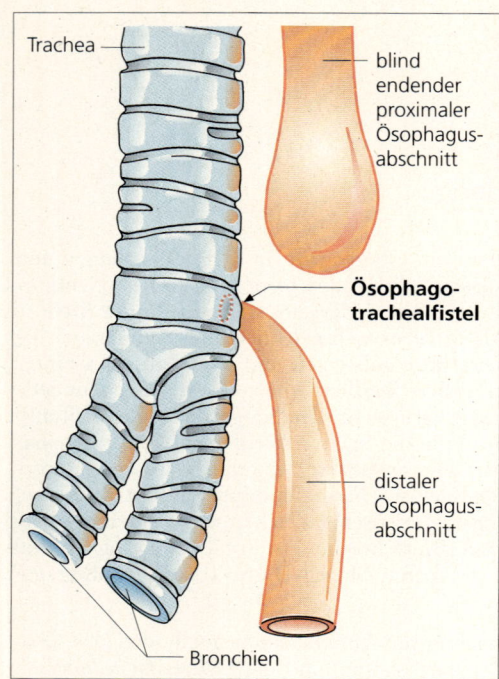

Trachea

blind
endender
proximaler
Ösophagus-
abschnitt

**Ösophago-
trachealfistel**

distaler
Ösophagus-
abschnitt

Bronchien

Abb. 21.**1 Ösophagus-
atresie.** Bei der häufigsten
Form (Vogt IIIb) endet die
Speiseröhre blind, während
das untere Segment über
eine ösophagotracheale
Fistel mit der Luftröhre in
Verbindung steht

Häufigkeit: Ein Fall auf 2500 Lebendgeborene. Mehrere anatomische Varianten dieser Fehlbildung sind beschrieben. Die häufigste Form (90 %) zeigt
Abb. 21.**1**.

Klinik

Die Symptomatik ist so typisch, daß die Diagnose innerhalb der ersten Stunden nach der Geburt gestellt wird. Beim ersten Trinkversuch kommt es zu
bedrohlichem Hustenanfall, und das Neugeborene würgt die Milch heraus,
weil diese über den blind endenden Ösophagus nicht abfließen kann. Speichel
und glasiger Schleim läuft aus dem Mundwinkel. Die ösophagotracheale Fistel
läßt Luft in den Magen, was zu einem Blähbauch führt. In umgekehrter
Richtung kann Magensaft in die Lunge fließen, was eine schwere Aspirationspneumonie zur Folge hat. Austrocknung und Pneumonie führen in wenigen Tagen zum Tode, wenn die Erkrankung nicht sofort erkannt wird. Bei
klinischem Verdacht wird die Diagnose durch Röntgendurchleuchtung gesichert, wobei eine geringe Menge wasserlöslichen Kontrastmittels (z. B. Ga-

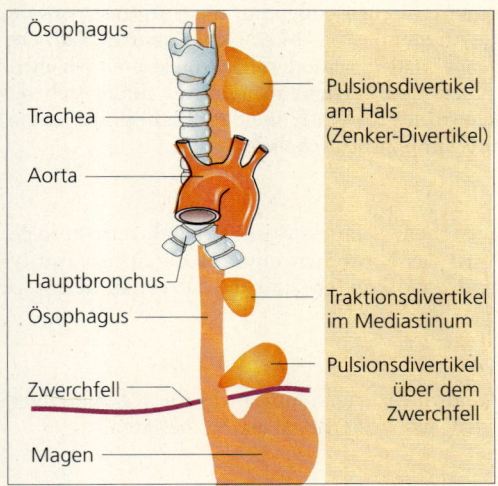

Ösophagus

Trachea

Aorta

Hauptbronchus
Ösophagus

Zwerchfell

Magen

Pulsionsdivertikel
am Hals
(Zenker-Divertikel)

Traktionsdivertikel
im Mediastinum

Pulsionsdivertikel
über dem
Zwerchfell

Abb. 21.**2 Ösophagus-
divertikel.** Man unter-
scheidet drei anatomische
Lokalisationen

strografin) über eine Sonde in den oberen Ösophagus gegeben wird. Man
erkennt dann den Kontrastmittelstopp in Höhe der Atresie.

Therapie

Das Kind kann nur durch sofortige Operation (innerhalb der ersten 48 Stunden) gerettet werden. Nach rechtsseitiger Thorakotomie wird die Fistel
durchtrennt und eine direkte Verbindung (End-zu-End-Anastomose) zwischen den beiden Speiseröhrenabschnitten hergestellt.

Divertikel   selten

▶ Sackartige Ausstülpung der Speiseröhrenwand (Abb. 21.**2**).

Ätiologie

Zwei verschiedene Mechanismen werden für die Entstehung verantwortlich
gemacht. Einerseits kann das Divertikel durch Druck von innen *(Pulsionsdivertikel)* entstehen, wenn die Muskelwand der Speiseröhre eine anlagebedingte Schwäche oder Lücke aufweist. Diese Form findet man am Ösophagusein-
gang im Halsbereich sowie am Ösophagusende, unmittelbar oberhalb des
Zwerchfelles. Das halsnahe Pulsionsdivertikel ist die häufigste Form und wird
als *Zenker-Divertikel* bezeichnet (deutscher Pathologe, 1825–1898).

Andererseits können Zugkräfte, die von außen auf die Speiseröhrenwand einwirken, eine divertikelartige Ausziehung bewirken *(Traktionsdivertikel)*. Der Zug entsteht durch schrumpfende, narbig veränderte Lymphknoten bei chronischer Entzündung (z. B. Tuberkulose). Dementsprechend findet sich das Traktionsdivertikel in Ösophagusmitte, also in Höhe der Trachealbifurkation, wo die meisten mediastinalen Lymphknoten lokalisiert sind.

Klinik

Bei größeren Divertikeln entstehen Schluckstörungen und retrosternales Druckgefühl (Dysphagie), wobei das Erbrechen unverdauter Speisereste typisch ist. Röntgenologisch und endoskopisch sind die Divertikel leicht zu diagnostizieren.

Therapie

Asymptomatische Divertikel sind nicht behandlungsbedürftig. Große Divertikel werden operativ abgetragen, sofern sie Beschwerden bereiten.

Achalasie (Kardiospasmus)   selten

▶ Störung des Öffnungsreflexes am unteren Ösophagussphinkter (Mageneingang), der dadurch „spastisch" verengt ist.

Ätiologie

Die Ursache ist unbekannt. Es finden sich *degenerative* Veränderungen des muskulären Nervengeflechtes in der Speiseröhrenwand. Die Erkrankung manifestiert sich im Erwachsenenalter.

Klinik

Die Speiseröhrenverengung beeinträchtigt die Nahrungsaufnahme. Festere Speisen werden unverdaut erbrochen, so daß der Patient sich lediglich flüssig ernährt. Die Symptome entwickeln sich schleichend im Laufe mehrerer Jahre. Die ständige Speiseretention proximal der Stenose führt zur allmählichen Ausweitung der Speiseröhre *(Megaösophagus)*. Im Röntgenbild ist die spindelförmige Engstellung in Zwerchfellhöhe gut erkennbar. Die Manometrie zeigt den erhöhten Tonus des unteren Ösophagussphinkters. Die Abgrenzung gegenüber einem Karzinom erfolgt durch Endoskopie mit Biopsie.

Therapie

In leichten Fällen kann der Muskelspasmus durch *Medikamente* (Adalat) verringert werden. Starre Engstellungen werden mit einer Ballonsonde aufgedehnt *(pneumatische Dehnung)*, die bei Rezidivneigung wiederholt werden muß.

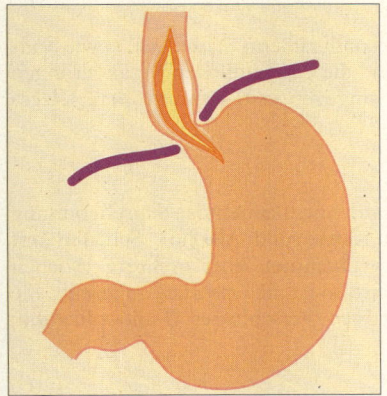

Abb. 21.**3** **Kardiomyotomie.** Bei Achalasie wird die verdickte Muskulatur des Mageneingangs (Kardia) ohne Eröffnung der Schleimhaut gespalten

In schweren Fällen erfolgt die operative Erweiterung. Der verdickte Muskelring wird unter Erhaltung der Schleimhautschicht gespalten (*Myotomie nach Heller, Abb. 21.3*). Eine Lumeneröffnung ist dazu nicht erforderlich.

Refluxösophagitis sehr häufig

▶ Schleimhautschädigung der Speiseröhre durch gastroösophagealen Reflux von saurem Magensaft.

Ätiologie

Ein zeitweiliges, geringes Zurückfließen von Magensaft in die Speiseröhre (Reflux) ist normal. Bei *krankhafter Störung des Schließmechanismus* am Mageneingang (Kardia bzw. unterer Ösophagussphinkter) kann die Verbindung zwischen Speiseröhre und Magen fast ständig geöffnet sein. Dann gelangt vermehrt Magensaft in die Speiseröhre, besonders im Liegen. Das Plattenepithel des Ösophagus hält dem sauren Milieu nicht stand. Es kommt zur Schleimhaut-„Andauung“ mit Entzündung und Ulzeration (Refluxösophagitis). Oft liegt eine Hiatushernie (S. 396) zugrunde. Funktionell stellt die Refluxösophagitis (klaffende Kardia) das Gegenteil der Achalasie (Kardiospasmus) dar.

Auch andere Formen der Ösophagitis kommen vor, so z. B. die Entzündung durch Pilzbesiedelung (Soor-Ösophagitis), die unspezifische Ösophagitis durch Alkohol- und Nikotinabusus sowie die toxische Schädigung durch Verätzung.

Klinik

Typisch sind retrosternale Schmerzen, besonders beim Schlucken, sowie Sodbrennen und Singultus. Endoskopisch sind die entzündlichen Veränderungen gut erkennbar, röntgenologisch (MDP) hingegen erst, wenn größere Ulzera oder narbige Stenosen vorliegen.

Therapie

Die Behandlung ist grundsätzlich *konservativ* (medikamentöse Säurehemmung mit Antra, Rauchverbot, Meidung von Kaffee und Alkohol, Schlafen mit erhöhtem Oberkörper). Werden diese Maßnahmen über mehrere Wochen ohne den gewünschten Erfolg durchgeführt, so ist die *Operation* angezeigt. Sie besteht in der Schaffung eines ventilartigen Verschlusses (Fundoplikation, S. 400).

Hiatushernie (Zwerchfellbruch)   selten

▶ Das Zwerchfell hat eine physiologische Lücke, durch die der Ösophagus vom Brustkorb in die Bauchhöhle gelangt, den Hiatus oesophageus (Hiatus, lateinisch: Öffnung). Wenn sich durch diese Zwerchfellücke Magenanteile in den Thorax verlagern, spricht man von Hiatushernie.

Man unterscheidet zwei Formen (Abb. 21.**4**).

❖ *Axiale Hiatushernie = axiale Gleithernie:* Unterer Ösophagus und obere Magenanteil (Kardia) sind in axialer Richtung durch das Zwerchfell nach oben getreten. In aufrechter Position kann der Magen in seine Ausgangsposition zurückgleiten (Gleitbruch).

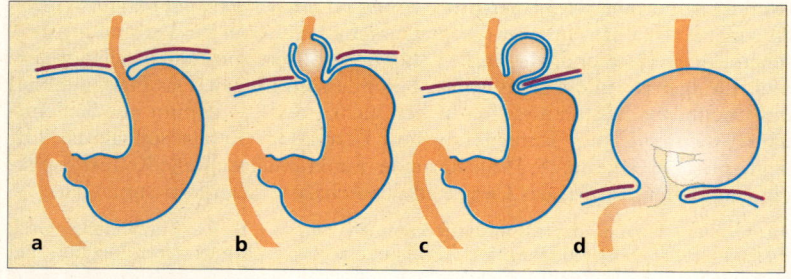

Abb. 21.**4** **Hiatushernien**
a Normalzustand, **b** axialer Gleitbruch, **c** paraösophageale Hernie,
d Upside-down-stomach. Beachte den Verlauf des Peritoneums (blau) und das Zwerchfell (violett)

❖ *Paraösophageale Hiatushernie:* Unterer Ösophagus und Kardia sind nicht verlagert. Er hat sich ein Teil des Magenfundus neben dem Ösophagus (paraösophageal) durch den Hiatus in den Thorax gedrängt. Im schwersten Falle ist der gesamte Magen in den Brustkorb hochgeschlagen, wobei die große Kurvatur oben gelegen ist *(englisch: Upside-down-stomach).*

Mischformen zwischen axialer und paraösophagealer Hernie kommen vor.

Ätiologie

Anlagebedingte oder erworbene Lockerung des bindegewebigen Halteapparates am Mageneingang (Kardia), oft mit Erweiterung des Hiatus oesophageus.

Von der Hiatushernie abzugrenzen ist der *Brachyösophagus* = verkürzter Ösophagus. Wie bei der axialen Hernie ist die Kardia in den Thorax verlagert. Ursache ist jedoch der „Zug" durch die verkürzte Speiseröhre. Ein Brachyösophagus kann angeboren sein oder im Laufe des Lebens durch narbige Schrumpfung nach chronischer Ösophagitis entstehen (Reflux).

Klinik

Über die Hälfte aller Hiatushernien macht keinerlei Beschwerden und hat keinen Krankheitswert. Die Hernien können jedoch durch eine *Refluxösophagitis* mit retrosternalen Schmerzen, häufigem Aufstoßen und Dysphagie symptomatisch werden. Gelegentlich findet sich als einziges Symptom eine hochgradige *Eisenmangelanämie,* die durch jahrelange, minimale Blutverluste aus den Schleimhautläsionen in der Hernie bedingt ist. Die Diagnose einer Hiatushernie erfolgt durch Endoskopie oder Röntgen (MDP).

Therapie

Wenn keine Symptome bestehen, ist keine Behandlung erforderlich. Indikation zur Operation sind die auf konservativ-medikamentöse Maßnahmen resistente Refluxösophagitis, die Anämie und (bei der paraösophagealen Hernie) die Inkarzeration der Magenwand in der Bruchlücke. Der Eingriff wird von abdominell durchgeführt (mediane Oberbauchlaparotomie) und umfaßt die Reposition des Magens, Verengung des Hiatus oesophageus durch einige Nähte *(Pfeilerplastik)* und die Rekonstruktion des ösophagogastralen Winkels durch *Fundoplikation* (S. 400).

Ösophagusvarizen   selten

Stauung der venösen Gefäße in der Speiseröhrenwand. Ursache ist die portale Hypertension, meistens eine Leberzirrhose (näheres s. Kapitel 27, S. 484).

Tumoren

Gutartige Geschwülste der Speiseröhre sind sehr selten und werden hier vernachlässigt. 97 % aller Ösophagustumoren sind Karzinome.

Ösophaguskarzinom selten

Ätiologie

Auch bei diesem Krebs ist die Ursache unklar. Chemische Noxen, wie Äthylalkohol und Nikotin begünstigen das Auftreten. Männer über 50 Jahre sind zumeist betroffen.

Klinik

Das karzinomatöse Wachstum bewirkt eine *Verengung* (Stenose) der Speiseröhre. Folge sind *Schluckstörungen* mit Regurgitation unverdauter Speisereste. Häufig spürt der Patient, wie feste Nahrungsbestandteile „stecken bleiben". Im Spätstadium können nur noch Flüssigkeiten eingenommen werden. Folge ist ein zunehmender *Gewichtsverlust*. Schmerzen gehören nicht zum Bild des Ösophaguskarzinoms.

Die Sicherung der Diagnose muß *histologisch* durch Endoskopie und Biopsie erfolgen. Eine Röntgenkontrastdarstellung (MDP) wird zur Beurteilung der Tumorausdehnung zusätzlich gefordert. Die Infiltration mediastinaler Lymphknoten ist im Computertomogramm am besten zu erkennen. Zum Ausschluß von Lebermetastasen wird präoperativ ein Lebersonogramm veranlaßt.

Kontraindikationen für eine Operation sind mediastinale Tumorinfiltration (Rekurrensparese), ausgedehnte Lymphknotenmetastasen oder Fernmetastasen.

Therapie

Operative Tumorentfernung. Die Tumorentfernung durch *Ösophagusresektion* bzw. *Ösophagektomie* (S. 401) wird nur in kurativer Absicht vorgenommen. Zum Zeitpunkt der Diagnosestellung ist das Ösophaguskarzinom bei 70 % der Patienten bereits so weit fortgeschritten, daß eine chirurgische Behandlung nicht mehr sinnvoll ist. Leider versterben viele der operierten Patienten am Tumorrezidiv, weil das Ösophaguskarzinom vor der Operation bereits (nicht erkennbare) Metastasen gesetzt hat.

Palliative Therapie. Die Überlebenszeit bei nicht operablen Ösophaguskarzinomen beträgt nur wenige Monate. Ziel der palliativen Behandlung ist es, für den Rest des Lebens die Nahrungspassage zu ermöglichen und die Schluckbeschwerden zu lindern.

Durch perkutane *Bestrahlung* ist beim Speiseröhrenkrebs oft eine Tumorreduktion zu erreichen. Chemotherapie ist nicht wirksam.

Bei stenosierenden Tumoren wird die Nahrungspassage durch lokale endoskopische Applikation von *Laserstrahlen,* durch lokale Bestrahlung der Speiseröhre von innen *(endoösophageale Radiotherapie = endoluminale Afterloading-Bestrahlung)* oder durch Einlegen eines *Kunststofftubus* in den Ösophagus wiederhergestellt. Bei großen Geschwülsten muß der Patient über eine *perkutane endoskopische Gastrostomie (PEG)* oder eine *Witzel-Fistel* ernährt werden (Kapitel 2).

Verletzungen

Die Ösophagusverletzung durch perforierende Thoraxtraumen (z.B. Schuß, Stich) ist heute sehr selten. Sie führt zur lebensbedrohlichen Mediastinitis. Die Behandlung besteht im sofortigen operativen Verschluß. Auch durch verschluckte Fremdkörper oder während einer Endoskopie kann eine Ösophagusperforation entstehen. Häufiger ist die Verätzung der Speiseröhre durch versehentliches oder suizidales Trinken einer Lauge oder Säure (Kapitel 4, S. 114).

Die seltene Spontanruptur des Ösophagus nennt man *Boerhaave-Syndrom* (holländischer Arzt 1668–1738). Das lebensbedrohliche Krankheitsbild wird nur bei vorgeschädigter Speiseröhre (Alkoholiker) nach heftigstem Erbrechen beobachtet.

Operative Verfahren an der Speiseröhre

Eingriffe am unteren Ösophagus können oft von einem Bauchschnitt (Laparotomie) vorgenommen werden, so z.B. die Kardiomyotomie oder Fundoplikation. Muß ein Teil des Ösophagus entfernt werden, ist jedoch die Eröffnung der Bauch- und Brusthöhle erforderlich *(Zweihöhleneingriff)*, so z.B. bei der abdominothorakalen Ösophagusresektion.

Kardiomyotomie

▷ Längsspaltung der verdickten Muskulatur im Bereich des Mageneingangs (Kardia) und unteren Ösophagussphinkters (Abb. 21.**3**).

Der Eingriff wird bei schwerer Achalasie durchgeführt und zur Verhütung eines gastroösophagealen Refluxes üblicherweise mit einer Fundoplikation kombiniert. Die Spaltung beschränkt sich auf die feste Muskelschicht, die darunterliegende Ösophagusschleimhaut wird hingegen nicht eröffnet. Damit entfällt die Möglichkeit einer Nahtinsuffizienz, weshalb der Patient bereits am 1. postoperativen Tag (mit flüssigem) oralem Nahrungsaufbau beginnen kann.

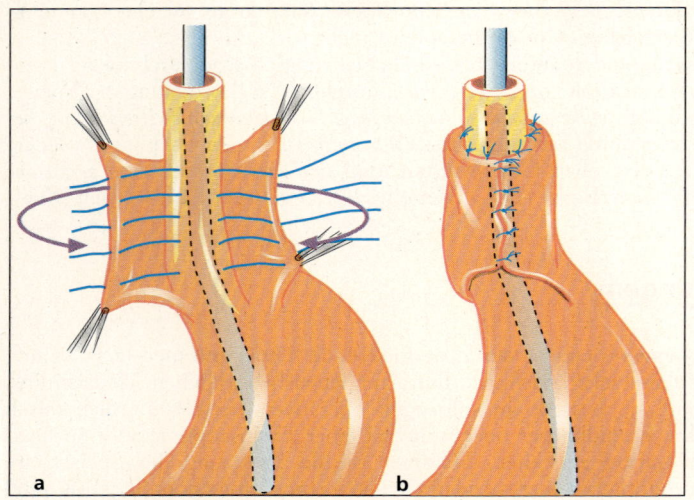

Abb. 21.5 Fundoplikation
a Der Magenfundus wird um die Kardia herumgeschlagen und mit
Naht fixiert
b Es entsteht ein ventilartiger Verschluß des Mageneingangs.
Die Magensonde bleibt 24 Stunden liegen

Fundoplikation

▷ Als *Fundoplikation* bezeichnet man die Bildung einer manschettenförmigen
Falte (= Plika) aus dem Fundus des Magens, wobei die Falte den unteren
Ösophagus wie ein Kragen umfaßt (Abb. 21.5). Manche Chirurgen um-
manteln die Speiseröhre lediglich mit einer halbkreisförmigen Plikatur
(Semifundoplikation), wodurch die Möglichkeit einer operationsbedingten
Stenose verringert wird.

Die Fundoplikation soll den insuffizienten (klaffenden) Mageneingang bei
Refluxösophagitis verengen, wobei die Plikatur zusätzlich die Funktion eines
ventilartigen Verschlusses erfüllt. Wesentliches Ziel dieser Methode ist die
Verhinderung des gastroösophagealen Refluxes, weshalb der Eingriff auch als
Antirefluxplastik bezeichnet wird. Liegt eine Hiatushernie vor, so wird die
Fundoplikation mit einer Verengung der Zwerchfellücke (Hiatus) kombiniert,
wobei man die Zwerchfellpfeiler durch Naht aneinanderbringt (hintere *Pfei-
lerplastik*). Auch bei der Fundoplikation und Semifundoplikation wird das
Ösophaguslumen nicht eröffnet.

Ösophagusresektion

▶ Teilentfernung des Ösophagus.

Der Eingriff kann vor allem bei distalen Karzinomen vorgenommen werden. Kurzstreckige Resektionen mit End-zu-End-Vereinigung der Schnittränder kommen aus Radikalitätsgründen (Lymphabfluß) und technischen Gründen (unzureichende Blutversorgung der Anastomose) nicht in Frage. Mit dem Karzinom wird also immer der gesamte distal des Tumors befindliche Ösophagus inkl. Mageneingang entfernt. Nach einer solchen Teilentfernung des Ösophagus wird die Nahrungspassage durch Hochziehen des Magenrestes wiederhergestellt (Ösophago-Gastrostomie).

Ösophagektomie

▶ Totalentfernung des Ösophagus.

Die Ösophagektomie kommt bei Karzinomen der mittleren und oberen Speiseröhre in Frage. Der große entstehende Defekt zwischen Halsspeiseröhre und Magen kann durch verschiedene körpereigene Interponate überbrückt werden, was man allgemein als Ersatzplastik bezeichnet. Das gebräuchlichste Verfahren ist der *Magenhochzug*, wobei Magen und Duodenum mitsamt ernährenden Gefäßen soweit mobilisiert werden, daß sie bis zum Hals verlagert und dort mit der oberen Absetzungsstelle anastomosiert werden können (Abb. 21.**6**). Man plaziert den Magen dabei entweder im ehemaligen Ösophagusbett (hinteres Mediastinum), unmittelbar hinter dem Brustbein (retrosternal = vorderes Mediastinum) oder vor dem Brustbein (antesternal = subkutan). Bei der antesternalen Position des Interponats ist die Speisepassage von außen sicht- und tastbar. Statt des Magenhochzugs kann der Defekt nach Ösophagektomie auch mit einem *Koloninterponat* ersetzt werden, seltener durch Zwischenschalten eines Dünndarmabschnittes. Die Gefäßversorgung des Darminterponats bleibt, wie beim Magenhochzug, erhalten (gestieltes Transplantat).

Die Ösophagektomie mit Ersatzplastik erfordert üblicherweise drei Inzisionen: einen Bauchschnitt für die untere Absetzungsstelle und Mobilisierung des Interponats, einen seitlichen Thoraxschnitt zur Entfernung der Speiseröhre, einen Halsschnitt zur Schaffung der oberen (kollaren) Anastomose am Hals.

Die Anastomose am Ösophagus braucht etwa 7–9 Tage, bis die Heilung so weit fortgeschritten ist, daß man nach Röntgenuntersuchung *(Gastrografinschluck)* mit der oralen Flüssigkeitszufuhr beginnen kann (Tee). Die *Magensonde* wird üblicherweise bis zur Durchführung des Gastrografinschlucks belassen.

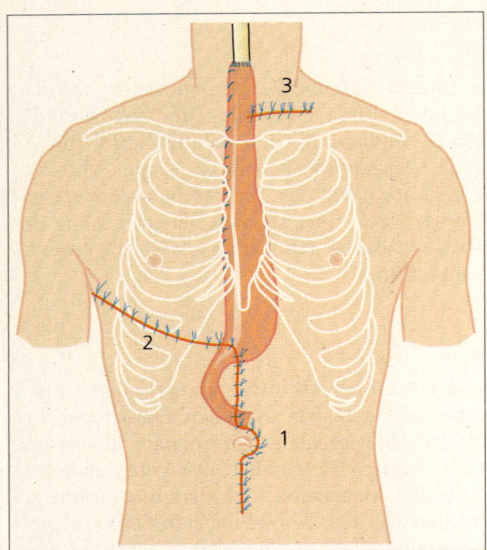

Abb. 21.6 Magenhochzug als Speiseröhrenersatz. Die Operation erfordert eine Laparotomie (1) und Thorakotomie (2). Zusätzlicher Hautschnitt am Hals (3), um die Anastomose zwischen Ösophagusstumpf und hochgezogenem Magen (kollare Anastomose) durchzuführen

22. Magen und Duodenum

Untersuchungsmethoden

Spezielle Diagnostik. Die *Gastroduodenoskopie* gestattet neben der Inspektion die Entnahme von Gewebsproben zur mikroskopischen (histologischen) Untersuchung. Ferner kann auf endoskopischem Wege die Behandlung eines blutenden Geschwürs durch Sklerosierung, Elektro- oder Laserkoagulation erfolgen. Die *Röntgendarstellung* des Magens und Duodenums (MDP) zeigt Tumoren oder größere Ulzera (Abb. 22.**1**). Oberflächliche Geschwüre oder eine Gastritis können hingegen nur durch Endoskopie erkannt werden.

Die *Magensaftanalyse* dient der Säuremessung. Über eine Magensonde wird der Magensaft hinsichtlich Menge (quantitativ) und Säurekonzentration (qualitativ) untersucht. Man mißt zeitlich nacheinander erst die Säurewerte in Ruhe, die *Basalsekretion* (BAO = basal acid output). Nach Stimulation der säurebildenden Zellen durch intravenöse Pentragastrin-Gabe (wirkt wie Gastrin) wird die *maximale Sekretionsleistung* gemessen (PAO = peak acid output).

Die Säurewerte sind besonders hoch (Hyperazidität) bei Zwölffingerdarmgeschwüren, seltener bei Magengeschwüren. Beim Magenkrebs ist die Säure oft erniedrigt oder fehlt ganz (Hypazidität oder Anazidität). *Manometrie* s. S. 391.

Pylorospasmus   selten

▷ Angeborene Enge im Bereich des Magenausganges (Pylorus) durch Verdikkung der Muskulatur des Magenpförtners *(= konnatale hypertrophische Pylorusstenose)*.

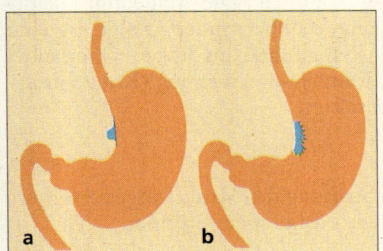

Abb. 22.**1 Röntgendiagnostik des Magens**
a Ein Ulkus stellt sich als Ausbuchtung der Magenkontur („Ulkuskrater") nach außen dar, weil sich das Kontrastmittel in dem Geschwür ansammelt
b Ein Magentumor stellt sich als Kontrastmittelaussparung nach innen dar, weil Tumoren in das Lumen hineinwachsen und das Kontrastmittel dort verdrängen

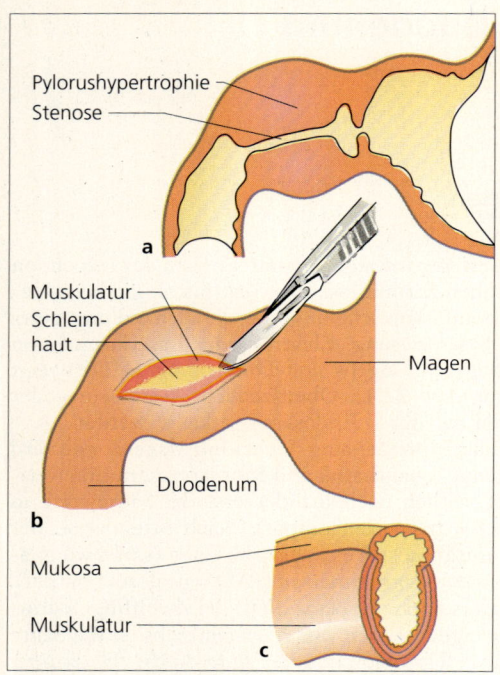

Pylorushypertrophie
Stenose

a

Muskulatur
Schleim-
haut

Magen

Duodenum

b

Mukosa

Muskulatur

c

Abb. 22.**2 Pyloromyo-
tomie nach Weber-
Ramstedt**
a Die angeborene Magenausgangsstenose des Säug-
lings ist durch Hypertrophie
der Pylorusmuskulatur
bedingt (Querschnitt)
b Spaltung des ein-
engenden Muskelwulstes
(= Pyloromyotomie)
c Die nicht stenosierende
Schleimhaut (Mukosa) wird
nicht gespalten. Das Darmlumen wird also nicht
eröffnet

Klinik

Die Symptome beginnen in der 2.–3. Lebenswoche. Der Säugling *erbricht*
unmittelbar nach Nahrungsaufnahme explosionsartig im Bogen, wobei der
Mageninhalt oft weit über den Bettrand hinausgeworfen wird. Das Erbrochene ist frei von Gallebeimengungen. Der Stuhlgang wird seltener. Durch den
ständigen Verlust an Flüssigkeit und Salzsäure (metabolische Alkalose) kann
es schließlich zur Bewußtseinseintrübung kommen. Die Magenmuskulatur
versucht, das Hindernis am Magenausgang zu überwinden. Folge ist eine
Hyperperistaltik des Magens, die bei den Säuglingen im linken Oberbauch
tastbar und oft auch sichtbar ist. Durch Röntgenuntersuchung (Kontrastmit-
telschluck) wird der klinische Verdacht bestätigt.

Therapie

Der Magenausgang wird durch operative Spaltung des Muskelringes erweitert
(*Pyloromyotomie*, Abb. 22.*2*). Der Magen wird dabei nicht eröffnet.

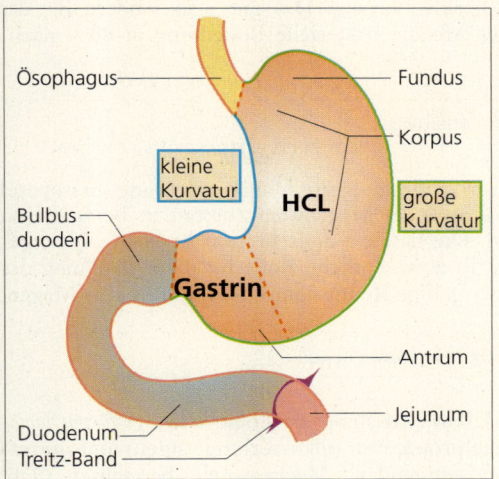

Abb. 22.3 Anatomie und Physiologie des Magens. Die Salzsäure (HCl) wird in Fundus und Korpus gebildet, das Gastrin vorwiegend im Antrum

Ulkus   sehr häufig

▶ Ulkus = Geschwür. Das peptische Geschwür kommt im Magen (Ulcus ventriculi) oder Zwölffingerdarm (Ulcus duodeni) vor. Das Duodenalulkus ist viermal häufiger als das Magenulkus. Ist die Schleimhaut nicht komplett aufgebraucht, sondern nur oberflächlich verletzt, so spricht man von *Erosion*.

Ätiologie

Das Problem der Ulkusentstehung ist bis heute nicht restlos geklärt. Hauptursache scheint die *vermehrte Magensäure* zu sein. Diese wird in den Belegzellen des Magenfundus und -korpus gebildet (Abb. 22.3). Die Salzsäuresekretion kann gesteigert werden durch lokale Faktoren (Art der Speise), nervale Reize (N. vagus) und körpereigene Hormone (Gastrin).

Das Hormon *Gastrin* wird hauptsächlich im Antrum gebildet. Auf dem Blutweg gelangt es zum Magenfundus und -korpus, wo es die Säureproduktion stimuliert.

Zwischen Magen- und Zwölffingerdarmgeschwür bestehen gewisse pathogenetische Unterschiede.

So ist das *Ulcus duodeni* vorwiegend Folge einer zu starken Säureproduktion im Magen. Darüber hinaus ist beim Duodenalulkus die Schleimhautinfektion mit dem Bakterium Helicobacter pylori (Erreger der chronischen Typ-B-

Gastritis) von pathogenetischer Bedeutung. Das gilt insbesondere für das rezidivierende Duodenalulkus, wo die bakterielle Besiedlung in 80% nachweisbar ist.

Merke: Ohne Säure kein Duodenalulkus!

Für das *Ulcus ventriculi* scheinen eine verzögerte Magenentleerung (Stase) und gestörte Durchblutungsverhältnisse der Magenwand (besonders beim älteren Menschen) wichtiger zu sein. Die basale Säuresekretion ist beim Magengeschwür oft sogar vermindert. Eine wesentliche Rolle für die Entstehung des Ulcus ventriculi spielt auch der gallige Reflux vom Duodenum in den Magen.

Merke: Ohne Stase und Reflux kein Magenulkus!

Schematisch kann man die Ulkusentstehung als Folge eines *gestörten biologischen Gleichgewichtes* zwischen protektiven (ulkusverhindernden) und aggressiven, ulzerogenen (ulkusbegünstigenden) Mechanismen betrachten (Tab. 22.1).

Klinik

Leitsymptom ist der *Oberbauchschmerz*. Dieser ist abhängig von der Nahrungsaufnahme. Für das Magenulkus typisch ist der Schmerz zu Beginn der Nahrungsaufnahme, für das Duodenalulkus der Nüchternschmerz zwischen den Mahlzeiten. Die *Diagnose* wird durch Endoskopie gestellt. Immer erfolgt eine Biopsie zum Ausschluß eines Karzinoms.

Therapie

Die Behandlung des unkomplizierten gastroduodenalen Geschwürs ist primär immer *konservativ*. Man versucht, die „ulzerogenen" Faktoren auszuschalten: berufliche und familiäre Streßreduktion, gesunde und regelmäßige Ernährung, kein Rauchen. Zusätzlich wird medikamentös behandelt (gebräuchliche Präparate: Zantic, Antra, Ulcogant). Wurde bei der Endoskopie Helicobacter pylori nachgewiesen (Teststreifen), so verabreicht man ebenfalls Wismut und Antibiotika. Nach 4 Wochen erfolgt eine endoskopische Therapiekontrolle.

Nur wenn eine mehrwöchige konsequente internistische Behandlung keinen Erfolg zeigt, ist eine *operative* Behandlung indiziert.

Die Operation hat die Säuredepression zum Ziel. Grundsätzlich stehen zwei operative Strategien zur Verfügung:

Tab. 22.**1** Ätiologie des gastroduodenalen Ulkus

Die wichtigsten ulzerogenen Faktoren	Die wichtigsten protektiven Faktoren
Vermehrte Säure – N. vagus – Gastrin – Histamin	*Mukosabarriere* – intakte Schleimhautoberfläche – ausreichende Schleimbildung – gute lokale Wanddurchblutung
Streß – Beruf – Familie – Operationen – Polytrauma – Verbrennung	*Intakte hormonelle Rückkopplungs-mechanismen* zwischen Säurebildung, Gastrinausschüttung, Magenentleerung, Pankreassekretion
Endokrine Einflüsse – Gastrin (Zollinger-Ellison-Syndrom) – Cortison (exogen oder Morbus Cushing) – Hyperparathyreoidismus	*Magensaftneutralisation* durch den alkalischen Duodenalsaft
Medikamente – Cortison – Schmerzmittel(!)	*Medikamente* z. B. Antazida
Ernährung – unregelmäßiges hastiges Essen – Alkohol und Nikotin	
Gestörte Schleimhautintegrität – Infektion mit Helicobacter pylori – Minderdurchblutung durch Arteriosklerose oder Embolien – Stasis – galliger Reflux	

- ❖ *Vagotomie*, d. h. Durchtrennung des säurestimulierenden Nervs ohne Magenresektion (Abb. 22.**9**, S. 418).
- ❖ *Magenresektion* ($^2/_3$-Resektion nach Billroth, Abb. 22.**7**, S. 415), d. h. Entfernung des gastrinbildenden Antrums.

Da beim *Ulcus duodeni* die vermehrte Säurebildung (Hyperazidität) ursächlich ganz im Vordergrund steht und es sich zudem meistens um jüngere Patienten handelt, wird man den Magen möglichst erhalten und die (proximal gastrale) *Vagotomie* durchführen (S. 416).

Beim *Magenulkus* ist die Säureproduktion oft normal (Normazidität) oder sogar verringert (Hypazidität). Bei den oft älteren Patienten scheinen lokale Wandschädigungen (Durchblutung) eine wesentliche Rolle zu spielen. Deshalb erfolgt hier bevorzugt die *Magenresektion*.

Ulkuskomplikationen

Die wichtigsten Komplikationen des gastroduodenalen Ulkus sind *Blutung, Perforation, Stenose, maligne Entartung.*

Ulkusblutung

Jedes Magen- oder Zwölffingerdarmgeschwür kann in das Lumen bluten. Die Ulcus-duodeni-Blutung ist gefährlicher, weil hier oft großkalibrige arterielle Gefäße arrodiert sind.

Klinik

Bei *chronischem* Blutverlust Symptome der Anämie: niedriger Hämoglobinwert, Blässe, Schwäche. Das Blut (Hämoglobin) wird während der Magen-Darm-Passage chemisch umgebaut (in Hämatin) und färbt den Stuhl schwarz. Man spricht von Teerstuhl (Meläna).

Bei *akuter* starker Blutung können Schockzeichen (hypovolämischer Schock) und Bluterbrechen (Hämatemesis) auftreten. Das erbrochene Blut ist bei starker arterieller Blutung hellrot. Bei längerer Verweildauer im Magen entsteht durch HCl-Einwirkung ebenfalls Hämatin, und das Erbrochene färbt sich dunkelbraun (Kaffeesatzerbrechen).

Therapie

Grundsätzlich wird Bettruhe verordnet und eine Magensonde gelegt. Zur Behandlung stehen medikamentöse, endoskopische und operative Maßnahmen zur Verfügung.

Medikamente. Immer werden die pharmakologischen Möglichkeiten der Ulkustherapie eingesetzt: Antra oder H_2-Blocker, eventuell Somatostatin, Kontrolle und Normalisierung des Gerinnungsstatus.

Endoskopie. Bei jeder oberen gastrointestinalen Blutung (GI-Blutung) ist die Gastroskopie indiziert. Zu Beschreibung der Ulkusblutung ist die Klassifikation nach Forrest gebräuchlich (zeitgenössischer amerikanischer Arzt; Tab. 22.2). Die endoskopische Blutstillung erfolgt durch Unterspritzen der Schleimhaut mit einem Verödungsmittel *(Sklerosierung)* oder durch Anwendung von Laser-Strahlen *(Laserkoagulation)* bzw. *Elektrokoagulation.* Gelingt die endoskopische Blutstillung nicht oder nicht zuverlässig, ist die Indikation zur Operation gegeben.

Operation. Vorrangiges Ziel der Operation ist die Blutstillung (Abb. 22.**4**). Sie erfolgt durch Umstechung des blutenden Gefäßes nach Eröffnung des Magens *(Gastrotomie)* oder Duodenums *(Duodenotomie).*

Tab. 22.**2** **Magen- und Duodenalulkus.** Einteilung der Blutungsaktivität nach Forrest (1974)

Forrest-Stadium	Endoskopischer Befund
Stadium I	*Zeichen der aktiven Blutung*
Stadium Ia	– spritzende arterielle Blutung
Stadium Ib	– Sickerblutung
Stadium II	*zum Stillstand gekommene frische Blutung*
Stadium IIa	– Ulkus mit sichtbarem Gefäßstumpf
Stadium IIb	– Ulkus ohne sichtbaren Gefäßstumpf
Stadium III	*Keine Zeichen einer Blutung mehr nachweisbar*

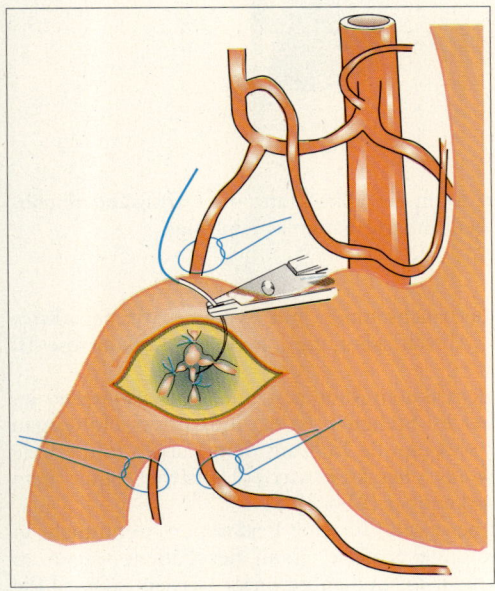

Abb. 22.**4** **Ulkusdurch-stechung bei Duodenal-blutung.** Nach operativer Eröffnung des Bulbus duodeni wird das blutende Geschwür mit mehreren Nähten durchstochen. Die zuführenden Blutgefäße oberhalb und unterhalb des Zwölffingerdarms werden zusätzlich ligiert

Ulkusperforation

Dringt das Ulkus so weit in die Tiefe, daß die gesamte Magen- oder Duodenalwand zerstört ist, so kommt es zur Perforation.

Der Mageninhalt (Speise und Luft) breitet sich in der Bauchhöhle frei aus, Folge ist eine Peritonitis.

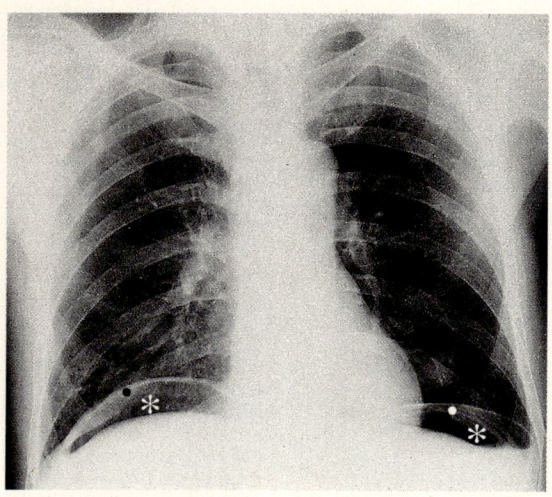

Von *Penetration* spricht man, wenn der Ulkuskrater die Darmwand allmäh-lich durchwandert und in das benachbarte Pankreas eindringt.

Klinik

Bei Perforation plötzlicher Oberbauchschmerz mit Symptomatik des *akuten Abdomens:* brettharter Bauch (Abwehrspannung), Schock, Leukozytose (s. auch Kapitel 34).

Zur Diagnose ist wie bei jedem akuten Abdomen eine *Röntgenaufnahme* im Stehen indiziert („Abdomen leer im Stehen"). Ist ein lufthaltiges Hohlorgan wie der Magen frei perforiert, so kann die Luft aus dem Lumen in die freie Bauchhöhle austreten und ist als charakteristische Luftsichel unter dem Zwerchfell (rechts oder links) erkennbar (Abb. 22.5).

Freie Luft im Abdomen ist beweisend für eine Perforation, wenn nicht in den Tagen zuvor eine Laparotomie erfolgte. Kann der Patient wegen zu schlechtem Allgemeinzustand nicht im Stehen geröntgt werden, so wird die Abdomenleeraufnahme in Seitenlage angefertigt. Auch so ist die freie Luft meistens erkennbar.

Therapie

Die Therapie der Ulkusperforation ist immer *operativ*. Bei länger bestehender Peritonitis und entsprechend schlechtem Allgemeinzustand des Kranken wird der Eingriff als Notoperation auf die Exzision des Ulkus und Defektübernä-hung beschränkt. Bei frischer Perforation und gutem Allgemeinzustand erfolgt möglichst die kausale Therapie nach den Richtlinien der Ulkuschirurgie mit proximal-gastraler Vagotomie oder Resektion.

Magenausgangsstenose

Chronisch rezidivierende Ulzera im Pylorusbereich oder Bulbus duodeni führen zu erheblicher Narbenbildung mit Schrumpfungsneigung und Einengung des Magenausganges: *Magenausgangsstenose* oder *Pylorusstenose*. Differentialdiagnostisch ist immer ein Magenkarzinom durch Endoskopie und Biopsie auszuschließen.

Klinik

Der Mageninhalt kann den Pförtner nicht mehr ausreichend passieren. Folge ist eine Ausweitung des Magens (prästenotische Dilatation) mit Erbrechen nach Nahrungsaufnahme. Wegen ungenügender Kalorienzufuhr resultiert Abmagerung, Kräfteverfall; bei erheblichem Magensaftverlust (Salzsäure) metabolische Alkalose. Die Diagnose wird durch Röntgendarstellung (MDP) und Gastroskopie (mit Biopsie und Histologie!) gestellt.

Therapie

Die narbige Stenose kann nur *operativ* behandelt werden. Möglichst wird die Enge reseziert (Billroth I oder II). Ist die Resektion nicht möglich, so kann eine Umgehung der engen Stelle durch Gastroenterostomie (GE) erfolgen (Abb. 23.**10**, S. 439).

Maligne Entartung

Jedes länger bestehende Magengeschwür kann maligne entarten, also bösartig werden. Das Ulkus wird zum Karzinom. Jedes Magenulkus, das unter adäquater konservativer Behandlung innerhalb von 6 Wochen nicht abheilt, ist auf ein Magenkarzinom verdächtig.

Es muß deshalb unbedingt eine Endoskopie mit Probeexzision und histologischer Abklärung erfolgen!

Tumoren

Tumoren des *Duodenums* sind extrem selten, so daß sie hier nicht behandelt werden. Die folgenden Ausführungen beziehen sich deshalb nur auf *Magengeschwülste*. Am Magen kommen gutartige und bösartige Tumoren vor. Die gutartigen sind Leiomyome, Neurinome, Lymphome oder benigne Polypen. An bösartigen Magentumoren unterscheidet man das Karzinom, das Sarkom und das maligne Lymphom.

Magenkarzinom häufig

Die mit Abstand häufigste und klinisch wichtigste Magengeschwulst ist das Magenkarzinom. Meist handelt es sich histologisch um mehr oder weniger differenzierte Adenokarzinome. Weil sich hinter jedem Magentumor ein Karzinom verbergen kann, muß grundsätzlich jeder Magentumor operativ entfernt werden.

Ätiologie

Wie bei fast allen Krebsen ist die Ursache der Entstehung unklar. Ernährungsgewohnheiten und/oder geographische Gesichtspunkte scheinen eine Rolle zu spielen. So ist das Magenkarzinom in Japan extrem häufig. Bei uns geht die Häufigkeit zurück (vgl. Abb. 6.**1**, S. 140).

Gewisse Faktoren begünstigen die Entstehung eines Magenkrebses, ohne daß sie damit als Ursache anzuschuldigen wären: chronisch-atrophische (anazide) Gastritis, perniziöse Anämie, intestinale Metaplasie, Magengeschwür, Zustand nach Magenresektion, Rauchen, Alkoholabusus.

Klinik

Es gibt keine typischen Frühsymptome beim Magenkarzinom. Macht ein Magenkrebs Beschwerden, ist es oft für eine Heilung schon zu spät. Schmerzen beim Magenkarzinom sind die Ausnahme.

Die bei fortgeschrittenem Tumorwachstum auftretenden *Symptome* sind äußerst uncharakteristisch: undefinierbare Mißempfindungen im Oberbauch, Druckgefühl, Appetitmangel, Widerwillen gegen Fleisch, Aufstoßen, Gewichtsabnahme, Anämie, Blutung (selten), Stenose mit Erbrechen (Spätsymptom!).

Beweisend für ein Karzinom ist nur die Histologie. Diese wird bei der *Gastroskopie* durch Probeexzision gewonnen. Eine *Röntgendiagnostik* (MDP) erfolgt zusätzlich, um die Tumorausdehnung und -lokalisation zu objektivieren. Bei jedem Magenkarzinom muß vor der Operation eine *Lebersonographie* erfolgen, um eventuelle Lebermetastasen zu erkennen.

Metastasierung

Direkte Tumorausbreitung. Durch direkte Ausbreitung kann das Magenkarzinom in die Nachbarorgane infiltrieren (Retroperitoneum, Netz, Milzhilus, Bauchdecke).

Lymphogene Metastasierung. Das Magenkarzinom wird fast immer so spät entdeckt, daß bereits Lymphknotenmetastasen vorliegen. Betreffen diese lediglich die regionären Lymphknoten (in unmittelbarer Nähe des Magens), so ist eine Heilung durch Operation mit Entfernung des Magens und seiner regionären Lymphknoten möglich. Ein typischer Lymphknotenbefall beim

Magenkarzinom ist die Region über dem linken Schlüsselbein (supraklavikulär, sog. Virchow-Drüse). Ist hier eine Absiedlung des Krebses nachweisbar, ist der Tumor grundsätzlich nicht mehr operabel.

Hämatogene Metastasierung. Wie alle malignen Tumoren des Magen-Darm-Traktes metastasiert das Magenkarzinom, entsprechend seinem venösen Abfluß über die Pfortader, bevorzugt in die Leber.

Therapie

Die Behandlung des Magenkarzinoms ist grundsätzlich operativ. Chemotherapie und Bestrahlung haben keinen nennenswerten Erfolg.

Kurative Operation. Therapie der Wahl ist die totale Entfernung des Magens, die *Gastrektomie* (S. 416). Bei diesem Eingriff wird aus Radikalitätsgründen das große Netz und die Milz grundsätzlich mitentfernt, um die häufig befallenen regionären Lymphknotenabsiedlungen in diesem Bereich mitzuerfassen.

Palliative Operation. Handelt es sich um ein fortgeschrittenes Tumorwachstum mit Infiltration in Nachbarorgane, ausgedehnter Lymphknotenmetastasierung oder Fernmetastasen (Leber), so ist eine Heilung nicht möglich. Macht der Primärtumor dem Patienten Beschwerden, so ist unter Umständen dennoch eine Operation indiziert, um die verbleibende Überlebenszeit zu erleichtern. So kann bei tumorbedingter Magenausgangstenose die palliative Gastroenterostomie (GE) angezeigt sein. Bei bedrohlicher Blutung aus einem Magentumor muß reseziert werden, auch wenn wegen Lymphknoten- oder Lebermetastasen eine endgültige Heilung nicht erreichbar ist.

Operative Verfahren am Magen

Gastrotomie

▶ Schnitteröffnung des Magens.

Die operative Gastrotomie wird vorgenommen, um ein blutendes Ulkus zu umstechen, einen gutartigen Tumor (Polyp) zu entfernen oder einen verschluckten Fremdkörper zu extrahieren. Der Magen wird dazu an der Vorderwand eröffnet und durch Naht wieder verschlossen.

Gastrostomie

▶ Äußere Magenfistel = Witzel-Fistel. Näheres s. Kapitel 2, S. 35.

Pyloroplastik = Pyloromyotomie

▶ Operative Erweiterung des Magenausganges (Pylorus; Abb. 22.**6**).

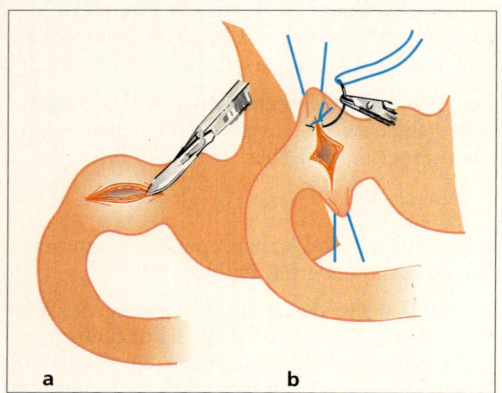

Abb. 22.**6 Pyloroplastik.**
Erweiterung des Magenaus-
ganges (inklusive der
Schleimhaut) durch Längs-
eröffnung und quere
Vernähung

a   b

Bei funktionellen Entleerungsstörungen des Magens oder bei notwendiger
Eröffnung des Magenausganges zur Ulkusexzision oder Gefäßumstechung
wird der Pylorus in Längsrichtung eröffnet und quer vernäht, um einer Stenosierung vorzubeugen (sog. „Drainage"-Operation oder Pyloroplastik).

Bei der *hypertrophen Pylorusstenose* des Säuglings wird die Magenausgangsmuskulatur
lediglich längsgespalten, ohne die Schleimhaut zu eröffnen (Abb. 22.**2**, S. 404).

Gastroenterostomie (GE)

▶ Operativ geschaffene Verbindung zwischen Magen und Dünndarm
(Abb. 23.**10**, S. 439).

Die GE dient als palliative Umgehungsmaßnahme bei einer sonst nicht zu
behebenden Magenausgangsstenose (vorwiegend Karzinom). Eine Entfernung (Resektion) der Stenose (Tumor) erfolgt nicht. Üblicherweise wird eine
hochgezogene Jejunumschlinge mit der Magenvorderwand seit-zu-seit anastomosiert (vordere GE).

Billroth-I-Resektion (B I)

▶ Magenresektion. Entfernung von ca. ⅔ des unteren (aboralen) Magenan-
teils einschließlich Pylorus. Wiederherstellung der Speisekontinuität durch
Anastomose zwischen Magenstumpf und Duodenum (*Gastroduodenostomie*,
Abb. 22.**7**).

Ein umschriebener krankhafter Bezirk im Bereich des unteren Magens oder
Bulbus duodeni (Ulkus, narbige Stenose, eventuell Frühkarzinom) kann so
entfernt werden. Der normale Passageweg vom Magen in das Duodenum
bleibt erhalten.

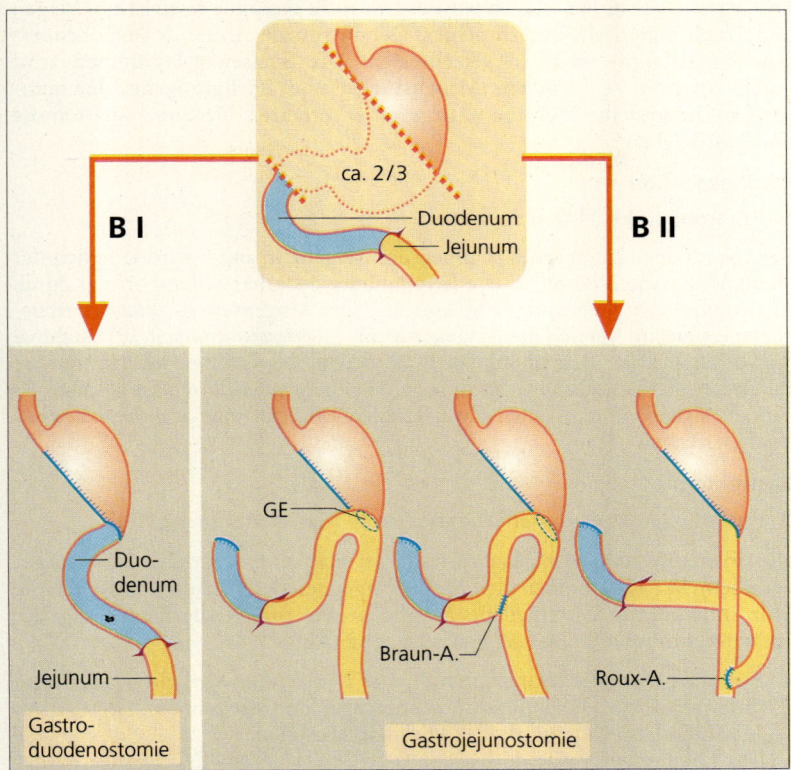

Abb. 22.7 Magenresektion nach Billroth. Beim B I wird der Magenrest mit dem Duodenum anastomosiert *(Gastroduodenostomie)*. Beim B II wird der Magen mit einer Jejunumschlinge anastomosiert *(Gastrojejunostomie)*. Die Verbindung erfolgt als einfache GE (links im Bild), besser mit zusätzlicher Braun-Anastomose (Mitte) oder über eine Roux-Schlinge mit Roux-Anastomose (rechts)

Der Chirurg Theodor Billroth (1829–1894) hat 1881 in Wien die erste Magenresektion durchgeführt. Nach ihm sind die Verfahren der B-I- und B-II-Resektion benannt.

Billroth-II-Resektion (B II)

▶ Zweidrittelresektion des Magens (wie B I). Der Magenstumpf wird aber nicht mit dem Duodenum, sondern mit dem Jejunum anastomosiert (*Gastrojejunostomie*, Abb. 22.7).

Im Gegensatz zum B-I-Magen wird der normale Passageweg zwischen Magen und Zwölffingerdarm unterbrochen. Der proximale Anteil des Duodenums (Duodenalstumpf) ist blind verschlossen. Die Speisewegskontinuität wird durch Anastomose zwischen Magenstumpf und hochgezogener Jejunumschlinge hergestellt. Mehrere chirurgische Verfahren für diese Anastomose sind beschrieben.

Kardiaresektion

▶ Entfernung des Mageneinganges.

Bei Ulzera oder kleinen Karzinomen des Mageneinganges wird lediglich der obere Magenanteil entfernt. Die Kontinuitätswiederherstellung erfolgt durch Anastomose zwischen unterer Speiseröhre und Magenrest *(Ösophagogastrostomie)* meistens im Bereich des Magenantrums *(Ösophagoantrostomie)*. Manchmal muß zusätzlich zur Bauchhöhle auch die Brusthöhle eröffnet werden, um die Resektion und Anastomose am unteren Ösophagus ausführen zu können. Es handelt sich dann um einen Zwei-Höhlen-Eingriff, eine *abdominothorakale Kardiaresektion.*

Gastrektomie

▶ Entfernung des gesamten Magens (totale Magenentfernung).

Die Totalentfernung des Magens wird fast nur beim *Magenkarzinom* vorgenommen. Bei Karzinomen des Mageneinganges (Kardiakarzinom) wird die Milz mitentfernt. Verschiedene Möglichkeiten zur Wiederherstellung der Speisewegskontinuität stehen zur Verfügung (Abb. 22.**8**):

❖ Zwischen unterem Ösophagusende und Duodenum wird ein Stück Darm (Interponat) zur Defektüberbrückung eingenäht *(Interposition)*. Dieses kann aus Dünndarm (Jejunum) oder Dickdarm bestehen.

❖ Das Duodenum wird wie bei der B-II-Resektion aus der Passage ausgeschaltet und der Duodenalstumpf blind verschlossen. Kontinuitätswiederherstellung erfolgt durch Anastomose zwischen Ösophagus und Jejunum *(Ösophagojejunostomie)*. Dabei kann eine Art Ersatzmagen („Pouch", englisch: Beutel) aus Jejunum gebildet werden. Der *Jejunumersatzmagen* (JEM) hat eine gewisse Reservoirfunktion und stellt heute das bevorzugte Rekonstruktionsverfahren nach Gastrektomie dar.

Vagotomie

▶ Operative Durchtrennung der Nervenäste des N. vagus (Abb. 22.**9**).

Der N. vagus ist der 10. Hirnnerv und gehört zum parasympathischen Nervensystem. Wie alle Nerven ist er paarig angelegt. Im Bereich des Magens ist er wesentlich für die Salzsäureproduktion und die muskuläre Austreibungskraft des Magens (Peristaltik) verantwortlich.

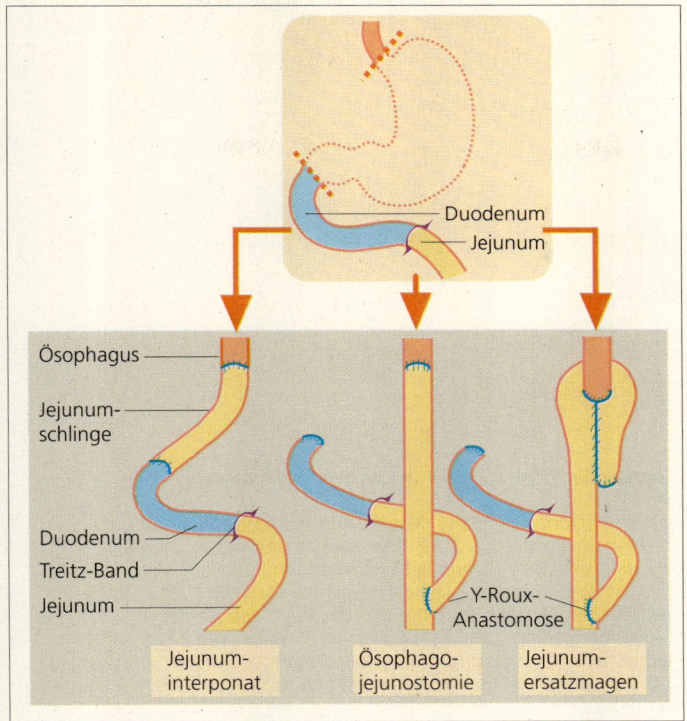

Abb. 22.**8 Gastrektomie.** Die Kontinuitätswiederherstellung nach Magen-entfernung kann durch Einsetzen eines Dünndarmsegments zwischen Ösophagus und Duodenum erfolgen *(Jejunuminterponat)*. Gebräuchlicher ist das Hochziehen einer Jejunumschlinge zur Speiseröhre *(Ösophagojejuno-stomie)*. Funktionell am besten ist die Doppelung des Dünndarmes zu einem Pouch *(Jejunumersatzmagen)*

Die Vagotomie gehört zu den organerhaltenden, nichtresezierenden Operationen. Der N. vagus stimuliert die Salzsäureproduktion, die für die Ulkus-entstehung wesentlich ist. Indikation zur Vagotomie ist somit das durch Hypersekretion entstandene Ulcus pepticum, insbesondere das *Ulcus duodeni*. Ziel der Vagotomie ist die Reduktion der Säurebildung. Dafür genügt die Durchtrennung der oberen Nervenfasern, die zum Magenfundus und -korpus ziehen, wo die Salzsäure gebildet wird. Werden nur diese proximalen Fasern des Vagus selektiv durchtrennt, so spricht man von *proximal-gastraler Vagoto-mie* (PGV) oder *selektiv-proximaler Vagotomie* (SPV).

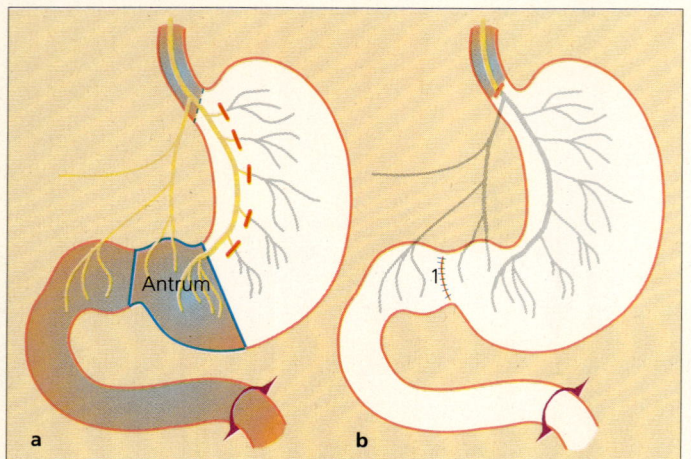

Abb. 22.**9** **Vagotomie.** Es ist nur einer der beiden Vagusnerven eingezeichnet (gelb)
a *Proximale gastrale Vagotomie (PGV)*. Nur der säurebildende Magen-
abschnitt wird denerviert (vgl. Abb. 22.**3**). Die Innervierung des für die
Magenentleerung wesentlichen Antrums bleibt erhalten
b *Trunkuläre Vagotomie*. Komplette Denervierung des Magens. Weil
auch die Nervenäste zum Antrum durchtrennt sind, kann es zu einer
Störung der Magenentleerung (Drainage) kommen. Deshalb wird
zusätzlich eine plastische Erweiterung des Magenausgangs (1) durch
Längseröffnung und quere Vernähung vorgenommen (= Pyloroplastik
= Drainageoperation)

Bei der *trunkulären* Vagotomie werden hingegen beide Hauptstämme des Vagus am
unteren Ösophagus komplett durchtrennt. Die für die Austreibungsperistaltik notwendigen, zum Magenantrum ziehenden Fasern sind dann auch denerviert, weshalb eine
zusätzliche Pyloroplastik (Drainageoperation) durchgeführt werden muß.

Folgezustände nach Magenoperationen

Als Spätfolge nach Magenresektionen gibt es gelegentlich uncharakteristische
Verdauungsstörungen, die durch den „verkleinerten" Magen bedingt sein
können: Druck- und Völlegefühl nach der Mahlzeit, Appetitmangel. Wichtig
ist deshalb für magenresezierte Patienten eine gesunde Ernährung mit mehreren kleinen, über den Tag verteilten Mahlzeiten. Einige spezielle Folgezu-
stände nach Magenoperationen sind abzugrenzen.

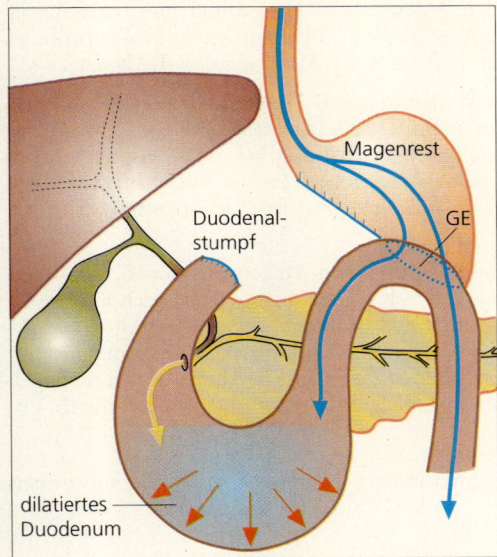

Abb. 22.**10** **Syndrom der zuführenden Schlinge beim B-II-Magen.**
GE = Gastroenterostomie

Postvagotomie-Syndrom. Völlegefühl, Aufstoßen und Durchfall nach kompletter Durchtrennung beider Vagusnerven (trunkuläre Vagotomie).

Dumping-Syndrom (von engl.: dump = hineinplumpsen). Beschleunigte Entleerung (Sturzentleerung) des Magens nach B-II-Resektion.

Pathogenetisch spielt der kleine Magenrest und der fehlende Magenpförtner eine Rolle. Die Speise gelangt verfrüht in die abführende Jejunumschlinge, besonders bei weiter Anastomose. Folge ist eine unzureichende Verdauung speziell bei kohlenhydratreicher Mahlzeit. Die Beschwerden mit Schweißausbruch, Blässe, Übelkeit, Kollaps und Blutzuckerschwankungen können schon ca. 30 Minuten nach dem Essen auftreten (*Früh-Dumping*) oder erst 2–3 Stunden nach der Mahlzeit (*Spät-Dumping* = postalimentäres Spätsyndrom).

Die *Therapie* besteht in häufigen kleinen eiweißreichen Mahlzeiten und Vermeidung von Kohlenhydraten. In schweren Fällen operative Korrektur (Umwandlung des B-II-Magens in einen B-I-Magen, eventuell mit Interposition einer Jejunumschlinge).

Syndrom der zuführenden Schlinge (Abb. 22.**10**). Ansammlungen von Speiseresten und/oder Galle- und Pankreassekret mit bakterieller Besiedlung in der zuführenden Dünndarmschlinge nach Billroth-II-Resektion. Der zuführende Dünndarmschenkel (blind verschlossenes Duodenum) weitet sich aus und verursacht Völlegefühl im rechten Oberbauch (Blindsacksyndrom). *Therapie:* Operativ durch Umwandlung des B-II- in einen B-I-Magen.

Rezidivulkus. Dieses kann nach Vagotomie, B-I- oder B-II-Resektion auftreten. Häufig als Geschwür im Nahtbereich *(Anastomosenulkus)*. Ursache ist gelegentlich eine ungenügende Säureausschaltung bei der Erstoperation (inkomplette Vagotomie, zu sparsame Resektion). *Therapie* zunächst konservativ, wie bei jedem peptischen Ulkus; falls erfolglos, ist Nachoperation erforderlich.

Agastrisches Syndrom. Nach ausgedehnten Magenresektionen, besonders nach totaler Magenentfernung (Gastrektomie), können sich durch Fehlen der Magenfermente und des Magensaftes Störungen der Verdauung (Maldigestionssyndrom) und der Speiseresorption (Malabsorptionssyndrom) mit entsprechenden Folgezuständen ausbilden (Gewichtsabnahme, Vitaminmangel-Syndrom). Besonderer Erwähnung bedarf die *perniziöse Anämie* durch Vitamin-B_{12}-Mangel.

Alle gastrektomierten Patienten müssen mit dem Vitamin B_{12} substituiert werden.

Das Vitamin ist für die Reifung der Erythrozyten notwendig. Sein Mangel führt zum Krankheitsbild der perniziösen Anämie (s. innere Medizin). Das normalerweise mit der Nahrung aufgenommene Vitamin B_{12} (Extrinsic factor) kann im Dünndarm nur resorbiert werden, wenn eine spezielle, in der Magenschleimhaut gebildete Substanz (Intrinsic factor) vorhanden ist. Bei Gastrektomierten fehlt diese naturgemäß. Die Vitamin-B_{12}-Substitution muß deshalb parenteral (unter Umgehung des Magen-Darm-Kanals) erfolgen. Üblicherweise wird eine Ampulle Vitamin B_{12} (Cytobion) etwa alle 3 Monate intramuskulär verabreicht.

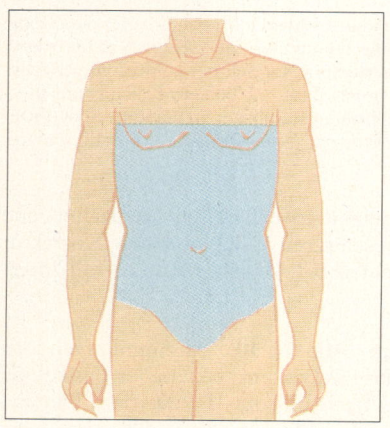

Abb. 22.11 Rasurschema bei Operationen im Abdomen. (z. B. bei Magenoperationen)

Pflegeschwerpunkte bei Magenoperationen

Präoperative Pflege

Nahrungsabbau. Der Kostabbau beginnt erst am Vortag der Operation. Morgens ist noch leichte Kost erlaubt, während abends ausschließlich Flüssiges (Tee, Suppe) gestattet ist.

Darmentleerung. Je nach ärztlicher Anordnung wird mit Klysma oder Einlauf am Operationsvortag abgeführt.

Rasur. Der Patient wird großflächig von der Axillarlinie bis einschließlich Schambehaarung rasiert (Abb. 22.**11**). Eine sorgfältige Inspektion und Reinigung des Bauchnabels wird damit verbunden.

Postoperative Pflege

Beobachtungsmaßnahmen. Zur Entlastung des Operationsgebietes wird intraoperativ eine *Magensonde* eingelegt. Das Magensekret wird über mehrere Tage hinweg abgeleitet und auf *Menge, Farbe, Beimengungen* und *Geruch* beobachtet. Verluste aus der Sonde sind in die Bilanz miteinzubeziehen. Sie müssen eventuell qualitativ und quantitativ ersetzt werden. Beispiele für Auffälligkeiten sind Blutbeimengungen im Sekret (Nachblutung), tägliche Sekretmenge nimmt nicht ab (anhaltende Magen-Darm-Motilitätsstörung) oder kotiger Geruch (Dünndarmileus).

Um eine Anastomoseninsuffizienz frühzeitig zu erkennen, können intraoperativ, je nach Art des Eingriffs, eine oder zwei *Zieldrainagen* in Anastomosennähe (z. B. Duodenalstumpf) plaziert sein. Das daraus abfließende Wundsekret wird in einen Sekretbeutel abgeleitet. Es ist vor allem auf Menge und Aussehen zu überprüfen. Alarmzeichen können hier bspw. sein: anhaltende, zunehmende Blutentleerung (Nachblutung) oder Veränderungen im Aussehen (Anastomosenundichtigkeit).

Lagerung. Die Lage der Operierten ist ideal, wenn eine Bauchdeckenentspannung gewährleistet ist und somit das Operationsgebiet geschont wird. Die

Bauchdeckenentlastung wird durch angewinkelte Knie erreicht. Eine Knierolle dient dabei als Unterstützung. Bei kleinen Patienten verhindert eine Bettkiste ein Abrutschen nach fußwärts.

Nahrungsaufbau. Zunächst wird die parenterale Ernährung in vollem Umfang weitergeführt, bis mit dem Kostaufbau begonnen werden kann. Der Zeitpunkt der Umstellung hängt von der Operationsart ab. Bei Magenresektion (Billroth I oder II) wird am 5. oder 6. postoperativen Tag mit oraler Flüssigkeitszufuhr begonnen, bei Gastrektomie frühestens 1 Woche nach der Operation, wenn die Anastomosendichtigkeit durch Gastrografinschluck sichergestellt wurde. Der Übergang zur festen Nahrung erfolgt stufenweise nach kliniküblichen Schemata (Tab. 12.**2**, S. 275). Bei guter Verträglichkeit und komplikationslosem Verlauf erhalten gastrektomierte Patienten etwa am 14. postoperativen Tag leichte Kost. Die Mahlzeiten sollten auf mindestens sechs über den Tag verteilt werden. Milch und Zucker sind wegen des Dumping-Syndroms zu meiden.

Wundbehandlung. Die *Magensonde* wird noch im OP sehr gut fixiert und die Sondenlage am Naseneingang auffallend mittels z. B. farbigem Klebeband markiert, so daß jede Lageveränderung sofort erkennbar wird. Während der gesamten Liegezeit der Magensonde darf prinzipiell an dieser nicht manipuliert werden, d. h. auch nicht z. B. Nachschieben beim versehentlichen Herausrutschen.

> **Merke:** Nach Magenoperationen ist absolut jede Manipulation an der Magensonde wegen der Anastomosengefährdung bis zur Entfernung verboten.

Die *Magensondenentfernung* erfolgt erst, wenn sich die Magen-Darm-Funktion normalisiert hat (Fördermenge aus der Magensonde rückläufig, Darmgeräusche vorhanden). Nach Magenresektion ist das ca. 5 Tage postoperativ der Fall. Bei gastrektomierten Patienten wird die Sonde erst gezogen, wenn die Röntgenkontrolle (Gastrografinschluck) die Intaktheit der Anastomose bewiesen hat (frühestens nach 1 Woche).

Wurden *Zieldrainagen* eingelegt, so verbleiben diese nach ärztlicher Anordnung für ca. 1 Woche. Nach Gastrektomie wartet man bis nach dem Gastrografinschluck. Drainagen in der Bauchhöhle werden am Tag vor der Entfernung oft um 2–3 cm zurückgezogen („Drainagen kürzen"), womit ein Nachlaufen seröser Flüssigkeit aus dem Drainagekanal nach kompletter Entfernung verhindert wird. *Fädenentfernung* frühestens ab dem 10. postoperativen Tag.

Entlassungsberatung. Eine ausführliche Diätberatung (eventuell durch Diätassistentin) geht der Entlassung voraus. Die Patienten sollten weiterhin ihre Mahlzeiten auf 6–8/Tag verteilen. Die Kost soll vitaminreich und zuckerarm sein. Es ist zu empfehlen, langsam zu essen, gut zu kauen und wenig zu den Mahlzeiten zu trinken. Nach dem Essen soll keine Flachlage (Refluxgefahr für Gastrektomierte) eingenommen werden.

Wöchentlich sind Gewichtskontrollen vorzunehmen. Magenoperierte sollten auch über die Symptome des Dumping-Syndroms und die möglichen Gegenmaßnahmen orientiert sein, wie z. B. Vermeidung von kohlenhydratreichen Mahlzeiten.

23. Dünndarm, Dickdarm, Enddarm

Untersuchungsmethoden

Klinische Befunde. Neben der rektal-digitalen Untersuchung sind anamnestische Daten wie Obstipation, Diarrhö und Meteorismus (Blähbauch) sowie Blut im Stuhl (griech. Meläna) richtungweisende Befunde. Chemische Veränderungen des Blutfarbstoffes während der Darmpassage können den Stuhl schwarz erscheinen lassen (Teerstuhl), was ein Hinweis auf eine höhergelegene Blutungsquelle, z. B. im Magen, ist.

Spezielle Diagnostik. Mit den bisherigen *Endoskopen* ist der Dünndarm lediglich bis zum Duodenum einsehbar. Jejunum und Ileum werden durch orale Kontrastmittelapplikation röntgenologisch dargestellt (MDP mit Verfolgung). Der *Kolonkontrasteinlauf* ist praktisch vor jeder Dickdarmoperation erforderlich, weil er die anatomische Zuordnung pathologischer Befunde besser ermöglicht als die Endoskopie. Mit dem starren *Rektoskop* sind Enddarm und unteres Sigma einsehbar, mit flexiblen Geräten der gesamte Dickdarm *(Koloskopie).*

Auf transanalem Wege läßt sich mit Ultraschall die Ausdehnung von Rektumtumoren beurteilen *(Endosonographie).* Diese Untersuchung ist für die Frage wichtig, ob das Rektum reseziert (ohne Anus praeter) oder exstirpiert werden muß (mit Anus praeter). Die Einführung eines druckmessenden Ballons in den Schließmuskel erlaubt eine funktionelle Druckmessung des Sphinkterapparates *(Sphinktermanometrie),* was vor einer ileoanalen Pouch-Operation von Bedeutung ist.

Die Stuhluntersuchung auf Parasiten (Durchfallerreger, Wurmeier) ist in der Chirurgie seltener indiziert, wichtiger hingegen die Fahndung nach okkultem („verstecktem") Blut mit geeigneten Teststreifen. Bezüglich des Tumormarkers CEA s. S. 142.

Fehlbildungen

Lageanomalien des Darms können durch embryonale *Malrotation* bedingt sein. Sie bedürfen nur bei Komplikationen (z. B. Ileus) einer Behandlung. Selten ist ein angeborener Verschluß des Darmlumens, meist als *Analatresie* oder *Rektumatresie* in Erscheinung tretend. Hier muß sofort durch Operation der natürliche Ausgang hergestellt oder ein Anus praeter angelegt werden.

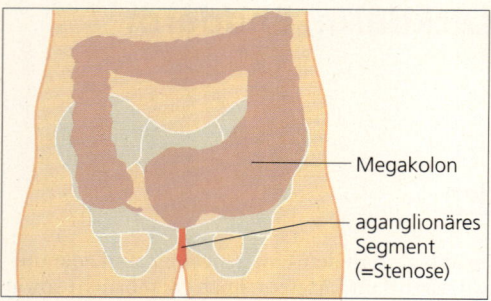

Abb. 23.**1 Morbus Hirschsprung.** Angeborenes
Megakolon

Megakolon

aganglionäres
Segment
(=Stenose)

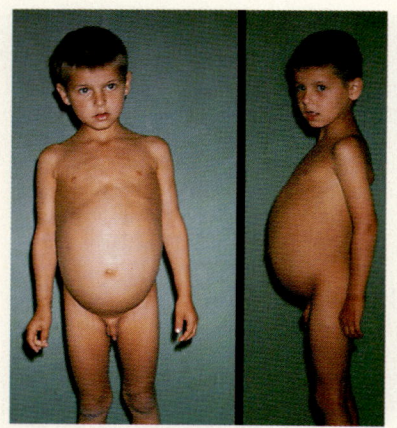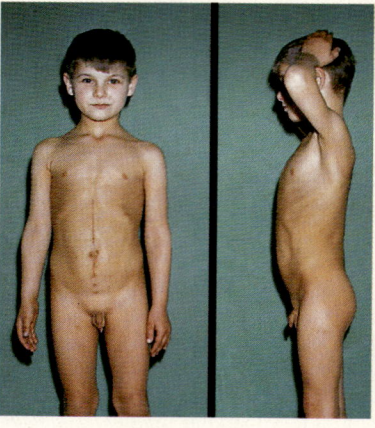

Abb. 23.**2 Morbus Hirschsprung**
a Präoperative Auftreibung des Abdomens durch den dilatierten Dickdarm

b Postoperativer Befund (gleicher Patient)

Häufig hingegen ist das *Duodenaldivertikel*, welches als Zufallsbefund entdeckt wird und normalerweise keinen Krankheitswert besitzt.

Morbus Hirschsprung. Für die krankhafte Erweiterung des Dickdarms
(= *Megakolon)* gibt es erworbene und angeborene Ursachen. Die wichtigste
angeborene Form ist der *Morbus Hirschsprung* (dänischer Arzt, 1830–1916),
bei dem sich eine kurzstreckige Rektumstenose findet (Abb. 23.**1**). In dem
enggestellten Bereich fehlt das Nervengeflecht, welches die normale Peristal-

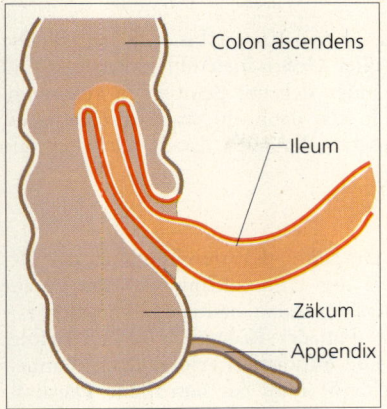

Abb. 23.**3** **Invagination.** Das terminale Ileum ist in den aufsteigenden
Dickdarm eingestülpt

Colon ascendens

Ileum

Zäkum

Appendix

tik regelt (aganglionäres Segment). Proximal der Stenose staut sich der Dickdarm monströs auf (Megakolon, Abb. 23.**2**). Die Behandlung ist meist durch
Resektion der Stenose möglich. Bei starker Dilatation des Darms wird vorübergehend ein Anus praeter geschaffen und das enge Segment nach Normalisierung des Darmlumens reseziert.

Invagination   selten

▷ Teleskopartige Einstülpung eines Darmabschnittes in einen anderen, fast
nur bei Kleinkindern vorkommend.

Ätiologie

Voraussetzung ist eine abnorme Beweglichkeit der Darmschlingen. Störungen
der Peristaltik (Diarrhö, Abführmittel) begünstigen das Auftreten einer Invagination. Gelegentlich findet man gutartige Tumoren in dem eingestülpten
Darmabschnitt, was ebenfalls als Entstehungsmechanismus diskutiert wird.

▌ Fast immer ist das terminale Ileum in das Zäkum und Colon ascendens
eingeschoben! (Abb. 23.**3**)

Folge ist eine Drosselung der Durchblutung im invaginierten Bereich, was ein
Stauungsödem der Darmwand mit Blutaustritt in das Darmlumen verursacht.

Klinik

Betroffen sind fast ausschließlich Säuglinge und Kinder bis zu 2 Jahren. Die Symptomatik beginnt dramatisch aus voller Gesundheit mit Erbrechen und heftigsten Leibschmerzen, wobei die Kinder sich vor Schmerzen krümmen. Nach kurzfristiger Linderung entwickelt sich dann ein mechanischer Ileus. Häufig wird etwas blutiger Stuhl abgesetzt, der auch durch rektal-digitale Untersuchung erkannt werden kann.

Therapie

Nach orientierender Sonographie wird ein Kolon-KE durchgeführt, der oftmals als endgültige Therapie wirkt. Bei der Untersuchung kommt es zur Druckerhöhung im Dickdarm, wobei das Invaginat häufig vollkommen zurückgedrängt werden kann (Reposition). Hat der Kolon-KE keinen Erfolg, muß das Kind sofort operiert werden. Die Reposition erfolgt dann manuell durch den Chirurgen, bei stärkerer Ischämie muß der betroffene Darmabschnitt reseziert werden.

Entzündungen

Eine Entzündung des Dünndarms wird als *Enteritis*, des Dickdarms als *Kolitis* und des Enddarms als *Proktitis* bezeichnet. Häufig sind mehrere Darmabschnitte befallen, so z. B. bei der Enterokolitis (Dünn- und Dickdarm). Eine Vielzahl von Krankheitsbildern ist beschrieben, die zum Teil durch definierte Erreger ausgelöst werden (z. B. Typhus, Amöbenruhr), teils als Begleitmanifestation generalisierter Virusinfekte („grippaler Infekt") auftreten. Neben uncharakteristischen Entzündungszeichen (Fieber, Leukozytose, BSG-Erhöhung) sind Erbrechen, Durchfall und krampfartige Leibschmerzen als Leitsymptome anzusehen. Die meisten Krankheitsbilder fallen in das Gebiet der inneren Medizin. Hier sind nur die chirurgisch wichtigsten Entzündungen dargestellt.

Appendizitis   sehr häufig

▶ Entzündung des Wurmfortsatzes (= Appendix). In Laienkreisen fälschlich als „Blinddarmentzündung" bezeichnet (Blinddarm = Zäkum).

Ätiologie

Wichtigster pathogenetischer Faktor ist die mechanische Obstruktion des Appendixlumens durch einen Kotstein (verhärteter Stuhlballen).

Klinik

Die Appendizitis ist die häufigste aller akuten Abdominalerkrankungen (ca. 50%).

Sie kann in jedem Alter auftreten, meistens jedoch vor dem 30. Lebensjahr. Typische Symptome sind: *Schmerzen* im rechten Unterbauch (am sogenannten McBurney-Punkt, zwischen Nabel und vorderem oberen Darmbeinstachel, 1889 von dem amerikanischen Arzt McBurney beschrieben). Ferner *Übelkeit*, *Brechreiz* und *Temperaturdifferenz* rektal zu axillär ca. 1 °C (normalerweise ist die rektale Temperatur nur 0,5 °C höher). *Leukozytose* (im Frühstadium nicht obligatorisch).

Als *Loslaßschmerz* bezeichnet man folgendes Symptom: Der Patient verspürt einen plötzlichen Schmerz im rechten(!) Unterbauch, wenn der Untersucher die zuvor im linken(!) Unterbauch eingedrückte Bauchdecke plötzlich losläßt. Der Loslaßschmerz ist Zeichen einer peritonealen Reizung im rechten Unterbauch durch die Appendizitis.

Im Einzelfall können die Symptome äußerst unterschiedlich sein, was durch die variable anatomische Lage des Wurmfortsatzes erklärt wird. Deshalb ist die präoperative Diagnosestellung äußerst schwierig und in etwa 20% falsch. Die wichtigsten *differentialdiagnostischen* Krankheitsbilder, die ähnliche Symptome hervorrufen, sind: Enteritis (Durchfall!), Harnleiterstein rechts und Harnwegsinfekt (pathologisches Urinsediment), gynäkologische Erkrankungen (Adnexitis rechts!).

Obligatorische Untersuchungen, die bei Appendizitisverdacht vom Pflegepersonal in die Wege geleitet werden können, sind:
* Temperaturmessung axillär und rektal,
* kleines Blutbild,
* Urinsediment.

Die Abdomenleeraufnahme ist zur Appendizitisdiagnostik nicht geeignet. Sonographisch ist die entzündlich geschwollene Appendix hingegen oft sichtbar. Für die Diagnosestellung ist aber der klinische Befund entscheidend.

Die Anamnese erstreckt sich meistens nur über einige Stunden, ein längerer Verlauf ist eher untypisch. Eine Appendizitis *kann* spontan ausheilen, wobei das entzündliche Infiltrat vom Körper resorbiert wird. Häufiger hingegen *perforiert* die Wand des Wurmfortsatzes, wenn nicht zuvor die Appendektomie vorgenommen wird. Bei Durchbruch in die freie Bauchhöhle entsteht eine lebensbedrohliche *Peritonitis*, bei gedeckter Perforation bleibt die Eiterausdehnung auf den rechten Unterbauch beschränkt (perityphlitischer Abszeß).

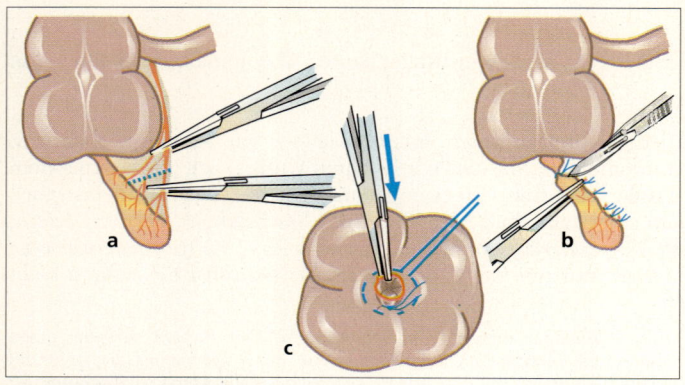

Abb. 23.**4 Appendektomie**
a Durchtrennung der Blutgefäße
b Abschneiden des Wurmfortsatzes an seiner Basis
c Versenken des Appendixstumpfes in das Zäkum mit einer Pinzette.
Verschluß des Darmes durch Anziehen der Tabaksbeutelnaht

Therapie

Bei klinischem *Verdacht* auf eine Wurmfortsatzentzündung ist die Appendektomie indiziert. Dabei nimmt man bewußt in Kauf, daß die Diagnose präoperativ nicht mit letzter Sicherheit gestellt werden kann. Das Risiko des Zuwartens mit der Möglichkeit der Perforation und Peritonitis liegt jedoch bei weitem höher als die Gefahren des relativ kleinen operativen Eingriffs. Ein konservativer Behandlungsversuch kommt nur in Ausnahmefällen in Frage (z. B. Frühschwangerschaft), wobei Bettruhe, Nahrungskarenz, Antibiotika und lokales Auflegen einer Eisblase verordnet werden.

Die *Appendektomie* wird in Vollnarkose von einem Wechselschnitt oder pararektalen Schnitt vorgenommen (Abb. 1.**20**, S. 29f). Der meist fingerlange Wurmfortsatz wird an der Basis abgetragen, die entstehende Öffnung im Zäkum durch Tabaksbeutelnaht verschlossen (Abb. 23.**4**). Die eröffneten Schichten der Bauchwand werden einzeln von innen nach außen durch Naht verschlossen (Peritoneum, Faszie, subkutanes Fettgewebe, Haut). Die Hautnaht erfolgt mit nicht-resorbierbarem Faden, die tieferen Schichten werden mit auflösbarem Material genäht. Der Eingriff dauert etwa 20 Minuten. Eine Drainage wird nicht eingelegt. War die Appendix hingegen perforiert („durchgebrochen"), so werden mindestens 2 Drainagen eingebracht. Eine liegt im Douglas-Raum (tiefster Punkt der Bauchhöhle), eine im Bereich der Absetzungsstelle des Wurmfortsatzes. Diese Abszeßdrainagen werden mehrere Tage belassen, bis sie kein trübes Sekret mehr fördern. Bei nicht perforierter Appendizitis kann der orale Kostaufbau am ersten postoperativen Tag begonnen werden, sofern sich die Darmatonie normalisiert hat (Peristaltik, Windabgang).

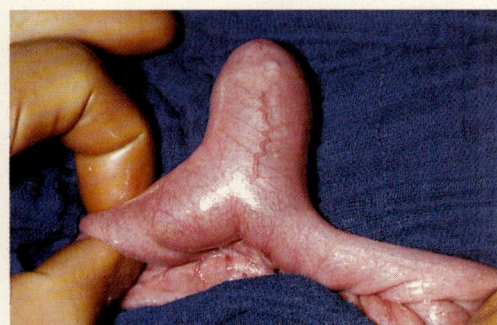

Laparoskopische Appendektomie. Der Wurmfortsatz kann auch laparoskopisch abgetragen werden. Da es sich bei der akuten Appendizitis um einen Notfalleingriff handelt, wird das offen-chirurgische Vorgehen in den meisten Kliniken bevorzugt.

Meckel-Divertikel selten

▶ Bei 2 % aller Menschen findet sich als Rest des embryonalen Dotterganges eine handschuhfingergroße Ausstülpung des Dünndarmes, meistens 60–100 cm proximal der Ileozäkalklappe, im Ileum lokalisiert (Abb. 23.**5**). Benennung nach dem deutschen Anatom Meckel (1781–1833).

Klinik

Das Meckel-Divertikel macht üblicherweise während des gesamten Lebens keinerlei Beschwerden und hat deshalb keinen Krankheitswert. Seine Existenz wird meist zufällig erkannt (Laparotomie aus anderen Gründen). Das Divertikel kann jedoch Quelle mehrerer Komplikationen sein, die zu chirurgischem Eingreifen Anlaß geben. Die häufigste Komplikation ist die *Blutung* in den Dünndarm (untere gastrointestinale Blutung, Abb. 34.**3**, S. 555), die besonders bei Kindern auftritt. In diesen Fällen läßt sich in dem Meckel-Divertikel histologisch embryonal versprengte Magenschleimhaut nachweisen, was Ulzerationen und Blutung zur Folge hat. Die zweitwichtigste Komplikation ist die *Entzündung* des Divertikels, deren Entstehung und Symptomatik einer Appendizitis ähnelt.

Therapie

Das zufällig entdeckte, symptomlose Meckel-Divertikel braucht nicht entfernt zu werden. Ist es jedoch Quelle einer Darmblutung oder entzündlich verändert, so erfolgt die operative Abtragung.

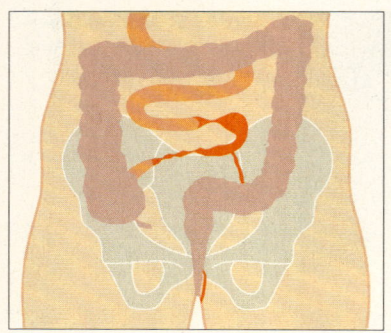

Abb. 23.**6 Morbus Crohn.** Typisch sind die entzündlichen Stenosen im terminalen Ileum mit Fistelbildung (hier Fistel zum Sigma und Analfistel)

Morbus Crohn (Ileitis terminalis)   selten

▶ Entzündliche Darmerkrankung ungeklärter Ursache, die mit Stenosen und Fistelbildung zu benachbarten Organen einhergeht (Abb. 23.**6**). Sie kann den gesamten Magen-Darm-Kanal befallen, tritt jedoch bevorzugt im unteren Dünndarm (terminales Ileum) in Erscheinung, was zu den synonymen Bezeichnungen *Ileitis terminalis* und *Enteritis regionalis* geführt hat. Erstbeschreibung 1932 durch den amerikanischen Arzt Crohn.

Ätiologie

Diskutiert wird ein Virusinfekt mit sekundärer Immunreaktion.

Klinik

Die Krankheit kann akut mit *Schmerzen* im rechten Unterbauch (wie eine Appendizitis) einsetzen, jedoch auch chronisch und schubweise verlaufen. Krampfartige Bauchschmerzen und wässeriger, *häufiger Stuhlgang* (bis 20 pro Tag), oft mit blutigen Beimengungen, ist typisch. Die entzündlichen Darmveränderungen führen zum Wanddurchbruch mit Ausbildung von Fistelgängen in benachbarte Hohlorgane (andere Darmabschnitte, Harnblase, Vagina) oder zur Haut (enterokutane Fistel). Am häufigsten manifestieren sich die Fisteln in der Region des Afters (Analfisteln), was gelegentlich erstes Symptom des Morbus Crohn ist und immer an diese Erkrankung denken lassen muß. Bei längerem Verlauf kommt es zu Gewichtsverlust und körperlicher Unterentwicklung durch ungenügende Nahrungsresorption (Malabsorption). Die entzündliche Verengung (Stenose) der betroffenen Darmsegmente mit Fistelbildung ist durch MDP mit Verfolgung zu erkennen, ein Dickdarmbefall durch Kolon-KE oder Koloskopie.

Therapie

Die Behandlung ist primär internistisch-konservativ (z. B. Azulfidine, Metronidazol, Cortison, Antidiarrhoika, parenterale Ernährung). Chirurgische Maßnahmen sind indiziert, wenn die Erkrankung zu Stenosen (chronischer Ileus), Perforation (Peritonitis) oder Fisteln geführt hat. Die erkrankten Darmabschnitte werden reseziert (meistens *Ileozäkalresektion*) und durch End-zu-End-Naht vereinigt. Kurzstreckige Stenosen werden durch *Strikturoplastik* erweitert (Abb. 23.**9**, S. 438).

Colitis ulcerosa   selten

▷ Unspezifische, geschwürige Entzündung des Dick- und Enddarms unklarer Genese. Nach Jahren Entwicklung von Epitheldysplasien (= Präkanzerose).

Ätiologie

Autoimmunmechanismus, wobei das ursächliche Antigen bisher nicht bekannt ist. Psychogene Faktoren scheinen ebenfalls von Bedeutung zu sein.

Klinik

Die Krankheit beginnt akut oder schleichend, meistens zwischen 20. und 30. Lebensjahr. Leitsymptom sind *blutig-schleimige Durchfälle*, wobei bis zu 40 Stuhlentleerungen am Tag vorkommen. Endoskopisch zeigt sich eine hochrote, entzündete Schleimhaut mit tiefgreifenden Ulzerationen. Als Manifestation der Systemerkrankung werden Hautveränderungen, Gelenkschmerzen und Augenbeteiligung (z. B. Iritis) beobachtet.

> Im Gegensatz zum Morbus Crohn ist bei mehrjähriger Krankheitsdauer mit der gehäuften Entstehung von Dickdarmkarzinomen zu rechnen *(Präkanzerose!)*.

Die Colitis ulcerosa beschränkt sich auf Kolon und Rektum, kann diese Abschnitte komplett erfassen oder auf umschriebene Darmsegmente begrenzt sein. Typische Komplikationen sind Blutung, Perforation, narbige Stenose, toxische Dickdarmerweiterung (Megakolon) und die maligne Entartung.

Therapie

Die konservative Behandlung ähnelt der des Morbus Crohn (s. dort). Im akuten Schub verlangt der durchfallbedingte Flüssigkeits- und Blutverlust eine entsprechende intravenöse Substitution. Unzureichender medikamentöser Therapieerfolg oder Komplikationen (Stenose, Perforation, toxisches Megakolon, Blutung, Karzinom) sind Indikationen zu operativem Vorgehen. Dabei wird der gesamte Dickdarm entfernt *(Kolektomie)*, bei Rektumbefall zu-sätzlich der Enddarm. Der Schließmuskel bleibt jedoch erhalten.

Die Rekonstruktion erfolgt bevorzugt durch einen *ileoanalen Pouch* (engl.: Beutel), der einem künstlich geschaffenen Reservoir aus Dünndarmwand ent-spricht (Abb. 23.**14**) und eine gewisse Kontinenz ermöglicht. Weniger ge-bräuchliche Alternativen zur Pouch-Operation sind die Ausleitung des Dünn-darms als permanentes endständiges Ileostoma oder (bei erhaltenem Rektum) die Ileorektostomie.

Divertikulitis häufig

▶ Divertikel sind bläschenartige Ausstülpungen. Ihre gehäuftes Auftreten am Dickdarm wird als *Divertikulose* bezeichnet. Bei entzündlichen Veränderun-gen spricht man von *Divertikulitis* (Abb. 23.**7**).

Ätiologie

Dickdarmdivertikel werden mit zunehmendem Alter erworben und haben bei fehlenden Komplikationen keinerlei Krankheitswert. Bei 70jährigen sind in 80 % Kolondivertikel nachweisbar. Ursächlich werden schlackenarme Kost, Obstipation und Bewegungsmangel angeschuldigt. Wesentlicher Faktor für das Auftreten einer Entzündung in den erbsengroßen Divertikeln scheint der Kotstau zu sein.

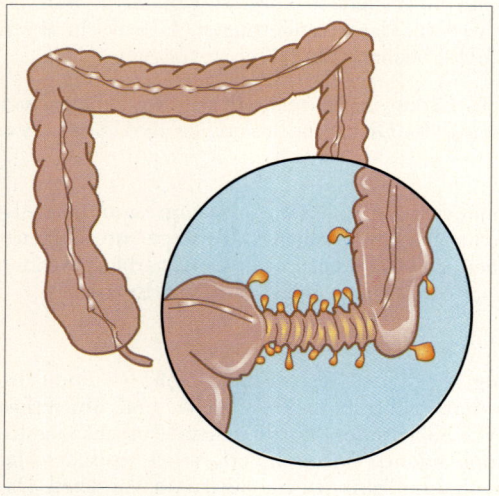

Abb. 23.**7 Divertikulitis.**
Die bläschenartigen Aus-stülpungen mit sekundären entzündlichen Veränderun-gen finden sich bevorzugt im Colon sigmoideum

Klinik

Die Divertikulose macht keine Beschwerden. Bei Entzündung (Divertikulitis) tritt Fieber, Leukozytose, BSG-Erhöhung sowie ein lokaler Druckschmerz auf. Weil die Divertikulitis fast immer das Sigma befällt, sind die Schmerzen im linken Unterbauch lokalisiert (ähnlich einer „linksseitigen" Appendizitis). Komplikationen sind Stenose („Divertikulitistumor"), Blutung und Perforation.

Therapie

Die Primärbehandlung ist konservativ und umfaßt Bettruhe, Nahrungskarenz, Infusionsbehandlung, Antibiotika. Nach Abklingen der entzündlichen Erscheinungen schlackenreiche Kost zur Rezidivprophylaxe. Stenosierung (Ileus), Blutung und Perforation erfordern die chirurgische Entfernung des erkrankten Darmabschnittes (Sigmaresektion). Bei Sigmaperforation wird die Operation zweizeitig vorgenommen (1. OP: Hartmann-Operation, 2. OP: Kontinuitätswiederherstellung. Näheres S. 441).

> **Merke:** Bei akuter Sigmadivertikulitis sind Kolonkontrasteinlauf oder Koloskopie wegen Perforationsgefahr kontraindiziert! Die Diagnostik erfolgt erst nach Abklingen der Entzündungszeichen (ca. 5 Tage).

Gefäßerkrankungen des Darmes

Lediglich erwähnt sei die *Angiodysplasie*, die als wenige Millimeter große Gefäßerweiterung (vaskuläre Ektasie) in der Dickdarmschleimhaut durch Arrosion oder Ruptur zu schwerer intestinaler Blutung führen kann. Der Nachweis gelingt am besten angiographisch, die Behandlung durch endoskopische Elektrokoagulation oder Kolonresektion.

Die wichtigste Gefäßerkrankung des Darms ist hingegen der *Mesenterialarterienverschluß*, wobei es durch Embolie oder Thrombose zur Darmischämie (Gangrän) kommt (Kapitel 36, S. 583).

Gutartige Darmtumoren

Am *Dünndarm* sind gutartige (und bösartige!) Geschwülste selten. Gelegentlich findet man Myome, Lipome, Neurinome, Hämangiome und andere. Sie machen meistens keine Beschwerden, vereinzelt Blutung oder Ileus.

Hervorgehoben sei das semimaligne *Karzinoid*, welches man bevorzugt am Dünndarm oder der Appendix beobachtet. Das Karzinoid gehört zu den insgesamt seltenen hormonaktiven Darmtumoren. Es produziert Serotonin, welches u. a. eine charakteristische anfallsartige Gesichtsrötung (Flush) verursachen kann. Das primär gutartige Karzinoid metastasiert nach Jahren in Lymphknoten und Leber, weshalb es zu den semimalignen Tumoren gerechnet wird. Symptome treten erst bei ausgedehnter Metastasierung auf.

Am *Dickdarm* spielen gutartige Geschwülste ebenfalls nur eine geringe Rolle. Eine Ausnahme bilden die Adenome im Kolon und Rektum, weil sie als Vorstufe eines Karzinoms anzusehen sind (Präkanzerose).

Kolorektales Adenom   sehr häufig

▶ Primär gutartige Schleimhautgeschwulst des Dickdarms oder Enddarms. Histologisch unterscheidet man das *tubuläre* von dem *villösen* Adenom sowie Mischformen (tubulovillöses Adenom). Die kolorektalen Adenome sind die häufigsten Tumoren des Dick- und Enddarms. Mit zunehmendem Alter werden sie öfter gefunden.

> **Merke:** Das kolorektale Adenom gilt als Präkanzerose, weil es gehäuft zum Karzinom entartet!

Mit zunehmender Größe des Adenoms (ca. 3 cm) wird die Zellstruktur der bedeckenden Schleimhaut unregelmäßig, was man als *Epitheldysplasie* oder *Epithelatypie* bezeichnet. Die Zellen selbst sehen unter dem Mikroskop wie Krebszellen aus, weshalb man diesen Befund auch als „Carcinoma in situ" (Cis) beschreibt. Ein Karzinom liegt in diesem frühen Stadium jedoch noch nicht vor, weil die atypischen („malignen") Zellen noch keinen Anschluß an Lymph- und Gefäßbahnen gefunden haben und deshalb nicht metastasieren können. Infiltriert das atypische Zellwachstum hingegen in die submuköse Schicht, so ist die Möglichkeit der lymphogenen und hämatogenen Metastasierung gegeben. Aus dem kolorektalen Adenom ist dann ein Adenokarzinom geworden.

Wegen ihrer polypenartigen Vorwölbung in das Darmlumen werden die kolorektalen Adenome häufig als „Darmpolypen" bezeichnet. Dieser Sammelbegriff erscheint insofern ungeeignet, als er die histologische Differenzierung und die Problematik der karzinomatösen Entartung nicht widerspiegelt. Statt von einem gutartigen Polyp spricht man besser vom Adenom (mit oder ohne Zellatypien), beim „krebsig entarteten Polypen" besser vom Karzinom, sofern die Submukosa infiltriert ist.

Klinik

Die kolorektalen Adenome machen normalerweise keine Beschwerden. Oberflächliche Erosionen können zu geringer *Blutung* führen, was klinisch nicht in Erscheinung tritt, jedoch einen positiven Hämoccult-Test bedingen kann. Auch stärkere Blutungen kommen vor.

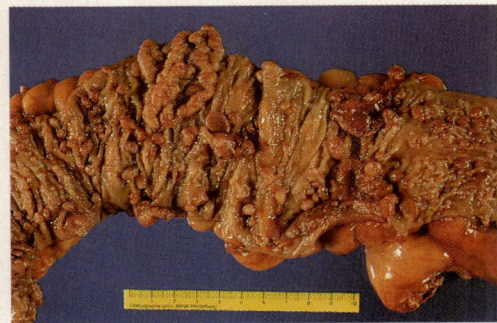

Abb. 23.**8 Familiäre adenomatöse Polyposis.** Im operativ entfernten und aufgeschnittenen Dickdarm sieht man unzählige Polypen

Therapie

Wegen des Risikos der malignen Entartung sollten alle kolorektalen Adenome entfernt werden. Kleinere Adenome (bis ca. 3 cm) können endoskopisch durch Schlingenabtragung geborgen werden, bei größeren Adenomen ist die operative Entfernung durch Laparotomie und Kolotomie erforderlich. Danach sollten Kontrolluntersuchungen durch Endoskopie in ca. jährlichen Abständen erfolgen.

Familiäre adenomatöse Polyposis. Bei dieser seltenen Erbkrankheit finden sich im gesamten Dickdarm hunderte von Adenomen, welche die Schleimhaut „wie ein Rasen" bedecken und schon in der Jugend zum Karzinom entarten (Abb. 23.**8**). Nur die rechtzeitige komplette Entfernung des Dickdarms (Proktokolektomie mit ileoanalem Pouch) kann der Krebsentstehung vorbeugen.

Bösartige Darmtumoren

Am Dünndarm sind maligne Tumoren sehr selten. Am Dick- und Enddarm gehört das Karzinom hingegen zu den häufigsten Organkrebsen (Abb. 6.**1**, S. 140).

Kolorektales Karzinom   sehr häufig

▶ Maligner Tumor des Dick- und Enddarms, meistens als Adenokarzinom vom Drüsenepithel ausgehend. Gehäuftes Auftreten zwischen 50. und 70. Lebensjahr. Prognose im Vergleich zu anderen Organkrebsen relativ günstig.

Ätiologie

Die Ursache ist letztlich unklar. Meistens geht die Karzinomentstehung von einem *Adenom* aus. Disponierende Erkrankungen sind ferner die familiäre adenomatöse Polyposis und die Colitis ulcerosa.

Klinik

Als Frühsymptom gilt jede Veränderung der *Stuhlgewohnheit* (z. B. Obstipation, Meteorismus), was vom Patienten meist über Monate verkannt wird. Spätere Symptome sind *Blutung* in das Darmlumen, *Schmerzen* und *Stenose* (Ileus). Schleichende (geringe) Blutverluste werden als chronische Anämie augenfällig. Sie sind ferner als okkultes Blut im Stuhl nachweisbar (z. B. Häm-occult-Test).

Metastasierung

Direkte Tumorausbreitung. Die Geschwulst kann in Nachbarorgane einbrechen, so beispielsweise das Rektumkarzinom in die Harnblase oder Vagina. Nach Überschreiten des peritonealen Serosaüberzugs entsteht eine Peritonealkarzinose.

Lymphogene Metastasierung. Das Kolonkarzinom metastasiert in kranialer Richtung in die regionären mesenterialen Lymphknoten und später in die retroperitonealen Drüsen. Das tiefsitzende Rektumkarzinom breitet sich lymphogen zusätzlich in seitliche und ventrale Richtung (Leistenlymphknoten) aus, weshalb seine Prognose schlechter ist als beim Dickdarmkrebs.

Hämatogene Metastasierung. Entsprechend dem venösen Abfluß über die Pfortader finden sich Fernmetastasen bevorzugt in der Leber (Abb. 6.**3**, S. 144).

Diagnose

Zur *Früherkennung* hat der Stuhltest auf verstecktes Blut vorrangige Bedeutung (z. B. Hämoccult, hemo Fec), weil er in der Lage ist, bei noch asymptomatischen Patienten auf einen Tumor hinzuweisen. Es sei jedoch betont, daß dieser Test keinesfalls alle kolorektalen Karzinome erfaßt, andererseits bei positivem Blutnachweis keinesfalls immer ein Karzinom die Blutungsquelle darstellt (andere Ursachen sind beispielsweise Adenome oder Divertikulitis). Die rektal-digitale Untersuchung (Austastung des Rektums mit dem Finger) gehört ebenfalls zur Vorsorgeuntersuchung. Damit können jedoch nur etwa 30 % aller kolorektalen Karzinome erkannt werden. Der Tumormarker CEA ist bei kolorektalen Karzinomen häufig (aber nicht immer) erhöht.

Diagnostik. Endoskopie (mit Biopsie) oder Kolonkontrasteinlauf zeigen die Tumorstenose. Oberbauchsonographie zum Ausschluß von Lebermetastasen.

Beim Rektumkarzinom gibt die Endosonographie (EUS) Aufschluß über die Infiltrationstiefe. Ausgedehnte Rektumkarzinome erfordern bei der Frau eine gynäkologische Untersuchung (Infiltration der Vagina) und beim Mann eine Zystoskopie (Infiltration in die Harnblase).

Therapie

Kolonkarzinom. Der befallene Dickdarmabschnitt wird mit seinem Lymphabflußgebiet en bloc reseziert (S. 442 f). Die Absetzungsränder werden durch End-zu-End-Anastomose vereinigt, womit ein künstlicher Darmausgang nicht erforderlich ist. Das Kolonkarzinom hat von allen malignen Organkrebsen die beste Prognose. Die Dauerheilungsrate beträgt 60 %, bei fehlender Lymphknotenbeteiligung 80 %.

Rektumkarzinom. Bei dieser Tumorlokalisation stellt sich die für den Patienten bedeutsame Frage, ob der Sphinkterapparat erhalten werden kann. Tiefsitzende Karzinome (bis zu ca. 7 cm oberhalb des Anus) verlangen aus Radikalitätsgründen die Rektumexstirpation mit Entfernung des Kontinenzorganes, womit der Patient lebenslang einen endständigen Anus praeter trägt. Höhergelegene Malignome des Enddarms können wie ein Kolonkarzinom reseziert werden (anteriore Resektion, S. 444), wobei der Defekt durch Anastomose überbrückt wird und ein Anus praeter nicht erforderlich ist. Allenfalls wird vorübergehend (für einige Wochen) ein doppelläufiges Deviationsstoma angelegt, um die Anastomosenheilung in der Tiefe des kleinen Beckens zu sichern (vgl. Kapitel 24).

Das kolorektale Karzinom sollte auch bei nachgewiesener Fernmetastasierung mit palliativer Zielsetzung operiert werden, um einer lebensbedrohlichen Blutung oder einem Ileus durch Tumorstenose vorzubeugen. Die *Strahlentherapie* kommt als palliative Maßnahme bei nicht operablen Rektumkarzinomen in Frage. Die vorübergehende Beseitigung einer Tumorstenose im Rektum ist auch durch *Laserbehandlung* möglich. In Kliniken mit entsprechender Ausrüstung kann auch eine intraoperative Bestrahlung (*IORT*, S. 151) des Lymphabflußgebietes erfolgen. *Chemotherapie* hat bei kolorektalen Karzinomen keine nennenswerte Bedeutung.

Operative Verfahren am Darm

Wird der Darm eröffnet, um beispielsweise einen Fremdkörper oder ein Adenom zu entfernen, so wird der Eingriff durch den Anhang „*tomie*" gekennzeichnet. Enterotomie bedeutet also Dünndarmeröffnung, Kolotomie Dickdarmeröffnung. Eine Resektion findet nicht statt, die Inzision der Darmwand wird wieder vernäht.

Häufiger sind hingegen die Resektionen, bei denen ein Stück Darm entfernt und die Kontinuität durch Naht (= Anastomose) wiederhergestellt wird. Die Bezeichnung einer solchen Anastomose umfaßt die beiden vereinigten Darmabschnitte und den Anhang „*stomie*" (vgl. Abb. 23.**12**).

Eingriffe am Dünndarm

Ohne Dünndarm ist eine ausreichende orale Ernährung nicht möglich. Müssen mehr als zwei Drittel des gut 4 m langen Dünndarms reseziert werden, so ist mit klinisch manifestem Stoffwechseldefizit zu rechnen.

Dünndarmresektionen sind häufige Eingriffe, die keiner weiteren Erläuterung bedürfen. Sie sind beispielsweise bei Strangulationsileus, irreversibler Ischämie oder stenosierender Entzündung (Morbus Crohn) indiziert, selten wegen eines primären Dünndarmtumors.

Wegen ihrer Besonderheit werden die Strikturoplastik und zwei in der Bauchchirurgie häufige Anastomosen dargestellt.

Strikturoplastik

▶ Erweiterung einer Dünndarmstenose (Striktur) ohne Schleimhauteröffnung (Abb. 23.**9**).

Der Eingriff wird bei Morbus Crohn vorgenommen, wenn der stenosierte Dünndarmabschnitt nur kurz (ca. 1 cm) ist. Der wesentliche Vorteil liegt darin, daß der wertvolle Dünndarm erhalten wird, weil keine Resektion stattfindet. Bei Patienten mit Morbus Crohn ist die Dünndarmlänge von besonderer Bedeutung (Nahrungsresorption!), weshalb man mit chirurgischen Resektionen zurückhaltend ist.

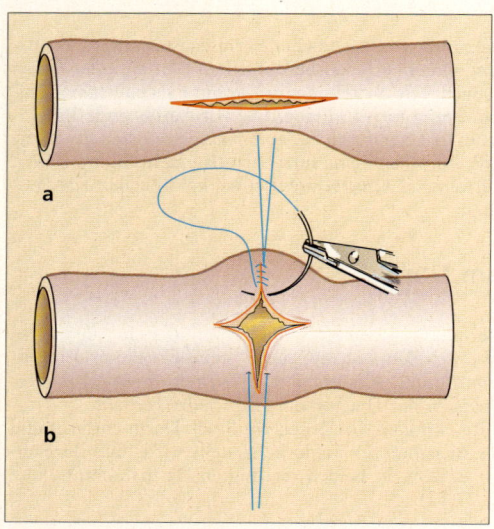

Abb. 23.**9 Strikturoplastik.** Durch Längsinzision und quere Vernähung der Darmwand läßt sich eine kurzstreckige Enge erweitern. Das Darmlumen wird dabei eröffnet. Der Eingriff ähnelt der Pyloroplastik am Magenausgang (vgl. Abb. 22.**6**)

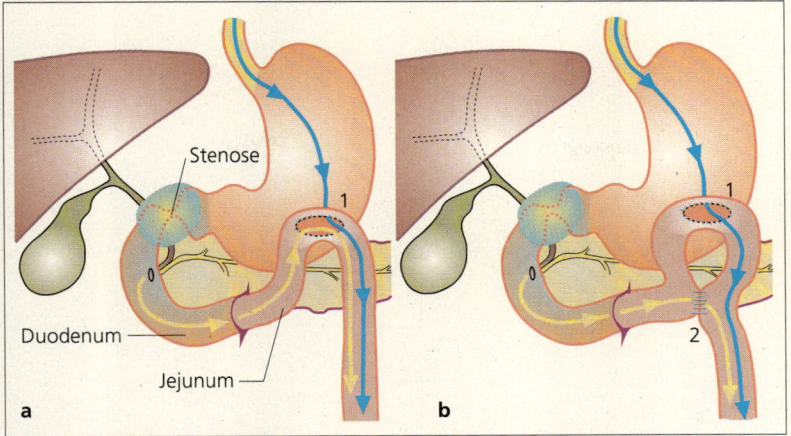

Abb. 23.10 Braun-Anastomose

a Die palliative Umgehung einer Stenose des Magenausgangs durch Gastroenterostomie = GE (1) hat den Nachteil, daß Galle- und Pankreassaft in den Magen fließen (Passage gelb markiert)

b Die zusätzlich angelegte Braun-Anastomose (2) schafft für die Verdauungssekrete einen direkten Weg in den abführenden Dünndarm. Weitere Braun-Anastomosen in Abb. 6.**4**, 22.**7**, 29.**1**

Braun-Anastomose

▷ Seit-zu-Seit-Anastomose zwischen zwei Jejunumschlingen (Abb. 23.**10**).

Bezeichnung nach dem deutschen Chirurgen Braun (1847–1911), auch Fußpunktanastomose genannt. Die Braun-Anastomose wird in Verbindung mit einigen Formen der Billroth-II-Resektion angewandt (vgl. Abb. 22.**5**) oder bei der Gastroenterostomie ohne Magenresektion (z. B. vordere GE). Über die Braun-Anastomose können Galle- und Pankreassaft direkt in den abführenden Dünndarm fließen, wodurch der unerwünschte Reflux in den Magen verhindert wird.

Roux-Anastomose

▷ End-zu-Seit-Anastomose zwischen zwei Jejunumschlingen (Abb. 23.**11**).

Von dem französischen Chirurgen Roux 1893 beschrieben. Nach Durchtrennung des Jejunums kann der untere Schenkel nach oben mobilisiert und mit Ösophagus, Magen, Gallenblase, Pankreas oder anderen Organen verbunden werden, um Speise oder Sekret abzuleiten. Man nennt diesen vielfältig ein-

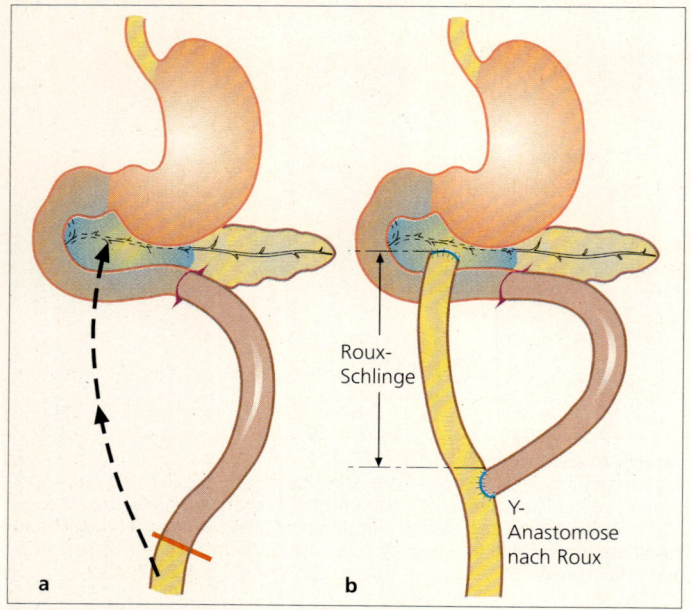

Abb. 23.**11 Roux-Anastomose**
a Das Jejunum wird etwa 40 cm unterhalb des Duodenums durchtrennt
b Der distale Dünndarmschenkel kann dann hochgezogen und mit einem anderen Hohlorgan anastomosiert werden (Beispiel: Pankreaskopfzyste). Weitere Roux-Anastomosen in Abb. 6.**4**, 22.**7**, 22.**8**, 29.**2**

setzbaren Jejunumabschnitt auch „Roux-Schlinge" oder „ausgeschaltete Schlinge nach Roux". Der ursprüngliche obere Schenkel wird End-zu-Seit an die hochgezogene Roux-Schlinge anastomosiert. Dadurch entsteht eine Y-förmige Konfiguration der Jejunumabschnitte, die „Y-Anastomose nach Roux".

Eingriffe an Kolon und Rektum

Der *Dickdarm* (Kolon) mißt etwa 1 m und dient der Stuhleindickung durch Wasserresorption. Der *Enddarm* (Rektum) ist etwa 16 cm lang. Kolon und Rektum sind nicht lebenswichtig. Nach Hemikolektomie ist die Stuhlkonsistenz verringert und die Entleerungsfrequenz auf 2–3/Tag erhöht. Eine Sigmaresektion hat keinen bedeutsamen Einfluß auf die Stuhlqualität. Nach Totalentfernung des Kolons (Kolektomie) ist der Stuhl wäßrig (Dünndarminhalt), was einen nennenswerten Flüssigkeits- und Elektrolytverlust bedingt. Dieser ist durch adäquate Ernährung auszugleichen.

Die Terminologie der wichtigsten resezierenden und ektomierenden Verfahren am Dick- und Enddarm ergibt sich aus Abb. 23.**12**. Man beachte, daß nach *Kolonresektion* üblicherweise eine primäre direkte Naht (Anastomose) zwischen den beiden Schnitträndern stattfindet. Die Bezeichnung dieser Anastomose beinhaltet die beiden vereinigten Darmabschnitte. Je „tiefer" (d. h. näher am Anus) die Anastomose gelegen ist, desto größer ist die Wahrscheinlichkeit einer Nahtinsuffizienz.

> **Merke:** Dickdarmanastomosen sind insuffizienzgefährdeter als Dünndarmanastomosen!

Ergänzend zu Abb. 23.**12** werden die Eingriffe an Sigma und Rektum wegen ihrer Besonderheit nochmals vorgestellt.

Hartmann-Operation (Abb. 23.**13**)

Die *Diskontinuitätsresektion* des Kolons nach Hartmann (Pariser Chirurg, 1860–1925) ist eine Laparotomie mit Resektion des Colon sigmoideum. Die Kontinuität wird nicht wieder hergestellt (keine Anastomose), sondern der zuführende Dickdarmanteil (Colon descendens) wird als endständiger Anus praeter ausgeleitet. Der abführende Schenkel (Rektum) bleibt in der Bauchhöhle und wird zugenäht („blind verschlossen"). Die Operation stellt als Notfalleingriff bei Peritonitis oder Ileus das sicherste Verfahren dar, weil eine primäre Anastomose des erkrankten Dickdarms vermieden wird.

Nach Abheilung der Peritonitis kann einige Wochen später in einer 2. Operation die Anastomosierung vorgenommen werden (= Kontinuitätswiederherstellung bzw. Anus-praeter-Rückverlagerung).

Einzeitige Sigmaresektion (Abb. 23.**12 e**)

Dieses Vorgehen ist der Normalfall bei elektiven Eingriffen.
1. Operation: Sigmaresektion mit End-zu-End-Anastomosierung in gleicher Narkose.

Zweizeitige Sigmaresektion (Abb. 23.**13**)

Wenn der Darm entzündet ist (z. B. Peritonitis) oder die Kolonwand stark gedehnt ist (z. B. Ileusdarm), steigt das Risiko einer Nahtinsuffizienz an. Bei derartigen Notfalleingriffen wird eine primäre Darmnaht deshalb gemieden und ein Anus praeter statt der Anastomose angelegt. Dieses Vorgehen ist indiziert bei perforierter Sigmadivertikulitis bzw. perforiertem Sigmakarzinom (Peritonitis) und bei stenosierendem Sigmatumor (Ileus).

1. Operation: Sigmaresektion. bei Peritonitis oder Ileus wird die primäre Anastomose vermieden, indem man das proximale Kolon als endständigen Anus praeter ausleitet. Der Rektumstumpf wird vorerst blind verschlossen (Hartmann-Operation).

Die Einzeldarstellungen zeigen im linken Bild die Ausgangssituation, wobei der zu entfernende Darmabschnitt blau unterlegt ist. Im rechten Bild ist der Endzustand nach Resektion mit fertiger Anastomose wiedergegeben.

Es bedeuten:
E=Bezeichnung des Eingriffs
R=Resektat (entfernter Darm)
A=Bezeichnung der Anastomose

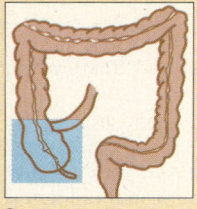 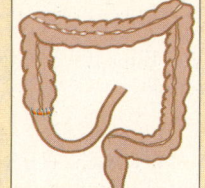

a

E= Ileozäkalresektion
R= terminales Ileum, Zäkum,
     Aszendens (z.T.)
A= Ileoaszendostomie

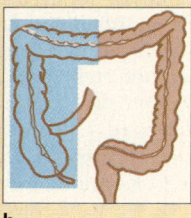 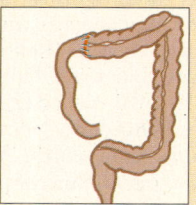

b

E= Hemikolektomie rechts
R= Aszendens mit Zäkum
A= Ileotransversostomie

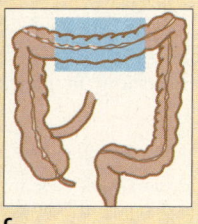 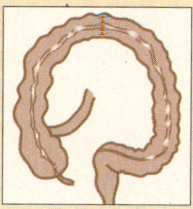

c

E= Transversumresektion
R= Querkolon
A= Transversotransversostomie

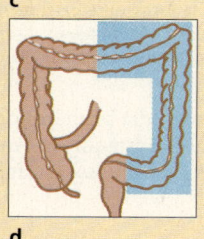 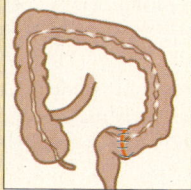

d

E= Hemikolektomie links
R= Colon descendens
A= Transversosigmoidostomie

Abb. 23.**12** **Operative Verfahren an Kolon und Rektum**

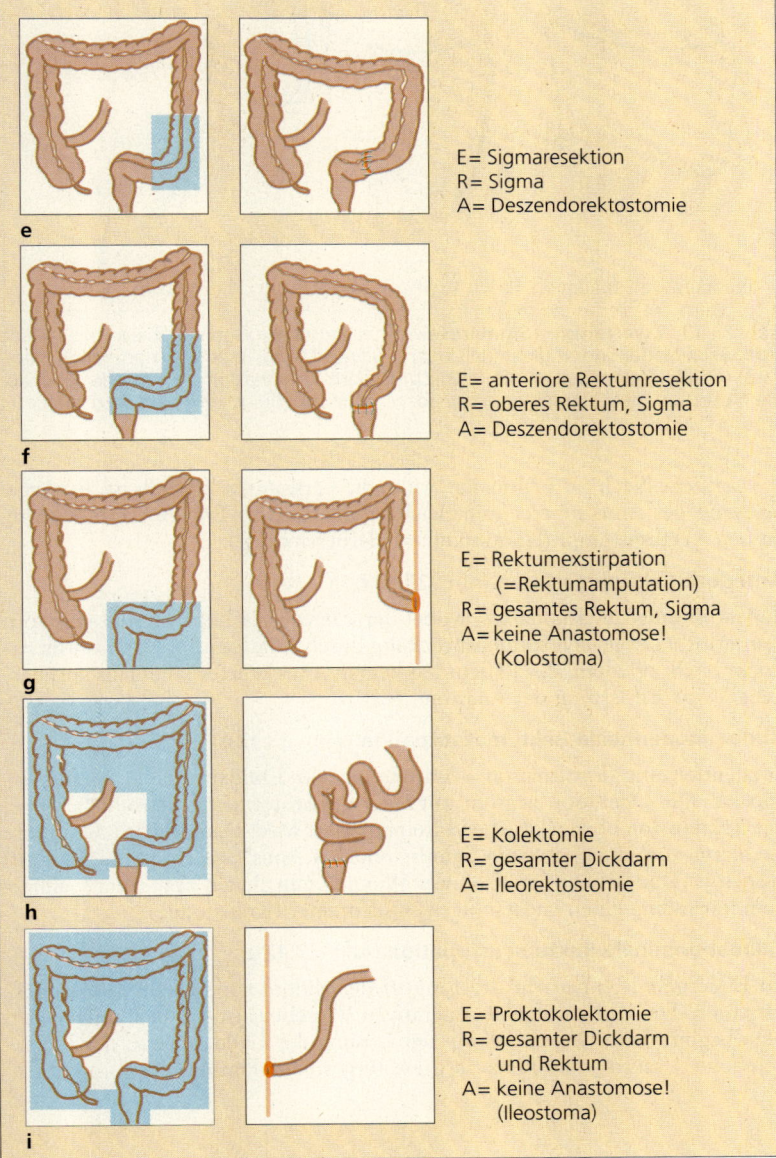

E = Sigmaresektion
R = Sigma
A = Deszendorektostomie

e

E = anteriore Rektumresektion
R = oberes Rektum, Sigma
A = Deszendorektostomie

f

E = Rektumexstirpation
   (=Rektumamputation)
R = gesamtes Rektum, Sigma
A = keine Anastomose!
   (Kolostoma)

g

E = Kolektomie
R = gesamter Dickdarm
A = Ileorektostomie

h

E = Proktokolektomie
R = gesamter Dickdarm
   und Rektum
A = keine Anastomose!
   (Ileostoma)

i

Abb. 23.**12**

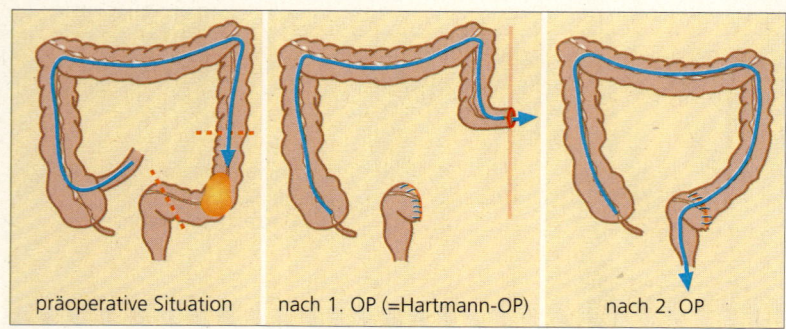

Abb. 23.13 Zweizeitige Sigmaresektion. Beim Notfalleingriff (Peritonitis oder Ileus) erfolgt beim Ersteingriff lediglich die Resektion des erkrankten Darmabschnittes (= Krankheitsherd) mit Anlage eines Anus praeter (Hartmann-Operation). Die Anastomosierung der Darmabschnitte erfolgt einige Wochen später

2. Operation: Nach ca. 3 Monaten, wenn die Peritonitis abgeheilt ist, Rückverlagerung des Anus praeter mit gleichzeitiger End-zu-End-Anastomosierung an den Rektumstumpf (Kontinuitätswiederherstellung).

Anteriore Rektumresektion (Abb. 23.**12 f**)

Teilentfernung des Enddarms, wobei der Zugang als Laparotomie von vorn („anterior") erfolgt. Defektüberbrückung durch Anastomose. Das Kontinenzorgan bleibt erhalten, der Patient hat keinen Anus praeter (allenfalls vorübergehend zur Entlastung der Anastomose).

Abdominoperineale Rektumexstirpation (Abb. 23.**12 g**)

Totalentfernung (Exstirpation = Amputation) des Enddarmes inkl. Sphinkterapparat. Die Operation beginnt mit einer Laparotomie („abdomino"), wobei das Rektum von oben weitgehend freipräpariert wird. Danach wird der untere Enddarm von einem zweiten Schnitt um den Anus (am Damm = perineal) ausgelöst. Der Patient hat also zwei Wunden (am Bauch und sakral), außerdem lebenslang einen endständigen Anus praeter (Kolostomie).

Sakroabdominale Rektumexstirpation (Abb. 23.**12 g**)

Im Endergebnis entspricht der Eingriff der abdominoperinealen Rektumexstirpation. Die Reihenfolge des operativen Vorgehens ist lediglich umgekehrt. Man beginnt vom Damm aus mit der Lösung des Enddarms aus der Kreuzbeinhöhle („sakro") und präpariert den Rest von abdominal.

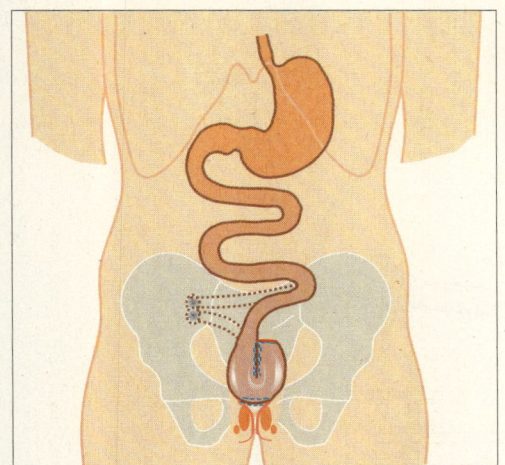

Abb. 23.**14 Kontinenzer-
haltende Proktokolekto-
mie mit Ileum-Pouch.**
Das doppelläufige Ileostoma
wird nach einigen Wochen
zurückverlagert

Kontinenzerhaltende Proktokolektomie mit Ileum-Pouch (Abb. 23.**14**)

Bei der Totalentfernung des gesamten Dickdarms wegen Colitis ulcerosa oder
familiärer adenomatöser Polyposis coli wird das Kontinenzorgan erhalten.
Man entfernt aus dem unteren Rektum („Prokto") lediglich die Schleimhaut
(Proktomukosektomie). Ein permanentes Ileostoma (wie in Abb. 23.**12 i** dargestellt) bleibt dem Patienten damit erspart. Aus dem terminalen Ileum wird
ein künstliches Reservoir (Pouch = Beutel) geschaffen, welches durch den
intakten Sphinkter durchgezogen und mit der Analhaut vernäht wird (pouch-
anale Anastomose). Die Stuhlfrequenz läßt sich durch das Pouch-Reservoir
auf ca. 6mal täglich reduzieren.

Immer wird vorübergehend ein doppelläufiges Ileostoma angelegt, um den
Pouch bis zu seiner Abheilung von der Stuhlpassage auszuschalten. Die Ileo-
stoma-Rückverlegung erfolgt nach 2 – 3 Monaten.

Transanale endoskopische Mikrochirurgie (Abb. 23.**15**)

Die Operation erfolgt durch ein am OP-Tisch fixiertes Rektoskop mit speziellen mikrochirurgischen Instrumenten unter Lupenvergrößerung. Auf diesem Wege lassen sich gutartige Adenome und kleine Karzinome (T1-Tumo-
ren ohne Metastasen) im unteren Rektum exzidieren, wobei der Wanddefekt
mit fortlaufender Naht verschlossen wird. Durch dieses „minimal invasive"
Verfahren ist die früher gebräuchliche Rectotomia posterior (Zugang zum
Rektum über eine Inzision neben dem Kreuzbein) veraltet.

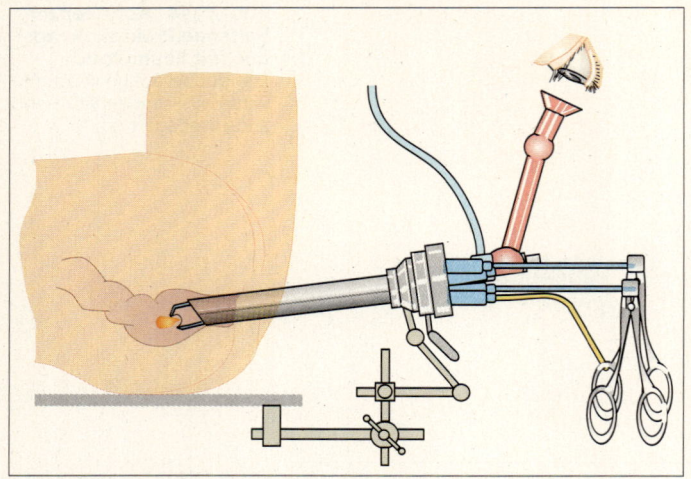

Abb. 23.**15 Transanale endoskopische Mikrochirurgie.** Durch das luftdicht im Enddarm plazierte Spezialinstrumentarium mit integrierten Scheren, Pinzetten, Nadelhalter, elektrischem Messer, Sauger und Beleuchtung lassen sich kleine Tumoren im unteren Rektum exzidieren

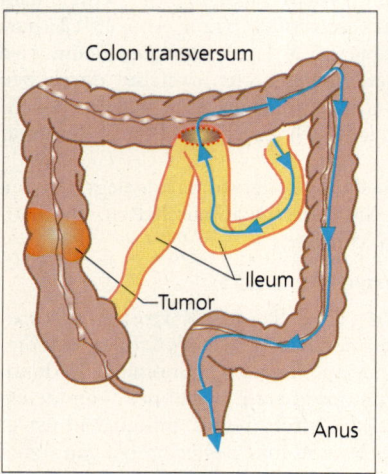

Abb. 23.**16 Palliative Ileotransversostomie.** Umgehungsoperation ohne Entfernung des stenosierenden Tumors

Palliative Umgehungsoperationen

Bei stenosierenden inoperablen Malignomen ist es gelegentlich erforderlich, die Stuhlpassage wiederherzustellen, ohne die Geschwulst zu resezieren. Hier kann man einen proximal des Tumors gelegenen Darmabschnitt Seit-zu-Seit mit einem nachgeschalteten anastomosieren. Am Beispiel des Aszendenskarzinoms würde die Ileotransversostomie einem derartigen „Bypass" entsprechen (Abb. 23.**16**).

Pflegeschwerpunkte bei Darmoperationen (außer Stoma)

Präoperative Pflege

Nahrungsabbau. Dieser beginnt am Vortag der Operation. Die Patienten erhalten morgens noch leichte Kost, ab dem Mittagessen nur Flüssigkeiten (Suppe, Tee, Saft, Mineralwasser). Abends sind ausschließlich Tee oder Mineralwasser erlaubt.

Darmentleerung. Speziell vor linksseitigen Dickdarmoperationen (Hemikolektomie links, Sigma- oder anteriorer Rektumresektion) muß das gesamte Kolon entleert sein, um eine intraoperative Bakterienverschleppung zu vermeiden und die postoperative Darmatonie abzukürzen.

Eine optimale Darmentleerung wird mit der *orthograden Magen-Darm-Spülung* erreicht. Dabei wird über eine Magensonde dem Patienten eine Spüllösung (ca. 10 l) verabreicht und so lange gespült, bis über den Darm wäßrig-klare Flüssigkeit ausgeschieden wird. Dies dauert in der Regel 2–4 Stunden. Zwischenzeitlich müssen wegen der enormen Kreislaufbelastung regelmäßig Kontrollen von Puls und RR durchgeführt werden. Ebenso ist auf das Wohlbefinden des Patienten zu achten und für bestmögliche Bequemlichkeit zu sorgen. Die Einfuhr, Menge sowie Aussehen der Stuhlausscheidung sind während des Spülvorgangs zu überwachen und zu dokumentieren.

Die Spüllösung kann auch getrunken werden. Hier erweist sich erfahrungsgemäß eine Spülmenge von bereits 3–6 l als ausreichend. Allerdings sollte 1 l in etwa einer $3/4$ Stunde getrunken werden. Eine zu langsame Flüssigkeitszufuhr führt zu keinem Spüleffekt, sondern bewirkt eine Resorption im Darm.

Die Spülung ist bei Herz- und Niereninsuffizienz, Stenosen im Intestinaltrakt sowie Ileus und Subileus kontraindiziert.

Bei rechtsseitigen Dickdarmoperationen (Hemikolektomie rechts, Ileozäkalresektion) ist eine orthograde Magen-Darm-Spülung nicht erforderlich. Zur Darmvorbereitung erfolgt ein hoher Schwenkeinlauf. Hierbei werden die oberen Darmabschnitte nicht komplett entleert, so daß die Stuhlpassage postoperativ schneller in Gang kommt als bei der totalen Darmreinigung durch orthograde Magen-Darm-Spülung.

Rasur. Der vordere Körperstamm wird (wie bei Mageneingriffen, Abb. 22.**11**) von der Axillarlinie bis einschließlich der Schambehaarung rasiert. Bei sakraler Zugangsweise muß zusätzlich eine Rasur der perianalen Region bis zum Lumbalbereich einschließlich der Oberschenkel erfolgen (Abb. 23.**17**).

Postoperative Pflege

Beobachtungsmaßnahmen. Die *Magensonde* kann, sofern sie nichts mehr fördert, oft bereits am Abend des Operationstages gezogen werden. Zwischenzeitlich sind die entsprechenden Kontrollmaßnahmen (Kapitel 12, S. 279) durchzuführen.

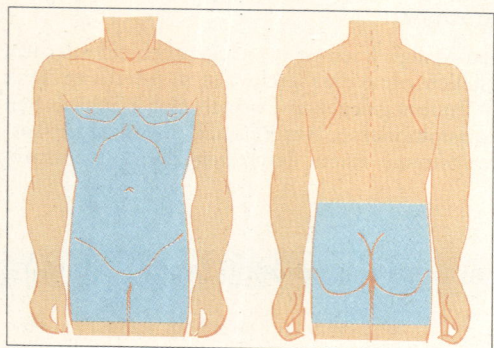

Abb. 23.**17 Rasurschema bei Darmoperationen mit sakralem Zugang**

Weitere Beobachtungen ergeben sich im Zusammenhang mit dem *Blasenkatheter.* Nach Koloneingriffen verbleibt dieser für 1–2 Tage postoperativ, während nach Rektumoperationen wegen Miktionsbeschwerden eine Entfernung erst am 5.–6. postoperativen Tag erfolgen soll.

Lagerung. Generell ist eine bauchdeckenentspannende Lage (Knierolle, Fußkasten) zu ermöglichen.

Darmtätigkeit. Sofern die Darmfunktion nicht in Gang gekommen ist, werden frühestens ab dem 5. postoperativen Tag und nur auf ausdrückliche ärztliche Anordnung Maßnahmen zum Anregen der Darmtätigkeit eingeleitet. Bei Patienten mit orthograder Magen-Darm-Spülung zur Operationsvorbereitung ist erfahrungsgemäß vor dem 6.–8. postoperativen Tag nicht mit der wieder einsetzenden Darmfunktion zu rechnen.

Die Wahl der Abführmaßnahmen ist individuell und wird vom Operateur in Abhängigkeit von der jeweiligen Anastomosenlokalisation festgelegt. Auf keinen Fall dürfen wegen der Darmnahtbelastung aggressive Abführmethoden eingesetzt werden. Bei allen anusnahen Anastomosen sind sämtliche Maßnahmen, die zu einer potentiellen Gefährdung führen, verboten. Dazu gehören u. a. auch Einlauf, Klysma, Darmrohr bzw. Thermometer einlegen und die Verabreichung von Suppositorien.

Merke: Bei allen tiefen Rektumanastomosen sind bis zur vollständigen Abheilung alle manipulierenden Maßnahmen am Enddarm, wie z. B. Darmrohr bzw. Thermometer einlegen, Klysma oder Suppositorium einbringen, strengstens untersagt.

Nahrungsaufbau. Der Zeitpunkt des Kostaufbaus hängt weitgehend von der voraussichtlichen Anastomosenheilung ab. Man kann davon ausgehen, daß eine Dünndarmanastomose (ebenso eine Enterotomie) nach etwa 5 Tagen so weit abgeheilt ist, daß mit flüssiger Nahrungszufuhr begonnen werden kann. Dickdarmnähte (Anastomose oder Kolotomie) brauchen mit ca. 7 Tagen etwas länger. Besonders gefährdet ist die tiefe Rektumanastomose nach anteriorer Resektion. Voraussetzung für einen Nahrungsaufbau ist eine normalisierte Darmperistaltik (Wind- bzw. Stuhlgang).

Bei der Nahrungsumstellung von parenteral zu enteral hat sich das in Tab. 12.**1** (S. 275) und 12.**2** (S. 275) skizzierte Vorgehen bewährt. Die Stufe der leichten Kost ist meist ab dem 11. postoperativen Tag erreicht.

Wundbehandlung. Falls Ableitungsdrainagen in Anastomosennähe liegen, verbleiben diese für ca. 1 Woche.

Redon-Drainagen werden bei Darmoperationen nur außerhalb der Bauchhöhle, also im kleinen Becken, verwendet (Rektumexstirpation, anteriore Resektion). Die Liegedauer beträgt ca. 5 Tage.

Die Fäden werden etwa ab dem 10. postoperativen Tag gezogen.

Entlassungsberatung. Darmoperierte sollten darauf hingewiesen werden, daß sie zukünftig eventuell mit veränderten Stuhlentleerungsgewohnheiten zu rechnen haben. So kann es vor allem nach Hemikolektomie links und anteriorer Rektumresektion zu einer häufigeren Entleerung von 2- bis 3mal/Tag mit weicheren Stühlen kommen.

24. Stoma

▶ Das Stoma oder die Stomie (griech.: Mündung, Öffnung) ist eine operativ geschaffene offene Verbindung (= Fistel) zwischen einem inneren Hohlorgan und der äußeren Haut.

Beachte: Auch Verbindungen im Körperinneren werden als „Stomie" bezeichnet, insbesondere, wenn es sich um eine Anastomose handelt (innere Fistel). Beispiel: Gastroenterostomie = Anastomose zwischen Magen und Dünndarm.

Die wichtigsten Stomata betreffen den Magen-Darm-Trakt *(Enterostoma)* und das Harnwegssystem *(Urostoma)* (Tab. 24.1).

Tab. 24.**1 Die wichtigsten Stomata**

Stomabezeichnung	Ausgeleitetes Organ	Stomalokalisation
Enterostomien		
Gastrostomie (PEG, Witzel)	Magen*	linker Oberbauch
Jejunumfistel	oberer Dünndarm*	linker Oberbauch
Ileostomie**	unterer Dünndarm	rechter Unterbauch
Kolostomien**		
– Zäkostomie (Zäkalfistel)**	Blinddarm	rechter Unterbauch
– Transversostomie**	Querdarm	rechter od. linker Oberbauch
– Deszendostomie**	absteigender Dickdarm	linker Mittelbauch
– Sigma-Kolostomie**	S-Darm	linker Mittelbauch
Urostomien		
Zystostomie	Harnblase	über Symphyse
Ureterokutaneostomie	Harnleiter	rechter od. linker Mittelbauch
Ureteroileokutaneostomie (= Ileum-Conduit)	Harnleiter (über Ileum)	rechter Unterbauch
Ureterokolokutaneostomie (= Kolon-Conduit)	Harnleiter (über Sigma)	linker Unterbauch
Nephrostomie (Nierenfistel)	Nierenbecken*	

* über Katheter
** Sammelbegriff: „Anus praeter"

Enterostoma

Die Gastrostomie (S. 35) und die Jejunumausleitung sind Ernährungsfisteln, wobei die Verbindung zur Haut über einen Katheter hergestellt wird. Die Stomata des unteren Dünndarms sowie des Dickdarms dienen der Stuhlableitung (Abb. 24.**1**). Der *Anus praeter naturalis* (praeter, lat.: an etwas vorbei), oft als „Anus praeter" (AP) abgekürzt, ist ein Sammelbegriff für alle künstlichen Darmausgänge, der keinen Aufschluß über die Lokalisation des ausgeleiteten Darmabschnittes gibt. Die in Tab. 24.**1** verwendeten Bezeichnungen sind deshalb vorzuziehen. Ein Anus praeter wird grundsätzlich durch eine separate Inzision in der Bauchdecke ausgeleitet, nicht durch die Laparotomiewunde.

Abhängig von der Grunderkrankung wird ein künstlicher Darmausgang für eine befristete Zeitspanne (*temporäres* oder *passageres* Stoma) oder auf Lebensdauer (*permanentes* Stoma) angelegt. Nach Art der Ausleitung unterscheidet man ferner das endständige Stoma, doppelläufige Stoma und das Splitstoma (Abb. 24.**2**).

Endständiges (= terminales) Stoma. In der Bauchhaut findet sich nur eine Öffnung. Diese entspricht dem Ende des von proximal kommenden, stuhlführenden Darms („zuführende Schlinge"). Sie wird mit der Bauchhaut vernäht. Eine abführende Schlinge gibt es nicht, weil der distale Darm reseziert wurde.

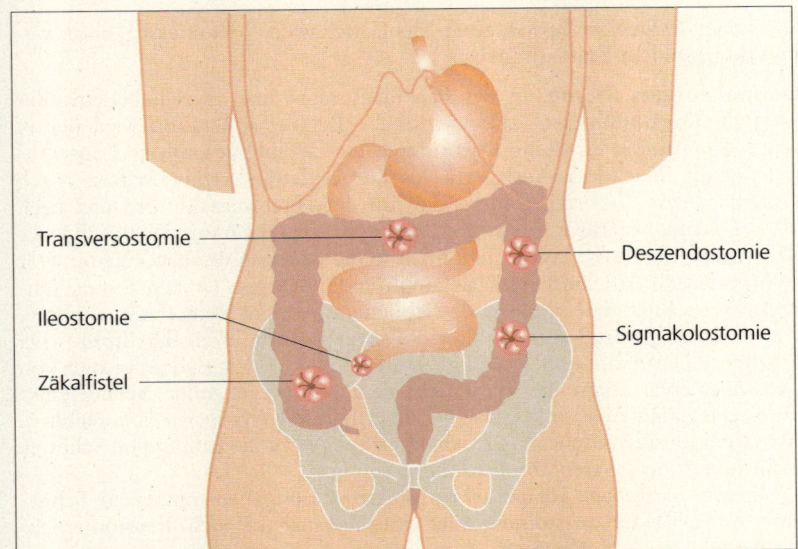

Abb. 24.**1** **Enterostoma.** Häufigste Lokalisationen und Bezeichnungen

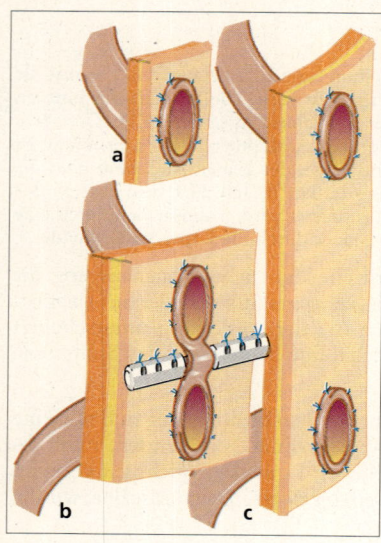

Abb. 24.**2 Enterostoma.** Möglichkeiten der künstlichen Darmausleitung
a Endständiges Stoma,
b doppelläufiges Stoma (mit noch
liegendem Reiter),
c Splitstoma

Typische Indikation. Permanenter Sigmaafter nach Rektumexstirpation wegen tiefsitzendem Enddarmkrebs.

Doppelläufiges Stoma. In der Bauchhaut sieht man zwei nebeneinander
liegende Darmöffnungen („Doppelflinte"). Bei der Operation wird der in
seiner Kontinuität erhaltene Darm durch eine kleine, gesonderte Laparotomie vor die Bauchdecke verlagert. Das Zurückgleiten verhindert man durch
Unterschieben eines sog. Reiters, der mit der Haut vernäht wird und nach
10–14 Tagen entfernt werden kann, weil der Darm dann mit der Bauchdecke
so fest verwachsen ist, daß er nicht mehr in die Bauchhöhle zurückgleitet. Der
stuhlfördernde Abschnitt wird als zuführende Schlinge (= zum Stoma füh-
rend) bezeichnet. Die abführende Schlinge entspricht dem ruhiggestellten,
von der Stuhlpassage ausgeschalteten Darmabschnitt. Weil der Stuhl – bei
erhaltener Darmkontinuität – lediglich umgeleitet wird, spricht man auch von
Deviationsstoma. Dient die Umleitung dem vorübergehenden Schutz einer
distal gelegenen Anastomose, ist der Begriff *protektives Stoma* gebräuchlich.
Aus operationstechnischen Gegebenheiten entspricht die zuführende Schlinge
nicht immer der oberen Doppelflintenöffnung.

Typische Indikation. Temporäres protektives Loop-Ileostoma zum Schutz
einer tiefen Rektumanastomose oder eines ileoanalen Pouch. Ileostomarückverlegung nach 2–3 Monaten.

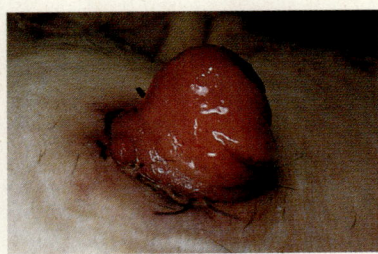

Abb. 24.3 Nippel-Ileostoma.
Endständiger Dünndarmausgang mit
ausgestülpter Schleimhaut (prominentes
Ileostoma)

Splitstoma. Der Darm ist an zwei unterschiedlichen Stellen jeweils endständig ausgeleitet. Es gibt einen zuführenden und einen abführenden Schenkel. Der dazwischenliegende Darmabschnitt wurde reseziert, weil eine Anastomose nicht möglich oder zu gefährlich war.

Typische Indikation. Darmresektion bei schwerer Peritonitis.

Ileostoma

▶ Ausleitung des Dünndarms (Ileum) im rechten Unterbauch.

Endständiges Ileostoma. Der endständige Dünndarmausgang wird angelegt, wenn der gesamte Dickdarm und Enddarm entfernt werden muß (z. B. wegen Colitis ulcerosa oder familiärer adenomatöser Polyposis) und eine kontinenzerhaltende Operation mit einem ileoanalen Pouch nicht möglich ist. In diesen Fällen bleibt das Stoma lebenslang bestehen (permanentes Ileostoma).

Der kontinuierlich austretende Dünndarminhalt (pro Tag etwa 1 l) ist viel aggressiver als Dickdarminhalt und führt bei längerem Hautkontakt zu erheblichen Hautschäden durch Mazeration. Um die spätere Stomaversorgung zu erleichtern, wird das Stoma deshalb so eingenäht, daß es die Haut 3 cm überragt (= *Nippel-Ileostoma*, Abb. 24.3). Das exakte Zuschneiden der Hautschutzplatte ist beim Ileostoma besonders wichtig (Abb. 24.9, S. 459).

Kock-Tasche (= Kock-Pouch). Bei dieser kontinenten Form des endständigen Ileostomas werden vor dem Eintritt in die Bauchdecke 2 oder 3 Dünndarmschlingen zu einem Reservoir zusammengenäht. Die operative Anordnung der Schlingen bewirkt, daß sich das Stoma bei Füllung der Tasche wie ein Ventil schließt. Der Kock-Pouch (Kock: zeitgenössischer schwedischer Chirurg) entspricht damit einem *kontinenten* Stoma. Die Entleerung erfolgt durch Einführen eines Darmrohres.

Doppelläufiges Ileostoma = Loop-Ileostoma. Temporäres Dünndarmstoma. Über die vor die Bauchhaut gezogene Dünndarmschlinge (Loop) wird der Stuhl für begrenzte Zeit abgeleitet, bis eine tiefe koloanale Rektumanastomose oder ein ileoanaler Pouch abgeheilt ist. Operative Beseitigung des Stomas (Ileostomarückverlegung) 2–3 Monate später.

Kolostoma

▷ Ausleitung des Dickdarms, meistens Colon descendens oder Colon sigmoideum.

Endständiges Kolostoma. Häufigste Form des Anus praeter überhaupt. Wichtigste Grunderkrankung ist das tiefsitzende Rektumkarzinom, welches mitsamt dem Sphinkterapparat exstirpiert wurde. In diesem Fall handelt es sich um ein permanentes Stoma, weil der natürliche After bei der Operation geopfert werden mußte (sakrale Narbe).

Nach Hartmann-Operation (S. 441) besteht ebenfalls ein endständiges Kolostoma. Dieses ist meistens ein temporäres Stoma, welches operativ zurückverlagert werden kann (Kontinuitätswiederherstellung).

> *Irrigation.* Unter Irrigation (wörtlich: Berieselung, Spülung) versteht man die Durchführung regelmäßiger Einläufe in das Kolostoma, üblicherweise jeden Morgen einmal. Damit kann im Idealfall eine Kontinenz für 24 Stunden erreicht werden. Das Einfüllen des körperwarmen Wassers (1000 bis maximal 1500 ml, Temperatur 38 °C) bewirkt eine reflektorische Massenperistaltik und führt zu einer fast kompletten Entleerung des Dickdarms. Bis sich der Dickdarm wieder mit Stuhl angefüllt hat, vergehen 24 Stunden, so daß ein Stomabeutel nicht getragen werden muß. Voraussetzung für eine erfolgreiche Irrigation ist, daß sich das endständige Stoma im absteigenden Dickdarm befindet.

Doppelläufiges Kolostoma (Abb. 24.4). Dieses wird meist als temporärer Anus praeter angelegt, um eine tiefer gelegene Anastomose vorübergehend zu schützen oder einen gestauten Ileusdarm kurzfristig zu entlasten, bis die ursächliche Stenose reseziert werden kann. Selten ist das doppelläufige Kolostoma als Dauerlösung gedacht, so beispielsweise beim stenosierenden, nicht operablen Rektumkarzinom.

Die Eröffnung des doppelläufigen Kolostomas (Inzision der Darmwand) wird erst am 1. postoperativen Tag auf Station vorgenommen, weil dann bereits eine gewisse Verklebung der Wunde erfolgt ist. Eventuell ausfließender Darminhalt wird dann kaum noch zu einer Wundinfektion führen können. Der Arzt benötigt dazu eine Schere und eine chirurgische Pinzette. Anästhesie ist nicht erforderlich.

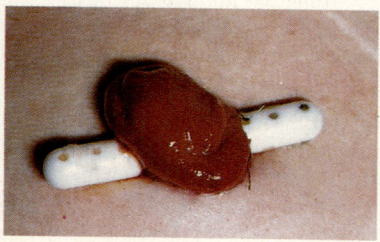

Abb. 24.**4 Kolostoma.** Doppelläufiger Anus praeter (Sigmaafter) mit noch liegendem Reiter

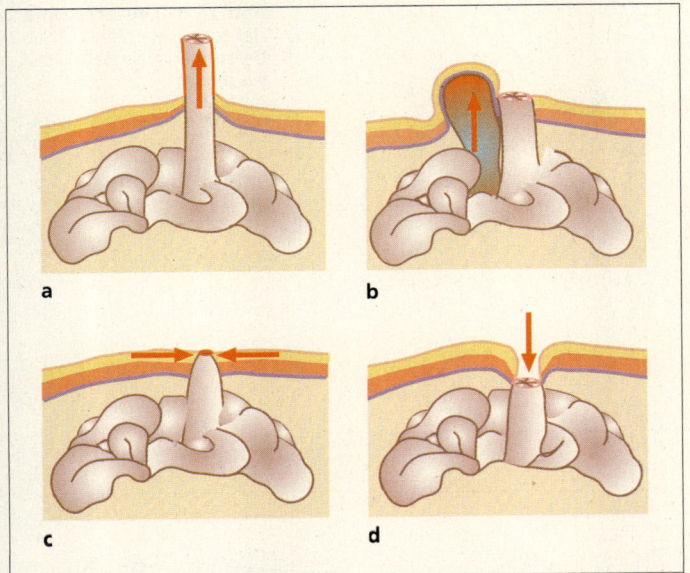

Abb. 24.**5 Stomakomplikationen**
a Prolaps, **b** parastomale Hernie, **c** Stenose, **d** Retraktion

Stomakomplikationen

Die wichtigsten Komplikationen eines Anus praeter zeigt Abb. 24.**5**.

Urostoma

Das gebräuchlichste Urostoma ist die *Zystostomie* in Form einer suprapubischen Harnableitung mittels Katheter (S. 43). Ist der Urinabfluß im Bereich
des Ureters oder der Harnblase durch einen inoperablen Tumor behindert, so
kann der proximale Harnleiter nach außen in die Bauchhaut geleitet werden
(*Ureterokutaneostomie*, Abb. 24.**6**). Nachteil dieser Methode ist die meistens
bestehende Notwendigkeit der permanenten Harnleiterschienung mit regelmäßigem Schienenwechsel alle 4–6 Wochen. Deshalb bevorzugt man die
Einpflanzung der Harnleiter in ein ausgeschaltetes Stück Darm, welches man
dann als Conduit (französisch: Röhre, Rinne) bezeichnet.

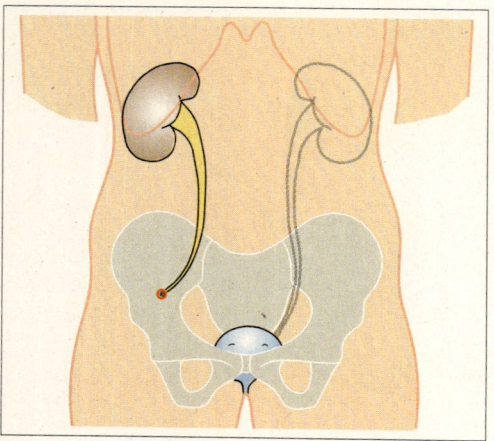

Abb. 24.6 Ureterostoma.
Der rechte Harnleiter ist als
Urostoma in die Bauchhaut
eingenäht

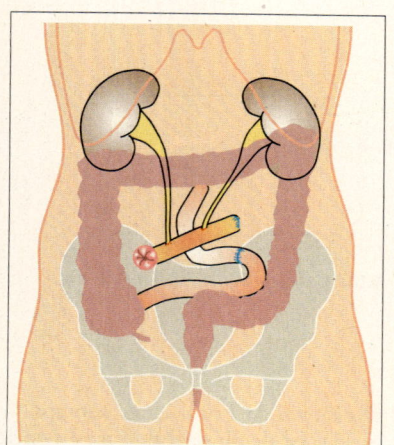

Abb. 24.**7 Ileum-Conduit.** Harnaus-
leitung über ein Dünndarmsegment

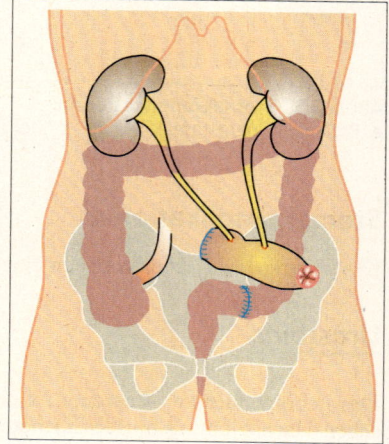

Abb. 24.**8 Kolon-Conduit.** Harnaus-
leitung über ein Dickdarmsegment

Beim *Ileum-Conduit* (Abb. 24.**7**) münden beide Harnleiter in ein ca. 15 cm langes Stück Dünndarm, welches unter Erhaltung seiner Gefäßversorgung reseziert wurde. Das Darminterponat verbindet die Ureteren mit der äußeren Haut und wird nach seinem Erstbeschreiber auch Bricker-Blase genannt. Eine Reservoirfunktion hat das Darmsegment nicht, der Urin fließt permanent in einen Stomabeutel („feuchtes Stoma"). Beim *Kolon-Conduit* (Abb. 24.**8**) wird statt Dünndarm ein Stück Dickdarm zur Urinableitung interponiert.

Eine weitere Fortentwicklung des Urostomas stellt die Ableitung der Ureteren in einen *Pouch* (engl.: Beutel, Tasche) dar. Ein solcher Pouch wird durch Falten eines aufgeschnittenen Darmsegmentes gebildet, hat Reservoirfunktion und kann durch operative Schaffung eines Ventilmechanismus eine gewisse Kontinenz erreichen. Der Pouch wird (nach kurativer Entfernung eines Blasenkarzinoms) als *kontinentes katheterisierbares Urostoma* über die Bauchhaut bzw. den Nabel ausgeleitet.

Die Neoblase und die Ureterosigmoideostomie (beides gebräuchliche Harnableitungsverfahren nach Zystektomie) sind keine Urostomata, weil der Urin über natürliche Öffnungen abfließt (Kapitel 31, S. 521).

Die *Nephrostomie* (äußere Nierenfistel) ist hingegen eine Form des Urostomas, bei der ein transkutan eingelegter Katheter den Urin vom Nierenbecken nach außen in einen Auffangbeutel leitet (Kapitel 2, S. 45).

Pflegeschwerpunkte bei Stomaoperationen

Die pflegerischen Prinzipien bei Stomaoperationen werden am Beispiel der Kolostomie und Ileostomie abgehandelt. Abweichungen in der Pflege der seltener vorkommenden Urostomie können der speziellen Literatur entnommen werden.

Präoperative Pflege

Nahrungsabbau. Erst am Tag vor der Operation wird die Ernährung ab der Mittagsmahlzeit mit leichter, abends mit schlackenarmer Kost wie z. B. Brei, Suppe und Tee verändert. Manche Zentren bereiten die Patienten mit einer Formuladiät (Astronautenkost), 5 – 6 vor der Operation beginnend, vor. Während dieser Zeit dürfen als Getränke nur Tee, Kaffee und Mineralwasser eingenommen werden. Dieser Nahrungsabbau kann auch bereits zu Hause begonnen werden.

Darmentleerung. Die Darmreinigung erfolgt durch eine orthograde Magen-Darm-Spülung. Diese ist kontraindiziert bei Stenosen und Perforationsgefahr. In diesem Fall muß in Absprache mit dem Operateur individuell abgeführt werden.

Bei der Vorbereitung mit einer Formuladiät erübrigt sich eine orthograde Magen-Darm-Spülung. Hier wird als Abführmaßnahme täglich z. B. 1 Eßl. Agarol verabreicht. Bei nicht zufriedenstellendem Erfolg wird mit einem Einlauf abgeführt.

Vor *Stomarückverlagerung* genügt zum Abführen des zuführenden Kolonabschnittes ein Klysma oder eine Spülung mit z. B. Golytely über einen Katheter. Die abführende (von der Stuhlpassage ausgeschaltete) Schlinge wird von beiden Enden gereinigt, d. h. Spülung über die abführende AP-Öffnung und Klysmaapplikation über den Anus naturalis.

Psychische Begleitung. Die geplante Operation stellt einen für den Patienten psychisch und physisch verstümmelnden

Eingriff dar. Die zukünftige Situation „mit dem Loch im Bauch, durch das der Darm heraushängt", ist für den Betroffenen schwer vorzustellen bzw. noch nicht akzeptierbar. Hier kann neben der einfühlsamen, verständnisvollen Begegnung mit dem Pflegepersonal eine weitere adäquate Hilfe ein frühzeitiger Kontakt mit der *Stomatherapeutin* sein. Sie kann eine individuelle und situationsentsprechende prä- und postoperative Begleitung ermöglichen. Hierzu gehört auch das *präoperative Anzeichnen des Stomas* durch die Stomatherapeutin oder den Arzt.

Postoperative Pflege

Beobachtungsmaßnahmen. Eine Besonderheit in der postoperativen Beobachtung von Stomapatienten ist die Überwachung des Stomas selbst. Wichtig ist hierbei die Kontrolle der Durchblutung, wobei die *Farbe der Schleimhaut* als wesentliches Kriterium gilt. Ist diese hellrot bis rot, so ist das Stoma gut durchblutet. Violette Verfärbung signalisiert eine eingeschränkte, weißlich eine schlechte Durchblutung (Ischämie). Bei schwarzem Aussehen des Stomas liegt eine Nekrose vor.

Ein mäßiges *Schleimhautödem* ist in den ersten Tagen nach der Operation normal, sollte aber auf Rückbildung und abnorme Zunahme kontrolliert werden.

Die Beobachtung einer *Stomaretraktion* ist als abnorm zu werten (Peritonitisgefahr, Arzt sofort verständigen!).

Die *Haut* um das Stoma ist auf ihren Zustand und ihr Aussehen hin zu beurteilen. Auffällige Befunde sind Allergien (z. B. durch Hautpflegemittel, Versorgungssystem, Gürtel usw.) oder Lokalinfektionen (z. B. Follikulitis oder Soor). Bei nicht abklingender Hautrötung oder beim Auftreten von Mazerationen muß die Stomapflege umgestellt werden.

Bei den *Ausscheidungen* durch das Stoma sind Menge, Farbe, Konsistenz, Beimengungen sowie das Abgehen von Blähungen zu registrieren. Direkt postoperativ sind sowohl bei Ileostomie als auch bei Kolostomie blutig seröse Abson-

derungen aus dem Stoma zu beobachten. Bei Ileostomie werden ab dem 2.–5. postoperativen Tag bis zu 1,5 l flüssiger Stuhl ausgeschieden. Die Ausscheidungsmenge muß in die Flüssigkeitsbilanzierung mit einberechnet werden. Bei Kolostomie ist postoperativ eine Ausscheidungsmenge von bis zu 0,5 l täglich normal. Nach 3–7 Tagen ist der Stuhlgang breiig, nach 8–14 Tagen dagegen fest geformt.

Lagerung. Patienten mit endständiger Kolostomie nach Rektumexstirpation leiden anfangs unter starken Beschwerden durch die Sakralwunde. Bei Rückenlage sollte deshalb die Sakralnaht durch Hohllagerung (Luftring, ausgeschnittener Schaumstoff) entlastet werden. Eine Weichlagerung mit geeigneten Hilfsmitteln führt nicht zu einer ausreichenden schmerzerleichternden Druckverminderung.

Mobilisation. Für Rektumamputierte ist die Mobilisation durch die Sakralwunde zusätzlich erschwert. Erleichternd ist es, wenn das Aufstehen in Knie-Ellenbogen-Lage oder seitlich vorgenommen wird. Sitzgelegenheiten außerhalb des Bettes sind ebenfalls zur Druckentlastung der Sakralwunde abzupolstern.

Darmtätigkeit. Bei endständiger Kolostomie wird, sofern kein Stuhl ausgeschieden wurde, am 4. postoperativen Tag vorsichtig über das Stoma ein Klysma appliziert oder ein orales Laxans verabreicht.

Frühestens ab der 3. postoperativen Woche (in manchen Kliniken bereits nach 10 Tagen) kann bei endständiger Sigmakolostomie ein Darmentleerung mittels *Irrigation* erreicht werden, wodurch für 24 Stunden eine Kontinzenerhaltung möglich ist. Das Prinzip dieser Darmspülung besteht darin, daß der Patient seinen Kunstafter morgens über einen Katheter mit lauwarmem Wasser anspült, womit der Stuhl aufgelöst und die Peristaltik stimuliert wird. 30–60 Minuten danach entleert sich der Dickdarm meist vollständig, so daß im weiteren Tagesverlauf nicht mehr mit ungewolltem Stuhlgang zu rechnen ist. Das Stoma braucht lediglich

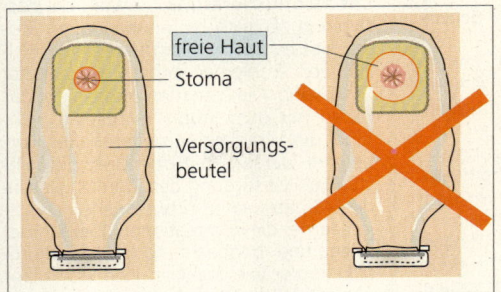

freie Haut
Stoma
Versorgungs-
beutel

Abb. 24.**9 Stomaversorgung.** Die selbstklebende Hautschutzplatte muß so zugeschnitten werden, daß sie das Stoma dicht umschließt und der austretende Darminhalt die peristomale Haut nicht berührt

mit einer Kappe oder einem Minibeutel versorgt zu werden. Die Anleitung zur Irrigation muß durch eine erfahrene Pflegekraft wie z. B. Enterostomatherapeut/in erfolgen. Die Irrigation setzt kooperationsfähige Patienten voraus, weshalb sie keineswegs immer einsetzbar ist.

Nahrungsaufbau. Die Ernährung kann nach Einsetzen der Darmperistaltik stufenweise langsam aufgebaut werden (Tab. 12.**1** und Tab. 12.**2**).

Bei Patienten mit Ileostomie muß auf die richtige Zusammensetzung der Ernährung geachtet werden. Stark zellulosehaltige Nahrungsmittel, wie z. B. Spargel, Hülsenfrüchte, Orangen, Pilze, Trauben, dürfen nur in kleinen Mengen und gut zerkleinert gegessen werden, da sie sonst einen mechanischen Ileus verursachen können.

Ansonsten gilt für alle Stomapatienten, daß jegliche Ernährungsweise erlaubt ist, die gut vertragen wird und weder Obstipation noch Diarrhö bewirkt. Die Stomaträger müssen deshalb selbst die individuelle Verträglichkeit der Nahrung herausfinden.

Stomaversorgung. Bei Ileostomie und *endständiger Kolostomie* wird noch im OP ein durchsichtiger Universalausstreifbeutel so angebracht, daß der Auslaß seitlich vom Patienten ist (bessere Entleerungsmöglichkeit). Durch die Möglichkeit des Ausstreifens braucht in der Regel erst nach 2 Tagen das erste Mal der Beutel gewechselt zu werden. Sobald fester Stuhl abgeht, sollte auf eine Individualversor-

gung mit geschlossenem Beutel und Kohlefilter übergegangen werden. Bei *doppelläufiger Kolostomie* erfolgt die erste Beutelversorgung nach Eröffnung des Stomas am 1. postoperativen Tag. Mögliche Unebenheiten (Reiter) werden dabei mit Adhäsivpaste (z. B. Stomahesive) ausgeglichen. Die Individualversorgung setzt erst nach Ziehen des Reiters (nach 10 – 14 Tagen) ein.

Bei *Ileostomie* sind wegen der großen, flüssigen Absonderungsmenge nur Ausstreifbeutel sinnvoll. Die aggressive Eigenschaft des Dünndarmsekrets erfordert einen optimalen Hautschutz, welches mit Adhäsivplatten möglich ist (Abb. 24.**9**).

Merke: Für die Stomaversorgung gelten folgende Grundsätze:
- ❖ Die Auswahl des Versorgungssystems erfolgt immer individuell. Sie richtet sich nach *Konsistenz der Ausscheidung* (offenes System bei Ileostomie, geschlossenes System bei Kolostomie), *anatomischer Lage des Stomas* (z. B. Narben, Falten im Hautniveau), *Beschaffenheit der Haut* (z. B. empfindlich, feucht, trocken usw.), *persönlichen Wünschen des Betroffenen* (z. B. Beutelfolie klar, blickdicht, einteiliges oder zweiteiliges System, Schutzbezug usw.).
- ❖ Die Reinigung des Stomas und seiner Umgebung erfolgt mit Wasser und Seife (keine reizenden Substanzen

wie z. B. Alkohol, Äther oder Benzin
verwenden).

❖ Die Reinigungsrichtung ist immer
zum Stoma hin, da sonst die Gefahr
der Verschmutzung der Hautumge-
bung besteht.

❖ Die Haftfläche des Versorgungssystems soll mit dem Stoma abschließ-
en (Hautschutz). Deshalb Form und
Größe individuell exakt anpassen.

❖ Zur Vorbeugung einer Follikulitis
durch Mikroverletzungen beim Beutelwechsel müssen parastomale
Haare regelmäßig entfernt werden.

❖ Die Haut muß vor Stuhl geschützt
werden (z. B. Adhäsivplatte oder
-paste).

❖ Alle Hilfsmittel müssen sauber sein.

❖ Die Selbständigkeit des Stomaträ-
gers muß gefördert werden.

Wundbehandlung. Sofern nicht resorbierbares Fadenmaterial verwendet wurde (Sakralnaht und Stoma), werden die
Fäden frühestens ab dem 10. postoperativen Tag gezogen. Die in der Sakralhöhle
liegenden Redondrainagen werden ab
dem 4. postoperativen Tag unter Sog gezogen (Arzt!).

Entlassungsberatung. Sowohl bei pas-
sagerem als auch bei permanentem Stoma gibt es für die Betroffenen eine Vielzahl von Problemen in der Zeit nach der
Entlassung. Die Patienten müssen auf das
Leben mit dem Stoma rechtzeitig während des Krankenhausaufenthaltes vorbereitet werden. Dazu gehören die selbständige Versorgung des Stomas, welche
die Stomaträger schrittweise erlernen sollen, ferner die Informationen über Stomapflege und -beobachtung (z. B. Spätkomplikationen wie Stenose, Hernie, Prolaps
usw.). Sind die Patienten zur Eigenversor-
gung nicht in der Lage, so dürfen sie erst
entlassen werden, wenn gesichert ist, daß
die Betreuung durch Angehörige oder
ambulantes Pflegepersonal übernommen
werden kann.

Im weiteren sind mit dem Stomapatienten und seinen Angehörigen Fragen
zu besprechen, die Partnerschaft, Beruf
und Freizeit betreffen.

Sofern nicht schon präoperativ erfolgt, sollte der Kontakt zur Selbsthilfegruppe ILCO (*I*leostomie-*K*olostomie-Uro-
stomie-Vereinigung) hergestellt werden,
wo Gleichbetroffene Ansprechpartner
sind. In manchen Orten verfügt die Orga-
nisation über einen Klinikbesuchsdienst.
Anschrift: Deutsche ILCO e. V., Kammer-
gasse 9, 85354 Freising.

25. Anus

Hämorrhoiden   sehr häufig

▶ Krankhafte Erweiterung des submukösen arteriovenösen Gefäßgeflechtes (Corpus cavernosum) im Analkanal.

Ätiologie

Angeborene Disposition (Bindegewebsschwäche). Obstipation, sitzende Tätigkeit und lokale Infekte (Kryptitis, Proktitis) begünstigen die Entstehung.

Klinik

Es gibt nur *innere* Hämorrhoiden. Sie entstehen *im* Analkanal und sind bei äußerer Betrachtung nicht sichtbar, sofern sie nicht durch den Anus prolabieren.

Der Begriff der „äußeren" Hämorrhoiden ist nur im Volksmund gebräuchlich. Hierbei handelt es sich nicht um Hämorrhoiden, sondern um andere Erkrankungen, wie z. B. eine *Perianalvenenthrombose*. Eine solche Thrombosierung der perianalen Venen ist von außen als blauschwarzer Knoten erkennbar. Durch Vernarbung entstehen perianale verdickte Hautfalten, die man als *Marisken* bezeichnet.

▌ 95 % aller Menschen führen anale Beschwerden auf Hämorrhoiden zurück, aber nur in zwei Dritteln aller Fälle trifft dies zu!

Für Hämorrhoiden ist die Einteilung in vier Schweregrade üblich.
Stadium I: gelegentliche Blutung, kein Prolabieren.
Stadium II: Prolaps nur bei Defäkation (Pressen).
Stadium III: ständiger Prolaps, reponibel.
Stadium IV: ständiger Prolaps, nicht reponibel (Einklemmung).

Anfänglich sind Hämorrhoiden von außen nicht sichtbar und bereiten keine Schmerzen. Später äußern sie sich durch gelegentliche Blutauflagerung beim Stuhlgang (Stadium I) sowie Jucken. Mit Größenzunahme des varikösen Geflechtes prolabieren die Hämorrhoiden bei der Defäkation (Stadium II), pflegen sich jedoch meistens spontan zu reponieren. Besteht der Hämorrhoidalprolaps längere Zeit (Stadium III), so resultiert eine massive ödematöse Anschwellung oder sogar die Einklemmung der vorgefallenen Knoten, was heftigste Schmerzen bereitet (Stadium IV, *inkarzerierter Hämorrhoidalknoten).*

Therapie

Abhängig vom Ausmaß (Stadium) der Erkrankung stehen mehrere Behandlungsverfahren zur Verfügung.

- *Salben* und *Suppositorien* werden im Frühstadium eingesetzt (gelegentliche Blutung, Juckreiz, kein Prolaps). Eine *ballaststoffreiche Ernährung* (z. B. Weizenkleie) und reichlich Flüssigkeit sind empfehlenswert.
- Kalt-feuchte *Verbände* mit Bettruhe sind beim Hämorrhoidalprolaps indiziert, damit eine Rückbildung des Ödems erzielt wird. Danach gelingt meist eine digitale Reposition.
- Die Sklerosierungsbehandlung *(Verödung)* des kavernösen Gefäßgeflechtes durch Unterspritzen mit einer sklerosierenden Flüssigkeit kommt bei Hämorrhoiden in Frage, die nicht oder nur gelegentlich prolabieren.
- Die *Gummiligatur* wird um die Basis einzelner Knoten gelegt, die dadurch nekrotisch werden und nach ca. 1 Woche abfallen.
- Die *Inzision* (Spaltung) in Lokalanästhesie ist bei akut thrombosierten Knoten hilfreich, wobei die „Enukleation" des thrombotischen Materials sofortige Schmerzlinderung bewirkt.
- Die *Hämorrhoidektomie* (operative Entfernung) ist bei ausgedehntem Befund, wie rezidivierendem Prolaps oder Inkarzeration, indiziert. In Vollnarkose werden die zuführenden Arterien unterbunden und die Hämorrhoidalknoten abgetragen. Die Wunden werden nur teilweise verschlossen (sekundäre Wundheilung durch Granulation). Lokalinfekte gibt es hier praktisch nie. Typische postoperative *Komplikationen:* Harnverhalt, Nachblutung.

Die Vorbereitung des Patienten für eine Hämorrhoidenoperation erfolgt wie zu einer Rektoskopie (Klysma). Die komplette Säuberung des Dickdarms ist nicht erforderlich. Nach der Operation wird ein mildes Laxans oral verabreicht (z. B. Agiolax), um einen weichen Stuhlgang zu erzielen. Ein Sitzbad nach jedem Stuhlgang ist reinigend, wohltuend und heilungsfördernd.

Anorektalfistel und -abszeß   häufig

Fisteln im Analbereich sind Folge von Stau und Entzündung der Proktodealdrüsen, die in den Schleimhautfalten (Krypten) des Darmlumens gelegen sind. Gehäuftes Auftreten bei Morbus Crohn. Breitet sich eine solche „Kryptitis" in das Weichteilgewebe aus, so entsteht ein *periproktitischer Abszeß* (Abb. 25.**1**). Erreicht dieser die perianale Haut, spricht man auch vom *perianalen Abszeß*. Man erkennt dann neben dem After eine gerötete, äußerst schmerzhafte Schwellung. Häufig perforiert ein solcher Abszeß spontan, womit eine *Anal-*

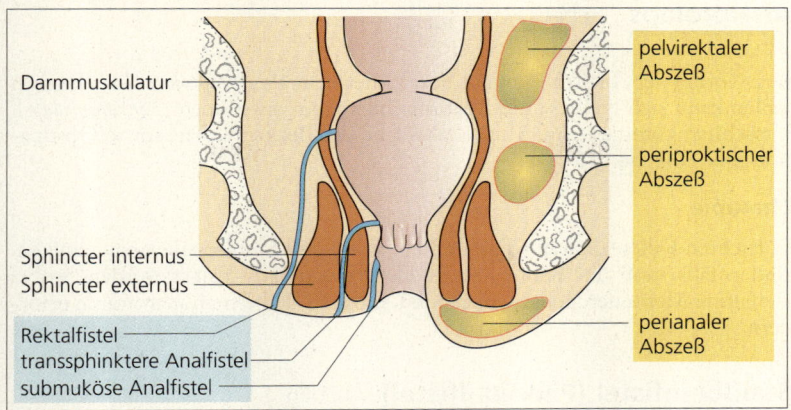

Darmmuskulatur

pelvirektaler
Abszeß

periproktischer
Abszeß

Sphincter internus
Sphincter externus

perianaler
Abszeß

Rektalfistel
transsphinktere Analfistel
submuköse Analfistel

Abb. 25.**1** **Anorektale Fisteln und Abszesse**

fistel entsteht. Sie verbindet den Analkanal mit der perianalen Haut und durchquert in ihrem Verlauf häufig die Sphinktermuskulatur (transsphinktäre Fistel). Bei hoher Mündung in den Mastdarm spricht man von *Rektalfistel*.

Therapie

Eine Heilung gelingt nur durch operative Exzision des Fistelgewebes, wobei man die Wunde wegen des besseren Sekretabflusses offen läßt. Sie heilt in Tagen bis Wochen durch Granulation, was durch Kamille-Sitzbäder gefördert wird. Rezidive sind allerding nicht selten. Beim Abszeß wird lediglich inzidiert (Schmerzbeseitigung) und die Fistelsanierung in einer späteren Operation nachgeholt.

Analfissur   selten

Unter Analfissur versteht man einen schlecht heilenden Einriß in der Schleimhaut des Analringes. Die Stuhlpassage verursacht einen brennenden Schmerz und gelegentlich leichten Blutabgang. Der Sphinktertonus ist krampfhaft erhöht.

Therapie

Die Fistel wird exzidiert. Der erhöhte Sphinktertonus (wesentliche Teilursache) wird dadurch normalisiert, daß man seinen unteren Teil einkerbt *(Sphinkteromyotomie)*. Die Kontinenz wird dadurch nicht beeinträchtigt.

Analprolaps   selten

Den Vorfall der Analschleimhaut bezeichnet man als *Analprolaps.* In schweren Fällen kann sich die gesamte Rektumschleimhaut ausstülpen *(Rektumprolaps).* Ursächlich kommen eine Muskelschwäche des Beckenbodens sowie Obstipation und Diarrhö in Frage.

Therapie

In leichten Fällen kann die digitale Reposition und Stuhlregulierung genügen. Andernfalls muß die Wand des Enddarmes operativ fixiert werden, wobei vielfältige Methoden gebräuchlich sind, die zum Teil eine Laparotomie erfordern.

Steißbeinfistel (Pilonidalfistel)   häufig

Als Ursache dieser präsakralen Weichteilfistelung kommt eine angeborene, gutartige Dermoidzyste in Frage. Andererseits scheinen auch mechanische Faktoren von Bedeutung zu sein, die das Eindringen von Oberflächenepithel und Haarschäften in das Subkutangewebe bewirken. Über dem Kreuz- und Steißbein findet man eine juckende, gerötete, abszeßähnliche Schwellung, die

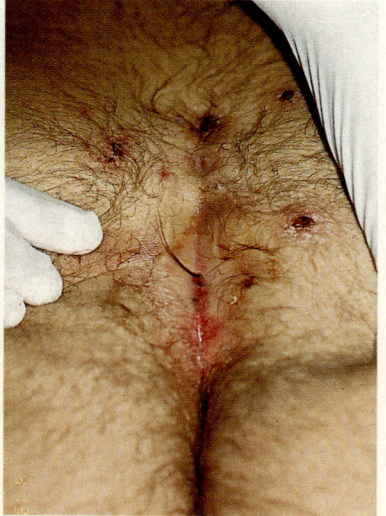

Abb. 25.**2   Pilonidalfistel.** Lokalisation der Fistelöffnungen über dem Steißbein

typischerweise kleine fistelnde Öffnungen zeigt, aus denen oft Haare herausragen (Abb. 25.2).

Therapie

Das gesamte entzündlich veränderte Gebiet wird ovalär exzidiert und offen gelassen. Unter feuchten Verbänden verschließt sich der Defekt durch Granulation. Rezidivrate 30 %.

26. Galle

Untersuchungsmethoden

Klinische Befunde. Die wichtigsten Symptome für Galleerkrankungen sind der (kolikartige) Schmerz im rechten Oberbauch sowie die Gelbsucht (Ikterus).

Spezielle Diagnostik. Die Sonographie ist die Methode der Wahl, um Steine nachzuweisen und einen Stau des Gallengangs auszuschließen oder zu erkennen. Eine zusätzliche Röntgendarstellung erfolgt nur ausnahmsweise. Die Labordiagnostik (Bilirubin, alkalische Phosphatase, Transaminasen) gibt Aufschluß über Art und Ausmaß einer hepatozellulären Begleiterkrankung.

Gallensteine   sehr häufig

▶ Als *Cholelithiasis* bezeichnet man die Anwesenheit eines oder mehrerer Gallensteine. Befinden sich diese in der Gallenblase, handelt es sich um eine *Cholezystolithiasis*, bei Steinen im Gallengang (Ductus choledochus) um eine *Choledocholithiasis* (Abb. 26.1).

Ätiologie

Für die Entstehung der Gallensteine kommen mehrere pathogenetische Mechanismen in Frage. Wichtige lithogene Faktoren sind Veränderungen in der Zusammensetzung der Galleflüssigkeit sowie Störungen des Galletransportes (Motilitätsstörungen, Dyskinesie). Dadurch fallen wasserunlösliche Substanzen wie Cholesterin oder Bilirubin als kleinste Kristalle aus, die sich bei Größenzunahme zum Gallenstein entwickeln. Eingedickte, zähflüssige Galle (ohne Konkremente) bezeichnet man als Sludge.

> **Merke:** Gallensteine entstehen in der Gallenblase. Über den Ductus cysticus können sie in den Ductus choledochus gelangen. Die Steinbildung im Gallengang ist selten.

Gallensteine sind sehr häufig. In Deutschland sind von den über 70jährigen 70 % Gallensteinträger. Frauen sind doppelt so oft betroffen wie Männer. Neben Alter und Geschlecht gelten als disponierende Faktoren: Adipositas, Schwangerschaft, Hypercholesterinämie, hämolytische Anämie, Diabetes

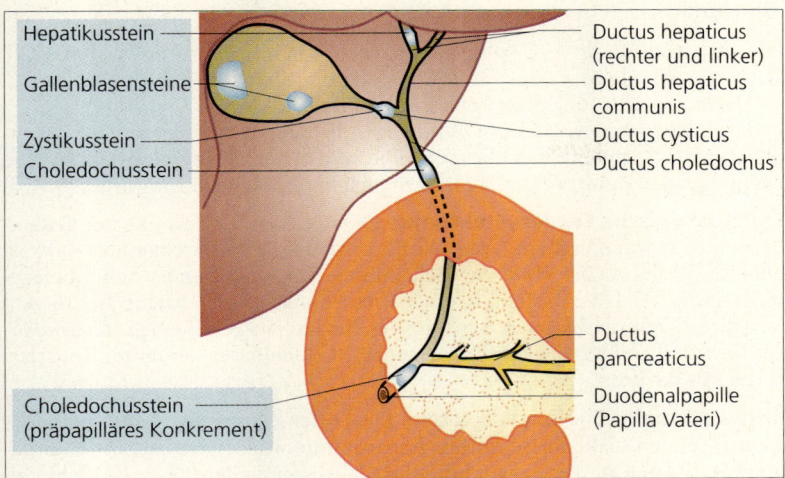

Abb. 26.**1 Gallensteine.** Typische Lokalisationen

mellitus und andere. Die typische Gallenstein-Patientin ist im englischen Sprachgebrauch anschaulich durch 4 „f" gekennzeichnet: „female, forty, fatty, fertile".

Steinzusammensetzung. Die wichtigsten Bestandteile eines Gallensteins sind Cholesterin, Pigment (= Bilirubin) und Kalksalze. Häufig enthalten die Steine lediglich Cholesterin und Bilirubin. Diese Steine sind röntgennegativ, d. h. in der Abdomenleeraufnahme nicht erkennbar. Nur kalkhaltige Gallensteine stellen sich in der Übersichtsaufnahme als röntgendichte „schattengebende" Konkremente dar.

Klinik

Die meisten Gallensteine sind klinisch „stumm", machen also keine Beschwerden. Deshalb ist nicht jeder Gallensteinträger auch ein Gallensteinkranker.

Kommt es jedoch zur Steineinklemmung im Bereich des Ductus cysticus oder Ductus choledochus, so entsteht eine *Gallenkolik*. Häufig ist eine üppige, fettreiche Mahlzeit vorausgegangen, wodurch sich die Gallenblase kontrahiert und die Steineinklemmung begünstigt wird. Die Gallenkolik geht mit krampfartigen Schmerzen im rechten Oberbauch einher, die zur rechten Schulter ausstrahlen können. Häufig sind Übelkeit oder Erbrechen.

Therapie

Die *akute Gallenkolik* wird durch parenterale Gabe eines Spasmolytikums (z. B. Buscopan, Baralgin) sowie Nahrungskarenz und Bettruhe behandelt.

Der *asymptomatische Stein* bedarf keiner Behandlung.

Der *symptomatische* Stein muß hingegen behandelt werden, um Steinkomplikationen (s. unten) vorzubeugen. Die möglichen Therapieverfahren sind nachfolgend erläutert (Tab. 26.1). Bezüglich der operativen Eingriffe s. S. 473.

Laparoskopische Cholezystektomie. Die operative Entfernung der Gallenblase auf endoskopischem Weg wurde erstmals 1986 durchgeführt und ist heute die *Methode der Wahl* zur Behandlung der symptomatischen Cholezystolithiasis. Weil die Gallenblase als Entstehungsort der Steine bei diesem Verfahren definitiv beseitigt wird, ist ein Rezidiv ausgeschlossen. *Kontraindikationen* sind (schwere) akute Cholezystitis, Gallenblasenkarzinom, Leberzirrhose mit Aszites.

Konventionelle Cholezystektomie. Die „offene" operative Entfernung der steintragenden Gallenblase mittels Laparotomie wurde erstmals 1882 durchgeführt. Sie galt in der Behandlung des Gallensteinleidens über 100 Jahre als „Goldstandard", an dem sich alternative Therapieverfahren messen mußten. Heute wird die Indikation zur konventionellen Cholezystektomie nur noch gesehen, wenn Kontraindikationen zum laparoskopischen Vorgehen bestehen (meistens akute Cholezystitis) oder wenn die Gallenblasenentfernung mit anderen Eingriffen simultan durchgeführt wird (z. B. Darmresektion).

Medikamentöse Litholyse (orale Steinauflösung). Unter günstigen Bedingungen können kleinere, nicht kalkhaltige Gallensteine in 1- bis 2jähriger Behandlungsdauer durch die Einnahme von Gallensäuren in Tablettenform aufgelöst werden. Weil der Ort der Steinentstehung (Gallenblase) nicht entfernt wird, sind Steinrezidive häufig (Tab. 26.1).

Ätherlitholyse. Ein spezieller Äther (MTBE) kann kalkfreie Konkremente ebenfalls auflösen. Das Lösungsmittel muß allerdings für einige Stunden in direkten Kontakt mit den Steinen gebracht werden, wozu die Punktion der Gallenblase mit Einlegen eines Katheters erforderlich ist. Auch bei mehrmaliger Anwendung häufig Rezidive.

Extrakorporale Stoßwellenlithotripsie (ESWL). Dieses Verfahren ist für Harnleitersteine die Methode der Wahl (S. 508). Mit erheblichen Einschränkungen (Tab. 26.1) können auch Gallensteine zertrümmert werden, allerdings muß eine mehrmonatige medikamentöse Behandlung zur Steinauflösung angeschlossen werden.

Tab. 26.**1** **Behandlung der symptomatischen Cholezystolithiasis.** Limitierende Faktoren für die Anwendung der unterschied-lichen Therapieverfahren bei Gallenblasensteinen

	Laparoskopische Cholezystektomie	Konventionelle Cholezystektomie	Medikamentöse Litholyse (oral)	Ätherlitholyse (Punktion)	ESWL (Stoßwellen)
Steinzahl	keine Einschränkung	keine Einschränkung	limitiert	limitiert	maximal 3
Steingröße	kaum Einschränkung	keine Einschränkung	bis 1,5 cm	kaum Einschränkung	bis 3 cm
Steinzusammen-setzung	keine Einschränkung	keine Einschränkung	nur Cholesterinsteine	nur Cholesterinsteine	nur Cholesterinsteine
Steinverkalkung	keine Einschränkung	keine Einschränkung	nicht möglich	nicht möglich	limitiert
verschlossener Ductus cysticus	keine Einschränkung	keine Einschränkung	nicht möglich	nicht möglich	nicht möglich
nicht-kontraktile Gallenblase	keine Einschränkung	keine Einschränkung	nicht möglich	nicht möglich	nicht möglich
Rezidivrate nach 5 Jahren	0 %	0 %	50 %	50 %	50 %

Stellenwert der Behandlungsverfahren bei Cholelithiasis

Steine in der Gallenblase (Cholezystolithiasis). Die jahrelange Diskussion über den Wert der operativen Cholezystektomie im Vergleich zu nicht-chirurgischen Verfahren ist seit dem Siegeszug der laparoskopischen Cholezystektomie weitgehend verstummt.

> Die „minimal invasive" laparoskopische Cholezystektomie gilt heute als bevorzugte Therapie des symptomatischen Gallenblasensteins.

Im Jahre 1993 wurden in der BRD 80% aller Gallenblasenentfernungen laparoskopisch vorgenommen. Gegenüber der konventionellen offenen Operation hat die laparoskopische Technik den Vorteil des geringeren Traumas für den Patienten. Die kranke Gallenblase als Ursprungsort der Steinbildung wird bei beiden chirurgischen Vorgehensweisen definitiv entfernt.

Demgegenüber liegt der Hauptnachteil aller nicht-chirurgischen Verfahren im Verbleiben der Gallenblase und der damit verbundenen hohen Rezidivrate. Ferner sind die nicht-chirurgischen Verfahren nur unter bestimmten limitierenden Voraussetzungen anwendbar (Tab. 26.1), so daß drei Viertel der Patienten für diese Therapieform gar nicht in Frage kommen. Der häufige Befund einer gestörten Gallenblasenfunktion mit fehlender Kontraktilität durch vernarbende Entzündung kann mit nicht-chirurgischen Verfahren nicht behandelt werden. Auch kalkhaltige Steine sind ein Hinderungsgrund für eine nicht-chirurgische Therapie.

Aus diesen Gründen werden die Lyseverfahren nur noch an wenigen internistisch ausgerichteten Abteilungen eingesetzt. Die zu Beginn der Entwicklung so vielversprechende Stoßwellenzertrümmerung (ESWL) ist beim Gallenstein nicht mehr aktuell. Trotz zusätzlicher langwieriger oraler Chemolitholyse ist die Rezidivrate unbefriedigend.

Steine im Gallengang (Choledocholithiasis).

Noch vor wenigen Jahren war die Choledocholithiasis eine klare Indikation zur „offenen" Laparotomie mit Cholezystektomie und Choledochusrevision (= operative Gallengangseröffnung und Steinentfernung) in gleicher Narkose. Heute bevorzugt man ein kombiniertes zweizeitiges endoskopisch-chirurgisches Vorgehen. Zuerst Extraktion der Steine aus dem Gallengang durch *endoskopische Papillotomie* (S. 478, Ablauf ähnlich einer Gastroskopie, Narkose nicht erforderlich). Nach einigen Tagen folgt die operative Entfernung der Gallenblase durch *laparoskopische Cholezystektomie*. Die Beseitigung der Choledochussteine ist laparoskopisch noch nicht möglich.

Steinkomplikationen

Die wichtigsten Steinkomplikationen sind die *Entzündung*, der *Verschlußikterus*, *Perforation*, biliäre *Pankreatitis* und die *maligne Entartung*.

Cholezystitis und Cholangitis   sehr häufig

Die Entzündung der Gallenblase *(Cholezystitis)* ist Folge einer Cholezystolithiasis. Andere Ursachen spielen eine zu vernachlässigende Rolle. Bei entzündlicher Beteiligung der Gallenwege spricht man von *Cholangitis.*

Klinik

Die Entzündung kann akut oder chronisch verlaufen. Bei der „akuten Galle" findet sich ein kolikartiger oder dauerhafter *Schmerz* im rechten Oberbauch, der in die rechte Schulter ausstrahlen kann. Hinzu kommen *Fieber*, Schüttelfrost, Leukozytose und BSG-Erhöhung. Bei Verschluß des Ductus cysticus (durch Stein oder entzündliches Ödem) ist die Gallenblase massiv gestaut und palpabel, was man als *Hydrops* bezeichnet. Ist der Hydrops bakteriell infiziert, spricht man von *Gallenblasenempyem*. Ikterus ist hingegen nur zu erwarten, wenn auch der Abfluß im Ductus choledochus behindert ist (Stein oder Cholangitis). Der chronische Verlauf macht ähnliche Symptome, die lediglich weniger heftig ausgeprägt sind.

Therapie

Die Primärbehandlung der akuten Cholezystitis ist konservativ: Nahrungskarenz, Magensonde, Infusion, Spasmolytika, Antibiotika. Später erfolgt die endgültige Sanierung durch Cholezystektomie.

Verschlußikterus   häufig

Verschlußikterus ist keine Diagnose, sondern ein Symptom, welches durch viele Krankheitsbilder verursacht werden kann. Gemeinsamer Nenner ist der gestörte Galleabfluß aus der Leber *(Cholestase)*. Die Cholestase kann intrahepatische Ursachen haben (z. B. Nebenwirkungen einiger Medikamente). Meistens liegt jedoch eine extrahepatische (mechanische) Behinderung des Galleflusses zugrunde.

Die wichtigsten Ursachen des extrahepatischen Verschlußikterus sind: *Gallenstein* (im Choledochus), *Cholangitis* (entzündliche Schwellung und Galleeindickung), narbige *Stenose* (des Choledochus oder der Papille), *Tumoren* (z. B. Ductus hepaticus, Choledochus, Pankreaskopf).

Klinik

> Weil der Blutfarbstoff Bilirubin nicht mit der Galle in den Darm ausgeschieden wird, staut er sich im Blut *(Gelbsucht)*. Im Darm fehlt das Pigment, der Stuhl entfärbt sich *(heller = acholischer Stuhl)*. Weil die Niere einen Teil des Bilirubins ausscheidet, wird der *Urin dunkel*. Der *Juckreiz* (Pruritus) ist Folge der vermehrten Gallensäure-Einlagerung in der Haut. Der Verschlußikterus kann mit oder ohne Schmerzen einhergehen.

Laborchemisch ist der Verschlußikterus durch Hyperbilirubinämie und Anstieg der sog. Cholestase-Enzyme (z. B. alkalische Phosphatase, Gamma-GT) gekennzeichnet. Der Nachweis der Verschlußlokalisation erfolgt durch ERC oder PTC (Kapitel 2). Eine i. v. Galle ist bei Serumbilirubin über 2,0 mg% nicht mehr verwertbar, weil die Leber das Kontrastmittel kaum noch in die Gallengänge ausscheidet.

Therapie

Nach Ausschluß anderer Gelbsuchtformen (z. B. Hepatitis, Hämolyse) wird der extrahepatische mechanische Verschlußikterus endoskopisch oder chirurgisch behandelt. Bei *Gallengangssteinen* geht das Konkrement nach endoskopischer Papillenspaltung meist spontan über den Darmkanal ab. Ansonsten muß der Stein zertrümmert und/oder endoskopisch entfernt werden. Führen endoskopische Maßnahmen nicht zum Ziel, wird der Stein chirurgisch entfernt (Choledochusrevision). Die Gallenblase als Produktionsstätte der Steine muß auch bei primär endoskopischer Behandlung operativ entfernt werden (Cholezystektomie), sofern der Allgemeinzustand eine Operation zuläßt. Bei *inoperablen Tumoren* kann eine endoskopisch eingeführte Drainage (Abb. 2.4 b, S. 41) den Gallefluß vom Ductus choledochus zum Duodenum wiederherstellen und so den Ikterus und quälenden Juckreiz für die meist kurze Überlebenszeit lindern. Alternativ kommt als operative Maßnahme eine biliodigestive Anastomose in Frage (S. 478).

Gallenblasenperforation   sehr selten

Die chronische steinbedingte Cholezystitis kann zur Perforation der Gallenblase führen. Bei freier Perforation in die Bauchhöhle entsteht eine gallige *Peritonitis*. Gelegentlich perforiert die Gallenblase in das Duodenum, mit dem sie infolge der langen entzündlichen Vorgeschichte fest verbacken ist. Es bildet sich dann eine innere (cholezystoduodenale) Fistel, über die auch größere Gallensteine (ca. 3 cm) in die Stuhlpassage gelangen können. Bleibt ein solches Konkrement im Darm hängen, meist ein Ileum, so entsteht der *Gallensteinileus*.

Klinik

Die vielfältige Symptomatik kann sich als plötzlicher Schmerz (akutes Abdomen) oder als fast schmerzfreier mechanischer Ileus äußern.

Therapie

Die Behandlung ist immer operativ (Cholezystektomie). Bei Gallensteinileus lediglich Entfernung des obstruierenden Konkrementes aus dem Dünndarm.

Biliäre Pankreatitis   selten

Die biliäre Pankreatitis (Bauchspeicheldrüsenentzündung) ist durch Erkrankung der Gallenwege verursacht. Meist liegt ein präpapillärer Choledochusstein zugrunde, der den Pankreasausführungsgang blockiert, was zur lebensbedrohlichen Pankreatitis führen kann (s. Kapitel 29, Pankreas).

Therapie

Zusätzlich zur intensivmedizinischen Pankreatitisbehandlung erfolgt die Steinentfernung durch endoskopische Papillotomie (s. unten). Die Cholezystektomie wird erst nach Ausheilung der Pankreatitis vorgenommen.

Maligne Entartung   selten

Tumoren der Gallenblase und Gallenwege sind insgesamt selten, meistens jedoch bösartig. In ca. 80% sind sie mit Gallensteinen vergesellschaftet, weshalb die Lithiasis als wesentlicher pathogenetischer Faktor angesehen wird. Die Prognose ist schlecht, weil die Karzinome sehr früh in die Leber einbrechen.

Therapie

Nach Möglichkeit erfolgt die operative Tumorentfernung. Meistens kommen lediglich palliative Eingriffe zur Beseitigung des Verschlußikterus in Frage: Offenhalten der Gallenwege durch innere Drainage oder Stent (vgl. Abb. 2.4 b, S. 41), ansonsten biliodigestive Anastomose (s. unten).

Operative Verfahren an der Galle

Die Gallenblasenchirurgie hat in den letzten Jahren einen Wandel erlebt wie kein anderer chirurgischer Standardeingriff. Die „minimal invasive Chirurgie" wird deshalb an dieser Stelle erläutert.

Minimal invasive Chirurgie (MIC). Diese endoskopische Mikrochirurgie wird in der Laienpresse mit Schlagwörtern wie „Knopfloch-Chirurgie" oder „Schlüsselloch-Chirurgie" charakterisiert. Als offizielle Bezeichnung hat sich der Begriff *minimal invasive Chirurgie* durchgesetzt. Wesentliches Kriterium ist die geringere Invasivität durch kleinere Schnitte und neuartige chirurgische Instrumente.

Prinzip der minimal invasiven Chirurgie. Auf die Eröffnung von Körperhöhlen durch herkömmliche „große" Schnitte wird verzichtet. Statt eines großen Schnittes werden mehrere kleine Inzisionen (maximal 2 cm lang) angelegt, durch die man mit speziellen langstieligen Mikroinstrumenten an den Zielort gelangt. Der Operationsablauf wird über Glasfaserkabel vom Körperinneren auf einen Fernsehbildschirm übertragen. Das Bild auf dem Monitor ist die einzige visuelle Kontrolle für das OP-Team. Ein direkter Einblick in das Operationsgebiet ist nicht möglich, auch keine direkte Berührung des Gewebes durch die Hand des Chirurgen. Alle chirurgischen Manipulationen erfolgen mit Hilfe der in den Körper eingeführten Instrumente (miniaturisierte Scheren, Nadelhalter, Faßzangen, Metallclips und Klammernahtinstrumente, Elektrokoagulationssonde, Saugvorrichtung).

Der chirurgische Eingriff läuft im Prinzip wie bei der offenen Operation ab. Der Unterschied liegt lediglich in dem kleineren Zugang und der Art der verwendeten Instrumente. Operationstechnisch sind die minimal invasiven Eingriffe anspruchsvoller und langwieriger als offene Operationen. Es handelt sich also keinesfalls um eine „Minimalchirurgie", sondern um „richtige" Chirurgie, bei der lediglich der Zugang minimalisiert ist.

Inzwischen ist ein weites Spektrum operativer Eingriffe mit der minimal invasiven Technik durchführbar.

Beispiele: *Arthroskopische Chirurgie* (Meniskusentfernung oder Refixation), *gynäkologische Chirurgie* (Eingriffe an Eileiter und Ovar), *viszerale Chirurgie* (Cholezystektomie, Appendektomie, Vagotomie, Lösen von Verwachsungen in der Bauchhöhle, Bruchpfortenverschluß bei Hernien, Ösophagusresektion, Darmresektion), *proktologische Chirurgie* (Tumorentfernung im Rektum durch transanale endoskopische Mikrochirurgie), *urologische Chirurgie* (Lymphadenektomie im Beckenbereich), *thorakoskopische Chirurgie* (Bullaresektion bei Spontanpneumothorax, Lungenresektion).

In der Traumatologie (Beispiel: arthroskopische Knieoperation) und in der Gynäkologie (Beispiel: laparoskopische Durchtrennung der Eileiter zur Sterilisation) ist das minimal invasive Vorgehen schon seit den 1980er Jahren Routine. Von den abdominalchirurgischen laparoskopischen Eingriffen hat sich bisher jedoch nur die Cholezystektomie etabliert. Für die übrigen allgemeinchirurgischen Operationen kann die minimal invasive Chirurgie noch nicht als Standard bezeichnet werden.

Vorteile laparoskopischer Operationen:

* ❖ geringere postoperative Schmerzen,
* ❖ geringere postoperative Morbidität (Pneumonie, Darmparalyse),
* ❖ geringere postoperative Verwachsungen (Ileus),
* ❖ schnellere Rekonvaleszenz,
* ❖ kürzere stationäre Behandlungszeit,
* ❖ kürzere Arbeitsunfähigkeit,
* ❖ besseres kosmetisches Ergebnis,
* ❖ keine Narbenhernien.

Laparoskopische Cholezystektomie

▶ Endoskopische Totalentfernung der Gallenblase (Abb. 26.2).

Der Eingriff erfolgt wie bei einer normalen konventionellen Cholezystektomie in Vollnarkose und Rückenlage. Zu Anfang füllt man die Bauchhöhle über eine Punktionsnadel mit Kohlendioxid (Pneumoperitoneum), um genügend Übersicht und Bewegungsraum für die einzubringenden Spezialinstrumente zu haben. Dann wird die Optik (Video-Endoskop) durch den Nabel eingestochen. Über drei kleine Zusatzinzisionen werden die chirurgischen Instrumente in die Bauchhöhle eingeführt. Gallenblasengang (Ductus cysticus) und die daneben verlaufende Arterie (A. cystica) werden zwischen Metallclips durchtrennt. Danach läßt sich die Gallenblase von der Leber ablösen und durch ein 2 cm dickes Rohr im Nabel herausziehen. Wenn die gefüllte Gallenblase nicht durch das Rohr hindurch paßt, muß vor der Extraktion Flüssigkeit abpunktiert werden und/oder eine Zerquetschung größerer Steine in der Bauchhöhle erfolgen. Eine Drainage wird nicht eingelegt.

Nach laparoskopischer Cholezystektomie bleiben lediglich drei je 1 cm lange Narben sichtbar (Abb. 26.3). Die größte Inzision für den 2 cm dicken Trokar liegt in der Nabelgrube und ist deshalb nicht als Narbe erkennbar. Die Patienten dürfen schon am Abend der Operation aufstehen, Tee trinken und zur Toilette gehen. Am Folgetag leichte Kost. Entlassung nach 4 Tagen. Operationsletalität 0,02 %.

Intraoperativer Verfahrenswechsel (= Konversionsrate oder Umstiegsrate). Wenn bei einer laparoskopischen Operation Schwierigkeiten oder Komplikationen auftreten, die endoskopisch nicht beherrschbar sind (z. B. Blutung), so muß der Eingriff als „offene" Operation mit Eröffnung der Bauchhöhle fortgeführt werden. Diesen Wechsel von der geplanten laparoskopischen Cholezystektomie zur offenen konventionellen Operation in gleicher Narkose bezeichnet man als „Umsteigen". Die Patienten werden vorher über diese Möglichkeit aufgeklärt. Die „Umsteigerate" bei Cholezystektomie liegt bei ca. 5 %.

> **Merke:** Bei jeder laparoskopischen Cholezystektomie müssen alle personellen und instrumentellen Voraussetzungen gegeben sein, die einen sofortigen Verfahrenswechsel in gleicher Narkose erlauben.

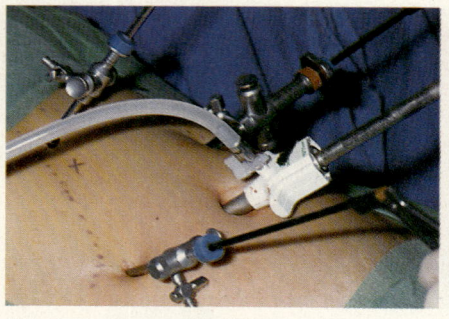
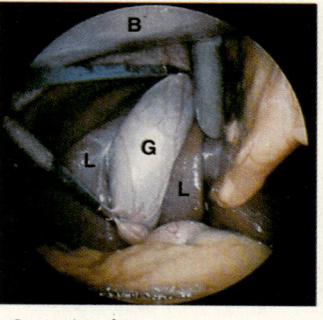

Abb. 26.2 Laparoskopische Cholezystektomie. Operationsfotos
a Blick von rechts auf den Bauch. Rechter Rippenbogen mit Farbpunkten markiert. Die vier Arbeitsinstrumente sind durch die Bauchdecke in die Bauchhöhle eingeführt. Die Extraktionshülse mit dem weißen Aufsatz steckt im Nabel

b Blick durch das Videoendoskop in die Bauchhöhle. Die Gallenblase (**G**) wird von zwei Faßzangen gehalten. Dahinter die Leber (**L**). Bauchdecke (**B**) von innen

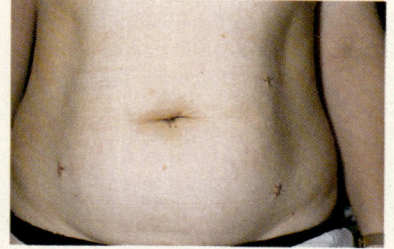
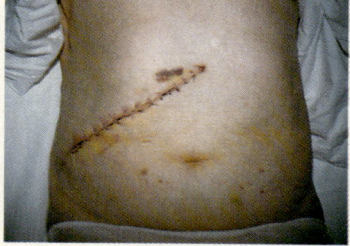

Abb. 26.3 Narben nach Gallenblasenoperation
a Nach laparoskopischer Cholezystektomie (5. Tag)

b Nach konventioneller Cholezystektomie (5. Tag)

Konventionelle Cholezystektomie

▶ Totalentfernung der Gallenblase durch offene Operation (Laparotomie).

Der Zugang erfolgt über einen Rippenbogenrandschnitt rechts oder eine senkrechte Inzision im rechten Oberbauch von etwa 10 cm Länge (Abb. 1.20, S. 29). Ductus cysticus und A. cystica werden mit einem Faden ligiert oder mit einem Metallclip verschlossen und dann durchtrennt. Nach konventioneller

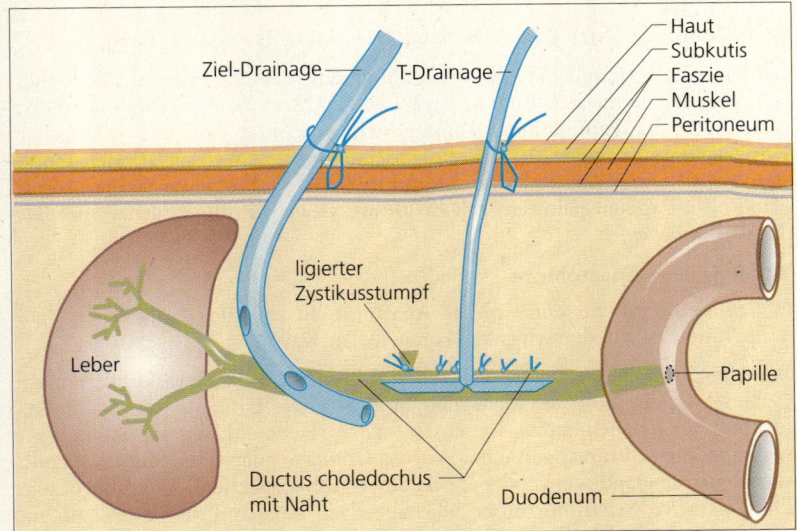

Abb. 26.**4** **Choledochusrevision.** Schematischer Längsschnitt durch den Gallengang (liegender Patient). Postoperativer Zustand nach Cholezystektomie und Gallengangeröffnung mit Drainagen (vgl. Abb. 2.**4**, S. 41)

Entfernung der Gallenblase wird in den meisten Kliniken eine Zieldrainage in den Operationsbereich eingelegt.

Wenn die präoperative Sonographie einen Steinbefall des Ductus choledochus nicht zweifelsfrei ausschließen kann, wird intraoperativ eine Röntgendarstellung der Gallenwege oder die Spiegelung des Gallengangs (Choledochoskopie) vorgenommen.

Choledochusrevision

▶ Eröffnung und „Revision" des Gallenganges zur Steinausräumung.

Die Choledochusrevision erfolgt im Anschluß an die konventionelle Cholezystektomie, wenn sich auch im Gallengang Konkremente befinden. Dazu wird der Ductus choledochus unterhalb des durchtrennten Ductus cysticus („Zystikusstumpf") über 3 cm eröffnet. Mit geeigneten Löffeln und Zangen lassen sich die Steine aus dem Gallengang entfernen. Die Choledochotomie wird nach Einlegen einer T-Drainage zugenäht. Zusätzlich liegt eine Zieldrainage (Abb. 26.**4**). Bezüglich T-Drainage S. 41.

Papillotomie

▶ Spaltung der Vater-Papille (= Sphinktermuskel des Gallengangs).

Bei Verengung (Papillenstenose) muß die Papille erweitert werden. Bevorzugtes Vorgehen ist die *endoskopische Papillotomie* (Ablauf ähnlich einer Gastroskopie), wobei der Papillenmuskel unter Sicht geschlitzt wird und präpapilläre Konkremente aus dem Ductus choledochus entfernt werden können (endoskopische Steinextraktion). Bei dem chirurgischen Vorgehen (Laparotomie) erfolgt die Papillenspaltung nach Eröffnung des Zwölffingerdarms *(transduodenale Papillotomie)*.

Biliodigestive Anastomose

▶ Sammelbegriff für chirurgische Anastomosen zwischen Gallesystem („bilio") und dem („digestiven") Magen-Darm-Kanal.

Bei Verschlußikterus durch maligne Tumoren (z. B. Pankreaskopfkarzinom, Gallengangskarzinom) versucht man, eine palliative Umleitung des Galleflusses für den verbleibenden Lebensrest zu erreichen. Dazu wird heute das nicht-operative Einbringen einer *inneren Drainage* oder eines Stent auf endoskopisch-transpapillärem oder perkutan-transhepatischem Weg bevorzugt. Die operative Schaffung einer biliodigestiven Anastomose ist deshalb nur noch selten erforderlich. Ein Beispiel (Cholezystojejunostomie) findet sich in Abb. 6.**4**, S. 149.

Folgezustände nach Galleoperationen

Die Leber bildet pro Tag etwa 1 l Galleflüssigkeit, die auf ihrem Weg zum Duodenum zum Teil in der Gallenblase gespeichert und eingedickt wird. Damit entspricht die Gallenblase einem Reservoir (ca. 50 ml). Diese Speicherfunktion entfällt nach Cholezystektomie. Der Gallefluß erfolgt dann mehr oder minder kontinuierlich, was klinisch jedoch keine nennenswerten Nachteile mit sich bringt.

Postcholezystektomie-Syndrom. Der nicht sehr glücklich gewählte Begriff findet sich gelegentlich als Sammelbezeichnung für unterschiedlichste Oberbauchbeschwerden, die nach einer Cholezystektomie beobachtet werden. Hierzu gehören uncharakteristische Symptome wie Schmerzen, Speiseunverträglichkeit, Übelkeit, Unwohlsein. Diese Symptome sind keinesfalls immer durch den operativen Eingriff bedingt (z. B. Residualstein, zu langer Zystikusstumpf), sondern häufig durch operationsunabhängige Leiden verursacht (z. B. Gastritis, Ulkus, Cholangitis, Dickdarmerkrankung). Eine differenzierte Diagnostik ist also immer erforderlich.

Pflegeschwerpunkte bei Galleoperationen

Die präoperativen Aufgaben der Pflege bei Eingriffen am Gallesystem werden allgemein dargestellt, da die vorbereitenden Maßnahmen für alle Galleoperationen identisch sind. Dies ist auch für die endoskopische Cholezystektomie der Fall, weil intraoperativ immer damit gerechnet werden muß, daß eine Laparotomie notwendig wird.

Präoperative Pflege

Rasur. Das Hauptgebiet zwischen vorderer Axillarlinie bis einschließlich oberer Schambehaarung wird rasiert (vgl. Abb. 22.**11**, S. 420).
Nahrungsabbau. Am Tag vor der Operation erhält der Patient mittags leichte Kost, am Abend nur noch Brei und Tee.

Postoperative Pflege

Eine pflegerische Besonderheit gegenüber anderen Abdominaleingriffen ist nach Operationen am Gallesystem die Handhabung und Überwachung von Ziel- und T-Drainage, weshalb nachfolgend die damit verbundenen Pflegemaßnahmen schwerpunktmäßig am Beispiel der Cholezystektomie mit Choledochusrevision hervorgehoben werden sollen (vgl. auch Abb. 2.**4**, S. 41 und Abb. 26.**4**).

Weiterhin werden exemplarisch für alle abdominellen Eingriffe, die mittels endoskopischer Operationsmethode durchgeführt wurden, die für die postoperative Phase typischen Pflegeaktivitäten beschrieben. Der postoperative Pflegeaufwand ist gegenüber dem nach La-

Tab. 26.2 Beobachtungsmaßnahmen bei Galleoperationen

Beobachtung	Mögliche Ursachen
– hellrotes, ungeronnenes Blut aus der Zieldrainage – durchgebluteter Verband	– Nachblutung – Gerinnungsstörung
– kein bzw. mäßiger Gallefluß bei tiefhängendem T-Drainagen-System, – Patient klagt über Druckbeschwerden im Oberbauch	– T-Drain disloziert, verstopft oder abgeknickt
– Gallefluß über T-Drain nimmt nach Höherhängen nicht ab	– Galleabfluß ins Duodenum behindert durch Restkonkremente, Papillenstenose usw.
– Skleren und Haut des Patienten werden zunehmend ikterisch, Juckreiz tritt auf	– T-Drain disloziert – Choledochus vor Abgang der T-Drainage verschlossen durch evtl. Restkonkremente oder Blutkoagel
– übermäßige, gallig gefärbte Absonderung über Zieldrainage vor Entfernung des T-Drains	– Nahtinsuffizienz – T-Drainage-Abfluß behindert
– gallige Sezernierung über Zieldrain nach Entfernung des T-Drains – evtl. nachlaufende Galleabsonderung über ehemaligen T-Drainagen-Kanal	– Galleabflußbehinderung im Papillenbereich

parotomie geringer, da die Patienten bei komplikationslosem Verlauf in der Regel spätestens am 5. postoperativen Tag entlassen werden.

Beobachtungsmaßnahmen. Die *Zieldrainage* dient der Ableitung von Wundsekret, Blut und geringfügigen Mengen an Galle, welche infolge von intraoperativer Verletzung kleinerer Gallengänge an der Leber auftreten. Das Sekret ist normalerweise bernsteinfarben, eventuell leicht blutig oder gallig gefärbt. Fördermengen bis zu 300 ml werden in den ersten Tagen als normal toleriert.

Die *T-Drainage* wird nach Eröffnung des Ductus choledochus eingelegt, da postoperativ durch die intraoperativen Manipulationen mit einem Ödem an der Papilla Vateri zu rechnen ist. Diese Schwellung würde zu einer Abflußbehinderung von Galleflüssigkeit führen mit nachfolgendem Rückstau in die Leber (Verschlußikterus), welches mit der T-Drainage verhindert wird. Erst nach Abklingen des Papillenödems kann die Galle ungehindert ins Duodenum abfließen. Die Fördermengen aus der T-Drainage gehen dann entsprechend zurück (anfangs sind bis 1000 ml/Tag normal).

Einige auffällige Beobachtungen sowie deren Ursache sind in Tab. 26.**2** zusammengestellt.

Nach Cholezystektomie mittels minimal invasiver Chirurgie ist besonders auf den *Zustand der Nabelnaht* (üblicherweise 3–4 Stiche halbkreisförmig am Nabel) zu achten, speziell vor allem auf *Nachblutung* (blutiger Verband) und *Sezernierung* (durchfeuchteter Verband). Die Patienten klagen häufig postoperativ über diffuse *Bauchschmerzen* (Auswirkung der intraabdominellen Manipulationen) und *Atembeschwerden* (bedingt durch den Zwerchfellhochstand als Folge der intraoperativen Füllung der Bauchhöhle mit Kohlendioxid).

Umgang mit der T-Drainage. Der Sekretbeutel wird direkt postoperativ unterhalb des Patienten am Bett befestigt. Durch die Höhendifferenz kann die Galle besser abfließen.

Auf ärztliche Anordnung, meistens etwa gegen den 4.–5. postoperativen Tag, beginnt man mit dem schrittweisen Höherhängen des Drainagebeutels, um somit nach abgeklungener Papillenschwellung den physiologischen Galleabfluß ins Duodenum zu steigern. Je nach Verträglichkeit wird täglich die Beutelposition verändert und zwar zunächst auf Bettniveau (Matratzenhöhe), dann in Leberhöhe und als letzte Stufe über Leberebene (Nachttischhöhe).

Bei anhaltender Beschwerdefreiheit und nachlassender Galleabsonderung durch die T-Drainage wird eine direkte Cholangiographie durchgeführt. Wird dabei der physiologische, freie Abfluß der Galle nachgewiesen (keine Restkonkremente, Stenosen), so kann die Drainage entfernt werden. Um ein Nachlaufen von Galle aus dem Drainagekanal möglichst gering zu halten, wird vor Herausnahme des T-Drains der Beutel wieder unterhalb des Patientenniveaus aufgehängt.

Während der Liegedauer der T-Drainage soll ein Beutelwechsel nicht routinemäßig vorgenommen werden, sondern erst bei vollem Füllungszustand unter streng aseptischen Bedingungen erfolgen. Der Drainagestand ist zwischenzeitlich täglich zu markieren.

Darmtätigkeit. Bei Ausbleiben der Spontandefäkation wird am 3., spätestens am 4. postoperativen Tag ein Klysma notwendig.

Nach endoskopischen Eingriffen sind normalerweise keine besonderen Maßnahmen zum Anregen der Darmtätigkeit angezeigt.

Nahrungsaufbau. Bis die Darmtätigkeit in Gang gekommen ist, wird parenteral ernährt. Der Kostaufbau beginnt am 3. postoperativen Tag nach kliniküblichem Schema (Tab. 12.**2**). Erfahrungsgemäß erhalten Galleoperierte um den 6. postoperativen Tag passierte Kost.

Nach laparoskopischer Cholezystektomie kann am 1. postoperativen Tag zunächst schluckweise mit Tee begonnen werden. Bei Verträglichkeit gibt es rasch unbegrenzt Tee. Am 2. postoperativen

Tag wird Suppe, am 3. Tag bereits leichte Kost verabreicht.

Wundbehandlung. Die *T-Drainage* wird nach Cholangiographie gezogen (meist um den 8. Tag). Der Drainagekanal verschließt sich in der Regel spontan.

Die *Zieldrainage* wird üblicherweise 1–2 Tage nach dem Ziehen des T-Drains entfernt, da noch geringe Gallemengen aus dem Loch, durch welches das T-Drain eingebracht wurde, ausfließen können und somit über die Zieldrainage abgeleitet werden.

Nach dem Ziehen muß an der ehemaligen Austrittsstelle von T- und Zieldrain auf nachfließende Galle geachtet werden. Geringe Mengen sind für 1–2 Tage als normal anzusehen.

27. Leber

Die meisten Erkrankungen der Leber fallen in den Fachbereich der inneren Medizin (Hepatitis, Fettleber, Zirrhose, Stoffwechselerkrankungen).

Leberabszeß   sehr selten

▶ Abgekapselte eitrige Entzündung in der Leber.

Ätiologie

Die Eitererreger gelangen über den *Gallengang* oder auf dem *Blutweg* zur Leber. Die bakterielle Infektion der Gallenwege (Cholangitis) ist also häufige Ursache. Die hämatogene Streuung erfolgt bevorzugt aus dem Pfortaderquellgebiet (z. B. phlegmonöse Appendizitis, zerfallende Darmkarzinome, Typhus, Nabelschnurinfekt des Neugeborenen). Außerhalb Europas ist der Leberabszeß häufig durch eine Amöbenruhr verursacht (Amöbenabszeß).

Klinik

Das schwere Krankheitsbild ist durch Fieber, Schüttelfrost und septischen Verlauf gekennzeichnet. Der Ikterus ist meist gering, Schmerzen im rechten Oberbauch treten nur bei Leberschwellung auf. Die intrahepatische Raumforderung ist sonographisch und im Computertomogramm erkennbar.

Therapie

Unter sonographischer Kontrolle kann eine Punktion des Abszesses erfolgen. Diese ermöglicht einen präzisen Erregernachweis, gestattet ferner bei kleineren Abszessen die mehrtägige Spülung über eine durch die Punktionsnadel eingebrachte Drainage. Hochdosierte Antibiotika, entsprechend dem Antibiogramm, sind immer erforderlich. Gelingt mit der Spülbehandlung keine Ausheilung, so muß die *operative Ausräumung* mit Einlegen von *Drainagen* erfolgen.

Echinokokkose   selten

Die Finnen des Hundebandwurms können vom Darm über die Pfortader zur Leber gelangen und dort zystische Raumforderungen verursachen (Näheres s. Kapitel 3, S. 96).

Lebertumoren

Gutartige Tumoren   sehr häufig

Hierzu gehören auch die angeborenen harmlosen *Leberzysten*, deren multiples Auftreten als *Zystenleber* bezeichnet wird. Die Echinokokkuszyste hingegen ist eine Parasitose. Häufig finden sich *Hämangiome*, die im Sonogramm und CT wie eine Metastase aussehen können. Die Zuordnung gelingt durch eine Leberangiographie (Zöliakographie). Andere gutartige Lebertumoren (*Hepatome, Adenome*) sind selten. Eine Behandlung ist bei benignen Lebergeschwülsten in der Regel nicht erforderlich.

Bösartige Tumoren   sehr häufig

Man unterscheidet primäre und sekundäre Lebermalignome. Die primären haben ihren Ursprung im Leberparenchym. Hierzu gehört das bei uns relativ seltene *Leberkarzinom*, das fast immer auf dem Boden einer Zirrhose entsteht. Die Prognose ist schlecht.

Die *sekundären Lebermalignome* bestehen nicht aus Lebergewebe, sondern entsprechen hämatogenen Fernmetastasen anderer Organkrebse, bevorzugt aus dem Magen-Darm-Kanal (venöser Abfluß über die Pfortader).

> **Merke:** Der häufigste maligne Lebertumor ist die Lebermetastase!

Klinik

Lebermalignome machen erst im fortgeschrittenen Stadium Symptome. Dazu gehören Druckgefühl und Schmerzen im rechten Oberbauch, Gewichtsverlust, Ikterus. Die Abklärung erfolgt durch Sonographie, CT und Angiographie.

Therapie

Das primäre *Leberkarzinom* wird möglichst operativ reseziert. Dazu kann die halbe Leber (Hemihepatektomie) oder mehr entfernt werden. Mit 20% des Organes kann man durchaus überleben. In Ausnahmefällen kann eine Lebertransplantation vorgenommen werden. Oft ist der Befund jedoch so ausgedehnt, daß eine chirurgische Behandlung nicht mehr in Frage kommt. Dann ist eine systemische Chemotherapie angezeigt, eventuell auch die lokoregionäre Leberperfusion (vgl. Kapitel 6, S. 152).

Lebermetastasen werden nur in Ausnahmefällen chirurgisch entfernt, wenn auch der Primärtumor potentiell kurativ resezierbar ist. Ansonsten erfolgt auch hier eine Behandlung mit Zytostatika.

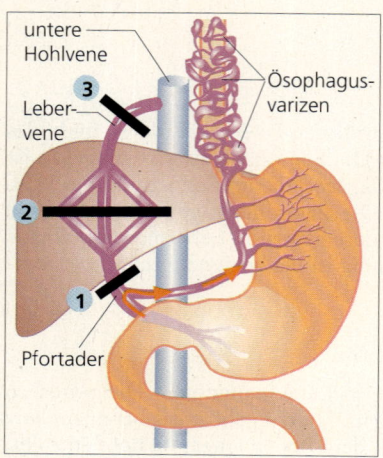

untere Hohlvene

Ösophagus-varizen

Leber-vene

3

2

1

Pfortader

Abb. 27.**1 Portale Hypertension.**
Lokalisation der Flußbehinderungen im
Pfortaderverlauf (Balken).
1 = prähepatischer Block,
2 = intrahepatischer Block,
3 = posthepatischer Block.
Umgehungskreislauf über die Magen-
und Ösophagusvenen

Portale Hypertension   häufig

▷ Erhöhter Blutdruck in der V. portae (Pfortaderhochdruck) infolge einer
Abflußbehinderung des Pfortaderblutes.

Ätiologie und Pathophysiologie

Die portale Hypertension ist eine Folgeerkrankung bzw. ein Symptom, für das
mehrere ursächliche Faktoren in Frage kommen. Diese teilt man üblicherweise nach ihrer Lokalisation in bezug zur Leber ein (Abb. 27.**1**).

Prähepatischer Block. Die Abflußbehinderung liegt vor der Leber, also im Bereich der
Pfortader selbst. *Beispiele:* Pfortaderthrombose, Einengung der Pfortader durch Tumoren von außen (Lymphknotenmetastasen in der Leberpforte, Gallenwegstumoren u. a.).

Intrahepatischer Block. Die Abflußbehinderung ist durch krankhafte Veränderungen
des Leberparenchyms bedingt. *Beispiele:* Leberzirrhose, Lebermetastasen, primäre Lebertumoren.

Posthepatischer Block. Die Passage des Blutes durch Pfortader und Leber selbst ist
frei, die Abflußbehinderung ist hinter der Leber lokalisiert, also im Bereich der Lebervenen oder des Zuflusses zum rechten Herzen. *Beispiele:* Angeborener oder erworbener
Verschluß der Lebervenen (Budd-Chiari-Syndrom).

Von diesen Ursachen ist in Europa der intrahepatische Block durch Leberzirrhose die bedeutendste.

Die portale Hypertension ist in ca. 90% durch eine Leberzirrhose verursacht. Häufigste Ursache der Leberzirrhose (in Europa) ist der chronische Alkoholabusus.

Folgen der portalen Hypertension. Die Abflußbehinderung im Bereich der Leber führt zum Druckanstieg in der Pfortader und ihren venösen Zuflüssen. Das Blut versucht, unter Umgehung der Leber über andere Gefäßverbindungen (Kollateralen) zum rechten Herzen zu gelangen. Dieser Umgehungskreislauf führt in erster Linie über die Venen des Ösophagus und Magenfundus. Infolge des vermehrten Blutdurchflusses schwillt das Kaliber dieser Venen massiv an. So entstehen die *Ösophagusvarizen* und Varizen des Magenfundus bei portaler Hypertension.

Klinik

Bedeutendste Folge der portalen Hypertension sind die *Ösophagusvarizen*, deren Ruptur zur lebensbedrohlichen Blutung führt.

Die portale Stauung führt ferner zur *Milzvergrößerung* (Stauungsmilz) und *Aszites* (seröse Flüssigkeit in der Bauchhöhle). Auch die Bildung der Blutgerinnungsfaktoren ist häufig beeinträchtigt (niedriger Quick-Wert). Weitere Zeichen der Leberzirrhose können hinzukommen (s. innere Medizin).

Therapie

Solange die Ösophagusvarizen nicht geblutet haben, ist die Behandlung rein konservativ-internistisch (Aszitesausschwemmung, Leberschutztherapie usw.).

Ösophagusvarizenblutung   selten

▷ Lebensbedrohliche Blutung aus gestauten Venen der Ösophagusschleimhaut bei portaler Hypertension.

Klinik

Die Ösophagusvarizenblutung tritt als massives Bluterbrechen mit hypovolämischem Schock in Erscheinung. Häufig kommt es zur Aspiration mit nachfolgender Pneumonie. 10% aller oberen GI-Blutungen (vgl. Kapitel 34) sind Ösophagusvarizenblutungen.

Die Letalität beträgt 20%, wenn der Patient zum ersten Mal blutet. Bei Rezidivblutung steigt die Letalität auf 50%.

Therapie

Zur Behandlung der Ösophagusvarizenblutung stehen endoskopische, medikamentöse, chirurgische und radiologisch-interventionelle Verfahren zur Verfügung. Größte Bedeutung hat heute die endoskopische Sklerosierung. Bei

Aufnahme des Patienten erfolgt primär die Therapie des hämorrhagischen Schocks (Infusion, Transfusion, Substitution von Gerinnungsfaktoren). Danach erfolgt die spezifische Behandlung der Ösophagusvarizenblutung.

Sklerosierung. Immer sofortige *Notfallendoskopie.* Sie dient nicht nur der Diagnosesicherung, sondern ermöglicht in 90% der Fälle eine zumindest vorübergehende Blutstillung durch Einspritzen eines Verödungsmittels in die Schleimhaut des Ösophagus. Die endoskopische Sklerosierung (= Verödung) kann mehrfach wiederholt werden, dennoch kommt es bei jedem 2. Patienten langfristig zu einer Rezidivblutung.

Ballontamponade. Führt die Sklerosierung nicht zur Blutstillung, so wird eine *Sengstaken-Sonde* gelegt (Kapitel 2, S. 35). Damit wird die Blutungsregion in der Speiseröhre mechanisch komprimiert („geblockt"). Wegen der Gefahr von Druckschäden an der Ösophaguswand darf die Sonde nicht länger als 12 Stunden geblockt sein. Zur Entblockung zieht man die Luft aus dem Ösophagusballon mit einer Spritze ab, läßt die Sonde jedoch vorsichtshalber noch einige Stunden in der Speiseröhre liegen, damit sie im Falle einer erneuten Blutung sofort wieder aufgeblasen werden kann. Nach Entfernen der Sonde erfolgt eine Kontrollendoskopie, gegebenenfalls mit nochmaliger Sklerosierung.

■ Eine Sengstaken-Sonde muß nach 12 Stunden entblockt werden!

Medikamente. Wenn die Blutung zum Stillstand gekommen ist, kann unterstützend und prophylaktisch eine pharmakologische Behandlung zur *Drucksenkung im Pfortaderkreislauf* erfolgen. Gebräuchliche Präparate sind Vasopressin, Terlipressin, Nitroglycerin, Somatostatin. Eine aktive Blutung ist durch Medikamente allein jedoch nicht beherrschbar. Zur Rezidivprophylaxe werden β-Blocker verabreicht.

Sperroperation. Ist mit den bisherigen Maßnahmen keine Blutstillung zu erreichen, so kommt eine operative *Devaskularisation* in Frage. Die zum Ösophagus ziehenden Venen werden in Höhe des Magenfundus mit einem Klammernahtinstrument verschlossen (Abb. 27.**2**). Damit ist der Zufluß zu den Ösophagusvarizen „gesperrt". Die Maßnahme ist nur als Notfalleingriff bei anders nicht stillbarer Blutung indiziert. Der Pfortaderhochdruck wird nicht beseitigt.

Shunt-Operation. Die gebräuchlichsten operativen Verfahren zur Senkung des erhöhten Pfortaderdrucks zeigt Abb. 27.**3**. Gemeinsames Prinzip aller Shunt-Operationen ist die Schaffung einer Kurzschlußverbindung (= Shunt oder Anastomose) zwischen dem Pfortadersystem (erhöhter Druck) und der unteren Hohlvene (niedriger Druck). Nach der Druckentlastung kollabieren die gestauten Ösophagusvarizen, womit sich das Rupturrisiko (Blutung) erheblich vermindert. Shunt-Operationen kommen nur in Frage, wenn der

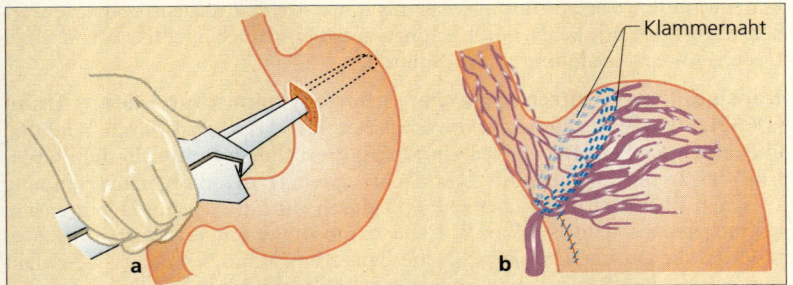

Abb. 27.2 Sperroperation bei Ösophagusvarizenbildung
a Nach Eröffnung des Magens werden die zur Blutungsstelle in der Speiseröhre ziehenden Venen in der Magenwand mit einem Klammernahtinstrument verschlossen

b Die Klammernahtreihe versperrt den Blutzufluß vom Magen zu den Ösophagusvarizen

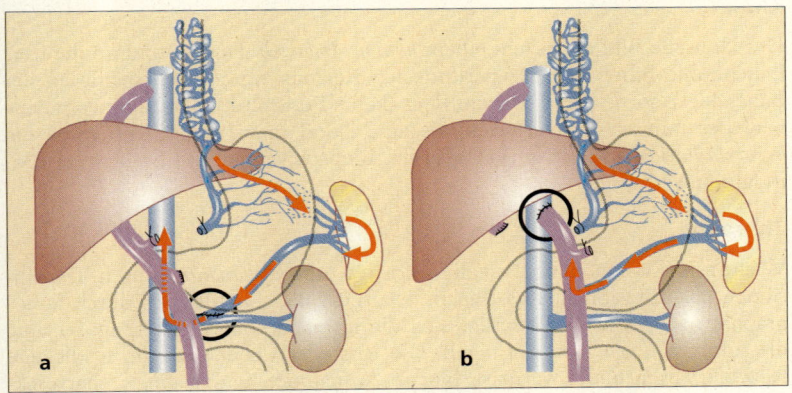

Abb. 27.3 Shunt-Operationen bei portaler Hypertension
a *Splenorenaler Shunt nach Warren.* Das Blut aus dem Pfortadersystem wird über eine operativ geschaffene Anastomose zwischen Milzvene und linker Nierenvene in die untere Hohlvene abgeleitet

b *Portokavaler Shunt.* Das Pfortaderblut fließt über eine Anastomose direkt in die untere Hohlvene. Die Leber wird dann nur über die (nicht eingezeichnete) A. hepatica mit Blut versorgt, was ausreichend ist

Patient mindestens ein Blutungsereignis hinter sich hat. Zur Prophylaxe werden diese Eingriffe *nicht* durchgeführt, möglichst auch nicht *während* einer Ösophagusvarizenblutung („Not-Shunt").

Transjugulärer intrahepatischer portosystemischer Stent-Shunt (TIPSS). Bei diesem neuen endovaskulären Verfahren wird durch Punktion über einen Katheter von außen ein Drahtgitterzylinder (Stent) in die Blutgefäße der Leber eingebracht. Der Stent erweitert die Blutgefäßverbindung zwischen Pfortader und Lebervenen. Dadurch wird die portale Hypertension bei intrahepatischem Block (z. B. Leberzirrhose) vermindert. Vorteil der Methode ist die geringe Invasivität (keine Operation, keine Narkose). Die Erfahrungen mit der 1989 erstmals angewendeten Methode sind noch gering.

Verletzungen   häufig

Die häufigste Verletzung ist die *Leberruptur* beim stumpfen Bauchtrauma. Selten sind Spontanrupturen (z. B. beim Leberadenom).

Klinik

Das klinische Bild entspricht einem *akuten Abdomen*. Die Blutung in die freie Bauchhöhle führt zu einer peritonealen Reizung mit Abwehrspannung der Bauchdecke sowie paralytischem Ileus (keine Peristaltik). Abhängig vom Ausmaß des inneren Blutverlustes (bis zu 2 l und mehr!) stellt sich rasch ein *hypovolämischer Schock* mit Tachykardie, Blutdruckabfall und Sinken des Hämoglobinwertes ein.

Therapie

Wichtigste Erstmaßnahme ist die sofortige *Schockbehandlung* durch Transfusionen und Infusionen. Das Blut in der freien Bauchhöhle wird durch Sonographie nachgewiesen. Bestätigt sich die intraabdominelle Blutung, so muß die sofortige *Laparotomie* erfolgen. Die Risse der Leber werden mit dickem, resorbierbarem Faden vernäht. Nur in Ausnahmefällen ist eine Leberresektion erforderlich. Bei ausgedehnten Parenchymverletzungen kann eine komprimierende Tamponade durch Bauchtücher erfolgen („Leber-Packing"). Die Tücher werden nach 3 Tagen durch Relaparotomie entfernt. Immer werden mehrere dicklumige Ableitungsdrainagen eingelegt.

> Die exakte postoperative Dokumentation der Drainagen-Fördermenge sowie der Kreislaufparameter ist wegen der Nachblutungsgefahr von besonderer Wichtigkeit!

28. Milz

Jede Milzvergrößerung wird unabhängig von ihrer Ursache als *Splenomegalie* bezeichnet.

Chirurgische Bedeutung hat die Milz wegen der häufigen Verletzung bei Unfällen. Gelegentlich ist die chirurgische Entfernung der Milz (Splenektomie) aus hämatologischer Indikation erforderlich (z. B. bei manchen Formen der Anämie oder im Rahmen der *Staging-Laparotomie* beim Morbus Hodgkin).

OPSI-Syndrom. Der totale Milzverlust hat für den Patienten im allgemeinen keine spürbaren Folgen. In seltenen Fällen (ca. 1 %), vorwiegend bei Kindern, kommt es nach Splenektomie jedoch zu schwersten bakteriellen Infektionen, die man als OPSI-Syndrom *(overwhelming postsplenectomy infection syndrome)* bezeichnet. Ursache ist die fehlende immunologische Abwehrfunktion der Milz. Aus diesem Grund wird vor geplanter Splenektomie ein *Impfung* mit Pneumokokken-Antigen empfohlen. Bei notfallmäßiger Splenektomie wegen Milzruptur werden die Patienten nach der Operation immunisiert.

Verletzungen   häufig

Die *Milzruptur* ist die häufigste intraabdominelle Verletzung beim stumpfen Bauchtrauma. Wenn die Milzkapsel zum Zeitpunkt der Gewalteinwirkung zerreißt, kommt es sofort zur Blutung in die Bauchhöhle *(einzeitige Milzruptur)*. Nicht selten wird die Milz durch das Trauma jedoch nur „gequetscht", wobei die umgebende Kapsel vorerst standhält (Abb. 28.**1**). Der Patient ist dann vorübergehend beschwerdefrei (freies Intervall). Sonographisch zeigt sich der Befund eines subkapsulären Milzhämatoms. Nach Tagen (bis zu 2 Wochen) kann die Kapsel dann plötzlich einreißen. Der lebensbedrohliche Blutverlust erfolgt dann „aus heiterem Himmel" *(zweizeitige Milzruptur)*.

> **Merke:** Der Milzriß kann Tage nach dem ursächlichen Trauma erfolgen (zweizeitige Milzruptur!)

Klinik

Hypovolämischer Schock mit Tachykardie, Druckabfall, Abwehrspannung der Bauchdecke und Zunahme des Bauchumfanges. Häufig ist die Milzruptur mit Frakturen der linken unteren Rippen vergesellschaftet, weshalb bei dort lokalisierten Brüchen immer eine Sonographie zum Ausschluß der Milzbeteiligung indiziert ist.

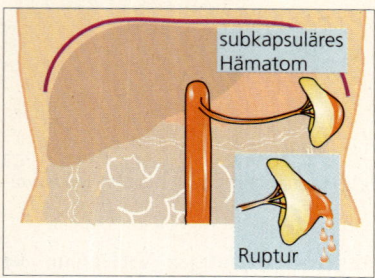

Abb. 28.**1 Zweizeitige Milzruptur.** Bei Verletzung der Milz mit Einblutung innerhalb der Organkapsel besteht die Gefahr einer späteren spontanen Zerreißung

Therapie

Schockbehandlung (Transfusion, Infusion). Nachweis freier Flüssigkeit in der Bauchhöhle durch Sonographie. Bei positivem Befund muß baldmöglichst laparotomiert werden. Nach Milzoperationen wird immer eine Blutungsdrainage eingelegt. Sie kann nach 2 Tagen gezogen werden.

Nach Möglichkeit wird die verletzte Milz erhalten, insbesondere bei Kindern. Kleine Risse werden koaguliert, genäht oder mit Fibrin geklebt. Auch eine Resektion der verletzten Bezirke ist möglich *(Hemisplenektomie)*. Häufig muß jedoch die ganze Milz entfernt werden *(Splenektomie)*. Die *autologe Milztransplantation* (Verpflanzung von Milzanteilen in das große Netz) ist wegen ihrer Komplikationen und fraglicher immunologischer Effektivität umstritten.

29. Pankreas

Untersuchungsmethoden

Spezielle Diagnostik. Das retroperitoneal gelegene Pankreas kann in seiner Größe und Form am besten durch Sonographie und *Computertomographie* abgebildet werden.

Bei der ERCP wird der Ausführungsgang endoskopisch sondiert und röntgenologisch abgebildet (Abb. 8.**1**, S. 177). Die *Angiographie* (Zöliakographie) gibt Aufschluß über die Anatomie der Gefäßversorgung und zeigt pathologische Gefäßabbrüche bei tumorösem Wachstum. Laborchemisch sind *Amylase*, *Lipase* und *Blutzucker* die wichtigsten diagnostischen Parameter.

Pankreatitis   häufig

▶ Akut oder chronisch verlaufende Entzündung der Bauchspeicheldrüse.

Ätiologie

Alkoholabusus (toxische Schädigung) und *Gallensteine* (Abflußbehinderung durch präpapilläres Konkrement) sind mit jeweils etwa 40 % die beiden häufigsten Ursachen für die Entstehung einer Pankreatitis. Die akute Bauchspeicheldrüsenentzündung tritt häufig nach einer voluminösen Nahrungsaufnahme mit exzessivem Alkoholgenuß auf. Von ideopathischer Pankreatitis spricht man, wenn die Ursache nicht zu ermitteln ist (ca. 10 %).

Klinik

Akute Pankreatitis. Die klinische Symptomatik beginnt mit plötzlich einsetzenden *Oberbauchschmerzen*, die gürtelförmig in den Rücken ausstrahlen. Zusätzlich Übelkeit, Erbrechen, Meteorismus und Fieber. Laborchemisch Amylase- und Lipaseanstieg in Blut und Urin, Leukozytose, BSG-Beschleunigung und erhöhte Blutzuckerwerte (durch verringerte Insulinproduktion im Pankreas). Sonographie und CT sind indiziert, um das Ausmaß der Organschädigung zu erkennen.

Die akute Pankreatitis weist gegenüber Entzündungen anderer Organe Besonderheiten auf. Diese beruhen auf dem Enzymgehalt der Bauchspeicheldrüse. Anfänglich ist das Organ lediglich entzündlich geschwollen *(ödematöse Pankreatitis)*. In diesem Stadium ist eine vollständige Rückbildung ohne Funktionseinbuße möglich. Bei fortschreitender

Erkrankung kommt es jedoch zu einer hochgradigen Schädigung der Zellmembranen, womit die Verdauungsenzyme in das umgebende retroperitoneale Gewebe gelangen. Der Enzymaustritt bewirkt eine Selbstverdauung (= Autodigestion oder Autolyse) der Bauchspeicheldrüse, die im schwersten Fall zur vollständigen Nekrose des Organs führt *(nekrotisierende Pankreatitis)*. Im Retroperitoneum kann sich die Gewebszerstörung in Form von „Nekrosestraßen" bis zu benachbarten Organen (z. B. Niere) ausbreiten. Die schockbedingte Minderperfusion und die Toxineinschwemmung schädigen andere Organsysteme, insbesondere Niere (Nierenversagen) und Lunge (respiratorische Insuffizienz).

Die akute nekrotisierende Pankreatitis ist eine lebensgefährliche Erkrankung. Letalität: ca. 30%.

Chronische Pankreatitis. Die Symptome ähneln der akuten Pankreatitis, sind jedoch weniger dramatisch. Typisch ist ein rezidivierender schubweiser Verlauf, wobei das Pankreasgewebe mehr und mehr zerstört wird. Nach Jahren ist das Organ so weit aufgebraucht, daß es seine Funktion nicht mehr erfüllen kann. Die *exokrine Insuffizienz* mit unzureichender Sekretion der Verdauungsenzyme in das Duodenum führt zur Maldigestion und Malabsorption. Weil die Nahrung nicht vollständig aufgeschlüsselt wird, magern die Patienten hochgradig ab. Die *endokrine Insuffizienz* äußert sich als Diabetes mellitus, wenn die Inselzellen nicht mehr genügend Insulin produzieren. Im Spätverlauf (Monate bis Jahre) entwickeln sich häufig Pseudozysten in der Bauchspeicheldrüse.

Therapie (akute Pankreatitis)

Konservative Therapie. Die Primärbehandlung ist konservativ und bezweckt eine *„Ruhigstellung" des Pankreas* und der Verdauungsorgane sowie die *Schockbekämpfung:* absolute Nahrungskarenz, Magensonde, H_2-Blocker, Volumensubstitution (bis zu 7 und mehr Liter pro Tag), parenterale Ernährung über Kavakatheter, forcierte Diurese zur Toxinausschwemmung (Blasenkatheter und stündliche Bilanzierung), Analgetika. Bei schweren Verläufen zusätzlich Antibiotika, insbesondere, wenn es sich um eine biliäre Pankreatitis handelt (Gefahr der aufsteigenden Cholangitis). Hyperglykämische Phasen (Insulinmangel) werden durch Altinsulin ausgeglichen, die häufige Hypokalzämie (durch Kalziumausfällung in den Nekrosebezirken) muß intravenös substituiert werden.

Schwere Verläufe erfordern die Behandlung auf Intensivstation, häufig mit künstlicher Beatmung wegen respiratorischer Insuffizienz (Blutgase!) und Hämodialyse wegen Nierenversagens (Kreatininanstieg!).

Chirurgische Therapie. Bei ausgedehnter *retroperitonealer Nekrose* mit peritonitischen Zeichen (Abwehrspannung, toxische Komplikationen) erfolgt die Laparotomie mit Ausräumung des zerstörten und verflüssigten retroperitonealen Gewebes (Nekrosektomie). Intraoperativ wird die Bauchhöhle ausgiebig gespült (Lavage) und mit dicklumigen Kunststoffkathetern drainiert. Über die Drains kann die Bauchhöhle auch postoperativ mit Ringer-Lösung gespült werden (ca. 10 l pro Tag), was eine weitere Nekrosen- und Toxinausschwemmung bewirken soll. Häufig muß die operative Nekrosektomie jedoch mehrmals durchgeführt werden, wenn die Autolyse weiter voranschreitet.

Ist schon beim ersten Eingriff absehbar, daß mehrere Laparotomien erforderlich sein werden, so spricht man von einer *programmierten Lavage* oder *Etappenlavage*.

Bei *biliärer* Pankreatitis mit nachgewiesenen Steinen im Ductus choledochus erfolgt die frühzeitige endoskopische Papillotomie (S. 478) zur Beseitigung der ursächlichen präpapillären Konkremente.

Therapie (chronische Pankreatitis)

Konservative Therapie. Frische Schübe einer chronisch-rezidivierenden Pankreatitis behandelt man *konservativ* wie eine akute Bauchspeicheldrüsenentzündung. Nach Abklingen der Symptomatik erfolgt der orale Nahrungsaufbau schrittweise mit fettarmer Pankreasdiät. Zur Verhütung eines erneuten Rezidivs ist von größter Bedeutung, daß jeglicher Alkoholkonsum gemieden wird. Bei exokriner Drüseninsuffizienz müssen Pankreasenzyme oral substituiert werden. Bei endokriner Insuffizienz (Diabetes mellitus) ist eine Insulinmedikation erforderlich.

Chirurgische Therapie. Sie kommt bei therapieresistenten Schmerzen in Frage. Liegt ein Sekretstau (häufig mit Pseudozysten) zugrunde, muß der Ausführungsgang entlastet werden. Dies geschieht durch operative Eröffnung des Pankreasganges und Anastomosierung mit einer Jejunumschlinge (vgl. Abb. 23.**11**, S. 440). In seltenen Fällen muß ein Teil der Bauchspeicheldrüse oder auch das ganze Organ entfernt werden (Pankreasresektion bzw. Pankreatektomie).

Zysten und Pseudozysten   selten

▷ Selten sind „*echte*" *Pankreaszysten*, deren Innenwand mit einem Epithel ausgekleidet ist. Sie stellen angeborene Fehlbildungen dar. Häufiger sind „*unechte*" *Zysten* (= Pseudozysten), denen ein inneres Epithel fehlt.

Diese erworbenen Pseudozysten treten im Gefolge einer chronischen Pankreatitis oder eines stumpfen Bauchtraumas auf. Das ursächliche Ereignis liegt oft Monate zurück. Durch Teilnekrose des Pankreas mit Verlegung einzelner Ausführungsgänge entstehen die Pseudozysten durch Sekretstau (Retentionszysten). Sie können Kindskopfgröße erreichen und machen sich dann durch mechanische Verdrängungserscheinungen bemerkbar (Druckgefühl im Oberbauch, Schmerzen, Behinderung der Nahrungspassage, tastbare Resistenz). Die Diagnose wird durch Sonographie, Computertomogramm und ERCP gesichert.

Therapie

Größere Zysten, die Beschwerden bereiten, werden operativ eröffnet und mit einer Jejunumschlinge anastomosiert (*Zystojejunostomie*, Abb. 23.**11**, S. 440), womit ein Sekretabfluß gewährleistet ist. Der Eingriff entspricht einer inneren Drainage. Nur selten ist eine Pankreasteilentfernung (Resektion) erforderlich.

Tumoren

Geschwülste des Pankreas können vom *exokrinen* Drüsengewebe oder von den *endokrinen* Inselzellen ausgehen. Der häufigste und wichtigste Tumor ist das Pankreaskarzinom, welches vom exokrinen Drüsenepithel entspringt (Adenokarzinom) und keine Hormone bildet. Die hormonaktiven endokrinen Tumoren sind hingegen sehr selten.

Pankreaskarzinom   häufig

Der Bauchspeicheldrüsenkrebs macht etwa 2 % aller Karzinome aus.

> Der Tumor hat eine schlechte Prognose, weil er sehr rasch in die umgebenden Lymphknoten metastasiert und klinisch spät erkannt wird.

Klinik

Die Beschwerden sind uncharakteristisch und treten erst bei fortgeschrittenem Tumorwachstum auf: dumpfer Oberbauchschmerz, Appetitmangel, Gewichtsverlust, Übelkeit. *Rückenschmerzen* sprechen für Tumorinfiltration in das Retroperitoneum, was meist Inoperabilität bedeutet. Ein *Verschlußikterus* durch Kompression des Gallenganges kann ein Frühsymptom sein, wenn die Geschwulst im Kopf der Bauchspeicheldrüse (Pankreaskopfkarzinom) oder im Bereich der Duodenalpapille (Papillenkarzinom) lokalisiert ist.

Therapie

Wenn noch keine Lymphknotenmetastasen bestehen, was intraoperativ durch Schnellschnitt-Histologie abzuklären ist, wird das Karzinom in kurativer Zielsetzung operativ entfernt (Whipple-Operation, S. 496). Die meisten Pankreaskarzinome sind zum Zeitpunkt der Diagnosestellung jedoch inoperabel. Als *palliative* Maßnahme kommt beim tumorbedingten Verschlußikterus die endoskopische Einlage einer Choledochusdrainage (Abb. 2.**4b**, S. 41) oder eine biliodigestive Anastomose in Betracht. Bei Duodenalstenose wird die Möglichkeit der oralen Ernährung durch eine Gastroenterostomie (Abb. 6.**4**, S. 149) erhalten.

Endokrine Pankreastumoren   sehr selten

Mehrere hormonproduzierende Geschwülste der Bauchspeicheldrüse sind bekannt. Die wichtigsten sind das Insulinom und das Gastrinom.

Insulinom: Insulinbildender Tumor, der von den Inselzellen des Pankreas ausgeht. Das Insulinom kommt als (gutartiges) Adenom oder (bösartiges) Karzinom vor. Typisch sind niedrige Blutzuckerwerte (Hypoglykämie) bei erhöhtem Insulinspiegel (Hyperinsulinismus). Als Folge der Hypoglykämie finden sich Schweißausbrüche, Heißhunger, Tremor und eventuell Bewußtlosigkeit (Synkope).

Therapie. Die hypoglykämischen Symptome schwinden nach intravenöser Glukosegabe schlagartig. Zur definitiven Behandlung ist die Tumorentfernung durch Enukleation oder Pankreasresektion erforderlich.

Gastrinom (Zollinger-Ellison-Syndrom): Gastrinbildender Tumor, der von den endokrinen Zellen des Pankreas ausgeht. In 50% malignes Wachstum (Karzinom). Normalerweise wird das Hormon Gastrin vorwiegend im Magen gebildet (Abb. 22.**3**, S. 405). Es stimuliert die Sekretion der Magensäure. Bei exzessiver Gastrinüberschwemmung des Organismus durch einen Tumor ("Gastrinom") ist die Salzsäurebildung im Magen maximal stimuliert. Als Folge entwickeln sich multiple Geschwüre in Magen und Duodenum.

Therapie. Bis zur Operation Hemmung der Magensäurebildung durch Omeprazol (Antra). Die definitive kausale Therapie erfolgt durch Exstirpation oder Resektion des tumortragenden Pankreasanteils.

Operative Verfahren am Pankreas

Die *Inzision* erfolgt als mediane Oberbauchlaparotomie oder als Oberbauchquerschnitt. Fast immer werden eine oder mehrere *Drainagen* in die freie Bauchhöhle oder das Retroperitoneum eingelegt. Ihre Lage und Aufgabe muß vom Operateur oder Stationsarzt erfragt werden.

Umgehungsoperation

▶ Schaffung eines palliativen Bypasses bei inoperablen, stenosierenden Geschwülsten.

Hierzu gehören die biliodigestiven Anastomosen bei Verschlußikterus (vgl. Kapitel Galle) und die Gastroenterostomie bei Magenausgangsstenose (Kapitel Magen). Diese Eingriffe kommen beim fortgeschrittenen Pankreaskopfkarzinom als Palliativmaßnahme in Frage.

Drainageoperation

▶ Schaffung einer Anastomose zwischen Pankreasgangsystem und dem Magen-Darm-Kanal (pankreatikodigestive Anastomose). Eine Pankreasresektion erfolgt nicht.

Hierzu gehört die Ableitung einer Pankreaszyste durch innere Drainage, was über eine Jejunumschlinge erfolgt (z. B. Zystojejunostomie, Abb. 23.**11**, S. 440).

Pankreasschwanzresektion (Linksresektion)

▶ Entfernung des (linksgelegenen) Pankreasschwanzes und Korpus.

Bei diesem Eingriff bleibt der Pankreaskopf mit dem Duodenum erhalten. Aus technischen Gründen (enge anatomische Beziehung) wird die Milz gelegentlich mit entfernt. Postoperativ entsteht weder eine endokrine noch eine exokrine Insuffizienz.

Duodenumerhaltende Pankreatektomie

▶ Entfernung des Pankreas bis auf einen kleinen Rest am Duodenum.

Im Gegensatz zur Whipple-Operation (s. unten) wird der Ductus choledochus mit seiner Einmündung in das Duodenum erhalten. Ob ein postoperativer Diabetes mellitus auftritt, hängt von der Menge des verbliebenen Pankreasgewebes ab.

Partielle Duodenopankreatektomie (Whipple-Operation)

▶ Entfernung des Pankreaskopfes (Rechtsresektion) inklusive Duodenum, Gallengang, Gallenblase, unterer Magen.

Die Operation nach Whipple (amerikanischer Chirurg, 1935) gehört zu den größten Bauchoperationen überhaupt. Pankreasschwanz und Milz bleiben bei diesem Eingriff erhalten. Um das Verdauungssekret des Pankreasschwanzes abzuleiten, muß dieser mit Dünndarm anastomosiert werden. Mehrere Verfahren sind beschrieben, ein Beispiel zeigt Abb. 29.**1**. Der Eingriff kommt in Frage bei Tumoren des Pankreaskopfes, wenn eine duodenumerhaltende Resektion nicht möglich ist. Der verbleibende Pankreasschwanz reicht meist aus, um einen Diabetes mellitus und eine exokrine Insuffizienz zu verhindern.

Totale Duodenopankreatektomie

▶ Totale Entfernung des Pankreas inklusive Duodenum, Gallengang, Gallenblase, unterer Magen und Milz.

Auch dieser Eingriff wird gelegentlich als Whipple-Operation bezeichnet.

Die Totalentfernung der Bauchspeicheldrüse ist ein komplikationsträchtiger Eingriff, der zum vollständigen Verlust der exokrinen und endokrinen Funktion führt. Folge ist ein lebenslanger insulinpflichtiger Diabetes mellitus.

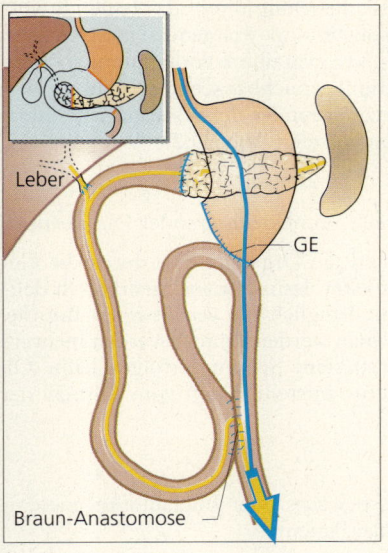

Leber

GE

Braun-Anastomose

Abb. 29.**1 Partielle Duodenopan-
kreatektomie (Whipple-Operation).**
Entfernte Organe im Inset ohne
Färbung. Die Kontinuitätswiederherstellung erfolgt durch Anastomosierung
von Pankreasrest, Ductus hepaticus und
Magen an eine Jejunumschlinge

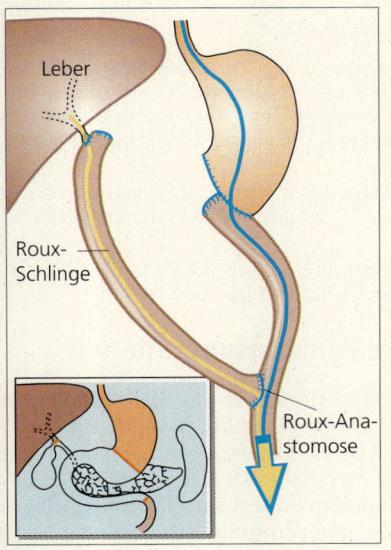

Leber

**Roux-
Schlinge**

**Roux-Ana-
stomose**

Abb. 29.**2 Totale Duodenopan-
kreatektomie.** Entfernte Organe im
Inset ohne Färbung. Von den verschiedenen Rekonstruktionsmöglichkeiten
wurde hier die Anastomosierung mit
Hilfe einer Roux-Schlinge gewählt

Die Beeinträchtigung der Nahrungsaufschlüsselung durch das fehlende Verdauungssekret ist durch orale Enzymsubstitution weitgehend ausgleichbar. Der Eingriff wird praktisch nur beim Pankreaskarzinom vorgenommen, wenn dadurch eine endgültige Heilung (Kuration) erreichbar scheint. Mehrere Methoden sind gebräuchlich, um die Absetzungsränder der resezierten Hohlorgane miteinander zu verbinden. Ein Beispiel zeigt Abb. 29.**2**.

Nekrosektomie

▶ Ausräumung nekrotischer Pankreasteile bei nekrotisierender Pankreatitis.

Bei der nekrotisierenden Pankreatitis sind die Organgrenzen durch die Gewebsautolyse kaum noch erkennbar. Es kann deshalb keine anatomisch definierte Resektion erfolgen. Man entfernt lediglich die verflüssigten Bezirke, wobei Teile der Bauchspeicheldrüse belassen werden. Immer werden mehrere Drainagen eingelegt, über die postoperativ eine Spülung erfolgen kann. Ob nach Nekrosektomie ein Diabetes mellitus entsteht, hängt vom Ausmaß der Organzerstörung ab.

Pankreasersatz

▶ Transplantation homologen Pankreasgewebes oder Implantation maschineller Insulinpumpen auf zuckerkranke Patienten.

Ziel des Pankreasersatzes ist die Verbesserung der Lebensqualität und Minderung diabetischer Spätkomplikationen bei Zuckerkranken. Alle Verfahren werden bisher nur an wenigen Zentren eingesetzt.

Nieren-Pankreas-Transplantation. Im Spätstadium der Zuckerkrankheit droht den Patienten die Dialysepflichtigkeit durch terminale Niereninsuffizienz (diabetische Nephropathie). In geeigneten Fällen ist die simultane Transplantation von Niere und Pankreas indiziert (menschlicher Leichenspender). Die alleinige Pankreastransplantation wird praktisch nie vorgenommen.

Inselzelltransplantation. Menschliche Pankreaszellen werden über die Pfortader in die Leber eingeschwemmt, wo sie sich festsetzen und ihre insulinproduzierende Funktion aufnehmen.

Maschinelle Insulinpumpe. Implantation eines insulinabgebenden künstlichen Gerätes, welches über einen glukoseabhängigen Sensor im Blut gesteuert wird.

Postoperative Maßnahmen bei Pankreasoperationen

Die wichtigste Aufgabe der Bauchspeicheldrüse ist die Produktion von Insulin in den Langerhans-Inseln *(endokrine Funktion)*. Je mehr Pankreasgewebe entfernt wurde, desto größer ist die Gefahr eines Insulinmangels und damit einer Hyperglykämie (Diabetes mellitus). Nach jeder Pankreasoperation ist deshalb eine engmaschige Blutzuckerkontrolle und bei Werten über 300 mg% eine Substitution mit Altinsulin erforderlich. Nach partieller Resektion normalisiert sich der Blutzucker innerhalb von Tagen bis Wochen. Nach Pankreatektomie entsteht immer ein lebenslanger insulinpflichtiger Diabetes mellitus.

Demgegenüber ist der Mangel an Verdauungsenzymen *(exokrine Funktion)* in der frühen postoperativen Phase ohne Bedeutung. Wenn nach Wochen entsprechende Symptome persistieren (fettreicher silbrig-glänzender Stuhl, Völlegefühl, anhaltender Gewichtsverlust), ist eine Dauersubstitution der Enzyme in Tablettenform möglich.

30. Nebenniere

Das *Nebennierenmark* bildet die Katecholamine Adrenalin und Noradrenalin. Die *Nebennierenrinde* bildet die Glukokortikoide (Cortisol, Cortison), ferner die Mineralokortikoide (z. B. Aldosteron) und die Androgene (z. B. Testosteron). Die Nebennieren gehören zu den lebenswichtigen Organen, weil ein Leben ohne Glukokortikoide nicht möglich ist. Für eine ausreichende Hormonsynthese sind etwa 10% des Nebennierengewebes ausreichend.

Funktionsstörungen sehr selten

Es können hier nur die wichtigsten Krankheitsbilder kurz skizziert werden (Näheres s. innere Medizin).

Überfunktion

Cushing-Syndrom. Erhöhter Cortisolspiegel (Hyperkortizismus) durch exogene (iatrogene) Medikamentenzufuhr, Überfunktion im Hypothalamus, paraneoplastische Tumoraktivität (z. B. Bronchialkarzinom), Hypophysenvorderlappenadenom, Nebennierenrindentumor (Adenom oder Karzinom).
Leitsymptome: Stammfettsucht, Vollmondgesicht, Hypertonus.

Conn-Syndrom. Erhöhter Aldosteronspiegel, durch Adenom, Karzinom oder Hyperplasie der Nebennierenrinde.
Leitsymptome: Hypokaliämie, Muskelschwäche, Hypertonus.

Adrenogenitales Syndrom (AGS). Erhöhter Androgenspiegel, durch angeborenen Enzymdefekt oder erworben durch Nebennierenrindentumor.
Leitsymptome: Vermännlichung der Frau (Virilisierung), verfrühte Geschlechtsreife des Mannes (Pseudopubertas praecox).

Phäochromozytom. Erhöhter Katecholaminspiegel (Adrenalin und Noradrenalin), durch gutartigen oder bösartigen Nebennierenmarktumor verursacht. Die Geschwülste können auch außerhalb der Nebenniere, im Gewebe des sympathischen Nervensystems lokalisiert sein.
Leitsymptome: Hypertonus, Herzbeschwerden.

Unterfunktion

Morbus Addison. Verminderter Cortisol- und Aldosteronspiegel (Nebennierenrindeninsuffizienz), wobei verschiedenste Ursachen in Frage kommen.
Leitsymptome: Adynamie, Hyperpigmentation der Haut.

Chirurgische Therapie

Eingriffe an den Nebennieren kommen in Frage, wenn eine Überfunktion besteht, die durch ein Adenom, ein Karzinom oder eine Hyperplasie verursacht ist. Der Hautschnitt liegt entweder seitlich in der Flanke *(retroperitonealer Zugang)* oder im Bereich der Bauchdecke *(transperitonealer Zugang)*. Die Laparotomie bietet gegenüber dem Flankenschnitt den Vorteil, daß beide Nebennieren und eventuelle Metastasen überprüft werden können. Das ist insofern von Vorteil, als Nebennierentumoren in 10% beidseitig auftreten.

Ziel der operativen Behandlung ist die Entfernung des krankhaften, hormonbildenden Bezirkes. Zur Verfügung stehen die *Enukleation*, z. B. bei gutartigen Adenomen, und die *Adrenalektomie* (Totalentfernung einer Nebenniere). Die beidseitige Adrenalektomie erfordert eine lebenslange Hormonsubstitution, wobei bereits perioperativ engmaschige Kontrollen erforderlich sind.

31. Niere und ableitende Harnwege

Burkhard Paetz und Tilman Kälble

Fehlbildungen   sehr häufig

▌ Etwa ein Drittel aller menschlichen Mißbildungen entfällt auf die Urogenitalorgane.

Die meisten Anomalien werden als Zufallsbefund entdeckt und haben keinen Krankheitswert. Besteht hingegen eine Harnabflußbehinderung oder ein vesikorenaler Reflux (Zurückfließen des Urins von der Blase zur Niere) mit der Folge der aufsteigenden Infektion, Steinbildung bis hin zur irreversiblen Schädigung der Niere, so wird die Anomalie behandlungsbedürftig. Die wichtigsten Fehlbildungen seien kurz erwähnt (Abb. 31.1).

Das Fehlen einer Niere bezeichnet man als *Agenesie* oder *Aplasie*. Solange das kontralaterale Organ normal arbeitet, ergibt sich keine funktionelle Einbuße. Gelegentlich ist eine Niere anlagebedingt erheblich verkleinert, was als *Hypoplasie* bezeichnet wird. In der bildgebenden Diagnostik (Sonographie, CT, Urogramm) ähnelt der Befund einer pyelonephritischen Schrumpfniere, die als erworbene Infektfolge von der Hypoplasie abgegrenzt werden muß.

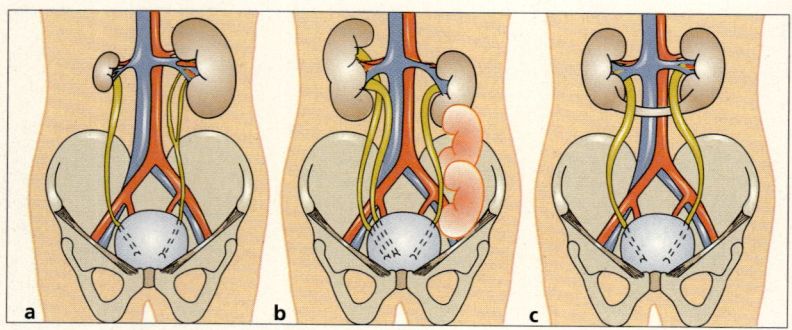

Abb. 31.**1 Fehlbildungen der Niere**
a Rechts (im Bild links) Hypoplasie. Links Spaltureter (Ureter fissus)
b Rechts Doppelniere mit Doppelureter. Links Senkniere, darunter Wanderniere und Senkniere
c Hufeisenniere

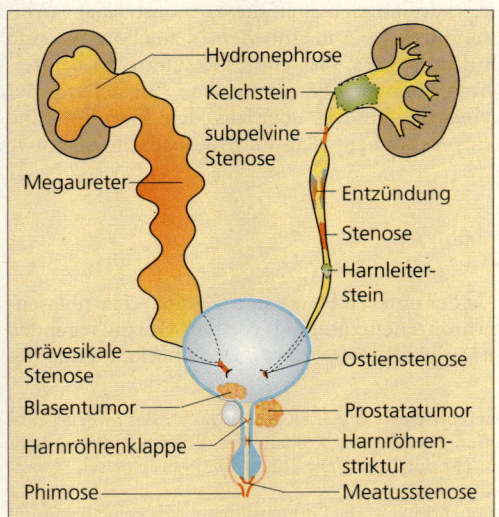

Abb. 31.**2 Harnabfluß-störungen.** Mechanische Hindernisse, die eine aufsteigende Infektion begünstigen

Hydronephrose

Kelchstein

subpelvine
Stenose

Megaureter

Entzündung

Stenose

Harnleiter-
stein

prävesikale
Stenose

Ostienstenose

Blasentumor

Prostatatumor

Harnröhrenklappe

Harnröhren-
striktur

Phimose

Meatusstenose

Auch *Doppelbildungen* kommen vor, meistens im Bereich der Harnleiter (Doppelureter). Ist ein Harnleiter nur in seinem oberen Anteil doppelt angelegt (gespalten) und verschmilzt vor der Blase zu einem einzigen Strang, so spricht man von Ureter fissus (gespaltener Ureter).

Die *Hufeisenniere* stellt eine Verschmelzungsanomalie dar, wobei rechte und linke Niere in ihrem unteren Bereich miteinander in Verbindung stehen. Ist eine Niere an anomaler Stelle gelegen, spricht man von Ektopie. Nimmt eine Niere lageunabhängig verschiedene Positionen ein, so wird dies als *Wanderniere* oder *Senkniere* (Nephroptose) bezeichnet. Eine klinisch wichtige Ektopie ist die *Beckenniere*, die durch mechanische Beeinträchtigung zum Geburtshindernis werden kann.

Nierenzysten treten meistens vereinzelt (solitär) auf. Von den einzeln auftretenden Nierenzysten abzugrenzen sind die erblichen *Zystennieren*, bei denen das Nierenparenchym beidseitig von multiplen Zysten durchsetzt ist. Im Laufe des Lebens nehmen die Zysten an Größe zu, wodurch der Anteil an funktionsfähigem Nierengewebe abnimmt (Druckatrophie). Folge ist eine Niereninsuffizienz.

Angeborene *Stenosen* können an jeder Stelle der ableitenden Harnwege auftreten. Am häufigsten ist die Verengung am Übergang zwischen Nierenbecken und Harnleiter *(subpelvine Stenose,* Abb. 31.**2***)*. Durch Harnstau kommt es zur Aufweitung der Niere und des Nierenbeckens (Hydronephrose bis hin zur Sackniere mit Parenchymschwund). Ist die Verengung im Bereich des unteren Harnleiters lokalisiert, so weitet sich auch dieser monströs auf (Megaureter). Ein häufiges Abflußhindernis bei männlichen Neugeborenen sind *Harnröhrenklappen* im Bereich der Prostata, die schon intrauterin zu beidseitigen Harnstauungsnieren führen können. Die angeborene Engstellung der äußeren Harnröhre *(Meatusstenose)* behindert ebenfalls den Harnfluß und kann Harnstau und Infektionen verursachen. Man führt deshalb die operative Schlitzung (Meatotomie) durch.

Harnwegsinfekt   sehr häufig

▶ Man unterscheidet den Infekt der unteren Harnwege (*Zystitis* = Harnblasenentzündung, *Urethritis* = Harnröhrenentzündung) von der schwerwiegenden Entzündung der oberen Harnwege (*Pyelonephritis* = Nierenbecken- und Nierenentzündung).

Eine isolierte Entzündung des Nierenbeckens (Pyelitis) gibt es nicht. Bei jeder Pyelitis ist das Nierengewebe mit betroffen (Nephritis), weshalb der Begriff Pyelonephritis verwendet werden sollte. Durchbricht der bakterielle Infekt die Nierenkapsel, so entsteht ein paranephritischer Abszeß.
Beachte: Im Gegensatz zur Pyelonephritis ist die Glomerulonephritis keine bakterielle Infektion, sondern eine immunologisch ausgelöste Nierenerkrankung, die Folge eines extrarenalen Infektes (z. B. Tonsillitis) sein kann und immer beidseitig auftritt. Näheres s. innere Medizin.

Ätiologie

Harnwegsentzündungen entstehen praktisch immer durch *aszendierende* (= aufsteigende) *Infektion*. Die Bakterien gelangen über die Harnröhre in die Harnblase. Normalerweise ist lediglich die äußere Harnröhre keimbesiedelt, die Harnblase jedoch steril. Die spülende Wirkung des Urinflusses wirkt einer Keimaszension entgegen. Der Harnwegsinfekt ist bei Frauen weitaus häufiger als bei Männern, weil die weibliche Harnröhre kürzer ist. Kälte, Nässe, Menstruation und Kohabitation begünstigen das Angehen eines Infektes.
Ferner können Harnwegsinfekte als Folge eines mechanischen *Abflußhindernisses* auftreten (sekundäre Infekte), so beispielsweise durch Urethrastrikturen, Prostataadenome, Harnsteine, Tumoren oder Fehlbildungen (Abb. 31.**2**). In diesen Fällen ist eine Ausheilung nur möglich, wenn zuvor das urologische Grundleiden beseitigt wurde. Von großer Bedeutung ist ferner der iatrogene Harnwegsinfekt, der durch einen *Harnblasenkatheter* (oder andere transurethrale Manipulationen) erworben wird.

Man bedenke, daß eine sterile Handhabung mit geschlossenem System zwar die aufsteigende Infektion durch das Katheterlumen verhindern kann, nicht hingegen die Keimaszension zwischen Katheteraußenseite und Urethraschleimhaut.

Klinik

Zystitis. Die Harnblasenentzündung kann akut oder chronisch verlaufen. Sie geht mit ständigem Harndrang, häufigem Wasserlassen (Pollakisurie), Schmerzen bei der Miktion (Dysurie) und Bakteriurie einher. Durch die entzündliche Schleimhautschädigung gelangen geringe Blutmengen in den Harn, die üblicherweise nur mit dem Mikroskop erkennbar sind (Mikrohämaturie), gelegentlich aber auch den Urin blutig färben können (Makrohämaturie).

> Die Zystitis macht kein Fieber. Temperaturerhöhung spricht für eine Beteiligung der oberen Harnwege, also eine Pyelonephritis.

Pyelonephritis. Bei jeder Zystitis (besonders bei vesikorenalem Reflux oder einer Harnabflußstörung) besteht die Gefahr, daß die Keimaszension über die Ureteren das Nierenbecken und das Nierengewebe erreicht. Die Pyelonephritis kann einseitig oder beidseitig auftreten. Es handelt sich um ein schweres Krankheitsbild, das durch hohes Fieber mit Schüttelfrost, reduziertes Allgemeinbefinden, Druckschmez im betroffenen Nierenlager mit gelegentlichen Koliken (auch ohne Stein!), hohe BSG, Leukozytose und pathologisches Urinsediment (massenhaft Bakterien und Leukozyten) gekennzeichnet ist.

Die akute Pyelonephritis kann folgenlos ausheilen. Der Übergang in einen chronisch-rezidivierenden Verlauf ist jedoch nicht selten. Dieser birgt die Gefahr, daß das Nierengewebe zunehmend zerstört wird und eine pyelonephritische Schrumpfniere mit Niereninsuffizienz und Hypertonus entsteht.

Therapie

Die Behandlung eines Harnwegsinfektes stützt sich auf folgende Prinzipien:

- ❖ Steigerung der Diurese (viel trinken, Urinausscheidung über 2,5 l/Tag).
- ❖ Antibiotika (harngängiges Mittel entsprechend dem Antibiogramm).
- ❖ Sanierung prädisponierender Faktoren (Beseitigung von Harnsteinen, Prostatahypertrophie, Tumoren oder Anomalien).

Lokale Wärmezufuhr ist empfehlenswert. Bei Schmerzen oder Koliken zusätzlich Spasmolytika und Analgetika.

Harnsteine sehr häufig

▶ Das Harnsteinleiden wird als *Urolithiasis* bezeichnet. Entsprechend der Konkrementlokalisation spricht man von Kelchstein, Nierenbeckenstein, Harnleiterstein, Blasenstein oder Harnröhrenstein (Abb. 31.**3**). Vom Harnstein abzugrenzen ist die Verkalkung des Nierenparenchyms (= Nephrokalzinose).

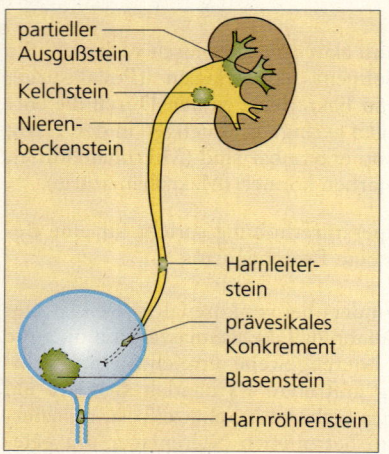

partieller
Ausgußstein

Kelchstein

Nieren-
beckenstein

Harnleiter-
stein

prävesikales
Konkrement

Blasenstein

Harnröhrenstein

Abb. 31.**3** **Harnsteine.** Häufige
Lokalisationen

Ätiologie

Offenbar geht die Steinbildung von kleinsten kristallinen Ausfällungen aus, die vorwiegend im Nierengewebe entstehen und dort in das Nierenbecken gelangen. Durch
weitere Kristallanlagerung nimmt das Konkrement an Größe zu. Es kann im Nierenbecken lokalisiert bleiben und dessen Hohlraum weitgehend ausfüllen (Ausgußstein,
Abb. 31.**4**). Kleinere Konkremente gelangen in den Harnleiter, wo sie bei Einklemmung
eine Kolik verursachen, oft jedoch ohne Symptomatik in die Harnblase weitertransportiert werden. Die meisten Konkremente gehen über die Harnröhre spontan ab, ohne
klinisch manifest zu werden. Bei Blasenentleerungsstörung mit Restharnbildung und
Harnwegsinfekt können auch in der Blase selbst Steine entstehen.

Die wichtigsten prädisponierenden Faktoren für die Harnsteinentstehung
sind der *Harnstau* (Abflußbehinderung!) und der *Harnwegsinfekt. Stoffwechselstörungen* sind seltener als Ursache anzuschuldigen, so beispielsweise der Kal-
ziumstein beim primären Hyperparathyreoidismus, der Harnsäurestein bei
Gicht und der Zystinstein bei Zystinose. Häufig läßt sich jedoch eine Ursache
der Steinbildung nicht ausmachen (idiopathischer Harnstein).

Steinzusammensetzung. Am häufigsten ist der Kalziumoxalatstein (ca. 60%), gefolgt
vom Kalziumphosphatstein (ca. 20%) und dem Harnsäurestein (ca. 15%). Mischformen
kommen vor.

Klinik

Das Harnsteinleiden ist so häufig wie der Diabetes mellitus.

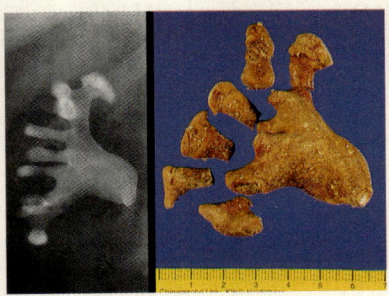

Abb. 31.**4 Harnsteine.** Ausgußstein des Nierenbeckens. Röntgenbild und Operationspräparat

Die meisten Harnsteine gehen spontan ab, ohne vom Patienten bemerkt zu werden. Größere Konkremente im Nierenbecken oder in der Harnblase sind oft über Jahre asymptomatisch („stumme Steine") oder verursachen lediglich uncharakteristische Beschwerden. Die *Steinkolik* (oft „Nierenkolik" genannt) tritt praktisch nur dann auf, wenn ein Konkrement im Harnleiter einklemmt. Dabei gilt die Regel, daß die Beschwerden um so größer sind, je kleiner der Stein ist. Die krampfartigen (wehenartigen) Schmerzen entstehen durch die Muskelperistaltik des Ureters, die das Hindernis weiterzutreiben versucht. Die Schmerzen strahlen in typischer Weise aus. Der hochsitzende Harnleiterstein projiziert den Schmerz in die Lendenregion. Für das tiefsitzende (prävesikale) Konkrement ist eine Schmerzausstrahlung in das Genitale und den gleichseitigen Oberschenkel typisch. Erbrechen und Darmparalyse (keine Darmgeräusche) sind Zeichen vegetativer Reflexe. Fieber gehört nicht zur blanden Kolik.

Die Steinkolik kann als akutes Abdomen in Erscheinung treten, wobei die rechtsseitige Symptomatik differentialdiagnostisch an eine Cholezystitis oder Appendizitis denken lassen muß. Die Abgrenzung gelingt meist durch das *Urinsediment*, welches beim Ureterstein massenhaft Erythrozyten aufweist (Mikrohämaturie durch Schleimhautläsion). Es gibt jedoch auch Steineinklemmungen ohne Mikrohämaturie.

> **Merke:** Leitsymptom des Harnleitersteines ist der kolikartige Schmerz mit Mikrohämaturie (Urinsediment)!

Wenn das steinbedingte Abflußhindernis über Wochen besteht, droht die Entwicklung einer *aszendierenden Infektion* (Pyelonephritis) oder einer Nierenschädigung durch Druckbelastung infolge des Harnstaues *(Hydronephrose)*.

Steinnachweis. Die Mikrohämaturie (Urinsediment) ist verdächtig, jedoch nicht beweisend für einen Harnstein. Im Sonogramm läßt sich eine Erweiterung des Nierenbeckens als Zeichen der Stauung durch einen Harnleiterstein darstellen. Die (kleinen) Harnleitersteine sind sonographisch meist nicht zu erkennen. Lokalisation und Identifikation der Ursache des Harnstaus erfolgt durch das intravenöse Urogramm (i. v. Pyelogramm), wobei sich der Stein als Kontrastmittelaussparung oder durch Ureterstau (Kalibersprung proximal des Steins) zeigt. Vorher wird immer eine Abdomenleeraufnahme angefertigt, auf der jedoch nur kalziumhaltige Steine (ca. 70%) sichtbar werden, reine Harnsäuresteine hingegen nicht.

Therapie

Die Steinkolik erfordert die sofortige Gabe eines *Spasmolytikums* (z. B. Buscopan oder Novalgin). Lokale Wärmezufuhr (z. B. Wärmflasche) wirkt ebenfalls günstig. Bei kleinen Uretersteinen wird man primär immer versuchen, durch *konservative* Maßnahmen („saufen und laufen") einen Spontanabgang zu erreichen:

❖ Reichliche Flüssigkeitszufuhr („Spüleffekt"), wobei die tägliche Urinmenge über 1,5 l pro Tag liegen sollte.
❖ Spasmolytika (z. B. Buscopan, Novalgin) als Zusatz zur Infusion oder als Suppositorium.
❖ Mechanische Maßnahmen (viel laufen und hüpfen), wodurch der Steinabgang gefördert wird.

Der mit dem Urin ausgeschiedene Stein muß durch Filtern des Harns geborgen werden, damit er einer chemischen Analyse unterzogen werden kann. Das Wissen um die Steinzusammensetzung ist von entscheidender Bedeutung für spätere diätetische oder medikamentöse Maßnahmen zur Rezidivprophylaxe.

Für größere, nicht spontan abgangsfähige Steine stehen verschiedene Behandlungsmethoden zur Verfügung:

❖ extrakorporale Stoßwellenlithotripsie (ESWL),
❖ transurethrale Ureterorenoskopie,
❖ perkutane Nephrolitholapaxie (PNL),
❖ Schlingenextraktion,
❖ operative Steinentfernung,
❖ orale Litholyse.

Extrakorporale Stoßwellenlithotripsie (ESWL) (Abb. 31.5 a). Das Verfahren wird seit 1980 am Menschen angewendet. Die aufwendige Apparatur heißt *Nierenlithotripter* und ermöglicht eine berührungslose Steinzertrümmerung (= Lithotripsie) durch Stoßwellenzufuhr von außen (extrakorporal). Weitgehend unabhängig von der Steinzusammensetzung können heute sowohl Konkremente im Nierenbecken und Kelchsystem als auch im Harnleiter mit ESWL zertrümmert werden. Kontraindikationen sind: Gerinnungsstörung, Abflußhindernis distal des Steines, Gravidität.

Stoßwellen verhalten sich physikalisch ähnlich wie Ultraschallwellen. Sie werden extra-korporal erzeugt, wobei verschiedene technische Möglichkeiten konkurrieren. Bei älte-ren Geräten war Narkose erforderlich, und der Patient mußte in einer mit Wasser gefüllten Wanne (Typ „Badewanne") eingehängt werden. Bei den moderneren Geräten liegt der Patient auf einem Behandlungstisch, in den der Stoßwellengenerator eingebaut ist. Die Wellen werden durch die Haut in den Körper eingeleitet und treffen in ihrem Brennpunkt auf den zu zertrümmernden Stein. Die Positionierung des Konkrementes in diesen Brennpunkt erfolgt mit Hilfe einer zweidimensionalen Röntgen- oder Ultra-schallortung. Narkose ist heute kaum noch erforderlich, eine *Prämedikation* und Verab-reichung von Analgetikum, Sedativum oder Spasmolytikum während der Prozedur in der Regel ausreichend.

Nach der Lithotripsie können die Steinsplitter spontan mit dem Urinfluß abgehen. Um den Abfluß zu erleichtern und einem Aufstau vorzubeugen, wird der Harnleiter vor der ESWL bei großen Steinen mit einer inneren Schiene (Splint) versehen. Bei größeren Konkrementen muß die ESWL eventuell wiederholt werden (mehrere Sitzungen). Bei nicht abgangsfähigen Trümmern erfolgt die Fragmentextraktion entweder von „oben" (perkutane Punktion des Nierenbeckens) oder von „unten" (ureteroskopische Steinentfernung durch die Blase).

Transurethrale Ureterorenoskopie (Abb. 31.5 b).

Über Harnröhre und Blase (transurethral) lassen sich Endoskope bis in Harnleiter und Nierenbek-ken vorschieben (Ureterorenoskopie). So sind kleinere Harnleitersteine unter Sicht mit Hilfe von Körbchen oder Zangen entfernbar. Auf transurethralem Wege ist auch die mechanische Steinzertrümmerung *(endoskopische Lithotripsie)* mit gleichzeitiger Absaugung oder anschließender Extraktion möglich. Zu-sätzliche therapeutische Perspektiven bietet die Konkrementzersplitterung mit einer im Endoskop integrierten Ultraschallsonde oder mit Laserstrahlen, die über Glasfasern zum Stein geführt werden.

Perkutane Nephrolitholapaxie = PNL (Abb. 31.5 c).

Über eine Punktion der Haut in der Flanke ist das Nierenbecken sondierbar und endoskopisch einsehbar (Nephroskopie). Mit geeigneten Instrumenten können über diesen Zugang in Lokalanästhesie Steine des oberen Harnwegssystems zertrümmert und entfernt werden (Nephrolitholapaxie).

Schlingenextraktion (Abb. 31.5 d).

Entfernung eines tiefsitzenden (prävesi-kalen) Steines mit einer Schlinge, ähnlich einem Lasso. Der Schlingenkathe-ter wird via Harnröhre und Blase unter Röntgendurchleuchtung eingeführt.

Operative Steinentfernung (offene Operation).

Die operative Eröffnung des Harnwegssystems wird als *Lithotomie* (lithos = Stein) bezeichnet, wenn sie der Steinentfernung dient. Nach Entfernung des Konkrementes wird das Hohlorgan durch Naht mit resorbierbarem Faden verschlossen und eine Drainage in das Retroperitoneum eingelegt.

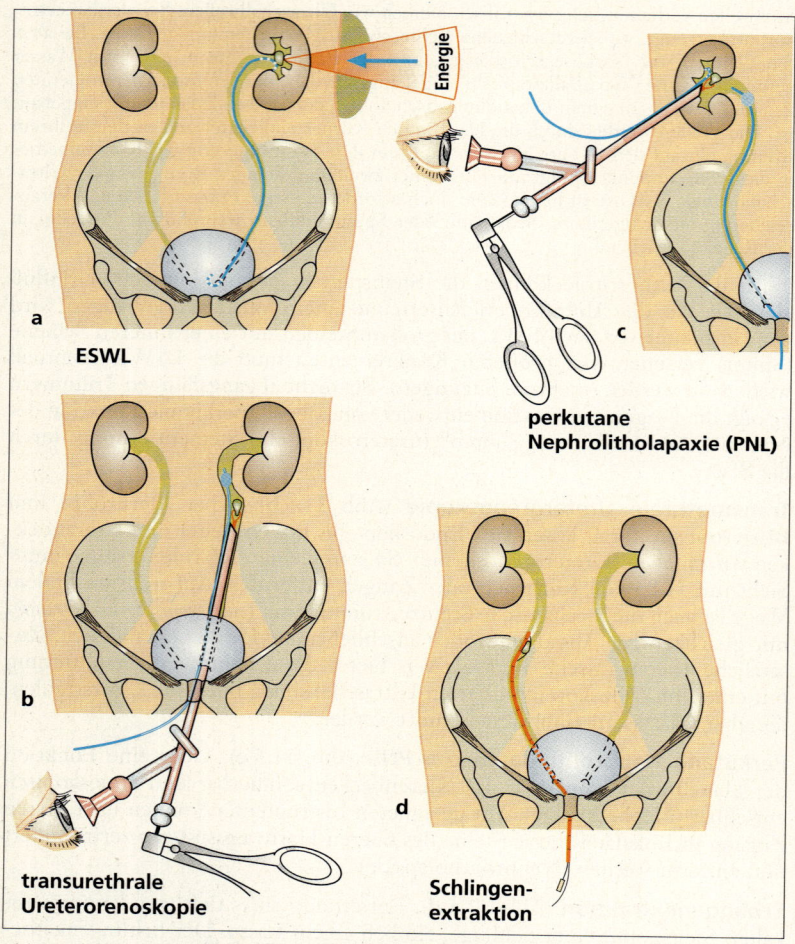

Abb. 31.5 Invasive Verfahren zur Harnsteinbehandlung

a *ESWL.* Der Stein befindet sich im Fokus der Stoßwellen

b *Transurethrale Ureterorenoskopie.* Steinzertrümmerung und Extraktion mit dem über die Harnröhre eingeführten Instrumentarium unter Sicht

c *Perkutane Nephrolitholapaxie (PNL).* Das Instrumentarium wird durch die Haut

in das Nierenbecken eingebracht, womit eine Steinentfernung unter optischer Kontrolle möglich ist

d *Schlingenextraktion.* Entfernung eines prävesikalen Konkrementes mit einer Zeiß-Schlinge (verformbarer Ureterenkatheter) unter Röntgendurchleuchtung

Orale Litholyse (medikamentöse Steinauflösung). Lediglich reine *Harnsäuresteine* lassen sich durch Alkalisierung des Urins auflösen. Dazu wird ein entsprechendes Medikament oral eingenommen (enthält Bikarbonat oder Citrat). Bei kalziumhaltigen Konkrementen kommt die Urinalkalisierung nicht in Frage. Weil Harnsäuresteine oft auch Kalziumanteile enthalten, kann ein primäres „Knacken" des Steins mit ESWL und anschließender medikamentöser Auflösung sinnvoll sein.

Bewertung der verschiedenen Methoden zur Harnsteinentfernung

Für spontan nicht abgangsfähige Steine ist die *ESWL* die Methode der Wahl. Mit den neueren Geräten können heute alle Steine im Nierenbecken und fast alle im Harnleiter erreicht werden. Nierenbeckensteine lassen sich jedoch besser zertrümmern als Uretersteine, weshalb man hochsitzende Harnleitersteine gern ins Nierenbecken reponiert und dann lithotripsiert.

Als derzeit ideal gilt das Konzept des *multifunktionellen Steinarbeitsplatzes*. Dieser Umfaßt einen ESWL-Tisch, der neben urologischer Diagnostik die gleichzeitige Durchführung transurethraler und/oder perkutaner Maßnahmen gestattet (z. B. retrograder Ureterenkatheterismus, perkutane Steinextraktion).

Bei tiefsitzenden Harnleitersteinen (prävesikal) werden *endourologische Verfahren* vielerorts bevorzugt (transurethrale endoskopische Entfernung), auch wenn diese Lokalisation heute mit ESWL ebenfalls erreichbar ist.

Demgegenüber verliert die *Schlingenextraktion* (früher das klassische Verfahren für prävesikale Konkremente) an Bedeutung.

Steine der Harnblase werden nach wie vor endoskopisch entfernt, wobei die Ursache (meist Prostatahypertrophie) ebenfalls auf transurethralem Wege beseitigt wird.

Die *offene Operation* (Schnittoperation) zur Steinentfernung kommt durch die technische Weiterentwicklung der letzten Jahre nur noch ausnahmsweise in Frage (unter 5 % der Steinbehandlungen).

Rezidivprophylaxe

> **Merke:** Die wichtigste Maßnahme zur Verhinderung eines Rezidivsteines ist die Harnverdünnung (Dilution)!

Der Patient muß also reichlich trinken, so daß die Harnmenge mindestens 1,5 l pro Tag beträgt. Ferner ist eine regelmäßige aktive körperliche Bewegung zu empfehlen. Da Harnwegsinfekte zur Steinbildung prädisponieren, sollten sie baldmöglichst und konsequent behandelt werden.

Diätetische und medikamentöse Maßnahmen richten sich nach der Steinanalyse. Zwei Beispiele.

Kalziumoxalatstein: Reduktion der Kalzium- und Natriumaufnahme, Gabe eines Thiazid-Diuretikums.

Harnsäurestein (Hyperurikosurie): Meiden von tierischem Eiweiß (Purin), Allopurinol-Therapie, Harnalkalisierung.

Tumoren

Gutartige und bösartige Geschwülste kommen in allen Abschnitten des Harnsystems vor. Sie sind meist in Niere oder Harnblase lokalisiert, seltener in Nierenbecken oder Harnleiter. Allen Geschwülsten des Harnsystems ist gemeinsam, daß sie durch Hämaturie auffällig werden können. Während Nierenzellkarzinome erst in fortgeschrittenen Stadien durch Befall des Nierenbeckens bluten, ist die Hämaturie ein Leitsymptom der Urothelkarzinome (Harnleiter, Nierenbecken, Blase). Natürlich gibt es auch Geschwülste, die sich nicht durch Hämaturie verraten.

> **Merke:** Die schmerzlose Hämaturie gilt als Leitsymptom aller Tumoren der Blase und ableitenden Harnwege.

Nierenzellkarzinom häufig

▶ Malignes Adenokarzinom der Niere. Synonym: Hypernephrom oder hypernephroides Karzinom.

Die historische Bezeichnung „Hypernephrom" läßt erkennen, daß man den Tumor wegen histologischer Ähnlichkeit früher der Nebenniere zuordnete. Es handelt sich aber um eine originäre Geschwulst des Nierenepithels (ca. 1 % aller Malignome).

Klinik

Aufgrund der Verbreitung der Sonographie werden mehr als die Hälfte der Nierentumoren als Zufallsbefund entdeckt. Erst in fortgeschrittenen Stadien treten schmerzlose Makrohämaturie oder Leistungsknick, lumbales Druckgefühl, Gewichtsverlust und BSG-Erhöhung auf. Retroperitoneale Lymphknotenmetastasen, Lebermetastasen oder eine Invasion in Nachbarstrukturen erfaßt man durch Sonogramm und Computertomogramm. Eine präoperative Angiographie gibt Aufschluß über die Gefäßversorgung der Niere und bringt zusätzliche Information zur Abgrenzung maligner und benigner Tumoren. Zum Ausschluß von Lungenmetastasen wird stets eine Röntgenaufnahme des Thorax angefertigt. Bei fortgeschrittenen Tumoren ist eine Skelettszintigraphie sowie ein Schädel-CT zur Metastasensuche indiziert.

Therapie

Üblicherweise wird die befallene Niere inklusive Nebenniere, Fettkapsel und regionalen Lymphknoten total entfernt *(Tumornephrektomie)*. Ist die kontralaterale Niere nicht funktionsfähig, beschränkt man sich bei der Tumorentfernung auf die Resektion eines Nierenteils. Bei kleinen hochdifferenzierten Nierenzellkarzinomen wird heute auch bei normaler kontralateraler Niere eine organerhaltende Tumorexzision diskutiert. Das Nierenzellkarzinom spricht auf Strahlenbehandlung und Zytostatika kaum an.

Wilms-Tumor selten

▶ Maligner embryonaler Mischtumor der Niere (Adenomyosarkom).

Häufigster Abdominaltumor des Kindes. Benannt nach dem Heidelberger Chirurgen Wilms (1867–1918).

Klinik

Die Geschwulst wird meist erst spät erkannt, wenn sie bei den Kindern von außen sicht- oder tastbar ist (Abb. 31.**6**).

Therapie

Die Niere wird operativ entfernt (Nephrektomie). Zusätzlich Chemotherapie, weil der Wilms-Tumor im Gegensatz zum Nierenzellkarzinom des Erwachsenen gut auf diese Behandlung anspricht. Durch die Zusatzbehandlung hat sich die Prognose des Wilms-Tumors deutlich gebessert (80 % Dauerheilungen).

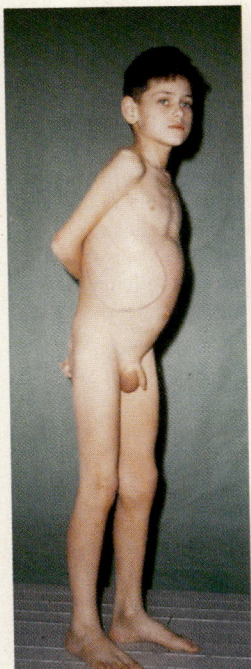
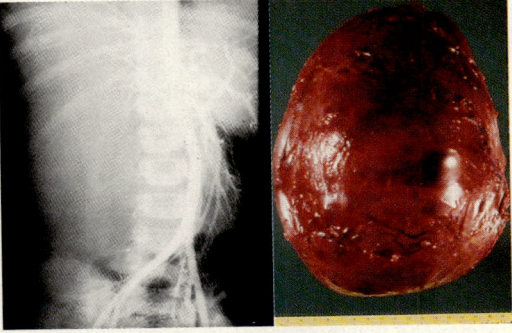

Abb. 31.**6** **Wilms-Tumor** (7jähriger Junge)
a Klinischer Aspekt mit tastbarem Tumor der rechten Niere
b Angiographie. Verdrängung der Aorta zur Gegenseite
c Operationspräparat der entfernten rechten Niere

Harnblasenpapillom häufig

Früher wurden die nicht in die Blasenmuskulatur infiltrierenden *Zottengeschwülste* („Blasenpolypen") als Papillom bezeichnet. Es handelt sich aber um oberflächlich wachsende, hochdifferenzierte *Blasenkarzinome* (s. unten), weshalb der Begriff heute nicht mehr gebräuchlich ist.

Harnblasenkarzinom häufig

▶ Maligner Tumor der Blasenschleimhaut mit vorwiegend (80%) oberflächlichem Wachstum ohne Infiltration der Blasenmuskulatur.

Klinik

■ Frühsymptom ist die zeitweilige *Makrohämaturie*.

Beschwerden im Sinne einer Zystitis können hinzukommen, wenn der Tumor in die Blasenwand eingewachsen ist oder eine bakterielle Superinfektion der Blase erfolgt ist. Eine Abklärung ist nur durch Endoskopie (Zystoskopie mit Biopsie) möglich.

Therapie

Die häufigeren oberflächlichen Blasenkarzinome werden durch *transurethrale Elektroresektion (TUR)* unter Erhaltung der Harnblase entfernt. Zur Rezidivprophylaxe können Chemotherapeutika oder Immuntherapeutika (z. B. der Tuberkulose-Impfstoff BCG) in die Blase instilliert werden. Bei Infiltration in die Blasenmuskulatur ist die komplette Entfernung der Harnblase *(Zystektomie)* mit Prostata und Samenblase (bzw. Uterus und Vaginalvorderwand) einschließlich der benachbarten Lymphknoten *(Lymphadenektomie)* erforderlich. Für die postoperative Harnableitung stehen verschiedene Möglichkeiten zur Verfügung (S. 520ff). Abhängig vom Tumorstadium kommt eine zusätzliche systemische Chemotherapie in Frage.

Verletzungen

Nierenverletzung häufig

Die Niere kann bei kräftiger Gewalteinwirkung auf das Abdomen oder den Thorax traumatisch geschädigt werden (z. B. stumpfes Bauchtrauma). Auch bei Frakturen der unteren Rippen ist eine Beteiligung der Niere nicht selten. Häufigste Verletzung ist die *Nierenkontusion* (Nierenprellung). Die das Organ umschließende Kapsel bleibt dabei unversehrt. Gelegentlich bildet sich innerhalb der Kapsel ein Bluterguß, was als *subkapsuläres Hämatom* bezeichnet wird.

Reißt die Kapsel ein, spricht man von *Nierenruptur.* Dabei kann lediglich ein kleiner Kapselriß vorliegen, ein Nierenpol abreißen oder das gesamte Organ zerfetzt werden. Selten ist ein Abriß der Nierengefäße *(Nierenstielabriß)*.

Die *Crush-Niere* (engl.: Zerquetschung) ist nicht Resultat einer direkten Nierenverletzung, sondern Folge ausgedehnter Weichteilkontusionen an Extremitäten und Körperstamm. Insbesondere bei stärkerer Muskelverletzung gelangen Muskelabbaustoffe (z. B. Myoglobin) in Blutbahn und Nierentubuli, wodurch diese verstopfen. Dies führt, zusammen mit der schockbedingten Minderperfusion (Polytrauma), oft zum akuten Nierenversagen.

Klinik

Typisch ist der *Flankenschmerz* mit klopfempfindlichem Nierenlager und *Hämaturie.* Reflektorisch kann eine vorübergehende Darmlähmung entstehen (paralytischer Ileus). Die retroperitoneale Lokalisation der Nieren verhindert eine Blutung in die freie Bauchhöhle, weshalb ein hämorrhagischer Kreislaufschock im Vergleich zu Leber- oder Milzverletzungen selten ist. Die Diagnose erfolgt durch Sonographie, intravenöse Urographie oder Computertomographie (CT).

Therapie

Die *Nierenkontusion* wird konservativ behandelt (Bettruhe, viel Flüssigkeit). Meist schwinden Schmerzen und Hämaturie innerhalb weniger Tage. Auch bei der Niere sind zweizeitige Rupturen beschrieben (vgl. Kapitel Milz), weshalb eine engmaschige Verlaufsbeobachtung erforderlich ist (Blutdruck, Puls, Urinausscheidung, Blutbild, Urinsediment).

    Kapsel- und *Nierenrupturen* erfordern fast immer eine operative Behandlung. Vorrangiges Ziel ist die Erhaltung der Niere als funktionsfähiges Organ. Kleinere Rupturen können übernäht werden (evtl. unter Zuhilfenahme von Fibrinkleber), bei lokalisierten Parenchymzerfetzungen führt man eine Nierenteilentfernung durch. Die Nephrektomie kommt nur in Frage, wenn die intakte Funktion der kontralateralen Niere nachgewiesen wurde und eine organerhaltende Operation nicht möglich ist.

Blasenverletzung   häufig

Im Gegensatz zu den sehr seltenen Harnleiterverletzungen wird eine traumatische Schädigung der Harnblase öfter beobachtet. Sie entsteht durch komprimierende Gewalt auf die gefüllte Blase, die dadurch zerreißt *(Blasenruptur)*. Auslösender Mechanismus ist das stumpfe Bauchtrauma. Meist finden sich gleichzeitig schwere Beckenfrakturen oder eine Symphysensprengung.

Klinik

Bei der *extraperitonealen* Blasenruptur reißt das Organ in seinen unteren Anteilen. Der Urin kann sich dann im kleinen Becken ausbreiten, fließt aber nicht in die Bauchhöhle. Bei der *intraperitonealen* Ruptur reißt das Organ im Bereich des Blasendaches, wobei auch das Peritoneum eröffnet wird. Blut und Urin haben freien Zugang zur Abdominalhöhle, was klinisch als peritonitische Reizung in Erscheinung tritt. Spontanmiktion ist meist nicht möglich. Oft kommt es zu schmerzhafter Makrohämaturie oder Blutaustritt aus der Urethra. Die Diagnose wird durch Kontrastmittelfüllung der Blase gestellt.

Therapie

Jede Blasenruptur muß operativ übernäht werden. Danach wird der Urin kontinuierlich über einen Blasenkatheter abgeleitet, bis die Nahtstelle verheilt ist (ca. 10 Tage).

> In den ersten Tagen nach Blasenruptur darf der Katheter niemals abgeklemmt werden, weil die Füllung der Blase mit Urin zur Druckbelastung der Naht mit Gefahr einer Nahtinsuffizienz führt!

Harnröhrenverletzung   selten

Der *Harnröhrenabriß* oberhalb des Beckenbodens findet sich fast nur in Kombination mit einer Beckenfraktur oder Symphysensprengung. Die Urethraverletzung unterhalb des Beckenbodens entsteht hingegen durch ein „Straddle-Trauma" (engl.: Beine spreizen), d. h. eine stumpfe Gewalteinwirkung auf die Dammregion.

Klinik

Typisch ist der *schmerzhafte Harnverhalt* bei krampfartigem Harndrang. Eine Spontanmiktion gelingt nicht, weil die Kontinuität der Harnröhre unterbrochen ist. Häufig tritt *Blut* aus der Harnröhre. Eine Katheterisierung sollte bei Verdacht auf einen Urethraabriß prinzipiell nicht durchgeführt werden, weil sie zu weiteren Verletzungen und einer Infektion (Beckenbodenphlegmone) führen kann. Die Diagnosesicherung erfolgt durch Kontrastmittelinstillation über einen nur in die äußere Harnröhrenöffnung eingeleiteten Katheter oder eine Blasenspritze (retrogrades Urethrozystogramm).

Therapie

Die Verletzungsstelle wird operativ freigelegt und über einen transurethralen Katheter, der als Schienung dient, vernäht. Der Katheter bleibt für 2–3 Wochen liegen. Als Spätfolge finden sich häufig narbige Strikturen.

Bei geringfügigen Läsionen (ohne Kontinuitätsunterbrechung) ist eine Harnableitung (ohne Operation) für ca. 2 Wochen ausreichend.

Harnröhrenstriktur   sehr häufig

▶ Erworbene narbige Verengung im Bereich der Urethra.

Ätiologie

Häufigste Ursache ist heute die narbige Schrumpfung nach längerer Einlage (Tage bis Wochen) eines transurethralen Katheters. Besonders beim bewußtlosen und narkotisierten Patienten, der keine Schmerzen verspürt, muß die Sondierung mit größter Vorsicht geschehen. Keinesfalls darf Gewalt angewendet werden, wenn beim Kathetern ein elastischer Widerstand auftritt.

Klinik

Der Harnstrahl ist bei Urethrastriktur dünn, oft gedreht oder geteilt. Die Miktion kann schmerzhaft sein (Dysurie), wobei die Blase nicht vollständig geleert wird (Restharn), was Infektionen begünstigt. In schweren Fällen kann es zum Harnverhalt bis hin zur Überlaufblase mit Harnstau kommen.

Therapie

Nach Sicherung der Diagnose durch Urinflußmessung (Uroflow), Endoskopie und Röntgendarstellung (Urethrographie) wird die Striktur durch ein in die Harnröhre eingeführtes Instrument, welches mit einem kleinen Messer versehen ist, unter endoskopischer Sicht gespalten (*Urethrotomia interna*).

Die früher gebräuchliche Bougierung mit Sonden von ansteigendem Kaliber ist weniger geeignet, weil es dadurch zu Schleimhauteinrissen kommt, die bei Vernarbung schrumpfen und zum Rezidiv führen. In schweren Fällen kann eine offene plastische Operation angezeigt sein.

Operative Verfahren an Nieren und Harnwegen

Die Schnittführung ist vom Zielort abhängig. Niere und oberen Harnleiter erreicht man bevorzugt von einer seitlich-hinten gelegenen Inzision am Oberrand der 11. oder 12. Rippe (z. B. Flankenschnitt, Lumbodorsalschnitt), wobei die Bauchhöhle nicht eröffnet wird. Zur Freilegung des unteren Harnleiters erfolgt ein Pararektalschnitt oder Wechselschnitt im Mittel- oder Unterbauch. Für Operationen an der Harnblase ist der mediane Unterbauchschnitt oder Pfannenstiel-Schnitt gebräuchlich (vgl. Abb. 1.**20**).

In das Operationsgebiet werden meist eine oder zwei Drainagen eingelegt, ein zusätzlicher Harnblasenkatheter bei transurethralen Eingriffen sowie Blasen- und Prostataoperationen. Einige Eingriffe verlangen außerdem einen Ureterenkatheter (Splint) oder eine äußere Nierenfistel (vgl. Kapitel 2, S. 45).

Pyelotomie

▶ Operative Eröffnung des Nierenbeckens (Pyelon), meist zur Steinentfernung (dann Pyelolithotomie genannt).

Ureterotomie

▶ Operative Eröffnung des Harnleiters, meist zur Steinentfernung (Ureterolithotomie).

Sectio alta (Zystotomie)

▶ Operative Eröffnung der Harnblase, früher weit verbreitet zur Entfernung von Harnblasensteinen (*„Steinschnitt"*).

Die operative Blasensteinentfernung ist heute durch die endoskopische Zertrümmerung und transurethrale Extraktion der Steinpartikel weitgehend abgelöst worden.

Der *Steinschnitt* gehört zu den ältesten Operationen überhaupt. Er wurde nachweislich schon vor 3000 Jahren in Babylon vorgenommen. Im Mittelalter gehörte der Steinschnitt zu den am häufigsten durchgeführten Operationen, der allerdings nicht von Ärzten, sondern von spezialisierten „Steinschneidern" ausgeführt wurde. Eine Narkose gab es damals noch nicht. Der Patient befand sich in Rückenlage, wobei die Beine entsprechend der heutigen gynäkologischen Lagerung angewinkelt waren. Bis heute hat sich für diese Lagerung die Bezeichnung „Steinschnittlage" gehalten (Abb. 31.7).

Urethrotomia interna

▶ Innere (endoskopische) Harnröhrenschlitzung bei Harnröhrenstriktur.

Ureteroneozystostomie

▶ Harnleiterneueinpflanzung in die Blase.

Dieser Eingriff ist zwangsweise mit der Nierentransplantation kombiniert (Abb. 31.**8**), kommt aber auch nach Blasenresektion oder bei Harnleitermündungsstenosen zur Anwendung.

Abb. 31.**7 Steinschnittlage**

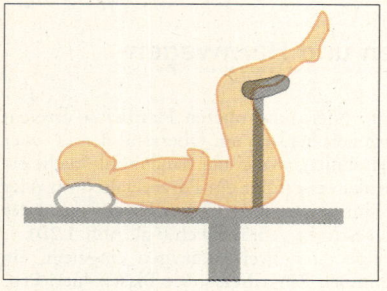

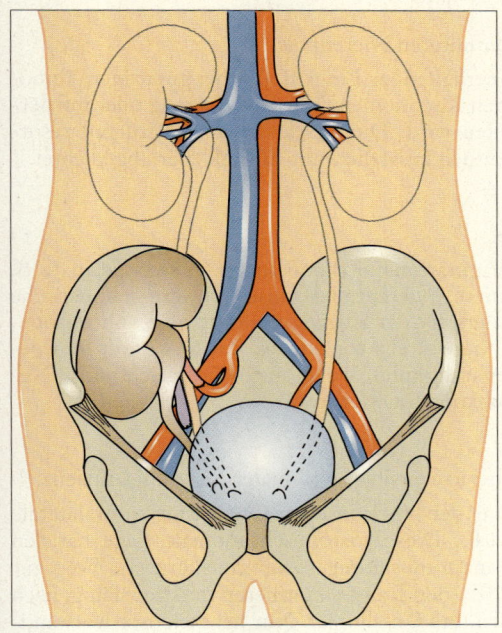

Abb. 31.8 Nierentransplantation. Das Transplantat liegt im Becken in der Fossa iliaca. Die Blutversorgung erfolgt über Anastomosen mit den Beckengefäßen, die Urinausscheidung über eine Ureteroneozystostomie (Harnleiter-Neueinpflanzung in die Blase). Die funktionslosen Nieren bleiben im Körper

Antirefluxplastik

▶ Submuköse Verlagerung des harnblasennahen Ureteranteils, um einen unphysiologischen Harnrückfluß zu beheben.

Der krankhafte Urinreflux von der Blase in die Ureteren führt zur Druckschädigung der Niere mit aszendierenden Infekten und endet langfristig in der Niereninsuffizienz. Das Prinzip der verschiedenen Operationsmethoden besteht darin, den untersten Harnleiterabschnitt über einige Zentimeter direkt unter die Blasenschleimhaut (submukös) zu verlegen, so daß er bei zunehmendem Blasenfüllungsdruck wie ein Ventil zugedrückt wird (bezüglich der Antirefluxplastik am Ösophagus: s. bei Fundoplikation, Kapitel 21, S. 400).

Nierenbeckenplastik

▶ Operative Umgestaltung des Nierenbeckens bei subpelviner Stenose.

Man reseziert die unmittelbar unterhalb des Nierenbeckens (= subpelvin) gelegene Harnleiterenge (Abb. 31.2) inklusive eines Anteils des Nierenbeckens, um danach durch geeignete Nahtanordnung eine möglichst breite Verbindung zwischen Nierenbecken und Ureter herzustellen.

Polresektion

▶ Entfernung des oberen oder unteren Nierenpols.

Die Polresektion ist ein organerhaltender Eingriff, der bei gutartigen Tumoren, kleinen hochdifferenzierten Karzinomen, Nierenverletzung oder infizierten Kelchsteinen vorgenommen wird. Die Resektionsstelle wird mit resorbierbaren Fäden vernäht, eventuell zusätzlich mit Fibrinkleber abgedichtet.

Nephrektomie

▶ Totalentfernung der Niere.

Die Nephrektomie kann bei gutartigen Erkrankungen indiziert sein (z. B. pyelonephritische Schrumpfniere, Nierentuberkulose, schwere traumatische Zerreißung). In diesen Fällen erfolgt der Zugang üblicherweise von retroperitoneal. Liegt hingegen ein Nierenkrebs vor, so wird das Organ oft transperitoneal freigelegt (Tumornephrektomie), wobei auch die gleichseitige Nebenniere und regionale Lymphknoten entfernt werden.

Nierentransplantation

▶ Verpflanzung einer Niere bei irreversibler terminaler Niereninsuffizienz.

Die Niere wird unter Belassung der funktionslosen Organe ins kontralaterale *Becken* transplantiert (Abb. 31.**8**). Diese anatomisch anomale Lage hat den Vorteil der leichteren Gefäßanastomosierung sowie den kürzeren Weg zur Harnblase. Nach 1 Jahr sind 90 % der Transplantatnieren funktionsfähig, nach 5 Jahren 70 %. *Spender* sind hirntote Unfallopfer. Nur bei genetisch Verwandten kommt die Lebendspende einer Niere in Frage (vgl. Kapitel 7).

Indikationen: Glomerulonephritis 60 %, Pyelonephritis 15 %, Zystennieren 5 %. Der Empfänger sollte nicht über 60 Jahre alt sein. Es müssen die Voraussetzungen gegeben sein, daß der Empfänger nach der Transplantation von der Dialyse unabhängig ist und rehabilitiert werden kann.

Zystektomie

▶ Totalentfernung der Harnblase beim muskelinfiltrierenden Blasenkarzinom.

Der Eingriff wird beim Blasenkarzinom durchgeführt, wenn der Tumor die Blasenmuskulatur befallen hat (vgl. S. 514). Mit der Harnblase werden auch Prostata und Samenblasen (bzw. Uterus und Vaginalvorderwand) sowie regionale Lymphknoten entfernt. Beide Ureteren werden oberhalb der Blase durchtrennt. Für die Harnableitung nach Zystektomie kommen verschiedene Möglichkeiten in Betracht:

Neoblase (nur beim Mann). Ein körpereigenes Darmsegment wird zu einer Tasche (engl.: Pouch) gefaltet und als künstliches Reservoir in die Position der entfernten Harnblase eingepflanzt (Abb. 31.**9**). Die Neoblase stellt derzeit den idealen Blasenersatz mit Erhalt der Miktion auf natürlichem Wege bei ungestörtem „body image" dar.

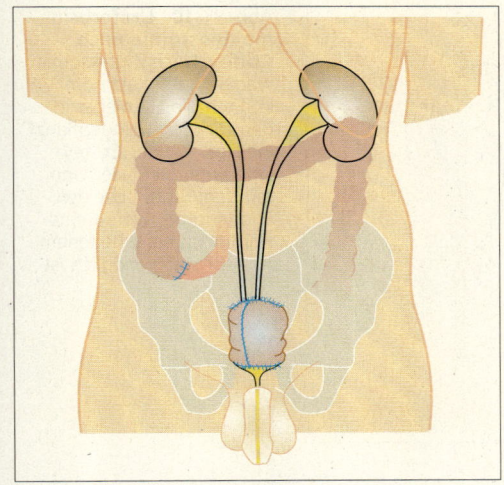

Abb. 31.9 Neoblase.
Der aus Darm (hier Ileozäkalregion) geformte Blasenersatz wird zwischen die beiden Harnleiter und die Harnröhre anastomosiert. Die Miktion erfolgt auf natürlichem Weg (ohne Urostoma), bei Männern mit weitgehend erhaltener Kontinenz

Bei Frauen ist das Verfahren nicht anwendbar, weil mit dem kurzen weiblichen Harnröhrenstumpf (der zudem aus Radikalitätsgründen oft komplett entfernt werden muß) keine Kontinenz erreicht werden kann.

Ureterosigmoideostomie nach Coffey (s. unten).

Urostoma. Ausleitung der Harnleiter durch die Bauchhaut, möglichst über einen vorgeschalteten *Pouch* (kontinentes Stoma mit der Notwendigkeit des Katheterismus) oder über ein *Conduit* (inkontinentes „feuchtes" Stoma, vgl. Kapitel 24).

Nach Zystektomie werden die Harnleiter für einige Tage mit je einem Ureterenkatheter (Splint) geschient.

Ureterosigmoideostomie nach Coffey

▶ Einpflanzung der Ureteren in das Colon sigmoideum nach Zystektomie (Abb. 31.10). Stuhl und Urin fließen gemeinsam über den Enddarm ab.

Nach Ureterosigmoideostomie hat man vermehrt Karzinome im Anastomosenbereich der Harnleiter beobachtet, weshalb die Coffey-Operation vorübergehend in Mißkredit geriet. Ein erhöhtes Karzinomrisiko scheint jedoch bei allen harnableitenden Darmabschnitten zu bestehen, so daß die Coffey-Operation auch heute noch ihre Berechtigung hat und bei Frauen und Kindern (Neoblase nicht möglich) eine gebräuchliche Form der kontinenten Harnableitung darstellt.

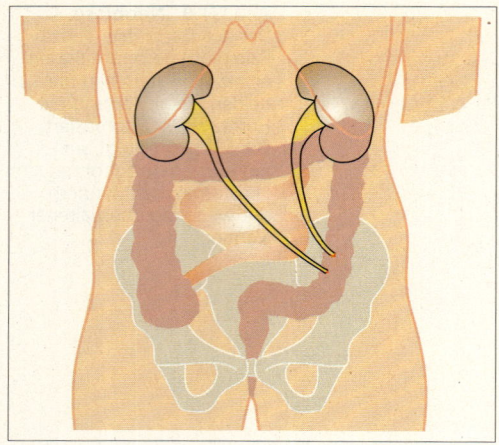

Abb. 31.**10 Ureterosig-moideostomie nach Coffey.** Nach Zystektomie wegen Blasenkarzinom können die Harnleiter in den Dickdarm eingepflanzt werden. Bei der Coffey-Operation fließt der Urin mit dem Stuhl über den Enddarm ab, womit eine Kontinenz bei erhaltenem Analsphinkter möglich ist

Pflegeschwerpunkte bei urologischen Operationen

Das Spektrum der urologischen Operationsverfahren ist vielfältig. Es reicht von kleineren über mittlere bis hin zu größeren Eingriffen. Die Pflegemaßnahmen der prä- und postoperativen Phase sind dementsprechend in ihrem Umfang und Aufwand unterschiedlich. Einige für die urologische Pflege typische werden nachfolgend hervorgehoben.

Präoperative Pflege

Nahrungsabbau. In der Regel dürfen die Patienten vor urologischen Eingriffen bis zum Vorabend der Operation die übliche Kost zu sich nehmen. Am Abend ist ein ballastarmes Essen mit z. B. Brei anzubieten. Ausgedehnte Eingriffe (z. B. Zystektomie mit Kolon-Conduit) erfordern wegen der gründlichen Darmvorbereitung einen sich über 2 Tage erstreckenden Nahrungsabbau mit bspw. am 1. Tag beginnender Flüssigernährung (Suppe, Schleim usw.). Am Tag vor der Operation ist dann nur noch Tee gestattet.

Darmentleerung. Bis auf wenige Ausnahmefälle (Harnableitung über Darmsegmente) ist die Darmentleerung mittels Klysma ausreichend. Bei ESWL führt man mittels oraler Gabe von z. B. X-Prep ab. Da eine übermäßige Ansammlung von Darmgasen die ESWL beeinträchtigen könnte, wird dazuhin noch prophylaktisch ein Karminativum (wie z. B. Lefax) zur Entblähung gegeben.

Rasur. Die Ausdehnung der zu rasierenden Fläche hängt von der operativen Zugangsweise ab. So wird z. B. bei transurethralen Eingriffen der komplette Genitalbereich und die Innenseite der Oberschenkel (Abb. 31.**11**), bei medianem Unterbauchschnitt von Nabelhöhe bis einschließlich Schambereich, bei Mittelbauchschnitt von etwa einer Handbreit über dem Nabel bis einschließlich Schambehaarung, und bei Schnittführung in den Flanken die Flanke der betreffenden Körperseite bis zur Wirbelsäule sowie der Unterbauch bis einschließlich Genitalbereich rasiert.

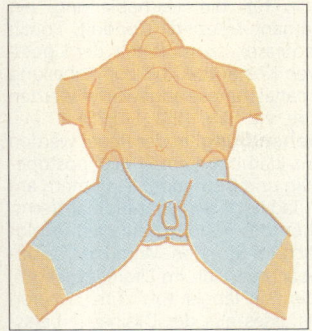

Abb. 31.**11 Rasurschema bei urologischen Operationen mit transurethralem Zugang**

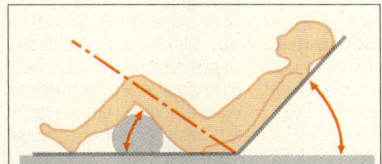

Abb. 31.**12 Postoperative Lagerung.** Klappmesserstellung bei Ureteroneozystostomie

Postoperative Pflege

Beobachtungsmaßnahmen. Neben der allgemeinen postoperativen Beobachtung (Kapitel 12, S. 279) steht nach urologischen Operationen die *Überwachung von Urinableitungen* (z. B. transurethraler oder suprapubischer Blasenkatheter, Nephrostomiedrain und Ureterkatheter), *Wunddrainagen* (z. B. Redon-Drain) und *Diurese* im Vordergrund.

Alle Ableitungen, insbesondere die von Niere und Harnwegssystem, müssen kontinuierlich auf ihre Durchgängigkeit hin kontrolliert werden, da Blutkoagel und Konkremente zum Verstopfen und somit zum Rückstau führen. Die Folge ist, daß Operationsnähte unter Spannung gesetzt werden können.

Postoperatives Fieber bei urologischen Patienten ist immer verdächtig auf einen Harnstau mit Infekt, was eine verbesserte Urinableitung (z. B. anderer Katheter) erfordert, um septischen Komplikationen (Urosepsis) vorzubeugen.

Die regelmäßig registrierten Ausfuhrmengen geben Aufschluß über den Harnfluß. Sie sind in der Bilanz der Einfuhr gegenüberzustellen. Im Falle der Verstopfung der Ableitesysteme sind diese, sofern andere Ursachen (z. B. Abknickung oder Abklemmung) ausgeschlossen wurden, vorsichtig unter aseptischen Bedingungen anzuspülen (nach ärztlicher Anordnung). Außer beim Blasenkatheter sind zum Anspülen nur geringe Flüssigkeitsmengen (z. B. 5 ml bei Harnleiterschiene) erlaubt.

Bei Operationen am Harnwegssystem kann es in den ersten Tagen zu undichten Nahtstellen kommen, aus denen Urin sickern kann. Der austretende Harn wird über Drainagen abgeleitet und kann somit bemerkt werden (Sekret wäßriger). Eine Urinbeimengung in der Redon-Drainage läßt sich durch Bestimmung des Harnstoffes im Sekret beweisen.

Ferner ist die Beobachtung der Urinfarbe von Interesse. Eine makroskopische Hämaturie deutet auf eine Nachblutung. Allerdings sind bei Blasen- und Prostataeingriffen (TUR) in der postoperativen Frühphase verstärkte Blutbeimengungen im Urin zu beobachten und normal. Hier ist jedenfalls eine Dauerblasenspülung angebracht, um ein Verstopfen der Urinableitung zu vermeiden.

Lagerung. Prinzipiell gelten auch für urologische Operationen die allgemeinen Lagerungshinweise (Kapitel 12, S. 279).

Nach Harnleiterneueinpflanzung in die Blase (Ureteroneozystostomie) ist eine anastomosenentlastende Haltung (Klappmesserstellung, Abb. 31.**12**) für einige Tage sinnvoll. Bei Nierentransplantierten ist trotz Harnleiterneueinpflanzung die Klappmesserstellung nicht erforderlich, weil die zugehörige Transplantatniere im kleinen Becken liegt (Abb. 31.**8**, S. 519).

Nahrungsaufbau. Eine kontinuierliche, ausreichende Flüssigkeitszufuhr ist nach urologischen Operationen besonders wichtig. Mit ihr wird ein konstanter Harnfluß gewährleistet, welcher einen gewissen Spüleffekt auf den Harntrakt hat. Nach kleinen Eingriffen, die in Periduralanästhesie durchgeführt werden (z. B. TUR bei Blasenpapillom), kann bereits am Operationstag wieder getrunken werden. Nach allen größeren Operationen wird über die ersten beiden Tage durchschnittlich 3 l Flüssigkeit parenteral über Infusionen substituiert. Parallel kann nach *extraperitonealen* Eingriffen ab dem 2. postoperativen Tag schluckweise Tee angeboten werden. Nach erfolgreichem Abführen (meist um den 3. postoperativen Tag) sollten die Patienten 3 l trinken und können leichte Kost, ab dem darauffolgenden Tag (meist 4.–5. postoperativer Tag) Normalkost erhalten.

Nach Operationen mit Eröffnung der Bauchhöhle *(transperitoneale* Eingriffe*)* erfolgt der Kostaufbau 1–2 Tage später, also mit Flüssigkeit ab dem 3.–4. Tag, wenn sich die Darmfunktion normalisiert hat.

Wurde für die Harnableitung ein Darmsegment reseziert (Conduit, Pouch oder Neoblase), so muß mit dem postoperativen Kostaufbau bis zur Abheilung der Darmanastomose abgewartet werden (5–7 Tage, vgl. Tab. 12.**1**, S. 275).

Wundbehandlung. In der Regel werden Teilfäden/-klammern am 7.–10. postoperativen Tag und Restfäden/-klammern am 10.–14. Tag nach der Operation entfernt. Das Ziehen der Redon-Drainagen erfolgt meist nach 48 Stunden. Wird eine Urinfistel beobachtet (Urin im Drainagesekret), so werden sie länger (bis zum Sistieren des Urinflusses aus der Drainage) belassen. Das Entfernen von Drainagen und Kathetern nach Operationen in der Urologie ist stets ärztliche Aufgabe. Der Zeitpunkt wird dabei individuell gehandhabt.

Für *suprapubische Katheter* gilt, daß diese erst dann entfernt werden, wenn nachgewiesen ist, daß die Patienten restharnfrei Spontanurin lassen können. Dazu wird der Katheter abgeklemmt oder abgestöpselt und nur kurzfristig zur Restharnbestimmung nach Spontanmiktion geöffnet. Die Entfernung darf nur bei vollständig entleerter Blase erfolgen!

Entlassungsberatung. Werden Patienten zur ambulanten Betreuung mit Blasenkatheter oder äußerer Nierenfistel entlassen, so müssen sie oder Bezugspersonen in die Beobachtung und Versorgung (z. B. Beutelwechsel) eingewiesen werden. Auch nach der Entlassung sind urologischen Patienten weiterhin größere Trinkmengen anzuraten.

32. Männliches Genitale

Burkhard Paetz und Tilman Kälble

Fehlbildungen

Phimose häufig

▶ Vorhautverengung

Bei Geburt ist die Vorhaut (Präputium) normalerweise mit der Eichel (Glans penis) verbacken. Diese Verklebung löst sich spontan innerhalb des 1. Lebensjahres, seltener nach 2–3 Jahren. Nur wenn die Verklebung bestehen bleibt, die Vorhaut sich also nicht über die Glans zurückstreifen läßt, handelt es sich um eine Phimose.

Klinik

Bei hochgradiger Einengung der Vorhaut kann schon im 1. Lebensjahr eine Behinderung des Urinabflusses auftreten (abgeschwächter Harnstrahl des Säuglings). Im späteren Leben bereitet die Phimose Beschwerden durch entzündliche Komplikationen (z. B. Balanitis) und bei der Kohabitation.

Therapie

Wenn sich das Präputium bis zum Ende des 3. Lebensjahres nicht spontan von der Eichel gelöst hat, erfolgt die operative Vorhautentfernung durch zirkuläre Umschneidung (*Zirkumzision*, Abb. 32.**1**). Davor wird der Eingriff nur vorgenommen, wenn die Phimose den Urinabfluß behindert. Als alternative Behandlung wurde früher empfohlen, die Verklebung mit einer feinen Knopfsonde zu lösen. Hierbei besteht jedoch die Gefahr, daß kleine Schleimhautrisse auftreten, was zu Entzündung und narbiger Schrumpfung führen kann. Der Lösungsversuch wird deshalb von vielen Ärzten abgelehnt.

Einige Volksstämme führen die Zirkumzision seit Jahrtausenden als rituelle „Beschneidung" bei allen Knaben durch (beispielsweise im alten Ägypten und bei den Juden). Wahrscheinlich liegen dieser Sitte hygienische Überlegungen zugrunde.

Paraphimose häufig

▶ Ödematöse Schwellung der hinter die Eichel zurückgestreiften Vorhaut, wegen ihres Aussehens auch „spanischer Kragen" genannt (Abb. 32.**2**).

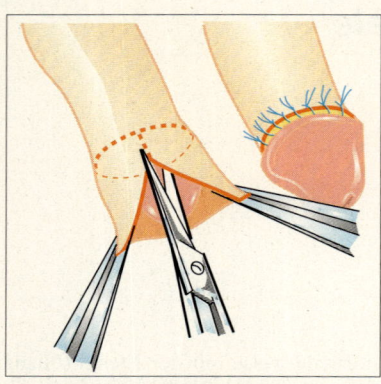

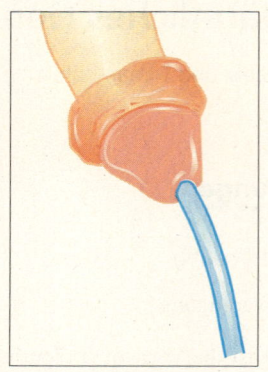

Abb. 32.**1 Zirkumzision bei Phimose.**
Die verengte Vorhaut wird spätestens vor
der Einschulung beseitigt

Abb. 32.**2 Paraphimose.**
Das Ödem der retrahierten
Vorhaut entwickelt sich
bevorzugt bei Dauerkatheter-
trägern

Die Paraphimose ist als Komplikation einer zu engen Vorhaut aufzufassen, die
jedoch auch bei Erwachsenen (häufig Trägern eines Dauerkatheters!) beobachtet wird. Im Gegensatz zur echten Phimose läßt sich die Vorhaut hinter
die Glans penis zurückstreifen. Wegen der relativen Enge, die wie ein Schnürring wirkt, bleibt die Vorhaut hinter der Eichel und führt zur Ausbildung eines
schmerzhaften Ödems. Der dicke, ödematöse Ring kann sich spontan nicht
mehr zurückbilden.

Therapie

> **Merke:** Bei Dauerkatheterträgern ist darauf zu achten, daß die Vorhaut nicht
> hinter die Eichel zurückgleitet.

Die Paraphimose muß baldmöglichst reponiert werden. Dazu komprimiert
man Vorhaut und Eichel mit den Fingerkuppen über einige Minuten, bis sich
das Ödem zurückgebildet hat und das Präputium über die Glans vorgezogen
werden kann. Kühle Umschläge können die Reposition unterstützen. In
schweren Fällen muß der Schnürring inzidiert werden, um einem Fortschreiten der Ödembildung und entzündlichen Komplikationen vorzubeugen. Zur
endgültigen Sanierung ist oft die *Zirkumzision* erforderlich.

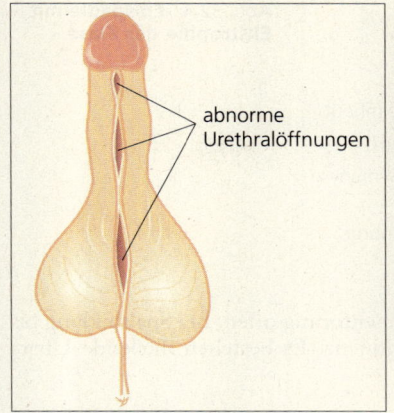

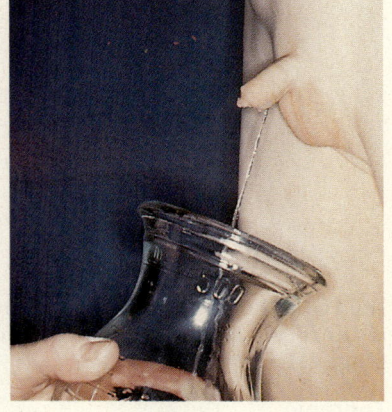

Abb. 32.**3 Hypospadie**
a Je nach Schweregrad mündet die
Harnröhre in unterschiedlicher Entfernung vor der Eichelspitze

b Urinaustritt an der Unterseite des Penis

Hypospadie   selten

▶ Untere Harnröhrenspalte Abb. 32.**3**.

Bei der angeborenen Fehlbildung der männlichen Urethra mündet die Harn-
röhre vor der Eichel an der Penisunterfläche. In leichten Fällen liegt die
Öffnung noch im Bereich der Eichel (glanduläre Form). In Extremfällen
(skrotale Hypospadie) ist das Skrotum ähnlich den großen Schamlippen der
Frau gespalten. Die Miktion kann durch Verengung beeinträchtigt sein, was
Restharnbildung und Harnwegsinfekte zur Folge hat. Häufig ist auch der
Penis nach unten gekrümmt, bedingt durch einen bindegewebigen Strang
(Chorda) anstelle der normalen Harnröhre.

Therapie

Die operative Korrektur durch plastische Rekonstruktion sollte zwischen
3. und 6. Lebensjahr erfolgen, spätestens vor der Einschulung.

Epispadie   sehr selten

▶ Obere Harnröhrenspalte (Abb. 32.**4**).

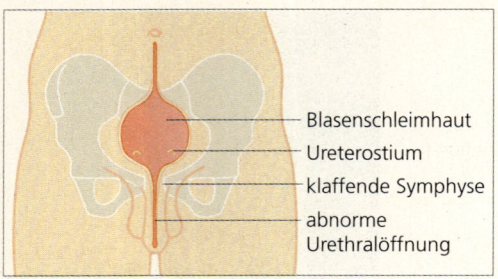

Abb. 32.**4 Epispadie mit Ekstrophie der Blase**

Blasenschleimhaut
Ureterostium
klaffende Symphyse
abnorme
Urethralöffnung

Die Harnröhre liegt am Penisrücken rinnenförmig offen. Bei Spaltbildung bis in den Blasensphinkter resultiert Inkontinenz. Es bestehen fließende Übergänge zur Spaltblase (s. unten).

Therapie

Vor der Einschulung wird der Defekt durch operative plastische Neubildung der Harnröhre behandelt.

Blasenekstrophie (Spaltblase)   sehr selten

▶ Mediane spaltförmige Öffnung in der Harnblasenvorderwand, die über einen Defekt in der Unterbauchhaut mit der Außenwelt in Verbindung steht (Abb. 32.**4**).

Die Spaltblase ist Ausdruck einer Bauchspalte und immer mit Epispadie und klaffender Symphyse gepaart. Die ständige Benetzung der Haut mit Urin (Inkontinenz) führt zu Hautekzem und aufsteigendem Harnwegsinfekt (Pyelonephritis), der nicht selten vor Erreichen des Erwachsenenalters zum Tode führt, sofern keine Behandlung erfolgt. Knaben sind häufiger betroffen als Mädchen.

Therapie

Wenn eine Rekonstruktion der normalen Anatomie nicht möglich ist, muß eine Harnumleitung erfolgen (z. B. über eine Ureterosigmoideostomie, S. 521).

Retentio testis (Lageanomalie des Hodens)   häufig

▶ Angeborene Störung des Descensus testis, wobei ein oder beide Hoden außerhalb des Skrotums liegen. Die noch gebräuchlichen Begriffe *Hodenhochstand* und *Kryptorchismus* (griech.: verborgener Hoden) beschreiben die Lokalisation des Hodens nur unzureichend.

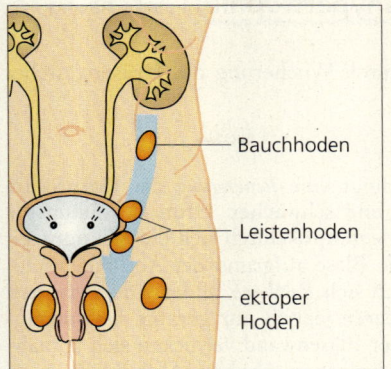

Abb. 32.**5 Retentio testis.** Auf seinem embryonalen Weg von der Nieren-gegend zum Skrotum kann der Hoden in anomaler Position liegen bleiben

Bauchhoden

Leistenhoden

ektoper Hoden

Die Hoden (Tèstes) bilden sich beim Embryo in der Gegend der Nieren (Abb. 32.**5**). Von dort wandern sie normalerweise retroperitoneal nach unten (Descensus testis), so daß sie bei der Geburt im Hodensack angekommen sind (96 %), spätestens Ende des 1. Lebensjahres (99 %). Wenn man die Keimdrüsen beim einjährigen Knaben nicht im Skrotum tasten kann, handelt es sich um einen Hodenhochstand (Retentio testis). Meist ist der Hoden im Leistenkanal steckengeblieben *(Leistenhoden)*, seltener weiter oben *(Bauchhoden)*. Von *Pendelhoden* (Wanderhoden) spricht man, wenn der Hoden ohne Zug in das Skrotalfach verlagert werden kann und dort über eine gewisse Zeit verbleibt, wohingegen ein *Gleithoden* durch seinen zu kurzen Samenstrang immer wieder in die Ausgangsposition zurückgleitet.

Die Reifung der Samenzellen (Spermiogenese) erfolgt nur dann ungestört, wenn der Hoden im Skrotalsack liegt. Offenbar ist die etwas kühlere Tempe-ratur im Skrotum Voraussetzung für eine normale Hodenentwicklung. Bleibt die männliche Keimdrüse über das 2. Lebensjahr hinaus außerhalb des Skro-tums, so ist später mit Fertilitätsstörungen und gehäufter Entwicklung von Hodentumoren zu rechnen.

Therapie

Sind ein oder beide Hoden am Ende des 1. Lebensjahres nicht im Skrotum tastbar, so wird eine *Hormonbehandlung* durchgeführt (Gonadotropin als Na-senspray für 4 Wochen). Bei Erfolglosigkeit wird nach 3 Monaten eine zweite Hormonbehandlung angeschlossen. Führt auch diese nicht zum Abstieg der Gonaden in das Skrotalfach, so wird der Hoden durch eine Operation an seine normale Stelle verlagert und dort fixiert *(Orchidopexie)*. Der Eingriff soll im 2. Lebensjahr erfolgen, weil bei einer späteren Korrektur bereits irreversible Schäden vorliegen.

Prostatahyperplasie (Prostatahypertrophie) sehr häufig

▶ Vergrößerung der Vorsteherdrüse durch Wucherung des Drüsengewebes (Adenom) bei älteren Männern.

Klinik

Die Zunahme des Drüsengewebes bedingt eine *Einengung* der Harnröhre. Dadurch wird der Harnstrahl dünner und schwächer. Oftmals können die Männer den Urin nur tropfenweise entleeren, wodurch sich die Miktionszeit erheblich verlängert. Dennoch kann die Blase aufgrund der Abflußbehinderung nicht ganz entleert werden, so daß sich *Restharn* bildet. Die Patienten empfinden gehäuften Harndrang, entleeren jedoch nur geringe Urinportionen *(Pollakisurie)*. Die Muskelstränge der Blasenwand verdicken sich allmählich, weil das Hohlorgan den Urin ständig gegen erhöhten Abflußwiderstand austreiben muß. Endoskopisch erinnern diese Muskelzüge an vorspringende „Balken" eines Deckengewölbes. Deshalb bezeichnet man die Muskelhypertrophie der Harnblase bei distalem Abflußhindernis auch als *Balkenblase*. Bei maximaler Blasenfüllung verliert der Patient unwillkürlich tropfenweise Urin, ist also inkontinent *(Überlaufblase* oder *Überlaufinkontinenz)*.

Komplikationen der Prostatahyperplasie sind *Harnwegsinfekt* und *Steinbildung*.

Die *Diagnose* einer Prostatavergrößerung kann mit dem Finger bei der rektal-digitalen Untersuchung gestellt werden. Eine weitere Abklärung erfolgt durch Messung des Harnstrahles (Uroflowmetrie), transrektale Sonographie und i. v. Pyelogramm. Die endoskopische Untersuchung (Urethrozystoskopie) ermöglicht eine weitere Abgrenzung gegenüber der Harnröhrenstriktur und Sphinktersklerose. Der Restharn läßt sich am einfachsten sonographisch quantifizieren.

Therapie

In leichten Fällen können pflanzliche Präparate eine subjektive Besserung bewirken. Ist die Drüse hingegen derart vergrößert, daß eine Harnabflußbehinderung besteht, so wird der harnröhrennahe Anteil der Prostata durch *transurethrale Resektion (TUR)* mit dem elektrischen Messer entfernt (Abb. 32.**6**). Die Drüsenkapsel bleibt dabei erhalten. Dieser sehr häufig durchgeführte Eingriff wird in Laienkreisen oft als „Aushobeln" oder „Ausschälen" bezeichnet. Bei großen Adenomen ist eine offene Operation *(Adenomektomie, Prostatektomie)* erforderlich. Nach der TUR wird für einige Tage ein Dauerkatheter gelegt.

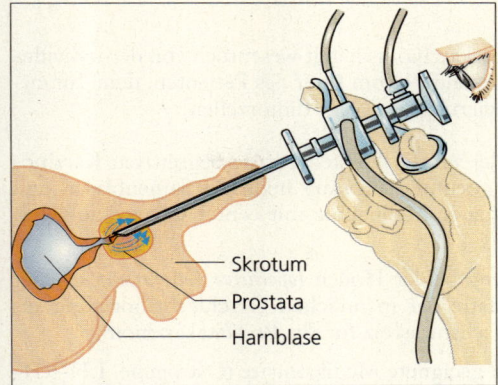

Abb. 32.6 Elektroresektion der Prostata. Mit dem durch die Harnröhre eingeführten Resektoskop wird das Drüsengewebe unter Sicht elektrisch abgetragen (TUR = transurethrale Resektion)

Skrotum
Prostata
Harnblase

Prostatakarzinom   häufig

▶ Maligner Tumor der Vorsteherdrüse. Die körpereigenen Androgene fördern die Entstehung (hormonabhängiges Wachstum).

Klinik

Das Prostatakarzinom ist ein typischer Alterskrebs. Es wächst im Vergleich zu anderen Geschwülsten relativ langsam und macht häufig keine Beschwerden, so daß es erst spät entdeckt wird. Beim Mann ist das Prostatakarzinom dritthäufigster maligner Tumor (Abb. 6.1, S. 140), bei Männern über 70 Jahren sogar der häufigste.

Wenn das Karzinom durch Größenwachstum zur Einengung der Urethra führt, macht es durch *Behinderung des Harnabflusses* Beschwerden wie die Prostatahypertrophie. Im Gegensatz zum gutartigen Adenom fühlt sich der Krebs der Vorsteherdrüse bei der rektal-digitalen Untersuchung höckerig und derb an. Gelegentlich wird das Malignom erst erkannt, wenn es Metastasen gesetzt hat. Hämatogene Absiedlungen sind bevorzugt im knöchernen Skelett anzutreffen, insbesondere in der Lendenwirbelsäule und im Becken. Knochenschmerzen (Lumbalgie) oder pathologische Frakturen können Erstsymptome der Erkrankung sein.

Zur *Diagnostik* finden die bei der Prostatahypertrophie geschilderten Verfahren Anwendung. Die rektal-digitale Abtastung ist Bestandteil der Krebsvorsorgeuntersuchung. Bei Verdacht auf ein Karzinom muß eine histologische Abklärung erfolgen. Dazu wird das Organ vom Lumen des Enddarmes (transrektal) oder durch die Haut vom Damm aus (perineal) mit einer Nadel punktiert (Nadelbiopsie, sog. „Prostatastanze"). Die Tumormarker PSA (prostataspezifisches Antigen) und die saure Prostataphosphatase (PAP) werden in der Vorsteherdrüse gebildet und können beim Karzinom im Serum erhöht sein.

Therapie

Die Behandlung des Prostatakarzinoms hängt wesentlich von der individuellen Konstellation ab, insbesondere vom Alter des Patienten, dem Tumorstadium und dem Differenzierungsgrad der Tumorzellen.

Radikale Prostatektomie. Bei auf die Vorsteherdrüse begrenzten Karzinomen ist die Entfernung der gesamten Prostata inklusive Samenblasen und iliakalen Lymphknoten die einzige Maßnahme mit echter Chance auf Heilung.

Orchiektomie. Die Entfernung beider Hoden *(operative Kastration)* schaltet die wesentliche Produktionsstätte der männlichen Geschlechtshormone aus und reduziert dadurch den Wachstumsreiz für das Prostatakarzinom.

Hormonbehandlung. Durch geeignete Medikamente (Östrogene, LH-RH-Analoga, Antiandrogene) wird die Wirkung der körpereigenen Androgene weitgehend ausgeschaltet *(medikamentöse Kastration)*. Hormonbehandlung oder Orchiektomie sind das Verfahren der Wahl bei lokal inoperablem oder metastasierendem Krebs der Vorsteherdrüse.

Strahlenbehandlung. Ist der Tumor auf die Prostata beschränkt, der Patient wegen reduziertem Allgemeinzustand für eine radikale Prostatektomie jedoch nicht geeignet, so kommt die Radiatio als Alternative in Frage. Sie erfolgt entweder perkutan oder durch Plazierung kleiner radioaktiver Jodpartikel (sog. „Seeds") in das Prostatagewebe *(ultraschallgesteuerte Seed-Implantation)*, wozu keine Operation erforderlich ist.

Chemotherapie. Zytostatika haben beim Prostatakarzinom nur geringe Wirkung. Eine Chemotherapie kommt in Frage, wenn eine kontrasexuelle Hormonbehandlung bei schmerzhaften Knochenmetastasen nicht anspricht.

Palliative transurethrale Resektion (TUR). Ist die Harnröhre bei fortgeschrittenem Tumorwachstum hochgradig stenosiert und läßt sich die Geschwulst nicht radikal entfernen, so sollte eine palliative Elektroresektion (TUR, Abb. 32.6) erfolgen. Ansonsten muß ein suprapubischer *Blasenkatheter* zur Harnableitung für den Rest des Lebens gelegt werden.

Hodentorsion   selten

▶ Stieldrehung des Hodens bei abnormer Beweglichkeit im Skrotum.

Die Hodentorsion kommt fast nur bei Kindern und Jugendlichen vor. Die Keimdrüse dreht sich um die Achse des Samenstranges, wobei die versorgenden Blutgefäße abgeschnürt werden (Strangulation). Folge ist eine Nekrose des Hodens, womit das Organ funktionsunfähig wird.

Die Hodentorsion ereignet sich meist während körperlicher Aktivität (z. B. Spiel oder Sport) und geht mit plötzlichen starken Schmerzen einher. Bei der Untersuchung ist der Hoden geschwollen und extrem druckempfindlich. Das Krankheitsbild kann mit der Nebenhodenentzündung verwechselt werden.

Therapie

Der torquierte Hoden kann nur gerettet werden, wenn die operative Freilegung innerhalb von 6 Stunden erfolgt (Notfall!).

Nach Detorsion wird der Hoden mit Nähten an der Skrotalwand fixiert (*Orchidopexie*).

Hodentumoren   sehr selten

Hodengeschwülste sind fast immer maligne (95%). Histologisch werden verschiedene Formen unterschieden. Die wichtigsten bösartigen Hodentumoren sind das *Seminom*, das *Teratokarzinom*, das *Embryonalkarzinom* und das *Chorionkarzinom*. Mischformen kommen vor. Dank moderner Chemotherapie haben die meisten Patienten eine gute Prognose.

Klinik

Der Hodenkrebs bereitet wenig Beschwerden und wird deshalb spät entdeckt. Typisch ist die derb-harte schmerzlose *Schwellung* der Keimdrüse. Einige Formen produzieren *Tumormarker*, die zur Diagnostik und postoperativen Verlaufskontrolle große Bedeutung haben. Hierzu gehört das α-Fetoprotein (AFP) und das β-Human-Chorion-Gonadotropin (β-HCG). Zur differentialdiagnostischen Abgrenzung gegenüber einer Hydrozele wird das Skrotum mit einer hellen Leuchte durchstrahlt (Diaphanoskopie), wobei die wasserhaltige Hydrozele das Licht weitgehend durchläßt, der solide Hodentumor hingegen nicht.

Der Hodenkrebs befällt *junge Männer* im Alter von 20–40 Jahren.

Bei Hodenhochstand wird maligne Entartung gehäuft beobachtet. Die Tumoren metastasieren rasch in das Retroperitoneum (Lymphknoten neben der Aorta), hämatogen bevorzugt in Lunge und Leber.

Therapie

Der tumoröse Hoden wird operativ entfernt (*Orchiektomie*, Semikastration). Die Weiterbehandlung richtet sich nach dem histologischen Befund und Tumorstadium.

Bei den *Nicht-Seminomen* wird wegen der häufigen lymphogenen Metastasierung grundsätzlich eine operative Entfernung der retroperitonealen Lymphknoten vorgenommen (retroperitoneale Lymphadenektomie). Beim *Seminom* ist hingegen eine Bestrahlung des Retroperitoneums ausreichend. Unabhängig von der Histologie wird bei allen fortgeschrittenen Hodenkarzinomen mit ausgedehnten Lymphknotenmetastasen (= bulky disease) oder Fernmetastasen eine Polychemotherapie durchgeführt, die im Vergleich zu anderen Malignomen recht gute Ergebnisse hat.

Nebenhodenentzündung (Epididymitis)   häufig

▶ Die meist einseitige Infektion des Nebenhodens entsteht durch Keimfortleitung von einer Harnröhrenentzündung, Prostatitis (durch Dauerkatheter) oder nach urologischen Eingriffen (z. B. Zystoskopie, Prostataoperation).

Klinik

Starke Schmerzen mit Schwellung und Rötung der betroffenen Skrotalhälfte sowie hohes Fieber. Der oft plötzliche Beginn kann zur Verwechslung mit einer Hodentorsion Anlaß geben.

Therapie

Konservative Behandlung mit Bettruhe, Hochlagern des Skrotums (Hodenbänkchen), feuchte Umschläge, Antibiotika, suprapubischer Blasenkatheter.

Hydrozele   häufig

▶ Angeborene oder erworbene seröse Flüssigkeitsansammlung („Wasserbruch") im Hodensack.

Klinik

Schmerzlose, glatt begrenzte, prall elastische Schwellung im Verlauf des Samenstranges. Differentialdiagnostisch ist ein Hodentumor und ein Leistenbruch auszuschließen. Im Gegensatz zum Tumor ist bei der Hydrozele die Diaphanoskopie positiv, weil die seröse Flüssigkeit das Licht rötlich durchschimmern läßt.

Therapie

Die Entleerung durch Punktion führt fast immer zum Rezidiv. Eine Heilung muß deshalb operativ erfolgen, wobei die Wand der Hydrozele abgetragen und umgestülpt wird (Operation nach Winkelmann).

Varikozele   häufig

▶ Krampfaderartige Erweiterung des Venengeflechts (Plexus pampiniformis) im Hodensack. Häufige Ursache einer Störung der Fruchtbarkeit beim Mann.

Ursache der Varikozele ist ein gestörter Blutrückfluß über die Hodenvene (V. testicularis) bei insuffizienten Venenklappen. Dadurch kann ein retrograder Blutstrom (von oben nach unten) entstehen, der durch hydrostatischen Druck zu einer venösen Stauung im Plexus pampiniformis und Hoden führt. Durch den Blutstau kommt es zu einer unphysiologischen Temperaturerhöhung im Skrotum (Angleichung an die Körperkerntemperatur), was die Spermienreifung bekanntlich beeinträchtigt (s. bei Hodenhochstand). Die Varikozele tritt in 90 % linksseitig auf, was mit der rechtwinkeligen (ungünstigen) Einmündung der linken Hodenven in die Nierenvene erklärt wird.

Klinik

Die Varikozele ist als weiches „wurmartiges" Venenkonvolut im Verlauf des Samenstranges sicht- und tastbar. Gelegentlich wird über leichte ziehende Schmerzen im Hoden geklagt. Häufig findet sich eine Schädigung der Samenzellen (Störung der Motilität) und Verringerung ihrer Zahl (Oligospermie) mit Infertilität.

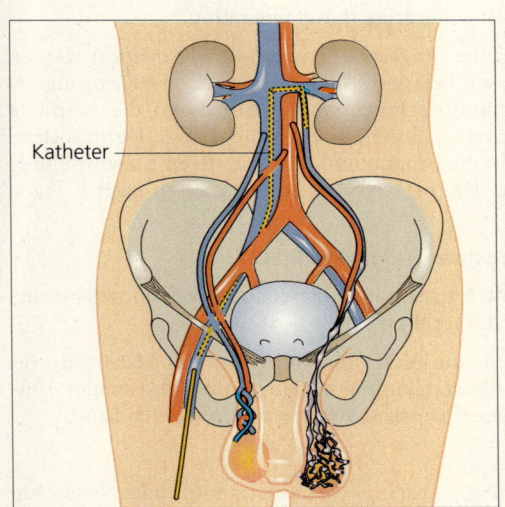

Katheter

Abb. 32.7 Sklerosierungstherapie der Varikozele. Nach Punktion der rechten Leistenvene wird unter Röntgendurchleuchtung ein Katheter durch die V. cava und linke Nierenvene bis in die linke Hodenvene (V. testicularis) vorgeschoben. Dort wird ein Verödungsmittel in die Hodenvene injiziert, womit das Gefäß verklebt

Therapie

Heute wird die ambulant durchführbare *Sklerosierung* der varikozelenspeisenden Vene bevorzugt (Abb. 32.7). Durch die Verödung der Hodenvene wird der hydrostatische Druck auf den Plexus pampiniformis und Hoden vermindert. Die Spermaqualität bessert sich innerhalb einiger Monate. Alternativ kann die Hodenvene *operativ* unterbunden werden.

Operative Verfahren am männlichen Genitale

Zirkumzision

▶ Kreisförmiges Absetzen der Vorhaut unterhalb der Eichel („Beschneidung") bei Phimose (Abb. 32.**1**).

Transurethrale Resektion der Prostata (TUR)

▶ Endoskopische Entfernung des Drüsengewebes bei Prostataadenom (Abb. 32.**6**).

Die „Aushobelung" oder „Ausschälung" wird heute mit einer elektrischen Schlinge unter Sicht vorgenommen (Elektroresektion der Prostata).

Adenomektomie (Prostatektomie)

▶ Offene Ausschälung der Vorsteherdrüse durch Operation.

Bei gutartiger Vergrößerung der Prostata (Hyperplasie = Adenom) werden Prostatakapsel und Samenblasen belassen (Adenomektomie). Der Zugang erfolgt über einen Unterbauchmittelschnitt, wobei man durch die eröffnete Harnblase (transvesikal) oder retropubisch zur Prostata gelangt. Der transurethrale Blasenkatheter dient der Schienung und postoperativen Blasenspülung. Er verbleibt etwa 6–10 Tage. Die prävesikalen Drains können nach 2 Tagen gezogen werden.

Radikale Prostatektomie (Prostatovesikulektomie)

▶ Entfernung von Prostata mit Kapsel, Samenblasen (= Vesikel) und regionalen Lymphknoten beim Prostatakarzinom.

Nach der Ektomie wird der neuformierte Blasenhals mit der Harnröhre reanastomosiert. Die radikale Prostatektomie ist ein großer belastender Eingriff, der nur bei gutem Allgemeinzustand vorgenommen werden kann.

Orchiektomie

▶ Operative Hodenentfernung, einseitig (Semikastration) oder beidseitig (Kastration).

Der Eingriff erfolgt von einem Leistenschnitt (wie beim Leistenbruch) oder von einem Skrotalschnitt aus. Die beidseitige Orchiektomie hat Infertilität und Impotenz zur Folge.

Vasektomie

▶ Unterbrechung des Samenleiters (Vas deferens) beidseits zur Empfängnisverhütung beim Mann.

Bei uns ist folgendes Verfahren gebräuchlich: In örtlicher Betäubung werden die beiden Samenleiter über zwei kleine Schnitte am Hodensack aufgesucht. Man reseziert jeweils ca. 2 cm für die mikroskopische Bestätigung. Auf den männlichen Hormonhaushalt hat die Vasektomie keinen Einfluß. Die Infertilität ist dauerhaft. Nur in Einzelfällen kann die Vasektomie durch aufwendige mikrochirurgische Anastomosierung des Samenleiters rückgängig gemacht werden (Refertilisierungsoperation). Gleiches gilt für die Tubensterilisation der Frau.

Bei der sog. *chinesischen Vasektomie* („kein Skalpell, keine Narkose") werden die Samenstränge mit einer dünnen Kanüle punktiert. Man injiziert einen Klebstoff (Histoacryl) in das Lumen, womit dieses dauerhaft verschlossen wird.

33. Hernie

Terminologie

▶ *Hernie* = Weichteilbruch. *Fraktur* = Knochenbruch.
Die übliche Definition der Hernie bezieht sich auf Brüche der Baucheinge-
weide.

Eine Hernie ist definitionsgemäß charakterisiert (Abb. 33.1) durch das
Vorhandensein von :
- *Bruchpforte* (Muskel-Faszien-Lücke),
- *Bruchsack* (immer Peritoneum),
- *Bruchinhalt* (abdominelle Organe).

Bruchpforte. Sie entspricht einer Lücke in der Muskel- oder Faszienschicht der Bauchwand, durch die sich der Bruch nach außen drängt. Meist handelt es sich um eine
präformierte Schwachstelle, wo die Bauchwand von anatomischen Strukturen durchquert wird. Die Bruchpforte der indirekten Leistenhernie ist beispielsweise der Leistenkanal, in dem der Samenstrang verläuft.

Bruchsack. Der Bruchsack aller Weichteilhernien besteht aus parietalem Peritoneum.
Die Ausstülpung des Bauchfelles umschließt den Bruchinhalt. Im Bereich der
Bruchpforte steht der Bruchsackhals in offener Verbindung mit der Bauchhöhle. Zur
Außenwelt hin ist der Bruchsack von Unterhautfettgewebe und Haut bedeckt. Diese
Schichten werden als *Bruchhülle* zusammengefaßt.

Bruchinhalt. Lageverschiebliche Organe in der Nähe der Bruchpforte können durch
diese in den Bruchsack schlüpfen und bilden dann den Bruchinhalt. Meist besteht der
Bruchinhalt lediglich aus einem Fettzipfel, welcher vom großen Netz oder einem lipo-
matösen Anhängsel des Dickdarms (Appendix epiploica) stammt. Seltener, aber bedeut-

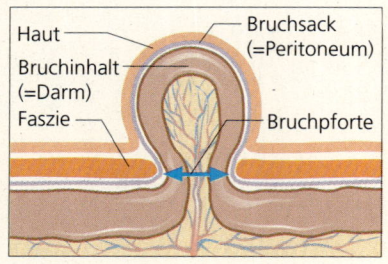

Abb. 33.**1 Hernie.** Der peritoneale
Bruchsack stülpt sich durch die
Bruchpforte in das Unterhautfett-
gewebe. Bruchinhalt ist hier eine
Darmschlinge

samer ist es, wenn sich im Bruchsack Darm befindet, weil dann die Stuhlpassage gestört sein kann. Auch andere Organe können den Bruchinhalt bilden. Bei Leisten- und Schenkelhernien beispielsweise ein Ovar, der Wurmfortsatz oder Anteile der Harnblase.

Zur Einteilung der Hernien sind folgende Begriffe üblich.

Äußere/innere Hernien. Die Weichteilbrüche werden nach der Lokalisation ihrer Bruchpforte bezeichnet (Abb. 33.**5**). Die meisten Brüche sind *äußere* Hernien, weil ihre Bruchpforte im Bereich der äußeren Bauchwand gelegen ist. Die seltenen *inneren* Hernien sind hingegen von außen nicht sicht- oder tastbar. Hierzu gehören Zwerchfellbrüche und Hernien in Lücken der Darmwurzel.

Angeborene/erworbene Hernien. Bei den *angeborenen* Hernien sind Bruchpforte und Bruchsack schon bei Geburt vorhanden. Diese Situation findet sich bei einigen (nicht allen) indirekten Leistenhernien, Nabel- und Zwerchfellbrüchen.

Fast alle Weichteilbrüche sind *erworben*, wobei ein anlagebedingtes Nachgeben des Stützgewebes (Muskel und Faszie) infolge Bindegewebsschwäche als pathogenetischer Faktor anzusehen ist. Schweres Heben und starkes Pressen können die Entwicklung lediglich begünstigen. Dementsprechend ist ein Bruch nur in Ausnahmefällen als Unfallfolge anzuerkennen, so beispielsweise die traumatische Zwerchfellhernie (Zwerchfellruptur).

Reponible/irreponible/inkarzerierte Hernien. Die meisten Hernien sind nur zeitweilig von Bruchinhalt gefüllt. Die Vorwölbung kann spontan oder durch sanften Druck von außen verschwinden. Es handelt sich dann um eine *reponible* Hernie. Ist der Bruchinhalt im Verhältnis zur Bruchpforte zu voluminös geworden (z.B. durch ödematöse Schwellung oder Stuhlfüllung einer Darmschlinge), so kann die Hernie nicht mehr zurückgedrängt werden. Es handelt sich um eine nicht reponible oder *irreponible* Hernie. Ist die Bruchpforte so eng, daß sie den Bruchinhalt wie ein Schnürring abquetscht (einklemmt), so kommt es zur Durchblutungsstörung der in dem Bruchsack enthaltenen Organe. Diesen bedrohlichen Befund bezeichnet man als *eingeklemmte* oder *inkarzerierte* Hernie. Besonders schwerwiegend ist die Situation, wenn Darm eingeklemmt ist (Abb. 33.**2**). Die Stuhlpassage ist dann unterbro-

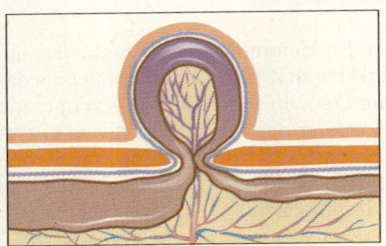

Abb. 33.2 Inkarzerierte Hernie.
Der Bruchinhalt (hier Darm) ist in der engen Bruchpforte eingeklemmt. Folge ist eine Unterbrechung der Stuhlpassage sowie eine Gangrän der eingeklemmten Schlinge durch Strangulation der versorgenden Blutgefäße

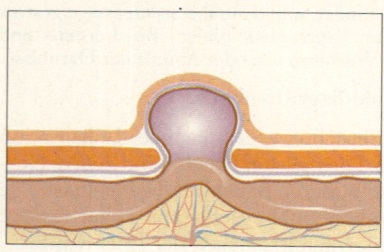

Abb. 33.**3   Littré-Hernie.** Die Darmwand ist nur partiell inkarzeriert

chen, was einen Darmverschluß (mechanischen Ileus) zur Folge hat. Ferner
nimmt die Darmwand durch die Ischämie Schaden. Schlimmstenfalls kommt
es zur Nekrose (= Gangrän) der inkarzerierten Schlinge, womit diese für
Bakterien durchlässig wird. Die Darmkeime gelangen dann in die freie Bauchhöhle, und es entsteht eine Bauchfellentzündung (Durchwanderungsperitonitis).

Folgende Symptome sprechen für eine inkarzerierte Hernie:
- druckschmerzhafte Bruchvorwölbung,
- lokale Rötung,
- mechanischer Ileus (Erbrechen),
- evtl. Peritonitis (Awehrspannung, Fieber).

Zwei seltene Sonderformen des Weichteilbruches seien erwähnt:

Littré-Hernie (Pariser Chirurg, 1658–1726) = Darmwandbruch. Dieser Bruch kann bei
kleiner Bruchpforte auftreten, wenn nur eine Seite des Darmrohres im Brucksack einklemmt (Abb. 33.**3**). Die gegenüberliegende Darmwand bleibt außerhalb der
Bruchpforte. Die Stuhlpassage ist nicht blockiert (kein Ileus), dennoch kann es zur
Gangrän des inkarzerierten Darmabschnittes mit Folge einer Peritonitis kommen.

Gleithernie. Wenn ein Organ (meist Darm) derart in den Bruchsack „gleitet", daß es
einen Teil der Brucksackwand bildet, so spricht man von einem Gleitbruch.

Allgemeine Behandlungsrichtlinien

Bei jeder Hernie besteht die Gefahr der Einklemmung. Das Letalitätsrisiko
einer nicht behandelten Hernie durch Inkarzeration ist weitaus größer als das
der (prophylaktischen) Hernienoperation. Deshalb sollte jeder Bruch operativ
beseitigt werden. Bei *reponiblen* Brüchen erfolgt der Eingriff elektiv zu einem
Wahlzeitpunkt. Der Bruchinhalt wird reponiert, wozu meistens eine Eröffnung des Bruchsackes (Herniotomie) erforderlich ist. Danach wird die
Bruchpforte durch Naht verschlossen (Hernioplastik).

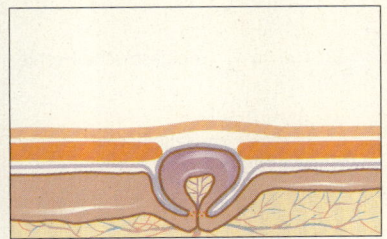

Abb. 33.4 Reposition en bloc.
Bei der Reposition einer inkarzerierten Hernie besteht immer die Gefahr einer „Scheinreposition", womit die Einklemmung nicht beseitigt wird

Die *eingeklemmte* Hernie muß hingegen als Notfall sofort operiert werden, um den ischämischen Schaden am Bruchinhalt möglichst gering zu halten. (Merksatz für Chirurgen: „Über einem eingeklemmten Bruch darf die Sonne weder auf- noch untergehen".)

Bei inkarzeriertem Darm kann jede Stunde des Zuwartens zur Gangrän mit Folge einer lebensbedrohlichen Peritonitis führen. Je früher operiert wird, desto größer ist die Chance, daß sich der eingeklemmte Darm nach Lösung aus der Bruchpforte ausreichend erholt und erhalten werden kann. Ist die inkarzerierte Darmschlinge hingegen bereits schwarzgangränös, so muß der Eingriff zur Laparotomie erweitert und der ischämische Darmabschnitt reseziert werden.

Die manuelle *Reposition* durch sanften Druck mit der flachen Hand (durch den Arzt) darf nur erfolgen, wenn sie mühelos und ohne Schmerzen gelingt. Inkarzerierte Hernien sollen nicht reponiert werden. Bei diesen besteht die Gefahr, daß man den Bruch mitsamt dem zum Schnürring verengten peritonealen Bruchsackhals in die Bauchhöhle versenkt (Reposition „en-bloc", Abb. 33.4). Der Bruch ist dann von außen nicht mehr tastbar, die Strangulation wurde jedoch nicht beseitigt („Scheinreposition").

Ein *Bruchband* kann eine Einklemmung nicht sicher verhindern und führt häufig zu Hautschäden. Diese Maßnahme kommt deshalb nur bei sehr alten, nicht operablen Patienten in Frage, oder bei mehrfach rezidivierten Hernien, bei denen eine nochmalige Operation geringe Erfolgsaussicht hat.

Spezielle Hernien   (Abb. 33.5)

Leistenhernie (Hernia inguinalis)   sehr häufig

▶ Häufigster Weichteilbruch des Menschen. Angeboren oder erworben. Bruchpforte oberhalb des Leistenbandes. Männliches Geschlecht mit 10:1 bevorzugt. Bei Vorwölbung des Bruchsacks in das Skrotum spricht man von *Skrotalhernie*.

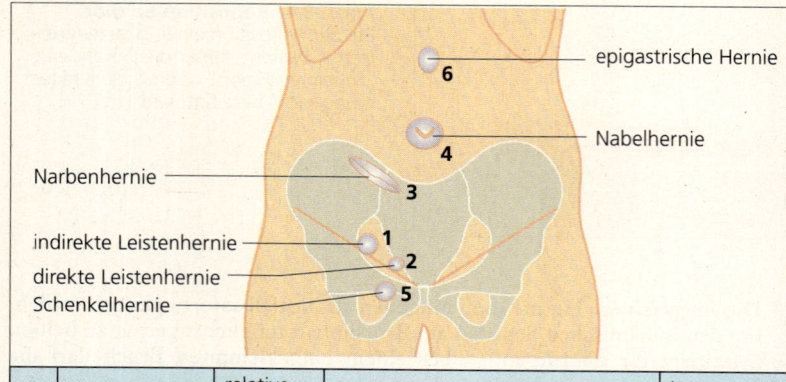

Abb. 33.**5** **Hernien.** Lokalisation der wichtigsten Weichteilbrüche

Nach Lokalisation der Bruchpforte unterscheidet man zwei Formen, welche durch die epigastrischen Gefäße getrennt werden. Liegt die Bruchpforte lateral dieses Gefäßstranges, so tritt der Bruch durch den schrägverlaufenden Leistenkanal (mit dem Samenstrang) nach außen. Dieser laterale Bruch wird als *indirekte* Leistenhernie bezeichnet. Er ist meistens angeboren, weil der Bruchsack als peritoneale Ausstülpung oft schon bei der Geburt vorhanden ist (Folge des Hodendeszensus).

Wenn die Bruchpforte eines Leistenbruches medial der epigastrischen Gefäße liegt, gelangt der Bruch unter Umgehung des Leistenkanals durch die dort sehr dünne Bauchdecke direkt nach außen. Diese *direkte* Leistenhernie ist immer erworben und befällt meist ältere Männer (Bindegewebsschwäche).

Therapie

Für den operativen Bruchpfortenverschluß sind mannigfache Methoden beschrieben. Die bekanntesten sind die *Bassini-Operation* (italienischer Chirurg, 1847–1924), bei der die Muskel-Faszien-Schicht an das Leistenband genäht wird, und die *McVay-Operation* (amerikanischer Chirurg, 1938), bei der man die Muskel-Faszien-Schicht am Periost des oberen Schambeinastes fixiert. Die *Shouldice-Operation* (zeitgenössischer amerikanischer Chirurg) zeichnet sich durch eine Doppelung der Fascia transversalis aus, womit derzeit die geringsten Rezidivraten erzielt werden. Der *laparoskopische Verschluß* der Bruchpforte mit Clips oder einem Kunststoffnetz ist bisher erst an wenigen Kliniken etabliert und kann nicht als Standardverfahren bezeichnet werden (vgl. minimal invasive Chirurgie, S. 474).

Leistenbruchoperationen können in Lokalanästhesie vorgenommen werden. Manche Chirurgen operieren die Leistenhernie ambulant.

> Vereinzelt beobachtet man postoperativ eine leichte Hoden- oder Skrotalschwellung, die durch Einengung der Bruchpforte entsteht. Die Verordnung eines Suspensoriums und Hodenbänkchens ist meistens ausreichend. Immer ist jedoch der Arzt zu informieren, weil bei zu enger Bruchpforte eine operative Erweiterung erfolgen muß, um den Hoden vor dauerhaften Schäden (Hodenatrophie) zu bewahren.

Bis der Bruchpfortenverschluß seine endgültige (maximale) Festigkeit erreicht hat, vergehen ca. 3 Monate. So lange darf der Patient keine schwere körperliche Arbeit verrichten, weil ansonsten das Risiko eines Rezidivs ansteigt. Das Hernienrezidiv ist die bedeutsamste Spätkomplikation. Abhängig von der Operationsmethode beträgt die Häufigkeit zwischen 1 % und 7 %.

Schenkelhernie (Hernia femoralis) selten

▷ Erworbener Bruch in der Leistenregion. Bruchpforte unterhalb des Leistenbandes, an der Durchtrittsstelle der Femoralgefäße. Das weibliche Geschlecht überwiegt mit 4 : 1.

Therapie

Operativer Verschluß der Bruchlücke durch die McVay-Operation.

Nabelhernie (Hernia umbilicalis) selten

▷ Angeborener oder erworbener Bruch im Bereich des Nabels (= Umbilikus), oft auch unmittelbar daneben (paraumbilikale Hernie).

Therapie

Der kleine Nabelbruch des Säuglings bildet sich in 90 % der Fälle innerhalb des 1. Lebensjahres spontan zurück. Er wird deshalb nicht operiert, sondern mit einem Nabelpflaster reponiert gehalten. Bei Einklemmung und älteren Patienten erfolgt operativer Bruchpfortenverschluß, wobei die Nabelgrube aus kosmetischen Gründen erhalten wird.

Nabelschnurhernie (Omphalozele)   selten

▷ Eingeweideprolaps des Neugeborenen (Abb. 33.6), der nur vom transparenten Peritoneum und Amnion bedeckt ist, nicht hingegen von Haut (deshalb kein echter Bruch).

Therapie

Wegen Rupturgefahr baldmöglichst plastische operative Deckung.

a

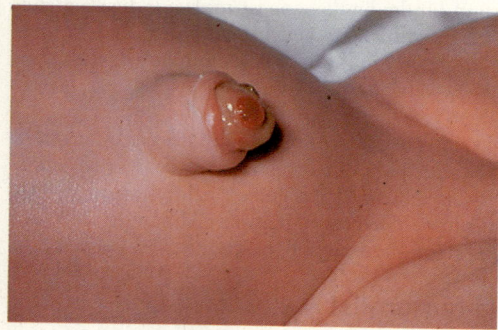

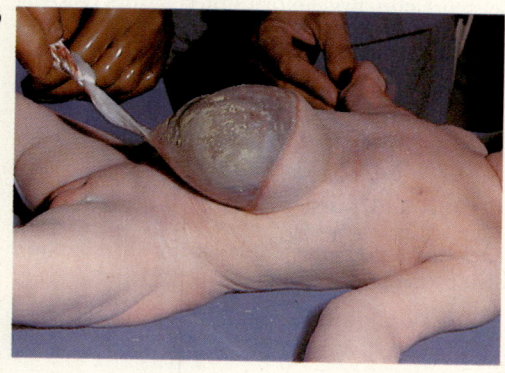

b

Abb. 33.**6** **Nabelschnur-hernie**
a Kleine Omphalozele, 10 Tage alter Säugling
b Große Omphalozele, 2 Tage alter Säugling

Epigastrische Hernie   selten

▷ Erworbener Bruch in der senkrecht verlaufenden Mittellinie (Linea alba) zwischen Schwertfortsatz und Nabel (Epigastrium = Oberbauch).

Therapie

Operativer Bruchpfortenverschluß.

Rektusdiastase   sehr häufig

▷ Erworbenes Auseinanderweichen (= Diastase) der beiden geraden Bauchmuskeln (Mm. recti) oberhalb des Nabels oder über ihre gesamte Länge (Abb. 33.7).

Therapie

Wegen der sehr großen Bruchpforte gibt es keine Einklemmung, allenfalls Beschwerden bei körperlicher Arbeit. Eine Behandlung ist nur in Ausnahmefällen erforderlich (Leibbinde), eine Operation (Faszienraffung) ganz selten.

Narbenhernie   häufig

▷ Bruch im Bereich einer alten Operationsnarbe (Abb. 33.8).

Die Narbenhernie entsteht, wenn die beim schichtweisen Bauchdeckenverschluß vernähten Faszienränder später (nach Wochen bis Monaten) auseinanderweichen. Die Faszienschicht ist für die Festigkeit einer Laparotomiewunde von entscheidender Bedeutung. Narbenhernien finden sich gehäuft bei zu

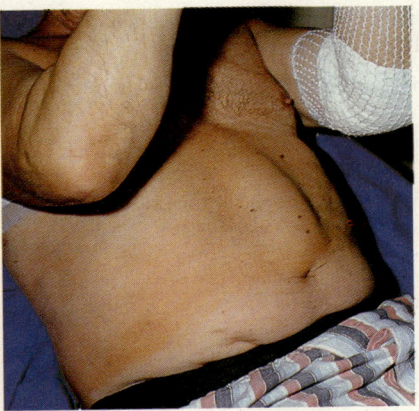

Abb. 33.**7 Rektusdiastase.** Der Bauchdeckenbruch wird bei Anspannung der Bauchmuskeln sichtbar

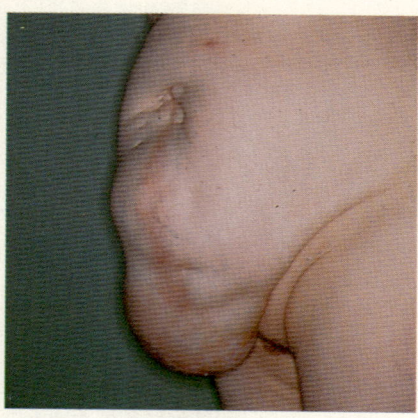

Abb. 33.**8 Narbenhernie nach medianer Laparotomie**

früher mechanischer Beanspruchung (schwere körperliche Arbeit vor Ablauf der 3-Monats-Frist).

Therapie

Operativer Verschluß durch erneute Fasziennaht.

Beachte: Öffnet sich die Fasziennaht einer Laparotomiewunde schon in den ersten postoperativen Tagen, so reißen auch die anderen Schichten mit auf. Es handelt sich dann um einen Platzbauch oder eine subkutane Dehiszenz (Abb. 12.4, S. 272).

Zwerchfellhernie   selten

▶ Angeborener oder traumatisch erworbener Bruch von Abdominalorganen in den Thorax durch eine Zwerchfellücke (innere Hernie).

Abgesehen von den relativ häufigen Hiatushernien (Kapitel 21, S. 396) sind Zwerchfellhernien selten.

Therapie

Bei Beschwerden erfolgt operative Korrektur von abdominal oder thorakal.

34. Akutes Abdomen

▶ Sammelbegriff für verschiedene Krankheitsbilder, die eine akut-bedrohliche, meist mit Schmerzen einhergehende Situation in der Bauchhöhle hervorrufen. Das akute Abdomen ("akuter Bauch") erfordert sofortiges Handeln bezüglich Diagnostik und Therapie. Meistens ist eine chirurgische Behandlung erforderlich.

Ätiologie

Eine vollständige Aufzählung aller Krankheitsbilder, die als "akutes Abdomen" in Erscheinung treten, ist an dieser Stelle nicht möglich. Eine Übersicht gibt Abb. 34.**1**.

Die wichtigsten Ursachen eines akuten Bauches gliedern sich in:

❖ *Entzündungen* von Organen in der Bauchhöhle (z. B. Appendizitis, Cholezystitis, Pankreatitis, Adnexitis);
❖ *Perforation* von Hohlorganen (z. B. Appendix, Magen, Sigma bei Divertikulitis, Gallenblase), wodurch eine Peritonitis entsteht;

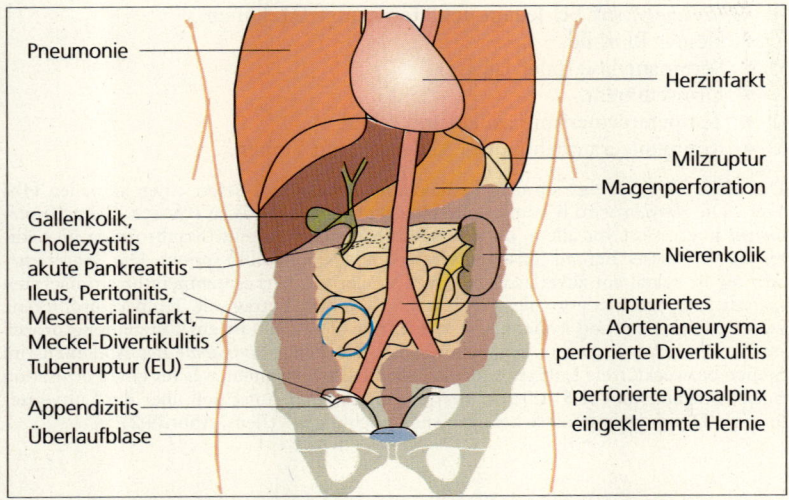

Abb. 34.**1 Akutes Abdomen.** Die wichtigsten ursächlichen Krankheitsbilder

❖ *Zirkulationsstörungen* (z. B. inkarzerierte Hernie, Strangulationsileus, Mesenterialinfarkt);
❖ *Steineinklemmung* (z. B. Gallenkolik, Nierenkolik);
❖ *stumpfes Bauchtrauma* (z. B. Milzruptur, Leberruptur, Nierenruptur);
❖ *sonstige Blutungen* in die Bauchhöhle (z. B. rupturiertes Aortenaneurysma) oder in den Magen-Darm-Trakt (grastrointestinale Blutung).

Man beachte, daß auch „nicht chirurgische" Prozesse außerhalb der Bauchhöhle die Symptomatik eines akuten Abdomens vortäuschen können (z. B. Herzinfarkt, basale Pneumonie, entgleister Diabetes mellitus).

Klinik

Das akute Abdomen ist charakterisiert durch
❖ *Bauchschmerzen* (Dauerschmerz, krampfartiger Schmerz oder Kolik),
❖ *Abwehrspannung* der Bauchmuskeln („harter Bauch"),
❖ *Erbrechen* (oder Brechreiz),
❖ *Kreislaufsymptome* (evtl. Schock).

Im Einzelfall können manche Symptome jedoch fehlen. So geht beispielsweise die akute Appendizitis ohne Schocksymptome einher, die Milzruptur ohne Erbrechen.

Diagnostik

Anamnese und körperliche Untersuchung durch den Arzt geben Hinweise auf die zugrundeliegende Krankheit, wobei besonders Charakter und Lokalisation des Bauchschmerzes von Bedeutung sind.

Routinediagnostik bei jedem unklaren akuten Abdomen:
❖ kleines Blutbild,
❖ Serumamylase (oder Lipase),
❖ Urinsediment,
❖ Temperaturmessung axillär und rektal,
❖ Röntgenleeraufnahme des Abdomens im Stehen.

Das *kleine Blutbild* zeigt, ob eine Leukozytose besteht und liefert einen aktuellen Hb-Wert. Die *Amylase* wird bestimmt, um eine akute Pankreatitis zu erfassen. Beim *Urinsediment* interessiert vor allem, ob eine Mikrohämaturie besteht (Erythrozyten im Sediment), weil dieser Befund für einen Ureterstein (Nierenkolik) spricht. Die *Temperaturmessung* ist rektal am zuverlässigsten, weil sie der Körperkerntemperatur am nächsten kommt. Die Axilla ist normalerweise ca. 0,5 °C kühler. Beträgt die Temperaturdifferenz zwischen rektalem und axillärem Wert mehr als 0,5 °C, so ist ein Entzündungsprozeß im Becken anzunehmen (z. B. Appendizitis). Die *Röntgenaufnahme* des Abdomens im Stehen bezweckt, freie Luft unter dem Zwerchfell zu erkennen, was für eine Perforation (meist Magen, Abb. 22.5) spricht. Ferner gibt das Bild Aufschluß über die Luftverteilung im Darm, insbesondere bei „stehenden Schlingen" (Ileus, Abb. 34.2).

Therapie

Die Behandlung richtet sich nach der Grunderkrankung. Oftmals ist eine präzise Diagnose jedoch nicht möglich (und nicht unbedingt erforderlich).

Entscheidend ist die Frage, ob die Symptomatik einer sofortigen operativen Behandlung bedarf (z. B. bei Peritonitis, Magenperforation, mechanischem Ileus, eingeklemmter Hernie), oder ob man zuerst konservativ vorgehen kann (z. B. bei Pankreatitis, Gallenkolik) und eine weitere Diagnostik veranlaßt.

> **Merke:** Jeder Patient mit akutem Abdomen bleibt nüchtern!

Ileus   sehr häufig

▶ Darmpassagestörung durch ein mechanisches Hindernis *(mechanischer* Ileus*)* oder eine Lähmung der Darmmuskulatur *(paralytischer* Ileus*)*. Üblicherweise wird der Begriff „Ileus" (griech.: Verdrehung, Verwindung) mit „Darmverschluß" gleichgesetzt. Beide Begriffe finden jedoch sowohl für die mechanischen als auch für die paralytischen Darmpassagestörungen Anwendung.

Ätiologie

Mechanischer Ileus. Nach jeder Operation in der Bauchhöhle können sich Verwachsungen (= Adhäsionen) zwischen den Darmschlingen entwickeln oder narbige Stränge (= Briden) bilden, wodurch das Darmlumen eingeengt wird. Der postoperative *Adhäsions-* oder *Bridenileus* kann bereits wenige Tage nach einer Bauchoperation auftreten, jedoch auch erst nach Monaten oder Jahren. Bestand eine Peritonitis (z. B. bei perforierter Appendizitis), so ist das Risiko einer späteren Ileusentwicklung wesentlich größer als nach Appendektomie bei nicht perforiertem Wurmfortsatz. Hat der Patient bereits mehrere abdominelle Voroperationen durchgemacht, so steigt die Wahrscheinlichkeit, daß er später einen Adhäsions- oder Bridenileus bekommt.

> Die häufigsten Ursachen (ca. 30%) einer Ileussymptomatik sind abdominelle Voroperationen.

Weitere häufige Ursachen für einen mechanischen Ileus sind die *eingeklemmte Hernie* und stenosierende *Tumoren*. Eine Übersicht gibt Tab. 34.**1**. Insgesamt ist die Passagestörung häufiger im Dünndarm als im Dickdarm lokalisiert (Dünndarmileus 80%, Dickdarmileus 20%).

Als *Obturationsileus* bezeichnet man jeden mechanischen Darmverschluß, der durch Einengung der Darmlichtung von innen oder außen bedingt ist (z. B. stenosierender

Tabelle 34.**1** **Ileus.** Die wichtigsten Ursachen

Mechanischer Ileus	Paralytischer Ileus
Adhäsion und Bride	Peritonitis
stenosierender Tumor (Dickdarm)	retroperitoneale Blutung (LWK-Fraktur
Hernie (inkarzeriert)	Pankreatitis
Peritonealkarzinose	Nierenverletzung)
Invagination	Mesenterialinfarkt
Volvulus	Medikamente (z. B. Psychopharmaka)
Fehlbildungen (z. B. Atresie)	Elektrolytstörung (z. B. Hypokaliämie)
Fremdkörper (z. B. Würmer	Vergiftung (z. B. Blei, Morphin)
Gallensteinileus)	

Tumor). Von *Strangulationsileus* spricht man, wenn zusätzlich eine Beeinträchtigung der Darmwanddurchblutung durch Verdrehung oder Abschnürung der Mesenterialgefäße besteht (z. B. strangulierende Bride, inkarzerierte Hernie oder Volvulus).

Paralytischer Ileus. Bei dieser Form des Darmverschlusses ist die Darmlichtung nicht eingeengt. Die Stuhlpassage ist durch toxische oder reflektorische Darmlähmung (= Paralyse) behindert. Häufigste Ursache ist die diffuse Bauchfellentzündung (Peritonitis). Auch starke Schmerzen oder eine retroperitoneale Blutung (z. B. Hämatom bei Lendenwirbelbruch) können eine Darmparalyse bewirken. Nicht selten ist die Darmlähmung durch Überdosierung von Psychopharmaka, insbesondere bei alten Menschen.

Klinik

Der Ileus ist durch einen *typischen Röntgenbefund* mit stehenden Schlingen und Spiegelbildung gekennzeichnet (Abb. 34.**2**).

Erläuterung. Beim mechanischen Ileus staut sich der Darminhalt vor dem Passagehindernis. In den dilatierten Darmschlingen proximal der Stenose trennen sich Darmgase und flüssige Stuhlbestandteile entsprechend ihrem spezifischen Gewicht, weil der vermischende peristaltische Weitertransport fehlt. Die kopfwärtige Krümmung der gestauten Darmschlingen ist mit Darmgas gefüllt ("stehende Schlingen"), die untere Krümmung hingegen mit flüssigem Stuhl. Die horizontal verlaufende scharfe Grenze zwischen Luft und Flüssigkeit bezeichnet man als "Spiegel". Die Verteilung und Form der "stehenden Schlingen" läßt Rückschlüsse auf die Lokalisation des mechanischen Hindernisses zu. Beim paralytischen Ileus ist der gesamte Darm mehr oder weniger gestaut, weil die treibende peristaltische Kraft fehlt.

Als Folge der Darmdilatation ist das Abdomen aufgetrieben *(Meteorismus)*. Der Dünndarminhalt staut sich retrograd bis in den Magen, was zu *kotigem Erbrechen* führt (= Miserere; wörtlich: "erbarme Dich"). *Schmerzen* können durch krampfartige Darmkontraktionen (Hyperperistaltik bei mechanischem

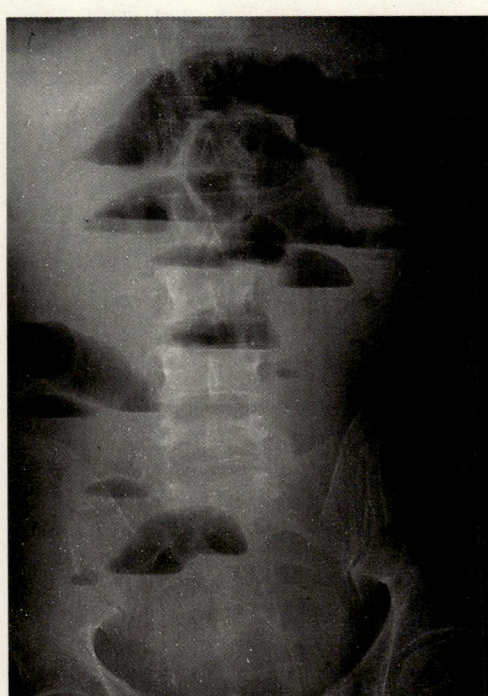

Ileus) oder eine gleichzeitig bestehende Peritonitis bestimmt sein. Oftmals entwickelt sich ein Ileus jedoch schmerzfrei.

Darmgeräusche fehlen beim paralytischen Ileus naturgemäß, weil die gesamte Peristaltik gelähmt ist („Totenstille" im Abdomen). Beim mechanischen Ileus hingegen ergibt die Auskultation anfangs kräftige Darmgeräusche (Hyperperistaltik), weil die Darmmuskulatur durch verstärkte Kontraktionen das Hindernis zu überwinden versucht. Man spricht bei einer solchen Stenoseperistaltik deshalb treffend von „metallischen", „hochgestellten" oder „klingenden" Darmgeräuschen. Mit zunehmender Ermüdung der Darmmuskulatur nimmt die anfangs gesteigerte Peristaltik an Intensität ab, um nach Stunden oder Tagen gänzlich zu versagen (sekundäre Darmparalyse bei primär rein mechanischer Passagestörung).

Stuhl- und *Windverhalt* ist typisch für den paralytischen Ileus. Für den mechanischen Darmverschluß gilt diese Aussage nur mit Einschränkung, weil bei hoher Verschlußlokalisation (Dünndarmileus) durchaus normaler Stuhlgang abgesetzt werden kann.

Jeder Ileus entzieht dem Patienten Flüssigkeit, weil die in das Darmlumen sezernierten Sekrete (Magensaft, Galle, Pankreas- und Dünndarmsekret) nicht mehr rückresorbiert werden. Hinzu kommen die Verluste durch Erbrechen. Folge ist ein *Volumenmangel* (Dehydratation), der zur Bluteindickung, Oligurie und hypovolämischem Schock führen kann.

Bei längerem Bestehen der Ileussituation kommt es zur bakteriellen Zersetzung (Autolyse) des gestauten Darminhaltes, wodurch die Darmwand für Toxine und Bakterien durchlässig wird. Die Prognose ist dann durch Toxineinschwemmung in den Kreislauf und Bauchfellentzündung *(Durchwanderungsperitonitis)* drastisch verschlechtert.

Die wichtigsten charakteristischen Symptome des Ileus sind:
- ❖ stehende Schlingen mit Spiegeln im Röntgenbild,
- ❖ geblähtes Abdomen (Meteorismus),
- ❖ Erbrechen (oder Brechreiz).

Diese können im Einzelfall ergänzt werden durch:
- ❖ krampfartige Schmerzen,
- ❖ keine Darmgeräusche,
- ❖ Stuhl- und Windverhalt.

Die Symptomatik eines Darmverschlusses kann plötzlich als „akutes Abdomen" in Erscheinung treten (z. B. eingeklemmte Hernie), sich jedoch auch schleichend und diskret ausbilden (z. B. bei stenosierenden Tumoren), was man als „Subileus" bezeichnet.

Therapie

Als Sofortmaßnahme ist eine *Magensonde* zu legen, über die man gestautes Sekret mit einer großvolumigen Spritze absaugt. Den fäkulenten Dünndarminhalt erkennt man an seiner schmutzig-braunen Farbe und dem kotigen Geruch. Immer wird baldmöglichst eine *Infusion* angelegt.

Der *mechanische* Ileus stellt eine absolute Indikation zur sofortigen Operation dar. Im günstigsten Fall brauchen lediglich Verwachsungen gelöst zu werden (Adhäsiolyse bzw. Bridenlösung). Beim Strangulationsileus ist meist eine Darmresektion erforderlich. Kann die Stenose nicht chirurgisch beseitigt werden (z. B. inoperabler Tumor), so kommt eine Umgehungsoperation (Bypass) durch Seit-zu-Seit-Anastomose (Abb. 23.**16**, S. 446) oder die Ausleitung des Darmes als Stoma proximal des Hindernisses in Frage.

Der *paralytische* Ileus wird hingegen möglichst konservativ unter Berücksichtigung seiner Ursachen behandelt (Einlauf und parenteral zugeführte darmstimulierende Medikamente wie z. B. Prostigmin, Bepanthen, Takus). Es gibt jedoch auch beim paralytischen Ileus Situationen, die zu chirurgischem Vorgehen zwingen (z. B. Peritonitis oder Mesenterialarterienverschluß).

Als Faustregel gilt: Der mechanische Ileus wird operiert, der paralytische Ileus wird konservativ behandelt.

Peritonitis   häufig

▶ Diffuse oder lokale Entzündung des Bauchfells, meist durch Eindringen von Bakterien in die Bauchhöhle verursacht (bakterielle oder eitrige Peritonitis), seltener durch chemisch-toxische Reizung des Bauchfells bedingt (abakterielle oder chemische Peritonitis).

Ätiologie

Bei der *eitrigen* Peritonitis gelangen die Bakterien (Eitererreger) von einem bakteriell kontaminierten Hohlorgan in die Bauchhöhle. Meist liegt eine Perforation des betreffenden Organs zugrunde (z. B. perforierte Appendizitis, Magendurchbruch; Tab. 34.2). Postoperativ kann das „Leck" durch eine aufgegangene Darmnaht (Anastomoseninsuffizienz = Nahtbruch) bedingt sein. Die Entwicklung einer eitrigen Peritonitis ist jedoch auch möglich, wenn die Darmwand nicht komplett eröffnet, sondern durch Entzündung (z. B. Appendizitis), Ischämie (z. B. Strangulationsileus, Inkarzeration, Mesenterialarterienembolie) oder einen Tumor derart geschädigt ist, daß sie für Bakterien durchlässig wird. In diesen Fällen spricht man von *Durchwanderungsperitonitis*.

Meist gelingt es dem Organismus, den Eiterherd in der Bauchhöhle durch Teile des großen Netzes oder Darmschlingen abzukapseln, so daß lediglich eine *lokale* Peritonitis entsteht (z. B. Unterbauchperitonitis bei Appendizitis, Oberbauchperitonitis bei Magendurchbruch). Verteilt sich das eitrige, bakterienhaltige Exsudat hingegen über die gesamte Bauchhöhle, so resultiert eine *diffuse* Peritonitis mit wesentlich schlechterer Prognose (Letalität um 50 %).

Tabelle 34.**2** **Eitrige Peritonitis.** Die wichtigsten Ursachen

Perforation oder Durchwanderung	Anastomoseninsuffizienz
Appendizitis	Nahtbruch (einige Tage nach Eingriff
Magenulkus	am Magen-Darm-Kanal)
Sigmadivertikulitis	
Gallenblasenempyem	
eitrige Salpingitis	
Strangulationsileus	
inkarzerierte Hernie	
Mesenterialinfarkt	
nekrotisierende Pankreatitis	
maligner Tumor	

Die seltenere *chemisch-toxische* Peritonitis entspricht einem abakteriellen Reizzustand des Bauchfells. Dieser kann durch eine Blutung in die Bauchhöhle (z. B. bei Milzruptur) entstehen, aber auch, wenn Magensäure, Galle, Urin oder Bariumsulfat in die Abdominalhöhle gelangt.

Klinik

Die Peritonitis äußert sich als akutes Abdomen, wobei *Bauchschmerz* und *Abwehrspannung* (bei Palpation) im Vordergrund stehen.

Bei diffuser Bauchfellentzündung ist das gesamte Abdomen „bretthart" gespannt.

Als Folge der reflektorischen Darmlähmung entwickelt sich ein *paralytischer Ileus* (keine Peristaltik) mit aufgetriebenem Bauch (Meteorismus), Erbrechen sowie Stuhl- und Windverhalt. Fieber, Leukozytose und BSG-Erhöhung sind Zeichen der schweren Entzündung. Der weitere Verlauf ist durch Exsikkose, Bewußtseinstrübung und Schocksymptome (Tachykardie, Oligurie) gekennzeichnet.

Die Peritonitis ist ein lebensbedrohlicher Zustand. Letalität ca. 50%.

Therapie

Die Behandlung einer Peritonitis besteht in der sofortigen *Operation*, wobei die Ursache beseitigt wird (z. B. Appendektomie, Übernähung eines perforierten Ulkus). Zusätzlich wird die Bauchhöhle intraoperativ gespült und mit mehreren *Drainagen* versehen. Diese werden an den Stellen der größten Eiteransammlungen plaziert (Abb. 2.9, S. 53). Meist entleert sich über die Drainagen für einige Tage noch etwas schmutzig-trübes Sekret. Die Drainagen können gezogen werden, wenn sie nichts mehr fördern.

Wegen der Darmatonie (paralytischer Ileus) erhält der Patient immer eine *Magensonde*, die bis zur Normalisierung der Peristaltik belassen wird. Neben bilanzierter *Infusionsbehandlung* erfolgt eine intravenöse *Antibiotikatherapie*, möglichst unter Berücksichtigung des intraoperativ gewonnenen bakteriellen Abstrichs.

In schweren Fällen müssen im Abstand von 1–2 Tagen mehrere Laparotomien erfolgen, um die sich neu bildenden Gewebsnekrosen und Eiteransammlungen zu entfernen. Dieses Vorgehen wird als *programmierte Lavage*, *Etappenlavage* oder *geplante Relaparotomie* bezeichnet.

Spätkomplikationen jeder eitrigen Peritonitis sind Abszeßbildungen in der Bauchhöhle (z. B. subphrenisch, im Douglas-Raum oder Schlingenabszesse) und der verwachsungsbedingte Adhäsionsileus.

Gastrointestinale Blutung   häufig

▶ Blutung in das Lumen des Magen-Darm-Traktes. Gebräuchliche Abkürzung: GI-Blutung.

Ätiologie

Eine GI-Blutung kann von Schleimhautläsionen verschiedenster Art ausgehen (Abb. 34.**3**).

Nach Lokalisation der Blutungsquelle unterscheidet man die
- obere GI-Blutung (Ösophagus, Magen, Duodenum) von der
- unteren GI-Blutung (übriger Dünndarm, Dickdarm, Enddarm).

Anatomische Grenze zwischen oberer und unterer GI-Blutung ist die Flexura duodenojejunalis (= Biegung zwischen retroperitonealem Duodenum und intraperitonealem Jejunum), die dem Treitz-Band entspricht. Die obere GI-Blutung ist etwa 6mal häufiger als die untere. Häufigste Blutungsquelle überhaupt ist das Duodenalgeschwür (Einteilung nach Forrest, Tab. 22.**2**, S. 409).

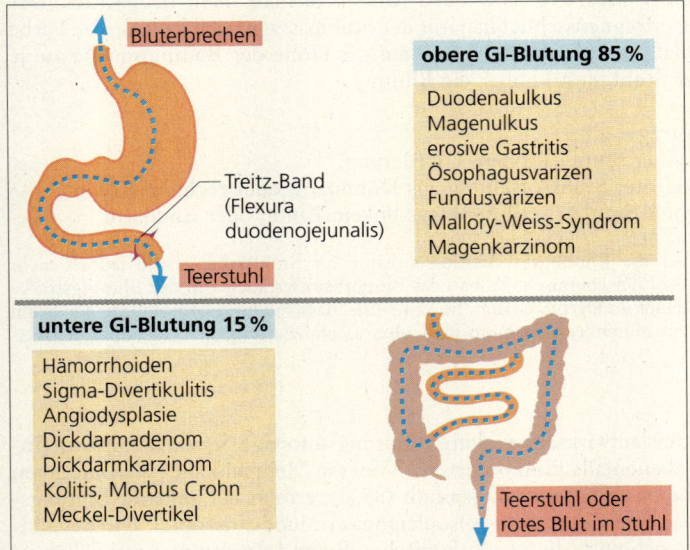

Abb. 34.**3 Gastrointestinale Blutung.** Die wichtigsten Blutungsquellen bei oberer und unterer GI-Blutung entsprechend ihrer klinischen Häufigkeit

Klinik

Die Kriterien des „akuten Abdomens" sind bei der gastrointestinalen Blutung nur mit Einschränkung erfüllt, weil Schmerzen im allgemeinen fehlen. Der Notfallcharakter einer jeden Blutung mit Notwendigkeit dringlicher Behandlung rechtfertigt jedoch die Abhandlung unter diesem Oberbegriff.

Bei akutem Blutverlust finden sich die Zeichen des *hämorrhagischen Schocks* mit Hb-Abfall, Tachykardie und Blässe (vgl. Kapitel 9). Werden hingegen geringe Blutmengen über lange Zeit verloren (chronischer Blutverlust, z.B. bei Magen- oder Kolonkarzinom), so sind die subjektiven Beschwerden trotz hochgradiger Anämie oft erstaunlich gering.

Die Richtung des Blutverlustes ist von der Lokalisation der Blutungsquelle abhängig. Blutet es oberhalb des Treitz-Bandes *(obere GI-Blutung)*, so ist Bluterbrechen (= Hämatemesis) möglich. Das Blut erscheint hellrot oder (nach längerem Verweilen im Magen, Säureeinwirkung) bräunlich-schwarz. Letzteres wird als „kaffeesatzartiges" Erbrechen bezeichnet. Das in den Dünndarm abfließende Blut tritt (mit zeitlicher Verzögerung) als „Teerstuhl" (Meläna) zutage. Die schwarze Farbe des Teerstuhls ist durch Hämatin bedingt, welches infolge enzymatischer Zersetzung während der Darmpassage aus Hämoglobin entsteht.

Ist die Blutungsquelle distal des Duodenums gelegen *(untere GI-Blutung)*, so wird eine Entleerung nach oben (Bluterbrechen) nicht beobachtet. Der Blutabgang erfolgt ausschließlich mit der Stuhlpassage nach kaudal. Die Farbe des Stuhls läßt gewisse Rückschlüsse auf die Höhe der Blutungsquelle zu: je dunkler der Stuhl, desto höher die Blutung.

Als Faustregel gilt:
- ❖ schwarzer Stuhl = obere GI-Blutung,
- ❖ dunkelroter Stuhl = Blutung aus Dünndarm oder rechtem Kolon,
- ❖ hellroter Stuhl = Blutung aus linkem Kolon oder Enddarm.

Aussagen über die Blutungslokalisation anhand der Stuhlfärbung sind jedoch nicht zuverlässig, weil der chemische Abbau des Blutfarbstoffes auch von der Blutungsstärke und Verweildauer im Darm abhängt. So kann eine massive Dünndarmblutung den Stuhl rot färben, ein blutendes Karzinom im Colon ascendens hingegen Teerstuhl verursachen.

Therapie

Bei einer kreislaufwirksamen akuten Blutung sofortige *Schockbekämpfung* (Infusion, gegebenenfalls Blutkonserven). Weil die Mehrzahl aller GI-Blutungen aus dem oberen Intestinaltrakt stammt (85 %), erfolgt bei unklarer Blutungsquelle immer eine *Gastroskopie* (Ösophagogastroduodenoskopie). Die Behandlung richtet sich nach dem endoskopischen Befund. In den meisten Fällen ist eine *Blutstillung* auf endoskopischem Wege möglich, z.B. durch Unterspritzen mit Fibrin oder einem Sklerosierungsmittel beim blutenden Ulkus (bezüglich

Ulkusblutung, s. Kapitel 22, S. 408); Ösophagusvarizenblutung s. Kapitel 27, S. 485).

Findet sich bei der Gastroskopie keine Blutungsquelle, so muß der untere Magen-Darm-Trakt abgeklärt werden (Rektoskopie, Koloskopie). Blutungen im Dickdarm sind häufiger (14 % aller GI-Blutungen) als im Dünndarm (1 %). Je nach Ursache kommen endoskopische oder chirurgische Maßnahmen (Darmresektion) in Frage.

Intraabdominelle Blutung   häufig

▶ Blutung in die freie Bauchhöhle (Hämaskos).

Ätiologie

Häufigste Ursache für eine Blutansammlung in der Peritonealhöhle ist die postoperative *Nachblutung,* die durch Abrutschen oder Aufgehen einer Gefäßunterbindung zustande kommt. Es folgen die traumatisch bedingten Organzerreißungen *(stumpfes Bauchtrauma),* die meist Milz oder Leber betreffen. *Spontanrupturen* innerer Organe sind seltener. Eine vorbestehende krankhafte Veränderung ist dabei Voraussetzung, wie beispielsweise bei der Tubarruptur (Extrauteringravidität) oder dem rupturierten Bauchaortenaneurysma.

Klinik

Im Vordergrund stehen die Zeichen des hämorrhagischen *Schocks* mit Hb-Abfall, Pulsanstieg und Blutdruckabfall (vgl. Abb. 9.**2**, S. 197). Das Blut in der freien Bauchhöhle bedingt eine Peritonealreizung, die zur *Abwehrspannung* der Bauchdecke führt (akutes Abdomen). Der Nachweis erfolgt durch *Sonographie.* Der Bauchumfang nimmt erst bei größeren Blutmengen zu, insofern ist die Messung diagnostisch wenig zuverlässig.

Bei postoperativen Patienten ist ein stärkerer Blutverlust aus Drainagen (über 200 ml in der ersten Stunde) ein leicht erkennbares und untrügliches Zeichen einer Nachblutung, weshalb der Operateur sofort zu verständigen ist.

Therapie

Der Nachweis freien Blutes in der Bauchhöhle verlangt die sofortige Laparotomie mit operativer Blutstillung. Bis dahin wird der Volumenverlust durch Infusionen und gegebenenfalls Transfusionen unter fortlaufender Kreislauf- und Hb-Kontrolle ersetzt.

35. Venöses System

Oberflächliche Thrombophlebitis sehr häufig

▶ Thrombotischer Verschluß oberflächlicher Venen im Unterhautfettgewebe (Subkutis) mit lokaler Entzündung. Synonyme: *oberflächliche Venenthrombose* oder *Venenentzündung*.

Ätiologie

Häufigste Ursache einer *bakteriellen* Thrombophlebitis ist der venöse Verweilkatheter zur Infusionsbehandlung am Arm. In varikös erweiterten Beinvenen kann eine Thrombophlebitis auch bei intakter Haut auftreten. In diesem Fall handelt es sich um eine *abakterielle* entzündliche Reaktion der thrombosierten Vene.

Klinik

Die betroffene subkutane Vene ist als geröteter, derber und druckschmerzhafter Strang sicht- und tastbar. Lediglich über der entzündeten Vene findet sich eine lokale Schwellung. Nie ist die gesamte Extremität geschwollen (keine Umfangsdifferenz zur Gegenseite), weil die für den Blutabstrom entscheidenden tiefen Venen offen sind. Die Gefahr einer Lungenembolie besteht praktisch nicht (Tab. 35.1).

Lediglich bei einer Thrombophlebitis im *Leistenbereich* (proximale V. saphena magna) wird in seltensten Fällen (Rarität!) eine Lungenembolie beobachtet. Bei den typischen Lokalisationen einer Thrombophlebitis (Arm, Knie, Unterschenkel) ist das Risiko einer Lungenembolie zu vernachlässigen.

Therapie

Lokale Salbenbehandlung (z. B. Hirudoid, Thrombophob, Hepathrombin) und ein Kompressionsverband sind ausreichend. Zusätzlich kann ein Antiphlogistikum (antientzündliche und analgetische Wirkung) verabreicht werden. Die betroffene Extremität wird *nicht* ruhiggestellt und dem Patienten wird *keine* Bettruhe verordnet, weil jede Immobilisierung das Fortschreiten der lokalen Thrombosierung und die Entstehung einer tiefen Thrombose begünstigt. Eine Phlebographie ist bei der oberflächlichen Thrombophlebitis nicht indiziert.

Tabelle 35.**1** **Klinische Unterschiede zwischen oberflächlicher und tiefer Venen-thrombose am Bein**

Oberflächliche Thrombophlebitis	Tiefe Venenthrombose (TVT)
lokale Schwellung (über V. saphena magna)	diffuse Schwellung (Umfangsdifferenz)
strangförmige Rötung (V. saphena magna)	keine Rötung, evtl. diffuse Blaufärbung
lokalisierter Schmerz (über V. saphena magna)	diffuser Schmerz in der Wadenmuskulatur
lokale Überwärmung (über V. saphena magna)	keine Überwärmung
Risiko der Lungenembolie: minimal	*Risiko der Lungenembolie: erheblich*

Merke: Bei der oberflächlichen Thrombophlebitis ist das Bein nicht geschwollen. Keine Bettruhe, sondern Mobilisation!

Tiefe Venenthrombose (TVT) selten

▶ Thrombotischer Verschluß der tiefen Venen mit der Gefahr einer Lungenembolie. Synonym: *tiefe Phlebothrombose.*

Ätiologie

Die tiefe Venenthrombose betrifft fast ausschließlich die untere Extremität *(Becken-Bein-Venenthrombose).* Sie kann spontan (ohne erkennbare Ursache) auftreten. Ein wesentlicher Risikofaktor ist jeglicher operative Eingriff, weshalb vorbeugende Maßnahmen in der Chirurgie erforderlich sind (Näheres s. unter Thromboseprophylaxe, Kapitel 12, S. 275).

Klinik

Führendes Symptom ist die diffuse Schwellung der betroffenen Extremität (Umfangsdifferenz zur Gegenseite). Schmerzen (insbesondere in der Wadenmuskulatur) und leichte Blaufärbung (Zyanose) können hinzukommen, sind aber nicht immer vorhanden (Abb. 35.**1**).

Die TVT entsteht bereits intraoperativ, wird jedoch (wenn überhaupt) erst 5–10 Tage später klinisch festgestellt. Die meisten tiefen Venenthrombosen bleiben klinisch unerkannt, weil nur ein kleiner Teil des Venensystems verschlossen ist und deshalb keine Symptome auftreten (insbesondere keine Beinschwellung).

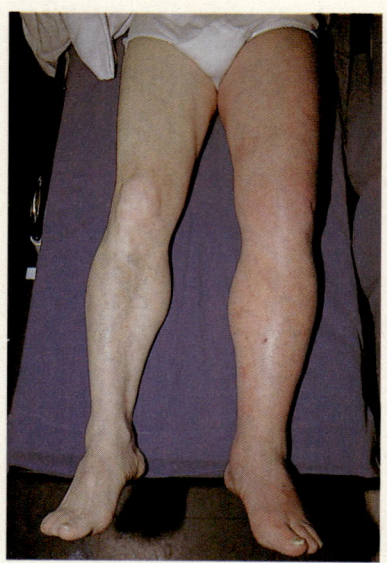

Abb. 35.**1** **Tiefe Venenthrombose.**
Schwellung und Blaufärbung des linken
Beines

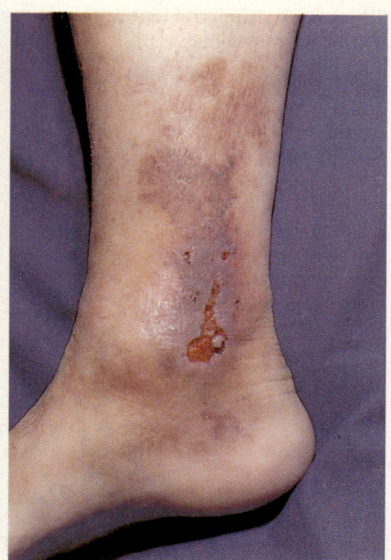

Abb. 35.**2** **Ulcus cruris.** Unterschenkelgeschwür bei chronisch venöser Insuffizienz. Typische Lokalisation am Innenknöchel mit umgebender Hautpigmentierung

Merke: Die Symptome einer tiefen Beinvenenthrombose treten typischerweise
erst ca. 1 Woche postoperativ auf!

Im Gegensatz zur oberflächlichen Thrombophlebitis besteht bei der TVT die
Gefahr einer *Lungenembolie* (Frühkomplikation) und die Möglichkeit eines
Folgeschadens, den man als *postthrombotisches Syndrom* bezeichnet (Spätkom-
plikation).

Lungenembolie. Bei Ablösung der Thromben aus den Bein- oder Beckenvenen kann
das mit dem Blutstrom fortgeschwemmte Gerinnsel (= Embolus) über das rechte Herz
in die Lungenarterien gelangen (Tab. 35.2). Eine Lungenembolie kann auftreten, ohne
daß Symptome der tiefen Venenthrombose erkennbar sind! Näheres zur Lungenembolie, s. S. 589.

Postthrombotisches Syndrom (= chronisch venöse Insuffizienz). Der dauerhafte
Verschluß der tiefen Venen einer unteren Extremität führt zu einer chronischen venösen
Abflußbehinderung mit schmerzhafter Schwellneigung des Beines. Als Spätkomplikation (nach 5–20 Jahren) kann sich eine sekundäre Varikosis entwickeln, die häufig mit
der Bildung eines Unterschenkelgeschwüres (Ulcus cruris, Abb. 35.2) einhergeht.

Tabelle 35.**2 Venöse und arterielle Thromboembolie.** Entstehungsort der ursächlichen Thrombose, Weg des abgelösten Thrombus (= Embolus) und Manifestation der Embolie sind unterschiedlich

	Lokalisation (= Entstehung) der Thrombose	Weg des Embolus	Lokalisation der Embolie
venöse Thromboembolie	*tiefe Bein- und Beckenvenen* (z. B. intraoperativ *oder postoperativ)*	V. cava inferior → rechtes Herz *kleiner Kreislauf!*	Lungenarterie (z. B. rechte oder linke *A. pulmonalis)* Folge: *Lungenembolie*
arterielle Thromboembolie	*linkes Herz* (z. B. Vorhofflimmern oder Herzklappenersatz)	Aorta → periphere Arterien *großer Kreislauf!*	periphere Arterien (z. B. Bein, Darm, *Gehirn)* Folge: *arterielle Embolie*

Therapie

Für alle Patienten mit tiefer Venenthrombose (auch wenn lediglich der Verdacht besteht) gilt das Gebot der sofortigen absoluten Bettruhe! Mobilisierung erst nach ausdrücklicher ärztlicher Anordnung!

Merke: Bei der tiefen Venenthrombose ist das Bein typischerweise geschwollen. Keine Mobilisation, sondern Bettruhe!

Standarddiagnostik bei Verdacht auf eine TVT ist die *Phlebographie.* In besonderen Situationen (z. B. Schwangerschaft) kann eine *Sonographie* ausreichend sein (Nachweis durch fehlende Komprimierbarkeit der thrombosierten Venen). Zur Behandlung stehen drei alternative Vorgehensweisen zur Verfügung.

Medikamentöse Lyse. Die Auflösung der Gerinnsel mit geeigneten Medikamenten (Urokinase, Streptokinase oder rt-PA) ist bei jüngeren Menschen (bis ca. 60 Jahre) indiziert, um die spätere Entwicklung eines postthrombotischen Syndroms zu verhindern. Die Thrombose soll nicht älter als ca. 1 Woche sein. Unmittelbar postoperativ ist die Lyse wegen Blutungsgefahr im Operationsgebiet kontraindiziert. Eine weitere wichtige Kontraindikation ist die Schwangerschaft.

Chirurgische Thrombektomie. Von einem Leistenschnitt aus werden die Thromben in Vollnarkose entfernt. Wie bei der Lysebehandlung sollte der Patient nicht älter als ca. 60 Jahre sein und die Thrombose nicht älter als ca. 1 Woche. Die venöse Thrombektomie ist insbesondere dann angezeigt, wenn Kontraindikationen zur Lyse bestehen (anderer operativer Eingriff vor einigen Tagen, Schwangerschaft).

Konservative Heparinbehandlung. Sind die Voraussetzungen zur Lyse oder Operation nicht gegeben, so kommt das klassische konservative Behandlungskonzept der TVT zum Einsatz. *Absolute Bettruhe* für mindestens 10 Tage; nach dieser Zeit sind die Thromben mit der Venenwand fest genug verwachsen, so daß eine Ablösung durch den Blutstrom nicht mehr möglich ist. Zur Verringerung der Schwellung wird das betroffene Bein auf einer Schiene *hochgelagert* und *gewickelt* (Antithromboemboliestrumpf am gesunden kontralateralen Bein nicht vergessen!). Immer erfolgt eine *Antikoagulation*. Sofortige Vollheparinisierung (intravenös 30 000 IE Heparin/24 Stunden), gleichzeitig Beginn mit Marcumar-Tabletten. Fortführung der Heparinbehandlung, bis durch das Marcumar eine wirksame Gerinnungshemmung erreicht ist (Quick-Wert im therapeutischen Bereich).

> Unabhängig von der erfolgten Behandlung erhalten alle Patienten nach einer TVT für 6–12 Monate Marcumar.

Sonderformen der tiefen Venenthrombose:

Phlegmasia coerulea. Akuter thrombotischer Verschluß sämtlicher Beinvenen mit der Folge einer zusätzlichen arteriellen Minderdurchblutung. Schon nach wenigen Stunden droht eine irreversible Ischämie des Beines. Die Amputation kann nur durch sofortige Operation verhindert werden (venöse Thrombektomie innerhalb 6 Stunden).

Paget-von-Schroetter-Syndrom. Tiefe Armvenenthrombose. Sie ist wesentlich seltener und ungefährlicher als die Venenthrombose am Bein. Nur minimale Gefahr der Lungenembolie. Spätschäden (postthrombotisches Syndrom) kommen wegen der fehlenden hydrostatischen Belastung des Armes nicht vor. Behandlung durch Lyse oder konservativ.

Varikosis sehr selten

▶ Krankhafte Venenerweiterung am Bein (= Krampfadern, Varizen).

Die Beinvarikosis betrifft das oberflächliche Venensystem. Meist ist die V. saphena magna betroffen, die vom Innenknöchel an der Medialseite des Beines zur Leiste zieht; seltener die V. saphena parva, die dorsal vom Außenknöchel zur Kniekehle verläuft.

Ätiologie

Voraussetzung für eine Varikosis sind insuffiziente (= schlußunfähige) Venenklappen. Ursache ist eine anlagebedingte Bindegewebsschwäche, wobei Adipositas, Bewegungsmangel und Schwangerschaft begünstigende Faktoren sind *(primäre Varikosis)*. Seltener ist eine tiefe Venenthrombose Ursache der Varizen *(sekundäre* oder postthrombotische *Varikosis)*. In letzterem Fall fungiert das oberflächliche Venensystem als Umgehungskreislauf (Kollateralgefäß), was zu einer stärkeren Beanspruchung und Dilatation der V. saphena mit Klappeninsuffizienz führt.

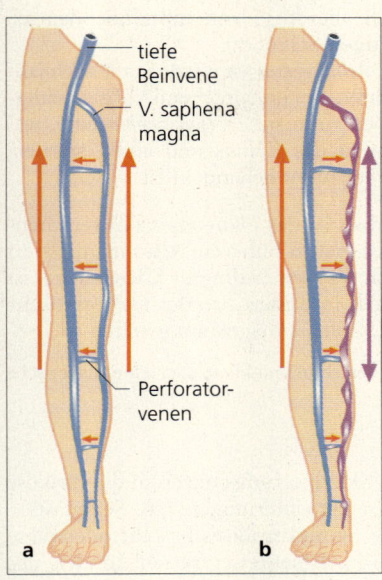

tiefe
Beinvene

V. saphena
magna

Perforator-
venen

a   b

Abb. 35.3 Varikosis
a Normalerweise fließt das Blut in der
subkutanen V. saphena magna von
unten nach oben, wobei ein Teil über
Verbindungsgefäße (Perforatorvenen)
von außen nach innen in das tiefe
Venensystem strömt
b Bei typischer Varikosis sind die Venenklappen in der V. saphena magna und
den Perforatorvenen defekt, so daß sich
der Blutstrom in diesen Gefäßen umkehrt. Folge ist ein Blutstau in der
V. saphena magna mit chronisch
venöser Insuffizienz

Bei funktionslosem Klappenapparat strömt das Blut in den betroffenen
Venen in falscher Richtung (Abb. 35.3), d. h. in den Perforatorvenen (sie heiß-
en so, weil sie die Faszie perforieren) nach außen, in der V. saphena nach
unten (der Schwerkraft folgend).

Blutstau und Druckbelastung in der V. saphena begünstigen weitere Folge-
schäden (Stauungsödem am Innenknöchel, Thrombophlebitis, Hautatrophie mit Pigmentflecken, Ulcus cruris), die man als *chronisch-venöse Insuf-*
fizienz zusammenfaßt. Im Falle sekundärer Veränderungen nach tiefer
Beinvenenthrombose spricht man auch vom *postthrombotischen Syndrom.*

Klinik

Bei variköser Erweiterung der gesamten V. saphena magna *(Stammvarikosis)*
ist das geschlängelte Gefäß unter der Haut sicht- und tastbar, desgleichen
größere klappeninsuffiziente Abzweigungen *(Seitenastvarikosis)*. Kleine, nur
wenige Millimeter messende Venenerweiterungen werden als *Besenreiservari-*
zen bezeichnet (lediglich kosmetische Bedeutung). Auch bei ausgeprägter
Stammvarikosis werden oft keine oder nur geringe Beschwerden angegeben,
so gelegentliches Schweregefühl in den Beinen oder nächtliche Wadenkrämp-

fe (der Begriff „Krampfader" leitet sich allerdings von mittelhochdeutsch „krumme Ader" ab, nicht vom krampfartigen Schmerz).

Stauungsödem, Hautatrophie und *Pigmenteinlagerungen* werden erst nach jahrelangem Bestehen der Varikosis beobachtet. Bei entsprechend vorgeschädigter Haut kann ein Varixknoten nach außen rupturieren *(Varizenblutung)*, was oft bedrohlich aussieht, durch Hochlagern des Beines und einen sterilen, leicht komprimierenden Verband jedoch leicht zu behandeln ist.

Als schwerste Komplikation der Varikosis ist das *Ulcus cruris* (Unterschenkelgeschwür) anzusehen, das sich meist erst in höherem Alter manifestiert („offenes Bein"). Das venöse (= durch Varizen bedingte) Ulcus cruris ist unmittelbar oberhalb des Innenknöchels lokalisiert, wo der hydrostatische Druck in der klappeninsuffizienten V. saphena magna am größten ist.

Ein Ulcus cruris kann auch durch arterielle Verschlußkrankheit oder eine diabetische Mikroangiopathie bedingt sein.

Therapie

Eine *Verödung* (perkutane Injektion eines Sklerosierungsmittels in die variköse Vene) kommt nur bei umschriebenen Venenerweiterungen (z. B. Seitenastvarikosis) in Frage, wenn keine zusätzliche Stammvarikosis besteht oder diese durch Babcock-Operation beseitigt wurde. Besenreiservarizen können aus kosmetischer Indikation mit *Laser* beseitigt werden.

Bei einer Stammvarikosis mit Klappeninsuffizienz kann hingegen nur die *operative* Behandlung den drohenden Spätkomplikationen der chronisch-venösen Insuffizienz vorbeugen. Vorher muß die Durchgängigkeit des tiefen Beinvenensystems durch klinische Untersuchung und Dopplersonographie oder Phlebographie objektiviert werden.

Die Vena saphena magna ist ein kostbares körpereigenes „Ersatzteil", welches in der rekonstruktiven Arterienchirurgie z. B. für einen aortokoronaren oder femoropoplitealen Bypass Verwendung findet. Deshalb werden bei der Krampfaderoperation gesunde Anteile der V. saphena magna oder parva erhalten und nur die varikösen (für einen Bypass nicht verwertbaren Bezirke) entfernt.

Babcock-Operation. (Varizenstripping = Venenexhairese, Abb. 35.**4**). Der erkrankte Teil der V. saphena magna wird auf eine spezielle Plastik- oder Metallsonde aufgefädelt, wozu ein kleiner Schnitt in der Leistenfalte und ein weiterer am Unterschenkel erforderlich ist. Dann wird die Sonde mitsamt der Vene durch das Unterhautfettgewebe herausgezogen („gestrippt"). Die in der Leiste in die Saphena einmündenden Venenäste werden vor dem Strippen des Hauptstammes ligiert und durchtrennt *(Crossektomie)*. Größere Seitenäste müssen durch zusätzliche Schnitte exstirpiert werden, insuffiziente Perforatorvenen ebenfalls *(Perforatorligatur = Perforatordissektion)*.

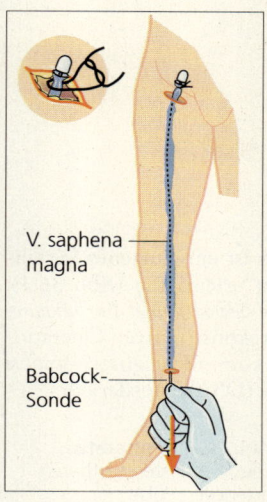

Abb. 35.4 Varizenstripping nach Babcock.
Die V. saphena magna wird auf eine Sonde
aufgefädelt, an deren Kopf verknotet und dann
herausgezogen

V. saphena
magna

Babcock-
Sonde

Pflegeschwerpunkte bei Varizenoperationen

Hier werden nur die pflegerischen Besonderheiten bei Varizenoperationen hervorgehoben, die von den Pflegemaßnahmen
bei Gefäßoperationen (S. 592) abwei-
chen.

Präoperative Pflege

Spezielle   Operationsvorbereitung.
Um die intraoperative Auffindung zu er-
leichtern, wird der Venenverlauf vom
Operateur am Vorabend bei stehendem
Patienten auf die Haut gezeichnet.

Postoperative Pflege

Mobilisation. Sie erfolgt am 1. postoperativen Tag, wobei die Patienten angehalten werden, häufig aufzustehen und viel
zu gehen.
Wundbehandlung. Noch im OP erhält
der Patient einen Kompressionsverband
(Abb. 12.**1**). Der erste Verbandwechsel
wird nach 2 Tagen vorgenommen. Klagt
der Venenoperierte postoperativ über
starke Beschwerden im operierten Bein,
so ist abzuklären, ob dies nicht durch einen zu fest sitzenden Verband verursacht
ist. Deshalb muß der Arzt verständigt und
der Verband eventuell gelockert bzw. neu
angelegt werden.
Entlassungsberatung. Zu Hause kann
der Patient statt des gewickelten Verbandes einen individuell angemessenen
Kompressionsstrumpf (Klasse 2) je nach
Befund für 3 bis 5 Wochen tragen.
    Zur Rezidivprophylaxe sind nach Ve-
nenoperationen gezielte Verhaltensweisen ratsam. In den ersten 6 Monaten ist
direkte Sonneneinwirkung wegen ungünstiger Narbenbeeinflussung zu meiden. Auch längere heiße Bäder sind
schädlich, weil sie zu einer starken Venenerweiterung führen.

> **Merke:** Grundsätzlich gilt für Varizen-
> patienten die Faustregel: Stehen und
> Sitzen ist ungünstig, Laufen und Liegen
> ist günstig.

36. Arterielles System

Untersuchungsmethoden

Die *Palpation* und *Auskultation* des arteriellen Pulses ist ein einfaches Verfahren, um sich über den Pulsstatus des Patienten zu orientieren (Abb. 36.**1**). Ergänzend kommen die *Doppler-Sonographie, B-Bild-Sonographie, Farbduplex-Sonographie* und *Oszillographie* zur Anwendung. Vor rekonstruktiven Operationen am arteriellen System ist jedoch meist eine herkömmliche *Arteriographie* („Angio") oder eine digitale *Subtraktionsangiographie* (DSA) erforderlich.

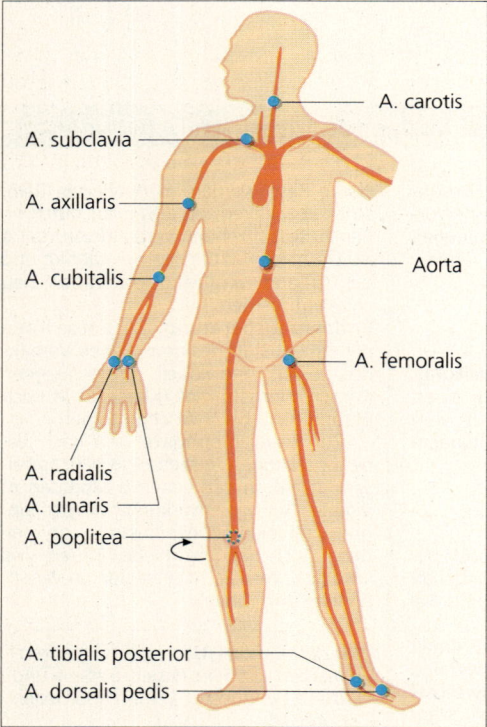

Abb. 36.**1 Pulsstatus.**
Die wichtigsten tastbaren
arteriellen Pulse

A. carotis

A. subclavia

A. axillaris

A. cubitalis

Aorta

A. femoralis

A. radialis

A. ulnaris

A. poplitea

A. tibialis posterior

A. dorsalis pedis

Akute Arterienverschlüsse   häufig

Ätiologie

Der akute arterielle Verschluß ist durch eine Embolie (60%) oder Thrombose (40%) verursacht.

Embolie. Voraussetzung ist eine *Streuquelle*, aus der das thrombotische Material stammt und bei Ausschwemmung in den Kreislauf zum *Embolus* wird. Der wichtigste Ursprung für Embolien des großen Kreislaufes ist das linke Herz. Hier bilden sich insbesondere bei absoluter Arhythmie mit Vorhofflimmern (häufigste Ursache!) Thromben im linken Vorhof. Aber auch bei Mitralvitium, Klappenersatz, narbiger Wandveränderung nach Myokardinfarkt oder Herzwandaneurysma ist die intrakardiale Thrombusbildung begünstigt, so daß eine embolische Streuung in das arterielle System erfolgen kann.

> Patienten mit arterieller Embolie haben typischerweise ein gesundes Gefäßsystem (keine Arteriosklerose), jedoch ein krankes Herz (Streuquelle).

Thrombose. Der akute Gefäßverschluß entsteht durch eine *lokale* Gerinnselbildung *(Thrombus)*, die im Gegensatz zur Embolie an Ort und Stelle *verbleibt* (also nicht mit dem Blutstrom abgeschwemmt wird). Voraussetzung ist ein vorbestehender *Gefäßschaden* (Arteriosklerose) oder eine thrombogene Gefäßinnenfläche (z.B. Thrombose nach einer Bypassoperation = Bypassverschluß).

Die Thrombose in einer *Arterie* oder einem Bypass führt zur akuten Ischämie. Völlig anders sind die Verhältnisse bei einer Thrombose im *Venensystem*, wo eine Beinschwellung mit der Möglichkeit einer Lungenembolie resultiert (vgl. Tab. 35.2, S. 561).

> Patienten mit arterieller Thrombose haben typischerweise ein krankes Gefäßsystem (Arteriosklerose) ohne kardiale Streuquelle.

Klinik

Meistens betrifft der akute Verschluß die A. femoralis superficialis, seltener die Brachialis, Mesenterialarterie oder Nierenarterie. Als Leriche-Syndrom (Pariser Chirurg, 1879–1955) bezeichnet man den akuten Verschluß der Aortenbifurkation. Folge ist eine Ischämie der unteren Körperhälfte. Jeder *plötzliche Extremitätenschmerz* ist verdächtig auf eine akute arterielle Ischämie durch Embolie oder Thrombose. Die typischen Symptome sind in Tab. 36.1 wiedergegeben.

Die tolerable Ischämiezeit bei Embolie beträgt für Bein und Arm maximal 6 Stunden. Danach ist mit irreversiblen Schäden zu rechnen (oft Amputation erforderlich).

① **P**ain	= Schmerz
② **P**ulsless	= fehlender Puls
③ **P**aleness	= Blässe (und Kälte)
④ **P**arästhesie	= Gefühlsverlust
⑤ **P**aralyse	= Bewegungsverlust
⑥ **P**rostration	= Schock (selten!)

Tabelle 36.**1 Akuter Arterienverschluß.** Symptome der akuten Extremitätenischämie durch Embolie oder Thrombose (englisch: 6 „P")

Therapie

Wichtigste Sofortmaßnahme bei akutem arteriellen Extremitätenverschluß:
* Bein oder Arm tief lagern (bessere Blutversorgung).
* Extremität in Watte wickeln (geringerer Wärmeverlust).
* Intravenöse Heparinisierung, ca. 5000 E (soll Appositionsthromben verhindern).

Die Wiederherstellung der arteriellen Durchblutung (= Revaskularisation) muß bei kompletter Ischämie innerhalb von 6 Stunden erfolgen.

Bei einer *Embolie* ist die chirurgische Embolektomie (Abb. 36.5) ohne vorherige Angiographie das Verfahren der Wahl. Bei einer arteriellen *Thrombose* ist die Katheterlyse (Tab. 36.5) hingegen meist geeigneter als die operative Thrombektomie.

Chronische Arterienverschlüsse   sehr häufig

Ätiologie

Die generalisierte Arteriosklerose ist die häufigste Ursache einer sich über Jahre entwickelnden *arteriellen Verschlußkrankheit (= AVK).* Es handelt sich um eine Systemerkrankung, die alle arteriellen Gefäße mehr oder weniger stark schädigt. Mit zunehmendem Alter finden sich bei jedem Menschen gewisse arteriosklerotische Gefäßveränderungen. Die klassischen Risikofaktoren (Tab. 36.2) können die Progredienz des Leidens erheblich beschleunigen.

Bei Manifestation an den Arterien der unteren Extremitäten spricht man von *peripherer arterieller Verschlußkrankheit (= pAVK).*

Klinik

Arteriosklerotische Stenosen oder Verschlüsse betreffen bevorzugt die Koronarien, Oberschenkel- und Beckenarterien („Raucherbein"), Karotiden (Schlaganfall), Darmarterien (Mesenterialinfarkt), Nierenarterien (renovaskuläre Hypertonie) und Bauchaorta. Am Arm sind Beschwerden im Sinne der AVK hingegen sehr selten.

Tabelle 36.**2** **Arteriosklerose.** Aufreihung der Risikofaktoren nach ihrer Bedeutung für das individuelle Risiko, an einer koronaren Herzkrankheit (KHK) oder peripheren arteriellen Verschlußkrankheit (pAVK) zu erkranken

– erhöhte Blutfettwerte	– Rauchen
– hoher Blutdruck	– Übergewicht
– Diabetes mellitus	– Bewegungsmangel
– thrombogene Faktoren	– erhöhte Harnsäurewerte

Tabelle 36.**3** **Stadieneinteilung der peripheren AVK** (nach Fontaine)

Klinische Symptomatik	
Stadium I	keine Beschwerden (asymptomatisch)
Stadium II	Gehstreckenbegrenzung (= Claudicatio intermittens)
Stadium IIa	Gehstrecke über 200 m
Stadium IIb	Gehstrecke unter 200 m
Stadium III	Ruheschmerzen
Stadium IV	Ulkus, Nekrose (= Gangrän)

Die international gebräuchliche *Stadieneinteilung* der pAVK bezieht sich auf die untere Extremität und richtet sich ausschließlich nach dem klinischen Beschwerdebild (Tab. 36.**3**).

Stadien der pAVK. Weil sich arteriosklerotische Stenosen langsam entwikkeln, hat der Organismus Zeit, die drohende Ischämie durch Bildung von Kollateralen zu kompensieren. Deshalb sind Patienten mit pAVK häufig beschwerdefrei *(Stadium I)*, auch wenn kein Puls tastbar ist und die Becken- oder Oberschenkelarterie komplett verschlossen ist. Ist das Kollateralnetz unzureichend, so treten Beschwerden bei körperlicher Anstrengung der entsprechenden Extremität auf *(Stadium II)*. Typisch ist der Wadenschmerz beim Gehen, der das Weiterlaufen beeinträchtigt *(Claudicatio intermittens* = zeitweiliges Hinken) oder den Patienten sogar zu gelegentlichem Stehenbleiben zwingt („Schaufensterkrankheit"). Als „schmerzfreie Gehstrecke" bezeichnet man die Distanz, die der Patient auf ebenem Boden ohne schmerzbedingte Pause normal gehen kann.

Man beachte, daß die Claudicatio-Schmerzen meist eine „Etage" unterhalb des Gefäßverschlusses empfunden werden. Bei Beckenarterienverschluß (sog. *Beckentyp)* also im Oberschenkel, beim (häufigsten) Femoralis-superficialis-Verschluß *(Oberschenkeltyp)* in den Waden, und beim selteneren Verschluß der Unterschenkelarterie *(Unterschenkeltyp)* im Fuß.

Bei weiterer Verschlimmerung der pAVK treten die Schmerzen nicht nur bei Belastung, sondern auch in Ruhe auf *(Stadium III)*. Bei der schwersten Form

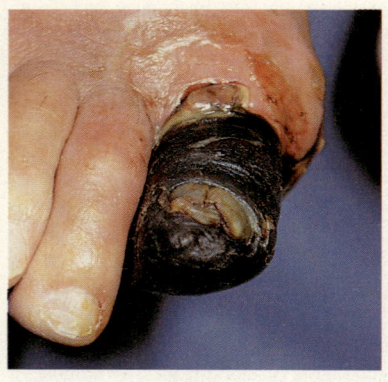
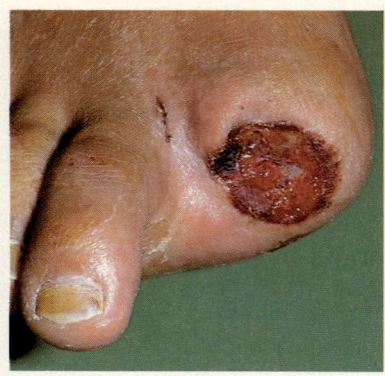

Abb. 36.2   Arterielle Verschlußkrankheit Stadium IV
a Nekrose der Großzehe vor Bypass-Operation
b Granulierende Wunde 2 Wochen nach Grenzzonenamputation (gleicher Patient)

der pAVK ist die Durchblutung so gering, daß das körperferne Gewebe abstirbt *(Stadium IV)*. Die ischämisch bedingte Gewebsnekrose tritt bevorzugt im Bereich der Fußzehen auf, wo die Sauerstoffversorgung naturgemäß am geringsten ist (Abb. 36.2). Die Nekrose tritt als Ulkus oder als Gangrän („Brand") in Erscheinung.

Abzugrenzen vom Stadium IV der pAVK ist das sog. *komplizierte Stadium II*. Diese Situation ist gegeben, wenn es bei einem Patienten mit vorbestehender AVK im Stadium II durch eine Verletzung (z. B. Kontusion, Hautverletzung bei der Pediküre, Druckschaden durch falsches Schuhwerk oder Aufliegen der Fersen) zu einer Hautverletzung kommt, die wegen der Minderperfusion des Gewebes nicht abheilt. Die Läsion beim komplizierten Stadium II sieht genauso aus wie ein „echtes" Stadium IV.
     Weitere differentialdiagnostische Ursachen peripherer Nekrosen seien lediglich erwähnt (z. B. Ulcus venosum, Ulcus mixtum, diabetische Gangrän, Endangiitis obliterans).

Nekrose = Gangrän. Man unterscheidet die trockene (= nicht infizierte) und die feuchte (= bakteriell infizierte) Gangrän (Abb. 36.3). Bei der *trockenen* Gangrän erhalten die Zehen durch Austrocknung ein mumifiziertes Aussehen (schwarze Verfärbung). Von einer *feuchten* Gangrän spricht man, wenn die Zersetzung der Nekrose durch Fäulnisbakterien begonnen hat und dies zu einem übel riechenden, jauchigen Zerfall führt. Hier besteht die Gefahr eines aufsteigenden Infekts (Phlegmone), was zum Extremitätenverlust oder zur Sepsis führen kann.

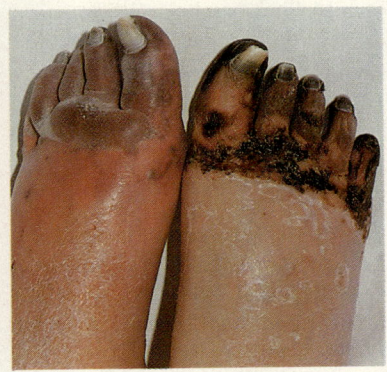

Abb. 36.**3 Arterielle Verschlußkrankheit Stadium IV.** Feuchte Gangrän mit Infektzeichen am linken Fuß, trockene Gangrän am rechten Fuß

Therapie

Grundsätzlich gilt für alle Patienten mit ischämiebedrohtem Bein (pAVK Stadium III oder IV):

❖ Bein nicht hochlagern!
❖ Keinen Kompressionsverband! (Bein nicht wickeln!)
❖ Keinen Antithromboemboliestrumpf (ATS) am ischämischen Bein im Stadium III oder IV!
❖ Bei AVK-Patienten im Stadium I und II routinemäßige postoperative Thromboseprophylaxe mit ATS! (vgl. S. 277 und 290).

Die Behandlung der pAVK (untere Extremität) ist vom Beschwerdebild (Stadium) abhängig (bezüglich spezieller Krankheitsbilder s. S. 579). Weil im Falle einer geplanten operativen Behandlung Art und Lokalisation des Verschlusses für das therapeutische Vorgehen von Bedeutung sind, muß präoperativ eine Angiographie erfolgen.

Im *Stadium I* ist keine Operation indiziert. Im *Stadium II* sind konservative Maßnahmen (Gehtraining, Ausschaltung der arteriosklerosebegünstigenden Risikofaktoren, durchblutungsfördernde Medikamente) häufig ausreichend, um die schmerzfreie Gehstrecke auszudehnen. Ansonsten kommen gefäßrekonstruktive Eingriffe in Frage (Katheterverfahren oder Operation, s. unten). Im *Stadium III* und *Stadium IV* ist immer eine revaskularisierende Maßnahme anzustreben.

Behandlungskonzept bei pAVK Stadium IV. Von vorrangiger Bedeutung ist die lokale *Infektsanierung*, wobei eine feuchte Gangrän in eine trockene Gangrän umgewandelt werden muß (Tab. 36.4). Erst danach erfolgt die *Revaskularisierung* durch interventionelle Maßnahmen oder eine gefäßchirurgische Operation (s. unten). Die Amputation des nekrotischen Gewebes, die bei

Tabelle 36.**4** **Reihenfolge der therapeutischen Maßnahmen bei pAVK IV**

1. *Infektsanierung*
   lokale Wundbehandlung, systemische Antibiotikagabe

2. *Revaskularisierung*
   gefäßchirurgische Operation, Ballondilatation, Stent

3. *Grenzzonenamputation*
   ca. 10 Tage nach erfolgreicher Revaskularisation und Demarkation

peripherer Gangrän möglichst im Sinne einer *Grenzzonenamputation* (S. 578) erfolgen sollte, stellt den letzten Behandlungsschritt dar, der erst ca. 10 Tage später vorgenommen wird, wenn die Durchblutung der Extremität für eine Heilung ausreichend ist und sich die Nekrose demarkiert hat.

> Bei pAVK Stadium IV keine Fußbäder, weil Feuchtigkeit die Entwicklung einer feuchten Gangrän begünstigt! Primäres Behandlungsziel ist die trockene Gangrän!

Interventionelle Katheterverfahren

Bei einigen Formen der Arteriosklerose kann statt einer gefäßchirurgischen Operation eine Katheterbehandlung erfolgen (Tab. 36.**5** und Abb. 36.**4**). Der Begriff „interventionell" (von „intervenieren" = eingreifen) kennzeichnet die *therapeutische* Zielsetzung der Kathethermaßnahme (im Gegensatz zur diagnostischen Angiographie).

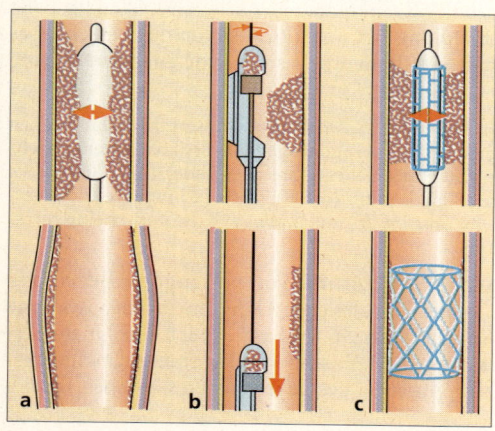

Abb. 36.**4** **Interventionelle Katheterverfahren zur Behandlung der AVK**
a PTA (Ballondilatation)
b Auffräsen einer Verengung (Atherektomie)
c Dilatation und innere Gefäßstütze (Stent-Implantation)

Tabelle 36.**5 Interventionelle Katheterverfahren zur Behandlung von Gefäßerkrankungen**

Verfahren	Erläuterung
perkutane lokale Thrombolyse	medikamentöse Gerinnselauflösung über einen im Thrombus plazierten Katheter
Aspirationsembolektomie/-thrombektomie	Absaugen eines Blutgerinnsels über einen perkutan eingebrachten Katheter
perkutane transluminale Angioplastie (PTA)	Ballondilatation von Gefäßstenosen
perkutane transluminale koronare Angioplastie (PTCA)	Ballondilatation von Herzkranzgefäßen
perkutane transluminale renale Angioplastie (PTRA)	Ballondilatation von Nierenarterien
Rekanalisation mit Rotationskatheter	Aufbohren eines Gefäßverschlusses mit drehenden Metallspitzen
Rekanalisation mit Atherektomiekatheter	Auffräsen einer exzentrischen Gefäßstenose (Abb. 36.**4 b**)
Stent-Implantation	Aufdehnen und Aufhalten einer Gefäßstenose durch eine innere Gefäßstütze (= Endoprothese aus Metall, Abb. 36.**4 c**)
transjugulärer intrahepatischer portosystemischer Stent-Shunt (TIPSS)	Erweiterung des Pfortadersystems in der Leber bei portaler Hypertension (vgl. Kapitel 27)
Laserangioplastie	Vaporisierung („Verdampfung") arteriosklerotischen Materials mit Laserstrahlen
Katheterembolisation	therapeutischer Verschluß einer Arterie durch Einbringen embolisierender Substanzen zur Blutstillung

Grundsätzliches Prinzip ist der *perkutane Zugang in Lokalanästhesie* (Arterienpunktion) und die Beseitigung des Gefäßproblems mit speziellen Kathetern unter Röntgendurchleuchtung auf einem Angiographietisch.

PTA (= perkutane transluminale Angioplastie). Bekanntestes interventionelles Therapieverfahren ist die PTA (Ballondilatation). Von der Leistenarterie wird nach Punktion (perkutan) ein Katheter im Gefäßlumen (transluminal) bis zur Gefäßverengung vorgeschoben, um dort durch Füllung des Ballons eine Aufdehnung der Arterie (Angioplastie) zu erreichen. Ideale Indikation ist die kurzstreckige Arterienverengung (Stenose).

Die interventionelle Therapie mit Kathetern erfolgt durch Radiologen oder Chirurgen (*endovaskuläre Chirurgie*), an den Herzkranzgefäßen (PTCA) durch Internisten. Eine Ballondilatation während einer Gefäßoperation bei eröffneter Arterie nennt man *ITA* (= *intraoperative transluminale Angioplastie*).

Operative Verfahren an den Arterien

Arteriennähte werden mit fortlaufendem, nicht resorbierbarem Faden ausgeführt. Sie müssen sofort „dicht" sein, damit sie dem Blutdruck standhalten. Eine postoperative „Entlastung" zur Anastomosenheilung gibt es nicht. Der Patient kann und soll nach einer Gefäßoperation baldmöglichst mobilisiert werden.

Embolektomie

▷ Operative Entfernung eines Embolus aus einer Arterie.

Die Embolektomie erfolgt mit einem speziellen Ballonkatheter in Lokalanästhesie. Die Länge des Fogarty-Katheters ermöglicht es, auch Emboliematerial fernab der Inzisionsstelle zu erreichen (Fernembolektomie). Am häufigsten ist die *Femoralisembolektomie* (Abb. 36.5). Vom Leistenschnitt ist jedoch auch ein Embolus in der Aortenbifurkation (Leriche-Syndrom) oder A. poplitea entfernbar. Die *Brachialisembolektomie* erfolgt von einem kleinen Schnitt in der Ellenbeuge. Nach erfolgreicher Rekanalisierung ist der periphere Puls sofort tastbar. Bei absoluter Arhythmie Dauerantikoagulation mit Marcumar.

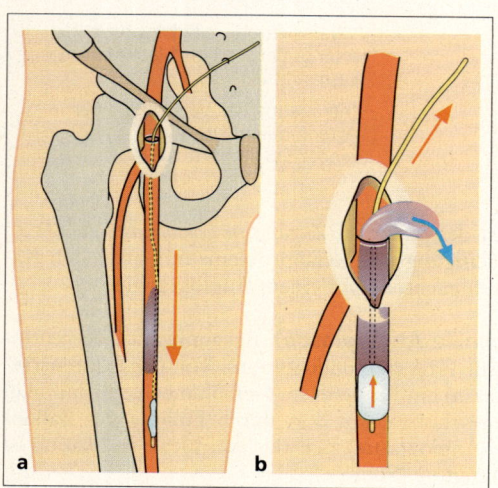

Abb. 36.5 Femoralisembolektomie
a Von einem Schnitt in der Leiste mit Eröffnung der Arterie wird der Fogarty-Katheter mit nicht aufgeblasenem Ballon an dem Gerinnsel vorbeigeschoben
b Nach Füllung des Gummiballons wird der Katheter zurückgezogen. Der Embolus quillt aus der Arterienöffnung

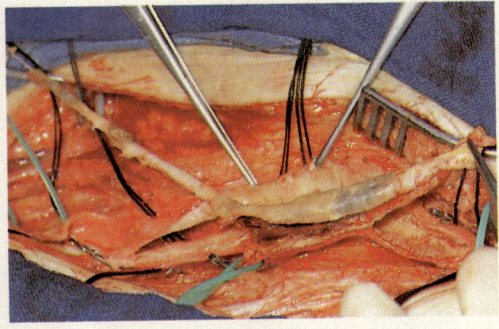

Abb. 36.**6 Thrombend-arteriektomie**
a Operative Ausschälung eines arteriosklerotischen Verschlusses im Leistenbereich

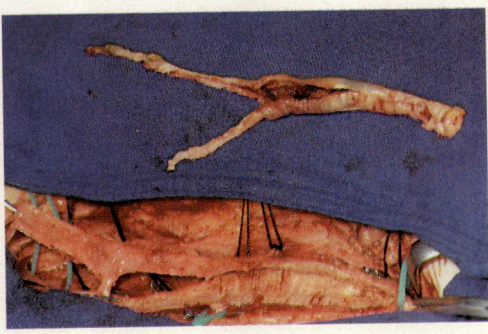

b Blick in die Femoralarterie nach Thrombendarteriektomie (unten), Operationspräparat (oben)

Thrombektomie

▶ Operative Entfernung eines Thrombus aus einer Arterie oder einem Bypass.

Die technische Durchführung entspricht der Embolektomie. Weil bei einer Thrombose von einem vorbestehenden ursächlichen Gefäßschaden (Arteriosklerose) auszugehen ist, wird die primäre medikamentöse Lyse gegenüber der operativen Thrombektomie bevorzugt. Nach erfolgreicher Thrombolyse ist die ursächliche Stenose angiographisch erkennbar und wird sekundär durch ein Katheterverfahren (PTA) oder operativ (Bypass) beseitigt.

Thrombendarteriektomie (TEA)

▶ Desobliterationsverfahren, bei dem arteriosklerotisches stenosierendes Material aus einer Arterie entfernt wird (= *Ausschälplastik*).

Im Gegensatz zu einem frischen Embolus (oder Thrombus) können arteriosklerotische Plaques nicht mit dem Ballonkatheter gelöst werden, weil sie zu hart, oft verkalkt und mit der Gefäßwand fest verwachsen sind (chronische AVK). Deshalb muß das stenosierende Material nach Arteriotomie mit speziellen Metallgeräten (Spatel, Ringstripper) „ausgeschält" werden (Abb. 36.**6** und

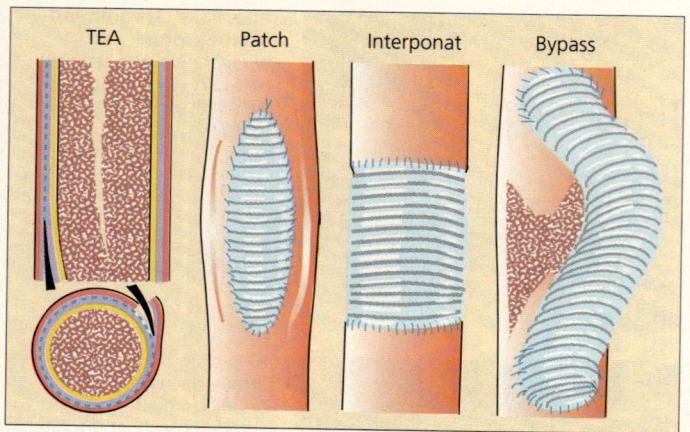

Abb. 36.7 Operative Verfahren bei arterieller Verschlußkrankheit

Abb. 36.7). Dabei wird die Gefäßinnenwand (Intima) mit entfernt. Die Ausschälung erfolgt also innerhalb der mittleren Schicht (Media). Der Organismus bildet innerhalb einiger Tage jedoch eine neue Innenschicht (Neointima).

Wird die Arterie nach TEA nicht durch fortlaufende Naht direkt verschlossen, sondern ein „Flicken" (englisch: patch) eingenäht, so spricht man von *Patch-Plastik* (= Streifenplastik = Erweiterungsplastik). Der Patch wird aus der V. saphena magna gewonnen oder besteht aus Kunststoff (Dacron-Patch).

Die wichtigsten Einsatzgebiete der Thrombendarteriektomie sind *Karotis-TEA*, *Becken-TEA* (Abb. 36.15a) und *Femoralis-TEA*. Die *Profundaplastik* ist eine TEA der tiefen Oberschenkelarterie mit oder ohne Patchverschluß.

Interponat

▷ Überbrückung eines Gefäßdefektes durch Zwischenschalten (Interponieren) eines Ersatzgefäßes (Interponat, Abb. 36.7).

Bypass

▷ Umgehung eines erkrankten Gefäßabschnittes durch Parallelschaltung eines Umleitungsgefäßes (Abb. 36.7).

Bypass-Transplantate werden an nahezu allen Stellen des arteriellen Systems angewendet, um die Strombahn bei arteriosklerotischen Stenosen und Verschlüssen wiederherzustellen. Die Bezeichnung der Bypass-Operation läßt erkennen, an welche Gefäße der Bypass angeschlossen wurde. Der *femoro-popliteale* Bypass beginnt also an der Femoralarterie (Anastomose an der Femoralisgabel) und endet an der A. poplitea (zweite Anastomose).

Tabelle 36.6 Medikamentöse Antikoagulation nach Eingriffen am Herz und Gefäßsystem

Eingriff	Beispiel	Medikation
Herzklappenersatz	industrielle Prothese	Marcumar lebenslang
Herzklappenersatz	Bioprothese	keine poststationäre Dauerbehandlung
koronarer Bypass	aortokoronarer Bypass	ASS* lebenslang
interventionelle Katheterverfahren	Ballondilatation (PTA, PTCA) Stent	ASS* für 1 Jahr
alle Ausschälplastiken	Karotis-TEA, Profundaplastik	ASS* für 1 Jahr
Bypass oberhalb des Leistenbandes	aortofemoraler Bypass	keine poststationäre Dauerbehandlung
Bypass unterhalb des Leistenbandes	femoropoplitealer Bypass, femorokruraler Bypass	Marcumar lebenslang
arterielle Embolektomie	nach Femoralisembolie bei absoluter Arrhythmie	Marcumar lebenslang
venöse Thrombektomie	nach tiefer Becken-Bein-Venenthrombose	Marcumar für 1 Jahr

* ASS (Acetylsalicylsäure) ist ein Thrombozytenaggregationshemmer,
Präparate: z. B. Aspirin, Godamed

Für Herz und Bein wird als Material die *V. saphena magna* bevorzugt *(Venenbypass)*, weil Kunststoffprothesen postoperativ häufiger thrombosieren (Bypassverschluß). Bei größeren Gefäßen (Aorta, Beckenarterien) ist das Verschlußrisiko weniger vom Bypassmaterial abhängig, so daß in dieser Körperregion Kunststoffprothesen (Dacron oder PTFE) implantiert werden. Zur medikamentösen Nachbehandlung s. Tab. 36.**6**.

Üblicherweise liegt der Bypass direkt neben dem Gefäß, das er überbrücken soll, wobei die erkrankte (verschlossene) Arterie im Körper belassen wird. Wird die Prothese an anderer Stelle implantiert (z. B. subkutan), so spricht man von einem *extraanatomischen Bypass* (z. B. axillofemoraler Bypass, s. Abb. 36.**15**). Extraanatomische Bypasses sind immer aus Kunststoff, weil dieser den mechanischen Belastungen unter der Haut besser standhält als eine Vene.

Voraussetzung für jede Bypass-Operation ist ein ausreichender Blutabfluß in die nachgeschaltete Körperregion. Sind beispielsweise alle drei Unterschenkelarterien verschlossen, so hat es keinen Sinn, einen femoropoplitealen Bypass zur Umgehung der verschlossenen Femoralarterie anzulegen, weil dieser Bypass keine Durchblutungsverbesserung in der Peripherie bringen würde. (Es hat auch keinen Sinn, ein verengtes Wasserrohr zu erweitern, wenn der nachgeschaltete Wasserhahn nicht aufgeht.)

Arteriovenöser Shunt zur Hämodialyse

▶ Operativ geschaffene Kurzschlußverbindung zwischen einer Arterie und einer Vene zum Zwecke der Dialyse. Häufigste Form ist die *Cimino-Fistel* (Abb. 36.**8**).

> **Merke:** Am shunttragenden Arm darf niemals Blutdruck gemessen werden (Gefahr der Shuntthrombosierung)!

Sympathektomie

▶ Unterbrechung des Grenzstranges (N. sympathicus).

Lumbale Sympathektomie. Die Ausschaltung der sympathischen Nervenversorgung in Höhe L2 bis L4 kann bei pAVK Stadium III oder IV eine (geringe) Verbesserung der Blutversorgung für ein amputationsbedrohtes Bein ergeben. Der selten indizierte Eingriff wird *operativ* oder *interventionell* (CT-gesteuerte Punktion mit Veödung des Nerven) vorgenommen.

Thorakale Sympathektomie. Die Unterbrechung der sympathischen Nervenversorgung für die obere Extremität kann bei seltenen Formen der Durchblutungsstörung (Morbus Raynaud) oder extremer Schweißbildung (Hyperhidrosis) indiziert sein. Der Eingriff wird *thorakoskopisch* vorgenommen.

Amputation

▶ Gliedmaßenabsetzung.

Die pAVK Stadium IV (sog. „Raucherbein") ist die häufigste Indikation für eine Amputation. Die Amputation kommt nur in Frage, wenn eine Erhaltung der Extremität mit allen zur Verfügung stehenden Mitteln nicht möglich ist. Die Absetzung erfolgt als Oberschenkelamputation (*Ablatio femoris*), im Kniegelenk (*Exartikulation*) oder am proximalen Unterschenkel (*Ablatio cruris*).

Die Abtragung einer peripheren Nekrose (Gangrän) im Zehen- oder Fußbereich bezeichnet man als *Grenzzonenamputation*, wenn die Absetzungsstelle in Höhe der Demarkationslinie liegt (Grenze zwischen noch durchblutetem und gangränösem Gewebe). Bei Grenzzonenamputationen wird die Wunde nicht durch Naht verschlossen, sie bleibt offen und heilt sekundär durch Granulation (Abb. 36.**2**, S. 570).

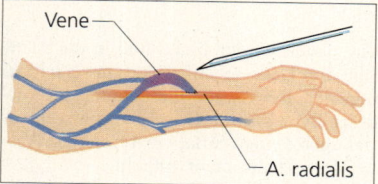

Vene

A. radialis

Abb. 36.8 Cimino-Fistel am Unterarm. Eine oberflächliche Hautvene wird durchtrennt und mit der A. radialis anastomosiert. Durch den arteriellen Zufluß weitet sich die abführende Vene massiv auf, so daß sie zur Hämodialyse punktiert werden kann

Spezielle Krankheitsbilder

Karotisstenose sehr häufig

▶ Arteriosklerotische Stenose am Abgang der A. carotis interna. Mögliche Ursache eines Schlaganfalls.

Von dem stenosierenden Material in der inneren Halsschlagader (Abb. 36.9) können sich kleine Partikel ablösen und in das Gehirn embolisieren. Dadurch entstehen reversible oder irreversible neurologische Halbseitensymptome. Wegen der Pyramidenbahnkreuzung im Gehirn betreffen die Lähmungen die Gegenseite. Bei einer *rechtsseitigen* Karotisstenose kommt es zu embolischen Verschlüssen in der *rechten* Hirnhälfte mit Lähmungen der *linken* Körperseite (und umgekehrt).

Typisch für eine Karotisstenose ist die flüchtige (Sekunden bis Minuten andauernde) kontralaterale Lähmung, die man als *TIA (transitorische ischämische Attacke)* bezeichnet. Bilden sich die Symptome nicht zurück, handelt es sich um einen Schlaganfall *(Apoplex)*. Streut die Mikroembolie in die Netzhaut, so resultiert ein meist kurzfristiger Visusverlust des *gleichseitigen* Auges *(Amaurosis fugax)*.

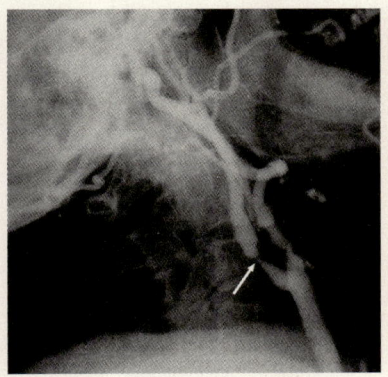
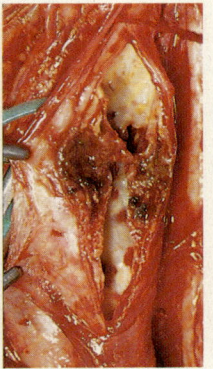

Abb. 36.**9 Karotisstenose**
a Einengung der A. carotis interna (Pfeil) im Angiogramm

b Blick in die aufgeschnittene Halsschlagader mit der hochgradigen Stenose. Von der zerklüfteten Innenfläche nehmen die Embolien in das Gehirn ihren Ausgang

Therapie

Bei neurologischer Symptomatik oder hochgradiger Stenose ist die operative Ausschälung indiziert. Sie erfolgt als konventionelle *Karotis-TEA* (mit oder ohne Patch) oder als *Eversions-TEA* (Entfernung des arteriosklerotischen Zylinders durch „Umkrempeln" = Eversion der Halsschlagader).

Subclavian-Steal-Syndrom   selten

▶ Verschluß der A. subclavia an ihrem Abgang vom Aortenbogen mit retrograder Blutversorgung des gleichseitigen Armes über die Vertebralarterie (Abb. 36.**10**).

Bei Verschluß der A. subclavia erfolgt die Blutversorgung des gleichseitigen Armes über das Gehirn (Abb. 36.**10**). Besonders bei Muskeltätigkeit des betroffenen Armes (stärkerer Blutbedarf) wird dem Gehirn auf diese Weise Blut entzogen *(Steal-Syndrom* oder *Anzapfsyndrom)*, was gelegentlich zu reversiblen neurologischen Symptomen führt (z. B. Schwindel).

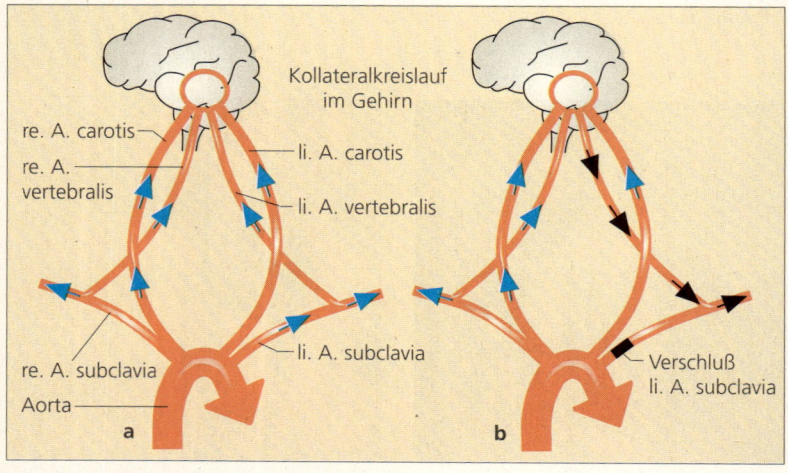

Abb. 36.**10 Subclavian-Steal-Syndrom**
a Normalerweise wird das Gehirn durch vier Arterien versorgt, die im Schädel über einen Kollateralkreislauf in Verbindung stehen

b Bei Verschluß einer A. subclavia erfolgt die Blutversorgung des gleichseitigen Armes indirekt über den Gehirnkreislauf, wobei die gleichseitige A. vertebralis retrograd durchströmt wird

Therapie

Bei Beschwerden operative Rekonstruktion durch *Subklavia-Transposition* (Einnähen der A. subclavia in die A. carotis communis) oder *Karotis-Subklavia-Bypass*.

Thoracic-outlet-Syndrom (TOS) selten

▶ Oberbegriff für Kompressionsphänomene in der oberen Thoraxapertur an A. und V. subclavia sowie Nervenplexus.

Die *Halsrippe* (Kapitel 14, S. 295) hat in dieser Krankheitsgruppe die größte klinische Bedeutung. Seltener ist das *Skalenus-Syndrom* (Druckschädigung des Plexus brachialis und der A. subclavia durch die Skalenusmuskulatur) oder das *kostoklavikuläre Syndrom* (Druckschädigung der Subklaviagefäße und/oder Nervenplexus zwischen 1. Rippe und Klavikula). Die vielfältige Symptomatik (Parästhesien und Durchblutungsstörungen am Arm) ist meist durch bestimmte Bewegungen im Schultergelenk provozierbar.

Therapie

Operative Korrektur nur bei Beschwerden *(Halsrippenexstirpation, Resektion der 1. Rippe)*.

Aneurysma sehr häufig

▶ Umschriebene krankhafte Arterienerweiterung.

Aneurysmen können an allen Stellen des arteriellen Gefäßsystems vorkommen. Pathoanatomisch unterscheidet man drei Formen (Abb. 36.**11**).

Echtes Aneurysma (= Aneurysma verum). Die *gesamte* Gefäßwand mit allen drei Schichten (Intima, Media, Adventitia) ist vorgewölbt. Ursache ist die dilatierende Form der Arteriosklerose. Häufigste Lokalisationen: *Bauchaortenaneurysma* (untere Hauptschlagader, s. unten), *Beckenarterienaneurysma* (A. iliaca), *Popliteaaneurysma* (Kniekehlenarterie).

Falsches Aneurysma (= Aneurysma spurium, Aneurysma falsum). Voraussetzung ist ein Defekt in der Gefäßwand, aus dem Blut nach außen *neben* das Gefäß austreten kann. Die drei Schichten der Gefäßwand sind *nicht* vorgewölbt. Das falsche Aneurysma wird nicht von „echter" Gefäßwand, sondern von einer „falschen" Bindegewebskapsel begrenzt. Häufigste Ursachen und Lokalisationen: *Punktionsaneurysma* nach Arterienpunktion in der Leiste (z. B. Herzkatheter), *Anastomosenaneurysma* (ausgerissene Gefäßnaht, am häufigsten ebenfalls in der Leiste, z. B. nach aortofemoralem Bypass), *traumatisches thorakales Aortenaneurysma* (Aortenruptur durch Unfall, Abb. 19.**8**, S. 383).

Disseziierendes Aneurysma (= Aneurysma dissecans). Die innere Gefäßwand (Intima) ist durch arteriosklerotische Schädigung eingerissen, während die äußere Schicht (Adventitia) noch standhält. Dadurch kann sich das Blut innerhalb der Gefäßwand (in der Media) vorwühlen und die einzelnen Schichten auseinandertrennen (disseziieren). Im

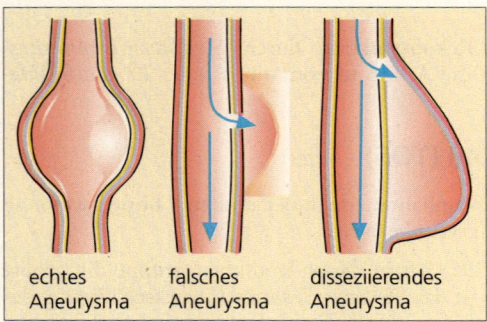

Abb. 36.**11 Aneurysmen.**
Pathoanatomische Einteilung

echtes   falsches   disseziierendes
Aneurysma   Aneurysma   Aneurysma

Bereich der Dissektion gibt es zwei nebeneinandergelegene Gefäßlumina (echtes und falsches Lumen). Häufigste Lokalisation: *Aortendissektion* im Bereich der Brusthauptschlagader.

Bauchaortenaneurysma (BAA)   häufig

▷ Erweiterung der infrarenalen Bauchaorta (echtes Aneurysma).

Das Bauchaortenaneurysma (BAA) ist eine Erkrankung des älteren Menschen mit generalisierter Arteriosklerose. Die Ausdehnung beginnt unterhalb des Nierenarterienabganges (infrarenal) und kann bis in die Beckenetage reichen.

Das BAA macht über viele Jahre keine Beschwerden und wird meist zufällig anläßlich einer sonographischen Untersuchung des Abdomens aus anderem Anlaß entdeckt (*asymptomatisches* BAA). Große Aneurysmen können sich durch Rückenschmerzen äußern (*symptomatisches* BAA). Die Gefahr des Bauchaortenaneurysmas besteht in dem plötzlichen Platzen der erweiterten Hautpschlagader, was ohne jede Vorwarnung aus heiterem Himmel erfolgen kann (*rupturiertes* BAA). Die Aneurysmaruptur geht mit starken Bauch- oder Rückenschmerzen einher und führt zum hämorrhagischen Schock durch starken inneren Blutverlust. Die Diagnose erfolgt klinisch (tastbarer pulsierender Tumor oberhalb des Nabels) und durch Sonographie oder Computertomographie.

▌ Das infrarenale Bauchaortenaneurysma ist 10mal häufiger als alle anderen Aneurysmalokalisationen zusammen!

Therapie

Wegen der lebensbedrohlichen Rupturgefahr sollten auch asymptomatische Bauchaortenaneurysmen operiert werden. Das Aneurysma wird durch eine

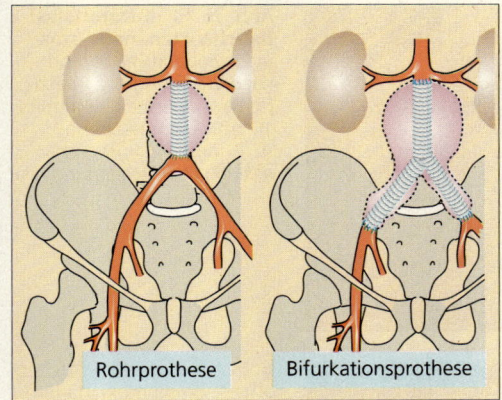

Abb. 36.**12 Infrarenales Bauchaortenaneurysma (BAA).** Behandlung durch Interposition einer *Rohrprothese* (Tube) oder einer *Bifurkationsprothese* (Y-Prothese). Präoperative Aneurysmaausdehnung violett

Rohrprothese   Bifurkationsprothese

Kunststoffprothese ersetzt (Abb. 36.**12** und Abb. 36.**13**). Operationsletalität 2 %, bei Aneurysmaruptur 40 %.

Nierenarterienstenose selten

▶ Verengung durch AVK (ältere Menschen), seltener durch fibromuskuläre Hyperplasie (jüngere Patienten).

Über den Renin-Angiotensin-Aldosteron-Mechanismus führt eine Nierenarterienstenose zum Bluthochdruck (renovaskuläre Hypertonie). Harnvolumen sowie Harnstoff- und Kreatininwert sind hingegen selbst bei völligem Ausfall der Niere normal, sofern das kontralaterale Organ funktionsfähig ist.

Therapie

Eine Nierenarterienstenose kann dilatiert (PTA) oder operativ korrigiert werden (Resektion der Stenose und *Reimplantation* der A. renalis in die Aorta oder *aortorenaler Bypass*), womit eine kausale Behandlung dieser Hypertonieform erreicht wird.

Mesenterialarterienverschluß selten

▶ Verschluß der Darmarterien mit Folge der Darmgangrän (Abb. 36.**14**).

Durch Embolie oder Thrombose kann ein akuter Verschluß der oberen Darmarterie (A. mesenterica superior) auftreten. Folge ist eine Darmischämie *(Mesenterialinfarkt)*. Die Gangrän umfaßt im schwersten Fall den gesamten

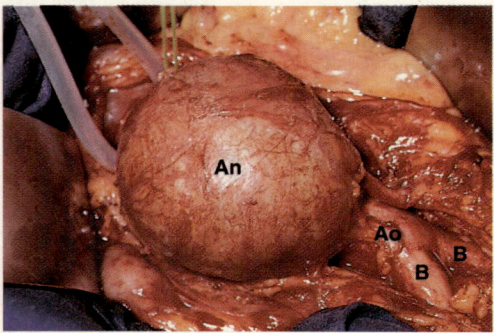

Abb. 36.**13 Infrarenales
Bauchaortenaneurysma
a** Intraoperativer Befund
nach Eröffnung der Bauch-
höhle. Aneurysma (An) mit
10 cm Durchmesser.
Ao = Aorta, B = Becken-
arterien (A. iliaca communis)

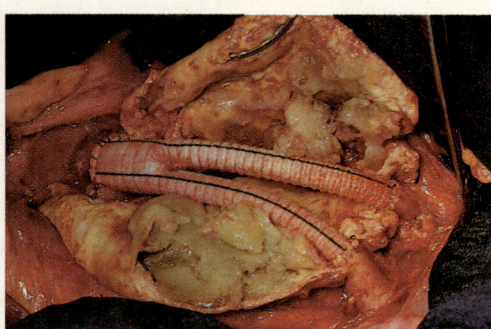

b Der Aneurysmasack ist er-
öffnet. Zwischen Aorta und
Beckenarterien wurde eine
Bifurkationsprothese aus
Dacron eingenäht

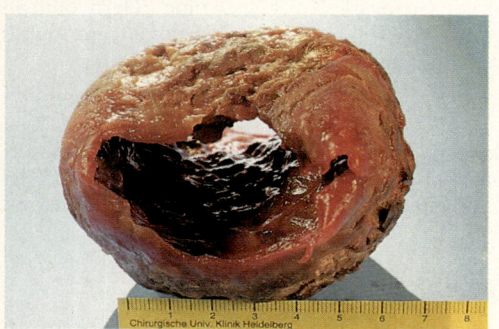

c Thrombusmaterial aus
dem Aneurysma. Das zen-
trale Loch entspricht dem
Lumen für den Blutfluß

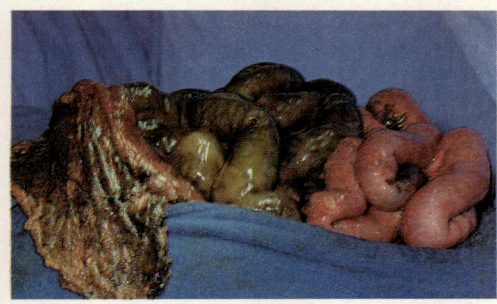

Abb. 36.**14 Mesenterial-
infarkt.** Intraoperativer
Befund bei Verschluß der
oberen Darmarterie durch
Embolie. Links im Bild das
große Netz und irreversibel
geschädigte Dünndarm-
schlingen (dunkelbraun).
Rechts im Bild noch durch-
bluteter Dünndarm (violett)

Dünn- und Dickdarm, bei noch vorhandener Restdurchblutung nur ein umschriebenes Darmsegment (meist Dünndarm). Klinisch geht der akute Verschluß mit plötzlichen starken Bauchschmerzen einher *(akutes Abdomen)*. Typischerweise verringern sich die Beschwerden nach einigen Stunden vorübergehend *(freies Intervall)*, um nach ca. 12 Stunden bei nun ausgeprägter Darm-
nekrose an Intensität wieder zuzunehmen (3-Phasen-Verlauf des Mesenteri-
alinfarktes). In der 3. Phase entspricht die Symptomatik einem paralytischen
Ileus mit hoher Leukozytose, was auf die *Durchwanderungsperitonitis* zurückzuführen ist, die von den nekrotischen Darmabschnitten ausgeht. Ohne Behandlung folgt der Tod im septisch-toxischen Schock aufgrund bakterieller
Peritonitis.

Therapie

Nur die Frühoperation bietet Aussicht auf Erfolg. Bei embolischem Verschluß
der A. mesenterica superior wird die Darmarterie embolektomiert *(Mesenteri-
ka-Embolektomie)*. Ischämische Darmabschnitte werden *reseziert*. Oftmals ist
jedoch so viel Darm zerstört, daß eine Resektion nicht mehr in Frage kommt.
Dann muß der Eingriff als *Probelaparotomie* beendet werden, und der Patient
verstirbt nach Stunden oder Tagen an der unvermeidlichen Peritonitis.

Beckenarterienverschluß   sehr häufig

▶ Durchblutungsstörung der Beckenarterien, fast immer durch Stenosen oder
  Verschluß im Rahmen der Arteriosklerose bedingt.

Klinisches Bild s. pAVK, S. 568. Der Pulsstatus ergibt bereits in der Leiste
einen abgeschwächten oder fehlenden Puls.

Therapie

Kurzstreckige Stenosen und Verschlüsse können interventionell behandelt werden *(PTA* oder *Stent).* Operative Möglichkeiten sind die Ausschälplastik *(Becken-TEA)* oder die Implantation einer Kunststoffprothese *(Bypass),* Abb. 36.**15**.

Der *aortoprofundale* Bypass (Abb. 36.**15** c) ist eine Sonderform des aorten-femoralen Bypass. Wenn der Patient zusätzlich zum Beckenarterienverschluß auch einen Verschluß der Oberschenkelarterie (A. femoralis superficialis) hat, wird die untere Anastomose an die tiefe Oberschenkelarterie (A. femoralis profunda) statt an die Femoralisgabel anastomosiert.

> Nach Bypassrekonstruktionen mit profundalem Anschluß (untere Anastomose an der A. femoralis profunda) sind periphere Pulse meistens *nicht* tastbar, weil das Blut bei verschlossener A. femoralis superficialis lediglich über Kollateralen in das Bein strömt (z.B. *aortoprofundaler* Bypass, *iliako-profundaler* Bypass, *axilloprofundaler* Bypass).

Extremitätenarterienverschluß   sehr häufig

▷ Als akuter Verschluß vorwiegend Oberschenkel oder Ellbogenregion betreffend (Femoralisembolie bzw. Brachialisembolie), als chronischer Verschluß ausschließlich an der unteren Extremität von Bedeutung.

Die klinische Symptomatik des akuten Verschlusses wurde auf S. 567 abgehandelt, der chronische Verschluß (pAVK) auf S. 568.

Therapie

> Der Verschluß der A. femoralis superficialis (Oberschenkeltyp der pAVK) ist die häufigste Manifestation der Arteriosklerose überhaupt! Bei ausreichender Gehstrecke ist *keine* Behandlung erforderlich.

Stenosen können *dilatiert* werden (PTA). *Operativ* kommen folgende Verfahren zur Anwendung (Abb. 36.**16**).

Profundaplastik. Ausschälung der tiefen Oberschenkelarterie an ihrem Abgang, mit oder ohne Kunststoffpatch. Das Bein wird über Kollateralen zur Kniekehlenarterie (A. poplitea) mit Blut versorgt.

> Nach Profundaplastik ist distal der Leiste normalerweise *kein* Puls tastbar!

Femoropoplitealer Bypass. Die Umleitung überbrückt den Verschluß der A. femoralis superficialis. Der Bypass beginnt an der Femoralisgabel und endet an der A. poplitea oberhalb des Kniegelenks *(P1-Bypass)* oder unterhalb

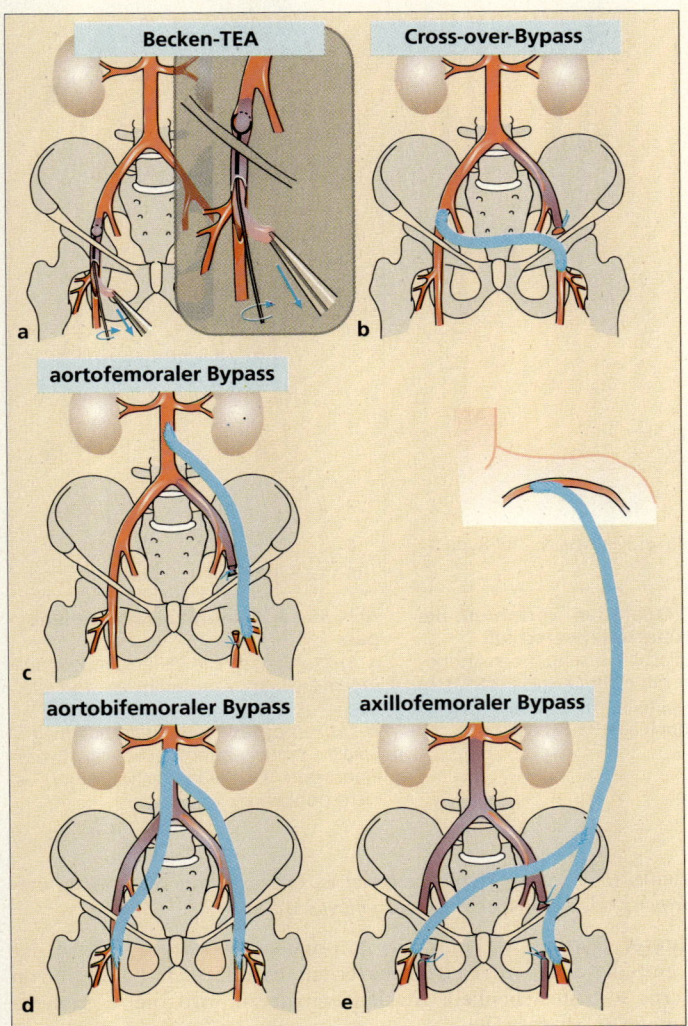

Becken-TEA

Cross-over-Bypass

aortofemoraler Bypass

aortobifemoraler Bypass

axillofemoraler Bypass

Abb. 36.**15 Operative Verfahren bei Beckenarterienverschluß**
a Retrograde Becken-TEA, **b** iliakofemoraler Cross-over-Bypass,
c unilateraler aortofemoraler Bypass (hier mit Anschluß an die
A. femoralis profunda = aortoprofundaler Bypass), **d** aortobifemoraler
Bypass (Bifurkationsbypass = Y-Prothese), **e** axillofemoraler Bypass

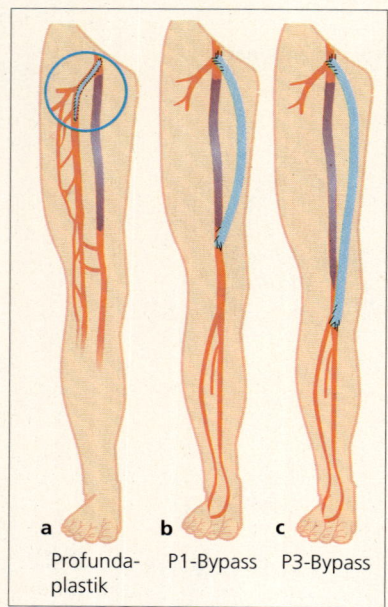

a **b** **c**
Profunda-   P1-Bypass   P3-Bypass
plastik

Abb. 36.**16 Operative Verfahren bei Oberschenkelarterienverschluß**
a Profundaplastik (Verschluß der Arteriotomie hier mit einem Kunststoff-Patch)
b Femoropoplitealer P1-Bypass
c Femoropoplitealer P3-Bypass

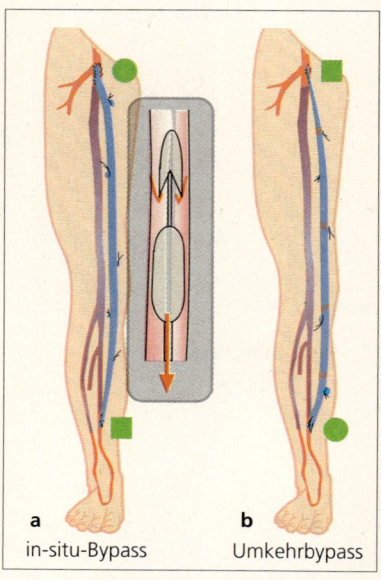

a **b**
in-situ-Bypass   Umkehrbypass

Abb. 36.**17 Femorokruraler Venenbypass**
a *In-situ-Bypass.* Die Venenklappen müssen mit einem Valvulotom zerstört werden
b *Umkehrbypass.* Die V. saphena magna wird in umgekehrter Position als Bypass eingesetzt. Eine Klappenzerstörung ist nicht notwendig

des Kniegelenks *(P3-Bypass)*. Bypassmaterial ist entweder die V. saphena magna *(Venenbypass)* oder Kunststoff *(Kunststoffbypass)*.

Femorokruraler Bypass. Ist auch die A. poplitea verschlossen, wird der Bypass auf eine der drei Unterschenkelarterien anastomosiert („krural" von lateinisch: crus = Unterschenkel). Als Bypassmaterial wird die V. saphena magna bevorzugt *(Venenbypass)*.

Die V. saphena magna besitzt Venenklappen, die das Blut nur in eine Richtung strömen lassen. Für den femorodistalen Venenbypass gibt es deshalb zwei Varianten (Abb. 36.**17**).

In-situ-Bypass. Die V. saphena magna verbleibt in ihrer anatomischen Umgebung („in situ" = an Ort und Stelle). Da das arterielle Blut im Bypass (anders als zuvor das venöse Blut) von oben nach unten fließen soll, werden die Venenklappen mit einem Valvulotom zerstört.

Umkehrbypass. Die V. saphena magna wird entnommen und in umgekehrter Position (oben und unten vertauscht) als Bypass eingesetzt. Das arterielle Blut fließt dann in der gleichen Richtung an den Klappen vorbei wie zuvor das venöse Blut.

> **Merke:** Bypassrekonstruktionen unterhalb des Leistenbandes erfordern eine medikamentöse Dauerantikoagulation mit Marcumar! (Tab. 36.**6**, S. 577)

Arteriovenöse Fistel (AV-Fistel)   selten

▶ Pathologische Kurzschlußverbindung (Shunt) zwischen arteriellem und venösem System.

Die meisten AV-Fisteln entstehen durch ein perforierendes Trauma (diagnostische Punktion, Schnitt, Stich, Schuß), wenn sowohl Arterie als auch Vene verletzt werden. Seltener sind angeborene AV-Fisteln. Einen Sonderfall bilden die operativ geschaffenen Dialyse-Shunts.

Klinisch imponieren die Fisteln als pulsierender Tumor mit typischem Maschinengeräusch bei der Auskultation. Durch den starken Blutfluß (Shunt-Volumen) kommt es zu einer Steigerung des Herzzeitvolumens mit entsprechender kardialer Belastung.

Therapie

Kurzschlußbeseitigung durch operative Korrektur (Nahtverschluß der Fistel).

Lungenembolie   selten

▶ Partieller oder totaler Verschluß der Lungenarterien durch einen Embolus aus den Beinvenen (Abb. 36.**18**).

Die Lungenembolie ist Folge einer tiefen Venenthrombose im Becken-, Oberschenkel- oder Wadenbereich (vgl. Kapitel 35). Sie kann nach jeder Operation und jeder Vollnarkose auftreten (Häufigkeit 1:1000), jedoch auch bei nichtchirurgischen Patienten. Über die V. cava inferior gelangt der Embolus in das rechte Herz und die Lungenstrombahn (Tab. 35.**2**). Zur Thromboembolieprophylaxe s. Kapitel 12.

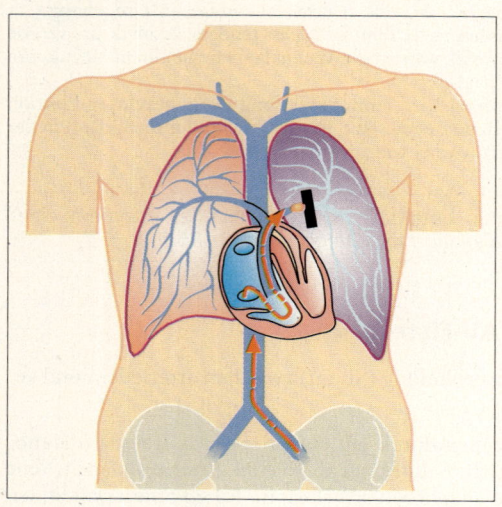

Abb. 36.**18 Lungen-embolie.** Das Blutgerinnsel gelangt von den Beinvenen über das rechte Herz in die Lungenarterie

Klinik

Meist strömen nur kleine Emboli in die Lungenstrombahn, wodurch nur periphere Arterien verschlossen werden. Die Beschwerden können dann gering sein (Tachykardie, leichte Dyspnoe) und sich innerhalb weniger Tage zurückbilden.

Wird hingegen ein größerer Teil der pulmonalen Strombahn oder gar der gesamte Truncus pulmonalis versperrt, so resultiert eine *fulminante Lungenembolie* (fulmen, lateinisch: Blitz), die „wie ein Blitz aus heiterem Himmel" zum Tode innerhalb weniger Minuten führen kann (Rechtsherzversagen).

Symptome sind: akuter thorakaler Schmerz mit Atemnot, Zyanose, Tachykardie, Blutdruckabfall, Schock. Das Bild ähnelt einem Myokardinfarkt. EKG-Veränderungen (Cor pulmonale) finden sich in schweren Fällen. Zur *Diagnosesicherung* Angiographie (DSA) oder Szintigraphie. EKG und Bestimmung der Herzenzyme zum Ausschluß eines Myokardinfarktes.

Typischer Zeitpunkt für das Auftreten einer Lungenembolie ist die Phase nach der Mobilisation des Patienten ca. 2–5 Tage postoperativ!

Therapie

In leichten Fällen ist *Vollheparinisierung* (30 000 IE/24 Std.) und *O₂-Sonde* ausreichend. Bei Herz-Kreislauf-Versagen muß eine Reanimation erfolgen. Therapie der Wahl ist die *medikamentöse Lyse* über einen zentralvenösen Zugang.

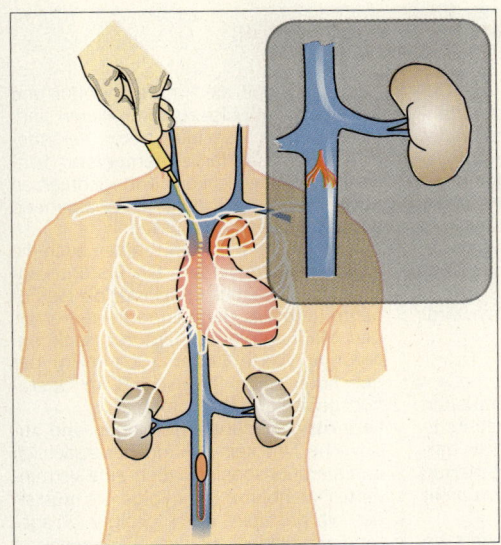

Abb. 36.**19 Kavafilter.**
Das Gitternetz wird nach
Punktion der V. jugularis
interna mit einem Katheter
unter Röntgendurchleuch-
tung in die V. cava inferior
geschoben, wo es sich
unterhalb der Nierenvenen
einhakt

Nur bei schwerster kardiorespiratorischer Beeinträchtigung, wenn eine Lyse
zu lange dauern würde, ist die operative Embolektomie indiziert (*Trendelen-
burg-Operation:* mediane Sternotomie, Embolektomie der Lungenarterien).

Nach einer Lungenembolie wird Marcumar für 12 Monate verordnet. Bei
rezidivierenden Lungenembolien trotz Antikoagulation kann ein Kavafilter in
die untere Hohlvene eingesetzt werden, welches die abgelösten Thromben
aus den Becken-Bein-Venen auffängt (Abb. 36.**19**).

Eine *Luftembolie* entsteht, wenn größere Luftmengen (ab ca. 70 cm³) in das venöse
System gelangen, z. B. bei unbeobachteter Druckinfusion, diskonnektiertem Kavakathe-
ter, intraoperativer Venenverletzung. Die Luft strömt über das rechte Herz in die
Lungenarterien. Die Symptome ähneln der Lungenembolie.

Therapie: Herzpunktion oder Rechtsherzkatheter, Reanimation.

(*Fettembolie* s. Kapitel 37, S. 621.)

Pflegeschwerpunkte bei Gefäßoperationen

Die einzelnen Pflegemaßnahmen bei Gefäßeingriffen hängen vom Narkoseverfahren und vor allem von der Lokalisation des Gefäßes ab. Dabei kann grob untergliedert werden in Gefäßoperationen intra- und extraabdominell. Diese Einteilungsform wird zum besseren Verständnis bei den unterschiedlichen Pflegeschwerpunkten beibehalten, wobei nur auf die Konsequenzen der am häufigsten ausgeführten Gefäßoperationen eingegangen wird.

Präoperative Pflege

Darmentleerung. Bei Gefäßoperationen in Allgemeinnarkose sowie bei abdomineller Zugangsweise ist das Abführen mittels Klysma ausreichend. Bei Eingriffen in Spinalanästhesie braucht der Darm nicht entleert zu sein.

Rasur. Wird intraabdominell operiert, so ist von der Axilla bis zur Mitte der Oberschenkel zu rasieren. Bei Gefäßoperationen an den unteren Extremitäten ist je nach Schnittführung eine zirkuläre Rasur des Beines von der Leiste bis zum Knie oder von der Leiste bis zum Knöchel vorzunehmen. Bei leistennahen Eingriffen muß bis zum Nabel rasiert werden.

OP-Bekleidung. Patienten mit peripher arterieller Verschlußkrankheit Stadium III und IV dürfen wegen der Gefahr der zusätzlichen Strombahneinengung *keine* Beine gewickelt bzw. Antithromboemboliestrümpfe angezogen bekommen.

Bei pAVK Stadium I und II ist am nicht zu operierenden Bein das Tragen eines Antithromboemboliestrumpfes zur Thromboseprophylaxe gestattet.

Postoperative Pflege

Beobachtungsmaßnahmen. Nach Gefäßoperationen kann es zu Sofortverschlüssen kommen, weshalb die *Durchblutungssituation* speziell in dem distal der Operationsstelle versorgten Gefäßgebiet beurteilt werden muß. Das bedeutet z. B. bei Operationen an den unteren Extremitäten, daß die Hauttemperatur und Bein- bzw. Fußpulse zu kontrollieren sind. Bei erneutem Verschluß treten Veränderungen von Hautfarbe, -temperatur, Sensibilität, Beweglichkeit und Schmerzen auf, so daß Gefäßoperierte dahingehend beobachtet werden müssen.

Besondere Beachtung sollten auch die *Blutdruckwerte* finden. Ein Blutdruckanstieg über 180 mmHg belastet die Gefäßnähte (und das Herz) abnorm und erfordert Maßnahmen zur Blutdrucksenkung. Niedrige Werte (unter 100 mmHg) begünstigen einen Reverschluß im Operationsgebiet durch Thrombose.

Lagerung. Gefäßabknickungen und zusätzliche Druckeinwirkung hauptsächlich im Operationsgebiet haben eine verminderte Durchblutung zur Folge. Sie müssen deshalb prinzipiell durch geeignete Lagerung vermieden werden. Das bedeutet z. B. für Patienten nach Beckeneingriffen Flachlagerung der Beine bei leicht erhöhtem Oberkörper (ca. 30 Grad). Bei knieüberschreitendem Bypass (femorokrural) keine stärkere Beugung im Kniegelenk (30 Grad ist optimal). Druckgefährdete Körperstellen sind dabei nach den Regeln der Dekubitusprophylaxe zu unterpolstern.

Bei Patienten mit pAVK Stadium III oder IV ist eine fersenentlastende Lagerung (Druckschäden!) von besonderer Bedeutung.

Bei Operationen an den unteren Extremitäten kann eine leichte *Tieflagerung der Beine* und Warmhalten durch Einwickeln in Watteverband die postoperative Durchblutung erleichtern. Eine extreme Beintieflage würde hingegen das postoperative Wundödem verstärken und somit wiederum die Durchblutung beeinträchtigen.

Merke: Nach Operationen am arteriellen System der unteren Extremitäten dürfen die Beine nur auf ausdrückliche Anordnung hochgelagert werden.

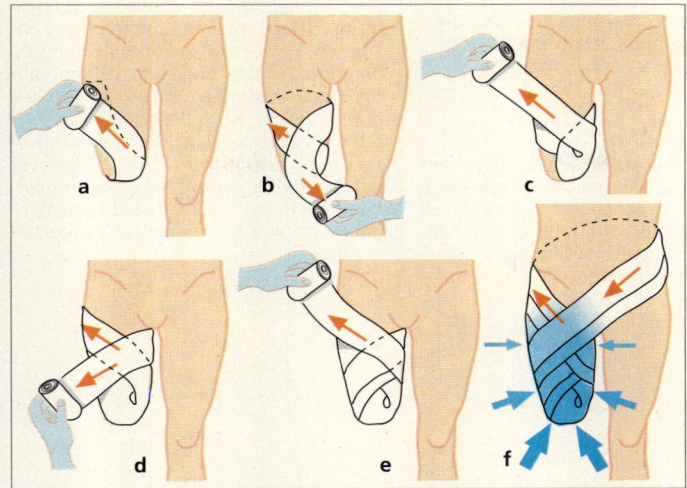

Abb. 36.20 Wickeln eines Stumpfes nach Oberschenkelamputation.
Die Wickelung erfolgt in Achtertouren, der Druck der Binde nimmt nach
proximal ab

Mobilisation. Für die Mobilisation gilt ebenso die Regel, daß Gefäße im betroffenen Gebiet nicht abgeknickt werden dürfen, d. h. Stehen, Liegen und Gehen, aber nicht längeres Sitzen sind bspw. bei Eingriffen an den unteren Extremitäten erlaubt.

Der Mobilisationszeitpunkt variiert. So können die Gefäßoperierten nach Spinalanästhesie ab dem 1. postoperativen Tag, nach abdominellen Eingriffen oft erst nach Entfernung der Redon-Drainagen am 2. postoperativen Tag zum ersten Mal aufstehen. Die Unterstützung bei der Mobilisation durch Gehhilfen wie z. B. Gehbock ist ratsam.

Prophylaxen. Bei abdominellen Eingriffen ist wegen der ausgedehnten Schnittführung und den daraus resultierenden Schmerzen mit Schonatmung die *Pneumonieprophylaxe* verstärkt durchzuführen. Zur *Wunddehiszenzprophylaxe* (Platzbauchgefahr) wird in den ersten 2 Wochen ein Stützverband um den Leib

(Bauchbinde) vor allem zur Mobilisation getragen. Reverschlüssen durch Thromben wird gelegentlich mit einer höher dosierten *Heparinisierung* als sonst postoperativ üblich vorgebeugt. Dabei ist zu berücksichtigen, daß Injektionen in die operierte Extremität verboten sind (Wundheilungsstörungen begünstigt, eingeschränkte Resorptionsmöglichkeit).

Darmtätigkeit. Milder wirksame Abführmethoden sollten zur Anregung der Darmtätigkeit bei allen intraabdominellen Gefäßoperationen ausgewählt werden. Ansonsten kann, wie in Kapitel 12, S. 281 besprochen, verfahren werden.

Wundbehandlung. Hautfäden werden bei Bauchnähten zwischen dem 10.–14. Tag gezogen. Redon-Drainagen werden im allgemeinen für 1–2 Tage belassen. Nach Oberschenkel- bzw. Unterschenkelamputation muß der Amputationsstumpf zur Wundödemprophylaxe entsprechend Abb. 36.20 gewickelt werden.

Merke: Nach Oberschenkel- und Unterschenkelamputation werden die Fäden frühestens nach 3 Wochen entfernt!

Entlassungsberatung. Die Patienten sind für eine Lebensweise zu motivieren, die mögliche *Risikofaktoren* für Rezidive (Ernährungsfehler, Adipositas, Rauchen, Bewegungsmangel) weitgehend ausschaltet. Des weiteren sind durchblutungsfördernde Maßnahmen (z. B. Gymnastik, Schwimmen, Radfahren usw.) anzuraten. Ferner sind zukünftig Einengungen durch Gummizüge von Strumpfbändern oder sonstigen einengenden Kleidungsstücken im operierten Gefäßabschnitt zu vermeiden. Bei *Dauerantikoagulation* muß, sofern nicht bereits vor der Operation eine Antikoagulationseinnahme erfolgte, über die Medikamentengabe und ihre Konsequenzen aufgeklärt werden.

37. Frakturen

Terminologie

▶ Ein *Knochenbruch (= Fraktur)* entsteht durch direkte oder indirekte Gewalteinwirkung, wobei die Elastizitätsgrenze des Knochens überschritten wird und daraus eine Zusammenhangstrennung des Knochens resultiert. Die *Bruchstücke (Fragmente)* werden durch den *Bruchspalt (Frakturlinie)* voneinander getrennt.

Einteilung der Frakturen

Knochenbrüche können nach verschiedenen Gesichtspunkten eingeteilt werden.

Art der Gewalteinwirkung

Die Gewalt kann direkt oder indirekt auf den Knochen einwirken. Von einem *direkten Trauma* sprechen wir bei Schlag-, Stoß-, Tritt- oder Schußverletzung, wobei der Knochen direkt an der Einwirkungsstelle bricht. *Indirekte Traumen* sind Biegung, Drehung (= Torsion), Stauchung (= Kompression), Zugkräfte oder Scherkräfte.

Es gibt auch Knochenbrüche, bei denen ein adäquates äußeres Trauma fehlt. Der Knochen bricht anläßlich eines Bagatelltraumas an einer krankhaft geschwächten Stelle, z. B. im Bereich einer Knochengeschwulst. Diese Brüche werden deshalb als *pathologische Frakturen* oder *Spontanfrakturen* bezeichnet.

Von einem *Ermüdungsbruch* (selten) spricht man, wenn ein Knochen nach längerer Überanspruchung nachgibt und frakturiert. Beispiel: Ermüdungsbruch eines Mittelfußknochens nach längerem Gewaltmarsch, sog. „Marschfraktur".

Hautbeteiligung

Man unterscheidet offene Frakturen und geschlossene Frakturen. Ist die Haut im Bereich des Bruches unverletzt, handelt es sich um eine *geschlossene Fraktur*. Ist die Haut durch ein direktes Trauma von außen oder durch Anspießung von innen eröffnet, spricht man von *offener Fraktur*.

> **Merke:** Die offene Fraktur bedeutet Infektionsgefahr!

Ist die schützende Haut verletzt, können Bakterien von außen in die Wunde und in den Knochen eindringen. Es besteht die Gefahr des Knocheninfektes

(Osteomyelitis). Deshalb werden offene Frakturen möglichst frühzeitig (innerhalb von 6 Stunden) operativ versorgt. Dabei wird der Knochen operativ stabilisiert, die Haut genäht und ein Antibiotikum verabreicht.

Die offene Fraktur ist ein Notfall! Operative Versorgung möglichst innerhalb von 6 Stunden! Sofortiger steriler Verband (am Unfallort), der bis zur Operation wegen Infektionsgefahr *nicht* entfernt werden darf!

Bei offenen Frakturen werden *drei Schweregrade* unterschieden:
- *Offene Fraktur 1. Grades* = Durchspießung der Haut von innen, ohne erhebliche Weichteilschädigung.
- *Offene Fraktur 2. Grades* = Hautdurchtrennung von außen, ohne erhebliche Weichteilschädigung.
- *Offene Fraktur 3. Grades* = ausgedehnte Eröffnung der Fraktur mit massiver Weichteilschädigung (Muskeln, Sehnen, Gefäße, Nerven).

Oberflächliche Hautschädigungen wie Schürfungen und Prellungen sind keine offenen Frakturen.

Zahl der Fragmente

Man unterscheidet *einfache* Brüche und *Mehrfragmentbrüche*. Bei sehr vielen kleinen Bruchstücken spricht man von einer *Trümmerfraktur*. Beim Doppelbruch (= *Stückfraktur*) ist ein Knochen an zwei Stellen gebrochen, wobei sich zwischen beiden Frakturlinien ein größeres intaktes Bruchstück befindet (häufig bei Rippenbrüchen).

Verlauf der Frakturlinie

Nach Form des Bruchspaltes spricht man von Quer-, Längs-, Schräg-, Spiral-, T- oder Y-Frakturen.

Lokalisation der Frakturlinie

An den meisten Knochen gibt es mehrere typische Stellen, an denen Frakturen besonders häufig auftreten. Die Bezeichnung richtet sich nach der anatomischen Region des betroffenen Knochens (s. als Beispiel Abb. 37.**28**, S. 630).

Verschiebung der Bruchstücke = Dislokation

Man unterscheidet Brüche *ohne Dislokation* und *mit Dislokation* (Abb. 37.**1**).

Einige spezielle Frakturformen seien hervorgehoben:

Fissur. Traumatisch bedingte Spaltbildung („Sprung") ohne vollständige Zusammenhangstrennung. Häufig am Schädeldach.

Grünholzfraktur. Unvollständiger Biegungsbruch, bei dem die Knochenhaut (Periost) ganz oder teilweise erhalten ist (Abb. 37.**2**). Die Bruchform ähnelt der eines „frischen grünen Holzes", daher die Bezeichnung. Kommt *nur im Wachstumsalter* vor, solange das Periost noch elastisch ist.

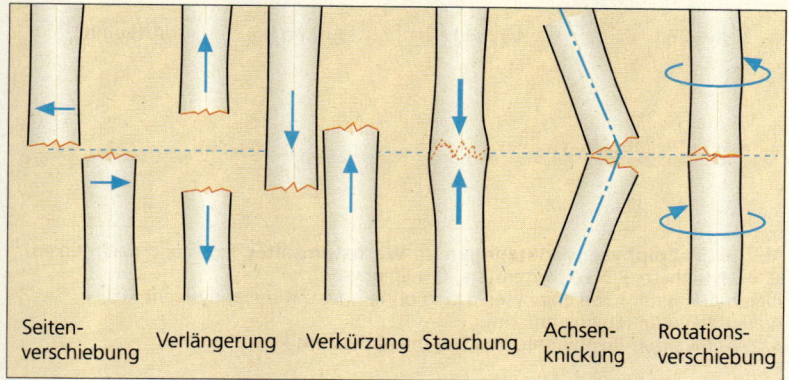

Seiten-
verschiebung   Verlängerung   Verkürzung   Stauchung   Achsen-
knickung   Rotations-
verschiebung

Abb. 37.**1**   **Dislokationsformen bei Frakturen**

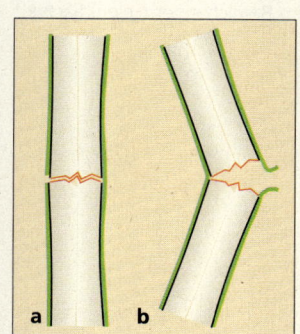

a   b

Abb. 37.**2**   **Grünholzfraktur.** Diese Frakturform
tritt nur bei Kindern auf. Der stabilisierende
Periostschlauch (grün) des Knochens ist weitgehend erhalten. Deshalb findet sich keine (**a**)
oder nur eine leicht zu reponierende Fehlstellung
der Fragmente (**b**)

Epiphysenverletzungen. Verletzungen der noch nicht verknöcherten Epiphyse (=
Wachstumsfuge) gibt es *nur bei Kindern*. Nach Aitken (zeitgenössischer Chirurg) unterscheidet man folgende Formen (Abb. 37.**3**).

Epiphysiolyse (Aitken 1). Traumatische Abtrennung der Epiphyse von der Metaphyse,
ohne oder mit metaphysärem Biegungskeil. Keine Gefahr von Wachstumsstörungen,
konservative Behandlung.

Epiphysenfraktur (Aitken 2 und 3). Fraktur kreuzt die Wachstumsfuge. Gefahr von
Wachstumsstörungen, meist operative Behandlung.

Flake fracture (flake, engl.: Flocke, Schuppe). Kleine Absprengung im Bereich einer
Gelenkfläche (Abb. 37.**4**), meistens Knie- oder Sprunggelenk, die ohne Behandlung zu
schweren Gelenkschäden (Arthrose) führen kann. Therapie durch operative Wiederan-
heftung (Refixierung durch Fibrinklebung, resorbierbare Stifte oder Schrauben).

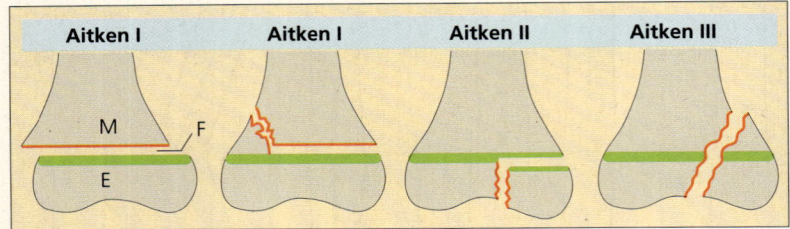

Abb. 37.**3** **Epiphysenverletzungen im Wachstumsalter.** Einteilung nach Aitken.
M = Metaphyse, F = Epiphysenfuge, E = Epiphyse
Aitken-1-Fraktur: reine Epiphysenlösung ohne oder mit metaphysärem Keil,
Aitken-2-Fraktur: Epiphysenfraktur,
Aitken-3-Fraktur: Epiphysenfraktur mit metaphysärem Keil

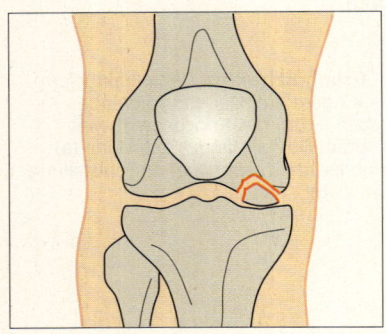

Abb. 37.**4** **Flake fracture.** Kleine Absprengung aus Knorpel oder Knochen im Bereich einer Gelenkfläche

Klinik

Klinische Frakturzeichen

Man unterscheidet *sichere Frakturzeichen*, die die Diagnose eines Knochenbruches auch ohne Röntgenaufnahme beweisen, und *unsichere Frakturzeichen*, die zwar auf eine Fraktur verdächtig sind, jedoch auch durch eine Prellung bedingt sein können. Eine Röntgenaufnahme ist immer erforderlich.

Sichere Frakturzeichen. Allein vom klinischen Befund sind folgende Zeichen beweisend für einen Knochenbruch:
* *abnorme Beweglichkeit,*
* *Knochenreiben* (Krepitation) bei Bewegung, fühlbar oder hörbar,
* Sichtbarkeit eines *durchgespießten Fragments* bei offener Fraktur.

Unsichere Frakturzeichen. Hierzu gehören Schmerzen, Schwellung, Bluterguß und Bewegungseinschränkung der betroffenen Gliedmaße.

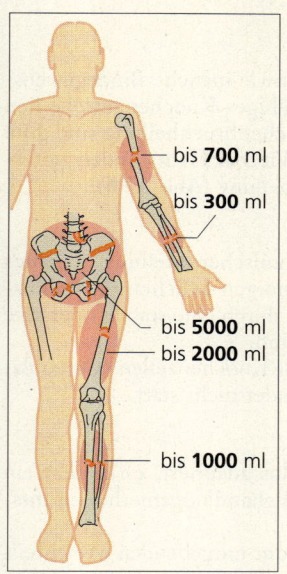

Abb. 37.**5** Blutverlust bei geschlossenen Frakturen

bis **700** ml

bis **300** ml

bis **5000** ml
bis **2000** ml

bis **1000** ml

Begleitverletzungen. Bei jedem Knochenbruch kann umgebendes Gewebe mitverletzt sein. Das gilt insbesondere für Haut, Muskeln, Sehnen, Nerven und Gefäße. Zur Untersuchung gehört deshalb neben der obligaten Röntgenaufnahme unbedingt der klinische Befund über die *motorische* Funktion und *Sensibilität* der gebrochenen Körperregion sowie der *Pulsstatus*.

Beispiele für häufige Begleitverletzungen: Verletzungen des N. radialis bei Oberarmfraktur, Verletzung der A. poplitea bei Frakturen im Kniebereich.

Blutverlust bei Frakturen

Jeder Knochenbruch führt zu einer Blutung im Frakturbereich. In Körperregionen mit dicker Weichteilhülle kann der Blutverlust erhebliche Ausmaße erreichen, weil die Zahl der zerrissenen Blutgefäße groß ist und mehr Raum zur Ausbreitung des Hämatoms zur Verfügung steht (Abb. 37.**5**).

Beachte, daß ein Blutverlust von 1–2 l das klinische Bild eines Kreislaufschocks verursachen kann, insbesondere bei Frakturen im Bereich des Bekkens und der Lendenwirbelsäule (retroperitoneale Hämatomausbreitung) sowie bei Oberschenkelbrüchen. Deshalb ist eine engmaschige Puls- und Blutdruckkontrolle, Hämoglobinbestimmung und intravenöse Volumensubstitution erforderlich.

Frakturheilung

Bestimmte Zellen des Knochens (Osteoblasten) sowie manche Bindegewebszellen sind in der Lage, stabiles, voll belastungsfähiges Knochengewebe neu zu bilden. Voraussetzung für eine ungestörte Knochenbruchheilung sind gute Durchblutung und Ruhigstellung der Fraktur. Wie bei Hautwunden unterscheidet man eine *primäre* und *sekundäre* Frakturheilung (Abb. 37.**6**).

Primäre Knochenheilung

Voraussetzung: Die Bruchenden stehen in anatomischer Stellung fugenlos adaptiert. Diese Situation ist außer bei unvollständigen Brüchen (Grünholzfraktur, Fissur) nur gegeben, wenn die Fragmente durch eine stabile operative Osteosynthese ideal reponiert und ruhiggestellt sind.

   Heilungsablauf: Der Bruchspalt wird direkt von Knochenzellen (Osteoblasten) überbrückt. Eine sichtbare Kallusbildung findet nicht statt.

Sekundäre Knochenheilung

Voraussetzung: Die Bruchenden sind nicht fugenlos adaptiert, es besteht ein größerer Frakturspalt, wie es bei konservativen Behandlungsmethoden meistens der Fall ist.

   Heilungsablauf: In den Frakturspalt sprossen vom umgebenden Weichteilgewebe kleine Blutgefäße ein, aus denen Bindegewebszellen austreten. Diese Gewebszellen wandeln den Bluterguß (Frakturhämatom), der den Bruchspalt und seine Umgebung ausfüllt, in Bindegewebe um. Diese anfangs noch weiche Verbindung der Bruchenden nennt man *Kallus* (Kallus = Narbe, Schwiele). Erst im Laufe von Wochen wird der Kallus durch Kalkeinlagerung hart und belastungsfähig. Die sekundäre Knochenheilung ist dann abgeschlossen.

Heilungsdauer

Die Heilungsdauer eines Knochens hängt wesentlich von der Bruchlokalisation (Durchblutung!) und dem Alter des Patienten (bei Kindern kürzere Heilungs-

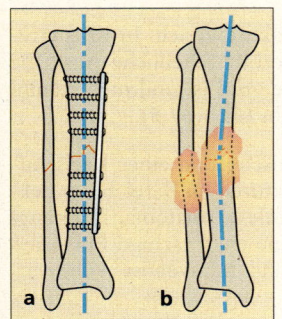

Abb. 37.6 Frakturheilung
a *Primäre Knochenheilung.* Mit einer stabilen Osteosynthese erreicht man Knochenheilung in idealer Stellung ohne Kallusbildung
b *Sekundäre Knochenheilung.* Bei konservativer Behandlung resultiert eine Kallusbildung durch Bewegungsunruhe

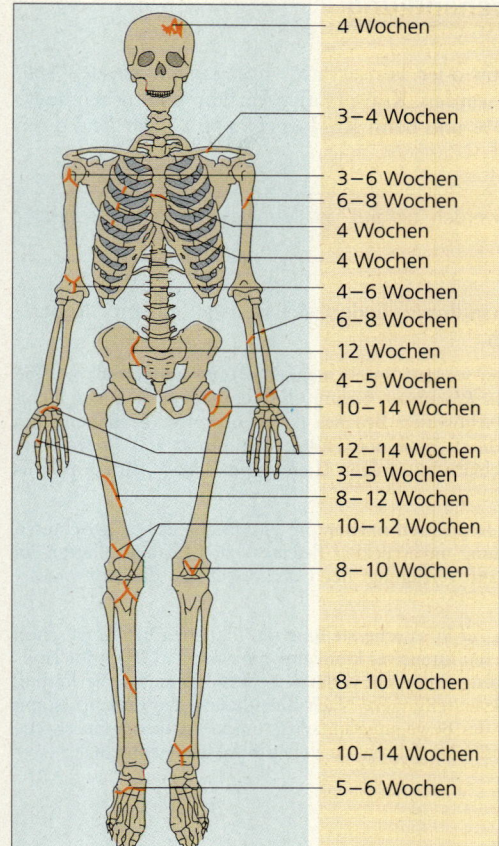

Abb. 37.**7 Heilungsdauer von Knochenbrüchen bei Erwachsenen**

4 Wochen

3−4 Wochen

3−6 Wochen
6−8 Wochen
4 Wochen
4 Wochen
4−6 Wochen
6−8 Wochen
12 Wochen
4−5 Wochen
10−14 Wochen

12−14 Wochen
3−5 Wochen
8−12 Wochen
10−12 Wochen
8−10 Wochen

8−10 Wochen

10−14 Wochen
5−6 Wochen

zeiten) ab. Bei *konservativer* Behandlung gelten die in Abb. 37.7 genannten Knochenheilungszeiten. Eine *operative* (übungsstabile) Frakturbehandlung verkürzt die Heilungsdauer nicht grundsätzlich, allerdings führt sie oft zu einem besseren funktionellen Endergebnis. Wenn die biologisch determinierte Heilungszeit dem Patienten nicht zugemutet werden kann, muß eine *belastungsstabile* Osteosynthese erfolgen (Beispiel: Schenkelhalsfraktur des alten Menschen).

Faustregel: Knochenheilungsdauer bei Erwachsenen 6–12 Wochen (oben 6, unten 12). Bei Kindern die Hälfte.

Konservative Frakturbehandlung

Die Entscheidung, ob operativ oder konservativ vorgegangen werden soll, muß immer individuell gefällt werden. Konservative Verfahren kommen heute beim Erwachsenen in etwa 50 % und beim Kind in etwa 90 % aller Frakturen zur Anwendung.

Merke: Kindliche Frakturen werden bis auf wenige Ausnahmen konservativ behandelt!

Das Prinzip jeder Frakturbehandlung gliedert sich in drei Schritte: Reposition, Retention, Rehabilitation.

Reposition. Dislozierte Frakturen werden durch manuellen Zug und Druck auf die Extremität eingerichtet *(geschlossene Reposition)*. Gelingt die Reposition von außen nicht, so muß die Einrichtung des verschobenen Bruches durch operative Freilegung des Knochens erfolgen *(offene Reposition)*. Eine notwendige Reposition soll so früh wie möglich und unter Schmerzausschaltung erfolgen (Leitungsanästhesie, Bruchspaltanästhesie, Kurznarkose).

Retention (Fixation). Nach der Reposition müssen die Fragmente des eingerichteten Bruches bis zur knöchernen Heilung unverrückbar fixiert werden (Ruhigstellung). An konservativen Methoden stehen zur Verfügung: der *Gipsverband* und die *Extensionsbehandlung* (s. unten).

Rehabilitation. Die Maßnahmen zur Wiederherstellung des Patienten beginnen schon während der Ruhigstellungsphase mit intensiver krankengymnastischer Übungsbehandlung und sofortiger aktiver Bewegung aller nicht verletzten Extremitäten zur Verhütung von Muskelatrophien und Gelenkversteifungen. Nach Beendigung der Frakturheilung wird auch der verletzte Abschnitt des Bewegungsapparates durch krankengymnastische Übungen und spezielle Rehabilitationsverfahren zur vollen Funktion gebracht.

Gipsbehandlung

Neben den herkömmlichen Gipsbinden gibt es heute leichte wasserfeste Materialien. Grundsätzlich soll der Gipsverband die *beiden* der Fraktur benachbarten Gelenke mit ruhigstellen. Bei einem Unterschenkelbruch muß der Gips also sowohl über das Knie als auch über das Sprunggelenk hinausgehen (sog. Oberschenkelgips). Allerdings gibt es von dieser Regel mehrere Ausnahmen (z. B. Unterarmgips bei Speichenbruch, Unterschenkelgips bei Knöchelbruch).

Die immobilisierten Gelenke fixiert man in *Funktionsstellung (= Gebrauchsstellung)*, um eine Gebrauchsfähigkeit im Gips möglichst wenig einzuschränken (Ellbogen 90 Grad gebeugt, Finger leicht gebeugt) und die ungünstigen Folgen einer möglichen Versteifung gering zu halten. Besonders beim Sprunggelenk besteht die Gefahr der „Spitzfußstellung", deshalb wird das

Tabelle 37.**1** **Gipsbehandlung.** Vor- und Nachteile

Vorteile
- baldige Mobilisation des Patienten, besonders bei Gehgipsen
- häufig ambulante Behandlung möglich
- keine Infektionsgefahr, weil Fraktur geschlossen bleibt

Nachteile
- keine vollkommene Ruhigstellung des Knochens möglich (dicker Weichteil-mantel)
- Gefahr von Druckschäden (vorspringende Knochenstellen, Drucklähmung von Nerven, Durchblutungsstörungen bei zu engem Gips)
- lange Ruhigstellung der benachbarten Gelenke führt zu Muskelatrophie und Gelenkversteifung

Sprunggelenk grundsätzlich in Neutral-Null-Stellung eingegipst, d.h. der Fuß muß im rechten Winkel zur Unterschenkelachse stehen. Über die Vor- und Nachteile einer Gipsbehandlung orientiert Tab. 37.**1**.

Bei jeder *frischen* Verletzung muß damit gerechnet werden, daß der traumatisierte Bereich innerhalb der folgenden Stunden oder Tage durch zunehmende Weichteilschwellung (Bluterguß) *anschwillt*. Deshalb darf bei frischen Verletzungen niemals ein zirkulärer Gipsverband angelegt werden, weil dieser eine unnachgiebige Hülle für die Extremität darstellt und schwere Druckschäden oder Durchblutungsstörungen durch Kompression bewirken kann.

Deshalb werden *bei frischen Verletzungen nur Gipsschienen* angelegt. Falls man sich trotzdem für einen zirkulären Gips entscheidet, muß dieser unbedingt gespalten, d.h. über die gesamte Länge aufgeschnitten werden. Unabhängig von der Art des Gipsverbandes sind Knochenvorsprünge wegen der Gefahr von Druckneurosen mit Filzstückchen zu polstern (Oberarmkondylen, Fibulaköpfchen, Knöchel, Ferse).

Die Patienten sind anzuweisen, die eingegipste Extremität möglichst *hoch zu lagern* (geringere Schwellungsneigung) und bei stärkeren Schmerzen, Durchblutungsstörungen (kalte oder gefühllose Finger oder Zehen) oder Stauungszeichen (geschwollene Finger oder Zehen) sofort den behandelnden Arzt aufzusuchen.

In diesem Fall ist der Gipsverband zu eng geworden und muß neu angelegt werden. Grundsätzlich muß nach Anlegen eines jeden Gipses 24 Stunden später eine ärztliche Kontrolle der *Durchblutung, Sensibilität und Motorik* erfolgen. Ambulante Patienten müssen zur Gipskontrolle am Folgetag erneut einbestellt werden (Abb. 37.**8**).

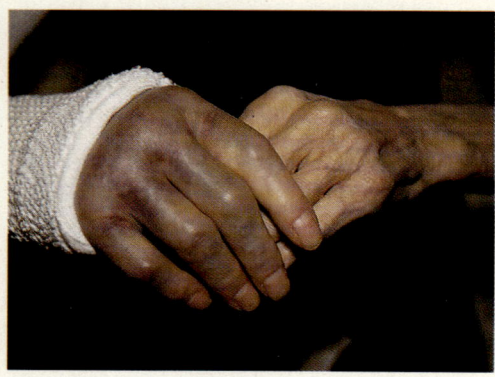

Abb. 37.**8 Fingerschwel-
lung bei zu engem Gips-
verband.** 80jährige Frau
mit Unterarmfraktur rechts,
3 Tage nach Oberarmgips-
schiene. Die obligatorische
Gipskontrolle nach 24
Stunden war nicht erfolgt

Merke: Bei frischen Verletzungen darf niemals ein zirkulärer Gips angelegt
werden! Nach jedem Gips Röntgenkontrolle in zwei Ebenen! Jeder Gips muß
am Folgetag ärztlich kontrolliert werden!

Gipsverbände der oberen Extremität (Abb. 37.**9**)

Bei frischen Verletzungen wird eine volare oder dorsale Gipsschiene angelegt.
Ob die Fingergelenke frei bleiben, hängt von der Lokalisation der Fraktur ab.
Bei älteren Verletzungen (nach Abschwellung) wird die Gipsschiene durch
einen zirkulären Gips ersetzt.

Unterarm-Gipsschiene. Bei frischen Verletzungen im Bereich der Finger, Handgelenk
(z. B. Radiusfraktur), auch bei Sehnenscheidenentzündung.

Oberarm-Gipsschiene. Bei frischen Verletzungen im Bereich Ellenbogengelenk und
Unterarm (z. B. Fraktur), auch bei Schleimbeutelentzündung (Bursitis olecrani).

Unterarmgips. Bei älteren Verletzungen (nach Abschwellung) im Bereich des Handgelenkes (z. B. Radiusfraktur).

Navikulare-Gips. Bei Kahnbeinfraktur nach Abschwellung (Gips muß Daumen- und
Zeigefingergrundgelenk einschließen).

Oberarmgips. Bei älteren Verletzungen (nach Abschwellung) im Bereich Ellenbogengelenk und Unterarm.

Hängegips (Hanging cast). Bei Oberarmschaftfrakturen (nach Abschwellung) mit
Fehlstellung durch Verkürzung. Extension der Humerusfraktur durch Gewicht.

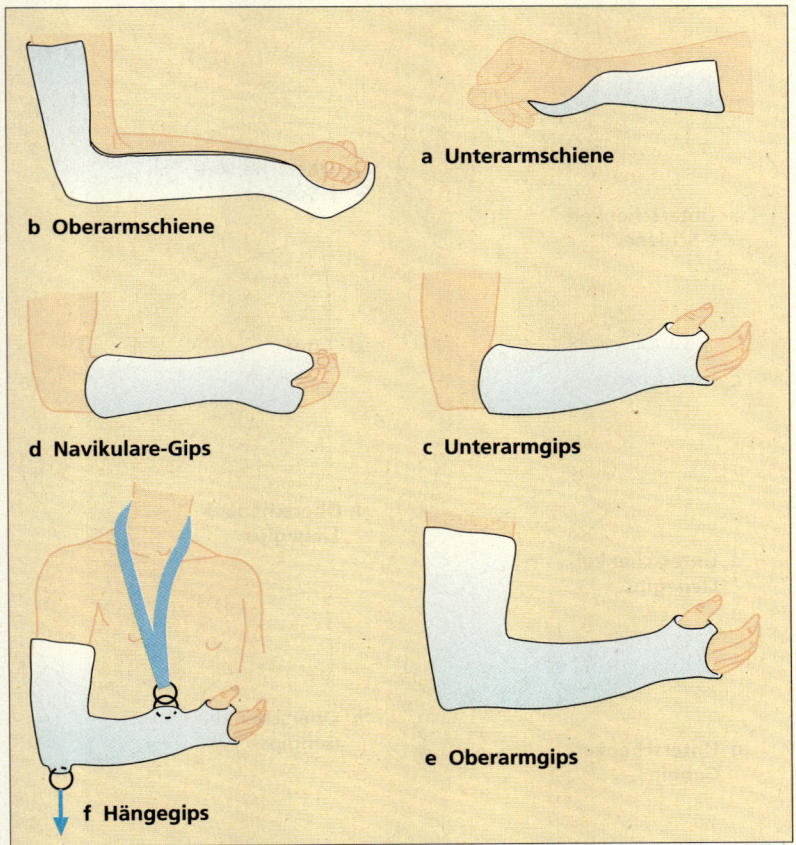

a Unterarmschiene

b Oberarmschiene

d Navikulare-Gips

c Unterarmgips

e Oberarmgips

f Hängegips

Abb. 37.**9** **Gipsverbände der oberen Extremität.** Beispiele

Gipsverbände der unteren Extremität (Abb. 37.**10**)

Sofern der Patient keine Bettruhe einhalten muß, ist er mit zwei Unterarmgehstützen („Krücken") zu versorgen, wenn die verletzte Extremität nicht belastet werden darf (Gipsschiene, Liegegips). Die Fortbewegung erfolgt als „Drei-Punkte-Gang" (2 Gehhilfen plus ein Bein), wobei das eingegipste Bein nicht aufgesetzt wird. Dient der Gips lediglich der Gelenkfixierung bei erlaubter Belastung (Gehgips, Tutor), so ist nur ein Gehstock zur zusätzlichen Abstützung erforderlich.

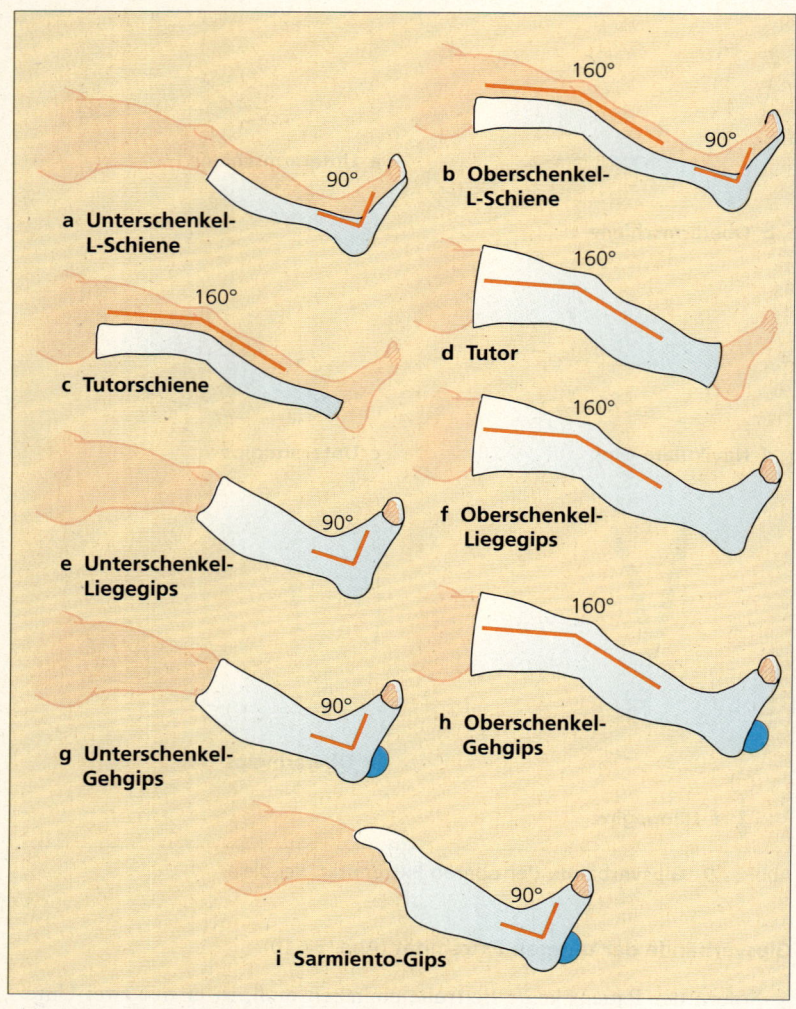

Abb. 37.**10 Gipsverbände der unteren Extremität.** Beispiele

L-Schiene. Dorsal angewickelter L-förmiger Gipsstreifen. Indiziert bei frischen Verletzungen, die anschwellen können und keine Belastung erlauben. *Unterschenkel-L-Schiene* bei Verletzungen im Bereich Sprunggelenk und Fuß, *Oberschenkel-L-Schiene* bei Verletzungen im Bereich Oberschenkel, Knie und Unterschenkel. Keine Belastung erlaubt.

Tutorschiene. (Tutor, lat.: Beschützer). Dorsal angewickelter Gipsstreifen zur Ruhigstellung des Kniegelenkes bei Gelenkerguß. Sprunggelenk bleibt frei beweglich. Patient kann Schuh anziehen und darf das Bein voll belasten.

Tutor. Wie Tutorschiene vom Knöchel bis zur Leiste, aber zirkulär. Zur Ruhigstellung des Kniegelenks, wenn keine Ergußgefahr besteht und die Verletzung eine Vollbelastung erlaubt.

Liegegips. Im Gegensatz zur Gipsschiene sind die Gipsbinden zirkulär gewickelt. Darf nur bei älteren Verletzungen angelegt werden, wenn sich die Weichteilschwellung komplett zurückgebildet hat. Keine Belastung erlaubt.

> Die Bezeichnung „Liegegips" besagt keinesfalls, daß der Patient ständig liegen, also Bettruhe halten muß. Nach ärztlicher Anordnung ist Aufstehen durchaus erlaubt, allerdings darf das mit einem Liegegips versehene Bein nicht belastet werden. Der Patient erhält Unterarmgehstützen, damit das verletzte Bein beim Gehen frei durchhängen kann.

Gehgips. Entsteht durch Umwandlung eines zirkulären Liegegipses. Wegen der Belastung wird die Sohle verstärkt und eine Gehilfe (Gehstollen, Gehrolle) eingegipst, damit der Patient auftreten und abrollen kann. Alternativ kann ein abnehmbarer Gehschuh angeschnallt werden. Ein Liegegips wird in einen Gehgips umgewandelt, wenn der knöcherne Heilungsverlauf eine Teilbelastung des verletzten Beines erlaubt.

Sarmiento-Gips. Sonderform des Unterschenkelgipses, der eine *frühfunktionelle Behandlung* erlaubt. Durch Anmodellieren des oberen Gipsabschlusses an den Schienbeinkopf wird Rotationsstabilität im Knie erreicht und ein Teil des Körpergewichtes auf den Gips übertragen, womit der Gips ähnlich einem Gehapparat wirkt und die Fraktur entlastet.
Behandlungstechnik nach Sarmiento (zeitgenössischer Arzt): Bei geschlossener Unterschenkelschaftfraktur primär nur 2 Wochen Oberschenkelliegegips. Dann Sarmiento-Unterschenkelgehgips mit zunehmender Belastung. Anstatt des Gipses kann ein Brace (Sarmiento-Brace-Technik) eingesetzt werden (brace, engl.: Stütze; im Sinne von industriell gefertigten Kunststoffmanschetten).

Merke: Auch bei ambulanten Patienten mit einem Gipsverband der unteren Extremität ist eine Thromboseprophylaxe erforderlich. Sie erfolgt mit niedermolekularem Heparin (Injektion 1 × täglich durch Hausarzt, evtl. durch den Patienten selbst), bei mehrwöchiger Ruhigstellung mit Marcumar.

Extensionsbehandlung

Bei diesem Verfahren wird die Retention durch andauernden Zug auf die Bruchstücke erreicht. Es ist damit besonders geeignet für Frakturen, die infolge starken Muskelzuges zu neuerlicher Verschiebung neigen, also für Brüche der unteren Extremität. Über die Wertigkeit des Verfahrens orientiert Tab. 37.**2**.

Der Zug erfolgt grundsätzlich am *distalen Fragment*. Als Angriffspunkt für die Zugkraft dient ein Metallstift (Kirschner-Draht), der in örtlicher Betäubung quer durch das körperferne Bruchstück des gebrochenen Röhrenknochens gebohrt wird. Die Extension kann auch weiter peripher an einem unverletzten Knochen angebracht werden, so z.B. beim Oberschenkelbruch im Bereich des Tibiakopfes. Der Zug wird dann über die Bänder des Kniegelenkes auf die Fraktur übertragen (Abb. 37.**11**).

Die Zugkraft greift über einen Bügel an dem eingeschlagenen Metallstift an und wird über einen Rollenzug und angehängte Gewichte, entsprechend dem Muskelzug, eingestellt. Die Zugrichtung verläuft in Verlängerung der Längsachse des proximalen Knochenfragmentes (vgl. Abb. 37.**11**, 37.**47**, 37.**48**).

Extensionsbehandlung beim Oberschenkelbruch des Kleinkindes s. Abb. 37.**41**.

Tabelle 37.**2**   **Extensionsbehandlung.** Vor- und Nachteile

Vorteile
- Fraktur bleibt geschlossen
- visuelle Kontrolle der Weichteile (Haut!) möglich, weil keine Gipsschale
- Sekundärverletzung durch Muskelzug wird verhindert

Nachteile
- absolute Ruhigstellung nicht möglich
- Gefahr der Distraktion (Auseinanderweichen der Fragmente durch zu großen Zug), dadurch wird der knöcherne Durchbau erschwert
- Infekte an Nageldurchtrittsstelle können zur Knochenentzündung führen
- bei langfristigem Zug über ein Gelenk Überdehnung der Gelenkbänder
- Patient ist während der Dauer der Extension (Wochen!) bettlägerig

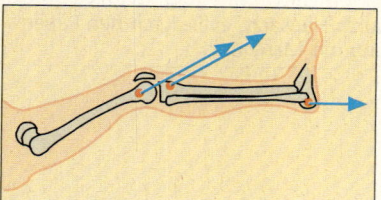

Abb. 37.**11** **Extensionsbehandlung.** Die gebräuchlichsten Stellen zum Einbringen des Kirschner-Drahtes sind: Oberschenkel suprakondylär, Schienbeinkopf, Fersenbein. Man beachte, daß die Zugrichtung immer in Verlängerung des proximalen Knochenfragmentes erfolgen muß

Operative Frakturbehandlung

Die Entwicklung operativer Verfahren zur Knochenbruchbehandlung begann, als Metall-Legierungen zur Verfügung standen, die mit dem Körpergewebe praktisch nicht reagieren.

Anfänglich gab es nur wenige erfolgreiche Osteosyntheseverfahren, z. B. die Marknagelung nach Küntscher (1950). Erst mit Gründung der *Arbeitsgemeinschaft für Osteosynthesefragen* (AO) in der Schweiz 1958 nahm die operative Traumatologie ihren rasanten Aufschwung. Ziele des AO-Verfahrens sind:

- ❖ stabile Osteosynthese,
- ❖ anatomische Reposition, insbesondere bei Gelenkfrakturen,
- ❖ gewebsschonende Operationstechnik (Erhaltung der Blutzirkulation),
- ❖ frühzeitige aktive schmerzfreie Mobilisierung der frakturierten Körperregion.

Die *Indikation* zum operativen Vorgehen hängt vom Einzelfall ab. *Offene* Frakturen werden fast immer operativ versorgt, um die Gefahr einer Infektion durch Ruhigstellung (stabile Osteosynthese) und Verschluß der Hautwunde zu vermindern. Frakturen mit *Gelenkbeteiligung* stellen ebenfalls eine Indikation zu operativem Vorgehen dar, wenn eine exakte anatomische Reposition und Retention der Gelenkflächen mit konservativen Mitteln nicht gelingt. Über die Vor- und Nachteile der Osteosynthesebehandlung informiert Tab. 37.3.

Stabilität einer Osteosynthese. Die meisten Frakturen sind nach Osteosynthese *übungsstabil.* Darunter versteht man, daß der Patient die operierte Extremität frei bewegen, jedoch nicht belasten darf.

> Die Entscheidung über die Übungsstabilität einer operierten Fraktur fällt der Arzt, wenn er die postoperativ angefertigte Röntgenaufnahme gesehen hat. Vorher darf keinesfalls mit der Bewegungsaufnahme begonnen werden!

Tabelle 37.**3** **Osteosynthese.** Vor- und Nachteile

Vorteile
- exakte anatomische Reposition (offene = blutige Reposition)
- sofortige Bewegungsstabilität der Fraktur, dadurch Verhindern der Frakturkrankheit
- bessere Pflege, weil die Extremität bewegt werden kann und freiliegt
- bei offenen Frakturen absolute Ruhigstellung der Fragmente als beste Voraussetzung zur Verhütung einer Weichteil- und Knocheninfektion

Nachteile
- Infektionsmöglichkeit, weil die ursprünglich geschlossene Fraktur durch die Operation eröffnet wird
- Narkoserisiko besonders bei älteren Patienten in schlechtem Allgemeinzustand

Ist eine Osteosynthese ausnahmsweise nicht übungsstabil, so muß zusätzlich eine Gipsschiene angelegt oder/und der Patient absolute Bettruhe einhalten.

Bei manchen Frakturen (z.B. Sprunggelenksbrüchen) wird im OP routinemäßig eine Gipsschiene angebracht, auch wenn die Osteosynthese übungsstabil ist. Diese vorübergehende Ruhigstellung begünstigt das Abschwellen und fördert die Wundheilung. Mit der Bewegungsaufnahme wird dann erst nach einigen Tagen begonnen.

Nur wenige Frakturen können durch eine Osteosynthese *belastungsstabil* versorgt werden. Hierzu gehören die Marknagelosteosynthese beim Oberschenkel- oder Unterschenkelschaftbruch sowie die operativen Versorgungen der hüftgelenksnahen Femurfrakturen beim alten Menschen (Gamma-Nagel, dynamische Hüftschraube, Endoprothese).

Bei belastungsstabiler Osteosynthese darf der Patient (nach Röntgenkontrolle!) bereits in den ersten postoperativen Tagen auch mit dem verletzten Bein voll auftreten und alle Gelenke frei bewegen.

Osteosyntheseverfahren (Abb. 37.**12** bis Abb. 37.**19**)

Die wichtigsten Osteosyntheseverfahren sind im folgenden dargestellt. Alle Techniken bewirken entweder eine reine *Schienung* der Fraktur oder eine zusätzliche Druckausübung auf den Bruchspalt, was die Heilung begünstigt (*interfragmentäre Kompression*).

Spickdrahtosteosynthese (Abb. 37.**12**). Nach Reposition des Fragmentes werden 2–3 Kirschner-Drähte unter Röntgendurchleuchtung mit Hilfe einer Bohrmaschine durch die Haut eingedreht, wobei die Metallstifte das Bruchstück an den übrigen Knochen „anspicken". Eine Kompression auf den Bruchspalt ist *nicht* möglich. Die Drähte verhindern lediglich ein Abgleiten des Fragmentes (Dislokation) nach erfolgter Reposition.
Anwendung: Distale Radiusfraktur, Brüche an Hand und Fuß.
Stabilität: Nicht übungsstabil. Gipsruhigstellung bis zum Abschluß der Knochenheilung erforderlich.

Zuggurtung (Abb. 37.**12**). Zwei Spickdrähte verhindern das Abrutschen der Fragmente. Dann wird eine im Knochen und an den Kirschner-Drähten fixierte Drahtschlaufe in Achterform unter Spannung angezogen („gegurtet"), wodurch die Fraktur unter Kompression gerät.
Anwendung: Ellenbogen (Olecranonfraktur), Kniescheibe.
Stabilität: Übungsstabil.

Verschraubung (Schraubenosteosynthese, Abb. 37.**12**). Durch das Eindrehen von Schrauben, die den Frakturspalt überqueren, werden die Fragmente zusammengepreßt und fixiert.
Anwendung: Ohne zusätzliche Plattenosteosynthese nur bei kleinen Fragmenten, z.B. Innenknöchel.
Stabilität: Meistens übungsstabil.

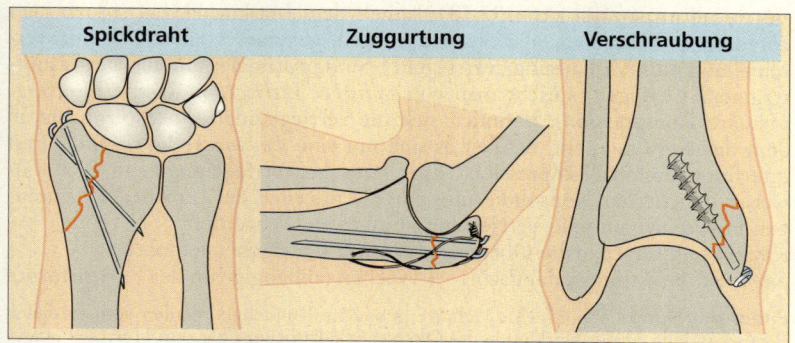

Abb. 37.**12** **Osteosyntheseverfahren (I)**

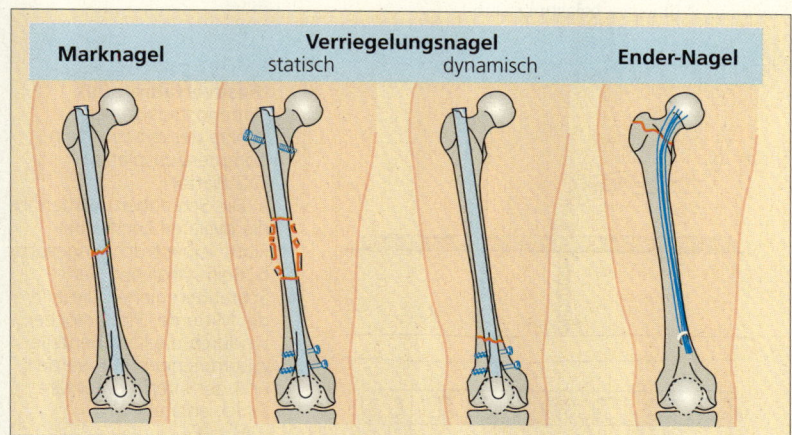

Abb. 37.**13** **Osteosyntheseverfahren (II).** Intramedulläre Schienung

Marknagel (Abb. 37.**13**). Ein kräftiges Metallrohr wird in das Knochenmark eines Röhrenknochens eingeschlagen, wodurch eine innere (= intramedulläre) Schienung zustande kommt. Der in der Markhöhle fest verkeilte Marknagel gestattet eine frühzeitige Vollbelastung.
Anwendung: Oberschenkel- und Unterschenkelschaftbruch im mittleren Drittel.
Stabilität: Belastungsstabil.

Verriegelungsnagel (Abb. 37.**13**). Ähnelt dem Marknagel, hat jedoch quer eingedrehte Schrauben, die die Bruchstücke gegenüber einer Rotationsverschiebung oder Verkürzung „verriegeln". Sind proximales und distales Hauptfragment verriegelt, spricht man von *statischer Verriegelung* (keine interfragmentäre Kompression). Befinden sich die verriegelnden Querbolzen nur in dem distalen Fragment, handelt es sich um eine *dynamische Verriegelung* (mit interfragmentärer Kompression). Eine statische Verriegelung kann nach teilweiser knöcherner Konsolidierung durch Entfernen der proximalen Schrauben in eine dynamische Verriegelung umgewandelt werden.
Anwendung: Gelenknahe Oberschenkel- und Unterschenkelfraktur.
Stabilität: Belastungsstabil nach 1–4 Wochen (abhängig von der Frakturform).

Ender-Nagelung (Abb. 37.**13**). Mehrere gebogene Rundnägel werden vom medialen Femurkondylus in die Markhöhle des Oberschenkelknochens bis zum Hüftkopf eingeschlagen.
Anwendung: Früher bei pertrochanterer Femurfraktur des alten Menschen. Wegen schlechter funktioneller Ergebnisse ist das Verfahren heute weniger gebräuchlich.
Stabilität: Frühzeitig belastungsstabil.

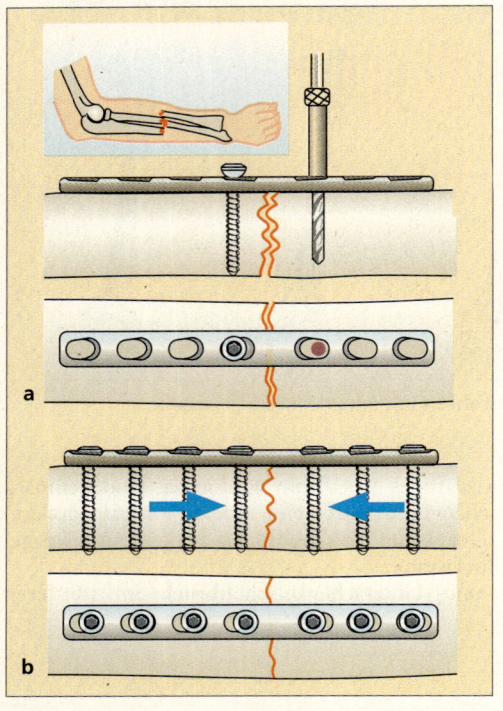

Abb. 37.**14 Osteosyntheseverfahren (III).**
Plattenosteosynthese.
Prinzip der dynamischen Kompressionsplatte (DC-Platte)
a Die Schrauben werden in die ovalären Löcher der Platte exzentrisch eingesetzt
b Beim Anziehen der Schrauben gleiten diese in die Mitte der Plattenlöcher, wodurch die Knochenteile zusammengepreßt werden und der interfragmentäre Druck entsteht

Plattenosteosynthese. Eine Metallplatte wird in beiden Knochenfragmenten mit Schrauben fixiert. Es gibt vorgefertigte Platten in verschiedensten Formen (gerade Platte, Winkelplatte, T-Platte, L-Platte u.a.). Die Platte dient entweder nur zur Schienung oder zusätzlich zur Kompression der Bruchfläche. Zur Druckausübung wird die *dynamische Kompressionsplatte* (DC-Platte) bevorzugt eingesetzt (Abb. 37.**14**).

Anwendung: Je nach Frakturform an praktisch allen Knochen anwendbar, insbesondere an Röhrenknochen.

Stabilität: Meistens übungsstabil.

Fixateur externe (= äußerer Festhalter = äußerer Spanner = Außenspanner, Abb. 37.**15** u. 37.**16**). Stabilisierung der Fragmente durch eine außerhalb des Gewebes liegende Metallkonstruktion. In die Bruchstücke werden Metallstifte (lange Schrauben) quer zur Längsachse eingebracht. Sie überragen die Haut nach außen und dienen als verlängerte Arme der Bruchstücke. Außerhalb des Körpers werden die Metallstifte durch spezielle Rohre, Gelenkstücke und Spannvorrichtungen fest miteinander verbunden.

Anwendung: Offene Frakturen an den Extremitäten mit Weichteilschädigung, auch zur Stabilisierung bei Knocheninfekten oder Pseudarthrosen.

Stabilität: Übungsstabil.

> **Merke:** Bei fast allen offenen Frakturen 2. und 3. Grades ist der Fixateur externe das Behandlungsverfahren der Wahl.

Man unterscheidet folgende Konstruktionsformen:

❖ *Unilateraler Fixateur externe.* Plazierung der Schrauben in einer Ebene. Sehr gebräuchlich ist der Klammerfixateur. Für die industriellen Fertigprodukte gibt es je nach Hersteller unterschiedliche Bezeichnungen (Monofixateur, Unifix, Wagner-Spanner u.a.).

❖ *V-förmiger Fixateur externe* (= trianguläler Fixateur). Plazierung der Schrauben in zwei Ebenen im rechten Winkel.

❖ *Zeltförmiger Fixateur externe.* Plazierung der Schrauben in drei Ebenen, heute nicht mehr gebräuchlich.

Einsatz des Fixateur externe bei offenen Frakturen (Verfahrenswechsel)

Bei *offenen* Frakturen des Unter- und Oberschenkels, bei denen eine langfristige Ruhigstellung (ca. 3 Monate!) erforderlich ist, wird in vielen Kliniken ein Wechsel der Osteosynthese vorgenommen (Abb. 37.**17**). Die Primärversorgung erfolgt mit Fixateur externe. Wenn die Weichteile nach 2–3 Wochen abgeheilt sind, wird der äußere Festhalter entfernt und in gleicher Narkose gegen eine innere Osteosynthese ausgetauscht (z.B. Verriegelungsnagel, Plattenosteosynthese). Durch diesen *Verfahrenswechsel* wer-

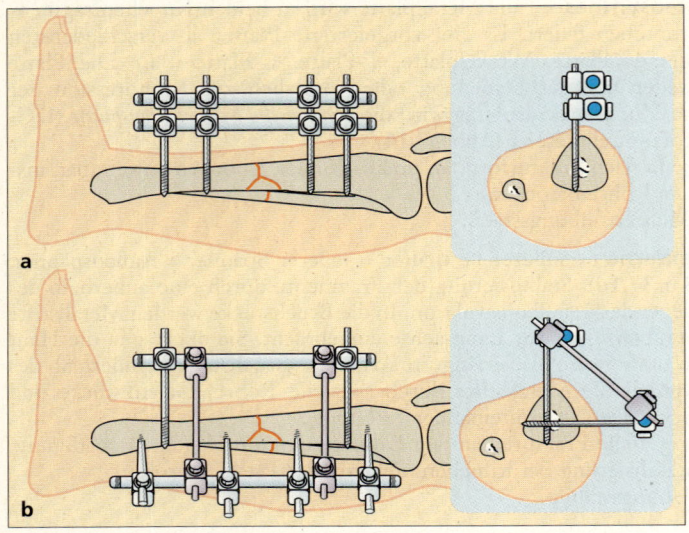

Abb. 37.**15 Osteosyntheseverfahren (IV).** Fixateur externe.
Ansicht seitlich und im Querschnitt (Beispiel: offene Unterschenkelfraktur)
a Unilateraler Fixateur externe
b V-förmiger Fixateur externe

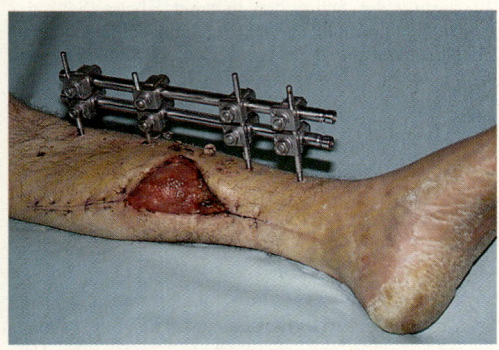

Abb. 37.**16 Fixateur externe.** Unilateraler äußerer Festhalter bei offener Unterschenkelfraktur mit ausgedehntem Weichteildefekt

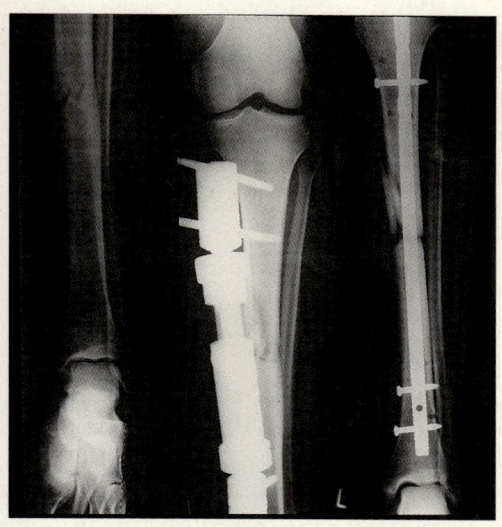

Abb. 37.**17 Wechsel der Osteosynthese bei offener Fraktur.**
Links im Bild: offene Unterschenkelfraktur.
Mitte: Primärversorgung mit Fixateur externe.
Rechts: Sekundärversorgung mit Marknagel (statische Verriegelung)

den die *Vorteile* des Fixateur externe in der Frühphase genutzt (Operation außerhalb der infizierten Weichteile). Gleichzeitig werden die *Nachteile* des Fixateur externe in der Langzeitbehandlung (Infektausbreitung von außen zum Knochen über die Schrauben) vermieden.

Endoprothese

Endoprothese (Abb. 37.**18**). Implantation eines künstlichen Gelenkes aus Metall bei Fraktur oder Arthrose. Größte Bedeutung hat die *Totalendoprothese* des Hüftgelenks (TEP), wobei Hüftkopf und Hüftpfanne ersetzt werden. Bei der *Hemiendoprothese* (HEP) wird nur der Hüftkopf ersetzt, die Hüftpfanne nicht (S. 615).
Anwendung: Künstlicher Ersatz des Hüftgelenks bei Schenkelhalsfraktur oder bei Gelenkdegeneration (Coxarthrose), seltener an anderen Gelenken (Knie, Ellbogen).
Stabilität: Belastungsstabil (Ausnahme: zementfreie TEP).

Tumorprothese. Sonderform der Endoprothese. Implantation bei knöcherner Zerstörung von Schaft und Gelenkkopf durch maligne Geschwulst mit dem Ziel der frühen Belastungsstabilität.

Verbundosteosynthese (Doppelplatten-Verbundosteosynthese, Abb. 37.**19**). Belastungsstabile Verbindung der Fragmente durch *Knochenzement* (= Palacos) und *Plattenosteosynthese* bei pathologischen Frakturen. Wenn die Zerstörung des Knochens so weit fortgeschritten ist, daß die Bruchstücke nicht mehr direkt

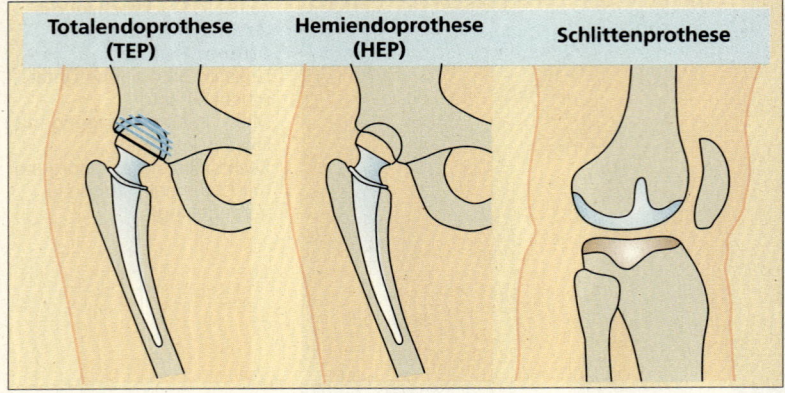

Totalendoprothese (TEP)	Hemiendoprothese (HEP)	Schlittenprothese

Abb. 37.**18 Osteosyntheseverfahren (V).** Endoprothesen. TEP und HEP am Hüftgelenk, Schlittenprothese am Kniegelenk

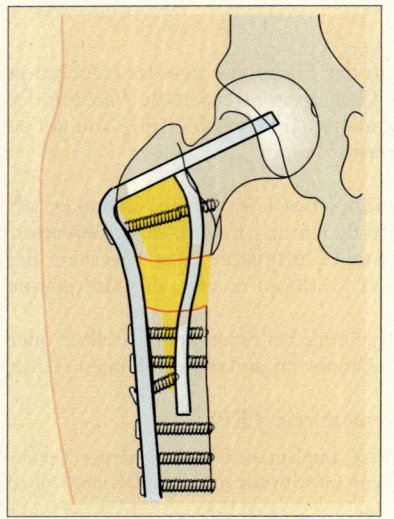

Abb. 37.**19 Osteosyntheseverfahren (VI).** Doppelplatten-Verbundosteosynthese bei pathologischer Femurfraktur. Knochenzement gelb

aneinandergefügt werden können, wird der „Verbund" der Fragmente durch Knochenzement wiederhergestellt, welcher den Hohlraum zwischen den Bruchstücken auffüllt. Zusätzliche Stabilisierung durch spezielle tragfähige Plattenkonstruktion.

Anwendung: Knochendefekt durch pathologische Fraktur (Knochenmetastase!) bei älteren Patienten, denen eine Immobilisierung der verletzten Extremität nicht zugemutet werden kann.

Stabilität: Belastungsstabil.

Spongiosaplastik. Auffüllung von Knochendefekten (Trümmerfrakturen, Knochenzysten) mit körpereigenem regenerationsfähigen Knochenmaterial. Die Spongiosa wird aus *Beckenkamm, Trochanter major* des Oberschenkelknochens oder *Schienbeinkopf* entnommen und an den Ort des Defektes transplantiert. Zusätzlich ist eine Osteosynthese durch Fixateur externe oder Platte erforderlich.

Anwendung: Defektzonen durch Trümmerfraktur, z. B. Tibiakopffraktur mit Gelenkflächenimpression.

Stabilität: Durch Spongiosaplastik keine. Stabilität abhängig von der zusätzlich durchzuführenden Osteosynthese.

Resorbierbares Osteosynthesematerial. Kleinere Knochenfragmente können mit Stiften (Pins) aus resorbierbarem Material fixiert werden. Für die allermeisten Osteosynthesen kommt jedoch nur das herkömmliche Metallmaterial in Frage.

Metallentfernung (= ME). Bei den meisten Osteosynthesen wird das eingebrachte Metall nach Abschluß der knöchernen Konsolidierung durch eine erneute Operation entfernt. Zeitraum je nach Knochenheilungsdauer 6–24 Monate nach der Osteosynthese.

Störung der Frakturheilung

Eine ungestörte Knochenbruchheilung ist nur bei ausreichender Durchblutung (Vaskularisierung) und ununterbrochener Ruhigstellung der Fraktur möglich. Die wichtigsten frakturspezifischen Komplikationen bei der Knochenbruchheilung sind Pseudarthrose, Osteomyelitis, dystrophische Störungen (Frakturkrankheit) und Fettembolie.

Pseudarthrose   selten

▷ *Falschgelenkbildung,* d. h. bewegliche bindegewebige Verbindung in der Kontinuität eines Knochens an pathologischer Stelle.

Ätiologie

Ursächlich im Vordergrund stehen mechanische Faktoren, wie *ungenügende Ruhigstellung* durch Bewegung der Fragmente, Weichteileinklemmung in den

Bruchspalt; ferner mangelnde Durchblutung durch *gestörte Vaskularisation* bei ausgedehnten Weichteildefekten oder auch *Infektionen*. In diesen Fällen kommt es lediglich zu einer bindegewebigen Überbrückung des Frakturspaltes, ohne daß Knochengewebe entstehen kann.

Ist die Vaskularisation intakt, die Ruhigstellung jedoch ungenügend, kommt es zur *hypertrophen Pseudarthrose*. Findet sich eine Kombination zwischen Durchblutungsstörung und ungenügender Ruhigstellung, kann eine *atrophische = avitale Pseudarthrose* entstehen.

Therapie

Wichtiger als die Behandlung ist die Prophylaxe durch absolute Ruhigstellung, Infektionsverhütung und Erhaltung der Vaskularisation. Ist dennoch eine Pseudarthrose entstanden, so kann diese bei der hypertrophen Pseudarthrose durch absolute Ruhigstellung *(Osteosynthese)* behandelt werden, bei der atrophischen Pseudarthrose durch „Anfrischung" *(Dekortikation)* und Defektauffüllung mit autologer Spongiosa *(Spongiosaplastik)*.

Osteomyelitis   häufig

▶ *Knochenmarksentzündung.* Für den knöchernen Infekt allgemein ist auch der Begriff *Osteitis* gebräuchlich.

Ätiologie

Die Osteomyelitis wird durch Bakterien (Eitererreger) hervorgerufen, meistens durch Staphylokokken. Diese können bei einer Sepsis auf dem Blutweg (Bakteriämie) in das Knochenmark gelangen. Es handelt sich dann um eine *endogene* oder *hämatogene Osteomyelitis.* Der zweite, in der Traumatologie wichtigere Infektionsweg ist die direkte Keimverschleppung durch die eröffnete Haut in den Frakturbereich, die *exogene Osteomyelitis.*

Besonders gefährdet sind also *offene Frakturen.* Die Möglichkeit einer Osteomyelitis besteht ferner bei jeder Osteosynthese, weil bei dem operativen Eingriff die Haut eröffnet wird und Keime in das OP-Gebiet gelangen können. Zur Prophylaxe werden bei allen Knochenoperationen höchste Anforderungen an die Sterilität gestellt.

Klinik

Fieber, Leukozytose, massive BSG-Erhöhung. Lokal finden sich die typischen Entzündungszeichen wie Rötung, Schwellung, Schmerz, Überwärmung. Bei chronischem Verlauf häufig Bildung von sezernierenden Hautfisteln. Röntgenologisch ist eine Osteomyelitis erst 2–3 Wochen nach Beginn der Infektion erkennbar.

Therapie

Operative Ausräumung des Infektionsherdes und *Spül-Saug-Drainage* (Abb. 2.**12**, S. 58). Ist die Fraktur schon stabil verheilt, wird eingebrachtes Osteosynthesematerial entfernt. Bei noch nicht knöchern konsolidierter Fraktur muß das Metall belassen werden oder ein Fixateur externe angelegt werden, denn die Ruhigstellung ist das Grundprinzip jeder Entzündungsbehandlung. Entsprechend der bakteriellen Austestung (Antibiogramm) Antibiotika intravenös in hoher Dosierung.

Frakturkrankheit   häufig

▷ Oberbegriff für diverse dystrophische Knochen- und Weichteilschäden, die als Folge eines Knochenbruches auftreten können.

Ätiologie

Die Ursache ist neben dem primären Unfallschaden vor allem in einer längeren Ruhigstellung bei konservativen Behandlungsmethoden zu sehen.

Klinik

Als Folge der Immobilisierung findet man Knochenentkalkung, Knorpelatrophie, Bandinsuffizienz, Kapselschrumpfung mit Gelenkversteifung, Muskelatrophie, Durchblutungsstörung der Weichteile mit Schwellneigung.

Therapie

Entscheidend ist die Prophylaxe durch sofortige intensive *krankengymnastische Übungsbehandlung* aller nicht verletzten Extremitäten. Ist die Fraktur übungsstabil versorgt, wird auch die operierte Extremität in die frühzeitige Mobilisierung einbezogen. Bei konservativer Behandlung kann an der verletzten Gliedmaße durch isometrische Übungen eine Muskelkräftigung erzielt werden.

Sudeck-Dystrophie   sehr selten

▷ Spezielle Form der Frakturkrankheit, die nach dem Hamburger Chirurgen Sudeck (1866–1945) benannt ist. Neben dem Trauma scheinen lokaler Infekt und neurovaskuläre Fehlregulationen ursächlich von Bedeutung zu sein. Synonym: Sudeck-Syndrom.

Klinik

Man unterscheidet drei klinische Stadien, die zeitlich hintereinander ablaufen. *Stadium I:* Heftiger Schmerz. Die Haut ist glänzend und geschwollen.

Stadium II: Die Haut schwillt ab. Trophische Störungen nehmen zu (Gewebsschwund, Mikrozirkulationsstörungen, Bewegungseinschränkung durch Fibrosierung).
Stadium III: Kein Schmerz mehr. Hochgradige Atrophie mit Versteifung und Gebrauchsunfähigkeit der betroffenen Extremität („ausgebrannter Sudeck").

Therapie

Im akuten *Stadium I* Ruhigstellung und Analgetika. Im *Stadium II* krankengymnastische Übungsbehandlungen und Massage sowie gefäßerweiternde mikrozirkulationsfördernde Medikamente, Antiphlogistika und Kortikosteroide. Das *Stadium III* bietet keine therapeutische Möglichkeiten, allenfalls plastischchirurgische Korrekturen.

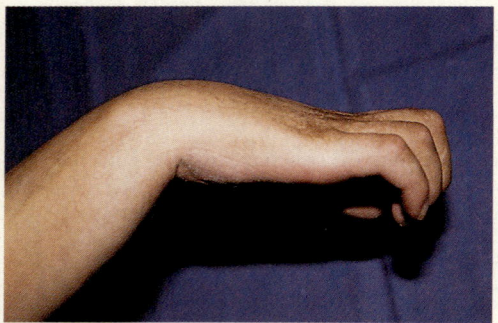

Abb. 37.**20 Volkmann-Kontraktur.** Posttraumatische ischämische Kontraktur nach komplexer Ellenbogenverletzung mit ausgeprägter Beugefehlstellung (Klauenhand)

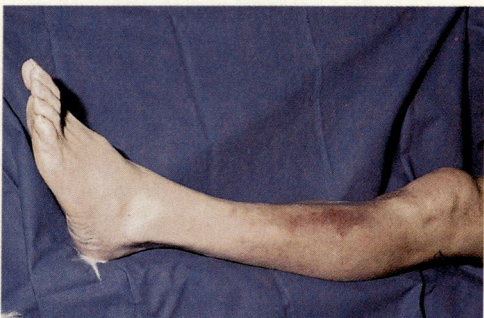

Abb. 37.**21 Tibialis-anterior-Syndrom.** Ischämische Blaufärbung über dem vorderen Schienbeinmuskel (Kompartmentsyndrom)

Ischämische Kontrakturen selten

▶ Weichteilverkürzungen (besonders Muskel) aufgrund von Mangeldurchblutung und Nervenschädigung durch einengende Gipsverbände, raumfordernde Hämatome, Ödeme oder Fremdmaterial. Folge ist eine Drucksteigerung auf das Muskelgewebe, das durch funktionsunfähiges Narbengewebe ersetzt wird.

Klinik

Schmerzen, Schwellung, Zeichen der Minderdurchblutung, Bewegungseinschränkung, Sensibilitätsstörung. Häufigste Lokalisationen ischämischer Kontrakturen sind Unterarm und Unterschenkel.

Volkmann-Kontraktur (Unterarm): Beugefehlstellung = Klauenhand; nach Frakturen und Luxation im Ellbogenbereich (Abb. 37.**20**).
Tibialis-anterior-Syndrom (Unterschenkel): Nach Unterschenkelfrakturen ist die Muskelloge (= Kompartment) des vorderen Schienbeinmuskels am häufigsten betroffen, weil die umhüllende Faszie dieses Muskels besonders straff ist und bei ödematöser Schwellung nicht nachgibt, was zu weiterer Durchblutungsverschlechterung (Ischämie) führt. Das gleiche Syndrom kann nach akutem arteriellen Verschluß durch Embolie oder Thrombose auftreten *(Kompartment-Syndrom,* Abb. 37.**21***)*.

Therapie

Wiederherstellung einer ungehinderten arteriellen Blutversorgung durch Abnahme einengender Gipsverbände. Beim Tibialis-anterior-Syndrom wird die Muskelfaszie frühzeitig operativ gespalten, um eine Druckentlastung und Zirkulationsverbesserung zu erreichen.

Es sei nochmals darauf hingewiesen, daß jeder Gips 24 Stunden nach Anlegen ärztlich kontrolliert werden muß!

Fettembolie sehr selten

▶ Embolische Streuung von kleinen Fettpartikeln mit dem Blutstrom, die zum Verschluß kleiner Blutgefäße in verschiedenen Organteilen führen, besonders in der Lunge.

Ätiologie

Häufigste Ursache ist ein schweres Trauma (Verkehrsunfall) mit multiplen Frakturen und ausgedehnten Weichteilverletzungen *(Fettgewebszerstörung)*.

Klinik

Die Symptomatik richtet sich nach den betroffenen Organen und kann von kurzfristigen, voll reversiblen Störungen bis zum plötzlichen Exitus letalis reichen.

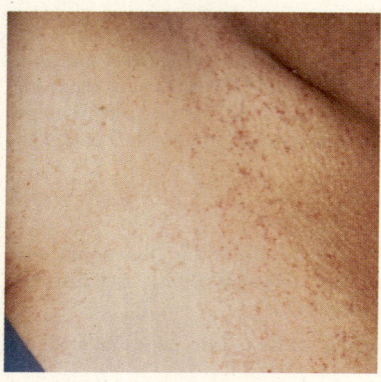

Abb. 37.**22** **Fettembolie.** Typischer Hautbefund mit punktförmigen Einblutungen (Petechien). Abgebildet ist die Region unter dem rechten Schlüsselbein

Lunge: Respiratorische Insuffizienz, atemabhängiger Thoraxschmerz, Tachykardie, Zeichen der Rechtsherzbelastung. Das klinische Bild ähnelt der Lungenembolie (Kapitel 36, S. 589).
Gehirn: Bewußtseinseintrübung (Verwirrtheit, Somnolenz), eventuell Bewußtlosigkeit.
Haut: Petechiale Blutungen (Abb. 37.22).

Therapie

Schockbekämpfung, O_2-Sonde. Bei ausgeprägter respiratorischer Insuffizienz Intubation und Beatmung. Ruhigstellung der Frakturen. Heparin. Zur Verbesserung der Mikrozirkulation: Rheomacrodex. Ungesättigte Fettsäuren (Lipostabil), diese haben einen emulgierenden Effekt auf das Fett.

Systematik der Frakturen

Schädel

Am Schädel unterscheiden wir Brüche der Schädelkapsel *(Kalottenfrakturen)*, der *Schädelbasis* und des *Gesichtsschädels.* Bezüglich der neurologischen Symptomatik s. Kapitel 39.

Kalottenfraktur. Meist handelt es sich um schmale Bruchlinien der Schädelkapsel. Diese erfordern bei fehlender Gehirnbeteiligung keine spezielle Behandlung. Eine stationäre Beobachtung für 1–2 Tage sollte erfolgen, um intrakranielle Blutungen oder eine später auftretende neurologische Symptomatik rechtzeitig zu erkennen.

Impressionsfraktur. Ist durch direktes Trauma ein umschriebenes Knochenstück der Schädelkapsel nach innen eingedrückt (imprimiert), so spricht man

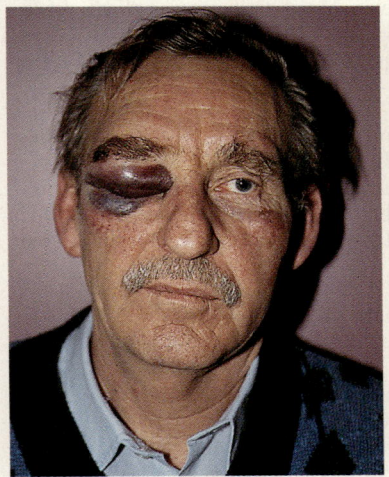 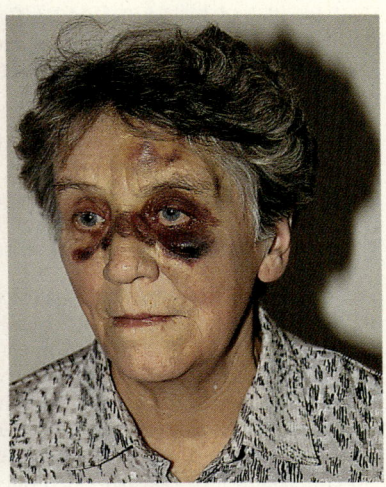

Abb. 37.**23** **Schädelbasisbruch.**
a Monokelhämatom   **b** Brillenhämatom

von einer Impressionsfraktur. Die nach innen verlagerten Knochensplitter können die Hirnhäute oder das Hirngewebe schädigen, was zu späterer Narbenbildung mit epileptiformen Anfällen führen kann. Beträgt die Stufenbildung mehr als 3 mm, ist deshalb eine *operative Behandlung* mit Anhebung des eingebrochenen Knochens indiziert.

Schädelbasisfraktur. Klinische Symptome (Begleitschäden) weisen auf den Schädelbasisbruch hin und erfordern spezielle Röntgenaufnahmen der Schädelbasis oder ein CT zur weiteren Abklärung.

Hinweise auf einen Schädelbasisbruch sind:
* *Blutung* in die Umgebung eines Auges, die dort eine Blaufärbung hervorruft. Tritt dieser Befund nur einseitig auf, spricht man von *Monokelhämatom*, bei beidseitiger Ausprägung von *Brillenhämatom* (Abb. 37.**23**).
* *Blutung* aus Ohr, Nase, Rachenhinterwand.
* *Liquorfluß* aus Ohr, Nase, Rachenhinterwand.
* *Neurologische Störungen an Hirnnerven*, wie N. facialis (Prüfung durch Stirnrunzeln, Augenschluß, Pfeifen, Zähnezeigen), N. opticus (Gesichtsfeldausfälle), N. abducens (Doppelbilder), N. vestibulocochlearis (Gleichgewichtsstörungen, Schwindel, Hörverlust).

Weil bei Schädelbasisbrüchen häufig eine Hirnbeteiligung vorliegt, ist die Prognose einer Schädelbasisfraktur ernst. Die Therapie ist konservativ (stationäre Beobachtung) und richtet sich gegebenenfalls nach der Art der Begleitverletzungen.

> Besteht eine *Liquorfistel* (Austritt klarer Flüssigkeit aus Ohr oder Nase), so ist die Gefahr einer Infektion der Hirnhäute und des Gehirns durch von außen einwandernde Bakterien gegeben. Deshalb wird sofort ein Antibiotikum in hoher Dosierung verabreicht. Schließt sich die Liquorfistel nicht innerhalb weniger Tage spontan, sollte ein operativer Verschluß erfolgen.

Gesichtsschädelfraktur. Die häufigste Fraktur des Gesichtsschädels ist die *Nasenbeinfraktur,* die in der seitlichen Röntgenaufnahme („Nasenbein spezial") gut erkennbar ist. Bei Dislokation ist aus kosmetischen Gründen eine Reposition mit Fixation durch Stirn-Nasen-Gips (HNO-Arzt) erforderlich.

Die *Mittelgesichtsfrakturen* betreffen die Kieferhöhlenwand und den Augenhöhlenboden. Nach dem französischen Chirurgen Le Fort (1869–1951) werden drei Frakturen unterschieden *(Le Fort I, II, III).* Bei Einklemmung von Augenmuskeln im Frakturbereich oder Stufenbildung der Zahnreihe (Okklusionsstörung) ist eine operative Behandlung indiziert, um eine normale Kaufunktion wiederherzustellen. *Unterkieferfrakturen* werden konservativ durch interdentale Drahtschienung ruhiggestellt, bei Zahnlosigkeit operativ durch Plattenosteosynthese. Ernährung bis zur knöchernen Heilung mit flüssiger Kost.

Wirbelsäule

Wirbelbrüche entstehen fast immer durch indirektes Trauma, wie Stauchung oder Überbiegung. Ist auch das Rückenmark beteiligt, kann eine Querschnittsymptomatik entstehen (vgl. Kapitel 40).

Bezeichnung der Wirbelkörper. Die 7 Wirbel der Halswirbelsäule (HWS) werden mit HWK1 bis HWK7 oder C1 bis C7 (von „cervikal") bezeichnet. Die 12 Wirbel der Brustwirbelsäule (BWS) werden mit BWK1 bis BWK12 oder Th1 bis Th12 (von „thorakal") bezeichnet. Die 5 Wirbel der Lendenwirbelsäule (LWS) werden mit LWK1 bis LWK5 oder L1 bis L5 (von „lumbal") bezeichnet.

Frakturtypen

Man unterscheidet Frakturen des Wirbelkörpers, des Wirbelbogens, der Gelenkfortsätze, der Dornfortsätze und der Querfortsätze (Abb. 37.**24**).

Klinik

* Spontanschmerz in den betroffenen Segmenten mit Muskelverspannung.
* Stauchungsschmerz, Klopfschmerz über Dornfortsätzen.
* Neurologische Symptomatik bei Rückenmarksbeteiligung.

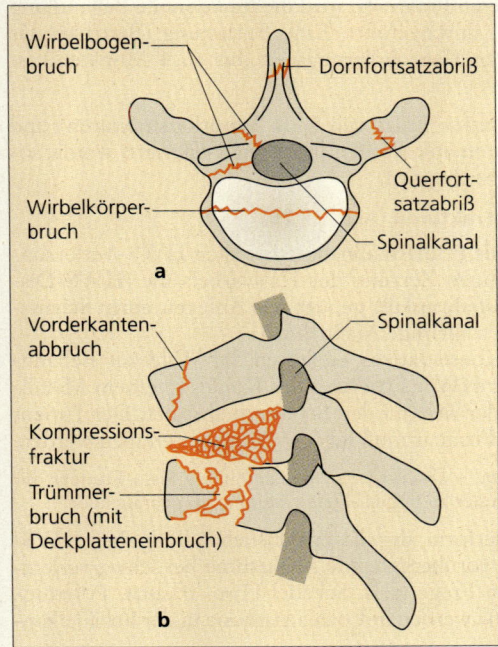

Wirbelbogen-
bruch

Dornfortsatzabriß

Wirbelkörper-
bruch

Querfort-
satzabriß

Spinalkanal

a

Vorderkanten-
abbruch

Spinalkanal

Kompressions-
fraktur

Trümmer-
bruch (mit
Deckplatteneinbruch)

b

Abb. 37.**24 Wirbel-
brüche.** Die wichtigsten
Frakturtypen
a Querschnitt
b Längsschnitt

- ❖ Schocksymptomatik durch inneren Blutverlust bei retroperitonealer Hä-matombildung (LWS-Fraktur).
- ❖ Ileussymptomatik durch vorübergehende Darmparalyse, besonders bei LWS-Frakturen, auch wenn keine Querschnittsymptomatik besteht.

Allgemeine Therapierichtlinien bei Wirbelfrakturen

Bereits der Verdacht auf eine Wirbelsäulenverletzung zwingt dazu, wie bei einem Wirbelbruch vorzugehen, bis dieser durch Röntgenaufnahmen si-cher ausgeschlossen ist. Jeder Verletzte mit Schmerzen in der Gegend der Wirbelsäule wird flachliegend transportiert, so daß jegliche Bewegung der Wirbelsäule möglichst vermieden wird. Es droht die Gefahr, daß bei einer Abknickung der Wirbelsäule eine Verletzung des Rückenmarks eintritt.

Konservative Behandlung. Die meisten Wirbelbrüche sind *stabile* Fraktu-ren, bei denen eine nachträgliche Dislokation mit Einengung des Rücken-marks nicht zu befürchten ist (z. B. Kompressionsfraktur mit erhaltener Wirbelkörperhinterkante). Bei diesen Frakturen wird die funktionelle Behandlung mit frühzeitiger Mobilisation durchgeführt. Eine Entlastung (Bettruhe) bis zum Abschluß der knöchernen Konsolidierungszeit (bis zu 4 Monaten!) ist nicht erforderlich.

Operative Behandlung. *Instabile* Frakturen (z. B. Luxationsfrakturen) und Brüche mit Querschnittsymptomatik werden fast immer operiert, womit sofortige Belastungsstabilität erreicht wird.

Spezielle Therapie bei HWS-Frakturen (Abb. 37.**25**)

❖ *Schanz-Kravatte.* Sie wird als Primärmaßnahme bei allen HWS-Verletzungen angelegt. Bei der häufigen Zerrung der Halswirbelsäule (HWS-Distorsion, z. B. durch Autoauffahrunfall) genügt das Anlegen einer Schanz-Krawatte für einige Tage als alleinige Maßnahme.

❖ *Halo-Fixateur (Haloring).* Konservatives Verfahren der Wahl zur Behandlung stabiler Frakturen der HWS. Fixierung des Kopfes in einem Metallring (halo, griech.: Ring), der sich auf den Schultern abstützt. Der Patient kann aufstehen. Der Halo-Fixateur muß für 3–6 Monate getragen werden.

❖ *Kopf-Brust-Gips (= Minerva-Gips = Diadem-Gips).* Indikation wie Halo-Fixateur, für den Patienten aber unangenehmer zu tragen. Heute kaum noch gebräuchlich.

❖ *Crutchfield-Klammer.* Sonderform der Extensionsbehandlung bei HWS-Frakturen. Kommt nur als vorübergehende Maßnahme bei schwerverletzten, liegenden Patienten in Frage (z. B. Schädel-Hirn-Trauma, Polytrauma). Die beiden Metalldorne werden in Lokalanästhesie in der Schädelkapsel verankert.

> **Merke:** Bei allen dislozierten und instabilen Frakturen der HWS ist die operative Stabilisierung indiziert! Nach Osteosynthesen an der HWS wird auf eine Metallentfernung verzichtet (Operationsrisiko zu hoch)!

Spezielle Frakturformen an der Halswirbelsäule (HWS):

Jefferson-Fraktur. Berstungsfraktur des 1. Halswirbelkörpers (1. HWK = Atlas).
Therapie: Halo-Fixateur 3–4 Monate, bei Dislokation oder neurologischen Ausfällen operativ.

Densfraktur. Bruch des Dens axis (= zahnartiger Vorsprung am 2. Halswirbelkörper; 2. HWK = Axis).
Therapie: Je nach Bruchlinienverlauf Operation (Verschraubung) oder Halo-Fixateur für 3–6 Monate.

Hanged-Man-Fraktur. Bruch des Wirbelbogens des 2. HWK (Luxationsfraktur C2/C3), typisch beim Erhängen (heute häufiger: Auffahrunfall von hinten).
Therapie: Operativ. Bei fehlender Dislokation Halo-Fixateur für 3 Monate.

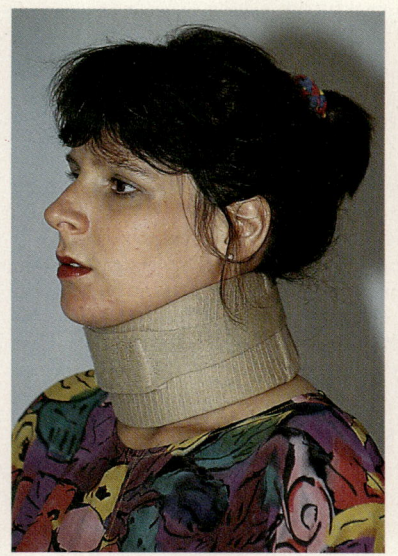
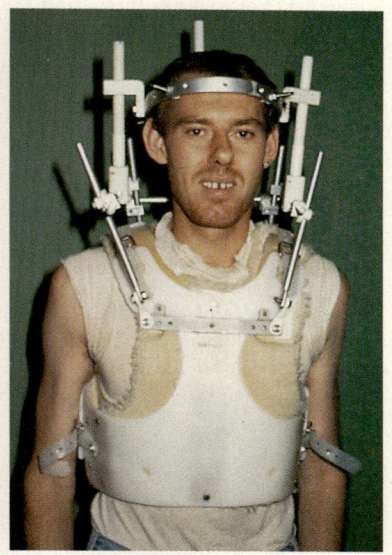

Abb. 37.**25 HWS-Verletzungen**
a Schanz-Kravatte   **b** Halo-Fixateur

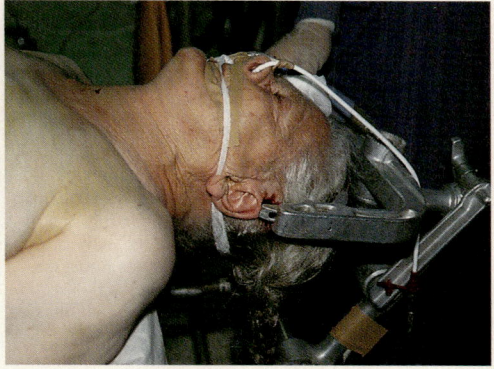

c Crutschfield-Klammer

Spezielle Therapie bei BWS- und LWS-Frakturen

> **Merke:** Für die Entscheidung zur Therapie ist die Hinterwand des Wirbelkörpers ausschlaggebend. Bei stabiler Hinterwand immer konservative Behandlung. Bei instabiler Hinterwand bevorzugt operative Behandlung.

Konservativ. Die weitaus meisten Frakturen von Brust- und Lendenwirbelsäule werden konservativ behandelt. Die *funktionelle Behandlung* steht dabei im Vordergrund. Nach Abklingen der anfänglichen Schmerzsymptomatik (3–5 Tage) Beginn mit krankengymnastischen Übungen zur Kräftigung der Rückenmuskulatur. Nach 2 Wochen Mobilisierung mit Teilbelastung im Gehwagen oder an Gehstützen. Ein abnehmbares Stützmieder (Korsett) kann vorübergehend angelegt werden, beeinträchtigt jedoch die Muskelstärkung. Eine Beugung der Wirbelsäule nach vorn (Kyphosierung) ist in den ersten Wochen verboten, weshalb die Patienten ein Sitztraining und Anleitung zum Aufstehen erhalten (Abb. 37.**26**).

LWS-Frakturen führen zu einem ausgedehnten retroperitonealen Hämatom (Abb. 37.**5**) mit vorübergehender Lähmung der Darmperistaltik (paralytischer Ileus) und Blasenentleerungsstörung.

Operativ. Instabile oder offene Frakturen der BWS und LWS sowie Wirbelbrüche mit neurologischen Begleitverletzungen werden operiert. Gebräuchlichstes Verfahren ist die Aufrichtung und Stabilisierung von einem dorsalen Zugang in Bauchlage mit einem *Fixateur interne* (Abb. 37.**27**). Zusätzliche *Spongiosaplastik* zur Auffüllung der Trümmerzone. Das Prinzip der Osteosynthese gleicht dem Fixateur externe (S. 613), nur ist beim inneren Festhalter das gesamte Gestänge von Weichteilgewebe und Haut bedeckt, von außen also nicht sichtbar. Sofortige Belastungsstabilität.

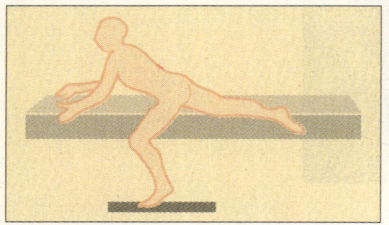

Abb. 37.26 Funktionelle Behandlung bei Wirbelfraktur. Das Aufstehen vom Bett erfolgt bei Brüchen der BWS oder LWS unter Vermeidung einer Beugung nach vorn (keine Kyphosierung)

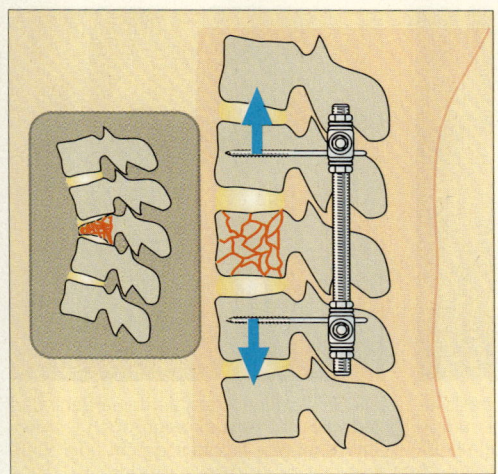

Abb. 37.**27 Fixateur interne bei instabiler Fraktur der BWS oder LWS**

Brustkorb

Frakturen des knöchernen Thorax entstehen durch direkt einwirkende Gewalt, wie Schlag, Stoß, Aufprall auf das Lenkrad.

Rippenfraktur (s. Kapitel 19, S. 374).

Sternumfraktur. Brüche des Brustbeins sind relativ selten. Sofern die inneren Thoraxorgane nicht mitbeteiligt sind, ist eine spezielle Therapie nicht erforderlich (stationäre Beobachtung für 1–3 Tage).

Schultergürtel

Klavikulafraktur. Der Schlüsselbeinbruch entsteht durch Fall auf die Schulter oder den ausgestreckten Unterarm. Zur Ruhigstellung dient der *Rucksackverband* (Abb. 37.**28**). Die Heilungszeit beträgt 3–4 Wochen.

Skapulafraktur. Schulterblattbrüche sind selten. Die Ruhigstellung erfolgt für 8–14 Tage im *Desault-* oder *Gilchrist-Verband* (Abb. 37.**29**). Frühzeitige aktive Bewegungstherapie, um der Gefahr einer Versteifung im Schultergelenk entgegenzuwirken, besonders bei älteren Menschen.

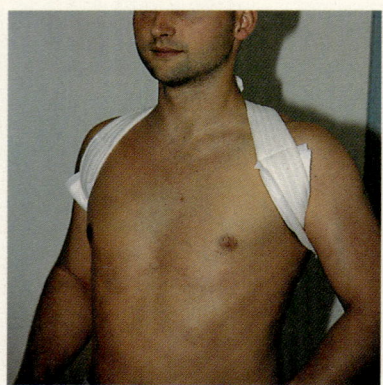

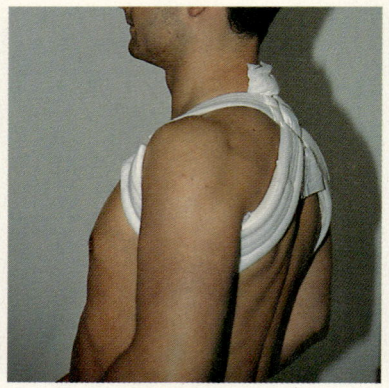

Abb. 37.28 Rucksackverband bei Klavikulafraktur. Durch den Zug der Schultern nach hinten wird eine günstige Frakturstellung erreicht. Der Verband muß alle 2 Tage nachgespannt werden, darf jedoch nicht so stark angezogen werden, daß Kribbeln, Taubheitsgefühl oder Stauungsgefühl im Arm auftreten

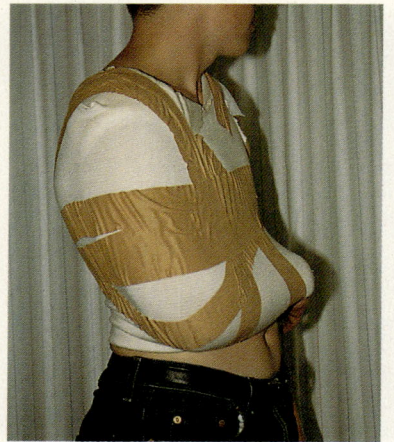

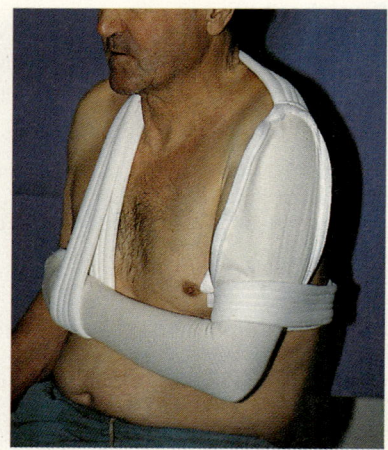

Abb. 37.29 Ruhigstellung des Schultergelenks
a Desault-Verband   **b** Gilchrist-Verband

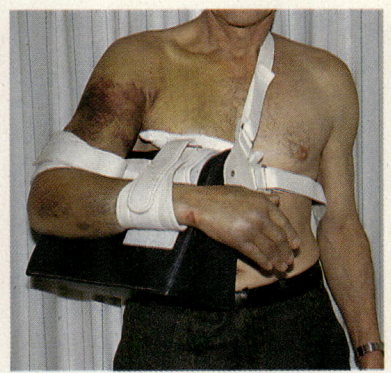

Abb. 37.**30 30-Grad-Abduktionskissen ("Briefträgerkissen").** Bei längerdauernder Ruhigstellung des Schultergelenks ist die 30-Grad-Abduktion geeigneter als ein Desault- oder Gilchrist-Verband

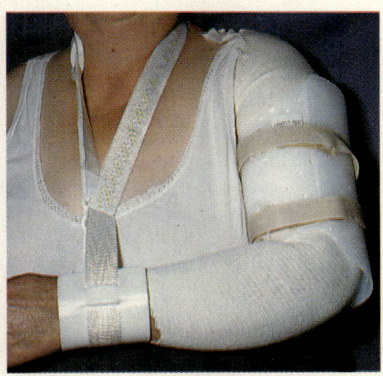

Abb. 37.**31 Brace-Verband nach Sarmiento.** Zur funktionellen Behandlung der Humerusschaftfraktur

Oberarm

Die häufigsten Frakturlokalisationen am Humerus sind unterhalb des Oberarmkopfes *(subkapital)*, im *Schaftbereich* und in der Nachbarschaft des Ellbogengelenkes *(suprakondylär)*. Besonders bei Schaftfrakturen besteht die Gefahr einer Verletzung des N. radialis.

Subkapitale Humerusfraktur. Typischer Bruch beim älteren Menschen. Nur kurzfristige Ruhigstellung im *Desault-* oder *Gilchrist-Verband* (Abb. 37.**29**). Frühzeitige aktive Bewegungstherapie zur Verhütung einer Schultersteife. Bei erheblicher Dislokation Behandlung mit dem *Hängegipsverband* (Abb. 37.**9**) oder durch Osteosynthese.

Humerusschaftfraktur. Konservative Behandlung durch *Gipsruhigstellung* oder konfektionierte *Verbände* (Abb. 37.**30** u. 37.**31**) für ca. 4 Wochen.

> **Merke:** Die Radialisparese bei Humerusschaftfraktur äußert sich durch Lähmung der Handhebermuskeln *(Fallhand)* und ist eine Indikation zur operativen Behandlung.

Suprakondyläre Humerusfraktur. *Oberarmgips,* bei erheblicher Dislokation oder Begleitverletzungen Osteosynthese.

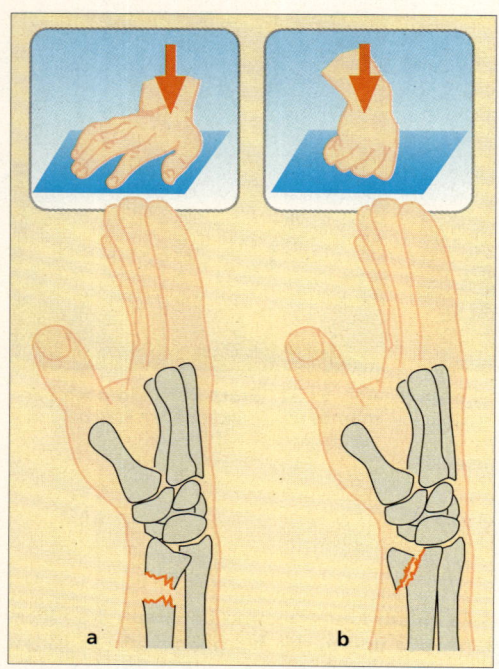

Abb. 37.32 Distale Radiusfraktur
a Meistens ist das körperferne Fragment nach dorsal abgekippt („loco typico"). Gipsbehandlung oder Spickdrahtosteosynthese
b Bei Dislokation des distalen Fragments nach volar (Smith-Fraktur) ist wegen erheblicher Instabilität eine Plattenosteosynthese indiziert

Unterarm

Nach Lokalisation der Frakturlinie unterscheiden wir am Radius die *Radiusköpfchenfraktur* (proximal), die *Schaftfraktur* und die Fraktur im Bereich der *distalen Radiusmetaphyse*.

An der Ulna ist die *Olekranonfraktur* die häufigste Fraktur. Bei Beteiligung beider Unterarmknochen liegen die Bruchlinien meistens im Bereich der Diaphysenmitten *(Unterarmschaftfraktur)*.

> Die handgelenksnahe Radiusfraktur „loco typico" (an typischer Stelle) ist mit 25 % aller Frakturen der häufigste Knochenbruch des Menschen.

Radiusfraktur loco typico. Der klassische Speichenbruch entsteht durch Sturz auf die ausgestreckte Hand, wobei das distale Fragment nach dorsal disloziert (Abb. 37.**32 a**). Die Reposition erfolgt in Plexusanästhesie durch „Aushängen" (Abb. 37.**33**) oder als manuelle Reposition durch den Arzt unter Röntgenkontrolle. In den meisten Fällen ist eine anschließende *Unterarmgipsschiene* für 3 Wochen ausreichend.

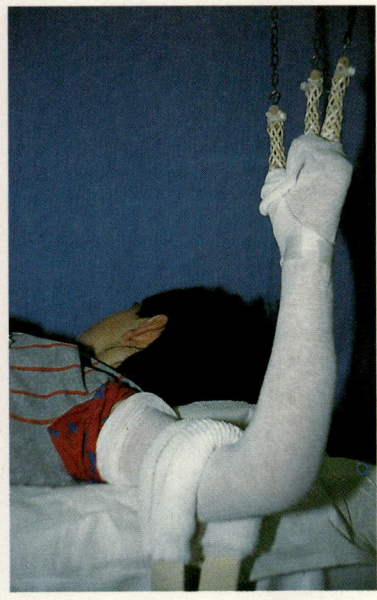

Abb. 37.33 Distale Radiusfraktur.
Reposition durch Extensionsgewicht am Humerus. Der verletzte Arm wird an den ersten 3 Fingern mit sog. „Mädchenfängern" aufgehängt

Ergibt die Röntgenkontrolle, daß der Bruch zur erneuten Dislokation neigt, muß eine operative Stabilisierung durch *Spickdrahtosteosynthese* erfolgen (Abb. 37.**12**). Diese ist normalerweise nicht übungsstabil, so daß trotzdem eine dreiwöchige Gipsruhigstellung erforderlich ist. Eine Ausnahme bildet die sog. „dynamische Spickung" der Radiusfraktur, die Übungsstabilität erreicht, jedoch nur in wenigen Kliniken gebräuchlich ist.

Smith-Fraktur. Die vergleichsweise seltenere Dislokation nach volar (Smith-Fraktur = Flexionsfraktur) erfordert hingegen immer eine operative Behandlung durch Plattenosteosynthese.

Olekranonfraktur. Operativ durch *Zuggurtungsosteosynthese* (Abb. 37.**12**), weil der kräftige Zug des Oberarmstreckers (M. trizeps) ein starkes Klaffen des Bruchspaltes bei konservativer Behandlung bewirkt.

Unterarmschaftfraktur. Operativ durch *Plattenosteosynthese*. Bei Kindern konservativ (Reposition, Oberarmgips).

Spezielle Kombinationsverletzungen am Unterarm (Abb. 37.**34**):

Monteggia-Fraktur. Kombination aus Ulnafraktur und Luxation des Radiusköpfchens. Therapie durch *Plattenosteosynthese* der Ulna.

Galeazzi-Fraktur. Kombination aus Radiusfraktur und Luxation der distalen Ulna. Therapie durch *Plattenosteosynthese* des Radius.

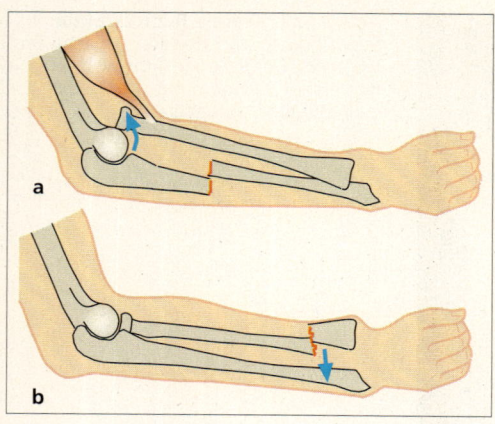

Abb. 37.**34 Spezielle Unteramverletzungen**
a Monteggia-Fraktur
b Galeazzi-Fraktur

Hand

Handwurzelknochen. Am häufigsten bricht das *Kahnbein* (= Os naviculare). Die Röntgendiagnostik läßt den schmalen Bruchspalt oft nur schwer erkennen, deshalb ist die röntgenologische Abklärung in vier Ebenen erforderlich („Kahnbeinquartett"). Die Behandlung erfolgt vowiegend konservativ durch einen Unterarmgips mit Einschluß des Daumengrundgelenks (sog. *Navikulare-Gips*, Abb. 37.**9**) über 6–12 Wochen.

Mittelhand und Finger. Die meisten Frakturen der Mittelhandknochen und Phalangen können nach exakter Reposition auf einer Unterarmgipsschiene über 3–6 Wochen konservativ zufriedenstellend behandelt werden. Falls sich das Repositionsergebnis nicht durch Gipsruhigstellung halten läßt, erfolgt operative Behandlung durch Spickdrähte, Miniplatten oder Minischrauben. Gelenkfrakturen mit Dislokation werden grundsätzlich operativ behandelt.

Der daumentragende 1. Strahl der Mittelhand ist funktionell am wichtigsten. Man unterscheidet folgende spezielle Frakturen des 1. Metakarpalknochens (Abb. 37.**35**):

Bennett-Fraktur. Schrägfraktur mit Gelenkbeteiligung.
Therapie: Verschraubung oder Spickdrahtosteosynthese.

Rolando-Fraktur. Y- oder T-Fraktur mit Gelenkbeteiligung.
Therapie: Plattenosteosynthese.

Winterstein-Fraktur. Basisfraktur außerhalb des Gelenkes.
Therapie: Plattenosteosynthese.

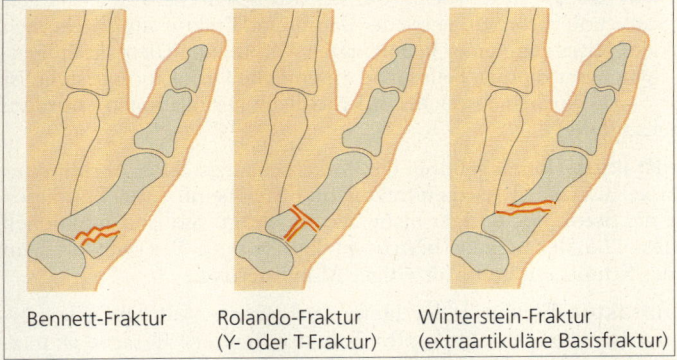

Bennett-Fraktur   Rolando-Fraktur   Winterstein-Fraktur
                   (Y- oder T-Fraktur)   (extraartikuläre Basisfraktur)

Abb. 37.**35** **Basisnahe Frakturen des 1. Mittelhandknochens**

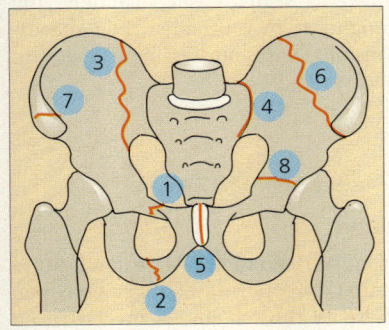

Abb. 37.**36** **Beckenfrakturen**
1 = obere Schambeinfraktur
2 = untere Schambeinfraktur
    (1 + 2 = vordere Ringfraktur)
3 = hintere Ringfraktur
4 = Ileosakralfugensprengung
5 = Symphysensprengung (1 + 2 + 3
    oder 4 + 5 = vollständige Becken-
    ringfraktur)
6 = Beckenschaufelfraktur
7 = Abriß der Spina iliaca anterior
8 = Azetabulumfraktur

Becken

Das Becken stellt funktionell einen Ring dar. Dieser besteht aus den beiden Beckenhälften (jeweils Darmbein, Sitz- und Schambein) sowie dem unpaaren Kreuzbein. Kräftige Bandstrukturen halten die knöchernen Anteile zusammen, dorsal im Bereich der Ileosakralfugen, ventral im Bereich der Symphyse.

Ist die funktionelle Einheit des Beckenringes unterbrochen *(Beckenringfraktur)*, so resultiert Instabilität. Begleitverletzungen der Weichteile sind häufig, insbesondere Harnröhrenriß, Harnblasenruptur. Frakturen des *Beckenrandes* hingegen beeinträchtigen die Stabilität nicht und sind weniger schwerwiegend. Bei Verletzungen der *Hüftgelenkspfanne (Azetabulum)* drohen Spätschäden wie Arthrose und Hüftkopfnekrose. Eine Übersicht der Frakturlokalisationen am Becken gibt Abb. 37.**36**.

Beckenringfraktur. Die funktionelle Ringstruktur des Beckens ist an mindestens einer Stelle unterbrochen; entweder durch eine Fraktur im knöchernen Anteil und/oder Sprengung einer ligamentären Verbindung (Ileosakralfugensprengung, Symphysenruptur). Falls keine wesentliche Dislokation besteht, ist Bettruhe für 6–12 Wochen ausreichend. Erhebliche Dislokationen erfordern operative Behandlung.

Beckenrandfraktur. Hierzu gehören die Beckenschaufelfraktur, Abrißfrakturen von Muskelansätzen, Kreuzbeinfraktur und Steißbeinfraktur. Bei diesen Brüchen ist die Statik des Becken nicht beeinträchtigt. Sie sind funktionell bedeutungslos. Die Behandlung besteht in kurzfristiger Bettruhe bis zum Abklingen der Schmerzen und frühzeitiger Mobilisierung.

Azetabulumfraktur. Frakturen der Hüftgelenkspfanne sind häufig kombiniert mit einer Luxation des Hüftkopfes (Luxationsfraktur). Ursache ist meistens ein Verkehrsunfall, wobei die Gewalt durch das an die Armaturen aufprallende Knie über den Oberschenkelknochen auf die Hüftgelenkspfanne übertragen wird (Dashboard-Verletzung). Bei erheblicher Dislokation oder Luxation des Hüftkopfes ist die *Reposition* (in Vollnarkose) vorrangig, um Sekundärarthrosen und Kopfnekrosen möglichst zu vermeiden. Die konservative Therapie erfolgt durch Drahtextension. Nur selten ist eine operative Wiederherstellung notwendig.

Oberschenkel

Die wichtigsten Frakturtypen des Femurs zeigt Abb. 37.**37**.

Spezielle Therapie der Schenkelhalsfraktur

Der Oberschenkelhalsbruch ist eine typische Verletzung im Alter durch Sturz auf die Hüfte. Frauen sind wegen ihrer Altersosteoporose häufiger betroffen als Männer. Neben Schmerzen in der Hüfte ist klinisch eine Beinverkürzung und Rotationsstellung des Fußes auffällig.

> Die Schenkelhalsfraktur des alten Menschen ist eine lebensbedrohliche Verletzung, weil sie ohne operative Wiederherstellung der vollen Belastungsstabilität durch Folgekomplikationen der Immobilisation (Pneumonie, Thromboembolie, Dekubitus, Frakturkrankheit) zum Tode führt.

Die *medialen* Schenkelhalsfrakturen werden nach Pauwels in drei Grade eingeteilt (Abb. 37.**38**). Eine konservative Behandlung kommt nur bei nicht dislozierten eingestauchten Frakturen (Pauwels I) in Frage, die auch ohne Operation sofort belastbar sind. *Laterale* Schenkelhalsfrakturen (sehr selten) werden grundsätzlich operiert.

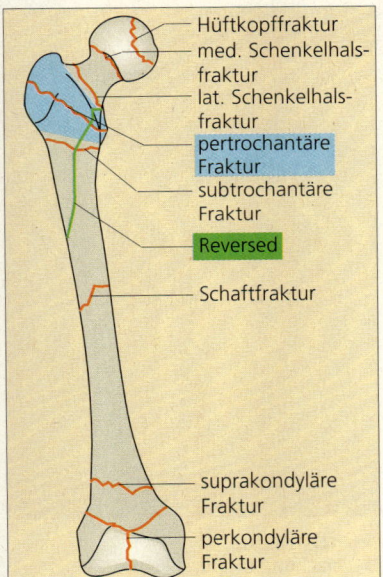

Abb. 37.**37** **Frakturen am Oberschenkel**

Hüftkopffraktur
med. Schenkelhalsfraktur
lat. Schenkelhalsfraktur
pertrochantäre Fraktur
subtrochantäre Fraktur
Reversed
Schaftfraktur
suprakondyläre Fraktur
perkondyläre Fraktur

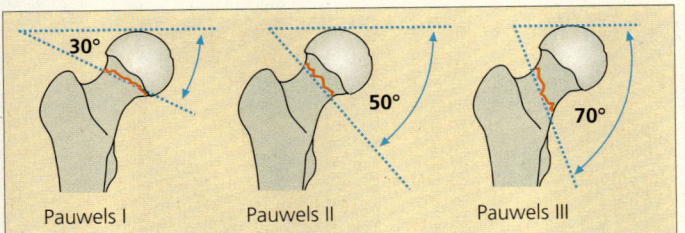

Pauwels I   Pauwels II   Pauwels III

Abb. 37.**38** **Einteilung der medialen Schenkelhalsfrakturen nach Pauwels.** Je größer der Winkel zwischen Bruchlinie und Waagerechter, desto instabiler ist die Fraktur

Merke: Schenkelhalsfrakturen werden bis auf wenige Ausnahmen operiert. Das Operationsverfahren (Abb. 37.**39**) hängt vom biologischen Alter des Patienten ab. Dabei ist entscheidend, ob ein Patient in der Lage ist, das verletzte Bein für die Zeit der knöchernen Konsolidierung (3 Monate!) zu entlasten.

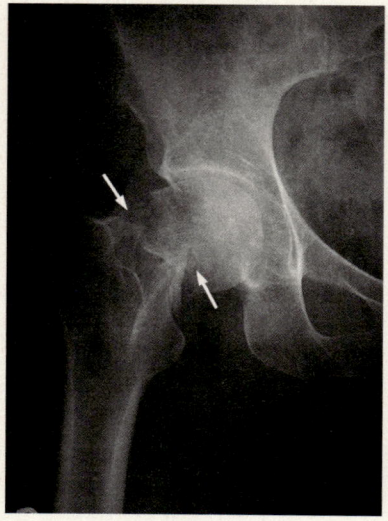 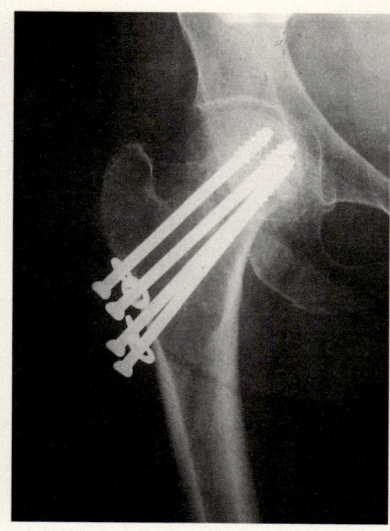

Abb. 37.39 Operative Therapie der Schenkelhalsfraktur
a Röntgenbefund einer Schenkelhals-
fraktur

b Verschraubung

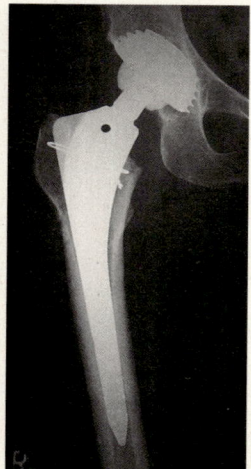 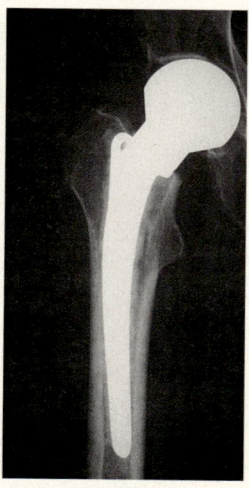

c Totalendoprothese des
Hüftgelenks (zementlose TEP)

d Hemiendoprothese des
Hüftgelenks (HEP)

Hüftkopferhaltende Osteosynthese. Die mediale Schenkelhalsfraktur kann durch Winkelplatte und/oder Schrauben operativ versorgt werden, wobei der körpereigene Hüftkopf erhalten wird. Das Verfahren ist die Therapie der Wahl bei jüngeren Patienten (bis ca. 65 Jahre), weil der eigene Hüftkopf biologisch wertvoller ist als ein Implantat und die Nachteile des künstlichen Hüftgelenkes (Verschleiß, Lockerung) vermieden werden. *Keine* Belastungsstabilität. Der Patient muß mit Gehstöcken mobilisiert werden und das verletzte Bein für 3 Monate entlasten, d. h. beim Gehen frei durchhängen lassen. Wenn der (ältere) Menschen dazu nicht in der Lage ist, kommt eine hüftkopferhaltende Therapie nicht in Frage.

Totalendoprothese (TEP). Künstliches Hüftgelenk, bei dem Hüftpfanne und Hüftkopf ersetzt werden. Für alle älteren Patienten, die nicht belastungsfrei mobilisierbar sind, muß die Schenkelhalsfraktur mit einer voll belastbaren Osteosynthese versorgt werden. Verfahren der Wahl ist die TEP.

> **Merke:** Ein künstliches Hüftgelenk (TEP) hat den Vorteil der sofortigen Belastungsstabilität. Nachteil ist die begrenzte Funktionsdauer von etwa 10–15 Jahren. Lebt der Patient länger als die TEP hält, ist ein Austausch der Endoprothese erforderlich (TEP-Wechsel).

Die Verankerung des Implantates kann *ohne* und *mit* Knochenzement erreicht werden.

Bei der *zementlosen TEP* erfolgt die Fixierung der künstlichen Hüftpfanne durch selbstschneidendes Gewinde, die Verankerung des künstlichen Hüftkopfes und künstlichen Schaftes durch Verkeilung in der Markhöhle des Femurs. Die Operation ist schwieriger und hat ein größeres Risiko der Zersplitterung des Femurs beim Einbringen des Prothesenschaftes. Vorteilhaft ist jedoch, daß es im Langzeitverlauf seltener zu einer Prothesenlockerung kommt und ein eventuell erforderlich werdender TEP-Wechsel erheblich einfacher durchführbar ist. Die *Indikation* zur zementlosen TEP ist deshalb bei Patienten unter 70 Jahren gegeben, deren Lebenserwartung einen späteren Prothesenwechsel wahrscheinlich macht, wenn eine hüftkopferhaltende Therapie aber nicht in Frage kommt.

Bei der *zementierten TEP* wird das Implantat (Pfanne und Kopf) mit Knochenzement (= Palacos) im Körper fixiert. Der Eingriff hat weniger intraoperative Komplikationen als die zementfreie TEP, ein Prothesenwechsel ist jedoch ein komplikationsträchtiger Eingriff. Die *Indikation* zur zementierten TEP ist deshalb bei älteren Patienten (über 70 Jahre) gegeben, bei denen die Versorgung mit diesem Prothesentyp wahrscheinlich endgültig ist.

Hemiendoprothese (HEP). Nur der Hüftkopf mit dem gebrochenen Schenkelhals wird ersetzt, womit der operative Eingriff schneller und weniger belastend durchführbar ist als eine TEP. Die Funktionsdauer des Implantates ist allerdings geringer (ca. 5 Jahre) als bei einer TEP, weshalb die HEP nur bei sehr alten Menschen indiziert ist (über 80 Jahre).

Als Primärmaßnahme bis zur Operation wird die Schenkelhalsfraktur mit einer Drahtextension durch den Schienbeinkopf extendiert.

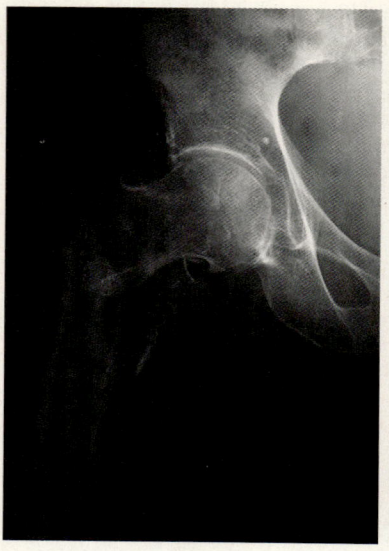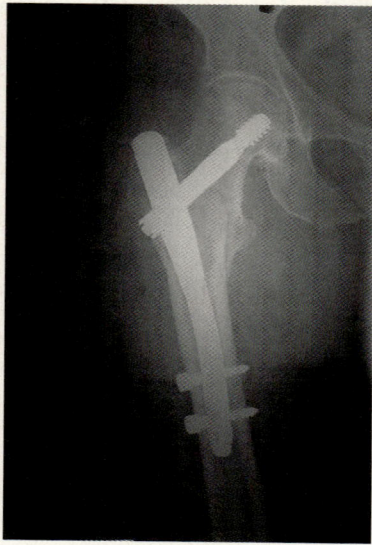

Abb. 37.40 Operative Therapie der proximalen Femurfrakturen
a Röntgenbefund einer pertrochantären   **b** Gamma-Nagel
Femurfraktur

Spezielle Therapie der proximalen Femurfrakturen

Bei der Bruchlokalisation im Bereich zwischen Trochanter major und Trochanter minor des Oberschenkelknochens handelt es sich um eine *pertrochantäre* Fraktur (Abb. 37.37). Ein Sonderfall ist die *Reversed-Fraktur*, bei der die Bruchlinie entgegen der üblichen Richtung verläuft (große Instabilität). Liegt der Bruch unterhalb der Rollhügel, handelt es sich um eine *subtrochantäre* Fraktur.

> **Merke:** Alle pertrochantären und subtrochantären Frakturen sind instabil. Da eine konservative Behandlung 3 Monate Bettruhe bedeuten würde, kommt nur die operative Stabilisierung in Frage.

Gamma-Nagel. Spezieller intramedullärer Verriegelungsnagel für proximale Femurfrakturen (Abb. 37.40). Die große, durch den Schenkelhals gedrehte Schraube kann in den Marknagel gleiten, wodurch bei Belastung eine Kompression der Fraktur resultiert. Distale Verriegelung durch 2 Schrauben. (Nagel und Schenkelhalsschraube bilden die Form des griechischen Buchstaben γ, daher die Bezeichnung.) Sofortige Belastungsstabilität.

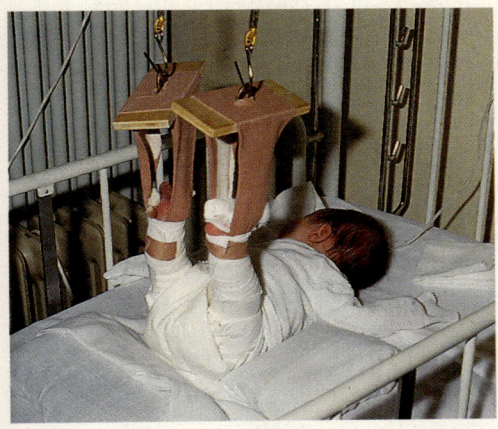

Abb. 37.41 Femurschaftfraktur des Kleinkindes. Konservative Behandlung als *Heftpflaster-Vertikalextension (= Overhead-Extension)*. Sowohl das gebrochene als auch das unverletzte Bein wird extendiert. Die Hüftgelenke sind 90 Grad gebeugt

Dynamische Hüftschraube (DHS). Ähnliches Prinzip wie beim Gamma-Nagel. Die Schenkelhalsschraube gleitet „dynamisch" in einer seitlich angeschraubten Platte, womit bei Belastung eine Kompression der Fraktur erreicht wird. Sofortige Belastungsstabilität.

Winkelplatte. Je nach Lokalisation des Bruchspalts kombiniert mit einer Zugschraube (bei pertrochantärer Fraktur) oder als Kondylenplatte (bei subtrochantärer Fraktur). Bei medialem Knochendefekt Auffüllung durch zusätzliche Spongiosaplastik. Primär nur übungsstabil (keine sofortige Belastungsstabilität).

Doppelplattenverbundosteosynthese (Abb. 37.19, S. 616). Bei ausgedehnten Knochendefekten oder Reversed-Frakturen, wenn mit den genannten Osteosyntheseverfahren keine Stabilität zu erreichen ist.

Ender-Nagelung (Abb. 37.13, S. 611). Gering belastender Eingriff bei pertrochantärer Fraktur des alten Menschen, wegen häufiger Rotationsinstabilität jedoch kaum noch gebräuchlich.

Spezielle Therapie der Femurschaftfraktur und distalen Femurfraktur

Femurschaftfraktur. Beim Erwachsenen grundsätzlich *operative* Behandlung durch Marknagel, Verriegelungsnagel (beide belastungsstabil) oder Plattenosteosynthese (nur übungsstabil, Entlastung bis zu 4 Monaten). Bei offener Fraktur Fixateur externe.

Die Femurschaftfraktur im Kindesalter (bis ca. 7 Jahre) wird im Gegensatz zum Erwachsenen immer konservativ durch Heftpflaster-Vertikalextension behandelt (Abb. 37.41). Knöcherne Heilung nach ca. 6 Wochen.

Suprakondyläre und perkondyläre Femurfraktur. Die Behandlung ist fast immer operativ (Schraubenosteosynthese oder Kondylenplatte). Bei Gelenkbeteiligung müssen selbst kleinste Stufen in der Gelenkfläche ausgeglichen werden, um einer späteren Arthrose des schwerbelasteten Gelenks vorzubeugen. Belastung erst nach ca. 12 Wochen.

Kniescheibe

Bei Verdacht auf Patellafraktur erfolgt neben der Röntgenaufnahme des Kniegelenks eine Tangentialaufnahme der Patella („Patella-Spezial"), um Stufenbildungen in der dorsalen Gelenkfläche zu erkennen (Arthrosegefahr!). Jede Patellafraktur muß wegen der Arthrosegefahr exakt reponiert und retiniert werden. Undislozierte *Längsfrakturen* der Kniescheibe können konservativ durch Gipshülse (Tutor) für 4 Wochen behandelt werden. *Querfrakturen* der Patella klaffen infolge des kräftigen Muskelzugs (Musculus quadriceps). Die Therapie erfolgt deshalb operativ durch Zuggurtungsosteosynthese. Danach ist frühzeitige Übungsbehandlung zur Verhütung einer Kniegelenkssteife und Muskelatrophie wichtig. Vollbelastung ist nach 6 Wochen erlaubt.

Unterschenkel

Am Unterschenkel können Tibia oder Fibula oder beide Röhrenknochen gemeinsam frakturiert sein. Für die Statik des Unterschenkels sind die Fibulafrakturen von untergeordneter Bedeutung, weil das Körpergewicht vorwiegend auf dem Schienbein lastet. Die Brüche des Innenknöchels (Schienbein) und Außenknöchels (Wadenbein) werden wegen der funktionellen Zusammengehörigkeit als Knöchelfrakturen (Malleolarfrakturen) zusammengefaßt.

Tibiakopffraktur. Eine konservative Behandlung (Oberschenkelgips mit anschließender frühfunktioneller Behandlung) kommt nur bei nichtdislozierten Brüchen ohne Stufenbildung im Gelenk in Frage. Meist findet sich jedoch eine Einstauchung der Gelenkfläche in die zermalmte Metaphyse (Impressionsfraktur), womit eine anatomische Wiederherstellung der Gelenkflächen durch offene Reposition, Spongiosaplastik und Stabilisierung mit Schrauben und abstützenden Platten erforderlich wird. Vollbelastung ist sowohl bei konservativer als auch operativer Therapie erst nach 3–4 Monaten erlaubt.

Tibiaschaftfraktur (Abb. 37.**42 a**). Vorwiegend operative Behandlung durch Marknagel oder Plattenosteosynthese. Lediglich undislozierte geschlossene Frakturen sowie Brüche bei Kindern werden konservativ mit Oberschenkelliegegips und späterem Gehgips behandelt (vgl. S. 606). Offene Brüche stellen eine absolute Indikation zur sofortigen operativen Therapie mit dem Fixateur externe dar (Abb. 37.**15** und 37.**16**).

Distale Tibiafraktur. Der körperferne Schienbeinbruch mit Beteiligung der Gelenkfläche wird als *Pilonfraktur* oder *Pilon tibial* (Pilon, franz.: Stampfer)

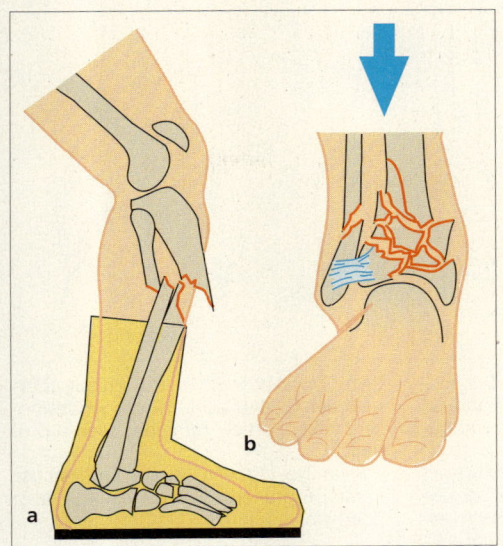

Abb. 37.**42 Frakturen am Unterschenkel**
a Unterschenkelschaftfraktur durch Biegungstrauma (sog. Skischuhrandbruch)
b Pilonfraktur durch Stauchungstrauma

bezeichnet und entsteht durch starke axiale Gewalteinwirkung (Abb. 37.**42 b**). Die Behandlung ist grundsätzlich operativ und zielt auf Wiederherstellung der gelenkbildenden Schienbeinanteile (Plattenosteosynthese). Entlastung des betroffenen Beins mit Unterarmgehstützen ist für mindestens 12 Wochen erforderlich.

Malleolarfraktur (Malleolus = Knöchel). Fast alle „Sprunggelenksfrakturen" werden operativ behandelt. Man unterscheidet Brüche des *Außenknöchels* (Fibula) und *Innenknöchels* (Tibia). Sind beide Knöchel gebrochen, handelt es sich um eine *bimalleoläre Sprunggelenksfraktur.* Ist zusätzlich ein Fragment der hinteren Tibiakante ausgebrochen (sog. Volkmann-Dreieck), handelt es sich um eine *trimalleoläre Fraktur.*

Bei Beteiligung des Außenknöchels ist die Einteilung nach Weber (1974) gebräuchlich (Abb. 37.**43**), die Aufschluß über ligamentäre Begleitverletzungen der vorderen Syndesmose gibt.

Bei der Operation muß eine exakte anatomische Wiederherstellung der stark belasteten Gelenkflächen erfolgen, weil Fehlstellungen und Gelenkinkongruenz zu vorzeitigem Verschleiß mit Arthrose führen. Die Osteosynthese erfolgt durch Platte oder Schrauben. Begleitende Verletzungen des Innenbandes werden genäht. Eine *Syndesmosenruptur* (bei Weber C immer, bei Weber B manchmal) erfordert neben der Bandnaht eine Fixierung der Fibula gegen

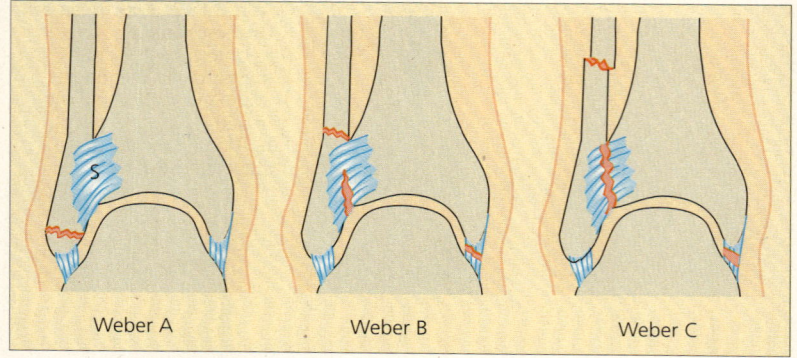

Weber A Weber B Weber C

Abb. 37.**43 Malleolarfraktur.** Die Einteilung nach Weber berücksichtigt ausschließlich die Bruchlokalisation am Außenknöchel.

Beim Typ *Weber A* liegt der Frakturspalt unterhalb der Gelenkfläche, die vordere Syndesmose (S) (= Bandverbindung zwischen Tibia und Fibula) ist immer intakt.

Beim Typ *Weber B* (Fraktur knapp oberhalb der Gelenkfläche) ist die Syndesmose intakt, partiell zerrissen oder rupturiert.

Beim Typ *Weber C* ist die Syndesmose immer rupturiert und die Fraktur liegt oberhalb

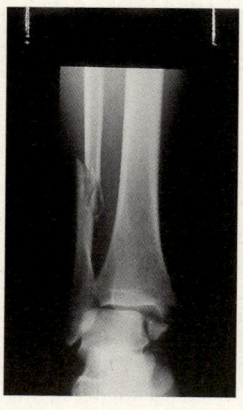 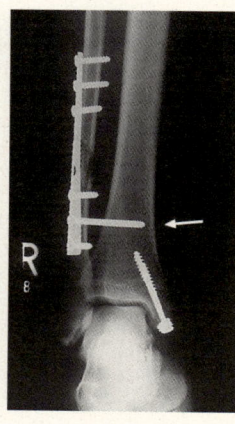

Abb. 37.**44 Weber-C-Fraktur**
a Fibulafraktur und (im Röntgenbild nicht sichtbare) Syndesmosenruptur, zusätzlich Innenknöchelfraktur
b Operative Versorgung durch Plattenosteosynthese der Fibula, Stellschraube (Pfeil) und Verschraubung des Innenknöchels

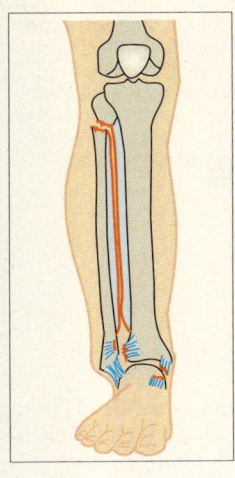

Abb. 37.**45 Maisonneuve-Fraktur.** Hohe Fibulafraktur mit Zerreißung der Bandstrukturen (Membrana interossea) zwischen Schienbein und Wadenbein

die Tibia mittels Stellschraube (Abb. 37.**44**), die nach 6 Wochen in Lokalanästhesie entfernt wird (Entfernung des übrigen Metalles bei Sprunggelenksfrakturen erst nach 6–12 Monaten).

Nachbehandlung. Bei rein knöcherner Verletzung (isolierte Innenknöchel- oder Außenknöchelfraktur) wird bei übungsstabiler Versorgung ab ca. 6. Tag (reizlose Wunde) mit Bewegung begonnen. Vollbelastung nach 6 Wochen. Bei gleichzeitiger Innenbandnaht ist immer eine Ruhigstellung ohne Belastung für 6 Wochen (Gips) erforderlich.

Fibulafraktur. Isolierte Brüche des Fibulaköpfchens oder Fibulaschaftes (keine Malleolarfrakturen) spielen für die Stabilität des Unterschenkels und die funktionelle Einheit des Sprunggelenks keine Rolle. Man kann für 1–2 Wochen einen Zinkleimverband anlegen. Volle Belastung ist sofort möglich.

Maisonneuve-Fraktur (Abb. 37.**45**). Hohe Fibulafraktur mit ausgedehnter ligamentärer Begleitverletzung, die häufig übersehen wird. Sonderform der Sprunggelenksfraktur. Therapie immer operativ.

Fuß

Fußwurzelknochen. Frakturen der Fußwurzel (Tarsus) werden konservativ durch Unterschenkelgipsverband und anschließende funktionelle Therapie behandelt. Die Entlastungsdauer bei Kalkaneus- und Talusfrakturen beträgt 8–12 Wochen. Eine operative Behandlung (Spickung, Schrauben) erfolgt nur in Ausnahmefällen bei erheblicher Dislokation sowie bei Luxationsfrakturen.

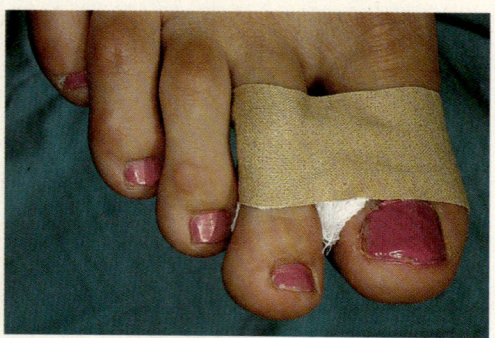

Abb. 37.**46 Zehenfraktur.**
Fixierung der gebrochenen
Zehe (hier D2) an eine
benachbarte gesunde Zehe
(hier D1) durch Heftpflaster-
streifen. Interdigitale Mull-
kompresse gegen Haut-
schäden

Mittelfuß und Zehen. Brüche der *Mittelfußknochen* ohne wesentliche Dislokation werden konservativ durch Unterschenkelgehgips für 6 Wochen behandelt. Bei größeren Verschiebungen muß zur Erhaltung des Fußgewölbes eine
osteosynthetische Versorgung durch Spickdrähte, kleine Platten oder Schrauben erfolgen.

Zehenbrüche (2 bis 5) behandelt man durch Heftpflasterverband
(Abb. 37.**46**). Bei Großzehenfraktur ist ein Unterschenkelgehgips wegen der
besseren Ruhigstellung (Schmerzausschaltung) vorzuziehen.

Pflegeschwerpunkte bei Frakturen

Pflege bei Gipsbehandlung

Beobachtungsmaßnahmen. Zur Herstellung eines Gipsverbandes werden Verbandstoffe verwendet, die bis zur endgültigen Festigkeit und Trockenheit bis zu 24
Stunden benötigen. Grundsätzlich soll
eine Kontrolle des Gipsverbandes auf den
Grad seiner Trockenheit erfolgen.

Der Verband soll möglichst offen liegen, damit viel Luft ein gleichmäßiges Ab-
trocknen bewirkt. Frische Gipsverbände
niemals abdecken.

Gipsverbände können vor allem in den
ersten Stunden nach dem Anlegen wegen zunehmender Weichteilschwellung
zu Durchblutungsstörungen und Nerven-
schädigungen führen.

Merke: Grundsätzlich gilt hier, daß
beim Auftreten von Schmerzen im Gips
der Patient immer recht hat. Schmerzen müssen als Warnzeichen ernst genommen werden und ihrem Grund
muß nachgegangen werden (z. B. welche weiteren Beobachtungen liegen
vor?).

Patienten mit Gipsverbänden müssen
stets sorgfältig auf Veränderungen von
Motorik (Beweglichkeit von Zehen und
Finger), *Sensibilität* (Gefühllosigkeit von
Zehen und Finger) und *Durchblutung*
(Schwellung, Hautfarbe und -temperatur)
beobachtet werden.

Bei Überempfindlichkeit gegenüber der synthetischen Polsterwatte wird über lokalen Juckreiz geklagt.

Die Patienten sind darüber zu informieren, daß sie jede Unregelmäßigkeit wie bspw. Schmerzen, Gefühllosigkeit unverzüglich melden müssen. Bei ambulanter Versorgung werden sie mit den entsprechenden Hinweisen nach Hause entlassen und für den Folgetag zur Kontrolle einbestellt.

Pflege bei Extensionsbehandlung

Lagerung. Die Lagerung des Patienten mit Extensionsbehandlung ist abhängig von Frakturlokalisation und Extensionsmethode. Sie ist von besonderer Bedeutung, da viele Extensionen bis zur Abschwellung nach einem Trauma eingesetzt werden und eine geschwollene Extremität auch außerordentlich druckgefährdet ist. Die Folgen mangelhafter Lagerungstechnik bei Extremitätenextensionen sind, vor allem am distal gelegenen Körperabschnitt, irreversible Schäden wie Paresen, Dekubitus oder Spitzfußbildung.

Hiervon lassen sich allgemeine Lagerungsprinzipien ableiten.

Ist eine absolute Ruhigstellung der Extremität erwünscht, so müssen *beide dem verletzten Gliedabschnitt benachbarten Gelenke* mit in diese einbezogen werden. Die Gelenke werden jeweils in Gebrauchsstellung fixiert. Verletzte Extremitäten sollten zur Abschwellung des Wundödems *hochgelagert* werden.

> **Merke:** Es gilt prinzipiell, daß besonders gefährdete Stellen, hauptsächlich dort, wo Nerven gegen Knochen gedrückt werden können (z. B. Fibulaköpfchen), *zusätzlich unterpolstert* werden müssen.

Als Lagerungshilfsmittel dienen Schienen jeglicher Art wie bspw. Krapp-Schiene oder Schaumstoffschienen sowie Lagerungskissen.

Spezielle Lagerungsprinzipien bei Beinextension. Frakturen im Beckenbereich, Schenkelhalsfrakturen sowie per- und subtrochantäre Femurfrakturen werden in flachen Schaumstoffschienen bei leicht gebeugter Kniestellung mit dem Unterschenkel etwas hochgelagert. Bei Frakturen des mittleren und distalen Femurs erfolgt eine Hochlagerung mit 45 Grad Kniebeugung. Der untere Schienenanteil soll 40–60 cm von der Bettauflage entfernt sein.

Ebenso wird bei Unterschenkel- und Sprunggelenksfrakturen verfahren. Insgesamt ist auf eine *leichte Außenrotation* des Beines zu achten. Bei zu starker Außenrotation kommt es zu einer Druckwirkung auf den N. fibularis. Als Richtlinie läßt sich hier merken, daß der distale Gliedabschnitt immer nach dem proximalen gerichtet werden muß. Für die Lagerungskontrolle gibt es eine *Hilfslinie* am Bein (Abb. 37.**47**).

Ungepolsterte Schienen müssen zusätzlich mit Schaumstoff belegt werden. Eine *Polsterung* ist insbesonders im Bereich des Fibulaköpfchens erforderlich, um die Gefahr einer Peronäusparese auszuschalten. Die Polsterung soll nicht angewickelt werden, damit bei Verschmutzung ein leichtes Auswechseln beim Betten erfolgen kann.

Eine *Spitzfußprophylaxe* ist sowohl für das verletzte als auch für das gesunde Bein notwendig. Am gesunden Bein wird durch Anbringen eines Gegentrittes eine Abstützmöglichkeit geschaffen. Am extendierten Bein wird die Spitzfußprophylaxe mittels einer Fußaufhängung mit Schlauchmullverband vorgenommen (Abb. 37.**48**). Als Gegenzug gegenüber den Extensionsgewichten wirkt sich das Körpergewicht des Patienten aus, wenn das Fußende des Bettes leicht erhöht wird.

Beobachtungsmaßnahmen. Zu den pflegerischen Kontroll- und Überwachungsmaßnahmen gehören regelmäßige Überprüfung der *Lagerung* und der *Zugvorrichtung.* Hierauf ist besonders nach jedem Betten und jeder pflegeri-

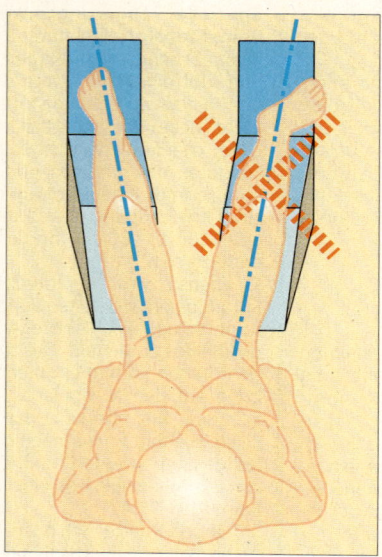

Abb. 37.47 Lagerungs-kontrolle bei Beinexten-sion. Die korrekte Außen-rotation des Beines erkennt man daran, daß eine Hilfs-linie vom Darmbeinstachel ausgehend über Patellamit-te zum Zwischenraum der 1. und 2. Zehe führt (linkes Bein). Bei übermäßiger Außenrotation nimmt die Linie einen anderen Verlauf (rechtes Bein). Die Lage-rung ist falsch und kor-rekturbedürftig

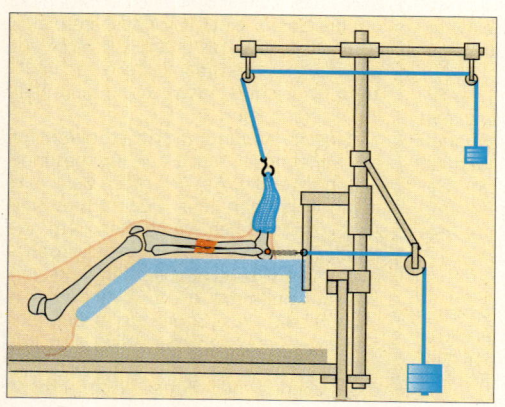

Abb. 37.48 Spitzfuß-prophylaxe bei Bein-extension. Zusätzlich zur Extension der Fraktur (hier Kalkaneusextension bei Unterschenkelfraktur) wird ein geringeres Extensionsge-wicht (0,5 – 1 kg) über Schlauchmullverband am Mittelfuß fixiert, wodurch eine Fußaufhängung mit funktionell richtiger recht-winkliger Fußstellung zur Spitzfußprophylaxe erreicht wird

schen Handlung zu achten. Die Zugvorrichtung soll frei hängen. Sie darf niemals durch das Auflegen von Bettdecken oder ähnlichem behindert werden. Die Drahtinzisionsstellen sind täglich auf *Entzündungszeichen* zu beobachten.

Bei Angabe von *Schmerzen* in der extendierten Extremität muß zunächst geklärt werden, ob diese nicht auf falsche Lagerung zurückzuführen sind (Lagerungskontrolle). Bei Beinextensionen müssen die besonders dekubitusgefährdeten Körperstellen (Steißbeingegend und Fersen) regelmäßig auf Druckstellen überprüft werden. Bei Auffälligkeiten sind entsprechende Maßnahmen zur Druckentlastung zu intensivieren.

Körperpflege. Das Ausmaß der dabei notwendigen Hilfestellung ist abhängig von Frakturlokalisation, den vorhandenen Begleitverletzungen und den individuellen Bedürfnissen des Patienten. In Verbindung mit einer Ganzwaschung, bei mobileren Patienten einer Teilwaschung, ist eine entsprechende Hautpflege durchzuführen und auf einen intakten Hautzustand zu achten, insbesonders bei den Körperpartien, die durch die ununterbrochene Rückenlage unter ständiger Druckeinwirkung stehen (Rücken, Gesäß und Fersen). Nach jeder Defäkation ist eine sorgfältige Intimpflege vorzunehmen.

Prophylaxen. Die absolute Immobilität von Patienten mit Extensionen stellt hohe Anforderungen an die Pflege. Die Bewegungseinschränkung begünstigt die Entstehung von *Dekubitus, Kontrakturen, Pneumonie, Thrombose* und *Obstipation*. Die Pflegeplanung muß deshalb darauf ausgerichtet sein, diese Sekundärerkrankungen zu vermeiden.

Da Umlagerungen nicht möglich sind, hat es sich bewährt, Patienten auf Fellen zu lagern oder ähnlich geeignetes Lagerungsmaterial zur optimalen *Druckentlastung* im Bereich gefährdeter Körperregionen zu verwenden. In Verbindung mit dem Betten sind durchblutungs- und atmungsfördernde sowie atrophiehemmende Pflegemaßnahmen zwingend erforderlich. Zwischenzeitlich sind die Patienten regelmäßig (ideal alle 2 Stunden) dazu anzuhalten, sich selbst zur Druckentlastung mittels Bettbügel anzuheben.

Zur gezielten *Thromboseprophylaxe* wird für das gesunde Bein eine Abstützmöglichkeit (Sohlendruck) eingebaut. Die Patienten sollten immer wieder aufgefordert werden, nichtverletzte Extremitäten zu bewegen.

Auf regelmäßigen *Stuhlgang* ist Wert zu legen. Einer Obstipation kann durch Verabreichung einer verdauungsfördernden Kost vorgebeugt werden. Bei Bedarf sollte man zunächst leichten und milden Laxantien den Vorzug geben (Leinsamen, Weizenkleie usw.). Patienten mit Wirbel- und Beckenfrakturen erhalten erst nach dem Abführen feste Kost.

Pflege bei operativer Frakturbehandlung

Beobachtungsmaßnahmen. Außer den allgemeinen postoperativen Maßnahmen ist nach einer Osteosynthese folgenden Beobachtungen Aufmerksamkeit zu schenken.

Schmerzen sind auch hier als Alarmsignal zu verstehen und abzuklären (ungünstige Lagerung, Druckstellen, Infekt oder auch Gefäßverschluß in der verletzten Extremität). Kontrollen von *Sensibilität, Hauttemperatur* und *-farbe* (Durchblutung) sowie *Beweglichkeit* von Fingern und Zehen sind in regelmäßigen Abständen durchzuführen.

Menge und Farbe des *Wundsekrets* einschließlich eventueller Beimengungen aus den Drainagen müssen in Abständen beobachtet und registriert werden. *Verbände* sind auf Sitz und Wundsezernierung zu überprüfen.

Nach Anlage eines *Fixateur externe* ist die Haut an den Eintrittsstellen der Fixateurstäbe auf Entzündungszeichen und Verklebungen bzw. Verkrustungen zu kontrollieren. Die *Körpertemperatur* sollte im Hinblick auf einen Fieberanstieg verfolgt werden (Wundinfekt, Osteomyelitis).

Lagerung. Die Lagerung des Patienten nach operativer Frakturversorgung hängt von der Lokalisation der Fraktur und dem angewandten Osteosyntheseverfahren ab. Die bereits bei den Extensionen beschriebenen allgemeinen Lagerungsprinzipien sind ebenso bei operativer Frakturversorgung gültig.

Schenkelhalsfrakturen, die mit Totalendoprothese versorgt wurden, werden flach in einer Schaumstoffschiene bei leichter Abduktionsstellung des operierten Beines in Rotationsmittelstellung gelagert. Am 1. oder 2. postoperativen Tag sollen die Patienten erstmals aufstehen, ab ca. 7. Tag beginnt man mit systematischem Gehtraining. Dieselbe Lagerungstechnik gilt für *pertrochantäre* Oberschenkelfrakturen.

Oberschenkelschaftfrakturen mit Marknagel- oder Plattenosteosynthesen erfordern eine doppelt rechtwinklige Lagerung. Dazu eignen sich am besten Krapp-Schienen oder drei Matratzen, die aufeinander in das Bett gelegt werden. Auf diese können nun beide Unterschenkel des Patienten gelagert werden. Die doppelt rechtwinklige Lage hat den Vorteil, daß der Patient durch die rechtwinklige Auflage des Unterschenkels eine Beugung von 90 Grad im Bereich des Kniegelenks und der Hüfte erreicht, die zur Mobilisation ungehindertes Gehen und Treppensteigen mit Gehhilfen erlaubt.

Unterschenkel- und Knöchelfrakturen werden in der Regel bei Kniebeugung hochgelagert. Da auch bei übungsstabiler Versorgung im OP primär eine Unterschenkelgipsschiene bis zur sicheren Wundheilung angelegt wird, ist achtzugeben, daß weder das Trocknen des Gipses noch das Anschwellen der Operationswunde Druckstellen, Spannungsblasen oder Paresen hervorrufen. Klagt der Patient über Schmerzen im Bereich des Fibulaköpfchens oder des Sprunggelenks, so muß der Verband einschließlich der Polsterwatte aufgeschnitten und die Gipsschale etwas auseinandergespreizt werden.

Bei *Fixateur externe* ist in der Regel in der postoperativen Frühphase eine hohe Schienenlagerung angezeigt. Bei einem Fixateur externe am Bein wird in der Anfangszeit zur Umlagerung der Patient am betroffenen Bein im Knie und an der Ferse unterstützt bzw. gehalten. Bei stabilen Verhältnissen kann auch ausschließlich das Fixateurgestänge gefaßt und das Bein damit bewegt werden.

Mobilisation. Charakteristisch für das Osteosyntheseverfahren ist die Möglichkeit der frühzeitigen aktiven Bewegung. Die Liegedauer der Patienten wird dadurch gegenüber konservativen Verfahren wesentlich reduziert. Beginn und Umfang der Mobilisation richten sich nach dem Allgemeinzustand des Patienten und sind abhängig von Alter, Körpergewicht, Schweregrad der Verletzung, Röntgenbefund, Verlauf der Operation und Stabilität der gewählten Osteosynthesemethode.

Je nach Belastungsgrad unterscheiden wir in: *Beistellen* (d. h. das operierte Bein wird beim Gehen nicht belastet), in *Teil-* und in *Vollbelastung.* Generell werden in den ersten Tagen nach der Operation Bewegungsübungen zunächst am gesunden, später am operierten Bein durchgeführt. Spannungsübungen beginnen sofort nach der Operation.

Für die intensive Anleitung zu allen Bewegungsübungen ist hauptsächlich das Krankengymnastikpersonal zuständig.

Wundbehandlung. Der erste Verbandwechsel wird bei einer primär aseptischen Wunde so spät wie möglich vorgenommen, d. h. etwa gegen den 4. postoperativen Tag, sofern keine Anzeichen dagegensprechen (Durchblutung des Verbandes). Redon-Drainagen sind nach 24–48 Stunden zu ziehen.

Der Verbandwechsel bei *Fixateur externe* erfolgt bei reizlosen Eintrittsstellen der Fixateurstäbe ausschließlich trocken unter Verwendung von geschlitzten Kompressen. Dabei ist darauf zu achten, daß die Eintrittspforten der Fixateurstäbe nicht mit der Haut verklebt bzw. verkrustet sind. Ansonsten müssen diese Verklebungen oder Verkrustungen vorsichtig mit z. B. physiologischer Kochsalzlösung entfernt werden.

Pflege bei Osteomyelitis

Die Pflege von Patienten, die in der Folgezeit nach operativ versorgter Fraktur, oft erst nach Monaten, eine sekundäre Osteomyelitis entwickeln, ist wegen des meist langwierigen und chronischen Verlaufs anspruchsvoll. Das infizierte Osteosynthesematerial muß, sofern es nicht mehr stabilisierend wirkt, operativ entfernt werden. Gleichzeitig wird oft ein Fixateur externe angebracht.

Umgang mit Spül-Saug-Drainage. Nach Legen einer Spül-Saug-Drainage (vgl. Abb. 2.**12**, S. 58) soll die Spülzufuhr kontinuierlich mit z. B. 2000 ml Spüllösung (Ringer-Lösung) über 24 Stunden laufen. Ist die Spülgeschwindigkeit zu ungleichmäßig, neigt das System zum Verstopfen. Deshalb sollte das Drainagesystem 3- bis 4mal täglich auf Durchgängigkeit hin überprüft werden, wozu man eine bestimmte Spülmenge einlaufen läßt, die bei ungehindertem Durchgang des Systems innerhalb kurzer Zeit in der Sekretauffangflasche erscheint. Die Spülflüssigkeit wird bilanziert und außerdem auf Aussehen und Beimengungen hin beobachtet. In regelmäßigen Intervallen ist die Sogwirkung abzulesen.

Das Zuleitungssystem (Infusionsbesteck) und das Ableitungsbesteck sind einschließlich der Sekretauffangflasche alle 24 Stunden gegen steriles Material auszuwechseln.

Die Spül-Saug-Drainage wird so lange belassen, bis drei aufeinanderfolgende Wundabstriche ohne pathologischen Befund sind. Zwischenzeitlich werden 2mal wöchentlich Kontrollabstriche vorgenommen.

Wundbehandlung. Ein Wundbehandlungsplan wird ärztlicherseits festgelegt. Die Häufigkeit richtet sich nach Wundsekretion und -beschaffenheit, sollte jedoch mindestens einmal täglich durchgeführt werden. Dabei sind die Regeln des septischen Verbandwechsels zu berücksichtigen (Kapitel 5, S. 132).

Spezielle Pflegeaspekte bei Patienten mit Osteomyelitis. Patienten mit Osteomyelitis sind septisch und müssen somit streng von Patienten mit aseptischen Wunden isoliert werden. Der chronische Krankheitsverlauf führt zu einem längeren Klinikaufenthalt über Wochen bis Monate. Daraus resultieren unterschiedliche Schwierigkeiten im psychosozialen Bereich, die durch Trennung von Familie, die ungewohnte Passivität sowie den Verlust der beruflichen Arbeit verursacht werden. Es stellen sich oft Probleme der Langeweile und Beschäftigung.

38. Gelenke, Bänder, Sehnen

Untersuchungsmethoden

In der Unfallchirurgie ist die Gelenkmobilisation nach Ruhigstellung von größter Bedeutung. Zur Messung des Bewegungsumfangs hat sich die Neutral-0-Methode international durchgesetzt. Nicht nur Chirurgen, sondern auch Pflegepersonal und Krankengymnastinnen werden fast täglich mit entsprechenden Werten konfrontiert.

Neutral-0-Methode (Abb. 38.1). Bei dieser Meßmethode werden alle Gelenkbewegungen von einer einheitlich definierten Nullstellung aus gemessen. Diese Neutral-0-Stellung entspricht der Körperhaltung, die ein gesunder Mensch im aufrechten Stand mit hängenden Armen und nach vorn gehaltenen Daumen und parallelen Füßen einnimmt. Bei der Messung von dieser Nullstellung aus wird der bei Gelenkbewegung durchlaufene Winkel abgelesen und unter Aufrundung auf die nächste Fünferstelle notiert. Die

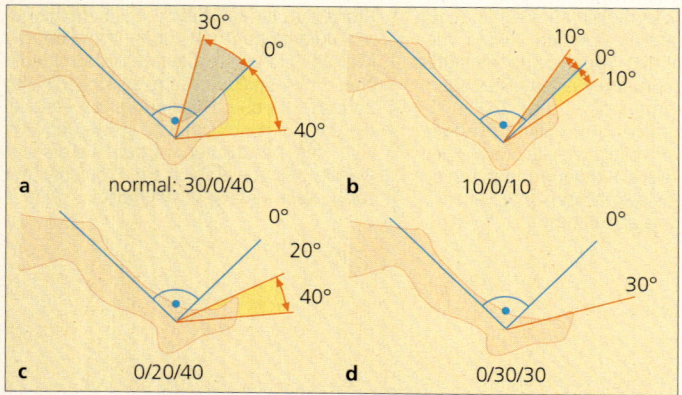

Abb. 38.**1 Neutral-Null-Methode.** Beispiel für das Heben und Senken des Fußes im oberen Sprunggelenk (OSG). Im Stand bilden Unterschenkel und Fuß einen rechten Winkel. Dieser entspricht der Nullstellung, von der aus die Messung erfolgt
a Normalerweise ist eine Fußhebung im OSG um 30 Grad möglich, eine Fußsenkung um 40 Grad
b Fußhebung und Fußsenkung sind auf je 10 Grad beschränkt
c Der Fuß ist nur zwischen 20 Grad und 40 Grad Plantarflexion beweglich und kann nicht bis zur Nullstellung angehoben werden
d Einsteifung in 30 Grad Spitzfußstellung

Protokollierung erfolgt immer mit drei Zahlen. Im Normallfall wird die Null zwischen die beiden Zahlen für die Anfangs- und Endstellung eingesetzt, da üblicherweise die Gelenke über die Nullstellung hinaus in zwei Richtungen zu bewegen sind. Kann ein Gelenk jedoch nur in einer Richtung bewegt werden, z. B. bei Kontraktur, so steht die Null am Anfang (oder am Ende), um anzuzeigen, daß die Nullstellung nicht erreicht werden kann. Bei völliger Gelenkversteifung (Ankylose) werden hinter (oder vor) die Null zwei gleiche Zahlen eingesetzt.

Kontusion und Distorsion sehr häufig

▶ **Kontusion = Prellung.** Ein direktes Trauma (Schlag, Stoß, Aufprall) wirkt als Kompressionskraft auf das Gelenk ein, ohne daß eine Zugbeanspruchung des Bandapparates stattfindet.

▶ **Distorsion = Zerrung.** Ein indirektes Trauma wirkt als Biegungs- oder Drehkraft auf die Gelenkkapsel oder Bänder, wodurch eine Dehnung des elastischen Bandapparates resultiert. Dabei kommt es zu Zerreißungen einzelner Bindegewebsfasern. Die Kontinuität der ligamentären Strukturen wird jedoch nicht durchtrennt (kein Bänderriß!).

> **Merke:** Zerrung, Dehnung, Überdehnung, Verstauchung und „Faserriß" sind weitgehend bedeutungsgleich mit dem Begriff der Distorsion.

Klinik

Schmerzbedingte Bewegungseinschränkung, lokale Schwellung und Weichteilhämatom stehen im Vordergrund. Ein traumatischer Gelenkerguß kann sich ausbilden (insbesondere am Knie). Sowohl bei der Kontusion als auch bei der Distorsion ist die Festigkeit des Bandapparates nicht wesentlich beeinträchtigt. Die Diagnosen werden aufgrund des Lokalbefundes und des Unfallherganges gestellt, wenn röntgenologisch eine Fraktur ausgeschlossen wurde. Man beachte, daß die durch eine Kontusion oder Distorsion bedingten krankhaften Veränderungen im Röntgenbild nicht sichtbar sind. Am häufigsten betroffen sind Handgelenk, Sprunggelenk, Knie und Halswirbelsäule (HWS-Schleudertrauma).

Therapie

Der Schmerz entsteht durch die Weichteilschwellung (Gewebsspannung). Dementsprechend wirken Hochlagerung der betroffenen Extremität, kühlende Verbände und körperliche Schonung schmerzlindernd. Ruhigstellung durch eine Schiene ist nur bei starken Schmerzen und erheblicher Schwellung für einige Tage notwendig. Bei HWS-Schleudertrauma Schanz-Krawatte

(Abb. 37.25, S. 627) für einige Tage. Kontusionen und Distorsionen heilen im allgemeinen folgenlos aus.

Bandruptur   sehr häufig

▷ **Bandruptur = Ligamentruptur = Bänderriß.** Auf das Gelenk wirken indirekt angreifende Biegungs- oder Drehkräfte ein (wie bei einer Distorsion). Das Trauma ist allerdings im Vergleich zur Distorsion größer, so daß nicht nur einzelne Fasern einreißen, sondern das Band komplett rupturiert. Der Riß erfolgt meist im ligamentären Anteil *(interligamentäre Ruptur)*. Weil Bänder sehr stabil sind (oft fester als Knochen), kann der knöcherne Bandansatz ausreißen, wobei das Band selbst intakt bleibt (Bandruptur mit knöchernem Fragment = *knöcherner Bandausriß = Abrißfraktur*).

Klinik

Wesentliches Merkmal der Bandruptur ist die *pathologische Aufklappbarkeit* des Gelenks. Wenn die übliche Röntgenaufnahme in zwei Ebenen keine Fraktur zeigt, wird eine *gehaltene Aufnahme* durchgeführt. Bei einer Bandruptur stellt sich der Gelenkspalt aufgeklappt dar, bei einer Distorsion hingegen normal. Lokal finden sich Schmerzen und ein Hämatom.

Therapie

Grundsätzlich besteht die Gefahr der späteren Gelenkinstabilität („Schlottergelenk"), wenn das rupturierte Band nicht zusammenwächst. Bei jüngeren sportlich aktiven Menschen ist deshalb immer zu prüfen, ob eine operative Bandnaht ein besseres funktionelles Ergebnis verspricht als die konservative Behandlung.

> Die Bandnaht führt lediglich zu einer Adaptierung der Bandenden, eine nennenswerte Festigkeit kommt dadurch primär nicht zustande. Die endgültige Stabilität wird erst nach Abschluß der körpereigenen Heilungsvorgänge erreicht, was etwa 6 Wochen benötigt.

Knöcherne Bandausrisse sind prognostisch und therapeutisch günstiger. Zum einen heilt Knochen (wegen der stärkeren Durchblutung) besser als ein Band, zum anderen kann ein knöchernes Fragment osteosynthetisch versorgt werden, womit sofortige Übungsstabilität erreicht wird.

Malleolarbandruptur   sehr häufig

Das obere Sprunggelenk (OSG) hat ein inneres (= mediales) und ein äußeres (= laterales) Seitenband, welche das seitliche Abknicken des Fußes verhindern. Das laterale Band besteht aus drei Teilen. Durch Abknickung des Fußes nach innen (Supination) kann das laterale Seitenband in einem seiner drei Anteile oder komplett reißen (Abb. 38.2 a).

Die Ruptur des medialen Malleolarbandes (= Innenbandruptur) ist seltener und praktisch immer mit einer Außenknöchelfraktur kombiniert (Weber B oder C).

> **Merke:** Die Ruptur des lateralen Malleolarbandes am oberen Sprunggelenk *(= Außenbandruptur = fibulotalare Bandruptur)* ist der häufigste Bänderriß überhaupt.

Nach Frakturausschluß durch eine normale Röntgenaufnahme (OSG in zwei Ebenen) wird eine gehaltene Röntgenaufnahme angefertigt, die bei pathologischer Aufklappbarkeit die Bandruptur beweist (Abb. 38.2 b).

Therapie

Bei geringer Aufklappbarkeit (ein oder zwei Teile des fibularen Bandes gerissen) steht die *konservative* funktionelle Behandlung im Vordergrund. Die *operative* Bandnaht wird bei Leistungssportlern und bei kompletter Ruptur aller drei Bandstrukturen bevorzugt. Alle Behandlungen dauern 6 Wochen.

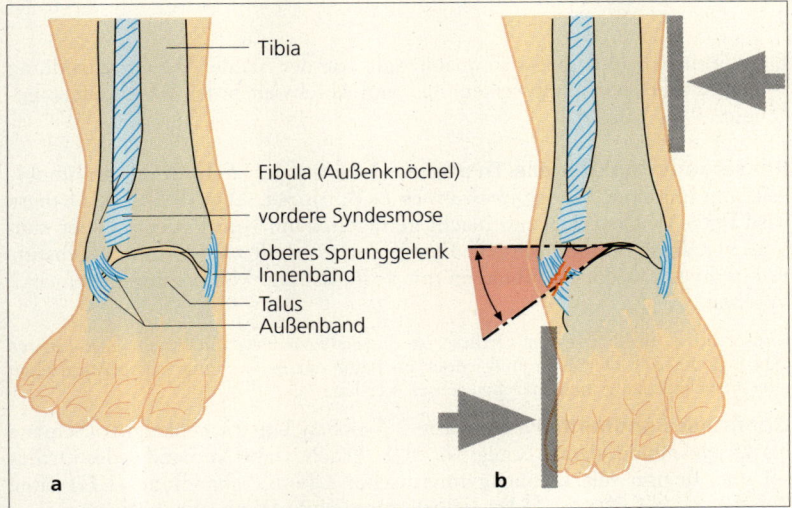

Abb. 38.**2 Malleolarbandruptur**
a Durch Umknicken des Fußes in Supinationsrichtung entsteht eine Dehnungskraft auf das Außenband

b In der gehaltenen Röntgenaufnahme klafft der Gelenkspalt bei rupturiertem Band (pathologische Aufklappbarkeit)

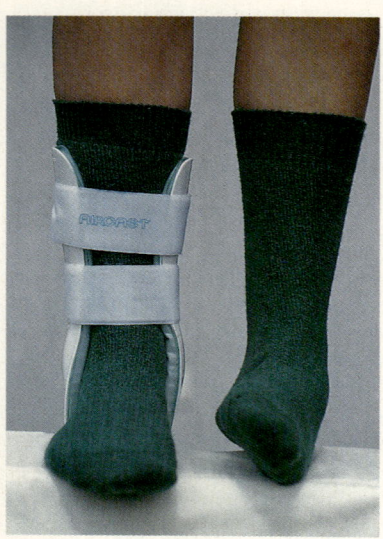

Abb. 38.**3 Sprunggelenksorthese.**
Die Luftkammerschiene (Beispiel: Aircast)
stabilisiert die Seitenbänder und verhindert ein Umknicken. Unter der Schiene
wird eine Socke getragen, über der
Schiene ein Turnschuh

> Als Primärmaßnahme wird unabhängig von der Art der Weiterbehandlung
> eine Unterschenkelgipsschiene bis zum Abschwellen der Weichteile ange-
> legt (3 bis 5 Tage).

Konservativ-funktionelle Therapie. Verfahren der Wahl ist die Frühmobilisierung mit einer *Spurnggelenksorthese* (z. B. Aircast, Abb. 38.**3**). Die Orthese
wird für 6 Wochen Tag und Nacht getragen, kann vom Patienten aber zum
Waschen abgenommen werden. Der Verletzte erhält zwei Unterarmgehstützen und beginnt die Gehübungen mit Teilbelastung. Vollbelastung nach ca. 2
Wochen.

Konservative Alternative zur Orthese ist die Ruhigstellung mit einem *Tape-Verband*
(Abb. 5.**1**, S. 117). Der Tape muß jedoch im Laufe der Behandlung wegen Abrutschen
oder Verschmutzung mehrmals gewechselt werden.

Operative Bandnaht. Postoperativ 2 Wochen Unterschenkelgips (Schiene
bis Abschwellung, dann Liegegips). Ab 3. Woche Tape-Verband (oder Orthese) und Beginn mit krankengymnastischer Übungsbehandlung (KG) ohne
Belastung, ab 4. Woche 15 kg Teilbelastung, ab 5. Woche Vollbelastung.

Bandrupturen am Kniegelenk häufig

Das Knie verfügt nicht nur über zwei Seitenbänder, sondern auch über zwei Kreuzbänder und zwei Menisken. Verletzungen betreffen häufig mehrere Strukturen (z. B. „unhappy triade" = vordere Kreuzbandruptur + mediale Seitenbandruptur + Ruptur des medialen Meniskus). Isolierte Seitenbandrupturen äußern sich durch pathologische *Aufklappbarkeit*, Kreuzbandverletzungen als *Schubladenphänomen* und Meniskusverletzungen (z. B. Korbhenkelriß des Innenmeniskus) als *Streckhemmung* bei Einklemmung. Fast immer besteht gleichzeitig ein blutiger Gelenkerguß (Hämarthros), der sich bei Palpation als „tanzende Patella" darbietet. Nach röntgenologischem Ausschluß einer Fraktur ist zur *Gelenkdiagnostik* die Sonographie, CT, Kernspintomographie oder Gelenkspiegelung (Arthroskopie) geeignet.

Therapie

Bandrupturen erfordern zumindest bei jüngeren Patienten die operative Rekonstruktion. *Meniskusverletzungen* werden arthroskopisch genäht.

Skidaumen (regional) häufig

Der Bänderriß am Grundgelenk des Daumens entsteht typischerweise durch einen Sturz beim Skifahren, wenn der Daumen vom Skistock gewaltsam abgespreizt wird (Abb. 38.**4**).

Therapie

Operative Bandnaht und Unterarmgips für 3 Wochen.

Luxation häufig

- ▶ **Luxation = Verrenkung** (Abb. 38.**5 a**). Schwere Gelenkverletzung, wobei die knorpeligen gelenkbildenden Flächen den Kontakt zueinander *vollständig* verloren haben. Die Gelenkkapsel und stabilisierende Ligamente sind häufig zerrissen.

- ▶ **Habituelle Luxation = gewohnheitsmäßige Verrenkung.** Mehrfach wiederkehrende (rezidivierende) Luxationen im gleichen Gelenk ohne adäquates Trauma. Ursache der Verrenkungsneigung ist eine angeborene Gelenkfehlbildung (Dysplasie) oder eine verletzungsbedingte Beeinträchtigung der Gelenkanatomie. Die habituelle Luxation betrifft den Unterkiefer, Oberarm oder die Kniescheibe.

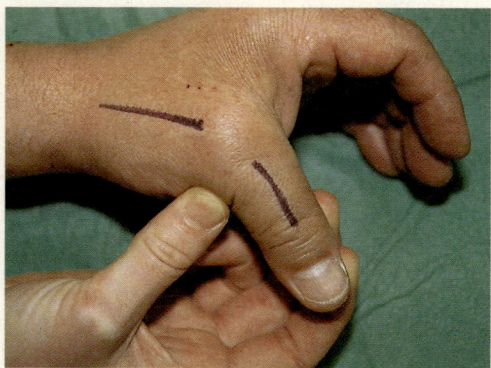

Abb. 38.**4 Skidaumen**
a Das ulnare Seitenband
am Daumengrundgelenk ist
gerissen

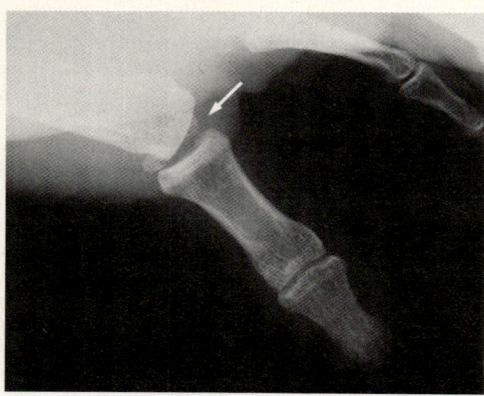

b Die gehaltene Röntgenaufnahme zeigt die patho-
logische Aufklappbarkeit

▶ **Subluxation = inkomplette Verrenkung** (Abb. 38.5 b). Im Gegensatz zur Luxation haben die gelenkbildenden Flächen noch *unvollständigen* Kontakt.

▶ **Luxationsfraktur = Verrenkungsbruch** (Abb. 38.5 c). Gleichzeitiges Bestehen einer Verrenkung und eines Knochenbruches am gleichen Gelenk.

Schulterluxation häufig

Merke: Die Luxation des Oberarms ist mit 50 % aller Luxationen die häufigste Verrenkung des Menschen.

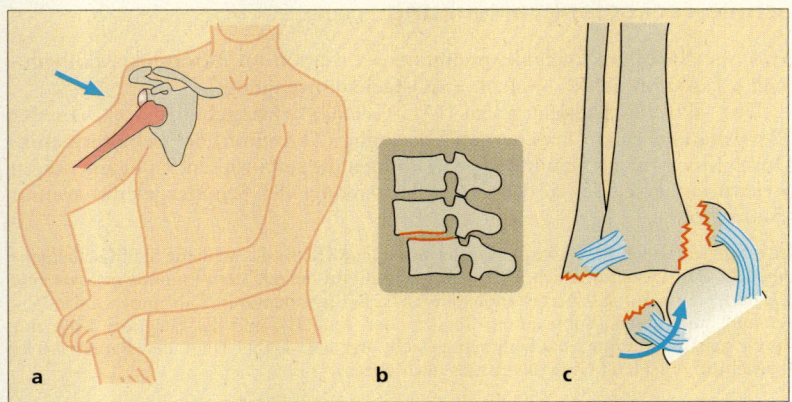

Abb. 38.5 Luxationsformen anhand typischer Beispiele
a *Luxation* (Schultergelenk, Delle über **b** *Subluxation* (Wirbelsäule)
der Gelenkpfanne) **c** *Luxationsfraktur* (Sprunggelenk)

Ursache ist der Sturz auf den Arm. Klinisch imponiert die aufgehobene Beweglichkeit des Oberarms („federnder" Widerstand) und die sichtbare Deformität mit einer tastbaren Delle („leere" Pfanne, Abb. 38.5 a).

Zur *habituellen* Schulterluxation kommt es hingegen ohne größeres Trauma, z. B. durch ungeschickte Bewegung beim Mantelanziehen.

Therapie

Vor und nach jeder Gelenkreposition ist eine Röntgenkontrolle erforderlich!

Die *Reposition* erfolgt durch manuellen Zug ohne Narkose (verschiedene Methoden gebräuchlich). Anschließende *Ruhigstellung* der Schulter im Desault- oder Gilchrist-Verband (Abb. 37.29, S. 630) für ca. 5 Tage, danach krankengymnastische Übungsbehandlung.

Besonders bei älteren Menschen darf die Schulter keinesfalls länger als eine Woche ruhiggestellt werden, weil das Schultergelenk rasch irreversibel einsteift.

Bei der habituellen Schulterluxation finden sich oft knöcherne Defekte (Bankart-Läsion, Hill-Sachs-Impression), die bei *jungen* Menschen *operativ* korrigiert werden.

Schultereckgelenkverrenkung häufig

Synonym: Schultereckgelenkssprengung = Luxation im Akromioklavikulargelenk = Luxation im AC-Gelenk = AC-Gelenksprengung.

Das Akromioklavikulargelenk (AC-Gelenk) wird gebildet von lateraler Klavikula und einem knöchernen Vorsprung (Akromion) des Schulterblattes. Durch Sturz auf die Schulter (Sport) können die stabilisierenden ligamentären Strukturen zerreißen, so daß es zur Verrenkung des Schultergelenks kommt (Abb. 38.**6**).

Im ausgeprägtesten Fall (komplette Luxation, Tossi III) ist das seitliche Schlüsselbeinende durch Muskelzug deutlich hochgezogen und gibt bei leichtem Fingerdruck wie eine Klaviertaste nach („Klaviertastenphänomen"). Bei ligamentärer Teilruptur ist die Verrenkung inkomplett (Subluxation, Tossi I oder Tossi II), und die Diagnose kann nur durch gehaltene Röntgenaufnahmen gestellt werden. Dabei trägt der Patient 10 kg Gewicht in der Hand (Zug des Armes nach unten).

Therapie

Bei jüngeren Menschen *operative* Fixierung mit resorbierbarem Kunststoffband (PDS) oder durch Zuggurtungsosteosynthese.

> *Nachbehandlung:* Stufenweise Freigabe der Bewegung über 6 Wochen. Elevation des Oberarmes für 4 Wochen bis maximal 60 Grad, für weitere 2 Wochen bis 90 Grad.

Bei älteren Menschen (über 60) primär konservative Behandlung mit Desault- oder Gilchrist-Verband (Abb. 37.**29**, S. 630) für maximal eine Woche.

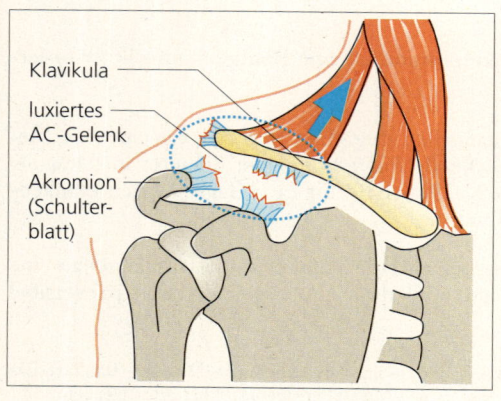

Abb. 38.**6 AC-Gelenksprengung.** Bei vollständiger Zerreißung aller Bandverbindungen (Tossi III) luxiert das seitliche Schlüsselbeinende durch Muskelzug nach oben (Klaviertastenphänomen)

Klavikula

luxiertes AC-Gelenk

Akromion (Schulterblatt)

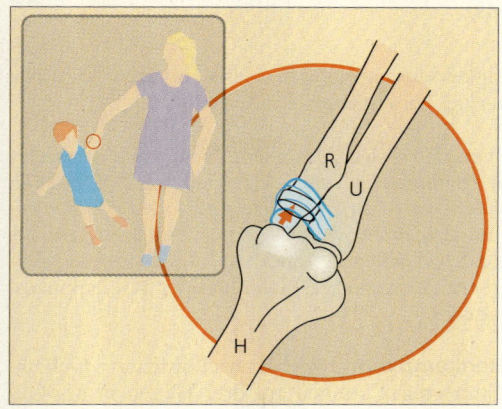

Subluxation des Radiusköpfchens selten

Synonym: Chassaignac-Syndrom (französischer Chirurg, 1805–1875).

> **Merke:** Die Verletzung kommt nur bei Kleinkindern vor (bis 6 Jahre).

Ursache ist ein abrupter Zug am Arm, typischerweise durch die Mutter, die das Kind vor einem Sturz bewahren will (Abb. 38.7). Weder bei äußerer Betrachtung noch im Röntgenbild ist die Subluxation zu erkennen. Das Kind hat aber Schmerzen und kann den gebeugten Arm nicht strecken.

Beachte: Bei der durch massive Gewalteinwirkung entstehenden *Ellbogenluxation* des Erwachsenen handelt es sich um eine Verrenkung zwischen Ulna und Humerus.

Therapie

Reposition durch Beugung und Supination des Unterarmes (keine Narkose, keine Medikation). Ruhigstellung ist nicht erforderlich.

Kieferluxation selten

Meist einseitige Verrenkung im Kiefergelenk anläßlich extremer Mundöffnung oder durch Trauma (z.B. Ohrfeige). Der Unterkiefer steht schief und der Mund kann nicht mehr geschlossen werden *(Kiefersperre)*.

Therapie

Reposition durch Daumendruck auf die Unterkieferzahnreihe ohne Betäubung. Ruhigstellung ist nicht erforderlich.

Gelenkerguß   sehr häufig

▷ Krankhaft vermehrte Flüssigkeitsansammlung im Gelenkinneren. Klinische Bedeutung hat der Gelenkerguß vor allem am Knie.

Seröser Gelenkerguß. Die von der Gelenkinnenhaut (Synovialis) vermehrt produzierte Gelenkflüssigkeit (Synovia) ist wasserklar und steril. Ursachen sind *degenerative* Knorpelschäden bei Arthrose (Reizerguß) oder *rheumatoide* Erkrankungen. Ein Trauma ist also nicht Voraussetzung. Selten ist ein bei *Knorpelschäden* (z. B. Osteochondrosis dissecans) spontan losgelöstes Knorpelstückchen als intraartikulärer, frei beweglicher Gelenkkörper (Gelenkmaus) Ursache eines serösen Reizergusses.

Eitriger Gelenkerguß = Gelenkempyem. Der bakteriell infizierte Gelenkerguß ist heute selten. Die Eitererreger können auf drei Wegen in das Gelenkinnere gelangen.

* Direkt von außen bei offener Gelenkverletzung oder iatrogen (= griech.: vom Arzt verursacht) durch unsterile Punktion, Arthroskopie oder Arthrotomie.
* Durch Einbruch des Eiters in das Gelenk bei benachbarter Knocheninfektion (Osteomyelitis).
* Hämatogen (auf dem Blutweg) von einer Streuquelle an anderer Körperstelle ausgehend (Sepsis).

Blutiger Gelenkerguß = Hämarthros = traumatischer Gelenkerguß. Diese Form des Gelenkergusses ist in der Chirurgie am häufigsten. Von den seltenen Fällen einer intraartikulären Spontanblutung bei Hämophilie abgesehen (Blutergelenk), ist der Hämarthros immer durch eine Verletzung bedingt. Der sterile, blutige Gelenkinhalt stammt aus der stark vaskularisierten Synovialis, die bei einem Kontusions- oder Distorsionstrauma einreißen kann. Auch intraartikuläre Bandverletzungen (z. B. Kreuzbandruptur am Knie) oder Knochenbrüche mit Gelenkflächenbeteiligung (intraartikuläre Frakturen) gehen mit einem Hämarthros einher.

Klinik

Schwellung, Schmerz und Bewegungseinschränkung. Am Kniegelenk wird die Kniescheibe durch den Erguß von ihrer Unterlage abgehoben, so daß sie sich mit dem Finger hoch- und runterdrücken läßt („tanzende Patella"). Beim sterilen (serösen oder blutigen) Erguß besteht kein Entzündungszeichen. Die Differenzierung gelingt durch die Anamnese (Trauma spricht für blutigen Erguß), ansonsten durch Punktion. Der infizierte Gelenkerguß (Empyem) weist zusätzlich alle Kardinalsymptome einer Entzündung auf (Tab. 1.**2**, S. 9) und geht mit Leukozytose und BSG-Erhöhung einher.

Therapie

Bei unklarer Ursache muß immer eine Gelenkpunktion erfolgen (Lokalanästhesie, sterile Kautelen).

> Das *Punktat* läßt schon bei makroskopischer Betrachtung erste Schlüsse zu:
> ❖ klar-gelb = seröser Erguß,
> ❖ schmutzig-grau = eitriger Erguß,
> ❖ rot = blutiger Erguß.

Die weitere Abklärung erfolgt durch Bakteriologie und rheumatologische Spezialuntersuchungen. Behandlung:

Seröser Erguß. Stützverband, Entlastungspunktion, Behandlung des Grundleidens (z. B. Antirheumatika).

Eitriger Erguß. Chirurgische Eröffnung mit Entfernung des Eiters und Drainage, anschließende Gelenkspülung *(Spül-Saug-Drainage*, Abb. 2.**12***)*. Absolute Gelenkruhigstellung ist erforderlich (Bettruhe, Schiene). Hochdosierte intravenöse *Antibiotikagabe* entsprechend dem Antibiogramm.

Blutiger Erguß. Der Kniegelenkshämarthros ist immer verdächtig auf eine komplexe Bandverletzung. Nach dem röntgenologischen Frakturausschluß wird deshalb in vielen Kliniken bei jedem posttraumatischen Kniegelenkerguß eine *Arthroskopie* durchgeführt. Dadurch ist eine präzise Diagnostik und adäquate operative Versorgung in gleicher Narkose möglich (*Arthrotomie* und Bandrekonstruktion).

Zur *Gelenkruhigstellung* verwendet man eine Schiene. Am Knie Oberschenkel-L-Schiene oder dorsale Tutorschiene (vgl. Abb. 37.**10**, S. 606). Die Schiene muß zur täglichen Kontrolle des Lokalbefundes abgewickelt werden.

> Bei frischen Gelenkverletzungen darf wegen der drohenden Schwellung durch Erguß niemals ein zirkulärer Gips angelegt werden!

Ganglion selten

▷ Gutartiger, bindegewebig abgekapselter, zystischer Tumor in Gelenknähe (= *Überbein*). Davon zu unterscheiden ist die zweite Bedeutung des Begriffes (Ganglion = Nervenknoten).

Ursache der zystischen Bindegewebsumwandlung scheinen degenerative Veränderungen als Folge früherer lokaler Traumen zu sein. Die prall elastischen Überbeine finden sich bevorzugt an der Streckseite des Handgelenks (Abb. 38.**8**) sowie am Knie und Fußrücken. Manchmal stehen sie mit dem Gelenkinneren in offener Verbindung. Durch Spontanruptur können sie plötzlich „verschwinden". Mit Exostosen (lokale krankhafte Knochenwucherungen) haben Ganglien nichts zu tun.

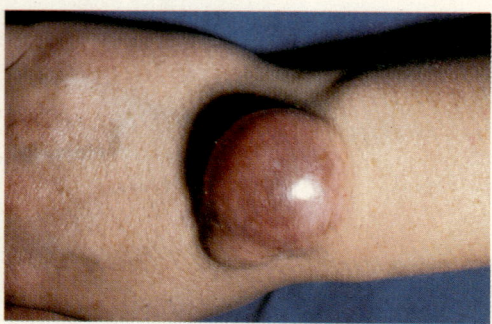

Baker-Zyste. Das Ganglion in der Kniekehle ist nach seinem britischen Erstbeschreiber benannt (Baker 1877).

Therapie

Bei Beschwerden operative Entfernung.

Bursitis häufig

▶ Steriler Reizzustand oder eitrige Entzündung eines Schleimbeutels (Bursa = Schleimbeutel).

Der menschliche Körper ist mit über 40 Schleimbeuteln ausgestattet, deren Aufgabe in der Reibungsminderung an gelenknahen Strukturen besteht.

> Klinisch von Bedeutung sind nur zwei Schleimbeutel:
> * die *Bursa olecrani* (an der Ellenbogenstreckseite) und
> * die *Bursa praepatellaris* (unterhalb der Kniescheibe).

Bei ständiger mechanischer Irritation oder nach einem Kontusionstrauma kann eine Bursitis als chronischer Reizzustand auftreten. Der Schleimbeutel ist mit seröser Flüssigkeit gefüllt und als pralle Schwellung unter der Haut zu tasten (kein Gelenkerguß!). Trotz lokaler Rötung und Schmerzen liegt eine bakterielle Infektion meist nicht vor. Die eitrige Schleimbeutelentzündung ist hingegen fast immer Folge einer perforierenden Verletzung.

Therapie

Bei frischen Weichteilentzündungen mit traumatischer Bursaeröffnung wird der Schleimbeutel bei der operativen Wundversorgung total entfernt (*Bursek-*

tomie), um späteren Wundheilungsstörungen durch Infekt und Fistelung vorzubeugen.

Die *chronische* Bursitis wird mit einem antiphlogistischen Salbenverband und Schiene behandelt (Oberarmschiene bei Bursitis olecrani, dorsale Tutorschiene bei Bursitis praepatellaris). Antibiotika sind nur bei Zeichen der bakteriellen Infektion angezeigt. Eine endgültige Sanierung erreicht man jedoch meist nur durch Bursektomie. Der Eingriff wird aber erst vorgenommen, wenn die entzündlichen Reizerscheinungen abgeklungen sind.

Arthrose (Arthrosis deformans)   sehr häufig

▶ Degenerative Gelenkerkrankung. Wegen entzündungsähnlicher Symptomatik häufig auch als „Arthritis" bezeichnet. Die chirurgisch bedeutsamen Arthrosen betreffen das Hüftgelenk *(Koxarthrose)* und Kniegelenk *(Gonarthrose).*

Klinische Zeichen der Arthrose sind Schmerz, Bewegungseinschränkung mit Gelenkreiben, rezidivierende Reizergüsse und typische röntgenologische Veränderungen (z. B. unregelmäßige Gelenkflächen, Gelenkspaltverschmälerung infolge Knorpelschwund, knöcherne Randzacken am Pfannenrand).

Therapie

Konservative Verfahren. Sie umfassen entzündungshemmende Salben, Antiphlogistika (oder Antirheumatika), systemische oder intraartikuläre Cortisonapplikation, physikalische Therapie durch Wärmeanwendung, Bestrahlung, Moorpackungen, Fango. Eine Ruhigstellung ist nur in Ausnahmefällen indiziert, wenn ein „akuter Schub" mit starken Schmerzen und Erguß vorliegt.

Operative Verfahren. Als vorbeugende Maßnahme sollte bei jüngeren Menschen die Beseitigung einer vorhandenen Fehlstellung durch *Umstellungsosteotomie* erfolgen. Liegt eine rheumatische Erkrankung zugrunde (z. B. PCP), so kann die chirurgische Entfernung der Gelenkinnenhaut *(Synovektomie)* den Verlauf günstig beeinflussen. Ist die Arthrose so weit fortgeschritten, daß trotz Ausschöpfung konservativer Maßnahmen unzumutbare Beschwerden bestehen, so kommt der künstliche *Gelenkersatz* in Frage, besonders an den stark belasteten Gelenken wie Hüfte oder Knie (Abb. 37.**18**, S. 616). Die operative Gelenkversteifung *(Arthrodese)* kommt nur in Betracht, wenn auf andere Weise keine befriedigende Schmerzbeseitigung gelingt.

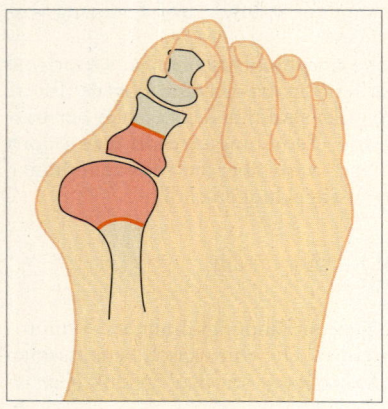

Abb. 38.**9** **Hallux valgus.** Bei der Operation nach Brandes wird die Basis des Grundgliedes und der vorstehende Teil des 1. Mittelfußknochens (rot) reseziert

Hallux valgus   häufig

▶ Fehlstellung der Großzehe im Grundgelenk (Hallux = Großzehe, valgus = nach innen gewölbt), Abb. 38.9.

Es handelt sich um eine Belastungsdeformität (ähnlich einer Arthrose). Das nach medial vorspringende Mittelfußköpfchen täuscht eine „Exostose" vor und führt zu Druckschäden an der Haut des Zehenballens.

Therapie

Verschiedene Operationstechniken sind gebräuchlich. Am bekanntesten ist das Verfahren nach Brandes (1922).

Eingewachsener Zehennagel   sehr häufig

▶ Bakterielle Weichteilentzündung am Nagelrand, der nach unten gekrümmt Richtung Knochen wächst.

Das schmerzhafte Leiden wird durch zu enges Schuhwerk und falsches Schneiden der Nägel (am Nagelrand nicht gerade geschnitten) begünstigt. Am häufigsten ist die Großzehe betroffen.

Therapie

Nach *Emmet-Plastik* (Abb. 38.**10**) wächst der Nagel innerhalb von 3–5 Monaten in normaler Form nach.

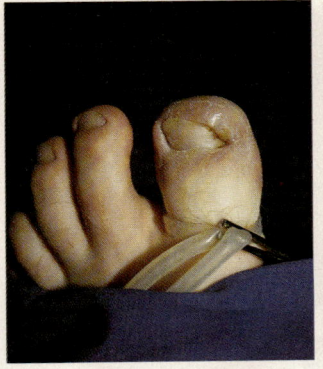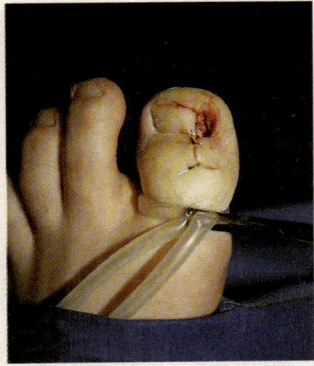

Abb. 38.10 Emmet-Plastik
a Eingewachsener Großzehennagel. Operation in Blutsperre (Gummizügel) und Oberst-Anästhesie (Abb. 10.**1**, S. 204)
b Der eingewachsene Nagelrand wird durch keilförmige Exzision entfernt

Karpaltunnelsyndrom   häufig

▶ Kompressionssyndrom des distalen N. medianus im Bereich der Handgelenksbeugeseite (= Karpaltunnel) durch Druck des bindegewebigen Querbandes.

Klinisch ist das Syndrom durch eine Atrophie der vom N. medianus versorgten Handmuskeln (Daumenballen) und Sensibilitätsstörungen der Finger 1–3 charakterisiert. Meist handelt es sich um eine Traumafolge.

Therapie

In Plexusanästhesie wird das bindegewebige Querband (Retinaculum flexorum) gespalten.

Dupuytren-Kontraktur   selten

▶ Beugekontraktur der Finger infolge Verhärtung und Schrumpfung der Hohlhandfaszie (Palmaraponeurose), benannt nach dem Pariser Chirurgen Dupuytren (1777–1835).

Die betroffenen Finger (meist 4 und 5) können nicht mehr gestreckt werden (Abb. 38.**11**). An der Handfläche tastet man die verdickte Palmaraponeurose als derben, knotigen Strang. Die Ursache ist unklar, wahrscheinlich handelt

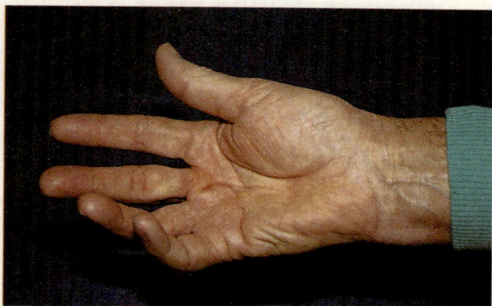

Abb. 38.**11 Dupuytren-Kontraktur**
a Die Finger 4 und 5 können nicht mehr gestreckt werden

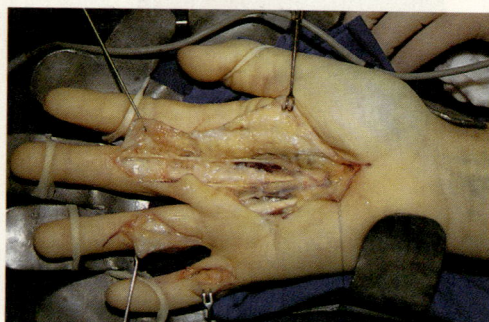

b Operative Entfernung der Hohlhandfaszie

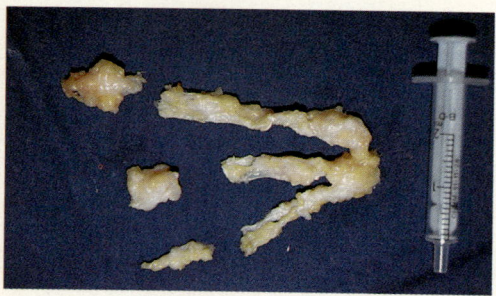

c Entferntes Fasziengewebe der Finger 3 bis 5

es sich um eine anlagebedingte Bindegewebserkrankung. Meist sind Männer um 50 Jahre betroffen.

Therapie

Entfernung der fibrös veränderten Hohlhandfaszie *(Fasziektomie = Palmarektomie)* in Plexusanästhesie.

Tendopathien   sehr häufig

▶ Sammelbegriff für Sehnenerkrankungen (Tendo = Sehne).

Tendopathien sind Folge einer ungewohnten oder übermäßigen muskulären Anstrengung. Dadurch entsteht ein steriler Reizzustand.

Tendovaginitis (Sehnenscheidenentzündung). Befallen sind die Streck- oder Beugesehnen im Handgelenksbereich (z. B. bei Stenotypistinnen oder Klavierspielern) mit schmerzhafter Bewegungseinschränkung.

Schnellender Finger. Sonderform der Tendovaginitis: Bei dem Versuch der Fingerbewegung ist anfänglich ein erhöhter Kraftaufwand erforderlich und die Streckung oder Beugung erfolgt nur langsam. Wenn der Widerstand in der erkrankten Sehnenscheide überwunden ist, führt der Finger die Bewegung ganz plötzlich ("schnellend") zu Ende.

Epicondylitis humeri ("Tennisellenbogen"). Durch Überanspruchung der Unterarmmuskulatur (z. B. bei Tennisspielern) resultiert ein schmerzhafter Reizzustand am sehnigen Ursprung im Periost. Der laterale Oberarmhöcker (Epicondylus lateralis) ist häufiger betroffen als der mediale.

Therapie

Die schmerzhafte Region wird für einige Tage mit einem Tape oder Schienenverband ruhiggestellt. Zusätzlich gibt man lokal (Salbe) oder systemisch entzündungshemmende Präparate (Antiphlogistika).

> Die lokale Infiltration mit Corticosteroiden bewirkt zwar oft rasche Schmerzfreiheit, hat allerdings den schwerwiegenden Nachteil, daß Cortison das Sehnengewebe zerstört, so daß bei häufiger Applikation Spontanrupturen auftreten können.

Eine *operative* Behandlung (Spaltung der Sehnenscheide bei Tendovaginitis) ist nur seltenst indiziert.

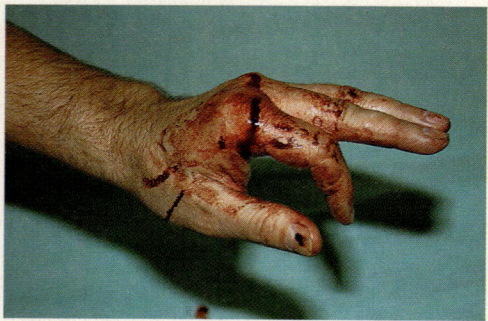

Abb. 38.12 Sehnenverletzung
a *Strecksehnendurchtrennung.* Der Patient wird aufgefordert, die Finger zu strecken. Der verletzte Finger (hier D2) bleibt in Beugestellung

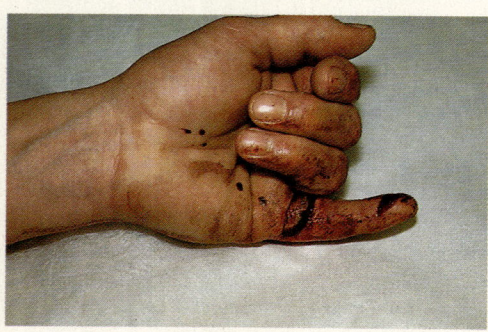

b *Beugesehnendurchtrennung.* Der Patient wird aufgefordert, die Faust zu schließen. Der verletzte Finger (hier D5) bleibt in Streckstellung

Sehnenverletzungen an Hand und Finger häufig

▶ Traumatische Durchtrennung einer Streck- oder Beugesehne.

Die Sehnendurchtrennung erfolgt meist durch ein perforierendes Trauma (Schnittwunde) an Hand oder Finger. Die Diagnose wird *vor(!)* der operativen Wundversorgung durch Überprüfung der peripheren Funktion (Motorik, Sensibilität, Durchblutung) gestellt. Aufhebung oder Einschränkung einer Fingerbeweglichkeit spricht für Sehnenverletzung, auch wenn die Wunde „oberflächlich" erscheint (Abb. 38.12).

Geschlossene Sehnenrupturen (ohne Wunde) kommen praktisch nur als Strecksehnenabriß am Fingerendglied vor (Abb. 38.13), typischerweise beim Bettenmachen (Überbeugung des Endgelenkes beim Lakeneinziehen).

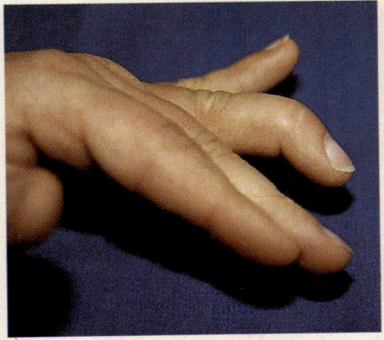
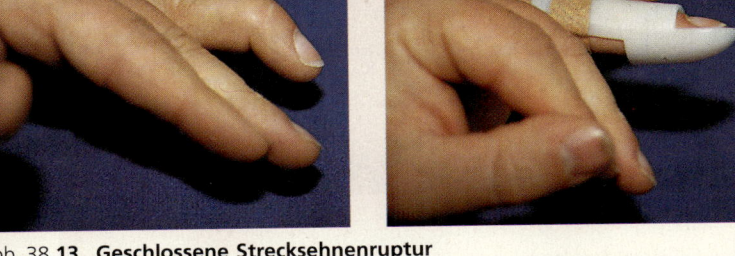

Abb. 38.13 Geschlossene Strecksehnenruptur
a Das verletzte Fingerendglied (hier D4) steht in Beugestellung
b Fixierung des Endgelenkes mit einer Stack-Schiene in Streckstellung für 6 Wochen, danach Bewegungsaufnahme

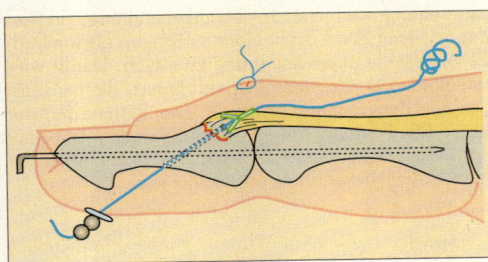

Abb. 38.14 Lengemann-Naht. Spezielle Drahtnaht bei Strecksehnenverletzungen (hier knöcherner Sehnenausriß). Zusätzliche Ruhigstellung der Fingergelenke durch einen in der Längsachse eingebrachten Kirschnerdraht

Therapie

> **Merke:** Sehnendurchtrennungen werden grundsätzlich operativ genäht. Sie brauchen zur Heilung 4–6 Wochen.

So lange darf die Sehnennaht nicht belastet werden, was eine Ruhigstellung im Unterarmgips mit Einschluß der betroffenen Finger erfordert. Es gibt mehrere chirurgische Nahttechniken. Folgende spezielle Behandlungsverfahren bei Sehnendurchtrennung seien hervorgehoben.

Stack-Schiene (Abb. 38.13). Die kleine Kunststoffschiene dient zur konservativen Behandlung einer geschlossenen *Strecksehnenruptur* am *Fingerendglied.*

Ausziehnaht nach Lengemann (Abb. 38.14). Zur Behandlung von *Strecksehnenverletzungen.* Der Zug des proximalen Sehnenstumpfes wird durch einen dreieckigen Wider-

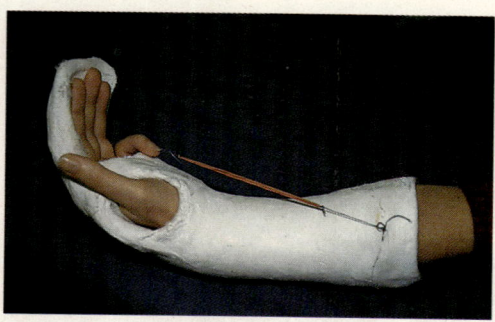

Abb. 38.**15 Kleinert-Gips.**
Zur Nachbehandlung nach
Beugesehnennaht (hier
Finger 5). Aktive Finger-
streckung ist möglich. Die
Fingerbeugung erfolgt
durch ein Gummiband, das
am Fingernagel angenäht
wird

haken aufgenommen und mittels eines durch die Sehne gezogenen Drahtes auf einen
Knopf auf der äußeren Haut übertragen. Beide Enden des Drahtes sind äußerlich
sichtbar. Nach 4 Wochen schneidet man den Knopf ab und zieht den Draht mit dem
Widerhaken nach proximal heraus. So lange ist Ruhigstellung im Gipsverband erforderlich.

Kleinert-Gips (Abb. 38.15). „Dynamische Gipsschiene" zur Nachbehandlung von *Beu-
gesehnennähten*. Die Verbandanordnung bietet den Vorteil einer sofortigen postoperativen Bewegungsaufnahme, ohne die Nahtstelle unter Spannung zu setzen. Damit wird
eine verwachsungsbedingte Einschränkung der Gleitfähigkeit verhindert, die bei sonst
üblicher Ruhigstellung besonders an den Beugesehnen häufig ist. Der Patient darf nur
die Fingerstreckung aktiv durchführen. Die Beugung erfolgt passiv durch den Zug eines
Gummibandes. Dadurch bleibt die Beugesehne entlastet. Nach 4 Wochen wird der
Kleinert-Gips entfernt und eine freie Übungsbehandlung angeschlossen.

Achillessehnenruptur   selten

▶ Riß der Achillessehne bei degenerativem Vorschaden (Abb. 38.**16**).

Typischerweise sind untrainierte Männer um 40 Jahre betroffen, die sich nach
jahrzehntelanger körperlicher Inaktivität plötzlich übertrieben um ihre Fitneß
bemühen. Bei diesen Patienten ist die Sehne durch degenerative Veränderungen erheblich vorgeschädigt, was sich histologisch nachweisen läßt und dazu
führt, daß die Ruptur von den Versicherungsträgern nicht als „Unfall" anerkannt wird. Die Zerreißung wird oft als „Krachen" wahrgenommen. Danach
ist die Plantarbewegung des Fußes kraftlos.

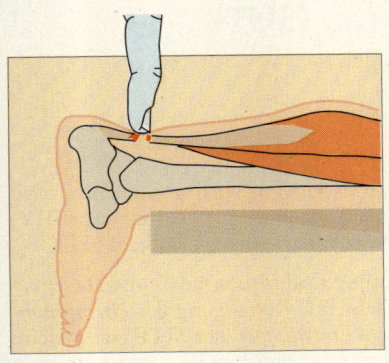

Abb. 38.**16 Achillessehnenruptur.**
Der Sehnenriß kann mit dem Finger
als Delle getastet werden (Patient in
Bauchlage mit frei hängendem Fuß)

Therapie

Operative Sehnennaht. Postoperativ Unterschenkelgipsschiene für 3 Wochen
in Spitzfußstellung (ausnahmsweise!), danach 3 weitere Wochen Unterschenkelgehgips (ohne Spitzfußstellung).

39. Schädel-Hirn-Trauma (SHT)

▶ Wenn bei einer Kopfverletzung eine *Hirnbeteiligung* vorliegt, handelt es sich um ein Schädel-Hirn-Trauma (SHT), auch Schädel-Hirn-Verletzung (SHV) genannt. Reine Kopfplatzwunden und Schädelfrakturen sind kein SHT.

Von klinischer und prognostischer Bedeutung sind insbesondere die *Dauer der Bewußtlosigkeit* und die vorhandene oder fehlende Beteiligung der *Hirnstammfunktion*. Dementsprechend gibt es *mehrere Einteilungen* des SHT (z. B. leicht, mittelschwer, schwer). In der Chirurgie ist die traditionelle Unterteilung in Commotio, Contusio und Compressio gebräuchlich (Abb. 39.**1**).

Commotio cerebri   sehr häufig

▶ *Gehirnerschütterung.* Leichte gedeckte Hirnverletzung mit kurzfristiger Bewußtlosigkeit (maximal 1 Stunde), die keine morphologisch faßbaren Substanzveränderungen bewirkt und immer folgenlos ausheilt.

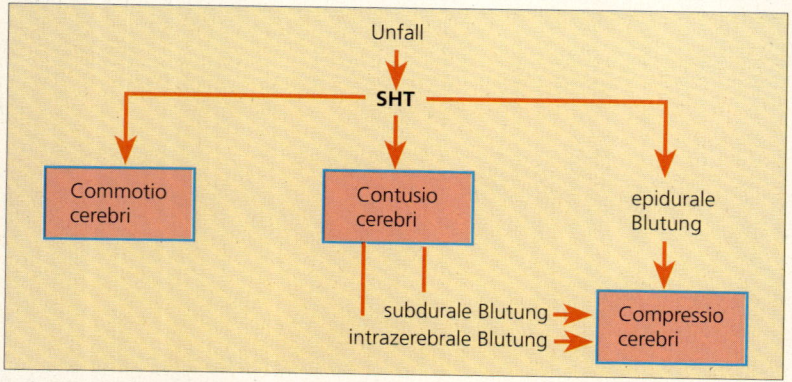

Abb. 39.**1 Schädel-Hirn-Trauma.** Klassische Einteilung in Commotio, Contusio und Compressio cerebri. Die Hirnkompression wird durch intrakranielle Blutungen verursacht

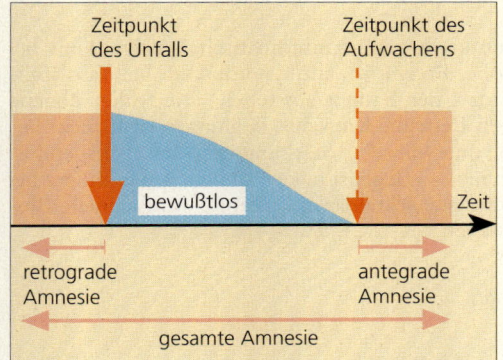

Abb. 39.2 Amnesie. Nach Commotio oder Contusio cerebri findet sich charakteristischerweise eine Erinnerungslücke, die sowohl eine kurze Zeit vor dem Unfall umfaßt als auch eine Phase nach dem Erwachen

Klinik

Das klassische Vollbild einer Commotio *(Kommotionssyndrom)* ist durch drei Symptome gekennzeichnet:
- ❖ initiale kurzfristige Bewußtlosigkeit,
- ❖ Amnesie,
- ❖ Erbrechen.

Bewußtlosigkeit. Sie beginnt immer sofort nach dem Trauma ohne jegliches Intervall. Die Dauer beträgt meist nur wenige Sekunden bis einige Minuten (maximal ca. 1 Stunde), so daß der Patient bei Klinikaufnahme schon wieder ansprechbar ist. Lähmungen und Hirndruckzeichen gehören nicht zum klinischen Bild einer Gehirnerschütterung.

Amnesie. Die Gedächtnislücke erstreckt sich nicht nur auf den Augenblick des Traumas und die Zeit der Bewußtlosigkeit (Abb. 39.2), sondern charakteristischerweise auch auf die letzten Sekunden vor dem Unfall *(retrograde Amnesie)* und – seltener – auf eine Zeitspanne nach dem Erwachen *(antegrade Amnesie)*. Wegen der Amnesie kann der Patient zum Unfallhergang und zur Dauer der Bewußtlosigkeit keine oder nur unzuverlässige Angaben machen. Man ist deshalb auf die Fremdanamnese von Begleitpersonen angewiesen.

Erbrechen. Leichte vegetative Regulationsstörungen finden sich immer, das Erbrechen ist jedoch kein obligates Symptom.

Man beachte, daß bloße Benommenheit, ein Kollaps oder Erbrechen als einziges Symptom für die Diagnose einer Commotio nicht ausreichen. Wenn keine Bewußtlosigkeit vorlag und keine Amnesie besteht, handelt es sich lediglich um eine *Schädelprellung.*

Therapie

Die Behandlung der Commotio ist rein symptomatisch (Analgetikum bei Kopfschmerz, Antiemetikum bei Brechreiz, Antihypotonikum bei Vasolabilität). Ist der Kreislauf stabil, darf der Patient aufstehen. Die früher übliche Verordnung einer mehrtägigen Bettruhe kann den Heilungsverlauf nicht beeinflussen und begünstigt eine unerwünschte Stärkung des Krankheitsgefühls. Die stationäre Überwachung für 1–3 Tage ist jedoch üblich, insbesondere bei zusätzlicher Schädelfraktur, um eine sekundär auftretende intrakranielle Blutung (s. unten) nicht zu übersehen.

Contusio cerebri   häufig

▶ *Gehirnquetschung.* Schwere gedeckte Hirnverletzung mit unterschiedlich langer Bewußtlosigkeit, die zu bleibenden, morphologisch faßbaren Hirnveränderungen führt und deshalb klinische Dauerfolgen hinterlassen kann.

Die Contusio geht mit irreversiblen anatomischen Veränderungen des Hirngewebes einher. Immer besteht die Gefahr einer sekundären Hirnschädigung durch Ödem oder intrakranielle Blutung (s. unten). Je nach Ausdehnung des zerstörten Parenchyms kann der Tod eintreten oder eine Defektheilung durch Narbengewebe stattfinden.

Klinik

Die wesentlichen Symptome einer Hirnkontusion sind:
* initiale Bewußtlosigkeit beliebiger Dauer,
* zerebrale Herdsymptome,
* posttraumatischer Dauerschaden.

Die primäre Symptomatik kann einer Commotio cerebri ähneln (s. dort). Die *Bewußtlosigkeit* ist aber länger, meistens Stunden bis Tage.

> **Merke:** Je länger die Bewußtlosigkeit, desto schwerer ist die Schädel-Hirn-Verletzung!

Zerebrale Herdsymptome (z. B. Lähmungen, Krämpfe) sind beweisend für eine Kontusion und mit der Diagnose einer Commotio cerebri nicht vereinbar. Bei leichteren Formen der Hirnkontusion (ohne Hirnstammbeteiligung) bleiben die Pupillen seitengleich, mittelweit, mit prompter Lichtreaktion.

Das Ausmaß des *posttraumatischen Dauerschadens* ist von Ausdehnung und Lokalisation der geschädigten Hirnareale abhängig und oft erst nach Monaten definitiv zu beurteilen. Das Spektrum reicht von weitgehender Beschwerde-freiheit bis zum apallischen Syndrom.

Durchgangssyndrom. Nach Wiedererlangen des Bewußtseins befindet sich der Verletzte in einem Zustand der global verminderten zerebralen Leistungsfähigkeit. Diese pflegerisch anspruchsvolle Situation ist gekenn-zeichnet durch psychomotorische Verlangsamung, Desorientiertheit, Angst und Unruhe des Patienten. Je länger die Zeit der Bewußtlosigkeit war, desto ausgeprägter ist das Durchgangssyndrom.

Therapie

Erstmaßnahmen im Krankenhaus beim Schädel-Hirn-Verletzten:
- ❖ Atemwege freimachen, Seitenlagerung,
- ❖ bei Bewußtlosigkeit Intubation,
- ❖ venöser Zugang (Notfallwerte abnehmen, Plasmaexpander anhängen, z. B. Dextran),
- ❖ Magensonde und Harnblasenkatheter bei Bewußtlosen obligatorisch!

Merke: Bewußtseinsgetrübte, nicht intubierte Verletzte müssen immer in Sei-tenlage gebracht werden (Abb. 9.**3**, S. 199), um die Gefahr einer Aspiration zu vermindern!

Reine Hirnkontusionen werden *konservativ* behandelt. Eine orientierende neurologische Untersuchung gibt Hinweise auf Ausmaß und Lokalisation der Kontusionsherde. Ein *Schädel-CT* ist immer erforderlich, um eine begleitende (operationswürdige) intrakranielle Blutung auszuschließen bzw. zu erkennen.

Nach primärer Stabilisierung der Vitalfunktionen ist der Patient durch die Entwicklung eines *Hirnödems* bedroht (Schwellung des kontusionierten Hirn-gewebes durch Wassereinlagerung). Wegen der Unnachgiebigkeit der knö-chernen Schädelkapsel führt das Hirnödem zu einer intrakraniellen Drucker-höhung *(Hirndrucksymptome,* Tab. 39.**1***)*. Die Infusionsmenge soll in den er-sten Tagen deshalb nicht zu hoch angesetzt werden. Die *Hochlagerung* des Oberkörpers um 30 Grad unterstützt die Hirnabschwellung (Abb. 9.**3**). Bei manifestem Hirnödem werden hyperosmolare entwässernde Lösungen (z. B. Mannitol = Osmofundin) als Infusion verabreicht.

Merke: Das Hirnödem ist die häufigste und gefährlichste Komplikation nach Hirnkontusion. Es ist häufiger als das intrakranielle Hämatom.

Tabelle 39.**1** **Hirndrucksymptome**

Klinische Zeichen

– Veränderung des Verhaltens (z. B. Unruhe)
– Veränderung der Bewußtseinlage (z. B. Eintrübung)
– Veränderung der Atemfrequenz oder Atemtiefe
– Veränderung des Blutdrucks
– Veränderung der Pulsfrequenz (insbes. Bradykardie!)
– Sehstörungen
– Pupillendifferenz (Seitendifferenz, Entrundung, Lichtreaktion)
– unkoordinierte Augenbewegung
– Parästhesien
– Lähmungen (z. B. Halbseitenparese)
– positives Babinski-Zeichen
– Nackensteife
– Krämpfe (insbesondere Streckkrämpfe!)

Beachte: Wenn eines der klinischen Zeichen *neu auftritt,* muß eine sofortige Befundkontrolle erfolgen (neurologische Untersuchung, erneutes CT), weil eine Verschlechterung der Situation durch Hirnödem oder intrakranielle Blutung anzunehmen ist.

Traumatische intrakranielle Blutung (Compressio cerebri)   selten

▶ Lebensgefährliche verletzungsbedingte Blutung innerhalb der knöchernen Schädelkapsel (= Kranium), wodurch das Hirngewebe komprimiert wird (Compressio cerebri).

Die Einteilung der intrakraniellen Blutungen erfolgt nach der Lokalisation des Hämatoms (Abb. 39.**3**). Man beachte, daß die subarachnoidale Blutung fast immer durch unfallunabhängige Ruptur eines Hirnaneurysmas entsteht, weshalb sie in Kapitel 13 besprochen ist.

Nur 1% der Schädel-Hirn-Verletzten entwickelt eine posttraumatische intrakranielle Blutung. Diese Komplikation wird am häufigsten in folgenden Situationen *übersehen:*
  ❖ bei leichtem Kopftrauma (Commotio, Schädelfraktur), weil nicht erwartet,
  ❖ bei schwerem SHT mit anhaltender Bewußtlosigkeit, weil nicht erkannt.

Die traumatische intrakranielle Blutung beginnt mit dem Zeitpunkt des ursächlichen Unfalls. Auf die Blutung zurückzuführende klinische Symptome entwickeln sich aber erst, wenn das Hämatom eine gewisse Größe erreicht hat

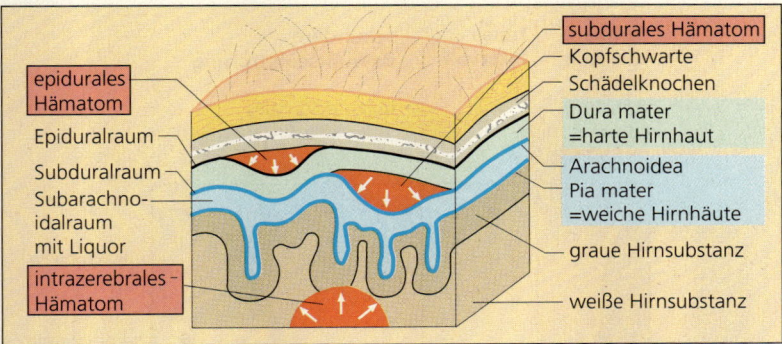

epidurales Hämatom
Epiduralraum
Subduralraum
Subarachno-
idalraum
mit Liquor
intrazerebrales
Hämatom

subdurales Hämatom
Kopfschwarte
Schädelknochen
Dura mater
=harte Hirnhaut
Arachnoidea
Pia mater
=weiche Hirnhäute
graue Hirnsubstanz
weiße Hirnsubstanz

Abb. 39.**3 Intrakranielle Blutung.** Anatomie der Hirnhäute und Lokalisation der Blutungen

und die dadurch bedingte Raumforderung auf das Gehirn Druck auszuüben beginnt (Kompression).

> Die Zeitspanne zwischen Unfall und Beginn der klinischen Symptomatik beträgt meist einige Stunden. Die Bewußtseinsstörung durch direkte Stoßwirkung auf das Gehirn im Rahmen einer Commotio oder Contusio cerebri beginnt hingegen immer als initiale Bewußtlosigkeit, also sofort nach dem Unfall.

In seltenen Fällen kann der Patient durch das ursächliche Trauma *zweimal bewußtlos* werden. Primär durch eine Commotio cerebri (oder leichte Contusio), einige Stunden später nochmals durch die intrakranielle Blutung. Dazwischen liegt das sog. „freie Intervall". Dieser lehrbuchmäßige Verlauf stellt in der Praxis jedoch die Ausnahme dar und findet sich allenfalls beim epiduralen Hämatom (Abb. 39.**4**). Das akute Subduralhämatom und besonders das intrazerebrale Hämatom geht praktisch immer mit einer erheblichen Hirnkontusion einher, so daß der primär Bewußtlose nicht mehr aufklart und ein neurologisch „freies Intervall" fehlt.

> **Merke:** Unter dem *freien Intervall* versteht man eine Zeitspanne relativer Bewußtseinsklarheit zwischen dem primären Koma (durch die zerebrale Verletzung bedingt) und der sekundären Bewußtseinstrübung (durch die Hirnkompression verursacht).

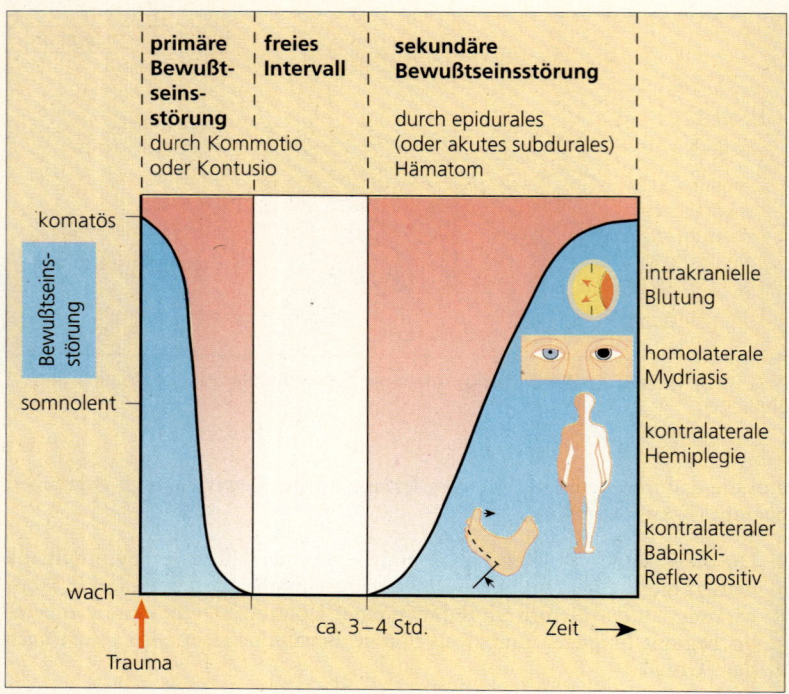

Abb. 39.**4** **Schädel-Hirn-Trauma.** Typischer 3-Phasen-Verlauf beim epiduralen Hämatom

Epidurale Blutung selten

▷ Schweres Schädel-Hirn-Trauma mit arterieller Blutung zwischen Kalotteninnenfläche und Dura mater (Epiduralraum). Beginn der klinischen Symptomatik meistens 3–4 Stunden nach dem Unfall.

Blutungsquelle sind zerrissene Äste der A. meningea media. Diese etwa 3 mm starke Arterie liegt der Innenwand der knöchernen Schädelkalotte unmittelbar (!) an. Bei Schädelkalottenfrakturen, insbesondere im Schläfenbereich, kann die Meningea media zerrissen werden, womit es zur arteriellen Blutung in den Epiduralraum kommt. Der arterielle Blutdruck schiebt die Dura mater, die im Schädel dem Periost entspricht, von der Knocheninnenfläche ab. Das epidurale Hämatom führt durch Größenzunahme zur Hirnkompression (Abb. 39.**3**).

> **Merke:** Das epidurale Hämatom ist häufig (aber nicht immer) mit einer Schädelfraktur vergesellschaftet.

Klinik

Das Epiduralhämatom äußert sich durch Zeichen des rasch progredienten *Hirndrucks* (Tab. 39.**1**), wobei Eintrübung, Pupillendifferenz und Halbseitensymptomatik im Vordergrund stehen.

Mit Beginn der Eintrübung wird meist zuerst die Pupille auf der Seite der Blutung weit (homolaterale oder ipsilaterale Mydriasis). Dies ist Folge einer Okulomotoriuslähmung durch Druck des gleichseitigen Nervs gegen die knöcherne Schädelbasis. Typischerweise sind beide Augen zur Seite der Einblutung gerichtet („Der Patient schaut seinen Herd an" = Déviation conjuguée). In der Körperperipherie treten Lähmungen bevorzugt auf der Gegenseite auf (kontralaterale Hemiparese), weil die betroffene Hirnhälfte anatomisch-funktionell der gegenseitigen Körperhälfte zugeordnet ist (Pyramidenbahnkreuzung). Später erfaßt die Druckschädigung beide Hirnhälften.

Hat das auslösende Trauma bereits initial zu einer kurzfristigen Bewußtlosigkeit geführt, so entsteht der charakteristische 3-Phasen-Verlauf mit einem freien Intervall (Abb. 39.**4**). Überlappt sich die Dauer der primären Bewußtlosigkeit (z. B. bei schwerer Kontusion) mit dem Beginn der Hirnkompression, so fehlt das freie Intervall naturgemäß.

> **Merke:** Jede „banale" Schädelprellung kann eine epidurale Blutung auslösen. Klassisch ist jedoch der 3-Phasen-Verlauf mit primärer Commotio cerebri, freiem Intervall und erneuter Eintrübung.

Therapie

Nach Stabilisierung der Vitalfunktionen Schädel-CT zur Diagnosesicherung. Die operative Druckentlastung und Blutstillung erfolgt durch notfallmäßige osteoplastische *Schädeltrepanation* (Abb. 39.**5**). Etwa 85 % der erfolgreich Operierten werden wieder arbeitsfähig oder sind in der Lage, sich selbst zu versorgen.

Akute subdurale Blutung   selten

▶ Schweres Schädel-Hirn-Trauma mit vorwiegend venöser Blutung zwischen Dura mater und Arachnoidea (Subduralraum, Abb. 39.**3**), meist mit gleichzeitiger Hirnkontusion.

Klinik

Die Symptomatik ähnelt der beim Epiduralhämatom, ist oft sogar noch viel dramatischer. Der Patient ist in der Regel wegen der begleitenden Hirnkon-

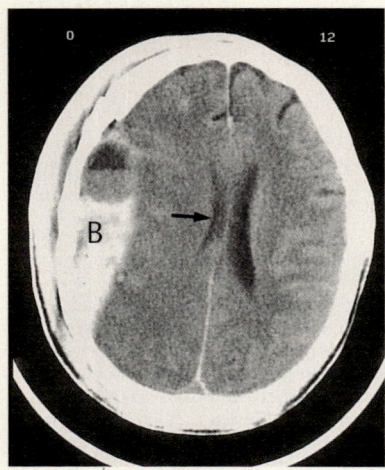

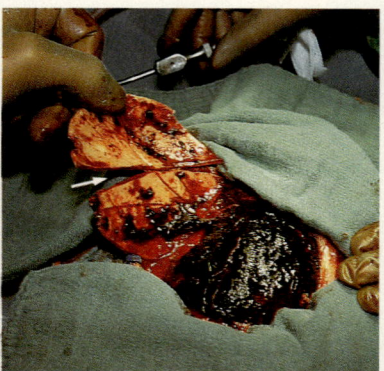

Abb. 39.5 Epidurale Blutung
a *Computertomographie des Schädels.* Die Blutung (B) verdrängt das Gehirn und die Gehirnventrikel (Pfeil) zur Gegenseite

b *Intraoperativer Befund.* Das epidurale Hämatom ist als dunkelrote Masse (geronnenes Blut) erkennbar. Links im Bild der herausgesägte Knochendeckel mit der unfallbedingten Schädelfraktur (Pfeil)

tusion primär *bewußtlos* und klart nicht auf. Ein „freies Intervall" kommt so gut wie nicht vor. Bei beidseits lichtstarren Pupillen und Streckkrämpfen ist die Prognose äußerst schlecht.

Therapie

Nach CT erfolgt die operative Ausräumung des Hämatoms mit Versorgung der blutenden Hirnkontusion (*osteoplastische* oder *osteoklastische Kraniotomie;* vgl. Abb. 13.7).

Chronische subdurale Blutung. Das chronische Subduralhämatom entsteht in höherem Alter mit zunehmender Gefäßbrüchigkeit meist unabhängig von einem Trauma. Ursachen sind Gefäßerkrankungen, Gerinnungsstörungen (Marcumar), chronischer Alkoholismus.

Intrazerebrale Blutung   selten

▶ Schweres Schädel-Hirn-Trauma mit kontusionsbedingter Blutung innerhalb des Hirnparenchyms.

Man beachte, daß die intrazerebrale Blutung auch als Folge eines Schlaganfalls (Gefäßruptur mit Massenblutung ins Hirngewebe) auftreten kann.

Entstehungsmechanismus und Symptomatik entsprechen der Contusio cerebri (s. dort). Das klinische Bild ist allerdings meist schwerwiegender (tiefes Koma mit ausgeprägten Herdsymptomen). Weite lichtstarre Pupillen weisen auf die beginnende Einklemmung des Mittelhirnes hin, d.h. die drohende Dezerebration.

Dezerebration = Enthirnungsstarre = apallisches Syndrom: Dieser praktisch irreversible Zustand entspricht einer funktionellen Trennung zwischen Hirnmantel (Pallidum) und Hirnstamm. Überlebt der Patient, so wird er zum Apalliker. Die Großhirnfunktionen sind weitgehend ausgeschaltet, die lebenswichtigen untergeordneten Zentren funktionieren aber noch, eventuell über viele Jahre. Symptome der Dezerebration sind tiefes Koma, Streckkrämpfe mit Innenrotation (lockern sich später), Mydriasis mit eingeschränkter Lichtreaktion, unkoordinierte Augenbewegungen, Kau- und Saugbewegung (orale Automatismen).

Therapie

Eine neurochirurgische Hämatomentfernung sollte angestrebt werden, ist wegen der Befundsausdehnung und ungünstigen Lokalisation jedoch oft nicht möglich. Konservative Maßnahmen entsprechen der Therapie bei Contusio cerebri (s. dort). Die Prognose ist sehr schlecht.

Pflegeschwerpunkte bei Schädel-Hirn-Trauma

Ausschlaggebend für die pflegerischen Aufgaben bei Patienten mit Schädel-Hirn-Trauma ist das therapeutische Vorgehen, d.h. ob konservativ oder operativ behandelt wird. Die dabei jeweils anfallenden Pflegemaßnahmen unterscheiden sich in ihrer Schwerpunktsetzung. Im folgenden werden die für beide Therapieverfahren gemeinsamen Schwerpunkte dargestellt. Im übrigen gelten die Prinzipien der allgemeinen prä- und postoperativen Pflege (Kapitel 12, S. 257 und S. 278).

Beobachtungsmaßnahmen. Entscheidend für die Prognose bei Schädel-Hirn-Trauma ist die Frühdiagnose von Komplikationen wie *Blutungen* und *Hirnödem,* denn nur rechtzeitig einsetzende Gegenmaßnahmen begünstigen den therapeutischen Erfolg. Somit erklären sich die engmaschigen Kontrollen, die bei allen Patienten mit Schädel-Hirn-Trauma unabhängig von der therapeutischen Vorgehensweise durchgeführt werden müssen. Sie erfordern in den überwiegenden Fällen die Verlegung auf die Intensivstation, zumindest in der posttraumatischen Frühphase.

Generell muß die Überwachung der Schädel-Hirn-Verletzten darauf ausgerichtet sein, die in Tab. 39.**1** aufgeführten *Hirndruckzeichen* zu erfassen. Neben der Überwachung von Puls, RR, Atmung, Temperatur, Diurese und ZVD stehen die Verlaufsbeobachtung von Bewußtsein, Pupillen sowie Lähmungen und Krampfanfällen im Vordergrund.

> **Merke:** Bei Patienten mit SHT kann die fortlaufende Beobachtung und Dokumentation von Veränderungen der Bewußtseinslage, der Pupillen sowie der Motorik durch die Pflegenden durch keine apparativen Überwachungsmaßnahmen ersetzt werden!

Die *Bewußtseinseintrübung* ist das Kardinalsymptom des akuten Hirndruckes. Die Patienten müssen deshalb regelmäßig angesprochen werden. Sie sind notfalls auch dazu zu wecken. Dabei ist der Grad ihrer Orientierung und ihr Reaktionsvermögen auf Schmerzreiz festzustellen. Hierzu genügt nicht, die quantitative Beobachtung (somnolent, soporös oder komatös) zu protokollieren. Erst die qualitative Beschreibung des Verhaltens (z. B. Patient ist schläfrig, zur Person desorientiert) erlaubt, die Progredienz der Bewußtseinseintrübung exakt zu beurteilen.

> **Merke:** Ein bewußtloser Patient, der bald nach einem SHT motorisch unruhig wird, befindet sich wahrscheinlich bereits im Aufwachstadium. Deshalb keine medikamentöse Sedierung!

Die *Pupillen* müssen wegen der hirndruckbedingten Veränderungen bezüglich ihrer Reaktion auf Lichteinfall, Weite, Form und Seitengleichheit kontrolliert werden. Auffällige Befunde sind z. B. Pupillenerweiterung, träge bis gar keine Reaktion (lichtstarr), Seitenungleichheit (anisokor) und Entrundung.

> **Merke:** Bei Patienten mit Schädel-Hirn-Trauma darf vor der Augenspiegelung kein Mydriatikum (pupillenerweiternde Wirkung) verwendet werden, da die Pupillenveränderungen sonst nicht beurteilbar sind. Ebenso können Atropin- oder Opiatgabe die Beobachtungen verfälschen.

Treten *Krampfanfälle* auf, so muß ihre Ausdrucksform (z. B. generalisiert, halbseitig, seitenbetont) und ihre Dauer verfolgt und dokumentiert werden. Bei *Lähmungen* ist die Erscheinungsform (z. B. Hemiparese) zu registrieren.

Lagerung. Zur Hirnödemprophylaxe durch Verbesserung des venösen Abflusses wird eine Flachlagerung bei leicht *erhöhtem Kopfteil* (ca. 30 Grad) empfohlen (Abb. 9.**3**, S. 199). Der Hals sollte dabei gerade und gestreckt liegen, um den venösen Rückstrom vom Kopf zu erleichtern.

Mobilisation. Der Zeitpunkt des 1. Aufstehens hängt von der Schwere der Verletzung und dem Grad der Bewußtseinseintrübung ab. Bei kooperationsfähigen Patienten spricht nichts dagegen, bereits am 1. posttraumatischen bzw. postoperativen Tag zu mobilisieren.

Nahrungsaufbau. Die Nahrungszufuhr wird beim Operierten zunächst auf parenteralem Wege erfolgen. Unabhängig, ob die Traumatisierten konservativ oder operativ behandelt wurden, ist bei der ersten Nahrungsaufnahme auf einen intakten Schluckakt zu achten, da *Schlucklähmungen* als Traumafolge vorliegen können. In manchen Fällen ist eine längerfristige Sondenernährung angezeigt. Zur Vermeidung der Bauchpresse sind bei Neigung zu Obstipation Abführmaßnahmen indiziert.

Entlassungsberatung. Die Entlassungsprobleme richten sich nach den Folgezuständen wie z. B. Lähmungen, Aphasie, Epilepsie, psychoorganische Veränderungen usw. Dementsprechend müssen an den Krankenhausaufenthalt *rehabilitative Maßnahmen* angeschlossen werden. Häufig kann erst durch geeignete Umschulung die Arbeitsfähigkeit wiederhergestellt werden. Teilweise besteht eine lebenslange Invalidität. Im Falle einer aphasischen Störung sollte noch während des Klinikaufenthalts eine logopädische Behandlung beginnen. Besondere Beachtung sollten auch die Angehörigen finden. Für sie ist es oft schwer, die häufig irreversiblen Traumafolgen zu akzeptieren bzw. damit zurechtzukommen.

40. Rückenmarksverletzung

Traumatische Querschnittslähmung selten

▶ Völlige oder teilweise Schädigung eines oder mehrerer Rückenmarkssegmente mit neurologischen Ausfällen distal der Verletzungsstelle.

Ätiologie

Die traumatische Schädigung kommt meistens durch eine *Luxationsfraktur* der Wirbelsäule zustande. Dislozierte Knochenfragmente oder ein Hämatom im Spinalkanal komprimieren das Mark. Insgesamt ist die Komplikation einer Querschnittslähmung bei Wirbelfrakturen jedoch selten. Insbesondere die häufigen Vorderkantenabbrüche, Kompressionsbrüche oder Querfortsatzabrisse (Kapitel 37, S. 595) gehen fast nie mit neurologischer Symptomatik einher. Auf die nichttraumatischen Ursachen einer Querschnittslähmung kann hier nicht eingegangen werden (z. B. Spina bifida, Tumor, Entzündung).

Klinik

Schweregrad. Erfaßt die Lähmung unterhalb des betroffenen Rückenmarksegmentes alle nervalen Funktionen, so spricht man vom *totalen* oder *kompletten* Querschnitt. Sämtliche motorischen, sensiblen und vegetativen Leitungsbahnen sind unterbrochen. Folge ist ein Verlust der willkürlichen Muskelfunktion, ein Ausfall der Gefühlswahrnehmung (Berührungs-, Schmerz-, Temperatur-, Lage- und Bewegungsempfindung), fehlende Willkürkontrolle über Blasen- und Darmfunktion, Störung der Sexualfunktion, Störung der Wärmeregulation und Schweißsekretion. Sind noch Teilfunktionen erhalten, handelt es sich um einen *partiellen* oder *inkompletten* Querschnitt. Bei diesen Patienten sind die motorischen, sensiblen und vegetativen Ausfälle unterschiedlich stark ausgeprägt. Meist sind die Lähmungen symmetrisch. Es gibt aber auch *halbseitige* Querschnittsunterbrechungen des Rückenmarks, die (unabhängig von der Ursache) als *Brown-Séquard-Syndrom* bezeichnet werden (Pariser Physiologe, 1818–1894).

Höhenlokalisation. Der Grad der Invalidität wird vorwiegend vom Schweregrad (komplett, inkomplett) und der Höhe der Rückenmarksverletzung bestimmt. Je weiter kranial die Leitungsunterbrechung, desto schwerer die Behinderung. Greift das Trauma oberhalb des 5. Halssegmentes (C5) an, so fällt der aus C4 entspringende Zwerchfellnerv aus. Wegen der sofortigen Atemlähmung versterben diese Patienten meistens an der Unfallstelle. Tiefer gelegene Läsionen des Halsmarkes sind mit dem Leben vereinbar. Sie bedingen eine Lähmung aller vier Extremitäten (= *Tetraplegie*) sowie des Rumpfes, der Blase und des Darmes. Bei thorakaler oder hochlumbaler Verletzung sind Rumpf und Beine gelähmt (= *Paraplegie*), die Arme jedoch nicht. In Höhe des ersten Lendenwirbelkörpers endet das Rückenmark. Darunter ziehen sich die Nervenwurzeln als Cauda equina (wörtlich: Pferdeschwanz) durch den Spinalkanal. Eine Lähmung in dieser Höhe führt zum sog. *Kaudasyndrom* (schlaffe Lähmung der Beine, Sensibilitätsausfälle in Form der Reithosenanästhesie, Blasen- und Mastdarmlähmung).

Verlauf. Unmittelbar nach der Verletzung sind häufig sämtliche Rückenmarksfunktionen unterhalb des geschädigten Segmentes erloschen. Dieser Zustand wird als *spinaler Schock* bezeichnet. Dabei findet sich nicht nur eine motorische und sensible Leitungsunterbrechung vom Gehirn in die Peripherie, sondern auch die „Umschaltung" in den Rückenmarkssegmenten ist blockiert. Deshalb sind in dieser Anfangsphase Eigenreflexe wie der Patellarsehnenreflex (PSR) nicht auslösbar. Weil auch die vasomotorischen Nerven (N. sympathicus) ausfallen, resultiert eine Gefäßdilatation, besonders des venösen Niederdrucksystems, mit Folge des Kreislaufschocks.

Die Lähmung der Willkürmuskulatur kaudal der Leitungsunterbrechung ist anfänglich *schlaff*. Später erholt sich die Eigentätigkeit des Rückenmarks auf segmentaler Ebene. Über rein spinale Reflexbögen tonisiert sich die Muskulatur, und es entsteht eine *spastische* Lähmung. Die Beuge- oder Streckspastik der Extremitäten begünstigt Muskel- und Gelenkkontrakturen.

Blase und Mastdarm sind im Sinne der Retention gelähmt, also nicht „inkontinent". Die Entleerung muß in der Frühphase also über Katheterisierung bzw. Einläufe sichergestellt werden. Später erlernen die Patienten durch systematisches Training, Blase und Darm über bestimmte äußere Reize (z. B. „klopfen") regelmäßig zu entleeren.

Eine gewisse *Rückbildung* der neurologischen Symptomatik ist in manchen Fällen möglich. Dies ist darauf zurückzuführen, daß nicht alle Leitungsbahnen irreversibel geschädigt sein müssen. Der Rückbildungsprozeß beginnt kranial und schreitet nach kaudal fort. Sensible Funktionen werden öfter wiedererlangt als motorische.

Gefahren. Querschnittsgelähmte Patienten sind in besonderem Maße durch aszendierenden Harnwegsinfekt, Pneumonie, Dekubitus, Thrombose und Kontrakturen bedroht.

Therapie

Die Behandlung querschnittsgelähmter Patienten ist Spezialabteilungen vorbehalten, in die der Verletzte baldmöglichst per Hubschrauber verlegt wird.

Zentrale Vermittlungsstelle von Betten für Querschnittsgelähmte (Tag und Nacht): Rufnummer: 0 40/7 30 60 (BG-Klinik Hamburg).

Schon an der Unfallstelle gilt, daß jeder Patient mit einem Wirbelsäulentrauma absolut *flach gelagert* werden muß, so daß jede Bewegung der Wirbelsäule vermieden wird (Vakuummatratze, Halskrawatte; Abb. 9.**3**). In der Klinik vorrangig ist die Schockbehandlung und Erkennung lebensbedrohlicher Begleitverletzungen (Polytrauma). Möglichst sofort muß eine präzise neurologische Untersuchung erfolgen, um spätere Veränderungen der Symptomatik erfassen zu können. Röntgenaufnahmen der Wirbelsäule sind selbstverständlich, zur Darstellung des eingeengten Spinalkanals erfolgt ein CT oder NMR. Immer wird die Harnblase katheterisiert (Sterilität hier extrem wichtig).

Operationsindikation. *Unvollständige Lähmungen*, insbesondere wenn sie progredient sind, stellen eine dringliche Operationsindikation dar (Notfall, OP möglichst innerhalb 6 Stunden, spätestens nach 24 Stunden!). *Instabile Wirbelfrakturen* werden auch ohne neurologische Symptomatik operativ stabilisiert (Kapitel 37).

Weiterbehandlung. Sie erfolgt in jedem Fall in einem Rehabilitationszentrum. Das Aufgabenfeld umfaßt:

- ❖ Hautpflege, Dekubitusprophylaxe durch konsequentes, ca. dreistündiges Umlagern (spezielle Drehbetten, z. B. Stryker-Bett).
- ❖ Physikalische Maßnahmen zur Prophylaxe pulmonaler Infekte, aktives Atemtraining, Bronchialtoilette (passives Abhusten).
- ❖ Muskeltraining und Gelenkmobilisierung, spezielle Gelenklagerung.
- ❖ Thromboembolieprophylaxe.
- ❖ Beherrschung von Blasen- und Darmentleerung.
- ❖ Ergotherapeutische Behandlung (z. B. Selbsthilfetraining).
- ❖ Psychische Betreuung.
- ❖ Familiäre und berufliche Rehabilitation.

Bezüglich der spezifischen pflegerischen Maßnahmen sei auf weiterführende Literatur verwiesen.

Lumbaler Bandscheibenprolaps   sehr häufig

▶ Vorfall der Bandscheibe (= Diskus) nach dorsal in Richtung Spinalkanal, wodurch eine Reizung oder Druckschädigung der dort verlaufenden Nervenwurzeln möglich ist. *Synonyme* Begriffe sind: Bandscheibenvorfall, Prolaps oder Protrusio des Nucleus pulposus, Diskushernie, Diskusprolaps, „eingeklemmte" Bandscheibe.

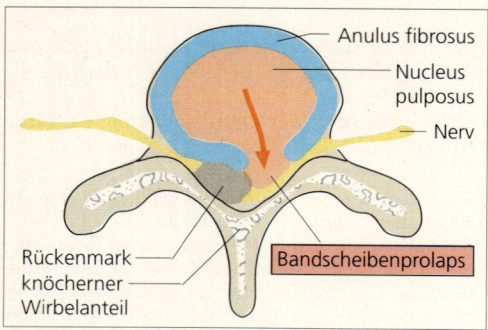

Abb. 40.**1 Bandscheiben-prolaps.** Wenn der bindegewebige Ring der Bandscheibe einreißt, prolabiert der Nucleus pulposus in den Spinalkanal, wo er die aus dem Rückenmark austretenden Nervenbündel komprimiert

Labels in figure: Anulus fibrosus, Nucleus pulposus, Nerv, Rückenmark, knöcherner Wirbelanteil, Bandscheibenprolaps

Ätiologie

Die beiden untersten Bandscheiben der Wirbelsäule sind einer besonders starken statischen und dynamischen Belastung ausgesetzt. Deshalb manifestieren sich hier gehäuft progrediente Verschleißvorgänge. In deren Gefolge kann die fibröse Hülle (Anulus fibrosus) des Diskus rupturieren, womit der gallertige Inhalt (Nucleus pulposus) durch den Druck der Wirbelkörper („Nußknacker") nach dorsal ausgequetscht wird (Abb. 40.**1**).

Klinik

Auslösendes Moment ist häufig eine plötzliche Rotationsbewegung oder ein „Verheben". In den allermeisten Fällen entstehen keine Lähmungen, weil die Nervenbündel von der Diskushernie nicht erreicht werden. Der Nukleusprolaps bewirkt lediglich starke Kreuzschmerzen, weil er gegen das hintere Längsband drückt und sich die Rückenmuskulatur reflektorisch verspannt. Das Symptom des akuten Kreuzschmerzes wird als *Lumbago* (Lumbus = Lende) bezeichnet, in Laienkreisen als *Hexenschuß*. Eine kausale Zuordnung hinsichtlich der Schmerzauslösung ist mit diesen Begriffen nicht beabsichtigt.

Erst wenn der Diskusprolaps eine Größe erreicht, bei welcher er die Nervenwurzeln im Spinalkanal bedrängt, treten neurologische Symptome auf. Da es sich praktisch immer um eine der beiden untersten lumbalen Bandscheiben handelt, werden die Wurzeln komprimiert, die den N. ischiadicus formen.

Die Schmerzen und Parästhesien strahlen, dem Nervenverlauf entsprechend, in das Gesäß und den Oberschenkel, evtl. bis zum Unterschenkel oder Fuß aus. Dieses Symptom bezeichnet man als *Ischialgie* oder *Ischias*.

Bei Beugung im Hüftgelenk mit gestrecktem Knie werden die Nervenwurzeln zusätzlich angespannt, so daß sich der Schmerz charakteristischerweise ver-

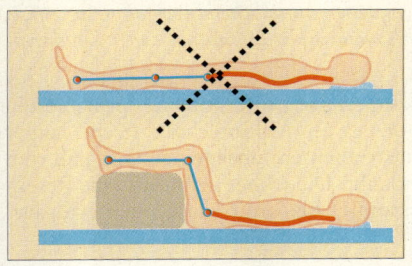

Abb. 40.2 Entlastungslagerung bei lumbalem Bandscheibenprolaps. Kyphosierung der Lendenwirbelsäule, wodurch die dorsalen Anteile der Zwischenwirbelabschnitte erweitert werden

stärkt (Lasègue-Zeichen). Motorische Lähmungen des N. ischiadicus sind seltener (z. B. Fußhebeschwäche).

> **Merke:** Aus anatomischen Gründen prolabiert der Nukleus vorwiegend in dorso-*laterale* Richtung. Deshalb tritt die Ischialgie meist einseitig auf.

Bei dorso-*medianem* Prolaps sind beidseitige Symptome möglich. Im schwersten Fall wird die gesamte Cauda equina komprimiert, so daß ein *Kaudasyndrom* entsteht (schlaffe Lähmung beider Beine, Reithosenanästhesie, Blasen- und Mastdarmlähmung).

Therapie

Die lumbale Diskushernie wird primär *konservativ* behandelt. Bei einfacher Lumbago oder leichter Ischialgie (ohne Lähmungen) genügen Bettruhe mit Entlastungslagerung der LWS (Abb. 40.2), lokale Wärmezufuhr (Fango), eventuell lokale Injektionsbehandlung der Weichteilregion zur Schmerzlinderung. (Chiropraktische Manipulationsbehandlung ist umstritten.) Beschwerderückbildung meist innerhalb einer Woche, Rezidive sind allerdings häufig.

Bei Versagen der konservativen Therapie (6 Wochen) kommen *invasive Verfahren* in Frage. Voraussetzung ist eine präzise Lokalisationsdiagnostik durch CT und/oder NMR.

Bei noch intaktem Anulus fibrosus:

❖ **Chemonukleolyse (= intradiskale Injektion).** Punktion der Bandscheibe und Injektion eines enzymatischen Präparates in den Nucleus pulposus, wodurch dieser zusammenschrumpft.
❖ **Perkutane Diskektomie.** Punktion der Bandscheibe und Entfernung des Nucleus pulposus mit speziellen Geräten für die Bandscheibenendoskopie (Diskoskopie). Mobilisierung ab dem Folgetag.

Bei zerrissenem Anulus fibrosus mit komplettem Bandscheibenvorfall (Abb. 40.1, Sequester im Epiduralraum), aber auch bei motorischen Lähmungen oder Kaudasyndrom:

❖ **Offene Diskotomie (Operation).** Operative Entfernung des prolabierten Bandscheibengewebes, heute bevorzugt in Mikrotechnik (3 cm langer Hautschnitt, Zugang mit Mikroinstrumenten über einen eingeführten Trichter). Aufstehen am Folgetag erlaubt. Die früher gebräuchliche Resektion eines Wirbelbogens (Laminektomie) ist damit kaum noch erforderlich.

Die Nachbehandlung besteht bei allen invasiven Maßnahmen aus korrekter Lagerung (Abb. 40.2), Krankengymnastik mit Muskeltraining (Rumpf und Extremitäten), Flexionsorthese in der Mobilisierungsphase (korsettähnliche Stütze zur Kyphosierung der LWS).

41. Polytrauma

▶ *Mehrfachverletzung.* Verletzung von zwei oder mehr Körperregionen oder Organsystemen, von denen mindestens eine Verletzung oder die Kombination mehrerer für den Patienten lebensbedrohlich ist.

Die wesentlichen betroffenen Körperregionen sind Thorax, Abdomen, Schädel und Skelett. Sehr häufig ist die Kombination des lebensbedrohlichen *stumpfen Bauchtraumas* (z. B. Milzruptur) mit einer oder mehreren zusätzlichen Verletzungen (z. B. Fraktur). Diese Kombination entspricht der Definition eines Polytraumas. Gleichzeitige traumatische Schäden an Thorax und Abdomen werden als *Zwei-Höhlen-Verletzung* bezeichnet. Diese fallen immer unter den Begriff des Polytraumas.

Die primäre Lagerung sollte die klinisch im Vordergrund stehende Verletzung berücksichtigen (Abb. 9.**3**, S. 199).

Therapie

Beim Polytrauma stellt sich das Problem, mit welcher Priorität die einzelnen Verletzungen behandelt werden sollen und welche Diagnostik dazu erforderlich ist. Dazu ist es notwendig, daß man sich über die *Dringlichkeit* der Einzelverletzungen im klaren ist und dementsprechend handelt. Das praktische Vorgehen läßt sich in drei Phasen einteilen, wobei die Dringlichkeit der Versorgung hinsichtlich des Überlebens ausschlaggebend ist (Abb. 41.**1**). Natürlich kann eine derartige Gliederung der Behandlungsschritte lediglich als Richtlinie gelten, die im Einzelfall ein abweichendes Vorgehen erlaubt. Beim Polytrauma entscheiden häufig die ersten Minuten der Behandlung darüber, ob der Patient seine Verletzungen überlebt oder nicht. Ein eingespielter Handlungsablauf zwischen Arzt und Pflegepersonal ist bei diesen schwerstverletzten Patienten deshalb von besonderer Wichtigkeit.

Phase 1: Reanimationsphase.
Ziel: Sicherung der Vitalfunktionen. Diagnostik akut lebensbedrohlicher Verletzungen.

Diese absolut vorrangigen Maßnahmen erfolgen in einem entsprechend ausgestatteten Notfallversorgungsraum (Schockraum), wohin der Patient bei der Einlieferung gebracht wird. Die Vitalfunktionen werden in der Reihenfolge Atmung – Kreislauf wiederhergestellt. Am Anfang steht die Freimachung der Atemwege von Erbrochenem, Blut, Gebiß oder sonstigen Fremdkörpern, was meist mit den Fingern gelingt. Um eine Verlegung im Rachenraum durch die zurückfallende Zunge zu verhindern, bedient man sich des Esmarch-Hand-

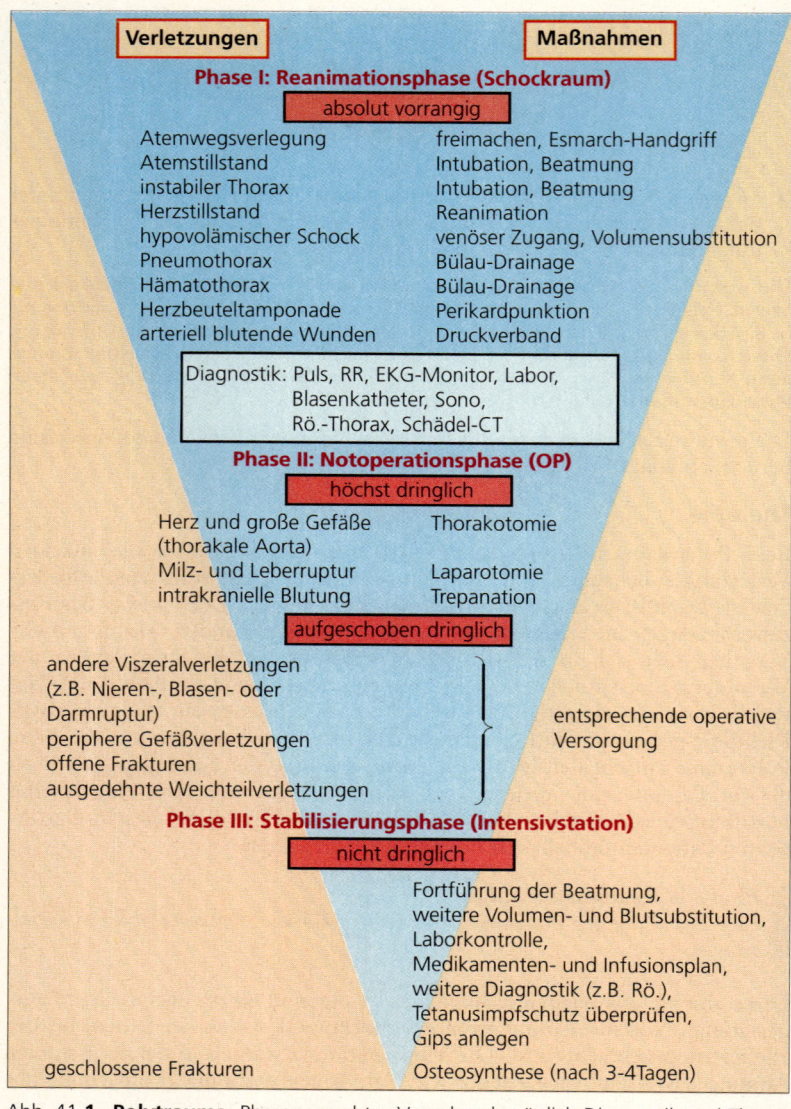

Abb. 41.**1 Polytrauma.** Phasengerechtes Vorgehen bezüglich Diagnostik und Therapie nach Dringlichkeit der Verletzungen

griffs (Abb. 11.**10**, S. 247). Bei anhaltender Ateminsuffizienz und/oder Bewußtlosigkeit wird intubiert und beatmet. Bei gleichzeitigem Herzstillstand muß eine komplette Reanimation erfolgen (Kapitel 11, S. 217). Alsbald ist ein dicklumiger venöser Zugang zu legen. Meist wählt man primär den peripheren Weg, weil es schneller geht. Während über diesen bereits infundiert wird, hat der Arzt später Zeit für einen zusätzlichen Kavakatheter. Zur Volumensubstitution finden Plasmaexpander und/oder Elektrolytlösungen Anwendung. Kalorische Infusionen sind bei der Schockbehandlung nicht indiziert.

> **Merke:** Bei jedem Polytrauma droht ein hypovolämischer Schock! Das Ausmaß der Hypovolämie und die bis zur Substitution verstreichende Zeit entscheiden häufig über die Frage des Überlebens!

Ein Pneumothorax oder Hämatothorax (Kapitel 19, S. 376ff) läßt sich oft schon durch Auskultation und Perkussion diagnostizieren, so daß die Bülau-Drainage bereits vor der Röntgenaufnahme gelegt werden kann. Der Spannungspneumothorax erfordert immer die sofortige Entlastung (ohne Abwarten der Röntgendiagnostik). Ähnlich dringlich, aber viel seltener, ist die blutige Herzbeuteltamponade (Kapitel 18, S. 349). Sie wird durch Perikardpunktion entlastet. Arteriell spritzende Wunden werden mit einem Druckverband versehen (Abb. 1.**5**, S. 12). Die endgültige operative Versorgung hat dann Zeit. Bei nichtblutenden Wunden ist der Verband weniger wichtig und erfolgt nur, wenn der übrige Ablauf dadurch nicht aufgehalten wird.

Die Tetanus-Simultanimpfung sollte möglichst schon im Schockraum erfolgen, um einem späteren Vergessen vorzubeugen. Auf alle Fälle ist auf den Aufnahmepapieren zu dokumentieren, ob eine Immunisierung vorgenommen wurde oder nicht.

Diagnostische Maßnahmen sind primär nur sinnvoll, wenn sie unmittelbare therapeutische Konsequenzen hinsichtlich des Überlebens haben. Zeitaufwendige Untersuchungen nicht lebensbedrohlicher Verletzungen müssen vorerst unterbleiben und können später nachgeholt werden (z. B. Röntgendiagnostik von Frakturen). Immer erforderlich ist die sofortige Dokumentation von Puls und Blutdruck, woraus sich auch der Schockindex ergibt (Kapitel 9, S. 196). Der Anschluß eines EKG-Monitors ist ebenfalls Routine.

Für die *Laboruntersuchung* sind zumindest folgende Werte aufzunehmen: kleines Blutbild, Blutzucker, Elektrolyte, Kreatinin, Blutgerinnung, Blutgruppe, Kreuzblut für Konserven, Astrup (aus zentralem Weg oder arteriell), Urinsediment. Kann der Patient nicht spontan Wasser lassen, so muß ein Blasenkatheter gelegt werden (bei Bewußtlosen immer!).

Besteht der Verdacht auf ein stumpfes Bauchtrauma, so erfolgt im Schockraum die abdominelle Sonographie. Der Befund „freie Flüssigkeit in der Bauchhöhle" entspricht einer intraabdominellen Blutung (Milz- oder Leberruptur), womit die Indikation zur Operation gegeben ist (Phase 2). Die primäre Röntgendiagnostik beschränkt sich auf den Thorax. Nur wenn der Allgemeinzustand einen gewissen Zeitaufschub erlaubt, können zusätzliche Röntgenaufnahmen des Schädels und der Wirbelsäule zum Frakturausschluß angefertigt werden. Ansonsten wird diese Diagnostik in Phase 3 nachgeholt. Röntgenaufnahmen der Extremität haben auf alle Fälle Zeit.

> **Merke:** Bis zur röntgenologischen Abklärung der gesamten Wirbelsäule ist jeder bewußtlose Patient wie eine Wirbelsäulenfraktur mit Querschnittsgefahr zu behandeln! Gerade beim Polytrauma werden Wirbelbrüche häufig übersehen.

Bei Bewußtlosigkeit (sofortige Intubation erforderlich) oder sonstiger neurologischer Symptomatik wird ein Schädel-CT veranlaßt. Bei nicht beherrschbarem hämorrhagischen Schock muß die Notoperation (Phase 2) vor dem Schädel-CT erfolgen.

Während aller genannten Maßnahmen ist auf eine ungehinderte Volumensubstitution zu achten (z.B. leere Infusionsflaschen, abgeknickter Schlauch, Lumenverschluß durch zurückgeflossenes thrombosiertes Blut).

Phase 2: Notoperationsphase.
Ziel: Operative Versorgung akut lebensbedrohlicher Verletzungen.

Die bisher genannten, absolut vorrangigen Maßnahmen waren erforderlich, um akute Lebensgefahr abzuwenden und sich anhand einer raschen Minimaldiagnostik über noch bestehende lebensbedrohliche Zustände zu orientieren. Seit Klinikaufnahme dürfte maximal 1 Stunde verstrichen sein. Die Schocksymptomatik ist gebessert, Blutkonserven sind gekreuzt und die Laborwerte liegen vor. Dringliche operative Eingriffe müssen jetzt durchgeführt werden. Eventuell kann der Patient noch kurz auf die Intensivstation gebracht werden, ansonsten kommt er direkt vom Schockraum in den OP.

Müssen mehrere Verletzungen operativ angegangen werden, so gibt es auch hier eine Behandlungsreihenfolge. Erste Dringlichkeitsstufe besitzen Verletzungen des Thorax, zweite Dringlichkeitsstufe Verletzungen des Abdomens (intraabdominelle Blutungen) und dritte Dringlichkeitsstufe Verletzungen des ZNS. Andere Verletzungen sind meist weniger dringlich, so daß man ihre operative Versorgung einige Stunden aufschieben kann. Hierzu gehören die übrigen Viszeralverletzungen (z.B. Niere, Blase, Darm) und periphere Gefäßläsionen. Offene Frakturen sind zwar nicht lebensbedrohlich, haben wegen der schwerwiegenden Langzeitprobleme bei Infektion (Osteomyelitis) dennoch eine gewisse Dringlichkeit (Zeitlimit: 6 Stunden).

Besteht bei dem mehrfachverletzten Patienten kein Trauma der höchsten Dringlichkeitsstufe, so wird man die Verletzungen mit aufgeschobener Dringlichkeit primär operativ versorgen.

Phase 3: Stabilisierungsphase.
Ziel: Stabilisierung der vitalen Organfunktionen. Operative Versorgung nicht akut lebensbedrohlicher Verletzungen.

Diese Phase in der Versorgung eines Polytraumas schließt sich an die Notoperation an. Der Patient liegt auf der Intensivstation. Die Maßnahmen umfassen die Fortführung der Beatmung, weiteren Volumen- und Blutersatz, Kontrolle und Ausgleich der Elektrolyte, Blutgase, Gerinnungswerte, Nierenfunktion usw. (vgl. Kapitel 11). Der Medikamenten- und Infusionsplan für den Rest des Tages wird festgelegt. Noch ausstehende diagnostische Maßnahmen, die in der Phase 1 aus Zeitmangel nicht erfolgen konnten, werden jetzt nachgeholt (z. B. Röntgenaufnahmen der Wirbelsäule und Extremitäten). Geschlossene Frakturen werden im Gipsverband ruhiggestellt. Die operative Versorgung (Osteosynthese) erfolgt frühestens nach 3–4 Tagen, wenn die Weichteilschwellung abgeklungen ist.

Auf der Intensivstation sollte nochmals überprüft werden, ob der Patient im Schockraum gegen Tetanus geimpft worden ist.

Weiterführende Literatur

Ahnefeld, F. W., J. Kilian: Anästhesie, 2. Aufl. Kohlhammer, Stuttgart 1991.

Allgöwer, M., J. Siewert: Chirurgie, 5. Aufl. Springer, Berlin 1992

Asbach, H. W., Chr. Herrmann-Schüssler, M. Lorenz: Urologie. Springer, Berlin 1980

Auberger, H. G.: Praktische Lokalanästhesie, 5. Aufl. Thieme, Stuttgart 1990

Feil, H.: Stomapflege, 5. Aufl. Schlütersche, Hannover 1993

Felix, R., B. Ramm: Das Röntgenbild, 3. Aufl. Thieme, Stuttgart 1988

Feneis, H.: Anatomisches Bildwörterbuch, 7. Aufl. Thieme, Stuttgart 1993

Friedl, W., E. Bieber: Allgemeinchirurgische Operationen. Springer, Berlin 1984

Gerlach, U., N. van Husen, H. Wagner, W. Wirth: Innere Medizin für Krankenpflegeberufe, 4. Aufl. Thieme, Stuttgart 1994

Glauch, H., E. Haaf: Chirurgische Instrumente, Operationslagerungen, Operationsabläufe, 3. Aufl. Thieme, Stuttgart 1989

Glaus, A., W. F. Jungi, H. J. Senn: Onkologie für Krankenpflegeberufe, 4. Aufl. Thieme, Stuttgart 1992

Golestan, C., D. Merckling, G. Lill: Chirurgie in Frage und Antwort für Krankenpflegeberufe, 5. Aufl. Thieme, Stuttgart 1993

Grote, W.: Neurochirurgie, 2. Aufl. Thieme, Stuttgart 1986

Heim, U., J. Baltensweiler: Checkliste Traumatologie, 3. Aufl. Thieme, Stuttgart 1989

Hermanek, P.: TNM-Klassifikation maligner Tumoren, 4. Aufl. Springer, Berlin 1987

Janneck, C.: Kinderchirurgie für das Krankenpflegepersonal, 4. Aufl. Thieme, Stuttgart 1990

Juchli, L., A. Vogel: Krankenpflege, 6. Aufl. Thieme, Stuttgart 1991

Kretz, F.-J.: Intensivmedizin für Krankenpflegeberufe, 2. Aufl. Thieme, Stuttgart 1989

Kronberger, L.: Kurzes Lehrbuch für Operationsschwestern, 3. Aufl. Enke, Stuttgart 1991

Kuner, E., V. Schlosser: Traumatologie. 4. Aufl. Thieme, Stuttgart 1988

Largiader, F., H. Säuberli, O. Wicki: Checkliste viszerale Chirurgie, 6. Aufl. Thieme, Stuttgart 1993

Lawin, P.: Praxis der Intensivbehandlung, 6. Aufl. Thieme, Stuttgart 1993

Most, E., N. Kaiser: Kompendium der Verbandlehre, 2. Aufl. Thieme, Stuttgart 1992

Petracic, B.: Funktionelle Nachbehandlung operierter Knochenbrüche, 2. Aufl. Thieme, Stuttgart 1986

Pfannenstiel, P.: Ärztlicher Ratgeber für Schilddrüsenkranke, 3. Aufl. Thieme, Stuttgart 1985

Pschyrembel, W.: Klinisches Wörterbuch, 257. Aufl. De Gruyter, Berlin 1994

Reifferscheid, M., S. Weller: Chirurgie, 8. Aufl. Thieme, Stuttgart 1989

Schettler, G., H. Greten: Innere Medizin, 8. Aufl. Thieme, Stuttgart 1990

Schinderl, H.: Arbeitsgebiet Operationssaal, 2. Aufl. Enke, Stuttgart 1989

Schlegel, K. F.: Orthopädie für Krankenpflegeberufe, 3. Aufl. Thieme, Stuttgart 1986

Séquin, F., R. Texhammar: Das AO-Instrumentarium. Springer, Berlin 1986

Sökeland, J.: Urologie für Krankenpflegeberufe, 6. Aufl. Thieme, Stuttgart 1990

Spier, W., R. Härtner, G. Kern: Checkliste Gipstechnik, 2. Aufl. Thieme, Stuttgart 1992

Sturm, A., J. Ch. Reidemeister: Checkliste Gefäßsystem, Hypertonie, 2. Aufl. Thieme, Stuttgart 1988

Sachverzeichnis